Anestesiologia Veterinária

FARMACOLOGIA E TÉCNICAS

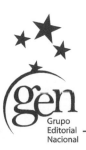

O GEN | Grupo Editorial Nacional – maior plataforma editorial brasileira no segmento científico, técnico e profissional – publica conteúdos nas áreas de ciências da saúde, exatas, humanas, jurídicas e sociais aplicadas, além de prover serviços direcionados à educação continuada e à preparação para concursos.

As editoras que integram o GEN, das mais respeitadas no mercado editorial, construíram catálogos inigualáveis, com obras decisivas para a formação acadêmica e o aperfeiçoamento de várias gerações de profissionais e estudantes, tendo se tornado sinônimo de qualidade e seriedade.

A missão do GEN e dos núcleos de conteúdo que o compõem é prover a melhor informação científica e distribuí-la de maneira flexível e conveniente, a preços justos, gerando benefícios e servindo a autores, docentes, livreiros, funcionários, colaboradores e acionistas.

Nosso comportamento ético incondicional e nossa responsabilidade social e ambiental são reforçados pela natureza educacional de nossa atividade e dão sustentabilidade ao crescimento contínuo e à rentabilidade do grupo.

Anestesiologia Veterinária

FARMACOLOGIA E TÉCNICAS

Flavio Massone

Médico-veterinário. Mestre em Medicina Veterinária pela Escola de Veterinária da Universidade Federal de Minas Gerais (UFMC; 1974). Doutor em Farmacologia pela Faculdade de Medicina de Ribeirão Preto da Universidade de São Paulo (FMRP-USP; 1981). Livre-Docência em Técnica Cirúrgica e Anestesiologia pela Faculdade de Medicina Veterinária e Zootecnia da Universidade Estadual Paulista (FMVZ-UNESP, *campus* Botucatu; 1983). Professor Titular aposentado e Professor Emérito de Anestesiologia Veterinária pela FMVZ-UNESP (*campus* Botucatu; 1991). Presidente Honorário do Colégio Brasileiro de Anestesiologia Veterinária (CBAV). Conselheiro Efetivo do Conselho Regional de Medicina Veterinária (CRMV-SP; 2015 a 2018). Membro da Academia Paulista de Medicina Veterinária (APAMVET).

7ª edição

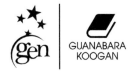

- O autor deste livro e a Editora Guanabara Koogan Ltda. empenharam seus melhores esforços para assegurar que as informações e os procedimentos apresentados no texto estejam em acordo com os padrões aceitos à época da publicação, *e todos os dados foram atualizados pelo autor até a data da entrega dos originais à editora.* Entretanto, tendo em conta a evolução das ciências da saúde, as mudanças regulamentares governamentais e o constante fluxo de novas informações sobre terapêutica medicamentosa e reações adversas a fármacos, recomendamos enfaticamente que os leitores consultem sempre outras fontes fidedignas, de modo a se certificarem de que as informações contidas neste livro estão corretas e de que não houve alterações nas dosagens recomendadas ou na legislação regulamentadora.

- O autor e a editora se empenharam para citar adequadamente e dar o devido crédito a todos os detentores de direitos autorais de qualquer material utilizado neste livro, dispondo-se a possíveis acertos posteriores caso, inadvertida e involuntariamente, a identificação de algum deles tenha sido omitida.

- **Atendimento ao cliente: (11) 5080-0751 | faleconosco@grupogen.com.br**

- Direitos exclusivos para a língua portuguesa
  Copyright © 2019 by EDITORA GUANABARA KOOGAN LTDA.
  Selo integrante do GEN | Grupo Editorial Nacional
  Travessa do Ouvidor, 11
  Rio de Janeiro – RJ – CEP 20040-040
  www.grupogen.com.br

- Reservados todos os direitos. É proibida a duplicação ou reprodução deste volume, no todo ou em parte, em quaisquer formas ou por quaisquer meios (eletrônico, mecânico, gravação, fotocópia, distribuição pela Internet ou outros), sem permissão, por escrito, da Editora Guanabara Koogan Ltda.

- Capa: Bruno Sales

- Editoração eletrônica: Le1 Studio Design

- Ficha catalográfica

M372a
7. ed.

    Massone, Flavio
        Anestesiologia veterinária : farmacologia e técnicas / Flavio Massone. - 7. ed. - [Reimpr.]. - Rio de Janeiro : Guanabara Koogan, 2025.
        400 p. : il. ; 28 cm.

    Inclui índice
    ISBN 978-85-277-3470-7

        1. Anestesia veterinária. 2. Anestesiologia. I. Título.
18-53228   CDD: 636.089796
                             CDU: 636.09:615.211

Meri Gleice Rodrigues de Souza - Bibliotecária CRB-7/6439

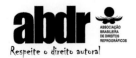

Dedicatória

Aos meus pais, Gualtiero e Olga *(in memoriam)*, que me legaram a maior herança: a cultura.

À minha esposa, Marlene, e aos meus filhos, Danilo, Ana Carolina e Ana Luiza, pelo incentivo e pela compreensão das horas que lhes foram tolhidas.

Aos meus genros, Felipe e Thiago; à minha nora, Flavia; e aos meus netos, Marina, Laura, Henrique e Francisco, nossa linda e querida família.

Aos saudosos amigos e colegas Ernesto Antonio Matera, Firmino Mársico Filho e Walter Maurício Corrêa, pelo incentivo, minha homenagem póstuma.

Aos queridos companheiros da Anestesiologia de cada dia.

À FMV-USP, escola que nos formou.

À Escola Veterinária da UFMG, Departamento de Cirurgia (Mestrado), e à FMRP-USP, Departamento de Farmacologia (Doutorado), que muito nos ensinaram.

À FMVZ-UNESP, *campus* Botucatu, que nos albergou, acreditou em nós e acompanhou o nosso crescimento nestas mais de quatro décadas.

A todas as escolas particulares pelas quais passamos e onde tivemos o prazer de ensinar.

A todos aqueles que se dedicam à Anestesiologia Veterinária.

Ser anestesista é conhecer o íntimo do paciente, respeitando-o e, acima de tudo, não permitindo que sinta dor ou desconforto na arte sagrada da anestesia.

Flavio Massone

Colaboradores

Adauto Luis Veloso Nunes
Médico-veterinário. Especialista em Manejo e Anestesia de Animais Selvagens pelo Zoológico de Sorocaba. Mestre em Medicina Veterinária, área de Cirurgia Veterinária, pela Faculdade de Medicina Veterinária e Zootecnia da Universidade Estadual Paulista (FMVZ-UNESP, *campus* Botucatu).

Adriano Bonfim Carregaro
Médico-veterinário. Especialista em Anestesiologia Veterinária pela FMVZ-UNESP. Mestre em Medicina Veterinária pela Faculdade de Ciências Agrárias e Veterinárias (FCAV-UNESP, *campus* Jaboticabal). Doutor em Anestesiologia Experimental pela Faculdade de Medicina da UNESP. Professor-associado da disciplina de Anestesiologia Veterinária do Departamento de Medicina Veterinária da Faculdade de Zootecnia e Engenharia de Alimentos da Universidade de São Paulo (FZEA-USP, *campus* Pirassununga).

Aline Ambrósio
Médica-veterinária. Mestre e Doutora em Clínica Cirúrgica pela FMVZ-USP. Pós-doutora pela University of Florida, Estados Unidos. Docente das disciplinas Técnicas Anestésicas e Terapia Intensiva no Paciente Cirúrgico, Técnica Cirúrgica, Clínica Cirúrgica de Equinos e Anestesia em Cães e Gatos na FMVZ-USP. Professora Orientadora de Mestrado e Doutorado do Programa de Pós-graduação em Clínica Cirúrgica Veterinária da FMVZ-USP.

Antonio José de Araujo Aguiar
Médico-veterinário. Residência em Anestesiologia Veterinária na FMVZ-UNESP, *campus* Botucatu. Mestre em Medicina Veterinária pela FMVZ-UNESP, *campus* Botucatu. Doutor em Anestesiologia pela Faculdade de Medicina de Botucatu (FMB-UNESP, *campus* Botucatu). Livre-Docência em Anestesiologia Veterinária pela FMVZ-UNESP, *campus* Botucatu. Professor Adjunto do Departamento de Cirurgia e Anestesiologia da FMVZ-UNESP, *campus* Botucatu.

Aury Nunes de Moraes
Médico-veterinário. Especialista em Anestesiologia pelo Colégio Brasileiro de Cirurgia e Anestesiologia (CBCAV). Mestre em Cirurgia pela Universidade Federal de Santa Maria (UFSM). Doutor em Anestesiologia Veterinária pela University of Guelph, Canadá. Professor-associado das disciplinas de Anestesiologia Veterinária e Medicina de Animais Silvestres na Universidade do Estado de Santa Catarina (UDESC).

Carlos A. A. Valadão
Médico-veterinário. Residência em Anestesiologia Veterinária na FMVZ-UNESP, *campus* Botucatu. Especialista em Técnica Cirúrgica e Anestesiologia pela FMVZ-UNESP. Mestre em Medicina e Cirurgia Veterinária pela Escola de Veterinária da Universidade Federal de Minas Gerais (UFMG). Doutor em Patologia Experimental e Comparada pela FMVZ-USP. Professor Titular da disciplina de Anestesiologia Veterinária do Departamento de Clínica e Cirurgia Veterinária da FCAV-UNESP, *campus* Jaboticabal.

Denise Tabacchi Fantoni
Médica-veterinária. Residência em Anestesiologia pela FMVZ-UNESP, *campus* Botucatu. Mestre em Patologia Experimental e Comparada pelo Departamento de Patologia da FMVZ-USP. Doutora em Clínica Cirúrgica Veterinária pela FMVZ-USP. Professora Titular do Departamento de Cirurgia da FMVZ-USP.

Fabrício Braga Rassy
Médico-veterinário. Especialista em Medicina de Animais Silvestres pela FMVZ-UNESP, *campus* Botucatu. Mestre em Anestesiologia Veterinária pela FMVZ-UNESP, *campus* Botucatu. Doutorando em Anestesiologia Veterinária pela FMVZ-USP. Professor da disciplina de Práticas de Campo I: Manejo de Répteis, Aves e Mamíferos do Programa de Pós-graduação em Conservação de Fauna (PPGCFau) da Universidade Federal de São Carlos (UFSCar). Chefe da Divisão de Veterinária da Fundação Parque Zoológico de São Paulo (FPZSP).

Francisco José Teixeira Neto
Médico-veterinário. Residência em Anestesiologia Veterinária na FCAV-UNESP, *campus* Jaboticabal. Mestre em Cirurgia Veterinária (Anestesiologia) pela FMVZ-UNESP, *campus* Botucatu. Doutorado e Pós-doutorado em Anestesiologia pela Guelph University, Canadá. Professor Adjunto pela FMVZ-UNESP, *campus* Botucatu. Docente do Departamento de Cirurgia e Anestesiologia Veterinária da FMVZ-UNESP, *campus* Botucatu.

Jéssica Corrêa Rodrigues
Médica-veterinária. Residência em Anestesiologia Veterinária pela FMVZ-UNESP, *campus* Botucatu. Especialista em Medicina Intensiva Veterinária pela Pós Anestesia Veterinária (PAV). Mestre em Anestesiologia pela FMB-UNESP, *campus* Botucatu.

José Antônio Marques
Médico-veterinário. Mestre em Medicina Veterinária pela Escola de Veterinária da UFMG. Doutor em Medicina Veterinária em Anestesiologia Veterinária pela FMVZ-UNESP, *campus* Botucatu. Professor Titular aposentado pela FCAV-UNESP, *campus* Jaboticabal.

Newton Nunes
Médico-veterinário. Especialista em Anestesiologia Veterinária pelo CBCAV. Mestre em Medicina e Cirurgia pela UFMG. Doutor em Fisiopatologia Médica UNESP. Professor Adjunto

da disciplina de Anestesiologia Veterinária do Departamento de Clínica e Cirurgia Veterinária da FCAV-UNESP, *campus* Jaboticabal.

Paulo Sergio Patto dos Santos
Médico-veterinário. Especialista em Anestesiologia Veterinária pela FCAV-UNESP. Mestre e Doutor em Anestesiologia Veterinária pela FCAV-UNESP. Professor Doutor da disciplina de Anestesiologia e Analgesia Veterinária do Departamento de Clínica, Cirurgia e Reprodução Animal da Faculdade de Medicina Veterinária de Araçatuba (FMVA-UNESP, *campus* Araçatuba).

Raquel Sartori G. Dias
Médica-veterinária. Especialista em Anestesiologia Veterinária pela Pós Anestesia Veterinária (PAV). Mestre em Ciências Cardiovasculares pela Universidade Federal Fluminense (UFF).

Renata Navarro Cassu
Médica-veterinária. Residência em Anestesiologia Veterinária na FMVZ-UNESP, *campus* Botucatu. Mestre e Doutora em Anestesiologia Experimental pela FMB-UNESP, *campus* Botucatu. Docente em Anestesiologia Veterinária na Faculdade de Medicina de Veterinária na Universidade do Oeste Paulista (UNOESTE, *campus* Presidente Prudente).

Rodrigo Luiz Marucio
Médico-veterinário. Residência em Anestesiologia Veterinária na FMVZ-UNESP, *campus* Botucatu. Especialista em Anestesiologia Veterinária pela UNESP, *campus* Botocatu. Mestre em Anestesiologia pela FMVZ-UNESP, *campus* Botucatu. Doutor em Clínica Cirúrgica Veterinária pela FMVZ-USP. Professor Titular da disciplina de Anestesiologia e Terapia Intensiva Veterinária do Departamento de Medicina Veterinária da Universidade Paulista (UNIP).

Silvia Renata Gaido Cortopassi
Médica-veterinária. Residência em Anestesiologia Veterinária pela FMVZ-UNESP, *campus* Botucatu. Mestre em Patologia Experimental e Comparada e Doutora em Clínica Cirúrgica Veterinária pela FMVZ-USP. Professora-associada da disciplina de Anestesiologia e Técnicas de Terapia Intensiva no Paciente Cirúrgico do Departamento de Cirurgia da FMVZ-USP.

Stelio Pacca Loureiro Luna
Médico-veterinário. Residência em Anestesiologia Veterinária pela FMVZ-UNESP, *campus* Botucatu. Especialista pelo Colégio Europeu de Anestesiologistas Veterinários. Mestre em Medicina Veterinária pela FMVZ-UNESP, *campus* Botucatu. Doutor em Medicina Veterinária pela Universidade de Cambridge, Inglaterra. Professor Titular da disciplina de Anestesiologia Veterinária do Departamento de Cirurgia e Anestesiologia Veterinária da FMVZ-UNESP, *campus* Botucatu.

Suzane Lilian Beier
Médica-veterinária. Residência em Anestesiologia Veterinária na FMVZ-UNESP, *campus* Botucatu. Especialista em Anestesiologia Veterinária pela FMVZ-UNESP, *campus* Botucatu. Mestre e Doutora em Anestesiologia pela FMB-UNESP, *campus* Botucatu. Professora Adjunta III da disciplina de Anestesiologia Veterinária do Departamento de Clínica e Cirurgia Veterinária da Escola de Veterinária da UFMG.

Valéria Nobre Leal de Souza Oliva
Médica-veterinária. Especialista em Clínica e Cirurgia de Pequenos Animais pela University degli Studi, Itália. Mestre em Medicina Veterinária pela FMVZ-UNESP, *campus* Botucatu. Doutora em Anestesiologia e Anestesiologia Experimental pela FMB-UNESP, *campus* Botucatu. Professora aposentada da disciplina de Anestesiologia Veterinária do Departamento de Clínica, Cirurgia e Reprodução Animal da FMVZ-UNESP, *campus* Araçatuba.

Agradecimentos

Primeiro agradecimento
Há vários motivos que incentivam um professor (instituição, perseverança, dedicação, vontade de crescer, busca de conhecimentos e autoestima), mas nada é mais estimulante e autorreverberante que o aluno. Em todas as instituições pelas quais passei, o aluno foi a razão da nossa docência.

Não me preocuparam os anos que se passaram; eles apenas me fortaleceram e me auxiliaram neste contato. Esses alunos não somente aprenderam, como também me ensinaram. A eles presto o meu agradecimento desses 44 anos de docência. Obrigado, caros alunos.

Segundo agradecimento
Ninguém consegue fazer algo sem o auxílio de outrem, e é neste momento que sinto vontade de agradecer àqueles que, silenciosamente, doaram até mesmo a própria vida para o nosso aprendizado, merecendo, portanto, todo o nosso respeito, uma vez que nos ensinaram o valor da vida – muitos se foram, enquanto outros foram salvos. Nossas limitações foram por eles transformadas em conhecimentos que se reverteram a favor da vida. Obrigado, queridos animais.

Peço perdão àqueles em que não alcancei o êxito.

Terceiro agradecimento
Todo ensino requer um local que seja conhecido como o templo da sabedoria. A todas as instituições sérias que me albergaram, acreditando na caixa de Pandora, na qual a esperança ainda é a última que morre, o meu agradecimento.

Quarto agradecimento
A todos os que se dedicam à Anestesiologia Veterinária e que acreditaram, acreditam e acreditarão nessa arte, de maneira moral e ética, o meu agradecimento. Este sentimento é, sem dúvida, a maior das recompensas.

Agradeço a todos que participaram da elaboração deste livro, bem como aos que participaram da minha formação e do meu desenvolvimento profissional – seria difícil citar todos, individualmente, aqui.

Também não poderia deixar de agradecer especialmente àqueles que colaboraram prontamente, enviando-me algumas questões, desde as mais simples até as mais complexas, que, sem dúvida, contribuirão para a formação de profissionais mais seguros e preparados. A estes, citados em ordem alfabética, meu agradecimento pela inestimável cooperação: Adriano Carregaro, Alan Kardec da Silveira (*in memoriam*), Alexandre da Silva Polydoro, André Leguthe Rosa, Aury Nunes de Moraes, Cassiana Garcez Ramos, Fábio Futema, Firmino Mársico Filho (*in memoriam*), Juliana Noda Bechara, Newton Nunes, Paulo Ferreira de Carvalho, Stelio Pacca Loureiro Luna e Valéria Nobre Leal de Souza Oliva.

Quinto agradecimento
E agradeço, ainda, a todos os alunos para os quais ensinei Anestesiologia Veterinária durante esse período, pois foram eles que me motivaram a ensiná-la, e é por respeito a eles que restituo essa motivação em forma de novos ensinamentos e conhecimentos.

Flavio Massone

Prefácio

Prefaciar o livro do Professor Flavio Massone é mais do que uma honra e satisfação, pois expressar em palavras o que este mestre e amigo representa para o nosso país não é tarefa fácil. O Professor Massone, formado pela USP em 1967, foi admitido em 1969 na FMVZ-UNESP e tornou-se mestre pela UFMG em 1973, quando já traçava os primórdios da Anestesiologia Veterinária, sempre procurando conduzi-la à especialidade. Em 1977, criou a primeira disciplina específica de Anestesiologia Veterinária no Brasil. Em 1980, doutorou-se pelo Departamento de Farmacologia da Faculdade de Medicina de Ribeirão Preto da USP, criando em seguida, em 1982, a primeira residência específica na área. Realizou Livre-docência em 1983, tornando-se, em 1990, o primeiro Professor Titular na área.

Não bastasse o pioneirismo que o tornou o primeiro anestesista "puro" do Brasil, o Professor Massone foi o pesquisador insigne que deu corpo e alma a essa especialidade – *corpo*, pela luta intensa que travou no decorrer desses anos para que a Anestesiologia fosse um importante pilar da Medicina Veterinária, atuando de modo marcante na pesquisa científica e na qualidade dos procedimentos, visando sempre ao bem-estar e à segurança dos nossos pacientes; e *alma*, por ter formado, em graduação, residência e/ou pós-graduação, quase todos os anestesistas veterinários do país, tratando aqueles com quem trabalhava com liberdade e igualdade de ideias e opiniões, dividindo os momentos de glória e os momentos difíceis, fazendo com que todos se sentissem parte de uma grande família.

O Professor Massone respira e vive a anestesia, e atualmente, mesmo aposentado, atua em diversas universidades do Brasil, deixando o legado de seu trabalho por todos os lugares por onde passa para aqueles que têm a oportunidade de desfrutar de seus profundos conhecimentos.

Este breve prefácio nem de longe expressaria a admiração dos anestesistas brasileiros. E este livro coroa a luta incansável e constante que o transformou no Pai da Anestesiologia Veterinária brasileira.

Prof. Dr. Stelio Pacca Loureiro Luna
Professor Titular da FMVZ-UNESP, *campus* Botucatu

Nota do Autor

Este livro foi elaborado com o intuito de orientar tanto o acadêmico e o pesquisador quanto o docente e o profissional na execução das técnicas anestésicas segundo os conceitos básicos da nômina e da farmacologia. Essa observação é necessária porque, nos últimos anos, houve um número crescente de escolas de Medicina Veterinária desprovidas de profissionais capacitados para o ensino da Anestesiologia, produzindo, muitas vezes, informações obsoletas ou mesmo errôneas, guiadas por "tradicionalismos" anestésicos ou pela falta de atualização, e provocando, assim, polêmicas infrutíferas e sem embasamento científico.

Atualmente, nas escolas de Medicina Veterinária mais preparadas, já é feita a contratação de docentes da área, com preferência àqueles que tenham realizado residência, especialização ou pós-graduação em Anestesiologia. À medida que surgem os colégios específicos, guiados pela legislação vigente do Conselho Federal de Medicina Veterinária (CFMV), desponta o título de especialista em Anestesia Veterinária, já emitido pelo Colégio Brasileiro de Anestesiologia Veterinária (CBAV) a partir de 2018. E ganham, com isso, a profissão, as unidades universitárias e, diretamente, todos os pacientes que dela dependem.

É importante que tanto o anestesiologista quanto o anestesista tenham conhecimento dessa legislação, pois ambos devem respeitar (e fazer respeitar) as Resoluções do CFMV n. 1.015, 1.071 e 1.138, que zelam e salvaguardam a ética e a disciplina desta magna profissão.

Ao avaliar de maneira gradativa, nota-se que, a partir do passo inicial dado pelas instituições de ensino, por meio dos seus docentes bem formados, e do segundo passo dado pelos colégios, que selecionam seus especialistas, esta obra será apenas um complemento útil para quem atua na área da Anestesiologia Veterinária.

Participaram desta edição novos colaboradores titulados por diversas instituições de renome e que atuam em todo o país, mostrando, assim, que essa área consolidou-se ao longo dos anos na busca por respeito e segurança e, acima de tudo, pela dignidade da vida animal, confirmando o que dizia Leonardo da Vinci já no século 15: "Chegará o dia em que o homem conhecerá o íntimo dos animais e, neste dia, um crime contra um animal será considerado um crime contra a humanidade".

Flavio Massone

Sumário

1. Considerações Gerais 1
   Flavio Massone

2. Avaliação Pré-anestésica 9
   Rodrigo Luiz Marucio • Jéssica Corrêa Rodrigues • Raquel Sartori G. Dias

3. Medicação Pré-anestésica 15
   Adriano Bonfim Carregaro

4. Planos Anestésicos 21
   Flavio Massone

5. Anestesia Local 27
   Flavio Massone

6. Anestesia Intravenosa 37
   Silvia Renata Gaido Cortopassi

7. Anestesia Intravenosa Total 43
   Suzane Lilian Beier

8. Anestesia Geral Volátil ou Inalatória 47
   Valéria Nobre Leal de Souza Oliva • Paulo Sergio Patto dos Santos

9. Anestesia Dissociativa 53
   Carlos A. A. Valadão

10. Anestesias para Cesarianas 63
    Flavio Massone • Aury Nunes de Moraes

11. Técnicas Anestésicas 71
    Flavio Massone • José Antônio Marques

12. Analgesia por Acupuntura 115
    Stelio Pacca Loureiro Luna • Renata Navarro Cassu

13. Miorrelaxantes 117
    Flavio Massone

14. Aparelhos, Circuitos Anestésicos e Monitoramento 123
    Flavio Massone • Newton Nunes

15. Reposição Volêmica, Emergência e Complicações 139
    Denise Tabacchi Fantoni • Aline Ambrósio • Flavio Massone

16. Contenção Física, Química e Anestesia em Animais Silvestres 153
    Adauto Luis Veloso Nunes • Fabrício Braga Rassy

17. Equilíbrio Ácido-Base e Eletrolítico em Anestesiologia 171
    Francisco José Teixeira Neto

18. Choque | Fisiopatologia e Tratamento 183
    Antonio José de Araujo Aguiar

19. Eutanásia 189
    Flavio Massone

20. Ética e Moral em Anestesiologia Veterinária 191
    Flavio Massone

21. Legislação em Anestesiologia Veterinária 197
    Flavio Massone

Bibliografia 203

Apêndices

A. Perguntas e Respostas em Anestesiologia Veterinária 217

B. Nômina Anestesiológica 273

C. Símbolos Especiais 297

D. Conversões Úteis 298

E. Pesos e Volumes 300

F. Valores Paramétricos Normais 301

G Valores Gasométricos Médios Normais 302

H Valores Normais de Volume Corrente 303

I Escala de Sensibilidade 304

J Número de Vértebras 305

K Número de Dentes 306

L Produtos Farmacológicos Nacionais 307

M Tranquilizantes, Anestésicos e Analgésicos .. 309

Índice Alfabético 315

Atlas Colorido de Anestesiologia Veterinária 321

1 Considerações Gerais

Flavio Massone

HISTÓRICO

Embora existam muitas lendas acerca da anestesiologia, fundamentadas no uso de ervas medicinais ou magias, o que se pode afirmar, de fato, é que, no século 13, o alquimista Raimundo Lulio, ou Doctor Illuminatus, descobriu, em suas experiências, um fluido branco ao qual deu o nome de vitríolo doce. É interessante notar que, somente dois séculos após essa benéfica descoberta, um médico que sempre viajava em busca de novas curas, Theofrastus Bombastus Paracelsus de Hohenheim, conhecido como Paracelso, descobriu que, ao misturar ácido sulfúrico com álcool e aquecer a mistura (reação química até hoje utilizada para obtenção de éter sulfúrico), surgia um fluido branco semelhante àquele descoberto por Raimundo Lulio; contudo, o "redescobridor" o aplicou em pombos e observou, nesses animais, adormecimento e insensibilidade à dor.

Infelizmente, por sua falta de persistência, Paracelso não se consagrou como fundador da anestesia. Cem anos depois, o boticário alemão Frobenius, com base nas observações de Cordus, em 1540, empregou o produto nas afecções das vias respiratórias, rotulando-o, então, de éter. Seu nome, porém, também caiu no esquecimento.

A anestesia, na verdade, obteve seu profundo reconhecimento somente por intermédio de dois dentistas, Horace Wells e William Thomas Green Morton. Primeiro, Wells observou que o gás hilariante apresentado por Gardner Colton, em dezembro de 1844, causou analgesia em um participante que havia se ferido e que nada sentia em um espetáculo público; então denominou esse gás de óxido nitroso, utilizando-o em extrações dentárias. Contudo, diante do insucesso causado por doses inadequadas e pela insuficiência de estudos mais aprofundados, Wells entrou em depressão e cometeu suicídio em uma prisão de Nova York, em 1848, sem ter a felicidade de, poucos dias depois, vir a ser consagrado como um dos fundadores da anestesia.

Mais sorte teve seu colega Morton, que, em outubro de 1846, em um hospital de Massachusetts (EUA), ao utilizar o éter, obteve sucesso em uma demonstração pública de extração dentária (D'Alvarez, 1963). Em sua lápide, consta a seguinte inscrição: "Inventor e divulgador da anestesia inalatória. Antes de quem, em todas as épocas, a cirurgia era uma agonia. Por quem a dor, na cirurgia, foi evitada e anulada. A partir de quem a ciência obteve o controle da dor".

É conveniente ressaltar que os estudos anestésicos continuaram evoluindo e, a partir deles, surgiram novos descobridores e, consequentemente, fármacos que tantos benefícios trouxeram para a humanidade e pelos quais se tem devoção e respeito.

Ainda que não exista um fármaco perfeito, é necessário que o homem se dirija com justiça em busca da perfeição, relembrando-se, sempre, da célebre frase de Virgílio: *sedare dolorem opus divinum est* ("sedar a dor é algo divino").

INTRODUÇÃO À ANESTESIOLOGIA

A anestesia tem sido motivo de preocupação para profissionais que atuam nos campos biomédico, médico e veterinário no que tange à pesquisa ou ao dia a dia do atendimento. Para que se efetuem anestesias de modo seguro e eficiente, sem risco para o paciente, são necessários domínio e conhecimento da farmacodinâmica e da farmacocinética das substâncias, além do emprego de aparelhos anestésicos, desde os mais simples, para uso cotidiano, até os mais sofisticados.

O objetivo desta obra é oferecer modalidades anestésicas nas diferentes espécies animais, considerando as cirurgias, o estado do paciente e o período anestésico requerido, permitindo, assim, anestesias objetivas e eficazes, com maior segurança na sua aplicação.

DEFINIÇÕES

- *Droga* é toda matéria-prima de origem animal, vegetal ou material que contém um ou mais fármacos
- *Fármaco* é uma substância de estrutura definida que, quando em contato ou introduzida em um sistema biológico, modifica uma ou mais de suas funções
- *Anestesiologia* é todo estudo relacionado à *anestesia*
- *Anestesia* é um termo genérico, uma vez que todo fármaco capaz de suprimir temporariamente a dor, tanto para fins exploratórios quanto para fins cirúrgicos, com ou sem narcose pode ser considerado anestésico
- *Anestesia geral* é todo ato anestésico, reversível, que cumpre os seguintes requisitos básicos:
  - Perda da consciência ou sono artificial (i. e., narcose)
  - Supressão temporária da percepção dolorosa (i. e., analgesia)
  - Proteção neurovegetativa
  - Relaxamento muscular ligado à ausência de reação de defesa contra uma agressão (i. e., anestesia cirúrgica)
- *Anestesia local* é todo ato que visa ao bloqueio reversível dos impulsos nervosos aferentes
- *Analgesia* é a insensibilidade à dor, porém sem perda da consciência
- *Anestesia dissociativa* é todo ato anestésico capaz de, seletivamente, dissociar o córtex cerebral, causando analgesia e "desligamento" do paciente, sem perda dos reflexos protetores
- *Neuroleptoanalgesia* é todo ato anestésico capaz de causar:
  - Sonolência, sem perda da consciência
  - Desligamento psicológico em relação ao ambiente que cerca o indivíduo
  - Supressão da dor (analgesia intensa)
  - Amnésia
  - Estado de tranquilização com analgesia intensa, porém sem perda da consciência.

DIVISÃO DA ANESTESIOLOGIA

Para se ordenar de maneira sequencial a anestesiologia, é necessária a classificação das técnicas e das vias de administração, obtendo-se, então:

- Medicação pré-anestésica (MPA):
  - Fármacos anticolinérgicos
  - Fármacos tranquilizantes
  - Fármacos ansiolíticos
  - Fármacos hipnoanalgésicos
  - Fármacos hipnóticos
- Anestesia local:
  - Anestesia local tópica
  - Anestesia local infiltrativa:
    - Intradérmica
    - Superficial ou subcutânea
    - Profunda
  - Anestesia local segmentar:
    - Perineural
    - Espinal:
      - Peridural
      - Subaracnóidea
  - Anestesia local intravenosa
  - Anestesia local intra-articular
- Anestesia geral:
  - Barbitúrica
  - Não barbitúrica
  - Volátil:
    - Halogenada
    - Não halogenada
- Neuroleptoanalgesia (NLA) e anestesia dissociativa
- Miorrelaxantes.

ATRIBUIÇÕES E CONDUTAS DO ANESTESISTA

Atribuições

Em Medicina Veterinária, as atribuições do anestesista praticamente se fundem com as de auxiliar o cirurgião, mas, sempre que possível, é conveniente lutar para garantir a distinção das funções, demonstrando, assim, um início de especialização, tão requerida nesse meio. Quando essa diferenciação ocorrer, serão evidenciados os conceitos básicos de Vasconcelos (1974) a respeito das atribuições do anestesista, a saber:

- Colaborar com o cirurgião na escolha da melhor anestesia para cada caso
- Dar ordens para o preparo pré-anestésico
- Executar a anestesia perfeita
- Preparar a mesa do material indispensável à anestesia (aparelhos, máscaras, anestésicos, cânulas, abridores de boca, pinças do tipo puxa-língua, injeções de urgência, seringas, agulhas etc.), iniciando o procedimento somente depois de verificar a perfeita ordem
- Advertir o operador sobre a oportunidade de iniciar a intervenção, sobre o estado do doente no decorrer do ato operatório e sobre os acidentes ocorridos
- Solicitar aplicação da medicação necessária durante a anestesia
- Não seguir o ato operatório senão no estritamente indispensável para sua orientação
- Dar sugestões sobre o andamento da operação e sobre as vantagens de interrompê-la
- Registrar a frequência do pulso e da respiração no início e no fim da intervenção, bem como a pressão arterial
- Responsabizar-se pela ficha integral da anestesia
- Responsabizar-se, perante o cirurgião, pelos acidentes diretamente imputáveis à anestesia
- Permanecer junto ao doente, independentemente do tipo de anestesia utilizado, para cumprir integralmente suas funções.

O anestesista, por ser conhecedor dos fármacos e do que eles podem causar ao paciente, torna-se um colaborador indispensável na equipe cirúrgica e, sobretudo, um elemento atento a quaisquer alterações paramétricas que, porventura, possam surgir (p. ex., hipotensões causadas por descompressões rápidas, paradas respiratórias ou cardíacas, apneias transitórias causadas por barbitúricos, arritmias ou mesmo bloqueios atrioventriculares).

Diante do exposto, é permitido estabelecer um decálogo do anestesista, ou seja:

- Ser ético e moral, trabalhando dentro dos princípios da moralidade e da bioética
- Ser pontual e comprometido com os demais profissionais e o paciente
- Estar sempre à disposição do serviço e do paciente
- Colocar sempre a vida do paciente em primeiro lugar, independentemente de sexo, espécie, raça ou proprietário
- Evitar o escravagismo farmacológico
- Apresentar-se sempre com o instrumental organizado e a indumentária adequada
- Não emitir pareceres pessoais sem o devido embasamento científico
- Conhecer a nômina anestesiológica vigente, evitando terminologias errôneas
- Não ser servil ou submisso
- Trocar ideias com o cirurgião, trabalhando em equipe e harmonizando o ambiente de trabalho, sem subserviências ou imposições leigas.

Condutas

Toda vez em que se inicia um ato anestésico, a conduta a ser tomada já deve estar previamente bem definida, com exceção dos casos que, por sua gravidade, evoluem para outras intervenções mais sofisticadas. Mesmo assim, é necessário que a conduta anestésica inicial seja um pré-requisito para tal evento, facilitando a sequência e evitando potencializações desnecessárias que, jocosamente, seriam denominadas "alquimias anestésicas".

Para se julgar a melhor opção anestésica a ser seguida, deve-se considerar o estado do paciente, a espécie animal, a duração da intervenção, sua localização e sua extensão, a escolha do agente anestésico e o custo operacional.

Estado do paciente

Em animais portadores de afecções renais, hepáticas ou cardíacas, devem-se evitar fármacos barbitúricos ou que interfiram de maneira significativa nos parâmetros fisiológicos, como a xilazina, especialmente quando associada a barbitúrico ou fármacos hipertensores.

Merecem atenção os animais hipovolêmicos, nos quais a aplicação dos derivados da fenotiazina agrava o quadro, em razão da vasodilatação periférica e da consequente hipotensão, ou mesmo animais em choque toxêmico, quadro frequente em equinos com cólica.

Em animais que precisam ser submetidos à cesariana, é necessária a escolha criteriosa dos anestésicos gerais, optando-se, sempre que possível, por aqueles que menos passam pela barreira placentária, a fim de evitar a acidose fetal ou até depressão e morte.

Mais cuidados devem ser tomados em relação a animais obesos, cujo comportamento quanto à anestesia barbitúrica exige atenção, em virtude da alta solubilidade lipídica dos barbitúricos – o anestesista deve ter cautela na indução por esses fármacos, especialmente os de duração moderada (p. ex., pentobarbital sódico).

Espécie animal

A espécie animal em anestesiologia é importante em razão das suscetibilidades quanto aos fármacos em relação às espécies. O cloridrato de xilazina, por exemplo, é ótimo para as espécies bovina, ovina e caprina, mas é ineficiente em suínos e tem atuação variável em equinos. A azaperona é eficiente em suínos, duvidosa em cães e regular em equinos, sendo que nestes não deve ser aplicada por via intravenosa (IV).

Duração da intervenção

A escolha da técnica anestésica deve ser coerente com a duração da intervenção, evitando o "período parasita" ou desnecessário que ocorre, seja por inabilidade do profissional, seja por falta de sincronização, entre a anestesia e o início da cirurgia, ou ainda por reexames do paciente, lavagens ou tricotomias não programadas.

Em intervenções cirúrgicas demoradas, desaconselha-se o emprego exclusivo de barbitúricos de duração ultracurta com uso repetitivo, pois isso ocasionaria fatalmente efeito cumulativo, levando o paciente à recuperação tardia, indicando-se, para tanto, o emprego de pentobarbital ou, muito mais eficiente, a anestesia volátil.

Conclui-se, então, que o anestésico ideal é aquele aplicado imediatamente antes da intervenção e cujo efeito cessa logo após seu término.

Localização e extensão da intervenção

Nem sempre é requerida a anestesia geral; dependendo da localização, pode-se recorrer à anestesia local com medicação pré-anestésica (MPA) ou mesmo não utilizar nenhuma delas, caso o animal seja dócil. Em pacientes portadores de cardiopatias e/ou nefropatias, idosos ou de alto risco, as cirurgias de membros podem ser resolvidas com simples bloqueios anestésicos.

Em contrapartida, pequenas intervenções podem requerer anestesias gerais, como simples procedimentos oftálmicos em animais agressivos ou intervenções no pavilhão auricular de equinos indóceis, evitando movimentos excessivos e até traumatizantes para o animal.

Quando são requeridas intervenções em áreas extensas ou bem vascularizadas (região intercostal ou massetérica), nas quais são necessárias altas concentrações ou grandes volumes de anestésico local, o anestesista deve recorrer à anestesia geral para evitar sobredoses e intoxicações.

Portanto, conclui-se que, na anestesiologia, é preciso ter bom senso na escolha do anestésico, evitando, sempre que possível, a padronização de um único tipo de anestesia.

Escolha do agente anestésico

Para escolher um agente anestésico, é necessário avaliar se a intervenção é passível de tranquilização e, em seguida, o emprego de anestésico local. Se não for possível, deve-se sempre optar por um anestésico que altere menos os parâmetros fisiológicos e cujos efeitos colaterais sejam os mínimos possíveis.

Custo operacional

Como opção final, deve-se considerar o custo operacional da anestesia, evitando determinadas associações anestésicas de boa qualidade, mas de alto custo, como associação de xilazina e cetamina em equinos ou bovinos.

De maneira geral, considerando-se o preço da hora/anestesia, conclui-se que a menos onerosa é a anestesia local, seguida da geral inalatória em circuito fechado ou semifechado e, por fim, as anestesias dissociativas e a neuroleptoanalgesia.

PERÍODOS PRÉ, TRANS E PÓS-ANESTÉSICOS

Período pré-anestésico

Entende-se como o intervalo entre a indicação anestésica e o momento de iniciá-la. Quanto à duração, esse período é variável e pode ser classificado em:

- Destituído de urgência: relativo a pacientes cujas funções orgânicas estejam em ordem, apresentando, portanto, um quadro de bom estado de higidez
- De extrema urgência: período que praticamente dispensa qualquer cuidado pré-anestésico, exigindo do profissional uma conduta rápida, segura e eficiente, dentro de suas possibilidades (p. ex., choque, cesariana, hemorragia abundante, convulsões)
- De relativa urgência: este período, no qual se incluem os pacientes de alto risco, é aquele no qual existem condições de melhores exames, recorrendo a hidratações, controle das grandes funções e demais cuidados que se façam necessários antes de prescrever a anestesia – atenções frequentes em animais debilitados, anêmicos ou em estados que antecedem o choque.

Cuidados

Os cuidados no período pré-anestésico são importantes, uma vez que neste intervalo são observadas as etapas descritas a seguir.

Exame das funções principais

O paciente deverá ser adequadamente avaliado em relação aos valores basais de suas funções principais, bem como em relação aos seus perfis hematimétrico e urinário.

Jejum

O jejum antes de qualquer intervenção cirúrgica é fundamental e apresenta diferentes modalidades entre as diversas espécies animais. Em roedores, de maneira geral, a suspensão do alimento pode ser efetuada de 2 a 3 h antes do procedimento, em razão de seu alto metabolismo, enquanto a dieta hídrica pode ser suprimida até 1 h antes.

Em carnívoros e onívoros sadios, sugere-se jejum de 12 a 16 h e suspensão da dieta hídrica de 2 a 3 h, no máximo, antes da intervenção. Essas considerações visam a evitar jejuns prolongados, outrora feitos quando se empregavam fármacos que estimulavam o vômito (p. ex., éter por indução direta).

Convém lembrar que, em animais desidratados, a retirada da água pode ser um fator agravante.

Em equinos, aconselha-se o jejum prévio de, no mínimo, 12 h e, no máximo, 18 h, enquanto 4 h são suficientes para a suspensão da dieta hídrica. Já em bovinos, caprinos e ovinos, por serem ruminantes, é necessário um jejum mais drástico, a fim de evitar acidentes, como regurgitações com consequentes aspirações de conteúdo ruminal, levando à broncopneumonia gangrenosa. Nesses animais, o jejum é realizado da seguinte maneira:

- Terceiro dia pré-operatório: meia ração
- Segundo dia pré-operatório: meia ração
- Primeiro dia pré-operatório: jejum total
- 6 h antes da intervenção: dieta hídrica.

Vale ressaltar que animais em jejum, mas sem restrição de água, também correm risco de aspirações de líquidos com menor conteúdo gástrico, o que ocorre com frequência quando, por esquecimento, a água não é subtraída.

Acomodações

As acomodações no período pré-anestésico são de vital importância, pois interferem no comportamento animal. Se o ambiente onde os animais permanecem antes das intervenções cirúrgicas não estiver em condições adequadas de higiene, ventilação e boa iluminação, poderá causar estresse, fator muito prejudicial para o ato anestésico.

Dentro do possível, é recomendável adaptar o animal com antecedência ao ambiente onde será manipulado, facilitando, assim, a mensuração dos parâmetros fisiológicos pré-anestésicos e as medicações que se fizerem necessárias nesse período.

Contenção

É outro item importante no período pré-anestésico, já que, quando efetuada de maneira incorreta, pode causar acidentes. Existem dois tipos de contenção em Medicina Veterinária: a mecânica e a medicamentosa.

Na contenção mecânica utilizam-se aparelhos, mordaças, cordas, cabrestos, "cachimbos", morailas, argolas, torniquetes, enforcadores e jaulas de contenção.

Quando essas contenções são feitas de maneira inadequada, corre-se o risco de prejudicar o animal ou de ocorrerem acidentes fatais, mais comuns em animais silvestres, quando não se faz uso de jaulas adequadas. Nos outros animais, citam-se enforcadores mal aplicados no cão, toalha apertada nos gatos, cordas com nó corrediço em pescoço de equinos ou contenções exageradas em suínos (animais estressoceptivos).

Por outro lado, a excitação do animal é prejudicial quando se aplicam agentes anestésicos, já que a liberação de catecolaminas sensibiliza de tal forma o miocárdio que torna a medicação anestésica fatal (éter, cetamina e halotano).

As contenções corretas em animais beneficiam tanto o paciente quanto o profissional, pois além de afastarem a hipótese de excitação, evitam dados falsos às mensurações dos parâmetros fisiológicos e agressões, como mordeduras, arranhões, coices e atropelos, além de fugas.

Em pequenos roedores (camundongos, ratos e cobaias), a contenção para aplicação de fármacos anestésicos pode ser executada conforme apresentado nas Figuras 1.1 e 1.2.

Coelhos são animais dóceis, mas, quando mal contidos, podem causar arranhões profundos. Não é aconselhável a retirada dos animais pelas patas ou orelhas, pois isso fará o animal se debater.

Os coelhos podem ser contidos pela pele da região dorsal (Figura 1.3) e sugere-se ainda a caixa de contenção com fixação do pescoço e exteriorização da cabeça, permitindo a abordagem das veias marginais, mas evitando o alcance pelas unhas.

Em gatos, a contenção é fundamental, pois, apesar da calma aparente, eles se desvencilham, arranham, mordem e fogem. Para evitar esses inconvenientes, deve-se aplicar esparadrapo nas unhas do felino e utilizar contenção com toalha no pescoço (o dedo indicador deve ser posicionado dentro da toalha), a fim de avaliar a pressão exercida, contendo os membros posteriores (Figura 1.4). Outro método de contenção em felinos é a compressão simultânea dos pavilhões auriculares, o que os imobiliza drasticamente (Figura 1.5).

Em cães, a contenção é uma operação bem mais fácil, pois essa espécie é mais submissa. Neles, a colocação da mordaça, o decúbito lateral e a imobilização simultânea de um membro anterior, da cabeça e dos membros posteriores, conforme a Figura 1.6, são suficientes para a aplicação de anestésicos. Já em suínos, a contenção pode ser feita com um cachimbo apropriado, cujo laço envolva a região maxilar entre os caninos e os pré-molares (Figura 1.7).

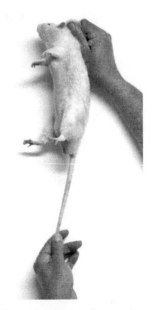

Figura 1.1 Contenção em rato.

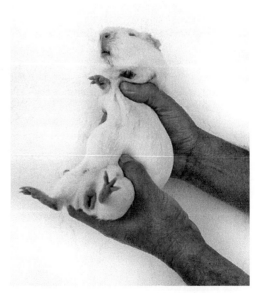

Figura 1.2 Contenção em cobaia.

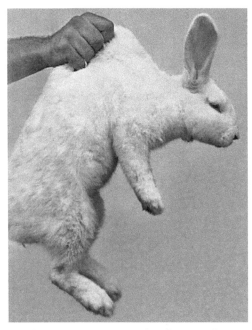

Figura 1.3 Contenção pela pele em coelho.

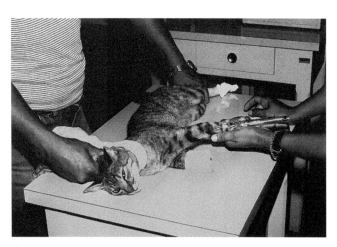

Figura 1.4 Contenção em gato. Observam-se aplicação de esparadrapo nas unhas e toalha no pescoço, inserindo-se o dedo indicador na toalha.

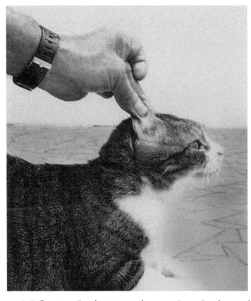

Figura 1.5 Contenção do gato pela aproximação das orelhas.

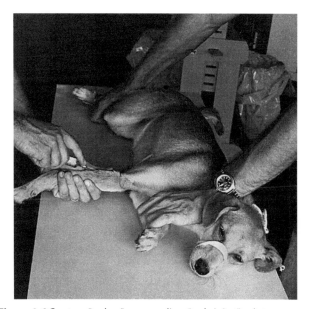

Figura 1.6 Contenção do cão para aplicação de injeções intravenosas.

Em equinos, a contenção normalmente é feita pelo cabresto, recorrendo-se, caso necessário, a "cachimbo", "pito" (Figura 1.8) ou "pé-de-amigo", enquanto nos bovinos a argola, a corda e a "peia" (membros posteriores) são suficientes para a abordagem de qualquer parte do corpo.

A contenção medicamentosa é, sem dúvida, a mais elegante e clássica dentro da anestesiologia, mas requer do responsável conhecimentos prévios do fármaco (farmacologia), bem como suas interações com outros medicamentos.

Derrubamento

Quando se pretende administrar algum fármaco anestésico, é frequente que o animal não permita a aproximação do profissional. Isso ocorre com bovinos e equinos, e nesses casos recorre-se ao derrubamento.

Em equinos, os métodos mais tradicionais são:

- Travões ou berlinense: neste método, é aconselhável que dois homens tracionem o cabo da corda, a fim de evitar uma tração exagerada com queda abrupta e percussão da região costal no solo, o que pode causar sérios acidentes. Outra pessoa deve segurar o cabresto, direcionando-o para o lado da queda (Figura 1.9)
- Nacional: este método é eficiente e apresenta a vantagem de não requerer apetrechos onerosos (Figura 1.10).

Em bovinos, os métodos de derrubamento mais empregados são:

- Italiano: pode ser aplicado tanto em fêmeas quanto em machos e em animais descornados, pois não constringe mama nem pênis (Figura 1.11)
- De Rueff: mais empregado em fêmeas com chifres, pois em machos é traumático na região do pênis e do prepúcio (Figura 1.12)
- De Almeida e Barros (1975): de simples execução, necessita apenas de uma corda com argola e pode ser executado tanto em machos quanto em fêmeas, dispensando a peia (Figura 1.13).

Cuidados com aparelhos anestésicos e acessórios

Antes de qualquer aplicação de fármacos, é conveniente analisar duas vezes o medicamento a ser aplicado: primeiro quando se retira o medicamento e segundo quando se aplica, a fim de evitar trocas de última hora. Após a aplicação, sugere-se que o descarte seja efetuado em um só lugar (lixo anestésico), de maneira que, se houver algum acidente, seja possível conferir o material utilizado. Essa técnica é útil e segura quando se usa a anestesia volátil e são necessários vários fármacos.

Como cuidados básicos no período pré-anestésico, podem-se citar:

- Quanto aos fármacos: observar concentrações, datas de validade, princípios ativos, mudanças de colorações que as tornem inativas ou tóxicas (p. ex., éter anestésico e epinefrina)
- Quanto aos aparelhos: observar possíveis vazamentos que poluam o meio ambiente, balões de borracha (pois os anestésicos halogenados são corrosivos), fluxômetros, válvulas inspiratórias e expiratórias, exaustão de cal sodada (cor azulada), volume de cilindros de oxigênio, quantidade de anestésico no vaporizador
- Quanto aos acessórios: verificar qualidade e tamanho da seringa e das agulhas; lâmina adequada do laringoscópio, bem como suas pilhas; condições da sonda endotraqueal e seus balonetes; e lanterna para a observação dos reflexos pupilares.

Período transanestésico

É o intervalo que se passa do início da anestesia propriamente dita até o início da recuperação. Por ser a fase que requer maior atenção e expectativa do anestesista, é de grande importância. Seus principais cuidados estão ligados ao paciente e ao aparelho.

Paciente

É atribuição do anestesista zelar e vigiar os reflexos pertinentes ao plano anestésico desejado, pois pupilas em midríase sem reflexo, respirações abdominais e parâmetros fisiológicos abaixo dos valores semiológicos são fortes indícios de planos profundos muito próximos do choque bulbar.

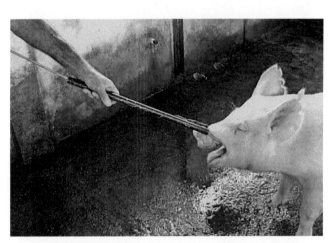

Figura 1.7 Contenção de suínos pelo método do cachimbo.

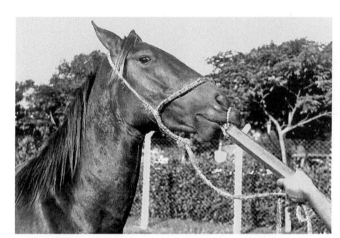

Figura 1.8 Contenção de equinos pelo método do cachimbo.

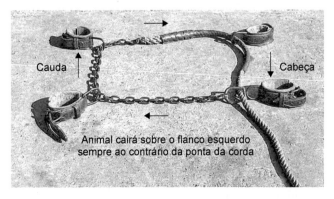

Figura 1.9 Derrubamento de equinos pelo método dos travões ou berlinense.

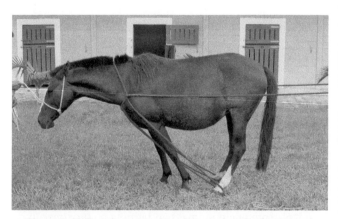

Figura 1.10 Derrubamento de equinos pelo método nacional.

Ainda em relação ao paciente, convém observar sua posição durante o ato cirúrgico, evitando posturas que, embora práticas para o cirurgião, são prejudiciais para o paciente, como é o caso da síndrome supina (decúbito dorsal) em casos de cesarianas ou laparotomias em equinos nas intervenções morosas.

Durante a cirurgia, é necessário posicionar confortavelmente a cabeça do paciente, a fim de evitar pressões (e, consequentemente, obstruções) na curvatura da sonda endotraqueal e facilitar a saída de regurgitações, caso ocorram.

Aparelho

O anestesista deve vigiar constantemente as diferentes partes do aparelho, o fluxo diluente (O_2 ou ar comprimido), a quantidade de borbulhamento (vaporizadores universais) ou turbilhonamento (vaporizadores calibrados) e a frequência respiratória por meio das válvulas inspiratória e expiratória ou pelos movimentos do balão anestésico, pois a parada respiratória costuma anteceder a parada cardíaca.

Período pós-anestésico

É o intervalo que vai desde o início da recuperação até o restabelecimento total da consciência e dos parâmetros fisiológicos. Conforme descrito a seguir, divide-se em imediato e mediato ou tardio.

Imediato

Embora seja um período variável, deve-se ter cuidado para que o animal não se fira em cantos vivos, não bata a cabeça em objetos contundentes ou em solo duro em baias (grandes animais), nem se debata em canis (pequenos animais).

Neste período, faz-se necessária a vigilância constante até o restabelecimento completo, que se traduz pela posição quadrupedal voluntária, evitando-se ao máximo estimulações mecânicas, como choques elétricos ou incitações com bastões.

Preferencialmente, nas recuperações, os animais devem permanecer sem alimento e água, em ambientes calmos e na penumbra.

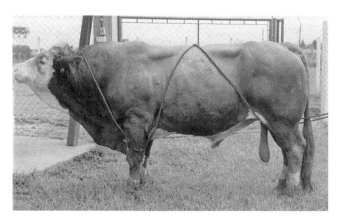

Figura 1.11 Derrubamento de bovinos pelo método italiano.

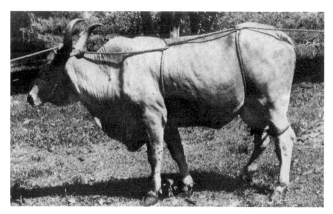

Figura 1.12 Derrubamento de bovinos pelo método de Rueff.

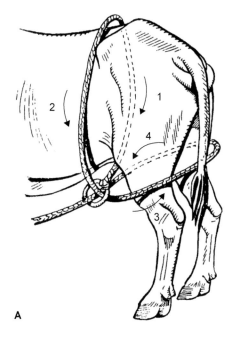

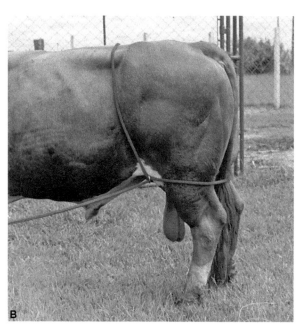

Figura 1.13 A e B. Método de derrubamento de bovinos segundo Almeida e Barros (1975).

Mediato ou tardio

Período mais tardio e sequencial ao anterior, está estreitamente ligado a deficiências orgânicas do paciente que causam dificuldade na metabolização do anestésico ou a trauma cirúrgico intenso. Nesses casos, o paciente deve ser acompanhado periodicamente, tomando-se os devidos cuidados nas correções dos distúrbios do equilíbrio ácido-base e no restabelecimento das funções principais.

VIAS DE ADMINISTRAÇÃO

Apesar de serem citadas na literatura diversas vias de administração, convém salientar que algumas tornaram-se obsoletas diante do surgimento de fármacos novos e eficazes.

Antigamente, utilizava-se a via retal (VR) para anestesia pelo éter, a via intraperitoneal para suínos submetidos à anestesia pelo pentobarbital sódico ou a via intrapleural em felinos submetidos à mesma anestesia. Essas vias, além de traumatizantes e cruentas, não permitem um bom cálculo da dose anestésica. Por outro lado, a via intra-arterial costuma causar acidentes, uma vez que os fármacos, quando nela injetados, causam, além de dor, arterioespasmo e seus efeitos colaterais.

As vias mais comumente usadas em anestesias são: oral (VO), inalatória, intramuscular (IM), intravenosa (IV) ou endoflébica, subcutânea (SC), tópica e espinal.

Oral

Esta via é requerida geralmente na medicação pré-anestésica (grânulos de promazina em equinos) ou para apreender animais indóceis que não permitem nenhuma aplicação parenteral (cápsulas de pentobarbital sódico na carne para cães). O efeito desejado (período de latência) é demorado, constituindo um intervalo de 1 a 2 h.

Inalatória

Esta via é, sem dúvida, eletiva por diversas razões, visto que, além de apresentar a segurança do aproveitamento total do anestésico, oferece pronta eliminação após sua supressão, já que a principal via de eliminação é a pulmonar.

Intramuscular

Com o advento dos anestésicos dissociativos e neuroleptoanalgésicos, o emprego dessa via se tornou mais frequente, pois ela era mais utilizada para a aplicação de medicação pré-anestésica.

O que deve ser lembrado é que, por essa via, não podem ser aplicados fármacos em altas concentrações ou cujo pH seja menor ou maior que o do compartimento tissular, levando ao risco de se obter mortificação tissular e consequente necrose (p. ex., barbitúricos cujo pH é aproximadamente 10 ou éter gliceril guaiacólico a 10%).

Intravenosa ou endoflébica

Esta via é eletiva na aplicação da maioria dos medicamentos anestésicos. O grande cuidado, entretanto, deve ser com a velocidade de aplicação, pois as fenotiazinas, quando injetadas rapidamente, podem causar hipotensão grave. Toda vez que se aplica um fármaco IV convém aguardar um período mínimo de 15 min antes da administração de outro fármaco; se a via for a intramuscular, deve-se aguardar de 30 a 45 min. Esses prazos justificam-se pelo período mínimo necessário e suficiente para se obter níveis plasmáticos compatíveis com outros fármacos a serem aplicados *a posteriori*, evitando, assim, sinergismos inesperados ou incontroláveis. A representação da comparação entre as duas vias é apresentada na Figura 1.14.

A via IV também é recomendada quando se requerem anestesias cujo período de latência é extremamente reduzido ou quando surtem efeitos tranquilizantes imediatos, como é o caso dos estados convulsivos.

Pode ser solicitada também na anestesia local intravenosa.

Via subcutânea

É requerida quando se deseja retardar a absorção do fármaco, mantendo-se uma relação dose-efeito mais prolongada. Como exemplo, cita-se o uso parassimpatolítico da atropina como medicação pré-anestésica do cloridrato de xilazina. Ademais, o emprego dessa via facilita a aplicação de soluções isotônicas hidratantes em caso de impossibilidade pela via IV.

O período de latência dessa via é de 15 min, mínimo a ser respeitado para se aplicar um fármaco anestésico complementar.

Tópica

Costuma ser pouco empregada e está mais afeita a anestesias de superfície com cremes, pomadas, soluções ou *sprays* de anestésicos locais em concentrações maiores, em decorrência de sua rápida absorção.

Espinal

Esta via é frequentemente usada nas anestesias em que se deposita o anestésico ao redor da dura-máter (peridural) ou abaixo da aracnoide (subaracnóidea).

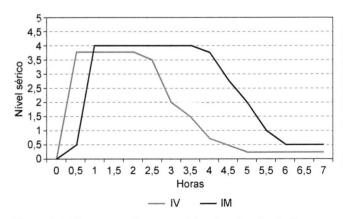

Figura 1.14 Representação esquemática da aplicação de fármacos pelas vias intravenosa e intramuscular quanto aos níveis séricos e ao período de duração de seus efeitos em horas.

2 Avaliação Pré-anestésica

Rodrigo Luiz Marucio • Jéssica Corrêa Rodrigues • Raquel Sartori G. Dias

INTRODUÇÃO

A avaliação pré-anestésica é o primeiro ponto a ser considerado para a realização de uma anestesia segura e de qualidade. A melhor anestesia é aquela de que o paciente precisa. Todos os esforços devem ser realizados para detectar os fatores que podem modificar a ação e a segurança anestésica, diminuindo assim a morbidade e a mortalidade anestésicas.

O planejamento da anestesia é um dos principais objetivos da avaliação pré-anestésica. Esse planejamento pode ser feito por meio de avaliação clínica bem detalhada, estabilização hemodinâmica do paciente antes da anestesia, *checklist* e elaboração de uma conduta perioperatória mais adequada. Dessa forma, o anestesista se torna capaz de prever intercorrências e de planejar seus tratamentos, caso ocorram.

Um dos propósitos da avaliação pré-anestésica é determinar em que condições clínicas o paciente se encontra. O conhecimento da condição clínica dá suporte para a seleção do protocolo anestésico, das técnicas a serem empregadas, dos exames complementares a serem solicitados e para o prognóstico.

Durante a avaliação pré-anestésica, o anestesista é o encarregado de obter o consentimento esclarecido do responsável pelo paciente após uma longa conversa para esclarecimento de possíveis complicações, assim como solicitar a assinatura do termo de ciência dos riscos cirúrgicos e anestesiológicos (Quadro 2.1). Esse termo de consentimento deve ser entregue em mãos pelo anestesista ao responsável e deve ser explicado de forma clara e objetiva. Nesse momento, o responsável pelo paciente pode apresentar-se temeroso, ansioso e preocupado, cabendo ao anestesista ser solidário e profissional. Dessa maneira será possível obter a empatia do tutor, visando ao benefício de todos.

Para se julgar a melhor opção anestésica a ser seguida, devemos considerar uma série de fatores, que serão discutidos a seguir.

CUIDADOS COM EQUIPAMENTOS ANESTÉSICOS E ACESSÓRIOS

Antes da anestesia, recomenda-se a conferência dos aparelhos e circuitos anestésicos e da disponibilidade e validade dos fármacos a serem utilizados. Em relação aos equipamentos, devem-se observar possíveis vazamentos que poluam o ambiente e que diminuam o fornecimento de anestésico volátil e oxigênio para o paciente. Os balões de borracha também devem ser conferidos, pois o uso de anestésicos halogenados podem causar a sua corrosão. Nunca esquecer de verificar também a funcionalidade de fluxômetro, válvulas inspiratórias e expiratórias, exaustão da cal soldada, volume do cilindro de oxigênio (atualmente, clínicas e hospitais têm um sistema de alarme para o baixo volume de oxigênio) e quantidade de anestésico no vaporizador (Tabela 2.1).

Materiais de insumo também devem ser conferidos, como seringas, agulhas, equipos, cateteres, esparadrapo, gaze, algodão, sondas endotraqueais, entre outros. Separar o laringoscópio e lâmina apropriada, bem como suas pilhas.

Quanto aos fármacos, o anestesista deve se certificar da disponibilidade dos agentes que irá utilizar, concentrações, datas de validade e mudanças de colorações que as tornem inativas ou tóxicas. Pode-se preparar uma lista de medicamentos de emergência para cada paciente, devendo-se calcular e disponibilizar as doses. Além disso, medicamentos e fluidos necessários para colapso cardiovascular, choque e hemorragias devem estar disponíveis. É necessário um carrinho de emergência preparado na área da clínica ou hospital onde a parada pode ser prevista, devendo haver mecanismo e organização que controlem a reposição de fármacos e insumos desse carrinho.

IDENTIFICAÇÃO

Obtenção dos dados do paciente: espécie, raça, idade, sexo, temperamento, peso corpóreo e estado reprodutivo.

Cada espécie tem suas particularidades fisiológicas e de temperamento. Em geral, os felinos são mais difíceis de conter do que a maioria dos cães. O anestesista deve considerar também a suscetibilidade quantos aos fármacos em relação às espécies. Por exemplo: para bovinos, ovinos e caprinos, o cloridrato de xilazina (agonista alfa-2) tem um excelente efeito sedativo, porém em suínos é ineficiente e em equinos tem atuação variável. A azaperona (butirofenona), por sua vez, é eficiente em suínos, duvidosa em cães e regular em equinos, sendo neste último contraindicado por via intravenosa (IV).

Sabe-se que algumas raças proporcionam maiores riscos durante a anestesia do que outras. Os braquicefálicos (p. ex., buldogues e gatos persas) têm a síndrome do braquicefálico, determinada por prolongamento do palato mole, agenesia de traqueia e afinamento de narinas. Isso faz o anestesista prestar mais atenção às vias respiratórias superiores, principalmente após a extubação. Nesses pacientes, a recomendação é que a alta anestésica seja dada somente quando o paciente estiver 100% desperto. Com relação aos fármacos, existem algumas raças mais sensíveis que outras. O temperamento também é diferente entre as raças, o que dificulta a avaliação pré-anestésica.

A idade do paciente pode determinar um preparo e um protocolo anestésico diferenciados. Animais com idade inferior a 8 semanas têm pouca capacidade de metabolizar e eliminar os fármacos e, com isso, deve-se utilizar doses menores. Outra particularidade é a dificuldade de manter a temperatura corporal.

Quadro 2.1 Termo de consentimento.

Termo de Consentimento para a Realização da Anestesia
Nome do Proprietário: _____ RG: _____   Nome do animal: _____ Idade: _____ Espécie: ( ) cão ( ) gato   Raça: _____ Sexo: ( ) macho ( ) fêmea   Pelo presente instrumento particular e na melhor forma de direito, os signatários deste, na qualidade de proprietário do animal acima identificado, doravante designado **CONTRATANTE**, e de outro lado, O Anestesista do **EVET**, doravante designada **CONTRATADA**, têm entre si justo e contratado o que segue, que mutuamente aceitam e outorgam os seguintes procedimentos:
REFERENTE AO PROCEDIMENTO ANESTÉSICO
1 – O CONTRATANTE está de acordo que seu animal seja submetido a uma anestesia geral **inalatória**, ou anestesia **local**, ou anestesia **regional**, ou anestesia **peridural**, que será estabelecida pela CONTRATADA.   2 – O CONTRATANTE autoriza a administração de anestésicos e analgésicos que sejam considerados necessários pelos Médicos Veterinários responsáveis, sem qualquer exceção.   3 – O CONTRATANTE declara que a natureza e os objetivos da anestesia e procedimentos, os riscos envolvidos, bem como a possibilidade de complicações, foram previamente e devidamente esclarecidos com o CONTRATANTE.   4 – O CONTRATANTE responsabiliza-se a cumprir as orientações recebidas quanto aos cuidados pós-operatórios (se houver), bem como a não dar nenhum medicamento além dos receitados pelo Médico Veterinário.   5 – O CONTRATANTE reconhece que a prestação dos serviços ora oferecida se dá como um contrato de meios, e não de resultados, não podendo estes ser garantidos, em virtude da já mencionada imprevisibilidade relativa de fenômenos biológicos e individuais.   6 – **Fica claro** que como proprietário e/ou responsável pelo animal, O CONTRATANTE compromete-se a deixar o animal em jejum alimentar e hídrico sugerido pelo Anestesista.   7 – O CONTRATANTE poderá revogar o presente consentimento, bastando para tanto que comunique sua decisão ao seu médico anestesista e assine o Termo de Revogação.   **E para que fique registrado o seu pleno consentimento em submeter seu animal ao procedimento anestésico acima descrito, firma o presente documento.**   São Paulo, _____ de _____ de _____.   Responsável pelo Paciente (contratante): _____   Anestesista EVET (contratada): _____

Tabela 2.1 Segurança anestésica: *checklist*.

Pré-indução	Antes da incisão	Recuperação anestésica
Confirmar o paciente: • Identificação • Local (centro cirúrgico) • Procedimento • Termo de Consentimento assinado Riscos da anestesia e cirurgia comunicados ao tutor	Confirmar os membros da equipe cirúrgica por nome e funções	Verificar: • Vias respiratórias: respiração ok? Há obstrução de via? (secreção; edema; conteúdo alimentar) • Circulação: acesso viável? Manutenção em fluido? • Temperatura: está em níveis normais?
Checar os aparelhos: • Circuitos anestésicos montados? Há vazamento? • Válvula Aliviadora de Pressão aberta? (*Pop off*) • Vaporizador com fármaco? • Oxigênio suficiente? • Monitor multiparâmetro: montado e checado?	Confirmar verbalmente: • Paciente: nome • Procedimento: qual? • Região a ser operada: qual?	• Preocupações em relação à segurança do paciente comunicado? • Plano analgésico confirmado? • Confirmada presença de alguém para monitorar o paciente?
Via respiratórias: • Tubo endotraqueal: *cuff* checado? • Laringoscópio: funcionando? • Máscara	Antibiótico foi administrado 1 h antes do início da cirurgia?	O cirurgião, o enfermeiro e o anestesista checam, em voz alta, as recomendações na recuperação e os cuidados pós-operatórios
Acesso venoso/arterial: • Tricotomia • Cateter • Esparadrapo • Acessórios: torneira três vias; PRN	Exames complementares e de imagem estão disponíveis?	Há algum material do paciente para ser enviado para análise? (Histopatológico)
Fármacos de emergência: • Verificados, calculados e à mão? • Seringas e agulhas para emergência ok?	Preocupações em relação à segurança do paciente foram comunicadas?	Verificar se algum equipamento necessita de manutenção

PRN: *plug* adaptador macho.

O sexo dos animais não determina diferenças fisiológicas nem de comportamento. No entanto, uma fêmea no cio pode apresentar maior risco de sangramento durante a cirurgia, enquanto fêmeas gestantes têm alterações fisiológicas que podem alterar as respostas anestésicas.

ANAMNESE

É de extrema importância para obter o histórico do paciente quanto a doenças preexistentes e direcionar os exames pré-operatórios que devem ser solicitados pelo anestesista. Ela é uma das formas de conseguir informações úteis que auxiliarão no desenvolvimento de um procedimento anestésico seguro.

Doenças concomitantes e medicações de uso contínuo devem ser informadas ao anestesista. Alguns medicamentos interagem com as enzimas e os eletrólitos ou afetam o equilíbrio acidobásico, o limiar arritmogênico ou convulsivo, a transmissão neuromuscular, a respiração ou sistema cardiovascular. Além disso, algumas medicações também atuam diretamente com os anestésicos, prolongando seu período de ação, aumentando sua toxicidade ou anulando seu efeito.

O histórico anestésico também deve ser investigado. É importante averiguar a ocorrência de complicações, se a recuperação foi adequada, qual protocolo anestésico foi empregado e se houve reações anafiláticas. Registros anestésicos anteriores devem ser revistos com o intuito de evitar possíveis problemas durante indução, manutenção ou recuperação do paciente.

EXAME FÍSICO

É realizado com intuito de verificar o estado do paciente. Todos os sistemas orgânicos devem ser examinados e quaisquer anormalidades identificadas. Ele deve ser feito na presença do proprietário, se possível, de modo que um prognóstico possa ser dado pessoalmente. Isso permite que o cliente faça perguntas e dá ao veterinário a oportunidade de comunicar os riscos da anestesia e atenuar qualquer receio relativo ao manejo.

Animais desnutridos podem apresentar-se em hipoproteinemia. Nesses pacientes, fármacos que se ligam a proteínas plasmáticas podem ter maior fração disponível, aumentando seu efeito, sendo recomendado diminuir as doses.

Em relação ao sistema cardiovascular, a frequência e o ritmo cardíacos devem ser avaliados. Aferição da pressão arterial se possível e verificação da qualidade e regularidade do pulso também são importantes, assim como a observação do tempo de preenchimento capilar (TPC). Por último, a ausculta cardíaca deve ser feita para avaliar presença de sopros, arritmias e propagação de bulhas.

Quanto ao sistema respiratório, deve-se observar frequência, profundidade, esforço respiratório e cor da membrana mucosa. Durante a ausculta dos campos pulmonares, é importante avaliar a presença de sibilos e estertores.

Alterações em outros sistemas também podem ser observados por meio do exame físico. Detecção de mucosas ictéricas, problemas de coagulação, convulsão e coma podem apontar comprometimento hepático. Vômitos, poliúria, oligúria, anúria ou polidipsia, por sua vez, sugerem alterações renais. Alterações no sistema nervoso central podem cursar com mudanças de comportamento, convulsões, inconsciência ou coma. Sintomas como vômito, diarreia, perda de apetite e distensão abdominal podem ser indicativos de afecções gastrintestinais.

EXAMES PRÉ-OPERATÓRIOS (COMPLEMENTARES)

A partir do histórico e exame físico detalhados, o anestesista, quando julgar necessário, deve solicitar exames complementares. O uso indiscriminado de exames laboratoriais não melhora os resultados dos procedimentos cirúrgicos, tanto em humanos quanto em animais, assim, o anestesista deve usar o bom senso e a experiência para a escolha certa desses exames. Perante a lei, tanto em humanos como em animais, a solicitação de exames pré-operatórios não é obrigatória, porém, caso o paciente possa vir a ter algum problema relacionado à anestesia, a ausência de exames pode indicar negligência do anestesista. Para ajudar na escolha dos exames a serem solicitados em cada paciente, podem-se utilizar tabelas de sugestão de exames de acordo com a classificação do risco anestésico (Tabela 2.2).

A avaliação laboratorial mínima consta de hemograma completo, função renal e hepática. Essa avaliação é mais utilizada para animais jovens e sem doenças preexistentes. O hematócrito elevado pode apresentar desidratação e aumento da viscosidade sanguínea. Em animais com suspeita de sangramentos ativos, fratura de ossos longos, desnutridos ou com perda sanguínea em decorrência de sangramento de feridas ou diarreias sanguinolentas, o hematócrito e a hemoglobina podem estar diminuídos.

A bioquímica sanguínea que avalia função renal e hepática é de extrema importância principalmente para pacientes mais idosos. Em animais com infecção uterina (piometra) ou doença renal crônica a função renal também deve ser pedida. A pressão sanguínea pré-operatória, a urinálise e a relação BUN/creatinina auxiliarão o anestesista a determinar a gravidade do comprometimento renal. Nesses pacientes a metabolização e eliminação dos fármacos podem estar prejudicadas, com isso alguns deles devem ser evitados. Deve-se evitar também a utilização de fármacos hipotensores, uma vez que a hipotensão é a pior complicação possível para pacientes com a função renal comprometida.

Em pacientes com alterações hepáticas ou suspeita de problemas na coagulação, exames de enzimas hepáticas e sais biliares devem ser solicitados, assim como perfil de coagulação sanguínea. É importante ter em mente que a metabolização dos medicamentos nesses animais pode estar alterada, por isso

Tabela 2.2 Recomendações para exames pré-anestésicos em cães e gatos.

Risco anestésico	Exames recomendados
Pacientes saudáveis (ASA 1 e ASA 2) idade abaixo de 6 anos	Hemograma completo Função renal (ureia e creatinina) Glicemia em neonatos
Pacientes saudáveis (ASA 1 e ASA 2) idade acima de 6 anos	Hemograma completo Função renal (ureia e creatinina) Função hepática (FA, ALT e AST) Avaliação cardiologista: ECG e/ou Ecografia cardíaca
Pacientes críticos (ASA 3 e ASA 4)	Hemograma completo Função renal (ureia e creatinina) Função hepática (FA, ALT e AST) Hemogasometria/eletrólitos ECG e ecografia cardíaca Glicemia e lactato

ECG: eletrocardiograma.

o anestesista deve tomar cuidado com a escolha dos fármacos, optando pelos que tenham pouca ou nenhuma metabolização hepática, além de utilizar doses mais baixas.

A dosagem dos eletrólitos deve ser solicitada de acordo com os exames físicos e doenças associadas. Animais com obstrução uretral devem ser submetidos à dosagem de potássio, assim como aqueles que apresentam alterações eletrocardiográficas sugestivas de distúrbios eletrolíticos. Pacientes com histórico de vômito e diarreia, submetidos a fluidoterapia prolongada, doenças endócrinas e portadores da síndrome torção-dilatação gástrica também podem necessitar dessa avaliação de eletrólitos.

A avaliação cardiológica (encaminhamento para um cardiologista especializado para avaliação do sistema cardiovascular) pode ser sugerida para todos os animais acima de 5 anos e para aqueles cujo exame físico identificou alguma suspeita de cardiopatia. Em pacientes cardiopatas é importante ter ciência dos medicamentos utilizados para saber se haverá a necessidade de suspendê-los no dia da cirurgia. Muitos fármacos anestésicos interferem no sistema cardiovascular, por isso o anestesista deve conhecer bem a afecção cardíaca do paciente para montar um protocolo anestésico que interfira minimamente nesse sistema, assim como se prevenir para eventuais intercorrências durante a anestesia.

Exames de imagem também são de extrema importância. Radiografias, ultrassonografias, tomografias e ressonâncias magnéticas podem auxiliar na detecção de afecções e ajudar tanto no preparo anestésico como no planejamento cirúrgico.

O adiamento da cirurgia pode ser recomendado para corrigir eventuais alterações que aumentem os riscos anestésicos. No entanto, é importante ressaltar que não poderá se prolongar muito o preparo do paciente quando o procedimento cirúrgico for a única via de sobrevida.

TIPO DE INTERVENÇÃO | DURAÇÃO, LOCALIZAÇÃO

Dependendo do tipo de procedimento a ser realizado, o protocolo anestésico deve ser adequado ao grau de dor e ao tempo requerido. Se for necessário realizar algum tipo de procedimento anestésico para um exame diagnóstico (como tomografia computadorizada, radiografia, endoscopia), muitas vezes não é necessária a utilização de agentes opioides. Além disso, nesse caso deve-se preconizar a utilização de anestésicos de rápida metabolização e eliminação, visto que os exames diagnósticos, em sua maioria, são rápidos e o paciente necessita de uma recuperação mais rápida.

Em muitos casos a anestesia geral pode não ser requerida, dependendo da localização e do procedimento a ser feito. A realização de uma sedação associada a um bloqueio local ou locorregional pode ser suficiente. Por outro lado, dependendo do temperamento do animal, é preciso submetê-lo a uma anestesia geral mesmo que seja um procedimento simples, evitando movimentos excessivos ou até mesmo estressantes.

Dessa forma, é importante que o anestesista use o bom senso na escolha do protocolo anestésico, pois o anestésico ideal é aquele aplicado imediatamente antes da intervenção e cujo efeito cessa logo após o seu término.

PRESENÇA DE DOR E ESTRESSE

A dor, juntamente com frequência cardíaca, frequência respiratória, temperatura e pressão arterial, é um sinal vital. Por isso, é importante fazer a avaliação da dor em todos os pacientes, independentemente da existência da queixa. Essa avaliação deve ser feita utilizando-se escalas validadas para cada espécie animal, uma vez que o manejo da dor é individual para cada paciente. Em casos de cirurgias, o anestesista deve levar em consideração o grau de dor que o procedimento cirúrgico proporcionará para montar o protocolo analgésico mais adequado. Além disso, a reavaliação do paciente quanto à dor deve ser constante, principalmente para procedimentos potencialmente dolorosos.

RISCO ANESTÉSICO-CIRÚRGICO

É determinado pelos fatores relacionados ao paciente, à anestesia e à cirurgia. Para determinar o risco, muitos fatores devem ser considerados, incluindo a capacidade do anestesista, do anestésico a ser empregado e a condição clínica do paciente.

Os fatores relacionados ao paciente estão ligados ao estado físico geral, à espécie, à raça e ao temperamento. Outro fator que aumenta a morbidade e a mortalidade é a gravidade da doença preexistente. Pacientes idosos, geriátricos ou com comprometimento de alguma função orgânica têm maior risco. Nesses pacientes devem-se adotar cuidados redobrados durante a avaliação pré-anestésica, manejo e escolha do protocolo.

Podemos determinar os riscos anestésicos utilizando a classificação de acordo com a American Society of Anesthesiologists (ASA). A condição física determinada de acordo com a ASA baseia-se na anamnese, no exame físico e nos exames complementares. A classificação ASA facilitará a seleção do medicamento e da técnica, sendo um indicador de complicações perioperatórias:

- ASA 1: define paciente saudável, sem nenhum comprometimento de saúde (hígido)
- ASA 2: paciente portador de doença/condição clínica leve (p. ex., obesos, diabetes melito ou hipertensão bem controladas, doença pulmonar leve)
- ASA 3: pacientes com doença(s) sistêmica(s) moderada(s)/grave(s) com limitação funcional (como diabetes melito ou hipertensão arterial mal controladas, doença pulmonar obstrutiva crônica, obesidade mórbida, hepatite, redução moderada da fração de ejeção, insuficiência renal crônica)
- ASA 4: paciente com presença de doença sistêmica grave e risco de vida (cardiopatias descompensadas, redução acentuada da fração de ejeção, sepse, coagulação intravascular disseminada, insuficiência respiratória aguda ou doença renal terminal)
- ASA 5: paciente moribundo, sem esperança de sobrevida sem a intervenção cirúrgica (doença cardíaca significativa ou insuficiência de múltiplos órgãos).

Entre os fatores de risco relacionados ao ato anestésico, a escolha adequada da técnica ou de fármacos pode aumentar ou diminuir os riscos. A duração da anestesia também contribui não só pela agressão farmacológica continuada como pela fadiga, que se apossam de todos os participantes, levando à desatenção e ao erro. No entanto, muitos efeitos fisiológicos adversos à anestesia são imprevisíveis, devendo o anestesista estar sempre atento a possíveis intercorrências e preparado para intervenções.

Por último, os riscos associados à cirurgia são maiores em cirurgias mais extensas, cirurgias em órgãos vitais e emergências. Disposição da equipe cirúrgica, experiência com o procedimento, frequência de realizações, estrutura física e equipamentos também são fatores importantes que podem reduzir o risco. Vale a pena registrar que a falha humana é um dos principais contribuintes para o aumento do risco anestésico-cirúrgico.

No estudo de Bille *et al.* (2012), envolvendo 2.252 animais da espécie canina e 1.294 gatos, foi evidenciado que animais saudáveis (ASA 1 ou 2) apresentaram uma taxa de mortalidade relacionada à anestesia ou à cirurgia de 0,12%, enquanto em cães e gatos com comorbidades associadas (ASA 3) esse valor subiu para 4,77%.

Além da classificação ASA, existe bastante variação interespecífica, uma vez que gatos têm uma maior incidência de morte relacionada à anestesia (0,24%), quando comparados aos cães (0,17%). Matthews *et al.* (2017) também avaliaram a relação entre morte de cães e gatos e anestesia/sedação ao longo de 3 anos em um grande centro hospitalar veterinário, evidenciando a incidência de 11 mortes/10.000 em gatos e 5 mortes/10.000 em cães, ou seja, maior risco anestésico na espécie felina, quando comparada à canina.

A maioria das mortes ocorre no período pós-operatório e, portanto, o cuidado intensivo nesse período é importante para a redução das fatalidades envolvidas após anestesia.

Outros fatores foram identificados por estarem relacionados à mortalidade perianestésica em cães e gatos, entre eles, a espécie, o peso e a condição corporal, assim como o tipo de procedimento (eletivos, urgentes ou emergentes). Todos esses fatores ressaltam a importância da anamnese e de exames físicos e complementares adequados durante a avaliação pré-anestésica.

Assim, uma minuciosa avaliação pré-anestésica, a qual determinará uma elaboração apropriada de protocolo anestésico para cada paciente, aliada ao monitoramento devido durante e após a anestesia, e a estabilização de pacientes submetidos a procedimentos emergenciais estão relacionadas à diminuição dos riscos e complicações associados à anestesia em cães e gatos.

CUIDADOS NO PERÍODO PRÉ-ANESTÉSICO | PREPARO DO PACIENTE

O período pré-anestésico é o momento entre a indicação anestésica e o início anestesia propriamente dita. Nesse momento, o anestesista deve tomar uma série de cuidados visando ao sucesso no período transanestésico. É importante também saber distinguir o grau de urgência e de emergência do procedimento, uma vez que isso pode interferir no tempo de preparo do paciente para a cirurgia. Cirurgias de urgência envolvem pacientes de alto risco, mas que devem passar por um período de compensação prévia para oferecerem melhores condições durante o período transcirúrgico. Por exemplo, pacientes que precisam ser hidratados, que requerem transfusão sanguínea e estabilização da função de órgão vitais, entre outros. As cirurgias de emergência, no entanto, dispensam qualquer cuidado pré-anestésico, exigindo do anestesista uma conduta rápida, segura e eficiente, como, por exemplo, em choques, hemorragias ativas e convulsões.

Jejum

As orientações com relação ao jejum devem ser passadas durante uma conversa com o *tutor*, além de serem entregues por escrito, certificando-se de que elas serão seguidas. Isso acontece porque a indução da anestesia em animais com estômago cheio pode causar aspiração do conteúdo gástrico.

O jejum depende de espécie, idade e condição clínica do paciente. Pássaros, neonatos e pequenos mamíferos podem desenvolver hipoglicemia em poucas horas de jejum e a mobilização dos estoques de glicogênio pode alterar as taxas de biotransformação e de depuração dos fármacos. A distensão do rúmen em pequenos e grandes ruminantes compromete a ventilação durante a anestesia, por isso o jejum deve ser realizado de forma correta, sendo recomendado de forma mais drástica da seguinte maneia: terceiro e segundo dias pré-operatórios, oferecer metade da ração; primeiro dia pré-operatório, fazer jejum total; 6 h antes da intervenção, oferecer apenas dieta hídrica.

Sugere-se que em carnívoros e onívoros sadios o jejum alimentar seja de 12 h e o hídrico de 2 h. Roedores necessitam apenas de 2 a 3 h de jejum alimentar, enquanto o hídrico é de apenas 1 h, em virtude de seu alto metabolismo. Em equinos, por sua vez, é recomendado um jejum mínimo de 12 h e máximo de 18 h de alimento, enquanto 4 h são suficientes para a suspensão da dieta hídrica. Cuidados especiais devem ser tomados com pacientes diabéticos, idosos, com doença renal, hipovolêmicos e desnutridos.

Acomodações

O ambiente pode representar importante papel na experiência anestésica do paciente. Durante o período pré-anestésico, deve-se acomodar o animal em local calmo, silencioso e com temperatura agradável, prezando pelo seu conforto e bem-estar. Cada espécie possui necessidades específicas e se adaptam de modo diferente, por isso é importante avaliar o local mais adequado para cada uma. Sempre que possível, espécies diferentes devem ser mantidas e manejadas em ambientes distintos. Se o local de acomodação pré-anestésica não for ideal, o animal pode ficar estressado, prejudicando o período anestésico. Desse modo, é interessante permitir um tempo de adaptação do paciente ao ambiente para que ele se acostume com o local. Isso pode facilitar a manipulação, a mensuração de parâmetros fisiológicos e a aplicação de medicações pré-anestésicas se necessárias.

Contenção mecânica

É outro importante item no período pré-anestésico, pois se efetuada de maneira incorreta poderá causar graves acidentes tanto para o animal quanto para o veterinário. Cada espécie requer uma contenção mecânica diferente, por isso é importante que o anestesista esteja familiarizado com as técnicas das espécies com que pretende trabalhar.

Conter um animal significa limitar seus movimentos em diversos graus ou, até mesmo, sua completa imobilização. Na contenção mecânica são utilizados aparelhos como mordaças, cordas, cabrestos, cercas, "cachimbos", bretes, coleiras, cambão, argolas, jaulas de contenção e outros artifícios que limitam os movimentos e permitem o manuseio.

A contenção em cães talvez seja uma operação mais fácil do que em outras espécies, pois em geral os cães são treinados, além de serem animais mais submissos. Sua principal arma é a mordida, por isso a contenção mecânica se resume em colocar a mordaça, mantê-lo em decúbito lateral segurando os membros e a cabeça. Em cães muito bravos, em que a colocação da mordaça não pode ser efetuada, deve-se utilizar o cambão para imobilizar sua cabeça, de forma a permitir que seja aplicada uma medicação pré-anestésica nos membros posteriores, a fim de sedá-lo.

Em gatos, a contenção é de extrema importância, pois apesar de muitas vezes parecerem dóceis, eles se estressam muito facilmente, sendo suscetíveis a se desvencilhar, arranhar, morder e fugir. Eles podem ser imobilizados com uma toalha, paralisando seu corpo todo. Existem mordaças próprias para os gatos que são úteis em alguns casos, pois elas tampam os olhos do animal evitando que ele se assuste. Botas de pano ou esparadrapo nas patas também podem ajudar a evitar arranhões.

Em equinos a contenção é feita normalmente com cabrestos (sejam eles improvisados com cordas ou não), peias (p. ex., pé-de-amigo) ou cachimbos (este não deve ser utilizado muito apertado, para evitar danos ao animal). Tapar os olhos com panos permite um manuseio tranquilo.

Os bovinos em geral são animais mais dóceis, porém quando necessário existem técnicas específicas para contenção, como a pressão dos ligamentos da cauda que os mantêm imobilizados. Outras técnicas são a argola, a corda e a peia nos membros posteriores.

Nos suínos a contenção pode ser feita utilizando-se cordas amarradas no pescoço e/ou corpo do animal. Também pode-se utilizar o cachimbo apropriado, cujo laço envolve o maxilar, entre os caninos e os pré-molares.

Durante a contenção de aves é importante lembrar que elas têm ossos frágeis e são facilmente estressáveis, devendo ser contidas com prudência, porém com firmeza. Em aves muito pequenas a contenção deve ser muito cuidadosa, pois qualquer pressão a mais pode levar ao óbito do animal por prejudicar a respiração.

Coelhos são animais dóceis, porém, quando mal contidos podem provocar arranhões profundos. Não é aconselhável segurá-los pelas orelhas ou patas, uma vez que isso faz eles se debaterem demasiadamente. O mais aconselhável é segurá-los pela região dorsal, onde sua pele é mais elástica. Para pequenos roedores (camundongos, ratos e cobaias), pode-se utilizar uma caixa de contenção que exterioriza a cabeça e a cauda, permitindo a abordagem das veias marginais.

Derrubamentos

As técnicas de derrubamento são mais utilizadas em equinos e em bovinos para facilitar a administração de algum fármaco, quando o animal não permite a aproximação do médico veterinário. Deve-se ter cuidado tanto com o animal quanto com o ser humano. É importante que essas técnicas sejam realizadas sempre em locais livres de superfícies rígidas e objetos cortantes ou perfurantes.

Em equinos e bovinos, as técnicas de derrubamento mais tradicionais são apresentadas no Capítulo 1.

CONSIDERAÇÕES FINAIS

A anestesia perfeita é aquela de que o paciente precisa, portanto a avaliação pré-anestésica é o início de qualquer procedimento cirúrgico/anestésico. O profissional deve estar atento nesse momento tão importante, pois, se a anestesia for realizada de maneira incorreta, as consequências serão desagradáveis.

3 Medicação Pré-anestésica

Adriano Bonfim Carregaro

INTRODUÇÃO

O ato anestésico pode ser dividido em três períodos: pré-anestésico, transanestésico e pós-anestésico. Todos os procedimentos voltados aos cuidados com o paciente estarão envolvidos em pelo menos um desses atos e, obviamente, as condutas tomadas em um período influenciarão o subsequente. Para tal, o protocolo anestésico como um todo deve ser idealizado antes de qualquer administração farmacológica, com especial atenção às interações medicamentosas.

Qualquer medicamento ou substância utilizada no período pré-anestésico pode ser considerado uma medicação pré-anestésica (MPA). Contudo, entende-se que os fármacos administrados nesse período devem apresentar características que deprimam, com alguma intensidade, o sistema nervoso central (SNC), preparando o paciente para a anestesia. Ainda, podem ser utilizados apenas para promover sedação, a fim de facilitar o manejo ou mesmo pequenos procedimentos ambulatoriais.

Algumas terminologias são utilizadas para caracterizar o estado de consciência do paciente perante a MPA:

- Tranquilização: estado de calma, sem que o paciente perca a consciência. Ainda há percepção do ambiente e manutenção da resposta para os estímulos externos
- Sedação: estado de depressão do córtex cerebral, acompanhada de sonolência e relativa indiferença ao ambiente. Há manutenção das funções neurovegetativas
- Neuroleptoanalgesia: estado de indiferença ao meio obtido por meio da associação de um neuroléptico (tranquilizante ou sedativo) e um analgésico opioide.

FINALIDADES DA MEDICAÇÃO PRÉ-ANESTÉSICA

A MPA tem múltiplas finalidades, entretanto, algumas merecem destaque por sua importância e por apresentarem vantagens.

Facilitação do manejo do paciente

Auxilia a contenção do paciente, modificando seu comportamento e tornando-o mais receptivo à manipulação. Possibilita até pequenos procedimentos ambulatoriais e facilita a execução de técnicas de anestesia locorregional, principalmente em animais indóceis.

Promoção de analgesia e miorrelaxamento

Apesar de nem sempre serem necessários, como, por exemplo, em condições de manejo, essas características são sempre bem-vindas em procedimentos cirúrgicos, seja como parte do protocolo analgésico, seja para potencializar o miorrelaxamento promovido pelos agentes anestésicos.

Sinergismo por potencialização de fármacos indutores anestésicos

A depressão do SNC promovida pelos tranquilizantes, sedativos e pelos hipnoanalgésicos permite que as doses dos agentes indutores anestésicos sejam consideravelmente reduzidas, diminuindo os efeitos adversos em relação aos efeitos fisiológicos.

Indução suave à anestesia geral

Animais que recebem MPA adequada geralmente apresentam indução suave perante os agentes anestésicos. Especialmente em anestesia geral, a MPA reduz ao mínimo as chances de presença de estágio de delírio (estágio II de Guedel) no momento da indução, diminuindo os riscos para o paciente e para o profissional. Caso o período de ação dos medicamentos utilizados na MPA superem o período transanestésico, haverá também recuperação anestésica mais tranquila em decorrência do efeito residual.

Redução da resposta autonômica reflexa

Os efeitos transanestésicos dos fármacos utilizados na MPA e a diminuição das doses dos agentes indutores e de manutenção favorecem a estabilidade fisiológica do paciente, reduzindo respostas aos estímulos cirúrgicos no período transanestésico.

PRINCIPAIS GRUPOS FARMACOLÓGICOS

Os medicamentos utilizados na MPA podem ser divididos em várias categorias, a depender do conceito. Uma vez que os principais efeitos desejados são sedação e analgesia, serão abordados aqui os grupos que promovem uma ou ambas ações, destacando-se os benzodiazepínicos, fenotiazínicos, butirofenonas e opioides. Os agonistas alfa-2 adrenérgicos, considerados potentes sedativos, serão abordados no Capítulo 11. Os anticolinérgicos, apesar de atualmente serem pouco utilizados na MPA, serão abordados a seguir.

Anticolinérgicos

Os fármacos desse grupo têm como característica básica o bloqueio competitivo dos receptores muscarínicos do sistema parassimpático. Além do termo anticolinérgicos, também podem ser chamados de parassimpatolíticos, colinolíticos, vagolíticos e atropínicos. Em doses adequadas não promovem alterações no SNC, entretanto, doses elevadas de atropina ou escopolamina podem promover algum grau de sedação, por serem permeáveis à barreira hematoencefálica. Esse efeito não é verificado com o glicopirrolato, pois é um derivado de amônia quaternária com características hidrofílicas, dificultando a passagem pelas membranas biológicas.

Os anticolinérgicos fizeram parte da maioria dos protocolos anestésicos durante o século 20. Os agentes anestésicos até então empregados favoreciam episódios de bradicardia e sialorreia, efeitos revertidos pelos medicamentos dessa classe. Ademais, animais mantidos em anestesia e apresentando taquicardia passavam a sensação de estabilidade cardiovascular, principalmente em virtude do monitoramento rudimentar da época. Atualmente, os anticolinérgicos são empregados em situações pontuais em que realmente haja necessidade de bloqueio parassimpático.

A atropina, principal representante do grupo, é um anticolinérgico natural, obtido a partir da planta *Atropa belladonna*, constituído de uma mistura racêmica de D-hiosciamina e L-hiosciamina. As doses recomendadas de atropina são de 0,02 a 0,04 mg/kg, podendo ser administradas pelas vias intravenosa (IV) e intramuscular (IM), com período de latência de 1 a 5 min e período de ação entre 15 e 30 min. A via subcutânea (SC) pode ser utilizada, mas retarda o início de ação e pode não ser eficaz. A escopolamina (hioscina) é composta apenas pela porção levógira (L-hiosciamina), considerada a única farmacologicamente ativa. Assim, comparativamente, a dose de escopolamina pode ser considerada a metade da atropina.

A atropina é biotransformada por esterases plasmáticas, sendo rapidamente eliminada. O efeito farmacológico em gatos e ratos é relativamente mais fugaz que em cães, pela elevada concentração de esterases hepáticas. Os coelhos apresentam concentrações elevadas de atropina esterase, o que inativa o fármaco com extrema rapidez. Essa característica pode fazer uma dose funcional de atropina nessa espécie ser de 1 a 2 mg/kg, com período de ação de 10 a 15 min.

Especificamente no sistema cardiovascular, a atropina é utilizada para reverter a bradicardia ou em procedimentos de reanimação, bloqueando o sistema parassimpático. Também é utilizada na reversão farmacológica dos miorrelaxantes de ação periférica, em associação à neostigmina, uma vez que esta bloqueia a enzima acetilcolinesterase, execerbando os efeitos parassimpáticos. Episódios de bradicardia paradoxal podem ser observados, principalmente com doses entre 0,01 e 0,02 mg/kg IV. Especula-se que esse efeito possa estar ligado à inibição da receptação de acetilcolina na fenda sináptica muscarínica e que seja transitório (Wellstein e Pitschner, 1988). Porém, uma readministração de 0,02 mg/kg IV também reverte o quadro de bradicardia.

Uma associação ainda frequente é a utilização da atropina previamente a algum agonista alfa-2 adrenérgico a fim de evitar o efeito bradicárdico promovido pelos medicamentos dessa classe. Entretanto, destaca-se que a bradicardia decorre de um efeito reflexo do aumento da resistência vascular periférica inicial. Assim, a atropina administrada previamente ao agonista alfa-2 adrenérgico promove considerável aumento da pressão arterial a níveis potencialmente deletérios para o paciente. Soma-se a isso a taquicardia, que culminará na diminuição de preenchimento sistólico e aumento no consumo de O_2 pelo miocárdio.

No sistema respiratório ocorre miorrelaxamento da musculatura lisa, o que pode facilitar a respiração, em casos de broncoespasmo, ou agravar quadros de hipoxemia pelo aumento do espaço morto.

A ação parassimpatolítica promove diminuição das secreções e motilidade intestinal. Apesar de diminuir a formação de saliva, isso só ocorre com a porção hídrica, tornando a saliva mais espessa. Há timpanismo em ruminantes e hipomotilidade prolongada em equinos, culminando em cólica. Assim, o uso da atropina é totalmente contraindicado em grandes animais. Outros efeitos observados são redução na produção de lágrima e também midríase em mamíferos.

Benzodiazepínicos

São considerados ansiolíticos. O mecanismo de ação se dá pela ativação dos receptores gabaérgicos, em locais específicos para os benzodiazepínicos. Esse efeito facilita a ação do neurotransmissor ácido gama-aminobutírico (GABA), promovendo inibição do sistema reticular e consequente depressão do SNC e efeito anticonvulsivante. Entretanto, apesar de promoverem considerável sedação no homem e outros primatas, esse efeito é mínimo em outros mamíferos. Por esse motivo, os benzodiazepínicos são utilizados na MPA principalmente pelo efeito miorrelaxante e potencializador de agentes anestésicos. Destacam-se nesse grupo o midazolam e o diazepam. O zolazepam, outro fármaco do grupo, é comercializado apenas em associação à tiletamina, um anestésico dissociativo e, por isso, não é utilizado como MPA.

O midazolam e o diazepam promovem efeitos similares. As diferenças basicamente estão vinculadas às características químicas dos fármacos. A formulação do diazepam apresenta característica lipídica, uma vez que o medicamento não é miscível em meio aquoso. A formulação contendo propilenoglicol causa dor à administração por via intramuscular. Por outro lado, deve-se evitar a administração por via intravenosa, pois o propilenoglicol pode promover hipotensão, hemólise e arritmia. As características químicas do midazolam favorecem a formulação aquosa, a qual pode ser administrada pelas vias IM ou IV sem maiores intercorrências.

Outra característica que os difere está no período de ação. Os efeitos fisiológicos de ambos os fármacos podem ser notados em até 5 min após a administração por via intramuscular. Entretanto, o período de ação do midazolam pode perdurar por aproximadamente 2 h, enquanto o efeito do diazepam é bem mais prolongado. De modo geral, a meia-vida do midazolam é relativamente rápida quando comparada ao diazepam. Outro fator que prolonga os efeitos do diazepam são os metabólitos ativos decorrentes de sua biotransformação, especialmente o oxazepam e o nordiazepam, que em algumas espécies podem permanecer por quase 24 h.

Apesar do midazolam ser considerado mais potente que o diazepam, na prática as doses utilizadas são similares. Para MPA, recomendam-se doses entre 0,2 e 0,5 mg/kg para cães, gatos e suínos, e entre 0,1 e 0,2 mg/kg para grandes animais, sendo preferencialmente administradas por via IM (Tabela 3.1). Em aves e ratos, doses de 1 a 2 mg/kg são efetivas como sedativos por via nasal. A administração de benzodiazepínico IV como único fármaco para MPA não é recomendada, pois observa-se com frequência episódios de excitação.

A vantagem no uso dos benzodiazepínicos como MPA ou adjuvantes de anestesia está no fato de promoverem mínimas alterações cardiovasculares e respiratórias. Nas doses recomendadas não são observadas bradicardia e hipotensão, tampouco depressão ventilatória. A diminuição da frequência respiratória se contrapõe ao aumento de amplitude, em decorrência do miorrelaxamento, mantendo estáveis os padrões pulmonares.

O flumazenil é o antagonista específico dos benzodiazepínicos. É pouco empregado na clínica, pois os efeitos adversos dos benzodiazepínicos só são observados em doses muito elevadas. Pode ser utilizado em depressão neonatal, pois os benzodiazepínicos atravessam facilmente a barreira placentária. Entretanto, esse grupo farmacológico não é recomendado em animais gestantes e cesárias em virtude da depressão fetal/neonatal. Doses entre 10 e 20 µg/kg IV são efetivas para reverter os efeitos (Tabela 3.1).

Fenotiazínicos

Esse grupo farmacológico é composto prioritariamente pela acepromazina, o medicamento mais utilizado na MPA em medicina veterinária. Entretanto, outros fármacos menos utilizados, como clorpromazina e levomepromazina, também compõem esse grupo, embora não proporcionem depressão do SNC na mesma intensidade.

Os fenotiazínicos promovem vários efeitos, os quais estão vinculados a diversos mecanismos de ação. O principal efeito desejável é a tranquilização, por bloqueio das vias dopaminérgicas, catecolaminérgicas e histaminérgicas. A tranquilização obtida com a acepromazina é eficaz para a contenção do animal, manobras ambulatoriais ou mesmo para acalmar o paciente em viagens ou situações estressantes, por exemplo. Em cães, doses entre 0,03 e 0,05 mg/kg promovem tranquilização adequada em até 30 min, perdurando o efeito por até 6 h (Tabela 3.1). Prioriza-se a via IM, pois os impactos nos parâmetros fisiológicos são menos intensos. Animais braquicefálicos apresentam tônus vagal acentuado e são mais sensíveis à maioria dos depressores do SNC. Nessas raças indica-se doses entre 0,02 e 0,03 mg/kg. Doses muito acima das recomendadas podem desencadear efeitos extrapiramidais, caracterizados por excitação, rigidez muscular e convulsões. O uso de fenotiazínicos em gatos não apresenta muita vantagem em relação ao efeito depressor, podendo inclusive deixar o animal mais agitado. Nessa espécie, caso necessário, deve-se utilizar apenas em combinações neuroleptoanalgésicas.

Em grandes animais, doses clínicas de 0,03 a 0,1 mg/kg IM ou IV apresentam período de latência de até 30 min, com pico do efeito sedativo entre 60 e 90 min e período de ação de 4 a 6 h (Tabela 3.1). Pode ser um bom tranquilizante quando houver tempo hábil para que o fármaco atinja seu efeito ou mesmo como medicação prévia a um agonista alfa-2 adrenérgico.

Muito se refere à exposição peniana prolongada em equinos medicados com acepromazina. Esse efeito ocorre em razão do relaxamento do músculo retrator do pênis, o qual apresenta inervação essencialmente adrenérgica, e qualquer medicamento que diminua o tônus simpático pode promover esse efeito. Porém, a exposição peniana é mais duradoura com o uso de fenotiazínicos e pode perdurar por até 10 h. Apesar desse efeito ser bastante alarmado e vinculado ao uso de fenotiazínicos, estudos retrospectivos indicam que menos de 0,2% dos equinos machos que receberam acepromazina apresentaram exposição peniana irreversível (Driessen et al., 2011). Todavia, sugere-se que em equinos machos e não castrados priorize-se o uso de agonistas alfa-2 adrenérgicos.

Butirofenonas

São fármacos neurolépticos com efeito depressor menos marcante que os fenotiazínicos. Antes utilizados na MPA de pequenos animais e na medicina, atualmente são utilizados preferencialmente para diminuição de estresse de animais em situações de confinamento e de translocação de animais selvagens ou domésticos. Esse grupo é representado por azaperona, droperidol e haloperidol.

A azaperona é uma butirofenona de curta duração e promove tranquilização e relaxamento muscular, sem efeito analgésico. Seu mecanismo de ação é semelhante ao dos fenotiazínicos, promovendo bloqueio de receptores dopaminérgicos no SNC, reduzindo assim a neurotransmissão de dopamina. Doses entre 0,5 e 1 mg/kg, via IM, têm sido utilizadas para diminuir o estresse de animais selvagens, mas também promovem bons efeitos em ruminantes domésticos e suínos (ver

Tabela 3.1 Principais benzodiazepínicos, fenotiazínicos e butirofenonas utilizados na medicação pré-anestésica em animais domésticos.

Fármaco	Paciente	Dose (mg/kg)	Via	Período de latência (min)*	Período de ação (h)
Midazolam	Cão/gato	0,2 a 0,5	IM, IV**	5 a 10	2
	Equino/ruminantes	0,1 a 0,2	IM, IV**		
	Suíno	0,2 a 0,5	IM, IV**		
Diazepam	Cão/gato	0,2 a 0,5	IM, IV***	5 a 10	6
	Equino/ruminantes	0,1 a 0,2	IM, IV***		
	Suíno	0,2 a 0,5	IM, IV***		
Flumazenil (antagonista)	–	0,01 a 0,02	IV	1 a 3	2
Acepromazina	Cão/gato	0,03 a 0,05	IM, IV, SC	15 a 30	4 a 6
	Cães braquicefálicos	0,02 a 0,03			
	Equino/ruminantes	0,03 a 0,1	IM, IV, SC	15 a 30	4 a 6
Azaperona	Suínos	0,5 a 1	IM	15 a 30	4 a 6
	Ruminantes				

* Período de latência por via IM.
** Risco de excitação.
*** Risco de excitação e hipotensão.
IM: intramuscular; IV: intravenosa; SC: subcutânea.

Tabela 3.1). Não há depressão cardiovascular nem respiratória com essas doses e o efeito pode perdurar por até 6 h, a depender da via utilizada. Associações com agonistas alfa-2 adrenérgicos e/ou opioides intensificam o efeito depressor do SNC, o que pode ser interessante em alguns casos.

Opioides

Os analgésicos opioides são amplamente utilizados na MPA em virtude da ação analgésica, a qual é nula nos grupos farmacológicos supracitados. A associação de opioides e neurolépticos, denominada neuroleptoanalgesia, é altamente interessante, satisfazendo a definição clássica da MPA, qual seja a de preparar o paciente para o sono, suprimindo-lhe a dor e a irritabilidade, e também promovendo analgesia. Todavia, também podem ser utilizados em outros momentos da anestesia, como nos períodos transanestésico ou pós-anestésico. Aqui será abordada a utilização dos opioides como MPA, e as outras situações serão abordadas em outros capítulos desta obra (Tabela 3.2).

Os opioides são substâncias sintéticas derivadas da morfina, um opiáceo alcaloide natural que é utilizado como comparativo para avaliar a potência das demais substâncias do grupo. Atuam nos receptores μ (mi; MOP), κ (kappa; KOP) e δ (delta; DOP), os quais estão localizados principalmente no SNC. Entretanto, também estão presentes em praticamente todos os tecidos, como no estômago, intestino, fígado, rins, pulmões, baço, útero, ovários, testículos e tecido sinovial. Assim, além da analgesia, observam-se outros efeitos decorrentes do uso dos opioides, como alterações cardiovasculares, pulmonares, digestórias, entre outras, decorrentes da ativação dos receptores opioides periféricos.

Os opioides são farmacologicamente divididos em agonistas totais, agonistas parciais, agonistas-antagonistas e antagonistas, a depender da afinidade e da atividade intrínseca diante dos receptores opioides. Os agonistas totais apresentam elevadas afinidade e atividade intrínseca para um ou mais receptores opioides. Nesse caso, há uma relação dose-dependente em que quanto maior a dose administrada mais intensos serão os efeitos. Os principais fármacos agonistas totais são morfina, metadona, meperidina, fentanila, alfentanila, sufentanila e remifentanila.

Os agonistas parciais apresentam efeito-teto, ou seja, a partir de determinada dose não há aumento na intensidade dos efeitos. A vantagem na utilização desses opioides deve-se à segurança, mesmo em doses elevadas, pois os efeitos indesejáveis não são tão marcantes como os observados no uso dos agonistas totais. Por outro lado, a analgesia promovida por esses fármacos também apresenta efeito-teto, não sendo indicados para dores excruciantes. A buprenorfina é o maior representante desse grupo. O tramadol também pode ser caracterizado como um opioide agonista parcial, apesar de atuar em outras vias da dor além dos receptores opioides.

Os agonistas-antagonistas exercem atividade intrínseca a um tipo de receptor e pouca ou nenhuma atividade, podendo inclusive reverter algum efeito promovido por um opioide agonista total. Nesse grupo estão o butorfanol e a nalbufina, os quais têm alta atividade nos receptores κ e efeito antagonista

Tabela 3.2 Principais opioides utilizados na medicação pré-anestésica em animais domésticos.

Fármaco	Paciente	Dose (mg/kg)	Via	Período de ação	Potência relativa
Morfina	Cão	0,2 a 1	IM, SC	2 a 4 h	1
	Gato	0,1 a 0,2	IM, SC	4 a 6 h	
	Equino	0,1 a 0,2	IM, IV	2 a 4 h	
	Ruminante	0,1 a 0,2	IM	4 a 6 h	
	Suíno	0,2 a 1	IM, IV	4 a 6 h	
Fentanila	Cão/gato	0,005 a 0,01	IM, IV	20 a 30 min	100
Meperidina	Cão	3 a 5	IM, SC	2 h	0,1
Metadona	Cão	0,3 a 0,5	IM, IV, SC	3 a 4 h	1 a 1,75
	Gato	0,2 a 0,3	IM, SC	3 a 4 h	
	Equino	0,1 a 0,2	IM, IV	4 a 6 h	
	Suíno	0,3 a 0,5	IM, IV	3 a 4 h	
Buprenorfina	Cão/gato	0,005 a 0,01	IM	12 h	50 a 100
	Equino	0,005 a 0,01	IV	8 a 12 h	
	Suíno	0,01 a 0,05	IM, IV	6 a 10 h	
Tramadol	Cão/gato	1 a 2	IM, IV	4 a 6 h	0,1
	Suíno	5	IM	3 a 4 h	
Butorfanol	Cão/gato	0,15 a 0,3	IM, IV	2 h	5 a 10
	Equino	0,1 a 0,2	IM, IV	2 a 3 h	
	Ruminante	0,2 a 0,5	IM, IV	2 h	
	Suíno	0,2 a 0,5	IM, IV	2 h	
Naloxona	–	0,001 a 0,005	IM, IV	2 h	–

IM: intramuscular; SC: subcutânea; IV: intravenosa.

nos receptores μ. Os antagonistas totais apresentam elevada afinidade aos receptores, mas nenhuma atividade intrínseca, ou seja, ocupam o receptor, mas não desencadeiam ação.

Morfina

É o mais importante derivado alcaloide do ópio. Considerado "padrão-ouro" para o tratamento analgésico, possui elevada afinidade aos receptores μ, κ e δ, mas o maior efeito se dá pela ação nos receptores μ, o que resulta em intensa analgesia. Deve-se evitar a administração de morfina IV, pois há liberação de histamina, hipotensão, êmese e possíveis casos de excitação. Preferencialmente utiliza-se a via IM na MPA, pois os efeitos indesejáveis são minimizados, ou mesmo ausentes, além da absorção rápida, com período de latência de até 15 min. A via subcutânea (SC) também pode ser utilizada, mas promove absorção um pouco mais lenta que a via IM. A via oral (VO) não é efetiva, pois a absorção é pouco eficiente por essa via.

Doses entre 0,2 e 1 mg/kg são efetivas em cães, promovendo analgesia dose-dependente por 2 a 4 h. Em gatos a dose pode ser menor, entre 0,1 e 0,2 mg/kg, pois o volume de distribuição é menor nessa espécie. Em equinos a dose de 0,1 mg/kg, geralmente associada a um agonista alfa-2 adrenérgico, promove adequada analgesia. Destaca-se que os opioides totais promovem hipomotilidade e isso deve ser considerado em equinos e ruminantes. Todavia, os estudos são imprecisos em determinar se a morfina promove ou não cólica em equinos. Nesse caso, o uso é recomendado, mas com monitoramento do impacto desse opioide na motilidade intestinal.

Fentanila

As fentanilas compõem um grupo de opioides sintéticos altamente lipossolúveis, com elevada afinidade aos receptores μ, com curto período de latência e de ação. Uma vez que os efeitos são fugazes, muitos desses fármacos não são efetivos como MPA e são preferencialmente utilizados em infusões contínuas durante a anestesia.

A fentanila é um opioide amplamente utilizado na medicina e na veterinária. Promove intensa analgesia, por atuação nos receptores μ, sendo considerada 100 vezes mais potente que a morfina. Assim, uma dose equipotente entre 5 e 10 μg/kg, comparada à morfina, promove intensa analgesia em cães e gatos. O uso da fentanila em grandes animais, como MPA e mesmo em associações neuroleptoanalgésicas, deve ser evitado, pois esse fármaco promove considerável diminuição de motilidade intestinal, por vezes culminando em atonia ruminal e íleo adinâmico. Ademais, há intensa excitação em equinos, motivo que caracteriza a fentanila como uma das principais substâncias utilizadas como doping nessa espécie.

Na MPA, em pequenos animais, a fentanila pode ser administrada pelas vias IV ou IM. Em razão do curto período de ação, entre 20 e 30 min, deve-se evitar a via SC, pois não haverá efeito desejável em decorrência da absorção mais lenta e do curto período de ação. Além da analgesia intensa, promove depressão ventilatória discreta, com poucas alterações clínicas quando administrada isoladamente. Nas doses recomendadas o impacto hemodinâmico promovido pela fentanila é mínimo e não promove náuseas ou êmese.

Caso seja administrada em associação neuroleptoanalgésica, observa-se intensa sedação e depressão ventilatória moderada, a depender do fármaco sedativo utilizado. Em razão do curto período de ação, a fentanila costuma ser utilizada em situações ambulatoriais, em *bolus* intermitentes ou preferencialmente em infusões contínuas. Destaca-se que, por ser altamente lipossolúvel, há efeito cumulativo ao longo do tempo. Assim, as infusões contínuas devem ser limitadas a até 2 h, ou a taxa de infusão do fármaco deve ser diminuída após esse período. Para administrações em infusões contínuas destacam-se a alfentanila e remifentanila, as quais têm período de ação de até 5 min após *bolus* único. Nesse caso, é impraticável o uso desses fármacos na MPA, mas o efeito cumulativo em infusões de longa duração é praticamente nulo.

Meperidina

Foi um opioide amplamente utilizado na medicina veterinária, mas tem sido preterida em relação a outros fármacos dessa classe. A meperidina tem 10% da potência da morfina, sendo necessárias doses entre 3 e 5 mg/kg para promover algum grau de analgesia em cães e gatos. Ainda assim, o efeito analgésico é questionável e perdura por no máximo 2 h em cães, sendo considerado inadequado em gatos. As alterações cardiovasculares promovidas pela meperidina são mais intensas que a morfina, com liberação de histamina, hipotensão e inotropismo negativo, principalmente após administração por via intravenosa, a qual é contraindicada.

A meperidina promove intensa ataxia e excitação em grandes animais. Uma dose de 1 mg/kg IV, promove excitação em equinos e pode reverter a sedação obtida com a detomidina ou acepromazina. Como agravante, foram relatados casos de reações violentas, taquicardia ventricular e até choque anafilático com o uso do fármaco em equinos. Os efeitos excitatórios também foram verificados em ruminantes e até doses elevadas, como 20 mg/kg, e não promoveram analgesia consistente.

Metadona

Vem recebendo maior atenção em virtude do mecanismo de ação dual. Esse opioide promove analgesia por ação agonista nos receptores μ e tem potência similar à morfina (1 a 1,75 vez). Contudo, também atua como antagonista dos receptores N-metil-D-aspartato (NMDA), tornando-a uma boa escolha no tratamento da dor crônica ou refratária a outros opioides.

Ainda há poucos estudos com esse fármaco na veterinária, quando comparado com outros opioides. Entretanto, verifica-se que doses entre 0,3 e 0,5 mg/kg em cães e suínos, 0,2 e 0,3 mg/kg em gatos e 0,2 mg/kg em equinos promovem analgesia por 2 a 6 h. O período de latência está diretamente relacionado à via, sendo de até 10 min pela via IV. Não é observada sedação no seu uso isolado, inclusive podendo ocorrer disforia, excitação e taquipneia. Todavia, em associações neuroleptoanalgésicas com acepromazina ou agonistas alfa-2 adrenérgico, verifica-se sedação intensa, maior ainda que a observada com a morfina. Em cães foi relatado que a metadona promoveu moderada bradicardia e hipotensão, quando comparada às doses equipotentes da morfina.

Buprenorfina

É um opioide agonista parcial de receptores μ. Essa característica confere à buprenorfina certa segurança no uso, pois há efeito-teto em relação à dose. Por outro lado, apesar da analgesia advinda da buprenorfina ser eficaz, ainda é inferior à obtida com a morfina.

A buprenorfina apresenta características farmacológicas únicas quando comparadas aos outros opioides. Doses entre 5 e 10 μg/kg IM ou IV têm período de latência de até 30 min. Entretanto, os efeitos são observados por até 12 h, em decorrência da elevada e prolongada ligação desse fármaco aos receptores μ. Esse fato é relevante, pois pode ser que não haja efeito no período pré-anestésico, mas haverá analgesia de longa duração (trans e pós-operatório). As vias SC e VO não são interessantes, pois haverá prolongamento do período de latência, mas não de ação.

Destaca-se que o uso concomitante desse opioide com outro agonista total deve ser evitado, pois o efeito analgésico será comprometido pela ligação prolongada da buprenorfina aos receptores μ. Para que não ocorra antagonismo entre os opioides, deve-se aguardar o período de ação da buprenorfina (ao redor de 12 h) para que seja administrado outro opioide, ou vice-versa.

O uso isolado de buprenorfina não promove alterações cardiovasculares em cães e gatos, sendo uma ótima opção analgésica. Em equinos, prefere-se utilizar a dose de 5 μg/kg pois doses maiores promovem moderada excitação, movimentos repetitivos de cabeça, trocas de apoio dos membros, aumento da atividade locomotora e dos parâmetros hemodinâmicos, incluindo taquicardia, hipertensão e elevação do débito cardíaco, além de hipomotilidade intestinal.

Tramadol

É considerado um opioide agonista de ação parcial. É uma molécula racêmica, com baixíssima afinidade aos receptores μ e praticamente nenhuma aos receptores κ e δ. A atuação agonista nos receptores μ é feita por seu principal metabólito, O-desmetiltramadol (M1), apresentando 1/10 da potência da morfina. O efeito analgésico do tramadol também é imputado a outras duas vias inibitórias. O (+)-tramadol inibe a recaptação de serotonina, enquanto o (−)-tramadol inibe a receptação de norepinefrina.

Atualmente, o tramadol é amplamente utilizado na medicina veterinária, tanto na MPA como no período pós-operatório, em parte pela facilidade de aquisição, sem o controle restrito para compra de fármacos psicotrópicos. Na MPA de cães e gatos preconizam-se doses entre 1 e 2 mg/kg IM ou IV e entre 5 e 10 mg/kg VO. Essas doses praticamente não promovem alterações cardiovasculares, mas também há mínimo efeito depressor do SNC, promovendo pouco sinergismo com os tranquilizantes e sedativos.

Em que pese a segurança cardiovascular, destaca-se que o efeito analgésico do tramadol vem sendo questionado, principalmente em virtude do metabolismo desse fármaco nas diferentes espécies. A formação do metabólito M1 em cães aparentemente é bem menor que em gatos, indicando que o tramadol não seria a melhor escolha analgésica em cães. Em equinos o M1 praticamente não é formado, predominando a formação do N-desmetiltramadol (M2), o qual é inativo. Nesse caso, o uso do tramadol na MPA em equinos é inadequado.

Butorfanol

É um opioide sintético, 5 a 10 vezes mais potente que a morfina. Atua como agonista de receptores κ e antagonista de receptores μ. Por esse motivo, tem menor atuação na motilidade intestinal, uma vez que a atuação agonista nos receptores μ promove hipomotilidade. Ainda, dada essa característica farmacológica, o fármaco apresenta efeito-teto, sendo mais seguro em relação aos efeitos indesejáveis diante das doses elevadas, mas destaca-se que a analgesia é menor que a obtida com a morfina, quando comparadas doses equipotentes.

A administração por via intramuscular promove rápida absorção, com início dos efeitos por volta de 5 min. Assim, prefere-se utilizar essa via para pequenos animais. Em cães e gatos, doses entre 0,15 e 0,3 mg/kg promovem analgesia moderada e adequada para procedimentos de média intensidade dolorosa. Promove neuroleptoanalgesia satisfatória quando associado com tranquilizantes ou sedativos. Em equinos observa-se analgesia moderada com uma dose de 0,1 mg/kg IV, mas por no máximo 3 h. Doses superiores a 0,2 mg/kg IV podem promover excitação, como aumento da atividade locomotora, movimentos estereotipados de cabeça, tremores e trocas de apoio. Esses efeitos podem ser contornados com associações neuroleptoanalgésicas.

Naloxona

Exerce efeito antagonista total em todos os receptores opioides. Apresenta elevada afinidade aos receptores μ, κ e δ, mas nenhuma atividade intrínseca. Geralmente é utilizada para reverter quadros de excitação promovidos pelos outros opioides ou sedação intensa, o que por vezes ocorre em neonatos no momento do parto em decorrência da administração de opioide na mãe.

A reversão dos efeitos excitatórios ou de depressão respiratória pode ser obtida com doses entre 1 e 5 μg/kg, via IM ou IV. Doses acima de 10 μg/kg também podem reverter o efeito analgésico produzido pelos opioides. Nesse caso, sugere-se titular a dose, em intervalos de 5 min, até que o efeito a ser revertido cesse, mantendo parte da analgesia do opioide agonista. O efeito da naloxona perdura por até 2 h.

4 Planos Anestésicos

Flavio Massone

INTRODUÇÃO

Apesar da tentativa de se classificar a anestesia quanto à sua profundidade, até hoje persiste o critério clássico e útil indicado por Guedel para o éter, tendo sido adaptado, posteriormente, para os outros anestésicos, tanto os voláteis quanto os barbitúricos.

Em contrapartida, essa classificação não é válida para a anestesia dissociativa nem para a neuroleptoanalgesia, uma vez que, nelas, não ocorre narcose e, portanto, não são caracterizadas como anestésicos gerais.

Para avaliar os estágios anestésicos, é necessário considerar os fatores descritos a seguir.

ESPÉCIE ANIMAL

O comportamento animal com o uso dos anestésicos varia de uma espécie para outra. Tanto isso é verdade que o desaparecimento do reflexo palpebral no cão é indicativo do 2º plano do estágio III, enquanto, no gato, é do 3º para o 4º plano do mesmo estágio, o que indicaria início de choque bulbar. Em felinos, ainda, o reflexo laringotraqueal desaparece tardiamente em comparação com as outras espécies animais, o que dificulta a intubação endotraqueal.

Outro detalhe a ser observado em função da espécie é o reflexo pupilar, importante porque sofrem variação tanto do tamanho (midríase e miose) quanto de sua conformação, sendo concêntrica no homem, no cão, no suíno, no coelho, no rato e no camundongo, transversal nos felinos e longitudinal nos equinos e ruminantes (Figura 4.1).

FÁRMACOS

Em geral, os planos anestésicos são mais bem individualizados com o emprego dos anestésicos voláteis, pois, em função do plano, permitem aprofundamento ou superficialização anestésica, vantagem esta bastante requerida, considerando-se o estado do paciente ou mesmo o risco cirúrgico.

Os barbitúricos e, em especial, o tiobarbiturato, quando empregados após medicação pré-anestésica (MPA), apresentam todos os planos, mas de maneira fugaz e compacta, que vão desde uma anestesia superficial até uma profunda.

SUSCETIBILIDADE DO PACIENTE AO FÁRMACO

Além das suscetibilidades individuais que existem em função de qualquer fármaco anestésico (por sinal, raras), observa-se atualmente sensibilidade ao halotano por parte dos suínos (teste do halotano), mais evidente em animais das raças Landrace e Pietrain. O anestésico, em vez de agir adequadamente, causa a morte por hipertermia maligna, sugerindo uma glicólise incompleta por deficiência oxidativa, com produção energética (de ATP) deficiente e, consequentemente, morte em poucos minutos (Massone, 1983). Esse fenômeno não permite identificar planos anestésicos e se apresenta em determinadas linhagens da raça Landrace, o que leva a crer que o problema tem origem genética.

ESTADO DO PACIENTE

Esta característica é de vital importância, pois, em animais debilitados e desnutridos, notam-se rapidamente planos profundos de anestesia, havendo inclusive riscos de intoxicação anestésica. Isso não ocorre em animais obesos, já que, nestes, a indução barbitúrica, como medida cautelar, deve ser mais demorada, por esses anestésicos serem extremamente lipossolúveis.

Por outro lado, em animais idosos ou muito jovens, obtêm-se rapidamente planos profundos com menores doses.

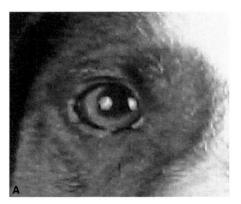
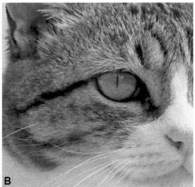
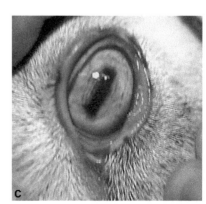

Figura 4.1 Características pupilares de diferentes espécies animais. **A.** Canina, suína, leporinos, ratos, camundongos, cobaias e homem. **B.** Felinos e felídeos. **C.** Equinos, bovinos, caprinos e ovinos.

Nos idosos, isso se deve à dificuldade de metabolização e, nos jovens, à alteração hemodinâmica (animais nervosos e de metabolismo alto).

TIPO DE INTERVENÇÃO CIRÚRGICA

Para cada cirurgia, considera-se a estrutura envolvida, já que, para cada uma, existe uma escala de sensibilidade, evitando-se, assim, planos profundos desnecessários (ver Apêndice G).

INFLUÊNCIA DA CONCENTRAÇÃO ALVEOLAR MÍNIMA

A concentração alveolar mínima (CAM) é aceita como a concentração alveolar mínima de anestésico a uma atmosfera de pressão capaz de produzir ausência de resposta em 50% dos animais submetidos a estímulo nocivo (Eger, 1976). Para tanto, cada anestésico volátil apresenta sua própria CAM, que, de certa forma, avalia sua potência.

PRINCIPAIS REFLEXOS AVALIADOS EM ANESTESIA

Pequenos animais

Para se avaliar a profundidade anestésica, é importante observar antes o animal, quando ainda íntegro, ou seja, com seus próprios reflexos, sem a aplicação de nenhum produto. É evidente que este será o controle para que, à medida que se apliquem os anestésicos, saibam-se quais são as alterações produzidas.

Os principais reflexos a serem observados em anestesia de pequenos animais estão descritos a seguir.

Reflexos oculopalpebrais | Palpebral, corneano e pupilar

Estes reflexos são importantes, pois à medida que vão desaparecendo (palpebral e corneano) ou se alterando (pupilar), indicam um plano anestésico, como será visto adiante.

Por outro lado, é necessário que se saiba que certos produtos alteram substancialmente o reflexo pupilar, como é o caso da atropina, que causa midríase, interferindo assim no julgamento do plano, ou o éter, que causa discreta midríase por ser simpatomimético, ou ainda os barbitúricos, causadores de *miose puntiforme*, que é uma característica peculiar.

O reflexo palpebral pode ser observado ao se tocar discretamente a comissura nasal da pálpebra, o que causa seu fechamento. O reflexo pupilar é observado com o auxílio de uma lanterna (de uma pilha), cujo feixe de luz causará o estímulo fotomotor. O reflexo corneano (toque da córnea) deve ser verificado discretamente, a fim de que a córnea não seja lesada.

Reflexo interdigital

É indicativo do início de planos cirúrgicos e começa a desaparecer no 2º plano do estágio III. Seu teste é realizado pressionando-se a membrana interdigital com as unhas. A esse estímulo doloroso, o animal retrairá o membro, caso não se tenha estabelecido ainda a analgesia.

Reflexo laringotraqueal

Sua ausência indica determinado plano e sua importância está ligada à permissividade ou não da introdução da sonda endotraqueal, geralmente obtida após aplicação do tiobarbiturato ou indicação anestésica volátil por máscara.

Reflexos cardíacos

A importância da observação da frequência ou do tipo de batimento cardíaco está relacionada com o plano anestésico ou com a contratilidade.

Sabe-se que a indução por barbitúricos causa bloqueio vagal com taquicardia considerável. Em contrapartida, os anestésicos, de modo geral, de acordo com o plano anestésico, causam depressão do centro vasomotor, reduzindo a contratilidade cardíaca ou até acarretando em bradicardia, indício que antecede o choque bulbar.

Reflexos respiratórios

A importância da observação da qualidade e da quantidade dos movimentos respiratórios está diretamente ligada à sequência dos estágios e dos planos anestésicos em função da profundidade anestésica.

Sequencialmente, a profundidade anestésica começa na fase de excitação ou de delírio, com uma respiração arrítmica, dessincronizada e entrecortada. À medida que entra em planos mais profundos, aumenta sua amplitude, diminuindo sua frequência para manter o mesmo volume-minuto, e a respiração se torna toracoabdominal. Em seguida, pelo bloqueio dos músculos intercostais, ela se torna mais abdominocostal (2º para 3º plano) para, em seguida, adquirir uma respiração abdominal superficial (4º plano do estágio III) e, posteriormente, respiração diafragmática. Em última instância, a respiração é laringotraqueal (respiração agônica), já que utilizará apenas o ar contido no espaço morto anatômico.

É necessário salientar que, nesse momento, o animal já estará descerebrado e qualquer tentativa de salvação será vã.

A importância do controle da respiração é que, antes de qualquer parada cardíaca, se antepõe a parada respiratória por sobredose anestésica, a menos que haja síncope cardíaca reflexa, ou seja, paradas respiratória e cardíaca simultâneas.

Animais médios e grandes

Existem diferenças nos reflexos pesquisados nesses animais que são peculiares em função da espécie.

Reflexos oculopalpebrais

O reflexo palpebral é semelhante em todas as espécies. Entretanto, o reflexo pupilar varia em equinos, bovinos e pequenos ruminantes, já que, neles, a presença de miose (longitudinal) é indício de plano profundo (3º plano do estágio III), sendo que, ainda nos equinos, nota-se a presença do nistagmo (movimento pendular do globo ocular), indicando 1º para 2º plano do estágio III.

Reflexos digitais

Nos equinos, tais reflexos não são verificados, em razão da anatomia do casco (unidáctilo), mas, em bovinos e pequenos ruminantes, o teste é feito abrindo-se os cascos, manobra semelhante ao teste efetuado em partos distócicos para testar se o feto está vivo.

Reflexo laringotraqueal

Assim como em pequenos animais, sua ausência indica um determinado plano e sua importância está ligada à permissividade ou não da introdução da sonda endotraqueal, geralmente obtida após aplicação do tiobarbiturato ou indicação anestésica volátil por máscara.

Reflexos cardíacos

Assim como nos pequenos animais, a importância da observação da frequência ou do tipo de batimento cardíaco está relacionada com o plano anestésico ou com a contratilidade.

Sabe-se que a indução por barbitúricos causa bloqueio vagal com taquicardia considerável. Em contrapartida, os anestésicos, de modo geral, de acordo com o plano anestésico, causam depressão do centro vasomotor, reduzindo a contratilidade cardíaca ou até acarretando bradicardia, indício que antecede o choque bulbar.

Reflexos respiratórios

Estes reflexos são diferentes, em decorrência da respiração nos bovinos e equinos. Nos primeiros, ela é abdominocostal, enquanto nos equinos é costoabdominal.

Nos bovinos, esses reflexos são vitais, pois, durante atos cirúrgicos demorados, ocorre dilatação dos compartimentos gástricos por gases, o que, ao pressionar o diafragma, dificulta ainda mais a respiração costal, mascarando o reflexo respiratório. A introdução da sonda gástrica nesses casos se faz necessária, permitindo observar a tênue respiração costal, a qual deve permanecer sempre presente.

Reflexo anal

Desaparece em equinos do 3º para o 4º plano, o que não é conveniente, uma vez que é preferível a sua presença com menor resposta ao estímulo doloroso (beliscamento) à sua ausência.

CARACTERÍSTICAS DOS ESTÁGIOS ANESTÉSICOS

O julgamento do plano ou estágio anestésico em animais se baseia no critério clássico de Guedel, na anestesia pelo éter, adaptado posteriormente a todos os outros anestésicos, tanto barbitúricos quanto voláteis (Figura 4.2).

Guedel (1951) estabeleceu quatro estágios definidos em algarismos romanos, sendo que o estágio III é dividido em quatro planos representados em números arábicos, como segue:

- Estágio I: analgesia e perda da consciência
- Estágio II: fase de excitação ou delírio
- Estágio III: anestesia cirúrgica:
  - 1º plano
  - 2º plano: planos cirúrgicos
  - 3º plano
  - 4º plano: depressão bulbar
- Estágio IV: choque bulbar e morte

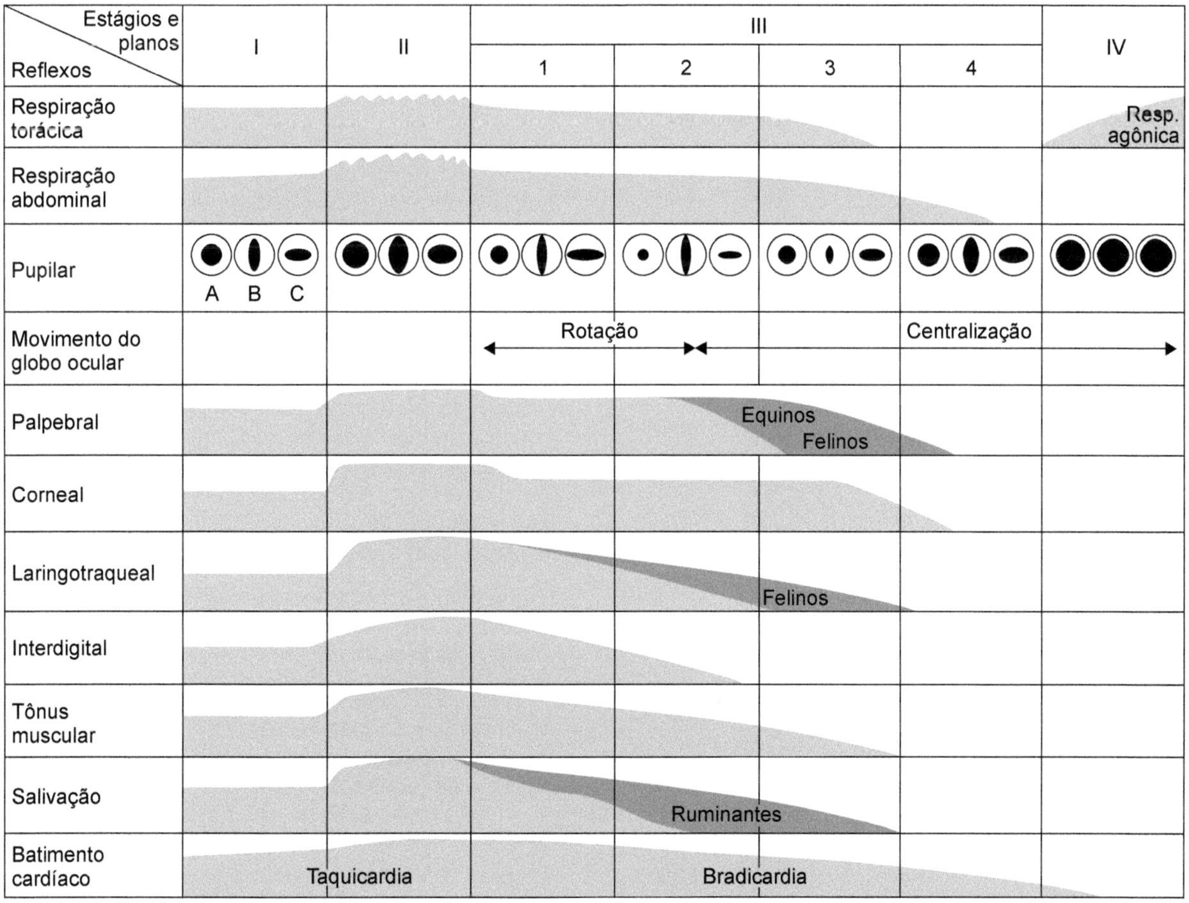

Figura 4.2 Diagrama dos estágios e planos anestésicos com base no critério de Guedel. **A.** Pupila concêntrica – homem, cão, suíno, coelho, rato e camundongo. **B.** Pupila transversal – felinos e felídeos. **C.** Pupila longitudinal – equinos, pequenos e grandes ruminantes.

Estágio I

Pode ser definido como aquele que vai desde o início da administração do fármaco anestésico até a perda da consciência, caracterizando-se por:

- Início da analgesia, com presença, porém, de sensação dolorosa ao estímulo
- Reações diferentes de um animal para outro, em função do temperamento
- Comportamento heterogêneo diante do agente anestésico empregado
- Liberação de epinefrina, ocorrendo taquicardia e midríase
- Desorientação
- Excitação perante o meio ambiente; o animal pode defecar ou apresentar micção
- Tônus postural que varia conforme a espécie, a raça e até o indivíduo
- Respiração irregular, caso não se tenha aplicado MPA
- Demais parâmetros e reflexos normais.

Durante este estágio, apesar da hipnose que se instala, ocorrem ainda respostas aos reflexos somáticos e autônomos aos estímulos dolorosos.

Estágio II

Conhecido como de excitação ou delírio, este estágio é responsável por perda da consciência e liberação de centros altos do sistema nervoso central (SNC), daí ocorrer a incoordenação dos movimentos harmônicos, causando ainda hiper-reflexia, em geral de caráter desagradável tanto para o paciente, por ser incômoda e desconfortável, como para o profissional, que deverá tomar todas as medidas cautelares para que o paciente saia desse estado o mais depressa possível.

De maneira geral, o estágio II se caracteriza por:

- Incoordenação motora
- Hiperalgesia
- Tosse e vômito
- Defecação por hiper-reflexia (diferente da causada pelo estresse)
- Dilatação pupilar e lacrimejamento
- Taquipneia com hiperventilação e respiração arrítmica
- Reação anormal aos estímulos externos (sonoros, luminosos e táteis)
- Em ruminantes e felinos pode ocorrer salivação abundante
- Bloqueio vagal, quando se aplicam barbitúricos de maneira rápida.

Este estágio geralmente pode ser evitado caso se aplique uma MPA apropriada para cada espécie, pois nela é que se destacarão as propriedades adrenolíticas e potencializadoras das fenotiazinas e ansiolíticas das benzodiazepinas.

Ao se aplicar a MPA, na indução por barbitúricos (tanto os de duração ultracurta quanto moderada), a fase de excitação geralmente inexiste, reduzindo inclusive as bruscas alterações paramétricas causadas por esses fármacos, fazendo a MPA se tornar indispensável na rotina anestesiológica.

Estágio III

Caracteriza-se por perda da consciência e depressão progressiva do SNC, chegando até a parada respiratória. Classicamente, em função dessa depressão é que se determinam quatro planos, conhecidos como planos cirúrgicos.

Alguns autores, em vez de determinarem os quatro planos, preferem definir a anestesia cirúrgica em anestesia superficial, na qual se baseiam os movimentos do globo ocular; anestesia média, em que se nota a depressão progressiva respiratória (paralisia dos músculos intercostais), e anestesia profunda, na qual predomina a respiração diafragmática.

1º plano

Caracteriza o início dos planos cirúrgicos e apresenta as seguintes propriedades:

- Normalização da respiração, que se torna rítmica, costoabdominal, de menor frequência e maior amplitude
- Miose, com resposta ao estímulo luminoso
- Início de projeção da terceira pálpebra no cão
- Presença de reflexos interdigital e laringotraqueal discreto, sem permitir a introdução da sonda endotraqueal em cães e equinos; em bovinos, a sonda estimula a mastigação e, no gato, exige um plano mais profundo
- Presença dos reflexos oculares em todas as espécies
- Salivação profusa, especialmente em anestesia volátil por éter; porém discreta com o uso dos halogenados, em particular se na MPA tiver sido empregada uma fenotiazina
- Podem ocorrer vômitos em animais sem MPA ou induzidos diretamente com éter
- Neste plano, os felinos geralmente ainda apresentam gemidos
- Tônus muscular ainda presente, porém reduzido
- Presença de nistagmo (movimento de oscilação do globo ocular) em equinos.

2º plano

A diferenciação entre o 1º e o 2º planos não apresenta normas fixas. Entretanto, se faz pela análise de uma série de sinais e reflexos, como:

- Centralização do globo ocular, com presença de miose
- Miose puntiforme, caso se tenha usado barbitúrico
- Em casos de animais pré-tratados com atropina haverá midríase, e este reflexo não deverá ser considerado, pois irá mascarar o julgamento dos demais planos
- Tendência à midríase, caso a anestesia tenha sido feita com éter (isso se deve à ação simpatomimética do fármaco)
- Respiração abdominocostal, porém profunda e rítmica, com redução gradual do volume corrente (V_T) e da frequência respiratória, o que causa redução do volume-minuto (especialmente com o uso do metoxifluorano, hoje em desuso)
- Acidemia e elevação discretas da $PaCO_2$
- Redução da pressão arterial e dos batimentos cardíacos com a maioria dos anestésicos, durante o desenrolar da anestesia, com exceção do éter, que os eleva discretamente.

Neste plano, o estímulo doloroso cirúrgico causa uma discreta liberação de catecolaminas, elevando as frequências respiratória e cardíaca, bem como a pressão arterial, de maneira insignificante:

- Ausência do reflexo interdigital e, às vezes, do palpebral
- Miose puntiforme ou início de midríase
- Redução do tônus muscular e ausência de secreções.

3º plano

- Respiração superficial abdominocostal
- Inspiração curta
- Volume corrente e frequência respiratória reduzidos
- Silêncio abdominal

- Início de midríase, com reflexo bem reduzido
- Todos os reflexos referentes à sensibilidade (interdigital, palpebral e corneano) ausentes
- Secura da boca (xerostomia)
- Ausência de secreções nas mucosas
- Córnea seca e pupila em posição central
- Miose apenas em felinos.

Este plano só é requerido em cirurgias nas quais se exploram cavidades abdominais ou torácicas, quando é necessário o maior relaxamento muscular possível.

4º plano
- Respiração apenas diafragmática, taquipneia e superficial
- Paralisia da musculatura intercostal e abdominal
- Volume corrente reduzido
- Ventilação alveolar baixa
- Acidose respiratória acentuada
- $PaCO_2$ alta, mesmo sendo PaO_2 alta em caso de administração de O_2 a 100%
- Midríase acentuada, sem resposta ao estímulo luminoso
- Córnea seca e sem brilho
- Início de apneia e cianose por hipoventilação ($PaCO_2$ alta e PaO_2 baixa).

Em gatos com miose (fusiforme), deve-se tomar cuidado, uma vez que este plano é profundo, apresentando dificuldade na recuperação.

Estágio IV

É o mais crítico de todos os estágios anteriormente citados, pois é nele que se observam abolição ou diminuição de certos reflexos, além de eventual parada respiratória e cardíaca que, se não socorrida em segundos, leva o animal à morte.

Geralmente, a midríase que ocorre em tal circunstância é a agônica, sem resposta ao estímulo luminoso, acompanhada de outros sintomas delatores, como hipotermia e respiração laringotraqueal, demonstrando a última tentativa de respiração do paciente (respiração agônica), levando fatalmente o animal ao choque bulbar.

Caso tal conjunto de sintomas tenha se desenvolvido no espaço máximo de 3 a 4 min, poderá se certificar que o animal passou por uma anoxia cerebral acusada por eletroencefalografia, em que se notará silêncio cerebral precedido do sofrimento. Este estado é irreversível e acusa a morte clínica.

5 Anestesia Local

Flavio Massone

INTRODUÇÃO

Entende-se por anestésico local toda substância que, aplicada em concentração adequada, bloqueia de maneira reversível a condução nervosa. Há espécies animais que produzem substâncias capazes de bloquear o canal de sódio, impedindo, assim, a despolarização da membrana, princípio básico em anestesia local, fenômeno que comprova a existência de anestesia local natural há muito tempo. As substâncias são:

- Tetradoxina: derivada do baiacu, peixe tetraodontiforme
- Saxotoxina: obtida a partir de dinoflagelados.

A fixação na superfície externa da membrana, por esses fármacos, é prolongada, por isso não são empregadas em clínica e, para imaginar a sua potência, são suficientes de 30 a 100 moléculas de tetradoxina para bloquear 1 μ^2 de membrana celular, quando seriam necessárias 250 mil moléculas de anestésico local para se obter o mesmo efeito.

Estudos sobre fármacos anestésicos locais usados na clínica remontam a 1884, quando Koller estudou as propriedades anestésicas da cocaína na superfície do globo ocular. Naquela época, os estudos desvendaram fármacos anestésicos locais com melhor tolerância pelo organismo, ante à baixa toxicidade e à maior potência que apresentam.

Há vários meios de se produzir uma anestesia local de modo transitório ou permanente (o que é indesejável), com maiores ou menores intensidade e duração, por exemplo:

- Meios mecânicos: garrote e compressão sobre o feixe nervoso
- Meios físicos: éter, gelo e cloreto de etila
- Meios químicos:
  - Betabloqueadores, como o propranolol
  - Venenos protoplasmáticos, como álcool, fenol e ortocresol, estes de ação irreversível
  - Fenotiazinas, como a promazina e a levomepromazina
  - Anestésicos locais de ação específica, como novocaína, lidocaína, prilocaína e bupivacaína.

De todos esses meios citados, hoje, sem dúvida, são empregados apenas os anestésicos locais de ação específica, pois sua ação é sempre segura, reversível e prática.

ESTRUTURA QUÍMICA E AÇÃO FARMACOLÓGICA

Basicamente, os anestésicos locais apresentam uma fórmula constituída de três partes:

- Um radical aromático ou alicíclico que se une aos lipídios da membrana
- Uma cadeia intermediária, composta por um éster ou amida que une o radical aromático à amina
- Um grupamento amina secundário ou terciário, que se liga à proteína da membrana celular (Figura 5.1).

Como exemplos dessas estruturas, podem-se citar: grupo aromático, cadeia intermediária e grupo amina.

Grupo aromático

- Ácido benzoico. Por exemplo: cocaína
- PABA (ácido paraminobenzoico). Por exemplo: procaína e tetracaína
- Xilidina. Por exemplo: lidocaína, prilocaína, bupivacaína e mepivacaína.

Este grupamento aromático é de extrema importância, pois é responsável pela absorção no tecido nervoso.

Cadeia intermediária

Em geral, é formada por um éster (cocaína, procaína e tetracaína) ou uma amina (lidocaína, prilocaína, bupivacaína e etidocaína) e, quanto maior ela for, maior será sua potência anestésica, estabelecendo-se que, para haver melhor relação entre efeito e toxicidade, seu comprimento deve ter de 2 a 3 átomos de carbono.

A procaína é um exemplo típico que, por apresentar um grupamento éster, é facilmente hidrolisada pela pseudocolinesterase do plasma e do fígado para PABA e dietilaminoetanol, o que evita efeito cumulativo, caso se efetuem complementações do fármaco.

Grupo amina

A maioria dos anestésicos locais apresenta uma amina terciária, exceção feita à prilocaína, que conta com uma amina secundária. Por serem pouco hidrossolúveis, são encontrados no comércio sob a forma de sal e resultam da reação entre uma amina (base fraca) e HCl (ácido forte), compondo um sal solúvel.

A reação se processa nos dois sentidos base-cátion, dependendo da pKa (constante de dissociação do fármaco) e do pH do meio, sendo que a pKa dos anestésicos locais é sempre igual.

Se a pKa for igual a 7,40 e o pH também for 7,40, teremos uma reação em equilíbrio. Se o pH tissular for inferior a 7,40 (maior quantidade de H disponível), haverá maior quantidade de cátions; logo, a reação irá para *esquerda,* havendo, então, maior difusão de bases, responsáveis pela difusibilidade através do tecido até chegar à membrana.

Em meio ácido, a formação de base livre é prejudicada. Se houver pouca base, haverá perda da difusibilidade no meio extracelular e nas barreiras lipídicas, não podendo o anestésico local atingir a membrana do axônio. Exemplo típico é a anestesia local não agir em uma inflamação (meio ácido), uma vez que a inflamação causa acidose local.

28 Anestesiologia Veterinária | Farmacologia e Técnicas

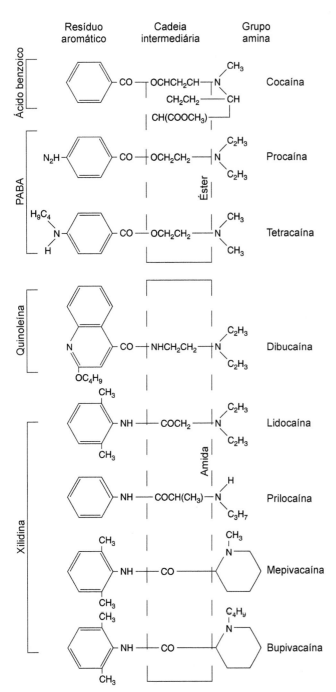

Figura 5.1 Fórmulas estruturais de anestésicos locais, tipo amina secundária e terciária.

BLOQUEIO ANESTÉSICO

Para que ocorra um bloqueio anestésico, é necessário que, de maneira sequencial, verifique-se:

- Expansão da membrana pela base
- Ligação do cátion ao local receptor (canal de sódio)
- Bloqueio do canal ao sódio
- Diminuição da condutância ao sódio
- Depressão da intensidade da despolarização elétrica
- Falha no nível do potencial limiar
- Bloqueio no desenvolvimento do potencial de ação propagado e de condução.

FARMACOCINÉTICA E CARACTERÍSTICAS GERAIS

Ao ser injetado o anestésico local, nota-se um tempo entre a aplicação e sua ação ou difusibilidade, que é conferida pela sua base (período de latência), o que permite considerar vários fatores importantes, como os descritos a seguir.

Local da injeção

Os níveis sanguíneos de anestésico local dependem da área, pois, quanto mais vascularizada, maior será o nível sérico obtido, o que obriga certa cautela ao se infiltrarem determinadas regiões, como músculos intercostais, mucosas ou região massetérica.

Ação do anestésico local

Produz paralisia vasomotora, aumentando o fluxo sanguíneo na região anestesiada, com maior absorção para a corrente circulatória. Além do fator vasodilatação, existe o fator lipossolubilidade, de grande valia em administração peridural, conforme mostra a Tabela 5.1

Associação com a epinefrina

Possibilita o aumento do período anestésico por causar vasoconstrição local, absorção mais lenta do anestésico, permitindo, assim, elevar discretamente a dose máxima permitida. Geralmente, a dose de epinefrina associada ao anestésico é de 1:200 mil, já que doses mais baixas (1:400 mil) não atribuem ação vasoconstritora e doses maiores exercem efeitos discretos ou, se mais elevadas ainda, ação necrosante.

Concentração do anestésico local

Em mucosas, são necessárias concentrações maiores do anestésico local para que haja absorção sem precisar de infiltração.

Tabela 5.1 Atividade vasodilatadora relativa e lipossolubilidade de diferentes anestésicos locais.

Anestésico local	Atividade vasodilatadora relativa	Lipossolubilidade	Níveis sanguíneos máximos* Dose (mg)	Concentração (μg/ml^{-1})
Lidocaína	1,0	2,9	300	1,4
Prilocaína	0,5	1,0	300	0,9
Bupivacaína	2,5	27,5	150	1,0
Etidocaína	2,5	141,0	150	0,5

*Administração peridural.

Fonte: Covino (1976).

Para se efetuarem boas anestesias locais, é importante empregar sempre doses aquém das doses máximas permitidas. Essas, peculiares a cada fármaco, devem respeitar a seguinte fórmula:
- A *massa* (M) é igual ao *volume* (V) vezes a *concentração* (C).

$$M = V \times C$$

Por exemplo:
- 400 mg = 80 mℓ × 0,5%
- 400 mg = 40 mℓ × 1,0%
- 400 mg = 20 mℓ × 2,0%.

Vale dizer que se pode aumentar o volume reduzindo-se a concentração, sem provocar o risco de exceder a dose máxima permitida.

Em geral, as intoxicações são causadas por concentrações sanguíneas altas que se traduzem, em um gradiente crescente, pelos seguintes sintomas:

- Apreensão, comportamento irracional
- Calafrios, náuseas, vômitos, olhar fixo
- Perda da consciência
- Tremores, opistótono, contraturas
- Morte.

Tratamento

Em um caso de intoxicação aguda por sobredose de anestésico local, devem-se combater de imediato os sintomas nervosos (SNC), o que pode ser feito por meio de duas ações:

- Aplicação imediata de um barbitúrico de duração ultracurta ou moderada, dependendo do grau de intoxicação e em doses suficientes para antagonizar os sintomas de excitação
- Aplicação imediata de um miorrelaxante, respiração controlada com prévia intubação endotraqueal, com o emprego de O_2 como fluxo diluente.

Características de um anestésico local

Para que um anestésico local seja incluído no arsenal anestésico, é necessário que apresente certas vantagens, como:

- Ter preço razoável
- Não ser irritante nem tóxico
- Oferecer período hábil anestésico (cirúrgico) conhecido
- Ter ação reversível e sem sequelas
- Resistir às esterilizações
- Ser estável e solúvel em água
- Ser compatível com vasopressores
- Não interferir com outras substâncias, quando usadas simultaneamente.

PRINCIPAIS ANESTÉSICOS LOCAIS EMPREGADOS

No meio veterinário, os anestésicos locais mais empregados são citados a seguir.

Procaína (novocaína, etocaína, scurocaína, anestil)

É um éster de ácido paraminobenzoico (PABA) e dietilaminoetanol, sob a forma de cloridrato.

Propriedades físico-químicas

- Não muito solúvel em lipídios
- Solução instável
- Não pode ser autoclavado
- Peso molecular 272,77
- Fórmula molecular $C_{13}H_{21}ClN_2O_2$
- Ponto de fusão entre 153 e 156°C.

Propriedades anestésicas locais

- Curta duração de ação
- Pouco poder de penetração
- Absorção rápida pela circulação sistêmica
- Inativa como anestésico tópico (vasodilatadora)
- Menos potente que a lidocaína
- Uso aconselhável com epinefrina
- Potencialização da succinilcolina
- Os anticolinesterásicos aumentam sua toxicidade (neostigmina e fisostigmina).

Doses e concentrações

- DL_{50} por via intravenosa (IV) em ratos é de 55 mg/kg
- Dose máxima permitida de 10 mg/kg.

Tetracaína (ametocaína, pantocaína, decicaína)

Sob a forma de cloridrato, é homóloga da procaína, éster do PABA.

Propriedades físico-químicas

- Altamente lipossolúvel
- pKa de 8,39
- Solução instável
- Não pode ser autoclavada
- Peso molecular de 300,83
- Fórmula molecular: $C_{15}H_{25}ClN_2O_2$
- Ponto de fusão entre 147 e 150°C.

Propriedades anestésicas locais

- Potente anestésico local de ação tópica
- DL_{50} IV em ratos é de 8 mg/kg
- Degrada mais lentamente que a procaína
- Dez vezes mais tóxica que a procaína.

Doses e concentrações

- A dose máxima permitida é de 1 mg/kg
- Em anestesias oculares, sua concentração é de 0,5%
- Em mucosas, a concentração é de 1 a 2%.

Lidocaína (xilocaína, liquocaína, anestacon)

É uma amina da xilidina, sob a forma de cloridrato.

Propriedades físico-químicas

- Moderada lipossolubilidade
- Solução estável
- Pode ser autoclavada
- Peso molecular de 234,33
- Fórmula molecular: $C_{14}H_{22}N_2O$
- Ponto de fusão entre 127 e 129°C.

Propriedades anestésicas locais

- Potência e duração moderadas
- Alto poder de penetração
- Pouca vasodilatação
- Ação tópica pouco eficaz (somente em maiores concentrações – 4%).

Doses e concentrações

- Bloqueios infiltrativos, 0,5 a 1%
- Peridural, 2%
- Subaracnóidea, lidocaína pesada a 5%
- Uso tópico de 2 a 10% (viscosa ou *spray*)
- Arritmias, 1 mg/kg, dose única (1 a 2 mg/min)
- Dose máxima permitida de 7 mg/kg; com epinefrina, 9 mg/kg
- A DL_{50} IV em ratos é de 30 mg/kg.

Prilocaína (Citanest®, Xylonest®)

É uma amina ortoluidina, sob a forma de cloridrato.

Propriedades físico-químicas

- Ligeiramente menos lipossolúvel que a lidocaína
- Solução estável
- Pode ser autoclavada
- Peso molecular de 256,75
- Fórmula molecular: $C_{13}H_{21}ClN_2O$
- Ponto de fusão entre 37 e 38°C.

Propriedades anestésicas locais

- Potência semelhante à da lidocaína
- Bom poder de penetração
- Período de ação semelhante ao da lidocaína
- Baixas concentrações sanguíneas, comparadas dose a dose com a lidocaína, talvez pelo metabolismo rápido e pela captação tissular
- Um terço menos tóxica que a lidocaína
- DL_{50} IV em ratos, 35 mg/kg
- Pode produzir metemoglobinemia em altas doses
- Boa margem de segurança.

Doses e concentrações

- Bloqueios infiltrativos, 0,5 a 1%
- Peridural, 2%
- Subaracnóidea, lidocaína pesada a 5%
- Uso tópico de 2 a 10% (viscosa ou *spray*)
- Arritmias, 1 mg/kg, dose única (1 a 2 mg/min)
- Dose máxima permitida de 7 mg/kg; com epinefrina, 9 mg/kg
- DL_{50} IV em ratos é de 30 mg/kg.

Bupivacaína (Marcaína®, Carbostesin®, Neocaína®)

É uma amida derivada da xilidina, encontrada no comércio sob a forma de cloridrato.

Propriedades físico-químicas

- Altamente lipossolúvel
- Solução estável
- Pode ser autoclavada
- Peso molecular de 324,89
- Fórmula molecular: $C_{18}H_{29}ClN_2O$
- Ponto de fusão entre 255 e 256°C.

Propriedades anestésicas locais

- Três a quatro vezes mais potente que a lidocaína
- Ação longa, de 2 a 4 h
- Não produz vasodilatação
- A epinefrina melhora pouco seu período de ação
- Após uso contínuo, obtêm-se baixas concentrações plasmáticas.

Doses e concentrações

- Dose máxima permitida de 2 mg/kg
- DL_{50} em ratos de 7,8 mg/kg
- Infiltrações entre 0,25 e 0,50%.

Ropivacaína (Naropin®)

É um anestésico local tipo amida mono-hidrato do sal hidroclorídrico do 1-propil-2,6 pipecaloxilidídeas sendo preparado como "S" enantiômero.

Propriedades físico-químicas

- Meia-vida de eliminação terminal de 108 min
- Preparada em solução aquosa isotônica
- pKa = 8,1 e pH 7,4
- Peso molecular de 274,0.

Propriedades anestésicas locais

- Concentração plasmática máxima proporcional à dose
- Depurações: plasmática 440 mℓ/min e renal 1 mℓ/min
- 90 a 95% ligam-se à proteína plasmática (alfa-1-glicoproteína ácida)
- Metabolizada por hidroxilação aromática
- 86% excretados pela urina e apenas 1% sai inalterado
- Atravessa a placenta com equilíbrio materno-fetal rápido, com ligação na proteína plasmática fetal menor que a da mãe (menor concentração no feto).

Doses e concentrações

- Doses e concentrações baixas produzem analgesia confiável com bloqueio motor mínimo e não progressivo
- Na dose máxima recomendada é mais eficaz que a bupivacaína
- Ação longa similar à bupivacaína
- No SNC, produz efeitos tóxicos menores que a bupivacaína.

Os períodos hábeis anestésicos da lidocaína e da bupivacaína podem ser observados na Figura 5.2.

PRINCIPAIS TÉCNICAS ANESTÉSICAS LOCAIS

Ao se estabelecer uma nomenclatura, as técnicas anestésicas locais em Medicina Veterinária podem ser classificadas da seguinte maneira: anestesias tópicas; anestesias infiltrativas (intradérmica, subcutânea e profunda); anestesias perineurais (em emergências ou não de forames); anestesias espinais (peridurais e subaracnoides); anestesia intravenosa (Bier); anestesias intra-articulares.

Anestesias tópicas

Geralmente, esses tipos de anestesias locais tópicas são requeridos para fins exploratórios (olhos, mucosas bucais ou nasais) e são facilmente obtidos, empregando-se a lidocaína em concentrações mais altas (4 e 10%), em preparações líquidas a 4% ou em *spray* a 10%.

O único alerta é que, em pequenos animais, o emprego da lidocaína em *spray* deve ser feito com cautela, pois é difícil calcular a dose máxima permitida (7 mg/kg). Pelo fato de a mucosa ser bem vascularizada, a absorção do anestésico também é rápida, atingindo-se, facilmente, níveis séricos altos do anestésico local, o que levaria o animal a maior risco de intoxicação.

Para anestesias tópicas do olho, o anestésico local indicado é a tetracaína a 0,5%, por ser potente e de longa duração, além

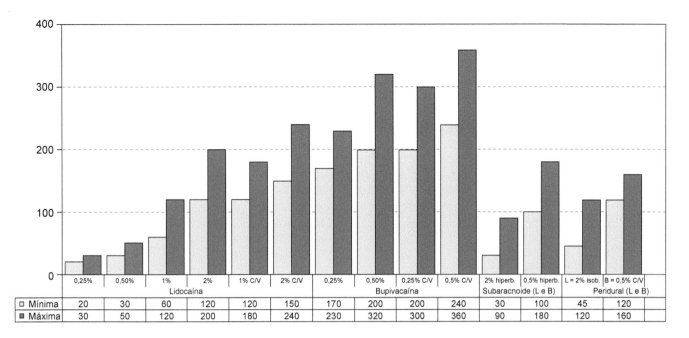

Figura 5.2 Períodos hábeis anestésicos da lidocaína e bupivacaína (botão intradérmico, anestesia subaracnoide e peridural).

de ter ação vasoconstritora intrínseca, enquanto em mucosas ela é aconselhada em concentrações de 1 a 2%.

Anestesias infiltrativas

Quando se emprega um anestésico local por essa via, é importante que se considere o binômio profundidade-área atingida, evitando-se, assim, doses excessivas, que colocariam o animal em risco diante de uma intoxicação iminente.

Anestesia local infiltrativa intradérmica

Este tipo de anestesia em geral é requerido para pequenas incisões na pele, retiradas de pequenos nódulos (neoformações) ou ainda para biopsias de pele que costumam ser úteis para estudos dermatológicos.

No último caso, o cuidado a ser tomado é o de que o botão anestésico (Figura 5.3) é contraindicado, uma vez que interfere na microscopia da lesão (espongiose), devendo-se, para tanto, infiltrar-se o anestésico com seringa tipo carpule ao redor da área a ser retirada, o que, em geral, é feito com vazadores *(punch)*.

Anestesia local infiltrativa subcutânea

Das anestesias locais, esta é, sem dúvida, a mais empregada. Seu uso tem se destacado por se tratar de uma anestesia local de fácil aplicação, desde que se respeitem doses e concentrações peculiares a cada anestésico local.

A anestesia infiltrativa é empregada em qualquer espécie animal, e suas finalidades são inúmeras, pois vão desde pequenas suturas de pele até ruminotomias em bovinos, caprinos e ovinos, descrevendo, geralmente, figuras geométricas planas.

As concentrações geralmente empregadas são de 1 a 2% de lidocaína e 0,25 a 0,5% para a bupivacaína, considerando que as doses máximas permitidas são de 7 mg/kg sem epinefrina e 9 mg/kg com epinefrina para a lidocaína, e 2 mg/kg para a bupivacaína.

Técnica

A anestesia local infiltrativa subcutânea normalmente obedece às seguintes infiltrações:

- Botão anestésico (para biopsias; Figura 5.3)
- Cordão anestésico (para incisões; Figura 5.4)
- Figuras planas geométricas, como retângulos, quadrados, triângulos, losangos (para retirada de tumores cutâneos e cistos ou feridas cutâneas).

Indicações

- Suturas de pele de maneira geral (anaplasias ou correções)
- Retirada de corpos estranhos
- Ruminotomias
- Excisões tumorais
- Retiradas de cistos
- Biopsias de pele com comprometimento subcutâneo
- Castração em equinos (bolsa escrotal, seguida da anestesia do cordão espermático)

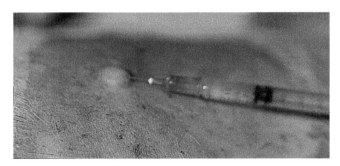

Figura 5.3 Botão anestésico.

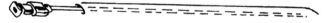

Figura 5.4 Cordão anestésico.

- Luxação de patela em equinos (pele que sobrepõe a área a ser operada, seguida da anestesia de plano mais profundo)
- Descornas cosméticas
- Entrópio e ectrópio.

Anestesia local infiltrativa profunda

O fundamento básico desse tipo de anestesia difere pouco da anterior, já que a única diferença é a de que as figuras geométricas descritas para efetuar um bloqueio de um processo são tridimensionais (sólidos), descrevendo ora um cone ora uma pirâmide (Figura 5.5).

Convém salientar, entretanto, que, se a área a ser anestesiada for extensa, fatalmente será necessário se recorrer a outro tipo de anestesia, comumente a geral.

Indicações

- Ruminotomia (musculatura)
- Excisão de linfonodos
- Excisões tumorais em planos profundos
- Biopsias que requeiram envolvimento dos tecidos conjuntivos
- Pequenas vulvoplastias em éguas
- Sequestros musculares ou ósseos
- Retirada de corpos estranhos em trajetos fistulosos.

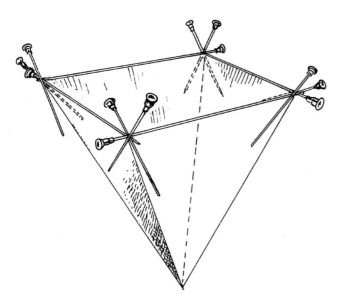

Figura 5.5 Anestesia local infiltrativa profunda.

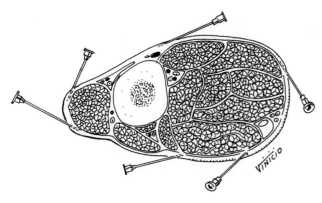

Figura 5.6 Anestesia local infiltrativa circular.

Anestesia local infiltrativa circular

Esta técnica anestésica é sugerida em todos os corpos de formas cilíndricas, como membros ou cauda, e sua praticidade verifica-se em casos nos quais não se possam individualizar inervações (anestesias perineurais) ou veias (anestesias locais intravenosas), em virtude de espessamentos da pele por lesões ou características raciais (animais de ossatura curta).

A técnica consiste em infiltrar radialmente, depositando o anestésico superficial, e profundamente (infiltrativa, superficial e profunda; Figura 5.6).

Anestesia local entre garrotes

Esta técnica é requerida em animais novos (potros, bezerros); em adultos (cães), quando não for possível exceder a dose máxima permitida ou quando o paciente é de alto risco. Sua vantagem é que o anestésico fica limitado pelos garrotes, embebendo pequena área tissular, bloqueando do mesmo modo o impulso nervoso (Figura 5.7).

Anestesias perineurais

Revestem-se de importância, especialmente na prática do dia a dia a campo e em grandes e médios animais, dada sua fácil aplicação e praticidade, acrescidas do baixo custo que isso representa para o profissional.

As técnicas se baseiam fundamentalmente na deposição do anestésico no perineuro (ao redor do nervo, daí sua denominação), em concentrações que variam de acordo com o tempo cirúrgico requerido e nas doses suficientes para que ocorra a embebição perineural, o que ocasionará bloqueio do impulso nervoso.

Esses tipos de anestesias são segmentares e efetuados com maior frequência em membros, tanto anteriores como posteriores, ou nas emergências de forames, como os supraorbitários, infraorbitários e mentonianos, técnicas estas frequentemente usadas em equinos.

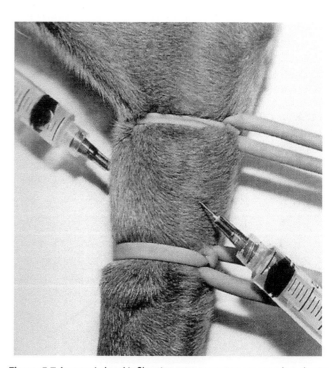

Figura 5.7 Anestesia local infiltrativa entre garrotes em membro de cão.

Indicações

- Descornas, recalques dentários e trepanações em equinos
- Intervenções nos membros de modo geral
- Laparotomias em bovinos (paravertebrais)
- Palatites
- Suturas
- Excisões tumorais.

Anestesias espinais

Anestesia peridural (epidural)

Anestesia regional, segmentar, temporária, produzida por fármacos anestésicos depositados no canal espinal em diferentes concentrações e doses.

As denominações atribuídas a esses tipos de anestesias se baseiam na localização anatômica, pois, nas anestesias extradurais, também denominadas epidurais ou peridurais, o anestésico é depositado ao redor da dura-máter (Figura 5.8), enquanto, nas anestesias subaracnóideas, é depositado abaixo da aracnoide, entrando em contato direto com o líquido cefalorraquidiano (Figura 5.9).

Modo de ação

A anestesia peridural se estabelece da seguinte maneira:

- Inicialmente, através do espaço epidural, são atingidos os nervos espinais que passarão pelos forames intervertebrais, obtendo-se um bloqueio paravertebral múltiplo
- Segue-se, dentro do espaço epidural, o bloqueio dos ramos nervosos e gânglios
- Difusão na dura-máter, que poderá causar, quando houver deposição excessiva de anestésico, uma anestesia subaracnóidea retardada
- Difusão e absorção seletiva nos ramos ventrais e dorsais, região de drenagem linfática ativa.

Efeitos neurológicos

Seletivamente, os anestésicos locais bloqueiam as fibras nervosas na seguinte sequência:

- Fibras pré-ganglionares autônomas, ocorrendo bloqueio simpático
- Fibras térmicas
- Fibras sensoriais
- Fibras do tato
- Fibras de alta pressão
- Fibras motoras
- Fibras de sensibilidade vibratória e impulsos proprioceptivos.

Efeitos cardiovasculares

Os efeitos cardiovasculares na anestesia peridural ou epidural são muito controvertidos, porém o que se sabe até o presente é que ocorre:

- Vasodilatação arteriolar com vasoconstrição compensatória
- Paralisia das fibras simpáticas no bloqueio torácico anterior
- Redução do débito cardíaco por bloqueio betarreceptor
- Depressão do miocárdio, em casos de níveis séricos altos de anestésico local.

Efeitos respiratórios

Os efeitos respiratórios causados pela anestesia espinal estão diretamente relacionados com a altura do bloqueio causado. Bloqueios altos por ação central ou periférica podem provocar, progressivamente, respiração mais diafragmática, chegando, de acordo com a gravidade, a atingir as raízes do nervo frênico, ocasionando parada respiratória, fato geralmente ligado à falha técnica ou sobredose do anestésico.

Indicações

A anestesia peridural em pequenos animais é indicada em cirurgias obstétricas, em intervenções sobre o reto, assim como tem serventia em cirurgias ortopédicas em pacientes de alto risco, nos quais a anestesia geral é desaconselhável.

Em grandes animais, essa técnica é requerida em manipulações obstétricas, intervenções retais com o animal em posição quadrupedal, posição eletiva em bovinos e equinos, em função do desconforto causado pelo decúbito lateral (compressão das vísceras e perda das referências cirúrgicas). A posição é também requerida considerando-se o fenômeno "arco e corda", no qual a coluna vertebral (trajeto toracolombossacral)

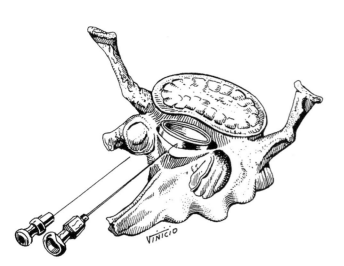

Figura 5.8 Anestesia local espinal peridural.

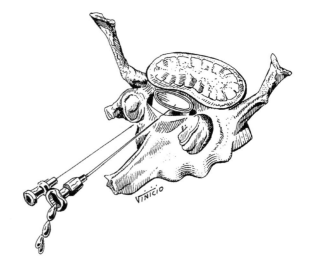

Figura 5.9 Anestesia local espinal subaracnóidea (raquianestesia).

representaria a corda e a musculatura abdominal (Figura 5.10) e a região costal, o arco, permitindo ou facilitando o posicionamento natural das vísceras, sem interferir, assim, ao se pressionar em casos de prolapsos de reto ou vagina e útero.

Anestesia subaracnoide

Anestesia espinal, segmentar, na qual se deposita o anestésico na região subaracnóidea, entrando em contato direto com o líquido cefalorraquidiano.

O local da punção é feito preferencialmente nos espaços intervertebrais das últimas vértebras lombares (L_4, L_5, L_6 e L_7), evitando-se, desse modo, o possível risco de bloqueios altos, que poderiam comprometer a respiração.

Esse tipo de anestesia é recomendado, apesar de ser uma técnica delicada, em pacientes que requeiram manipulações obstétricas (especialmente pequenos animais), pacientes de alto risco, animais que devam ser submetidos a cirurgias abdominais retroumbilicais e que estejam de estômago repleto ou em animais que devam permanecer acordados.

Esse tipo de anestesia não é recomendado em casos de hipotensão arterial ou de estados de choque, convulsões, septicemias, choques hemorrágicos ou meningites, anemias ou hipovolemias, alterações anatômicas da coluna ou animais idosos.

Complicações

Ao se aplicar essa técnica, convém lembrar que, ao se atingir o espaço subaracnóideo e ao fluir o liquor, toda substância injetada (lidocaína a 5%) deve ser suavemente homogeneizada com o líquido cefalorraquidiano, evitando-se, assim, alterações dos sistemas nervoso (excitações), respiratório (dispneias), circulatório (hipotensão arterial) e digestivo (vômitos).

Em contrapartida, a anestesia subaracnóidea é de grande valia em pequenos animais, apresentando, entretanto, como maior complicação a meningite, causada geralmente por contaminações que podem ser evitadas se forem obedecidas as normas rigorosas de antissepsia e assepsia.

Anestesia intravenosa | Técnica de Bier

Das anestesias locais, a anestesia intravenosa representa uma das técnicas mais práticas, seguras e eficazes, desde que se tomem certos cuidados. Descoberta em 1908 por Bier, caiu em desuso pelo grande número de intoxicações que ocorriam, uma vez que, na época, o anestésico empregado era a cocaína. Hoje, com o advento de novos anestésicos locais, seguros, potentes e menos tóxicos, a técnica voltou a ser empregada com frequência, especialmente em grandes animais, dada a praticidade que ela apresenta em anestesias dos membros torácicos e pélvicos, tanto em bovinos, equinos, pequenos ruminantes como em cães e gatos (Figura 5.11).

O mecanismo de ação desse tipo de anestesia consiste na aplicação do anestésico local no compartimento vascular, que, por via retrógrada, atinge todo o tecido celular por embebição delimitada, desde a colocação do garrote até a extremidade do membro.

Normalmente, coloca-se um garrote e, ao se puncionar o vaso, deixa-se fluir um pouco de sangue, a fim de reduzir o conteúdo no continente vascular. O volume de anestésico a

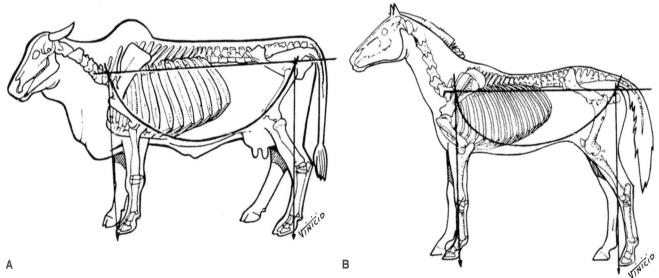

Figura 5.10 Sistema "arco e corda" nas espécies bovina (**A**) e equina (**B**).

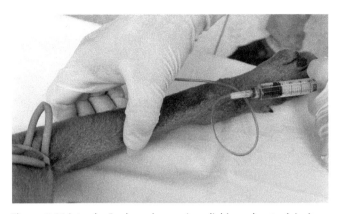

Figura 5.11 Introdução do *scalp* na veia radial (membro torácico) em cão, para efetuar uma anestesia de Bier.

ser injetado varia de acordo com o talhe do animal, sendo a concentração anestésica recomendada (lidocaína a 1%) o suficiente para causar até 1 h de anestesia, período suficiente com a permanência de garrote no membro, sem causar mortificação celular (necrose). Após a intervenção cirúrgica, o garrote deve ser retirado lentamente, observando-se com cuidado o comportamento sintomático do animal, uma vez que fatores adversos seriam confirmados, como midríase, tremores e convulsões, indicando possível intoxicação.

Anestesias intra-articulares

Estas vias de aplicação anestésica são recomendadas em equinos e denominam-se anestesias diagnósticas, já que, ao se aplicar o anestésico na região intra-articular, imediatamente cessa a claudicação, indicando assim a sede da lesão.

6 Anestesia Intravenosa

Silvia Renata Gaido Cortopassi

INTRODUÇÃO

A via intravenosa (IV) é um método comum de administração de fármacos utilizados na prática anestésica. A injeção de um fármaco diretamente na circulação permite a distribuição rápida até o local de ação, com início geralmente breve. A dose pode ser ajustada de acordo com o efeito desejado, que pode ser mantido em infusão contínua. Além disso, não é necessário o uso de aparelhos, não é explosivo, não induz poluição nem é irritante em via respiratória.

A via IV, contudo, apresenta desvantagens. Depois que o anestésico é injetado, seu efeito não pode ser revertido prontamente, e há possibilidade da ocorrência de efeitos indesejáveis como resultado da elevada, embora transitória, concentração plasmática atingida. Além disso, a flebite e a tromboflebite são problemas relativamente comuns. A não ser que se obedeça a uma técnica estéril, essa via pode se tornar a porta de entrada de bactérias, pirogênios e outros corpos estranhos para a circulação. Em algumas espécies animais, como nos felinos, pode haver dificuldade em se achar uma veia superficial, dificultando a administração de agentes que, muitas vezes, podem causar irritação ou necrose tecidual se administrados perivascularmente.

HISTÓRICO

Após estudos do sistema cardiovascular realizados por William Harvey, em 1628, a administração de fármacos pela via IV tornou-se passível de ser realizada. Curiosamente, a seringa foi criada dois séculos depois, por Riynd, em 1845; em seguida, em 1855, Wood criou a agulha hipodérmica. Oré, em 1872, foi o precursor da anestesia geral intravenosa ao utilizar hidrato de cloral no ser humano. Em 1875, Humbert empregou este agente pela primeira vez na medicina veterinária em equinos. O hidrato de cloral foi, durante várias décadas, o único agente injetável utilizado amplamente nos animais, em especial nos bovinos e equinos. Sua administração era realizada pelas vias oral, intravenosa e retal. Como promovia vários efeitos adversos, foi associado ao sulfato de magnésio, em 1905, sendo seu uso mais difundido em nosso meio. Entretanto, a recuperação da anestesia promovida por esses dois agentes era bastante longa, acompanhada de fenômenos excitatórios e depressão respiratória considerável.

O primeiro barbitúrico utilizado como anestésico geral na clínica veterinária foi o pentobarbital. Inicialmente, era administrado por via oral ou intraperitoneal. Para resultados mais consistentes, Wright decidiu adotar o método da injeção intravenosa, aplicando lentamente e avaliando o grau de narcose presente. Ao final de 1938, em Londres, Wright utilizou o método em mais de 2 mil casos cirúrgicos e em mais de 800 consecutivos sem nenhuma morte atribuível ao anestésico, tornando o pentobarbital sódico a técnica anestésica de escolha para cães e gatos durante muitos anos. O tiopental sódico foi sintetizado em 1933, tendo sido amplamente empregado na Segunda Guerra Mundial nos hospitais da linha de frente. Infelizmente, como deprime os sistemas cardiovascular e respiratório, foi designado potente agente de eutanásia.

Em relação ao grupo dos imidazólicos, o metomidato foi seu primeiro representante, sendo empregado inicialmente em suínos e, depois, testado em equinos e aves. Posteriormente, o etomidato foi sintetizado e estudado por Janssen e colaboradores em 1971 e utilizado clinicamente no ser humano em 1973. De início, já demonstrou uma importante característica e vantagem sobre os barbitúricos: não deprimir o sistema cardiovascular.

O propofol, representante do grupo dos alquilfenóis, foi sintetizado na década de 1970, sendo os primeiros estudos realizados por Glen, em 1980, em coelhos, gatos, porcos e macacos. A primeira formulação do propofol foi preparada em Cremofor, mas, como ocorreram alguns efeitos indesejáveis, como dor à injeção e reações anafiláticas, desenvolveu-se uma formulação alternativa. O uso do propofol tem conquistado popularidade, principalmente na indução e manutenção da anestesia por meio de infusão contínua.

INDICAÇÕES

Os anestésicos injetáveis podem ser empregados:

- Na indução da anestesia
- Como único anestésico para procedimentos menores como radiografias, suturas e exames complementares
- Como suplemento da anestesia inalatória
- Na manutenção da anestesia por meio de infusão contínua ou administração de doses intermitentes.

CLASSIFICAÇÃO

Os agentes injetáveis podem ser classificados como barbitúricos (tiobarbitúricos e oxibarbitúricos) e não barbitúricos [compostos imidazólicos (etomidato); alquilfenóis (propofol) e esteroides (alfaxolona e alfadolona)].

Anestésicos barbitúricos

Os anestésicos derivados do ácido barbitúrico podem ser classificados quanto à sua estrutura química, levando-se em consideração as substituições na molécula original, ou com base no período hábil destes agentes (Brason, 2007; Pawson e Forsyth, 2010).

Os tiobarbitúricos, como o tiopental sódico, são obtidos com a substituição do átomo de oxigênio na posição 2 por um átomo de enxofre. Essa modificação aumenta a lipossolubilidade das moléculas e, consequentemente, confere um início rápido (15 a 30 s) e período hábil ultracurto (10 a 20 min) ao agente anestésico (Brason, 2007; Pawson e Forsyth, 2010).

Em razão de sua versatilidade, os barbitúricos têm grande popularidade na Medicina Veterinária. Para que esses anestésicos possam ser aplicados apropriadamente, é necessário verificar as vantagens e desvantagens, tornando-os úteis de acordo com a conveniência, e não os usando de maneira indiscriminada, alertando o usuário ainda sobre o estado do paciente (estado do animal), o período cirúrgico requerido e os recursos à disposição do profissional.

As principais vantagens são: obtenção de bons planos anestésicos, praticidade de aplicação, não inflamáveis ou explosivos, dispensam aparelhagem específica e apresentam preço razoável.

Suas desvantagens são: inviabilidade em pacientes cardiopatas, hepatopatas, nefropatas ou em choque; desaconselhável em pacientes idosos; biotransformação e recuperação tardia; riscos de delírio ou excitação durante a indução; podem causar lesões teciduais se injetados por meio extravascular; não proporcionam bom relaxamento muscular; carência de antagonistas específicos e eficazes; determinam depressão cardiorrespiratória dose-dependente e são contraindicados em cesarianas.

Farmacocinética

Uma vez injetado, os efeitos do fármaco e o período hábil são dependentes de fatores hemodinâmicos e físico-químicos. A tolerância aguda – efeito mínimo com dose normal – não é muito observada após a administração de tiobarbitúricos em equinos/caninos; o mecanismo é desconhecido, mas provavelmente está relacionado com o nível de excitação do animal e a distribuição do débito cardíaco (dose inicial determina a concentração plasmática: se grandes volumes são injetados para indução, maiores incrementos são necessários para manutenção anestésica). Quando se aplica a injeção de maneira rápida, o paciente também se recupera rapidamente, fenômeno conhecido como dose maciça. Por outro lado, quando são administradas doses complementares, todos os barbitúricos apresentam o fenômeno denominado efeito cumulativo (recuperação anestésica prolongada envolvendo todas as características indesejáveis: hipotermia, bradicardia, excitação etc.).

Os barbitúricos são sais sódicos do ácido barbitúrico (ácidos fracos) que, quando dissolvidos na água, ionizam. O grau de ionização é determinado pelo pH do sangue e pKa do agente. A forma não ionizada é farmacologicamente ativa e difunde-se rapidamente pelas células. A um pH de 7,4, 61% do tiopental e 83% do pentobarbital estão na forma não ionizada (ativa). Quando o pH arterial diminui (acidose), há um aumento na quantidade de barbitúrico não ionizado e, portanto, há mais fármaco ativo disponível para entrar na célula e promover anestesia.

A lipossolubilidade é, provavelmente, a característica mais importante dos tiobarbitúricos. Os fármacos altamente solúveis nos lipídios são rapidamente captados por todos os tecidos e, inclusive, atravessam rapidamente a chamada circulação especial [sistema nervoso central (SNC) e placenta].

Na circulação, todos os anestésicos intravenosos estão ligados às proteínas plasmáticas, principalmente albumina; porém, o grau de ligação varia conforme o agente usado. Uma vez que apenas os fármacos livres, não ligados às proteínas, podem se difundir através das membranas celulares, a ligação com a proteína diminui a captação pelo tecido e retarda o declínio do nível plasmático durante a fase de distribuição.

O grau de ligação à proteína é dependente do pH arterial e alcança um máximo de ligação a um pH ≥ 7,6. Quando o pH diminui, há menos ligação proteica e, portanto, mais barbitúrico ativo está disponível para produzir anestesia geral. Cerca de 70 a 85% do tiopental liga-se à albumina. A acidose, a uremia e a hipoalbuminemia (em razão de doença hepática, hemodiluição ou parasitismo) aumentam a disponibilidade do fármaco no cérebro, ocasionando maior depressão e prolongamento da ação. Assim, somente moléculas do fármaco na fração livre (não ligada) são capazes de se distribuir através das membranas.

A indução e a recuperação da anestesia produzidas pelos tiobarbitúricos são dependentes da redistribuição desses agentes nos tecidos. Embora estes sejam biotransformados pelo fígado e excretados, essa não é a principal razão pela qual o paciente desperta rapidamente com esses fármacos. Sua lipossolubilidade faz com que sejam prontamente captados por muitos tecidos. Além disso, a captação tecidual está influenciada pelo fluxo sanguíneo do tecido em questão.

Assim, os tecidos do organismo podem ser divididos em quatro grupos de acordo com seu fluxo regional [% de débito cardíaco (DC) que vai para um dado compartimento]:

- Ricos em vasos sanguíneos: cérebro, coração, rins (perfazem de 6 a 10% da massa corpórea e recebem cerca de 70% do DC)
- Órgãos magros: músculos estriados e pele (50% da massa corpórea e recebem 25% do DC)
- Tecido adiposo (20% da massa corpórea e recebem 4% do DC)
- Pobres em vasos sanguíneos: ossos, cartilagens e tendões (20% de massa corpórea, cerca de 1% do DC).

Desse modo, após a administração do tiobarbiturato IV, a concentração é máxima no cérebro e em outros órgãos ricos em vasos, ocorrendo em 30 a 45 s em razão do elevado DC. Há lenta captação do tiobarbiturato pelo compartimento magro; o máximo ocorre em 10 a 15 min após administração e corresponde à recuperação. A ação ultracurta se deve à sua redistribuição em tecidos não nervosos (exceto gordura) do corpo. No cão, a redistribuição no compartimento gordura é máxima em 4 h com equilíbrio gordura/plasma em 6 h. Os tiobarbituratos são extremamente lipossolúveis e tendem a se instalar na gordura, promovendo efeito sedativo residual. Quando gradualmente liberados pela gordura, são biotransformados pelo fígado e os bioprodutos são excretados pela urina. A redistribuição não tem ligação significativa na recuperação dos oxibarbituratos de curta e longa ação. É importante ressaltar que, em situações de choque hipovolêmico, há maior concentração do fármaco nos tecidos mais irrigados, podendo desencadear importante depressão do SNC.

A biotransformação hepática é o maior fator na determinação do *clearance* plasmático e na recuperação da anestesia do oxibarbiturato de curta ação (pentobarbital). Os tiobarbituratos são primariamente destoxificados no fígado; entretanto, alguma biotransformação também ocorre no cérebro e no rim. No cão, somente 5% da dose total do tiobarbitúrico é biotransformada por hora. Deve ser evitado o uso concomitante de barbitúricos com cloranfenicol, pois este promove inibição enzimática microssomal, desencadeando maior período hábil dos barbitúricos.

O *clearance* plasmático e a recuperação de oxibarbitúricos de duração longa são primariamente dependentes da excreção renal, ocorrendo pouca biotransformação hepática. Os metabólitos dos oxibarbitúricos de ação curta são excretados na urina. Os rins têm pouca relação na biotransformação dos tiobarbituratos (menos de 1% da dose administrada aparece inalterada na urina).

Farmacodinâmica

Todos os barbitúricos deprimem o SNC, diferindo, entretanto, na dosagem efetiva, período de latência e período hábil. O grau de depressão do SNC varia de sedação leve, plano de anestesia cirúrgica, ao choque bulbar. Deprimem córtex, tálamo e áreas motoras do cérebro. A depressão das áreas motoras permite que os barbitúricos sejam usados para controlar acessos convulsivos. Também ocorre a depressão das áreas sensoriais; porém, como as fibras sensoriais são menos suscetíveis que as motoras, são necessárias doses relativamente maiores de barbitúricos para amortizar a percepção da dor. Não devem ser utilizados na presença de dor (superficialização da anestesia), pois os barbitúricos originam fenômenos de hiperalgesia (exacerbam os estímulos dolorosos).

O sistema de ativação reticular mesencefálico é especialmente sensível aos efeitos depressores dos barbitúricos. Os centros medulares – isto é, o centro termorregulador, vagal, respiratório e vasomotor – são deprimidos por doses anestésicas de barbitúricos. O mecanismo de ação é complexo, já que os barbitúricos tanto alteram a condutividade iônica de diversos íons como interagem com o complexo receptor do ácido gama-aminobutírico (GABA), aumentando o tempo de abertura dos canais de cloro e hiperpolarizando a membrana pós-sináptica (Brason, 2007; Pawson e Forsyth, 2010).

Barbitúricos são potentes depressores do consumo de oxigênio do SNC, podendo reduzi-lo em cerca de 50 a 60%. Diminuem o fluxo sanguíneo cerebral, reduzindo a pressão intracraniana. Desse modo, são indicados na hidrocefalia, no trauma e no tumor craniano.

No sistema cardiovascular, as ações são bastante variáveis, de acordo com a espécie animal e, principalmente, seu estado volêmico. Em cães normovolêmicos, após a administração de dose anestésica usual de tiopental, verifica-se taquicardia e aumento da pressão arterial média e do débito cardíaco. O volume sistólico e a contratilidade miocárdica normalmente diminuem: essa redução pode estar relacionada com mecanismos cálcio-dependentes. O tiopental prolonga o intervalo QT e reduz a amplitude da onda T quando comparado com a indução realizada com o propofol em cães; assim, este barbitúrico pode promover arritmias cardíacas de origem ventricular (Dennis et al., 2007). Os barbitúricos sensibilizam o miocárdio à ação das catecolaminas, particularmente na presença de halotano, que também é agente arritmogênico (Hayashi et al., 1989).

Por serem potentes depressores respiratórios, os barbitúricos diminuem tanto a frequência respiratória quanto o volume corrente. Quando administrados rapidamente, podem promover depressão do centro respiratório, desencadeando apneia transitória. Esta apneia pode ser revertida com manobras simples, como pinçamento de orelha, tração da língua ou outros estímulos dolorosos. Deprimem a resposta do centro respiratório às elevações da pressão parcial de dióxido de carbono no sangue arterial e à hipoxia: o estímulo que deflagraria taquipneia compensatória não ocorre. Os quimiorreceptores carotídeos-aórticos também são deprimidos.

Podem desencadear hipotermia, uma vez que reduzem o metabolismo basal, provocam vasodilatação periférica e depressão do centro da termorregulação.

Os barbitúricos, principalmente na forma de tiobarbitúricos, atravessam rapidamente a barreira placentária, sendo encontrados no sangue fetal em 45 s. O ideal é aguardar cerca de 10 a 12 min após a aplicação do tiopental para que ocorra o equilíbrio materno-fetal.

Todos os barbitúricos deprimem a motilidade intestinal, influindo no tônus e na amplitude por ação sobre a musculatura lisa (Gilman, Goodman e Gilman, 1983). Isso é importante, pois, na recuperação anestésica, deve-se observar o retorno da motilidade gastrintestinal, para não ser confundida com o íleo paralítico observado nas primeiras 48 h nas intervenções abdominais com tração exagerada de vísceras.

Além disso, os barbitúricos reduzem o fluxo plasmático renal e a filtração glomerular em razão da hipotensão arterial e da vasoconstrição renal, ocasionando redução do volume urinário graças à maior reabsorção tubular da água, causada pela maior liberação de ADH.

Uso clínico

O tiopental é um pó amarelo claro, hidrossolúvel e apresenta-se de duas maneiras: 0,5 e 1,0 g. Deve ser diluído em solução fisiológica ou água bidestilada, nas quais se mantém estável em temperatura ambiente por, no máximo, 7 dias; na geladeira, a 4°C, por 2 semanas. As concentrações recomendadas são: 2,5% para pequenos animais e 5% para grandes animais. A solução produzida é alcalina (pH = 10 a 11), sendo irritante se injetada acidentalmente na região perivascular (pode causar flebite em altas concentrações, inflamação ou necrose tecidual); é necessária a infiltração do tecido com solução salina e anestésico local, caso haja dor.

O emprego de medicação pré-anestésica (MPA) reduz a dose dos barbitúricos, assim como atenua a ocorrência de efeitos adversos na indução e recuperação. Desse modo, a MPA potencializa os barbitúricos em torno de 40 a 60%. É comum o emprego de fenotiazínicos ou agonistas alfa-2 adrenérgicos com intuito de preparar o animal e atenuar eventuais efeitos excitatórios. Quando o fenotiazínico é associado ao midazolam, há redução da dose do tiopental em torno de 75%, mostrando sinergismo desencadeado pela associação (Pawson e Forsyth, 2010).

Algumas raças de cães, como Afghan Hound, Galgo e Whippet, podem apresentar recuperação prolongada após o emprego de tiopental (Pawson e Forsyth, 2010).

Se o efeito do barbitúrico não for adequado, verificar se as soluções não estão muito diluídas, se a MPA não promoveu o efeito desejado – e assim não potencializou o fármaco –, se a pesagem está incorreta, se a administração foi muito lenta ou foi aplicada por via perivascular. A apneia é um dos efeitos colaterais mais frequentes e pode ser decorrente da alta concentração do fármaco, da rapidez da aplicação ou dose elevada. Da mesma maneira, frequentemente observa-se recuperação prolongada, e como principais causas, apresentam-se: desidratação, quadros de hipovolemia, acidose, animais jovens ou geriátricos, hipotermia e doses elevadas ou repetições de doses.

Atualmente, com o advento de fármacos dissociativos ou anestésicos gerais não barbitúricos, tem-se questionado o emprego dos barbitúricos na rotina hospitalar. Por sua aplicação ser exclusivamente via intravenosa, seu uso tem sido restrito às convulsões refratárias aos benzodiazepínicos.

O uso dos barbitúricos é sempre desaconselhável em animais portadores de afecções cardíacas, renais e hepáticas, bem como em fêmeas gestantes de alto risco. Nas cesarianas, em animais hígidos, cujos parâmetros fisiológicos estão normais, a anestesia barbitúrica é compatível, pois rapidamente estabelece-se o equilíbrio materno-fetal.

Propofol

O propofol (2,6-di-isopropilfenol) é um anestésico intravenoso alquilfenólico, insolúvel em água, com propriedades hipnóticas e sedativas. Apresenta-se como emulsão de óleo em água com aspecto viscoso e leitoso em pH de 6,5 a 8,5. É formulado em emulsão aquosa a 1%, contendo 10% de óleo de soja, 2,25% de glicerol e 1,2% de fosfolipídio de ovo purificado. Sua solução é estável à luz solar e à temperatura ambiente, podendo ser diluída em solução glicosada a 5% ou salina a 0,9%. Como não apresenta conservante, favorece o crescimento bacteriano e a produção de endotoxina (Arduino et al., 1991), recomendando-se seu descarte 6 h após a abertura da ampola (Glowaski e Wetmore, 1999). Quando administrado em infusão contínua, deve-se descartar o equipo a cada 12 h. Recentemente desenvolveu-se uma formulação de propofol em nanoemulsão livre de lipídios, com objetivo de aumentar o tempo de validade da ampola aberta, reduzir o risco de contaminação bacteriana e garantir maior estabilidade e segurança na administração (Kim et al., 2007; Lee et al., 2009; Tamanho, 2010).

Mecanismo de ação

Promove seus efeitos sedativos e hipnóticos por meio da interação com o sistema neurotransmissor inibitório do ácido gama-aminobutírico (GABA). O GABA é o principal neurotransmissor inibitório dentro do SNC. O receptor GABA tipo A (GABA$_A$) é um complexo receptor que consiste em cinco subunidades de glicoproteínas. Quando o receptor GABA$_A$ é ativado, a condutância transmembrana de cloro aumenta, resultando em hiperpolarização da membrana celular pós-sináptica e inibição funcional do neurônio pós-sináptico. Seu efeito aumenta a duração da abertura dos canais de íon cloro (Belelli et al., 1999).

Farmacocinética

Seu índice terapêutico é de 3,4 e sua potência hipnótica é de aproximadamente 1,8 vez a do tiopental. Não causa danos teciduais quando aplicado por via perivascular. Cerca de 95 a 99% do barbitúrico ligam-se às proteínas plasmáticas. O propofol promove rápida perda da consciência (20 a 60 s) após a administração IV, em virtude de sua distribuição rápida para o SNC, em função de sua elevada lipossolubilidade (Nocitti, 2001). Após a aplicação em *bolus*, a concentração plasmática declina rapidamente em razão da redistribuição do SNC e de outros tecidos altamente vascularizados para os menos perfundidos. A taxa de *clearance* inicial do propofol pela redistribuição é similar à do tiopental, mas a recuperação é mais rápida com propofol, uma vez que a taxa de biotransformação é aproximadamente 10 vezes mais rápida que a do tiopental. Animais mais idosos requerem doses menores por causa do menor volume de distribuição.

Durante sua biotransformação, o propofol é conjugado no fígado em glicuronídio ou metabólitos sulfato, e estes são excretados na urina (Simons et al., 1991; López et al.,1994). A excreção biliar ocorre em cães com alguma reciclagem êntero-hepática e nova conjugação com sulfato, mas isso não causa nenhum efeito clínico. A metabolização extra-hepática também ocorre nos pulmões, na parede intestinal e nos rins (Dawidiwicz, 2000), uma vez que o *clearance* desse fármaco excede

o fluxo sanguíneo hepático (Gepts et al., 1987). Evidências sugerem uma variabilidade do sistema citocromo P-450 envolvido na biotransformação do propofol nas diferentes raças caninas (Hay Craus et al., 2004). Isso poderia explicar a recuperação prolongada em Galgos após infusão contínua de propofol (Robertson et al., 1991). Como se trata de um composto fenólico, pode induzir lesão oxidativa nas hemácias da espécie felina quando administrado por vários dias consecutivos. Essa toxicidade resulta, provavelmente, da habilidade reduzida dos felinos em conjugar fenóis, observando-se os corpúsculos de Heinz e sinais clínicos de anorexia e diarreia (Andress et al., 1995). Em razão dessa limitação, podem ocorrer recuperações prolongadas em alguns felinos submetidos à infusão contínua desse agente (Paddleford, 2001).

Farmacodinâmica

Promove depressão dose-dependente da função cerebral, pela potencialização da transmissão gabaérgica. Reduz o fluxo sanguíneo cerebral, o consumo de oxigênio cerebral e a pressão intracraniana. Quando comparado ao tiopental, propofol promoveu significativo incremento na pressão intraocular em cães (Hofmeister et al., 2008). Possui propriedades anticonvulsivantes, podendo ser empregado no tratamento de crises convulsivas refratárias (Steffen e Grasmueck, 2000).

Os efeitos cardiovasculares são semelhantes aos do tiopental sódico, com exceção das arritmias cardíacas e da taquicardia sinusal produzidas pelo barbitúrico, que não ocorrem com o propofol. Promove hipotensão arterial, porém, não existe correlação entre a redução da pressão arterial média e o aumento da frequência cardíaca após a administração de propofol, o que leva a crer que o aumento da frequência cardíaca se deve provavelmente à diminuição da atividade parassimpática cardíaca, enquanto a hipotensão arterial pode ser secundária à diminuição da atividade simpática periférica (Fragata, 2004), sem desencadear taquicardia reflexa (Glen, 1980; Weaver e Raptopoulos, 1990). Diversos mecanismos são apontados como causadores da hipotensão arterial, como: vasodilatação periférica, diminuição do tônus simpático, ações cronotrópica e ionotrópica negativas e depressão do reflexo barorreceptor (Brüssel et al., 1989; Yang et al., 1997).

O propofol pode induzir depressão respiratória dose-dependente, podendo ocorrer apneia fugaz na indução da anestesia e hipercapnia e cianose por um período curto após a administração (Morgan e Legge, 1989; Smith et al., 1993). A aplicação deve ser lenta (60 a 90 s), uma vez que há maior ocorrência de apneia quando o propofol é administrado em velocidade moderada (20 a 30 s; Rolly et al., 1985; Gilles e Lees, 1989). Por causa dessa possibilidade, os meios de suporte ventilatório devem estar sempre disponíveis quando se utiliza propofol. Quando este foi empregado em infusão contínua nas velocidades fixas de 0,2, 0,3 e 0,4 mg/kg/min, observou-se depressão respiratória dose-dependente representada por diminuição da frequência respiratória e aumento dos níveis de dióxido de carbono expirados, bem como da PaCO$_2$, diminuição da PaO$_2$ (Aguiar et al., 2001).

Observa-se a incidência de fenômenos excitatórios em cães pré-tratados ou não com tranquilizantes ou sedativos (Davies, 1991). Os fenômenos mais frequentes são mioclonias, movimentos de pedalagem e opistótono.

Uso clínico

O propofol pode ser utilizado na indução da anestesia em cães e gatos, uma vez que deprime o SNC, promove a perda de reflexos protetores, bem como o relaxamento muscular, permitindo a intubação endotraqueal (Watkins et al., 1987; Morgan e Legge, 1989). Pode ser empregado em todas as espécies domésticas, em doses que variam de 2 a 5 mg/kg, quando se utiliza previamente a MPA e de 6 a 8 mg/kg, quando os animais não foram pré-tratados (Morgan e Legge, 1989; Weaver e Raptopoulos, 1990). Pode ser administrado na manutenção da anestesia por meio de doses intermitentes ou em infusão contínua. A dose para infusão contínua varia de 0,3 a 1,5 mg/kg/min, dependendo do objetivo de contenção e dos fármacos associados (Aguiar et al., 2001; Intelisano et al., 2008).

Em cães e gatos, a dose de propofol varia de 2,0 a 8,0 mg/kg pela via intravenosa, permitindo assim a dose de ajuste, variando sempre em função da MPA empregada, uma vez que o sinergismo por potenciação pode ser menor ao se empregar um tranquilizante, mas maior ao se empregar um opioide (Watkins et al., 1987; Weaver; Raptopoulos, 1990; Geel, 1991). A redução da dose pode levar à diminuição da incidência de efeitos adversos, como apneia, hipotensão arterial e excitação.

Em potros neonatos, pode ser empregado na dose de 2 mg/kg, após MPA com xilazina, na dose de 0,5 mg/kg. A dose de manutenção preconizada é de 0,35 mg/kg/min. Nos animais adultos, a dose de indução varia de 2 a 4 mg/kg após o uso de MPA, sendo a dose de manutenção em torno de 0,2 mg/kg/min. A recuperação é geralmente rápida e suave, mesmo nos equinos, que frequentemente exibem excitação na emergência da anestesia (Mama et al., 1995). O uso do propofol é estritamente intravenoso.

Etomidato

Foi sintetizado em 1965 para ser utilizado na indução da anestesia em pacientes humanos, porém, somente a partir de 1972 passou a ser usado na rotina clínica, demonstrando-se, inicialmente, um agente que seria amplamente utilizado em função de seus poucos efeitos adversos.

Farmacocinética

O etomidato é um derivado imidazólico comercializado na forma de enantiômero R+ e diluído em propilenoglicol. É comercializado em solução, na concentração de 2 mg/mλ, com propilenoglicol a 35%, com pH de 6,9 e osmolaridade de 4.640 mOsm/λ.

Seu mecanismo de ação é semelhante ao do propofol, aumentando a ação do neurotransmissor GABA (Lingamaneni e Hemmings, 2003); é rapidamente biotransformado no fígado por hidrólise em uma forma inativa de ácido carboxílico, sendo 85% eliminado pela urina e o restante, pela via biliar.

Sua meia-vida de eliminação em humanos é em torno de 4 h após uma dose em bolus e em gatos é de 2,89 h (Wertz et al., 1990). Em cães, tanto a latência como o período hábil são curtos, sendo de 30 s e 8 min, respectivamente, na dose de 1,5 mg/kg pela via intravenosa (Nagel et al., 1979).

Na espécie humana, após a administração transmucosa oral, são detectados níveis de etomidato após 5 min e os efeitos hipnóticos ocorrem em 10 a 20 min; seu período hábil é de 30 a 60 min (Streisand et al., 1998). Em cães, são observadas quantidades sanguíneas em 12,5 min da administração oral, permanecendo na circulação por um período superior a 90 min (Zhang et al., 1998).

Farmacodinâmica

Quando administrado IV em cães e gatos, observa-se flebalgia, excitação, mioclonias e vômito (Muir e Mason, 1989; Werts et al., 1990), o que pode ser minimizado pela administração prévia de fármacos sedativos. No ser humano, o aparecimento de mioclonias durante a indução com o etomidato tem sido associado à dose, e a aplicação prévia de pequenas doses em bolus tem demonstrado eficiência para a redução dessa complicação (Doenicke et al., 1999). O uso isolado ou associado ao midazolam em gatos proporciona indução e recuperação adequadas, desde que o etomidato seja administrado lentamente – ou seja, em aproximadamente 60 s (Camignotto et al., 2002).

A injeção intravenosa produz transpiração importante no equino, tremores musculares e movimentos involuntários de membros e cabeça, também em pequenos animais (Muir e Mason, 1989). As mioclonias podem permanecer durante o ato cirúrgico, sendo necessária a administração de um fármaco miorrelaxante, como o diazepam ou midazolam, para atenuá-las. O emprego de midazolam imediatamente antes da administração de etomidato diminui a incidência de excitação e mioclonias. A injeção de ambos os agentes deve ser realizada o mais lentamente possível.

Em cães hipovolêmicos, a administração do etomidato na dose de 1 mg/kg IV não promove redução da pressão arterial média e do índice cardíaco; porém, provoca apneia de curta duração (menor que 1 min) e redução da PaO_2 (Pascoe et al., 1992). Tais alterações respiratórias, entretanto, não apresentam importante relevância clínica. Quando comparado ao propofol, após a aplicação prévia de midazolam (0,3 mg/kg), o etomidato na dose de 4 mg/kg apresentou melhores valores de pressão arterial média, PaO_2 e saturação arterial de oxigênio 5 min após a indução e intubação endotraqueal em cães; porém, a qualidade de recuperação foi inferior (Sams et al., 2008). A administração por via transmucosa oral não reduziu a pressão arterial nem os valores de saturação periférica da hemoglobina em pacientes humanos durante todo o período hábil, porém observaram-se, em alguns pacientes, náuseas e tremores musculares (Streisand et al., 1998).

O etomidato causa inibição, dose-dependente e reversível, da enzima 11-beta-hidroxilase (a qual converte o 11-desoxicortisol em cortisol) e, em menor intensidade, da 17-a-hidroxilase (Allolio et al., 1985). Em cães, na dose de 2 mg/kg, reduz a resposta adrenocortical à anestesia e à cirurgia por 2 a 6 h (Dodam et al.,1990); em gatos, por 3 h (Moon, 1997). Acredita-se que tal fenômeno, após dose única, não causa nenhum efeito deletério a curto prazo. Entretanto, sua utilização IV contínua é desaconselhável, uma vez que a redução dos níveis de cortisol pode perdurar por longos períodos. Tal efeito foi associado ao aumento de morbidade e mortalidade de pacientes humanos mantidos sedados com etomidato em unidades de tratamento intensivo (Wagner et al., 1984).

Pode ocorrer hemólise intravascular quando esse agente é utilizado em decorrência do propilenoglicol, que causa rápido incremento da osmolaridade e com isso ruptura de hemácias (Moon, 1994). Ainda, em razão da hiperosmolaridade da formulação, pode causar dor e flebite após a administração intravenosa de etomidato, principalmente em veias de pequeno calibre (Doenicke et al., 1999).

Podem ocorrer náuseas ou vômitos na indução e na recuperação, e o uso de MPA com fenotiazínicos, benzodiazepínicos ou opioides pode reduzir a ocorrência desses efeitos (Muir e Mason 1989).

Uso clínico

A dose para indução em cães e gatos varia de 0,5 a 3 mg/kg (Robertson, 1992). Apesar de apresentar alguns efeitos colaterais, sua influência sobre o sistema cardiovascular é ínfima ou inexistente, sendo, por isso, indicado na indução anestésica de pacientes graves e, principalmente, nos portadores de cardiopatias.

O etomidato é indicado também na indução da anestesia de pacientes que serão submetidos a procedimentos neurológicos, uma vez que apresenta propriedades que diminuem o consumo de oxigênio cerebral, a taxa metabólica cerebral e o fluxo sanguíneo cerebral em até 50%.

Alfaxolona

Trata-se de um esteroide – 3-hidroxi-5-pregnano-1,20-diona (alfadolona) – capaz de induzir anestesia. Promove depressão do SNC por meio da ativação de GABA.

A alfaxalona é uma solução aquosa, clara, sem cor, envazada em frasco multiuso de 10 mℓ. A solução do agente não contém conservantes, portanto, os frascos abertos devem ser descartados em até 24 h após o início do uso, seguindo as recomendações do fabricante (Jurox, 2011).

Quanto à sua farmacodinâmica, o fármaco reduz sensivelmente a temperatura e eleva consideravelmente a frequência respiratória (de 20 a 60 movimentos/min), que se restabelecem a partir dos 60 min após a aplicação. A alfaxalona provoca redução, dose-dependente, da resistência vascular sistêmica e da pressão arterial média, bem como taquicardia discreta, tanto em cães sadios sedados como não pré-tratados, nas doses recomendadas – 1,5 a 4,15 mg/kg (Muir *et al.*, 2008; Maney *et al.*, 2013).

O período de latência é imediato e o período hábil varia de 20 a 30 min. Deve ser administrado IV, sendo a dose em cães 5 mg/kg e em gatos 9 mg/kg.

7 Anestesia Intravenosa Total

Suzane Lilian Beier

INTRODUÇÃO

A anestesia intravenosa total (AIT) pode ser realizada por meio da infusão de uma associação de fármacos que promove hipnose e relaxamento muscular. Esses três componentes são imprescindíveis em uma anestesia geral. Diferentemente da anestesia inalatória, na AIT todos os fármacos são aplicados exclusivamente pela via intravenosa (IV). Essa técnica sofreu diversos avanços desde o início de sua utilização. Em 1845 e 1853 foram inventadas, respectivamente, a agulha, por Francis Rynd, e a seringa, por Charles Gabriel Pravz. Essas ferramentas essenciais abriram caminho para Pierre-Cyprien Oré que, em 1875, descreveu 36 casos envolvendo o uso de hidrato de cloral IV, sendo esse o primeiro relato de anestesia venosa.

Com a introdução dos barbitúricos (1921) e do tiopental (1934), a anestesia intravenosa passou por diversas etapas. Nessa época, as opções farmacológicas e os conhecimentos a respeito das vias e dos sistemas de administração, biodisponibilidade, início e término de ação, metabolismo e excreção dos fármacos venosos eram escassos. Vários medicamentos para uso pela via IV foram sintetizados desde então, entre eles podem ser citados os agentes hipnóticos, como o propofol (1970), o etomidato (1974) e o midazolam (1976). As descrições do perfil farmacocinético dos fármacos venosos traçaram as bases para a utilização de cada um desses medicamentos. Em 1960 surgiram os primeiros trabalhos com farmacocinética, ressaltando as vantagens da utilização da técnica em infusão contínua.

INFUSÃO CONTÍNUA

Quando o fármaco é administrado em infusão contínua, obtém-se concentração plasmática constante, pois à medida que o fármaco sofre redistribuição e biotransformação, uma nova oferta de fármaco está sendo realizada, mantendo-se, assim, a concentração plasmática desejada ou próxima dela. Essa infusão de fármacos intravenosos pode ser realizada de duas formas. A primeira, com auxílio de bomba de infusão manual, em que as doses a serem utilizadas são calculadas pelo anestesiologista (em mℓ/h) e regula a bomba de acordo com a necessidade, ou o anestesiologista introduz algumas variáveis como peso do paciente, a dose e a concentração do fármaco e a bomba calcula automaticamente quantos mℓ/h o paciente vai precisar (Figura 7.1). As limitações dessa técnica são as variações geradas nas concentrações plasmáticas dos fármacos e a tendência, caso a infusão não seja alterada, ao acúmulo de fármacos, de recuperação prolongada, podendo levar a resultados menos previsíveis.

A segunda técnica de infusão contínua é com auxílio de bomba de infusão dotada de um sistema-alvo de infusão controlada (IAC) ou, como é conhecido, *target controlled anestesia* (TCI; Figura 7.2). Nesse caso, apenas a concentração-alvo desejada é informada à bomba que, por meio de sistema computadorizado contendo o modelo farmacocinético do fármaco, controla a dose a ser administrada de acordo com as mudanças de alvo informadas pelo anestesiologista, seja o alvo o plasma ou o local efetor. Um modelo farmacocinético é a descrição da identidade do fármaco, pois é ele que descreve as velocidades de passagem entre os compartimentos corporais, metabolismo e constantes de eliminação dos fármacos. Nesse sistema não há efeito cumulativo do fármaco nem em infusões prolongadas porque a velocidade da bomba é controlada pelas constantes de cada modelo farmacocinético, levando em consideração que todo fármaco que entra no compartimento central (plasma) deve ser eliminado na mesma velocidade. As principais limitações da técnica em medicina veterinária são: poucos modelos farmacocinéticos em animais, pois cada modelo é específico para cada espécie e com o agravante de uma ampla variedade de raças que podem alterar todo o perfil farmacocinético, e, consequentemente, as constantes de transferências entre os compartimentos; a falta de familiaridade com as concentrações plasmáticas e com o local efetor necessárias para cada fármaco; a margem de erro do modelo farmacocinético incorporado na bomba e a falta de apoio das empresas

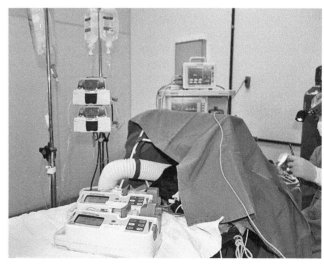

Figura 7.1 Paciente submetido a infusão contínua por anestesia intravenosa total (AIT).

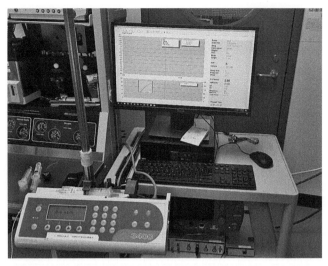

Figura 7.2 Sistema-alvo de infusão controlada (IAC), também conhecido como *target controlled anesthesia* (TCI). Foto gentilmente cedida pelo Dr. Daniel Sakai.

de bombas de infusão em disponibilizar ao mercado veterinário bombas incorporando o modelo farmacocinético para as diferentes espécies.

Atualmente, em Medicina Veterinária não há nenhuma bomba de IAC. O modelo farmacocinético é incorporado ao programa por meio de um computador ou *notebook*, que tenha uma interface com uma bomba de infusão permitindo essa interação. Os primeiros estudos em Medicina Veterinária datam de 2008, sendo que na Medicina tradicional ocorreu em 1995, o que evidencia a evolução dessa técnica, que vem sendo empregada na rotina clínica veterinária ressaltando os imensos benefícios em relação à anestesia inalatória.

Estudos em cães mostram que a dose para a indução anestésica do propofol com essa técnica varia de 1,5 a 3,0 µg/mℓ quando utiliza-se midazolam (0,2 mg/kg) ou lidocaína (2,2 mg/kg) ou remifentanila (0,3 µg/kg/min) como agentes condutores. Quando o propofol é utilizado isoladamente, essa dose pode variar de 2 a 6 µg/mℓ dependendo da medicação pré-anestésica utilizada. Para a manutenção anestésica a dose varia de 0,6 a 2 µg/mℓ com incrementos de 0,5 µg/mℓ se houver necessidade de complementar o grau de hipnose. Um estudo clínico utilizou propofol na dose de 3,5 µg/mℓ e remifentanila na taxa de 0,2 µg/kg/min para a manutenção da anestesia em um cão submetido à cirurgia de persistência de ducto arterioso, ressaltando a manutenção dos parâmetros cardiovasculares com a técnica IAC. Em Medicina Veterinária utiliza-se apenas a IAC com o propofol, pois é o único agente com estudo para essa técnica. Portanto, para promover analgesia durante o período transoperatório são utilizados os opioides de ultracurta duração como, por exemplo, o remifentanila por meio da bomba de infusão manual na taxa de 0,1 a 0,3 µg/kg/min, conforme necessidade do paciente (Tabela 7.1).

Com a limitação da técnica IAC apenas em pesquisa, na rotina clínica a anestesia intravenosa vem ganhando espaço entre os anestesiologistas, pois apresenta vantagens em relação à anestesia inalatória, como ausência de poluição ambiental, menos interferência na vasoconstrição pulmonar hipóxica e estabilidade cardiovascular. Estudos clínicos e experimentais mostram uma manutenção da pressão arterial em cães e gatos anestesiados pela técnica de AIT quando comparada com a anestesia inalatória.

Estudo em cães, comparando a anestesia inalatória com isoflurano e AIT, mostra que o sistema imune é mais deprimido com a anestesia inalatória e que o propofol pode ter algum componente imunoprotetor com redução dos linfócitos T e citocinas pró-inflamatórias. Outro estudo mostra o benefício da anestesia intravenosa com propofol quando comparada com inalatória com efeito antioxidante celular. Na medicina, a grande vantagem sobre o uso da AIT em relação à anestesia inalatória é no período de recuperação, no qual os pacientes apresentam uma menor incidência de náuseas e vômitos, aumentando dessa forma o tempo de hospitalização.

Indicações

A AIT é indicada para diversas situações clínicas, como cirurgias que envolvem vias respiratórias superiores, neurocirurgias e hipertensão intracraniana (por redução do fluxo sanguíneo cerebral), cirurgias torácicas, controle de convulsão no pós-operatório de cirurgia de *shunt* portossistêmico, laparoscopias, broncoscopias (principalmente em pequenos pacientes), ressonância magnética, tomografias, e em casos de anestesia/sedação em pacientes em unidade de terapia intensiva sob ventilação mecânica.

Entretanto, a dificuldade no controle do plano anestésico, falta de familiaridade com a técnica e a farmacocinética, ausência de bombas de infusão na rotina e a grande preocupação com a recuperação mais lenta fazem essa técnica ainda ser deixada por muitos em segundo plano.

Vale ressaltar que a principal desvantagem é a recuperação lenta, ocorrendo somente se a infusão contínua for realizada em uma taxa fixa do início ao fim do procedimento anestésico. Desse modo, utiliza-se uma técnica denominada infusão contínua com taxa variada, na qual a taxa de infusão é reduzida com o passar do tempo de anestesia, evitando assim o efeito cumulativo do fármaco.

AGENTES FARMACOLÓGICOS ASSOCIADOS

O agente hipnótico de escolha para a AIT é o propofol, em razão de seu perfil farmacocinético, apesar de apresentar uma meia-vida contexto sensível, ou seja, sua meia-vida depende do tempo de infusão, utilizando as técnicas de IAC ou AIT com o esquema de variar a taxa de infusão com o passar do tempo de anestesia. Ambas as técnicas podem ser usadas de forma segura e eficaz.

Como agentes analgésicos utilizados pela técnica de AIT podem ser citados os opioides utilizados em infusão contínua, como fentanila, alfentanila, sufentanila e remifentanila, sendo o último de escolha por não apresentar uma meia-vida contexto sensível, não havendo necessidade de redução da taxa de infusão com o passar do tempo.

A Tabela 7.2 mostra de maneira esquemática os protocolos de infusão contínua de alguns fármacos mais utilizados em AIT em medicina veterinária e suas respectivas taxas variadas para evitar o efeito cumulativo (dados pessoais).

Em felinos ainda há uma grande discussão sobre o uso da AIT, pois eles têm dificuldade na biotransformação do propofol, apresentando recuperação mais lenta mesmo com taxas variadas. Entretanto, a AIT pode ser utilizada com cautela e com redução da dose de propofol em todos os tempos pela metade.

Tabela 7.1 Principais fármacos utilizados em AIT em cães.

Fármaco	Tempo		
	Dose após início da indução	20 min após indução	Até término da cirurgia
Propofol	0,3 a 0,4 mg/kg/min	0,15 a 0,2 mg/kg/min	0,05 a 0,1 mg/kg/min
Fentanila	2,5 a 5,0 µg/kg	7,5 a 30 µg kg/h	7,5 a 10 µg/kg/h*
Remifentanila	0,1 a 0,3 µg/kg/min**	–	–
Dexmedetomidina	0,2 a 1,0 µg/kg/h***	–	–
Cetamina	0,5 a 1,0 mg/kg	10 µg/kg/min	–
Lidocaína	1,5 a 2,0 mg/kg	50 µg/kg/min	–

* Fentanila: variar a taxa de infusão de acordo com a necessidade analgésica do paciente sendo essa taxa reduzida gradativamente ou manter na taxa de 7,5 µg/kg/h e desligar a bomba de infusão pelo menos 20 min antes do término da anestesia.

** Remifentanila: não precisa de dose de *bolus*, nem variar a taxa de infusão no decorrer do período anestésico por não apresentar efeito cumulativo. Sendo a meia-vida média de apenas 6 min, deve-se promover a analgesia do paciente, como, por exemplo, aplicar uma dose de morfina ou metadona pela via intramuscular 30 min antes de desligar a bomba de infusão.

*** Com o uso da dexmedetomidina a dose do propofol após 20 min da indução deve ser reduzida para 0,1 mg/kg/min em razão do efeito potencializador maior do alfa-2 agonista.

Tabela 7.2 Sugestões de protocolos anestésicos para AIT em cães.

Protocolo anestésico *	Comentários
Propofol + fentanila	Redução da dose do fentanila ou desligar a bomba 20 min antes do término da anestesia
Propofol + remifentanila	Promover a analgesia do paciente, por exemplo aplicar uma dose de morfina ou metadona pela via intramuscular 30 min antes de desligar a bomba de infusão
Propofol + opioide + dexmedetomidina	Uso de doses bem menores de propofol em decorrência da potencialização do alfa-2 agonista, após a taxa inicial de 0,3 mg/kg/min reduzir para 0,1 mg/kg/min até o final do procedimento
Propofol + dexmedetomidina	Usar um opioide na MPA (morfina ou metadona) com dexmedetomidina e manutenção com as taxas menores de propofol como descrito anteriormente
Propofol + opioide + cetamina	Protocolo que fornece uma boa analgesia somática para procedimentos osteomusculares que, além do opioide, tem a cetamina como antagonista NMDA

NMDA: N-metil D-Aspartato.
* Em todos os protocolos sugeridos é de extrema importância o monitoramento da ventilação e oxigenação do paciente mantendo a normocapnia, sendo essencial o suporte ventilatório por meio da ventilação mecânica.

CONSIDERAÇÕES FINAIS

Nenhum fármaco preenche de maneira isolada todos os pré-requisitos de uma anestesia geral, como relaxamento muscular, hipnose e analgesia, para tanto é necessária uma associação de vários fármacos. O agente hipnótico de escolha para a AIT é o propofol e pode ser associado com opioides, alfa-2 agonista, cetamina ou a associação deles, dependendo do grau de analgesia requerida pelo paciente. Como a técnica IAC ainda é pouco utilizada na rotina, para evitar o efeito acumulativo do propofol e demais fármacos pode-se utilizar a técnica de infusão contínua com taxa variada de acordo com o tempo de anestesia. Dessa forma, a AIT vem ganhando espaço na medicina veterinária e, se empregada corretamente, traz grandes vantagens em relação à anestesia inalatória, principalmente pela estabilidade cardiovascular, ausência de poluição ambiental e uma recuperação suave e tranquila.

8 Anestesia Geral Volátil ou Inalatória

Valéria Nobre Leal de Souza Oliva • Paulo Sergio Patto dos Santos

INTRODUÇÃO

Durante os quase 150 anos em que a anestesia inalatória tem sido utilizada na prática clínica, menos de 20 agentes foram introduzidos e aprovados para uso em Medicina Veterinária. Destes, menos de dez têm algum histórico na anestesiologia veterinária e, atualmente, apenas quatro ou cinco estão em uso clínico corrente.

Alguns agentes como o éter, o clorofórmio, o etileno, o ciclopropano, o tricloroetileno e o metoxifluorano foram amplamente utilizados durante o século 20, mas hoje foram substituídos por fármacos mais seguros. Na década de 1950, a síntese do halotano iniciou a era dos halogenados que são, atualmente, os agentes mais empregados e difundidos em anestesiologia veterinária. Soma-se a esses anestésicos o óxido nitroso (N_2O) que, como agente adjuvante, ainda é utilizado em anestesiologia veterinária.

A anestesia geral inalatória é obtida por meio de absorção de um princípio ativo pela via respiratória, passando para a corrente circulatória e atingindo o sistema nervoso central (SNC), promovendo a anestesia geral (inconsciência ou hipnose, analgesia e relaxamento muscular e proteção neurovegetativa).

ASPECTOS VANTAJOSOS E LIMITAÇÕES DO USO DA ANESTESIA INALATÓRIA

Uma das maiores vantagens da anestesia inalatória é o controle da profundidade anestésica que permite o aprofundamento ou superficialização do plano anestésico, de acordo com a necessidade da situação clínica (por ex., tipo de estímulo cirúrgico), em velocidade diretamente proporcional às características físico-químicas do agente. Somam-se a essas vantagens as baixas taxas de metabolização e de eliminação da maioria dos agentes inalatórios que, em parte, podem ser eliminados pela própria via respiratória. A necessidade de haver uma fonte de oxigênio, de intubação traqueal do paciente (na maioria das vezes), a presença de absorvedores de CO_2 em alguns tipos de sistemas anestésicos e a presença do balão respiratório auxiliam a ventilação e a oxigenação adequada do paciente, diminuindo, consequentemente, a morbidade e a mortalidade durante o procedimento anestésico.

Como limitações do uso dessa modalidade anestésica podem-se citar a necessidade de aquisição de equipamentos específicos e as alterações fisiológicas, especialmente cardiovasculares, que advêm do uso de alguns anestésicos inalatórios.

Alguns autores persistem em apontar como limitações ao uso da anestesia inalatória a necessidade de monitoramento contínuo do paciente e de treinamento e disponibilidade de uma equipe bem treinada e com profissional anestesiologista que acompanhe todo o procedimento, incluindo a fase de recuperação anestésica. Pode-se considerar, contudo, que esses aspectos não se limitam ao uso exclusivo da anestesia inalatória, mas, sim, condutas a serem adotadas em qualquer tipo de protocolo anestésico executado, conferindo maior controle e segurança.

CARACTERÍSTICAS FÍSICO-QUÍMICAS DOS ANESTÉSICOS INALATÓRIOS

A estrutura química do anestésico inalatório é responsável por sua ação e segurança na administração. Essas características determinam a apresentação física do agente (gás ou líquido), a estabilidade do agente a luz ou calor e a solubilidade em borracha, metal ou ao absorvedor de CO_2. Influencia ainda no tipo de equipamento, especialmente no tipo de vaporizador requerido para seu uso clínico.

Com exceção do N_2O, todos os anestésicos inalatórios de uso corrente são compostos orgânicos, e a constante pesquisa de síntese de agentes mais potentes, mais seguros e estáveis baseou-se na halogenação, ou seja, na adição de fluoreto, cloreto ou bromo. O halotano foi o primeiro anestésico halogenado estabelecido para uso clínico na década de 1950 e tornou-se a molécula de referência para a síntese dos demais halogenados introduzidos posteriormente.

A passagem do anestésico inalatório por compartimentos contendo diferentes meios físicos (líquido – gasoso) faz das características físicas do anestésico inalatório um aspecto extremamente importante para determinar as peculiaridades de seus efeitos.

Pressão de vapor

As moléculas de compostos líquidos estão em constante movimento e as mais superficiais do líquido ganham velocidade suficiente para se desprenderem da superfície líquida e entrar em fase de vapor. Essa mudança de estado do líquido para o gás denomina-se vaporização ou evaporação. Esse processo é dinâmico e, sob temperatura constante, há tendência ao equilíbrio entre as duas fases (líquida e gasosa) da substância.

A pressão, em milímetros de mercúrio (mmHg), que as moléculas de vapor exercem quando o equilíbrio se estabelece, constitui-se na pressão de vapor e se refere à capacidade de um anestésico líquido se vaporizar.

Sob condições de temperatura e pressão atmosférica constantes, quanto maior a pressão de vapor de um anestésico volátil, maior é sua capacidade de vaporização e, consequentemente, maior concentração anestésica poderá ser alcançada em relação ao fluxo diluente.

As variações de pressão atmosférica influenciam de maneira não muito significativa a vaporização dos anestésicos e não são levadas em conta na prática anestésica. Já a temperatura ambiente influencia de maneira importante nessa vaporização e são diretamente proporcionais.

Ponto de ebulição

Ponto em que a pressão de vapor do líquido é igual à pressão atmosférica. Estabelece-se como referência a pressão atmosférica ao nível do mar (760 mmHg). Quanto menor o ponto de ebulição de um anestésico, mais facilidade em se transformar em vapor nas condições de sala cirúrgica. Assim, ponto de ebulição abaixo da temperatura ambiente exigirá condições especiais para a sua utilização clínica (p. ex., o desfluorano possui ponto de ebulição igual a 23°C).

Solubilidade dos anestésicos

Os anestésicos gasosos dissolvem-se em meios líquidos ou sólidos e essa capacidade, conhecida como solubilidade, tem características clínicas importantes.

A solubilidade do anestésico no sangue e nos tecidos, por exemplo, é o fator primário de absorção e distribuição deste e traduz, portanto, a velocidade de indução e de recuperação anestésicas.

O coeficiente de solubilidade é o valor no qual a pressão parcial de vapor nos dois meios está em equilíbrio. Assim, o coeficiente de solubilidade sangue/gás é o ponto em que a pressão de vapor no meio líquido (sangue) iguala-se à pressão de vapor no meio gasoso (ar inspirado). Esse ponto refere-se à proporção de moléculas que devem estar presentes em um ou outro meio quando o equilíbrio se estabelece.

Logo, quanto maior o coeficiente de solubilidade sangue/gás de um anestésico inalatório, maior número de moléculas terá de ser deslocado para o estabelecimento do equilíbrio. Consequentemente, o tempo de indução e recuperação anestésicas será maior que o dos agentes em que esse coeficiente seja menor.

Tal coeficiente é determinado para cada agente anestésico na temperatura corpórea ideal (37°C) para o homem. Nos casos de hipotermia verifica-se maior solubilidade sangue/gás. As principais características físico-químicas dos anestésicos inalatórios estão expostas na Tabela 8.1.

Concentração alveolar mínima

Em 1963, Merckel e Eger descreveram o índice padrão para a mensuração da potência de cada anestésico. Esta potência refere-se à quantidade de anestésico necessária para o estabelecimento de determinado efeito, como, por exemplo, a anestesia geral.

Esse índice é a concentração alveolar mínima (CAM) de um anestésico, a 1 atmosfera, que produz imobilidade em 50% dos animais submetidos a estímulos dolorosos. A determinação da CAM corresponde à dose 50 efetiva ou ED_{50} e é testada em animais de laboratório sadios, em condições de ausência de uso de outros fármacos, e apresenta valores diferentes entre as espécies. Essa diferença entre as espécies é pequena para a maioria dos anestésicos inalatórios, com exceção do N_2O, que tem CAM de 104% no homem e de 200% em outras espécies de mamíferos. Essa diferença implica a aplicação diferente desse agente no homem e nos animais.

A determinação da CAM utiliza como estímulo doloroso o pinçamento da cauda ou do espaço interdigital ou o estímulo elétrico. A padronização da interpretação da resposta considerada positiva ao estímulo (movimentação da cabeça e do pescoço, reflexo de retirada do membro etc.) deve ser criteriosa para que não ocorram resultados muito discrepantes em decorrência da subjetividade da interpretação.

Para essa determinação é necessário, ainda, que haja manutenção de temperatura constante, pois a variação desta interfere na determinação dos valores de CAM.

Idade, gestação, hipo ou hipertensão e alteração extrema do pH do líquido cefalorraquidiano também alteram os valores de CAM.

Doses equipotentes de diferentes anestésicos são utilizadas para a comparação da potência destes, mas clinicamente, utilizam-se os valores múltiplos de CAM, que é considerada a ED_{50}. Para utilização em anestesia cirúrgica trabalha-se com, no mínimo, a ED_{95} que corresponde, de maneira genérica, a 1,2 a 1,4 CAM. Planos mais profundos de anestesia podem ser obtidos com valores de 2CAM ou mais. Os valores médios de CAM determinados em algumas espécies estão expostos na Tabela 8.2.

MECANISMO DE AÇÃO DOS ANESTÉSICOS VOLÁTEIS

Sabe-se que os anestésicos voláteis agem por meio de depressão de vários locais do SNC, contudo parece não haver um mecanismo de ação único que explique tais efeitos.

Entre os mecanismos de ação mais estudados e conhecidos desses agentes, podem-se citar:

- Nos receptores gabaérgicos: os canais de Cl⁻ dos receptores $GABA_A$ possuem locais moduladores para diversos fármacos anestésicos, incluindo os anestésicos inalatórios que, por sua vez, também modulam a captação e a síntese pré-sináptica do GABA

Tabela 8.1 Propriedades físico-químicas dos anestésicos inalatórios.

Medicamento	Coeficiente de solubilidade	Ponto de ebulição (°C)	Pressão de vapor (mmHg) a 20°C
N_2O	0,47	-89	-
Halotano	2,54	50	243
Enfluorano	2,00	57	172
Isofluorano	1,46	49	240
Sevofluorano	0,68	59	160
Desfluorano	0,42	23,5	700

Tabela 8.2 Valores médios da CAM (v%) em algumas espécies.

Medicamento	Cão	Gato	Equino	Bovino	Suíno
Halotano	0,87	0,90	0,88	0,76	0,90
Isofluorano	1,30	1,61	1,31	1,27	1,51
Enfluorano	2,20	2,37	2,12	-	-
Sevofluorano	2,36	2,58	2,31	2,15*	2,66
Desfluorano	7,20	9,79	7,02	-	10,00
N_2O	222	255	205	223	277

*Bezerros.

- Canais de cálcio: das seis classes de canais de cálcio voltagem-dependentes, pelo menos três delas estão ligadas à ação dos anestésicos inalatórios. Esses agentes deprimem os receptores de canais de cálcio do tipo T que, por sua vez, são os responsáveis pelo controle da permeabilidade das membranas pós-sinápticas dos neurônios cerebrais
- Receptores N-metil-D-aspartato (NMDA): os anestésicos inalatórios também agem nestes receptores
- Receptores muscarínicos centrais: também se incluem nos locais de ação desses agentes que, dependendo do tipo, ora agem causando depressão, ora estímulo, de maneira dependente da dose. No cão, os efeitos sobre a memória e a consciência estão ligados a esse tipo de receptor
- Os receptores nicotínicos neuronais (nAch) têm sua conformação estabilizada pelos anestésicos inalatórios
- Os halogenados deprimem significativamente os canais de sódio voltagem-dependentes.

FARMACOCINÉTICA DOS ANESTÉSICOS INALATÓRIOS

Descreve a taxa de sua captação dos pulmões para o sangue, a distribuição no organismo e eventual eliminação pelos pulmões ou outras vias.

As moléculas de anestésico inalatório se movimentam dos meios em que estão exercendo pressão parcial maior para aqueles em pressão parcial menor, até que o equilíbrio se estabeleça.

No estado de anestesia geral, as pressões parciais nos diferentes meios estão todas em equilíbrio, como a seguir:

Pressão no sistema de anestesia
↓↑
Pressão parcial inspirada
↓↑
Pressão parcial alveolar
↓↑
Pressão parcial no SNC

Na fase de indução anestésica há deslocamento entre os diferentes meios de cima para baixo, invertendo-se o sentido na fase de recuperação anestésica, com a interrupção da vaporização.

A alteração do plano anestésico está diretamente relacionada à pressão parcial alveolar do anestésico inalatório e alguns fatores podem influenciá-la:

- O aumento da captação alveolar: por aumento da concentração inspirada ou aumento da ventilação
- Diminuição da taxa de remoção do anestésico do alvéolo: por redução da solubilidade do anestésico, redução do debito cardíaco, redução do gradiente anestésico venoso – alveolar.

Eliminação

A recuperação da anestesia inalatória resulta da eliminação desse agente do SNC. Isso ocorre com a redução da pressão alveolar do anestésico que leva à redução da pressão parcial arterial e no SNC. Os fatores que influenciam esta fase são os mesmos que influenciam na captação do anestésico (indução), ocorrendo em sentido inverso.

Além desses mecanismos, a perda percutânea, a difusão intertecidual e o metabolismo também influenciam na eliminação dos agentes inalatórios.

Biotransformação

Os anestésicos inalatórios não são quimicamente inertes e, em graus variados e dependentes do agente, podem ser primariamente metabolizados no fígado e, em menor grau, nos pulmões, rins e trato intestinal. A maior taxa de biotransformação é a do halotano (20 a 25%), e as do N_2O e do desfluorano são as menores, 0,004 e 0,02, respectivamente.

PRINCIPAIS ANESTÉSICOS UTILIZADOS EM MEDICINA VETERINÁRIA

Não halogenados

Óxido nitroso

Também chamado de protóxido de nitrogênio é um gás inorgânico, não explosivo, podendo sofrer combustão em presença de oxigênio. É considerado um bom analgésico, mas não pode ser considerado um anestésico geral, pois não provoca inconsciência e imobilidade.

Em Medicina Veterinária é utilizado somente como adjuvante da anestesia geral, administrado sempre concomitante a outro agente inalatório. Esse procedimento tem como principal finalidade permitir a redução da concentração do anestésico inalatório para manutenção do plano anestésico. É utilizado sempre associado em fluxo diluente de oxigênio em concentrações entre 50 e 67% e, acima de 75%, pode causar hipoxia.

Tem baixa solubilidade e, dessa forma, produz início de efeito rápido. Apesar da baixa solubilidade, possui maior solubilidade em nitrogênio e, assim, atravessa de maneira mais rápida as barreiras celulares, difundindo-se para os espaços fisiológicos ou patológicos que contenham coleções de ar (estômago, intestinos), sendo contraindicado nos pacientes com timpanismo, nas síndromes cólicas, nos pneumotórax etc., pois pode aumentar a distensão nos órgãos acometidos e agravar o quadro clínico.

Ao término da anestesia com óxido nitroso, este se difunde rapidamente para o espaço alveolar e, dessa maneira, é recomendável a oxigenação por pelo menos mais 5 minutos, para se evitar a ocorrência de hipoxia.

Os efeitos do N_2O sobre o sistema cardiovascular referem-se basicamente à estimulação simpática. Portanto, há elevação da pressão arterial, da frequência cardíaca e do débito cardíaco. Pode-se, em alguns casos, ocorrer arritmias, mas esse agente não sensibiliza o miocárdio à ação das catecolaminas.

Provoca aumento da frequência respiratória com redução do volume corrente por ação central e por ativação de receptores pulmonares. Dessa maneira, há manutenção do volume-minuto ou discreta redução deste.

Sobre o SNC produz aumento do consumo de oxigênio cerebral e do fluxo sanguíneo, resultando em aumento da pressão intracraniana (PIC).

Diminui o fluxo renal por aumento da resistência vascular renal e produz efeitos mínimos sobre o fluxo sanguíneo hepático.

Halogenados

Halotano

É um líquido volátil de odor adocicado que, por ser instável, é comercializado com conservante (timol). O halotano foi o primeiro halogenado a ser utilizado clinicamente, na década de 1950, estando em uso clínico até hoje em alguns países. No Brasil, o halotano tem sido substituído gradativamente por outros halogenados que produzem menos efeitos cardiovasculares.

Entre os halogenados, o halotano é o mais potente, com CAM no cão de 0,87% e seu coeficiente de solubilidade é de 2,54, podendo ser considerado intermediário, permitindo indução anestésica direta por meio de máscara facial. Contudo, sua maior indicação se dá na manutenção da anestesia.

Os efeitos hemodinâmicos do halotano devem-se, em parte, aos efeitos diretos sobre o miocárdio e, também, aos efeitos sobre os barorreceptores carotídeos e aórticos. Provoca redução da pressão arterial e do débito cardíaco de maneira dose-dependente, com depressão da resposta reflexa à hipotensão. Reduz o automatismo cardíaco causando hiperpolarização do nódulo sinoatrial. A frequência cardíaca tende a se manter inalterada. Após algumas horas de manutenção anestésica com halotano, os efeitos depressores tendem a diminuir pela ativação adrenérgica. Entre os halogenados é o agente que mais sensibiliza o miocárdio à ação arritmogênica da epinefrina.

O halotano, frequentemente, eleva a frequência respiratória, mas não o suficiente para manter o volume-minuto, uma vez que ocorre redução do volume-corrente, levando, portanto, à elevação da $PaCO_2$, caracterizando seu efeito depressor respiratório. Tal efeito deve-se tanto à depressão central quanto ao relaxamento da musculatura intercostal. Sobre a musculatura bronquial, provoca relaxamento com consequente broncodilatação.

Pela redução da pressão arterial, há redução do fluxo sanguíneo hepático e renal, podendo ocorrer elevação das enzimas hepáticas no período pós-operatório imediato.

Sobre o SNC, o halotano causa depressão generalizada, com vasodilatação cerebral, aumentando o volume sanguíneo cerebral e a pressão intracraniana. Esse aumento da PIC pode ser prevenido pela instituição de hiperventilação prévia ao seu uso.

Esse é um dos halogenados em que há maior incidência de hipertermia maligna (HM) como efeito adverso. Essa síndrome caracteriza-se por sintomas como taquicardia, hipertermia, contrações musculares intensas e acidose. A predisposição para apresentar a HM é genética e, quando ocorre, deve-se suspender a vaporização do anestésico, reduzir a temperatura do paciente e administrar relaxantes musculares potentes como o dantrolene. A maior ocorrência da HM é no suíno, podendo também ocorrer no homem, no cão e em outras espécies de mamíferos.

Enfluorano

Líquido claro, de odor discreto e agradável. A estrutura química é muito semelhante à do isofluorano.

A CAM do enfluorano é de 2,2 no cão e seu coeficiente de solubilidade é 2, indicando potência e velocidade de indução e de recuperação médias.

Pode causar depressão do miocárdio e da resposta dos barorreceptores de maneira semelhante à produzida pelo halotano. Reduz o débito cardíaco e a pressão arterial. O efeito arritmogênico é menor do que o produzido pelo halotano.

Produz redução da frequência respiratória e do volume-minuto com aumento da $PaCO_2$.

Potencialmente, pode desencadear convulsões, sendo, portanto, contraindicado em pacientes com histórico convulsivo anterior.

O enfluorano reduz a taxa de filtração glomerular e o fluxo sanguíneo hepático de maneira semelhante à de outros halogenados.

Isofluorano

Isômero do enfluorano, tem forte odor e não precisa de conservantes químicos. Entre os agentes halogenados, é o mais indicado para a utilização em pacientes de risco por ser o que produz menores alterações fisiológicas.

A CAM é de 1,30 no cão e o coeficiente de solubilidade é de 1,46, colocando-o como anestésico de potência mediana e indução anestésica rápida.

Os efeitos cardiovasculares do isofluorano são mínimos com manutenção do débito cardíaco em valores ótimos nas concentrações correspondentes a até 2 CAM. Não deprime tanto a resposta barorreflexa compensatória quanto o halotano. Assim, a frequência cardíaca se eleva, compensando as alterações de pressão arterial. Produz vasodilatação coronariana e não sensibiliza o miocárdio à ação arritmogênica da epinefrina.

Provoca depressão respiratória mais significativa do que a produzida pelo halotano, com redução do volume-minuto e elevação da $PaCO_2$, possuindo propriedades broncodilatadoras, como o halotano.

Reduz o metabolismo cerebral de maneira mais acentuada do que a produzida pelo halotano. Seus efeitos sobre a pressão intracraniana e sobre os fluxos hepático e renal são bastante moderados, podendo ser considerados insignificantes.

Sevofluorano

Inicialmente, o sevofluorano foi associado à produção de metabólitos nefrotóxicos, o que limitou seu uso clínico. Contudo, comprovou-se que tais metabólitos não atingem níveis séricos importantes em condições clínicas, pois a reação química que desencadearia a formação desses metabólitos depende de temperatura, a qual não é atingida nos canisteres durante as anestesias.

A CAM é de 2,36% (potência média), mas a principal característica é seu baixo coeficiente de solubilidade que faz dele um agente que produz indução e recuperação rápidas. Não tem odor forte e tem sido o agente inalatório mais indicado para a indução por meio de máscara facial.

No homem o sevofluorano não altera a frequência cardíaca de maneira significativa, mas no cão alguns autores têm relatado a ocorrência de hipotensão e taquicardia. Os efeitos cardiovasculares são muito semelhantes aos produzidos pelo isofluorano.

Há certa depressão respiratória, proporcional à concentração utilizada, com elevação da frequência respiratória, mas com redução do volume-minuto e aumento da $PaCO_2$.

Sobre o SNC, em condições de normocapnia, o sevofluorano aumenta o fluxo sanguíneo cerebral e a pressão intracraniana. Há redução da necessidade cerebral de oxigênio e não produz convulsões.

Não altera o fluxo sanguíneo hepático e induz ligeira redução do fluxo sanguíneo renal, com redução da taxa de filtração glomerular. Os fluoretos inorgânicos produzidos pelo metabolismo do sevofluorano são eliminados pelos rins, mas em concentrações clínicas que não atingem níveis séricos nefrotóxicos (50 $\mu mol/\ell$).

A recuperação anestésica é rápida (em cães com indução anestésica pelo tiopental e anestesia de duração de 120 min, a média foi de 6,1 min para a extubação) e, assim como o halotano, pode desencadear a síndrome de hipertermia maligna.

Desfluorano

A estrutura química é semelhante à do isofluorano, diferindo deste apenas pela substituição de um átomo de flúor por cloreto, mas as características físico-químicas são bastante diversas. A característica que mais chama a atenção é a pressão de vapor do desfluorano que, por ser muito alta, exige que seu uso seja feito em vaporizador específico, com pressão e temperatura controladas, o que limita seu uso clínico em decorrência do alto custo do equipamento.

O coeficiente de solubilidade é o menor dentre os halogenados e, portanto, os planos anestésicos são facilmente modificados pela alteração da concentração anestésica.

A indução da anestesia por máscara não é recomendada em razão do desfluorano ser irritante às mucosas das vias respiratórias superiores.

Produz redução da frequência cardíaca, do débito cardíaco e hipotensão. Não sensibiliza o miocárdio às catecolaminas e os efeitos cardiovasculares são semelhantes aos produzidos pelo isofluorano.

Produz depressão respiratória e, quando comparado ao isoflurano, o agente volátil apresenta efeitos cardiorrespiratórios similares.

Os efeitos sobre o SNC são semelhantes aos produzidos pelo isofluorano, mas de maneira mais intensa. Não provoca convulsões. Não produz lesão renal ou hepática, já que menos de 0,02% do fármaco é biotransformado.

ANALGÉSICOS INALATÓRIOS NO CENTRO CIRÚRGICO | EFEITOS TÓXICOS E CONTROLE DA POLUIÇÃO AMBIENTAL

A exposição crônica ao N_2O pode desencadear depressão medular (anemia megaloblástica) e deficiências neurológicas (neuropatias periféricas). O uso desse agente também está relacionado à incidência de efeitos teratogênicos e à alteração da resposta imunológica (redução da quimiotaxia e da motilidade dos polimorfonucleares).

A ocorrência de hepatite e necrose centrolobular pode estar relacionada ao uso do halotano. Relata-se a ocorrência de 1 em 35.000 de hepatite centrolobular no homem.

Há estudos que relatam a ocorrência mais alta de abortos em profissionais de centro cirúrgico (volantes, enfermeiras, anestesiologistas) em virtude da exposição crônica ao halotano. Também parece haver maior ocorrência de malformação fetal nos filhos desses profissionais, tanto homens quanto mulheres.

A concentração máxima de anestésico inalatório aceitável em salas cirúrgicas é de 20 a 25 ppm para o N_2O e 2 ppm para o halotano.

Para que haja redução da poluição ambiental devem ser tomadas algumas medidas preventivas, como: instalação de sistemas antipoluição, pouca utilização de indução anestésica por máscara facial, escolha de sonda traqueal de tamanho adequado e interrupção da vaporização antes da desconexão do paciente.

9 Anestesia Dissociativa

Carlos A. A. Valadão

INTRODUÇÃO

Os anestésicos gerais são depressores inespecíficos do sistema nervoso central (SNC) que, em função da dose, diminuem gradualmente a atividade cerebral. Eles podem induzir desde depressão superficial até profunda, caracterizadas, respectivamente, por sedação e hipnose. Todavia, a anestesia induzida pela fenciclidina, a primeira ciclo-hexamina empregada para fins anestésicos, induzia agitação psicomotora, com posturas bizarras. A atividade eletroencefalográfica, após o uso desse fármaco, não se assimilava à hipnose produzida pelos anestésicos convencionais (Guedel, 1937), uma vez que induzia, paradoxalmente, deprimia e estimulava o SNC (Winters et al., 1967, 1972). A intensidade desses efeitos bifásicos variava de acordo com a espécie animal e era consequência da depressão seletiva de algumas regiões do SNC e da estimulação de outras, induzindo agitação e rigidez muscular, bem como aumento das secreções salivar e lacrimal com manutenção dos reflexos ocular e laríngeo (Snell et al., 1984).

Na busca por um agente que produzisse reações adversas menos intensas, sintetizou-se, a partir da fenciclidina, a cetamina, em 1962. Com ela, surgiu o termo anestesia dissociativa, descrito por Corssen e Domino (1966), em função da indução da sensação de desconexão do ambiente no ser humano. Posteriormente, foi descrito que ela aumentava a atividade no córtex frontal, possível área de associação de estímulos aferentes, com pouca interferência na atividade da formação reticular mesencefálica. Hoje, sabe-se que todos os anestésicos dissociativos induzem anestesia por interrupção seletiva dos estímulos aferentes sensoriais no tálamo e que estimulam concomitantemente as regiões límbicas responsáveis pela estimulação psicomotora. Foi determinado que os efeitos depressores da cetamina têm sede no núcleo talâmico central, no eixo neurocorticotalâmico e nas vias nociceptivas aferentes na região medial da formação reticular.

A cetamina apresenta índice terapêutico amplo, com períodos de duração e recuperação curtos, apresentando efeitos psicomotores menos intensos em relação às outras ciclo-hexaminas. A cetamina é comercializada na forma racêmica, com igual concentração de dois isômeros: R(−) e S(+). Mais recentemente, passou a ser comercializada uma formulação contendo apenas o isômero S(+), que, além de ter propriedades farmacológicas semelhantes às da cetamina racêmica, demonstrou algumas vantagens anestésicas e analgésicas, com reações psicomotoras de menor intensidade.

FARMACOLOGIA

Comercializada nas concentrações de 50 (5%) e 100 (10%) mg/mℓ, a cetamina, ou seja, o cloridrato de 2-[(O)clorofenil]-2-metilaminociclo-hexanona tem fórmula $C_{13}H_{17}Cl_2NO$ e peso molecular de 237,74, com pKa de 7,5, solubiliza-se em água e forma solução transparente e inodora, de solubilidade lipídica elevada (10 vezes maior que a tiopental). As soluções de cetamina são moderadamente ácidas (pH 3,5 a 5,5), produzindo dor e irritação no local da injeção. Apresenta disponibilidade plasmática elevada, por quaisquer das vias de administração, atravessando facilmente as barreiras orgânicas. O período de latência depende da via de administração, podendo variar de 0,5 a 5 min.

A cetamina é um composto quiral, ou seja, apresenta os mesmos grupos substituintes − isômeros S(+) e R(−) −, em quantidade proporcional, com posições diferentes no espaço que, consequentemente, apresentam relações tridimensionais distintas nos locais receptores. Emprega-se a classificação de Cahn-Ingold-Prelog, que anexa a terminação R (para a forma levógira) e S (para a forma dextrógira) ao nome do composto para especificar sua configuração absoluta. Essa classificação não deve ser confundida com a de Fischer, na qual as denominações D e L são para carboidratos e proteínas. Estudos realizados demonstraram que a relação de potência entre os isômeros R(−) e S(+) da cetamina para o bloqueio dos receptores NMDA é de 1:1,9, provavelmente por diferenças entre as taxas de dissociação dos receptores para cada isômero.

A partir da purificação da formulação racêmica da cetamina, obteve-se o isômero S(+), que apresenta maior afinidade pelo local para fenciclidina no receptor NMDA. Na maioria dos trabalhos experimentais e de ensaios clínicos, tanto no homem quanto em outras espécies, a cetamina S(+) tem o dobro da potência anestésica e analgésica quando comparada à cetamina racêmica. Esses isômeros contêm os mesmos grupos substituintes, porém, ocupam posições diferentes no espaço e, consequentemente, podem formar relações tridimensionais distintas nos locais receptores. Essa tendência pode ser confirmada em estudos realizados com camundongos, ratos, ovelhas, cães, cavalos e seres humanos − crianças e adultos. Estudos no ser humano demonstraram que a analgesia da cetamina S(+) é, respectivamente, duas vezes maior a quatro vezes mais potente que a forma racêmica e R(−).

FARMACOCINÉTICA

As concentrações plasmáticas máximas ocorrem 1 min após administração intravenosa (IV), de 5 a 15 min após a aplicação intramuscular (IM) e 30 min após administração oral. O volume de distribuição da cetamina é elevado e a depuração ocorre rapidamente. A cetamina apresenta biodisponibilidade elevada após administração IV e IM. No entanto, se administrada via oral, serão necessárias doses maiores por causa do efeito de primeira passagem e da taxa de absorção menor.

Por ser um fármaco lipossolúvel, a cetamina é distribuída para os tecidos altamente irrigados, incluindo o cérebro, fígado e rins, nos quais atinge concentrações quatro a cinco vezes superiores à do plasma. No ser humano, a meia-vida de distribuição varia de 7 a 11 min e a de eliminação, de 2 a 3 h, com depuração de 1,2 a 1,4 ℓ/min para um volume de distribuição de 200 a 250 ℓ. Posteriormente, ela é redistribuída para os tecidos menos irrigados. A taxa de ligação às proteínas é de aproximadamente 12%, sendo diferente entre cães e gatos. A biotransformação hepática envolve a N-desmetilação pelo citocromo P450, formando a norcetamina, um composto com potência anestésica de até um terço em relação ao da cetamina, provavelmente, responsável pelo efeito anestésico prolongado. A norcetamina é hidroxilada (hidroxinorcetamina) e conjugada com ácido glicurônico, sendo excretada na urina (90%) e na bile. Existem citações de que, nos gatos, uma parcela maior de cetamina é excretada inalterada pelos rins. Outros estudos descreveram que somente uma parcela pequena é excretada via renal inalterada. Nos cavalos, a cetamina liga-se às proteínas em proporção maior que 50%. Nos potros, a biodisponibilidade não tem sido estudada, mas acredita-se ocorrer de modo similar ao de cavalos adultos. Pelo menos 40% da dose inicial de cetamina se mantém inalterada no organismo do equino após a recuperação da anestesia. O início da fase de redistribuição é rápido, variando de 2 a 3 min, seguido por uma fase de eliminação mais lenta, que varia de 42 a 70 min.

A depuração plasmática da cetamina S(+) pura é 16% mais rápida do que o isômero S(+) aplicado na forma racêmica, tanto em cães quanto no ser humano. Isso explica por que a recuperação anestésica em pacientes anestesiados com cetamina S(+) é mais rápida do que nos anestesiados com a cetamina racêmica. Também foi demonstrado que os isômeros S(+) e R(-) competem pelo mesmo complexo de enzimas hepáticas, o que reduz a velocidade de biotransformação quando administradas na forma de racemato. Alguns estudos sugerem a redução de 50% da dose quando se usa o isômero S(+) da cetamina isoladamente. Para a espécie canina, a redução padrão de 50%, na dose de cetamina S(+), em relação à forma racêmica, praticada no ser humano, parece não ser suficiente para obter efeitos equi-hipnóticos.

A duração da anestesia dissociativa com a cetamina é geralmente curta (15 a 30 min) dependendo da medicação pré-anestésica (MPA) empregada. A coadministração de substâncias biotransformadas no fígado pode aumentar a meia-vida da cetamina, em razão da competição enzimática. Em consequência disso, a associação com diazepam ou barbitúricos prolonga o tempo de recuperação da anestesia, em torno de 30%; após a administração intravenosa de cetamina isolada, a duração prevista é de aproximadamente 10 min, mas aumenta para mais de 20 min quando essa dose é reaplicada. Assim, a reaplicação, o uso de infusão contínua ou ainda a existência de hipoproteinemia podem prolongar a anestesia por acúmulo do fármaco, aumentando a fase de eliminação e predispondo ao aparecimento de efeitos colaterais durante a recuperação. Entretanto, em cavalos saudáveis e conscientes, a infusão de cetamina em doses baixas (0,5 mg/kg/h), por um período de 5 a 6 h, foi considerada segura.

FARMACODINÂMICA

Mecanismo de ação

A cetamina passou a ser considerada o protótipo de antagonista do local de ação dos aminoácidos excitatórios, denominado receptor NMDA. O glutamato é um aminoácido excitatório agonista em locais receptores classificados como não NMDA e NMDA. Os receptores não NMDA controlam a abertura de canais de cátions que são permeáveis aos íons monovalentes (Na^+, K^+) e os do tipo NMDA controlam, principalmente, a entrada do cálcio (Ca^{++}). Os receptores NMDA se distribuem em axônios mielinizados e não mielinizados; nos corpos de neurônios pré-sinápticos aferentes primários; nos corpos de neurônios do corno dorsal; e na pós-sinapse dos interneurônios excitatórios eferentes do trato corticospinal, no corno ventral da medula espinal.

Os estudos demonstraram que a cetamina produz antagonismo da ação excitatória do glutamato e da glicina nos receptores do tipo NMDA, tanto espinal como supraespinal. Os receptores de glutamato não NMDA, denominados ionotrópicos, são representados pelos receptores dos tipos AMPA e cainato, que participam da transmissão excitatória imediata (rápida), mediada pela entrada de Na^+, em decorrência da abertura desses canais. Por sua vez, os receptores do tipo NMDA (relacionados com os canais de Ca^{++}) estão diretamente relacionados aos potenciais pós-sinápticos excitatórios tardios (lentos).

Sabe-se que o estímulo aferente primário ativo, inicialmente os receptores pós-sinápticos do tipo AMPA, promove a abertura dos canais iônicos e favorece o influxo de íons monovalentes (Na^+), despolarizando a membrana celular. A entrada intensa e sustentada de íons sódio diminui o limiar elétrico intracelular (alteração de voltagem), facilitando o desbloqueio por deslocamento dos íons Mg^{+2} do canal iônico do receptor NMDA. Esse evento ocorre em consonância com a interação simultânea do glutamato e da glicina (coagonista) em locais específicos do receptor NMDA. A abertura do canal iônico, em razão do deslocamento do Mg^{++}, permite a entrada de cálcio (Ca^{++}) e, em menor extensão, de sódio, despolarizando o neurônio pós-sináptico. A ativação dos receptores do tipo NMDA metabotrópicos, que são acoplados a segundos mensageiros (moduladores intracelulares), como adenilato ciclase ou fosfolipase C, induzem alterações metabólicas na célula.

Os receptores do tipo NMDA estão estruturados por subunidades proteicas, classificadas em GluN1, GluN2 (A,B,C e D) e GluN3 (A ou B). A abertura do canal iônico do receptor NMDA depende da ativação de uma subunidade GluN1 em associação com pelo menos uma subunidade GluN2. Foi observado que os canais iônicos formados pelas subunidades GluN2A e GluN2B participam da maior parte dos estímulos excitatórios pós-sinápticos, muitas vezes relacionados com a estimulação nociceptiva, apresentando condutância iônica maior que aqueles compostos por subunidades GluN2C e GluN2D, menos sensíveis ao bloqueio do Mg^{+2}.

A cetamina bloqueia o canal iônico dos receptores do tipo NMDA, impedindo o aumento de permeabilidade ao cálcio. O antagonismo da cetamina se dá a partir de sua ligação com o local da fenciclidina, no interior do canal iônico, por bloqueio não competitivo. Além do bloqueio interno do canal, que reduz o tempo de abertura, a cetamina age também nos locais receptores externos do receptor, por meio de sua porção hidrofóbica, diminuindo a frequência de abertura do canal. Esse antagonismo é dependente da concentração de cetamina, com implicações clínicas, uma vez que produz analgesia com doses baixas e anestesia com doses muito maiores. Em concentrações baixas, a cetamina causa, predominantemente, o bloqueio do canal fechado, enquanto, em concentrações elevadas, bloqueia tanto o canal fechado como o aberto (Figura 9.1).

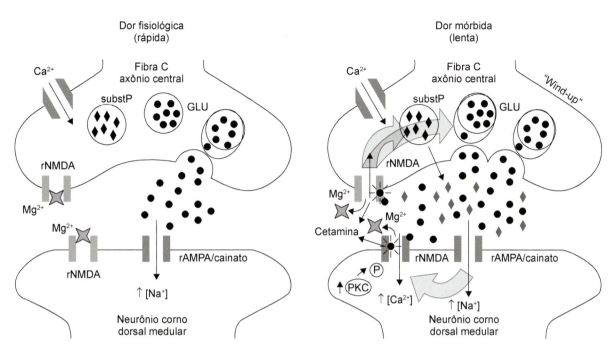

Figura 9.1 Esquema de uma fibra aferente liberando glutamato na fenda sináptica, induzindo a abertura do canal de sódio do receptor AMPA localizado na fibra pós-sináptica, eliciando a despolarização rápida. A estimulação continuada induz alterações no potencial interno da membrana, levando à abertura dos canais de cálcio, controlado pelo receptor NMDA. A entrada do cálcio amplifica a resposta e induz mudanças metabólicas pós-sinápticas, que favorecem a liberação de substância P, a qual, liberada na fenda sináptica, sustenta o estímulo tardio. Adaptada de Pozzi et al. (2006).

Em resumo, a cetamina é um antagonista não competitivo do receptor NMDA, que atua por dois mecanismos distintos:

- Bloqueando o canal aberto, causando redução do tempo médio durante o qual o canal permanece aberto
- Ligando-se ao receptor fechado, por um mecanismo alostérico, diminuindo a frequência de abertura do canal.

Outros mecanismos farmacodinâmicos da cetamina incluem:

- Antagonismo aos receptores AMPA e cainato por meio do sistema glutamato/NO/GMPc
- Atividade gabaérgica indireta
- Bloqueio da recaptação das catecolaminas.

Acredita-se que os efeitos antagonistas opioides não reduzem o efeito analgésico da cetamina e, por outro lado, sabe-se que, em doses subanestésicas, a cetamina pouco interfere na recaptação de monoaminas. O isômero S(+) parece ter maior afinidade pelos receptores opioides μ e κ, enquanto o isômero R(−) inibe mais intensamente a recaptação da serotonina.

Efeitos no sistema nervoso central

A cetamina promove uma dissociação funcional entre os sistemas talamocortical e límbico e aumenta o fluxo sanguíneo cerebral e a pressão intracraniana – há restrição de seu uso em pacientes com função cerebral alterada. Ela altera, ainda, o padrão respiratório, podendo elevar a concentração arterial de dióxido de carbono.

O uso amplo nas espécies e as grandes variações nas doses da cetamina favorecem a contradição quanto aos efeitos pró ou anticonvulsivantes desse agente. O eletroencefalograma cortical após a indução com cetamina é caracterizado por rápido aparecimento de atividade beta (30 a 40 Hz), seguido de atividade teta, de moderada voltagem, misturada com ondas delta de alta voltagem, recorrentes a intervalos de 3 a 4 s. Em doses anestésicas, em gatos, ela induz descargas elétricas com características epileptiformes no córtex e no hipocampo.

Em relação às propriedades excitatórias da cetamina nas regiões talâmicas e límbicas, ela parece não ocasionar atividade convulsiva, demonstrando, inclusive, propriedades anticonvulsivantes. Nesse caso, foi descrito que a cetamina desencadeava convulsões epileptiformes no ser humano. Todavia, Corssen et al. (1974) demonstraram que ela apresentava características anticonvulsivantes. Em camundongos, a cetamina protegeu contra a convulsão induzida pelo pentilenotetrazol, um estimulante cortical, mas não evitou aquelas induzidas pela estricnina, um estimulante medular. Os efeitos anticonvulsivantes de doses subanestésicas de cetamina, em ratos, foram comprovados tanto nas convulsões induzidas pelo pentilenotetrazol como nas induzidas por anfetamina ou por eletrochoque transcorneal máximo. O efeito protetor nesses modelos de convulsão, observado para esse anestésico dissociativo, parece estar associado à redução da atividade do glutamato em razão do bloqueio não competitivo do receptor NMDA em neurônios supraespinal. Conforme essas considerações, já foram relatadas crises epileptiformes após o uso da cetamina em algumas espécies animais. Desse modo, recomenda-se evitar o emprego de agentes dissociativos em animais com histórico de epilepsia.

Diversos estudos mostraram que doses equipotentes do isômero S(+) e da forma racêmica parecem ter efeitos similares. Evidências sugerem que o isômero R(−) produz maior taxa de reações psicomotoras do que o isômero S(+). Essas reações parecem ocorrer mais frequentemente no homem adulto (30 a 50%) quando se emprega doses altas de cetamina. Hoje, sabe-se que o emprego de doses menores pode produzir anestesia/analgesia satisfatórias, recuperação anestésica rápida com menor incidência de efeitos adversos.

Efeitos cardiovasculares

A cetamina estimula o sistema cardiovascular tanto por ação estimulação SNC como por estimulação do sistema nervoso simpático periférico. O efeito simpatomimético central é direto em razão do bloqueio da recaptação das catecolaminas. Existem algumas evidências de que a cetamina apresenta efeito direto nos receptores α e β adrenérgicos periféricos, ocasionando tanto vasoconstrição (mediada pela ativação simpática) quanto vasodilatação por alteração discreta na resistência vascular sistêmica.

Tanto a cetamina racêmica como o isômero S(+) induzem efeitos mínimos na condutividade elétrica do miocárdio, com poucas alterações na pressão arterial (PA), sem alterar a saturação de oxigênio arterial. Há relatos de efeito antiarritmogênico direto no miocárdio, enquanto outros autores descrevem efeito arritmogênico pelo aumento da sensibilidade miocárdica em razão do aumento das catecolaminas circulantes. A cetamina pode causar depressão direta sobre o miocárdio, por interferir com a disponibilidade de Ca^{++} intracelular, comprometendo o equilíbrio entre a oferta e a demanda de oxigênio para o miocárdio em pacientes com doença coronariana. Em condições normais e doses clínicas, com o sistema simpático normal, esse efeito raramente é observado. Geralmente, ocorrem elevações da frequência cardíaca (FC), débito cardíaco, PA, bem como da pressão das artérias pulmonar e venosa central. Em função do efeito estimulante cardiovascular, a cetamina tem sido indicada para indução anestésica de pacientes em choque hemorrágico ou com hipovolemia grave. As concentrações plasmáticas de catecolaminas aumentam em cavalos após administração de cetamina com ou sem aumento na resistência vascular periférica, podendo induzir frequências cardíacas superiores a 60 bpm.

Entre os agentes dissociativos, a tiletamina-zolazepam produz efeitos farmacológicos mais potentes e duradouros, tendo sido descritos diminuição da FC e da PA, por até 30 min após sua aplicação em gatos, e aumento na FC e PA em cães. Embora o emprego da associação tiletamina-zolazepam em cães hipovolêmicos mantenha estáveis os parâmetros cardiovasculares, a administração intravenosa de tiletamina produz, além do aumento da PA e da FC, arritmias do tipo despolarização ventricular prematura em alguns animais.

Efeitos respiratórios

A importância dos opioides endógenos e dos receptores NMDA tem sido observada na regulação da arritmogênese respiratória. Foi também verificado que os receptores NMDA têm influência significativa na resposta dos quimiorreceptores centrais, no processamento dos estímulos aferentes dos corpos carotídeos e na potenciação da respiração a curto prazo. A cetamina induz depressão respiratória mínima, porém, doses altas podem ocasionar respiração apnêustica (respiração profunda com pausa inspiratória prolongada) e, em casos extremos, apneia e parada respiratória. Os reflexos respiratórios protetores faríngeos (deglutição) e laríngeos (tosse) são mantidos. A cetamina apresenta efeitos antimuscarínicos e simpatomimético, mediada de maneira central. Paradoxalmente, esses efeitos deveriam diminuir o fluxo salivar e as secreções traqueobrônquicas; porém, isso não ocorre.

Em cães anestesiados com cetamina, observa-se diminuição da frequência respiratória e do volume-minuto. A cetamina exerce efeito broncodilatador potente, diminuindo o influxo intracelular de Ca^{++} na musculatura lisa, e, desse modo, parece reduzir o broncospasmo; porém, não inibe a vasoconstrição pulmonar hipóxica. De maneira geral, a ventilação é mantida adequadamente, sem alterar a pressão parcial dos gases sanguíneos; entretanto, quando associada a outros fármacos depressores do SNC, pode causar quadros de hipoxia e hipercapnia. Por atravessar a barreira placentária, pode induzir depressão respiratória no feto e no recém-nascido.

A tiletamina produz um ritmo respiratório irregular, com tendência a pausas breves durante o período inspiratório. Consequentemente, aumenta a taxa de dióxido de carbono e diminui o pH sanguíneo, mais acentuadamente durante os primeiros 5 min de anestesia.

Efeitos analgésicos

Somente nas duas últimas décadas os efeitos antinociceptivos da cetamina passaram a ser considerados uma opção importante no manejo da dor. Uma vez que os efeitos psicomotores da cetamina são dependentes da dose, o uso de doses subanestésicas os tornam mínimos. Muito embora a cetamina seja um antagonista NMDA, é importante lembrar que ela interage com locais receptores opioides, adrenérgicos alfa-1 e muscarínicos, além de induzir efeito anestésico local por meio do bloqueio dos canais de sódio.

Hoje existe o consenso de que o uso de antagonistas dos receptores NMDA é útil no tratamento da dor neuropática e de outros estados de dor crônica por causa da participação direta e importante do glutamato na mediação do *wind-up* e, consequentemente, na sensibilização central. Em contrapartida, a eficácia da cetamina em dose baixa no tratamento da dor aguda é discutível. A aplicação do isômero S(+) aumentou o limiar nociceptivo, com menor efeito sobre a frequência cardíaca, em comparação à forma racêmica. Um estudo demonstrou que tanto a cetamina racêmica quanto a S(+) aplicadas preventivamente, por via epidural, reduziram a hiperalgesia pós-incisional sem alterações na frequência cardíaca e respiratória, sendo que o efeito do isômero S(+) teve efeito de duração menor.

Em razão dos efeitos psicomotores da cetamina, outras substâncias com propriedades antagonistas NMDA passaram a ser pesquisadas, entre elas o dextrometorfano (D-3-metoxi-N-metimorfinan), comumente prescrito como antitussígeno. Alguns estudos demonstraram sua eficácia analgésica, particularmente por reduzir as necessidades de opioides em quadros de dor aguda. Outro antagonista NMDA não competitivo – a dizocilpina – tem sido empregado como agente analgésico e neuroprotetor. A amantadina, uma substância com propriedades antivirais, por vezes utilizada no tratamento da doença de Parkinson, tem se mostrado promissora em estudos em pacientes com dor neuropática. Alguns dos opioides, como a metadona e a meperidina, têm também atividade antagonista NMDA, embora o significado clínico dessa ação não esteja bem claro.

A cetamina apresenta propriedade anestésica local de curta duração quando aplicada nos tecidos nervosos. Tal efeito analgésico periférico da cetamina pode ser resultado de pelo menos um dos mecanismos:

- Bloqueio dos canais de sódio e de potássio nos nervos periféricos
- Bloqueio dos efeitos do glutamato nos receptores NMDA, AMPA e cainato em axônios não mielinizados das terminações nervosas livres das fibras C.

Efeitos adversos

A cetamina não é recomendada para o emprego isolado, por induzir posturas bizarras e contrações musculares espásticas. Nos animais podem ser observados movimentos involuntários, hipertonicidade muscular, ataxia, hiper-reflexia, aumento da atividade locomotora, hipersensibilidade ao toque, comportamento aversivo diante de um objeto invisível e recuperação agitada. A utilização de MPA com a administração de agonistas alfa-2 adrenérgico, fenotiazínicos ou de benzodiazepínicos diminui a incidência e/ou gravidade dessas reações adversas. Durante a fase de recuperação, podem ocorrer excitação e delírio. Esses efeitos podem ser causados por distorção da percepção de estímulos auditivos e visuais. Principalmente em cães e gatos, observam-se salivação profusa e manutenção dos reflexos faríngeos e laríngeos, o que dificulta a intubação endotraqueal. O uso preventivo de anticolinérgicos pode prevenir a salivação excessiva, embora a associação atropina-cetamina-xilazina reduza as secreções, cause aumento da frequência cardíaca, da pós-carga, do trabalho cardíaco e do consumo de oxigênio, reduzindo o volume de ejeção e do débito cardíaco, que comprometem a perfusão coronariana. Existem relatos da ocorrência de lesões do miocárdio e óbito de gatos até 6 semanas após a anestesia, em consequência do uso dessa associação. Agentes dissociativos em doses elevadas podem induzir ação depressora direta sobre o miocárdio e falência cardíaca, ocasionando hipotensão e desenvolvimento de edema pulmonar.

Existem relatos de que a cetamina induz aumento da pressão intraocular (PIO). Provavelmente, ela influencia indiretamente a PIO: dilata os vasos sanguíneos da coroide, relaxa a musculatura lisa intraocular e aumenta a tensão dos músculos extraoculares. Vários investigadores têm relatado aumento das catecolaminas no humor aquoso, tanto em humanos quanto em animais, nas anestesias com cetamina associadas a aumento na PIO.

TILETAMINA-ZOLAZEPAM

A tiletamina (2-etilamino-2-(2-tienil)-ciclo-hexanona) tem potência e duração de ação intermediária entre a fenciclidina e a cetamina, com duração de ação, em média, três vezes maior do que a da cetamina.

Embora a biotransformação do zolazepam (benzodiazepínico) possa variar entre as espécies, a tiletamina é sempre associada a ele, em partes iguais, visando a reduzir os efeitos adversos do agente dissociativo. Esse benzodiazepínico induz hipnose e relaxamento muscular por aumento da atividade inibitória do ácido-gama-aminobutírico (GABA) espinal e supraespinal. O zolazepam bloqueia a atividade motora espontânea, tendo ação anticonvulsivante duas vezes maior que o diazepam; além disso, induz depressão cardiovascular. Por apresentar margem terapêutica ampla, o zolazepam aumenta a segurança da tiletamina e melhora a indução anestésica, potencializando o miorrelaxamento e a analgesia com menos depressão cardiorrespiratória e catalepsia.

Embora a analgesia e o miorrelaxamento obtidos não permitam o uso isolado em cirurgias abdominais e ortopédicas, essa associação, por sua praticidade, absorção rápida IM e margem de segurança ampla, tem sido empregada na contenção química em diversas espécies, principalmente em animais selvagens (Tabela 9.1).

A associação tiletamina-zolazepam é comercializada em duas formulações, nas concentrações de 50 ou 100 mg/mℓ; o pH é 2,8. Existem algumas particularidades relacionadas com farmacocinética do zolazepam nos cães cuja meia-vida plasmática é de 1 h, contra 1,2 h da tiletamina, prevalecendo os efeitos da tiletamina. Em gatos, observa-se o oposto, a meia-vida plasmática do zolazepam é de 4,5 h, ocorrendo tranquilização residual como resultado da maior vida plasmática do benzodiazepínico, aumentando o período de recuperação. A dose total deve ser calculada pela soma dos dois princípios ativos. Apresenta período de latência de 2 a 3 min e duração de ação de 60 min, em média, após a injeção intramuscular, dose-dependente. Embora não tenha sido caracterizada atividade pró-convulsivante da tiletamina-zolazepam, em doses elevadas pode induzir tremores, movimentos espásticos, salivação e lacrimejamento; todavia, os sinais clínicos exibidos durante a anestesia assemelham-se àqueles observados para a cetamina.

Os reflexos de deglutição, eructação e do vômito permanecem inalterados com o uso da tiletamina-zolazepam. A associação induz taquicardia em cães, prejudicial em pacientes com desordens cardíacas, devendo ser evitado o uso de atropina com essa associação. A respiração pode ser deprimida tanto pela administração intramuscular como intravenosa, especialmente quando altas doses são utilizadas. Isso ocorre pela redução do volume-corrente e volume-minuto, o que pode se refletir em hipoxemia e acidose metabólica transitória.

A exemplo da cetamina, a associação tiletamina-zolazepam pode induzir períodos de apneia transitória em equinos, e a anestesia intravenosa total com romifidina-tiletamina-zolazepam apresentou a mesma qualidade de indução e alterações cardiorrespiratórias quando comparada com a associação romifidina-cetamina-midazolam. No entanto, mesmo apresentando seis vezes menos necessidade de doses adicionais, o grupo com tiletamina-zolazepam apresentou recuperação mais longa (48,7 × 24,6 min) e de pior qualidade. Em outras espécies de equídeos, como asininos e muares, a associação tiletamina-zolazepam induz anestesia com tempo de decúbito maior, quando comparada a associações com cetamina. A recuperação em asininos é satisfatória e ocasionalmente ruim em muares.

VIAS DE ADMINISTRAÇÃO E INDICAÇÕES (TABELAS 9.2 E 9.3)

A associação com MPA é sempre recomendada para evitar os efeitos adversos (estimulação psicomotora, catalepsia e hipertensão arterial). Os agentes dissociativos são bem absorvidos por todas as vias de administração, mas, em geral, emprega-se a IV ou a intramuscular, tanto para a cetamina como para a tiletamina-zolazepam. A administração intravenosa reduz a dose e assegura latência e duração de efeito curto. A reaplicação se torna possível graças ao período de ação curto e ao índice terapêutico amplo. A administração intramuscular, além de usar doses maiores, quase sempre produz dor por causa do pH ácido das soluções dos agentes dissociativos.

Os anestésicos dissociativos são, muitas vezes, usados clinicamente em associação com outros fármacos para indução e manutenção de anestesias de curta duração e, ainda, podem ser empregados como coadjuvantes da anestesia geral,

Tabela 9.1 Uso da cetamina isolada ou em associação com antagonistas do receptor N-metil-D-aspartato (NMDA) ou com outros fármacos para tratamento da dor em cães e gatos.

Antagonista do receptor NMDA	Esquema terapêutico Cães	Gatos
Cetamina	Dor leve à moderada	Dor leve à moderada
	0,1 a 1,0 mg/kg; IV IM, ou SC; 8/8 h	0,1 a 1,0 mg/kg; IV IM, ou SC; 8/8 h
	Dor moderada à grave	Dor moderada à grave
	0,5 a 4,0 mg/kg; IV IM, ou SC; 8/8 h	0,5 a 4 mg/kg; IV IM, ou SC; 8/8 h
	0,01 mg/kg/min/infusão contínua	0,01 mg/kg/min/infusão contínua
	2 a 10 mg/kg VO, 6 a 8 h	2 a 10 mg/kg VO, 8/8 h
	2,5 mg/kg, injeção epidural	–
Cetamina associada a outros fármacos		
Morfina	0,1 a 1,0 mg/kg IV IM SC	0,05 a 1 mg/kg IM SC
Lidocaína	25 a 75 µg/kg/min/infusão contínua	25 a 75 µg/kg/min/infusão contínua
Hidromorfona	0,05 a 0,1 mg/kg IM ou IV, a cada 4 a 6 h	0,05 a 0,1 mg/kg; IV IM ou SC; a cada 4 a 6 h
Carprofeno	2,2 mg/kg; IV IM SC ou VO a cada 12 h	2,2 mg/kg; IV IM SC ou VO a cada 12 h
Deracoxibe	1 a 4 mg/kg VO 24/24 h	–
Metadona	0,1 a 0,3 mg/kg; IV ou IM; a cada 2 a 4 h 0,1 a 0,2 mg/kg/injeção epidural, a cada 6 a 7 h	0,1 a 0,3 mg/kg; IV ou IM; a cada 2 a 4 h 0,1 a 0,2 mg/kg, injeção epidural, a cada 6 a 7 h
Gabapentina	3 mg/kg VO a cada 24 h	3 mg/kg VO 24/24 h
Dextrometorfano	2 mg/kg VO a cada 6 a 8 h	2 mg/kg; VO IV ou SC; 6/6 h
Amantadina	2 a 10 mg/kg VO a cada 8 a 12 h	2 mg/kg VO 24/24 h
Tramadol	1 a 2 mg/kg VO a cada 6 a 12 h	2 a 4 mg/kg VO 12/12 h

IM: intramuscular; IV: intravenosa; SC: via subcutânea; VO: via oral.

Adaptada de Pozzi et al. (2006).

administrados em *bolus* ou por infusão contínua, para aumentar a profundidade anestésica ou a analgesia. O uso da cetamina, por infusão contínua, em associação com outros fármacos, tem sido difundido tanto para a produção de anestesia intravenosa total como para a redução da taxa de anestésicos voláteis. A administração por infusão contínua de doses subanestésicas da cetamina em associação com outros analgésicos (p. ex., opioides) foi empregada na prevenção ou minimização da dor pós-cirúrgica no ser humano e em animais. Nos cães, a infusão contínua intravenosa de cetamina (10 µg/kg/min) reduz a CAM do isofluorano em 25%, enquanto a infusão contínua da associação de morfina (3,3 µg/kg/min), lidocaína (50 µg/kg/min) e cetamina (10 µg/kg/min) reduziu a concentração de isofluorano em até 45%. Em cavalos (Tabelas 9.4 e 9.5), a cetamina tem sido empregada em administração em *bolus* ou em infusão contínua na associação de xilazina-cetamina-éter gliceril guaiacólico para procedimentos cirúrgicos com duração menor que 2 h.

A utilização da cetamina e, também, da associação tiletamina-zolazepam, por via espinal, já foi relatada em diversas espécies (Tabelas 9.6 a 9.9). Em cães submetidos à anestesia epidural com tiletamina-zolazepam, observou-se analgesia da região pélvica, paresia, ataxia e relaxamento do esfíncter anal por 42 min, em média. A cetamina, por via epidural, pode produzir efeito analgésico preventivo e pós-operatório e tem se mostrado benéfica no tratamento da dor inflamatória.

Vários grupos de substâncias podem inibir ou reduzir os efeitos adversos dos agentes dissociativos:

- Agonistas dos receptores alfa-2-adrenérgicos (xilazina, detomidina, medetomidina, dexmedetomidina e romifidina) além de analgésicos induzem efeitos fisiológicos (bradicardia e miorrelaxamento) opostos aos da cetamina
- Agonistas receptores do GABA (benzodiazepínicos e propofol). Os benzodiazepínicos evitam os efeitos psicomotores, asseguram estabilidade circulatória, hipnose e miorrelaxamento. A associação cetamina-midazolam além de produzir recuperação mais rápida mostra-se mais eficaz que a associação da cetamina com o diazepam. O propofol produz hipnose, reduz a incidência de efeitos psicomotores e por ser depressor cardiovascular contrabalanceia os efeitos estimulantes circulatórios da cetamina
- Fenotiazínicos: diminuem a ativação central por redução dos estímulos aferentes no tronco cerebral e da atividade dopaminérgica prevenindo e reduzindo os efeitos psicomotores. O efeito antagonista adrenérgico alfa-1 dos fenotiazínicos induz hipotensão que contrabalanceia os efeitos estimulantes circulatórios da cetamina. Deve-se ressaltar que pacientes com distúrbios circulatórios tornam-se suscetíveis ao colapso circulatório quando tratados com fenotiazínicos, pois inibem a resposta compensatória do organismo ao choque
- Opioides: diminuem a ativação central por redução dos estímulos nociceptivos aferentes no tronco cerebral, induzindo sedação ou hipnose superficial, analgesia potente e hipotensão que contrabalanceia os efeitos estimulantes circulatórios da cetamina

- Miorrelaxantes: a ação estimulante da cetamina sobre o trato corticospinal aumenta os reflexos polissinápticos, por ativação dos neurônios internunciais. O miorrelaxante de ação central, éter gliceril guaiacol, além de reduzir a pressão arterial, contrabalanceia os efeitos catalépticos da cetamina, inibindo, principalmente, a ativação dos neurônios internunciais. Os miorrelaxantes competitivos, em razão da ação periférica, atuam impedindo a catalepsia por bloqueio da transmissão do impulso na placa motora terminal.

ANESTÉSICOS DISSOCIATIVOS

Cetamina e tiletamina-zolazepam
- Produzem estado anestésico diferenciado
- Profundidade anestésica não pode ser avaliada segundo Guedel
- Imobilidade, amnésia, analgesia
- Uso isolado induz efeitos psicomotores (dissociação talamocortical)
- Uso isolado induz contração muscular, catalepsia e excitação.

Farmacodinâmica
- Antagonista não competitivo do canal iônico do receptor NMDA (local do Mg^{++})
- Bloqueio é dependente da ativação (abertura) do canal iônico do receptor NMDA (desloca Mg^{++})
- O bloqueio não competitivo do receptor do NMDA induz analgesia.

Farmacologia
- Derivado da fenciclidina. Cetamina é um racemato
- Apresenta dois isômeros: potência R(–)/S(+) (1:3-4) (ser humano)
- Cetamina S(+)/racêmica: hipnose (0,75:1 cães) – Duque et al. (2008)
- Cetamina S(+): afinidade 4× > local PCP do rec. NMDA que a R(–)
- Cetamina S(+): induz sedação maior que a R(–)
- Cetamina S(+)/racêmica: perfis farmacocinéticos semelhantes.

Vantagens
- Ação imediata e curta duração (indução da anestesia)
- Analgésicos em doses subanestésicas
- Induzem menor depressão respiratória (tiopental ou propofol)
- Mantêm resposta à hipoxemia ($\downarrow O_2$) e à hipercapnia ($\uparrow CO_2$)
- Estimulação simpática central ($\uparrow$ FC, PA e DC)
- Broncodilatadores (asma)
- Não desencadeiam convulsões ou hipertermia maligna.

Desvantagens
- Aumentam tônus muscular e induz tremores musculares
- Doses altas – respiração apnêustica
- Salivação e lacrimejamento
- Aumenta a PIO
- Olhos abertos (lesão de córnea e retina) – usar pomadas
- Aumenta fluxo sanguíneo e consumo de O_2 cerebral ($\uparrow$ pressão)
- Risco na cardiomiopatia por estímulo simpático ($\uparrow$ de FC, PA e DC)
- À recuperação, excitação, catalepsia seguida de hipertermia
- Risco de desencadear crises em epilépticos.

Uso clínico
- Agente indutor, anestésico de ação ultracurta IV ou intramuscular
- Usar sempre MPA
- Podem ser misturados, na mesma seringa, agonistas alfa-2, acepromazina, benzodiazepínicos, opioides, propofol e EGG
- Pode ser usado por infusão contínua, epidural e subaracnoide (ataxia)
- Recomendado para pacientes em choque hipovolêmico
- Analgesia intra e pós-operatória.

Tabela 9.2 Uso da cetamina isolada ou em associação com outros fármacos para fins sedativos e anestésicos em cães e gatos.

Fármaco(s) associado(s)	Uso	Dose (mg/kg)/via	Cetamina Dose (mg/kg)/via	Comentários
–	–	–	10,0 a 20,0 IV/IM 10,0 IV; 20,0 IM	$\uparrow$ Tônus muscular, inadequado para cirurgia. Apneia
Acepromazina	MPA 1+Cet	C: 0,05 a 0,1 IV/IM G: 0,1 IV/IM	10,0 a 20,0 IV/IM	Cirurgias eletivas. Agressivos. Recuperação longa
Xilazina	MPA 1+Cet	C: 0,5 a 2,0 IV/IM G: 1,0 a 2,0 IV/IM	10,0 a 20,0 IV/IM	Miorrelaxamento. Analgesia maior
Medetomidina	MPA	C: 0,04 IV/IM G: 0,08 IV/IM	5,0 a 10,0 IV/IM	Vômito. Depressão CV. Anestesia
Diazepam	MPA 1+Cet	C: 0,2 a 0,5 IV/IM	2,0 a 5,0 IV/IM	Miorrelaxamento. Indução. Anestesia
Midazolam*	1+Cet	C e G: 0,2 a 0,5 IV/IM	5,0 a 10,0 IV/IM	Miorrelaxamento. Reduz depressão respiratória
Butorfanol	MPA 1+Cet	C e G: 0,2 a 0,4 IV/IM	2,0 a 5,0 IV/IM	Analgesia visceral
Diversos	–	–	1,0 ou 2,0 epidural	Analgesia/anestesia membros pélvicos
Diversos	–	–	10 µg/kg/min/inf. contínua	Potencializa outros anestésicos injetáveis/inalatórios

* Excitação com uso isolado.
C: cães; G: gatos; CV: cardiovascular; IM: intramuscular; IM: intravenosa; MPA: medicação pré-anestésica; 1+Cet: uso misturado na mesma seringa; cet: cetamina.
Adaptada de Lumb e Jones (2007).

Tabela 9.3 Uso da tiletamina-zolazepam isolada ou em associação com outros fármacos para fins sedativos e anestésicos em cães e gatos.

Fármaco(s) associado(s)	Uso	Dose (mg/kg)/via	TZ Dose (mg/kg)/via	Comentários
–	–	–	C: 6 a 10 IM; 2 a 4 IV G: 6 a 12 IM/IV	Contenção, procedimentos diagnósticos, procedimentos menores
Acepromazina	MPA 1+TZ	G: 0,1 IM	G: 3 a 5 IM ou 2,5 a 4 IV	Anestesia adequada para castração
Xilazina Butorfanol	MPA 1+1+TZ	C: 1,1 IM (Xil) C: 0,22 IM (But)	C: 8,8 IM	Anestesia, analgesia, bom relaxamento muscular
Xilazina Cetamina	MPA 1+1+TZ	G: 0,7 IM (Xil) G: 2,6 IM (Cet)	G: 3,3 IM	Relaxamento muscular excelente, boa analgesia, indução e recuperação suaves
Butorfanol	MPA	C: 0,7 IM	C: 10 IM	Sedação inadequada em cães agressivos

C: cães; G: gatos; CV: cardiovascular; IM: intramuscular; IM: intravenosa; MPA: medicação pré-anestésica; 1+TZ e 1+1+TZ: uso misturado na mesma seringa; TZ: tiletamina-zolazepam.
Adaptada de Lumb e Jones (2007).

Tabela 9.4 Uso da cetamina isolada ou em associação com outros fármacos para fins sedativos e anestésicos em equídeos.

Fármaco(s) Associado(s)	Uso	Dose (mg/kg)/via	Cetamina Dose (mg/kg)/via	Comentários
Xilazina	MPA 1+Cet	1,1 IV (Xil)	2,2 IV	Anestesia leve, boa analgesia
Xilazina Butorfanol	MPA 1+1+Cet	1,1 IV (Xil) 0,1 a 0,2 IV (But)	2,2 IV	Relaxamento muscular, analgesia
EGG Xilazina	1+1+Cet	50 mg/mℓ (EGG) 0,5 mg/kg (Xil) IV	1 a 2,0 mg/kg IV Indução: 1,1 mℓ/kg IV Manutenção: 2,75 a 4,5 mℓ/kg/h IV	Anestesia cirúrgica, relaxamento muscular, analgesia, recuperação suave
Xilazina Diazepam	MPA 1+1+Cet	0,3 IV (Xil) 0,05 a 0,1 IV (Dia)	2,0 mg/kg IV	Bom relaxamento muscular
Romifidina	MPA	0,1 IV (Rom)	2 a 2,2 IV	Rigidez muscular inicial de membros
Detomidina	MPA	0,02 IV (Det)	2,2 IV	Indução suave, recuperação pobre
Detomidina Butorfanol	MPA	0,02 IV (Det) 0,04 IV (But)	2,2 IV	Indução e recuperação suaves, relaxamento muscular
–	–	–	5 a 6 mg/100 kg subaracnoide	Bloqueio espinal efetivo
–	–	–	0,5; 1 ou 2 mg/100 kg epidural caudal	Analgesia perineal dose-dependente
Xilazina	1+Cet	0,5 mg/100 kg (Xil)	1 mg/100 kg epidural caudal	Analgesia perineal estendida até a região do flanco e da coxa

IM: intramuscular; IV: intravenosa; MPA: medicação pré-anestésica; 1+Cet e 1+1+Cet: uso misturado na mesma seringa; EGG: éter gliceril guaiacólico; Cet: cetamina.
Adaptada de Lumb e Jones (2007).

Tabela 9.5 Uso da tiletamina-zolazepam isolada ou em associação com outros fármacos para fins sedativos e anestésicos em equídeos.

Espécie	Fármaco(s) associado(s)	Uso	Dose(mg/kg)/via	TZ dose (mg/kg)/via	Comentários
Equina	Xilazina	MPA 1+TZ	1,1 IV (Xil)	0,5 a 2,2 IV	Adequada anestesia, fácil intubação, recuperação suave
	Detomidina	MPA 1+TZ	0,02 a 0,06 IV (Det)	1,1 a 3,0 IV	Anestesia balanceada, duração prolongada
	Xilazina Butorfanol	MPA 1+1+TZ	1,1 IV (Xel) 0,04 IV (But)	1,1 IV	Boa analgesia e relaxamento muscular, recuperação suave
	Detominida Cetamina	1+1+TZ	0,01 IV (Det) 0,5 IV (Cet)	0,67 IV	Recuperação ruim
	–	–	–	0,5 a 1,0 epidural caudal	Analgesia perineal, ataxia
Muar/Asinina	Xilazina	MPA1+TZ	1,1 IV (Xil)	1,1 IV	Anestesia satisfatória, relaxamento muscular, recuperação suave
Asinina	Xilazina Butorfanol	MPA 1+TZ	1,1 IV (Xil) 0,044 IV (But)	1,1 IV	Anestesia satisfatória, recuperação suave

IM: intramuscular; IV: intravenosa; MPA: medicação pré-anestésica; 1+TZ e 1+1+TZ: uso misturado na mesma seringa; EGG: éter gliceril guaiacólico; TZ: tiletamina-zolazepam.
Adaptada de Lumb e Jones (2007).

Tabela 9.6 Uso da cetamina isolada ou em associação com outros fármacos para fins sedativos e anestésicos em ruminantes.

Espécie	Fármaco(s) associado(s)	Uso	Dose (mg/kg)/via	Cetamina Dose (mg/kg)/via	Comentário
Bovina	–	–	–	1,5 a 4,6 IV	–
	–	–	–	2 mg/mℓ em salina 10 mℓ/min IV	–
	Xilazina	MPA	0,22 IM (Xil)	11 IM	Anestesia cirúrgica, bom relaxamento muscular
	Xilazina	MPA	0,22 IM IV (Xil)	1,8 a 4,6 IV	Bom relaxamento para intubação
	Medetomidina	MPA	0,02 IV (Med)	2,2 IV	Decúbito esternal
	Diazepam	MPA 1+Cet	1,8 IV (Dia)	10,6 IV	Indução e recuperação suave
Ovina	–	–	–	22 IV	Rigidez muscular acentuada, salivação
	Xilazina	MPA	0,1 IV (Xil)	7,5 IV	↓ Débito cardíaco, resistência vascular sistêmica e pressão arterial
	Xilazina	MPA	0,2 IM (Xil)	22 IV	Salivação, regurgitação, ↓ rigidez muscular, anestesia prolongada
	Atropina Xilazina	MPA	0,2 IM (Atr) 0,2 IM (Xil)	22 IV	↓ Salivação, micção, regurgitação, taquicardia
	Diazepam	MPA 1+Cet	0,375 IV (Dia)	7,5 IV	↓ Débito cardíaco, ↑ resistência vascular sistêmica
	Medetomidina	MPA 1+Cet	0,025 IM (Med)	1,0 IM	Bom relaxamento, taquipneia
Caprina	Atropina Xilazina	MPA 1+1+Cet	0,44 IM (Atr) 0,22 IM (Xil)	11,0 IM	Relaxamento muscular, analgesia
	Atropina Acepromazina	MPA 1+1+Cet	0,44 IM (Atr) 0,88 IM (Ace)	22,0 IM	Relaxamento muscular, analgesia
	Atropina Diazepam	MPA 1+1+Cet	0,44 IM (Atr) 0,88 IM (Dia)	22,0 IM	Relaxamento muscular, analgesia
	Midazolam	MPA 1+Cet	0,4 IM (Mid)	4,0 IM	Anestesia cirúrgica
	–	–	–	3,0 subaracnoide	Analgesia até L1 (lombar), sedação, ataxia e decúbito esternal

IM: intramuscular; IV: intravenosa; MPA: medicação pré-anestésica; 1+Cet e 1+1+Cet: uso misturado na mesma seringa; EGG: éter gliceril guaiacólico; Cet: cetamina.
Adaptada de Lumb e Jones (2007).

Tabela 9.7 Uso da tiletamina-zolazepam isolada ou em associação com outros fármacos para fins sedativos e anestésicos em ruminantes.

Espécie	Fármaco(s) associado(s)	Uso	Dose (mg/kg)/via	TZ Dose (mg/kg)/via	Comentário
Bovina	–	–	–	2 a 6,0 IV	–
	Xilazina	MPA	0,1 IV	4,0 IV	Anestesia cirúrgica
Ovina	–	–	–	8,1 a 16,8 IV	Anestesia cataleptólide, excelente relaxamento muscular
	–	–	–	2,2 a 4,4 IM	Imobilização
	Butorfanol	MPA 1+TZ	0,5 IV	12,0 IV	Anestesia adequada
	Atropina	MPA	0,03 IM	13,2 IV	–
	Xilazina	MPA	0,01 IM	13,2 IV	Relaxamento muscular, anestesia de longa duração, apneia

IM: intramuscular; IV: intravenosa; MPA: medicação pré-anestésica; 1+1: uso misturado na mesma seringa; TZ: tiletamina-zolazepam.
Adaptada de Lumb e Jones (2007).

Tabela 9.8 Uso da cetamina isolada ou em associação com outros fármacos para fins sedativos e anestésicos em suínos.

Fármaco(s) associado(s)	Uso	Dose (mg/kg)/via	Cetamina Dose (mg/kg)/via	Comentário
–	–	–	10 a 20,0 IM	Rigidez muscular espástica, tremores musculares, ↑ frequências cardíaca e respiratória, arfação e eritema
Xilazina	MPA1+Cet	2,0 IM	15,0 IM	Sedação profunda, relaxamento muscular e analgesia
Acepromazina	MPA1+Cet	0,5 IM	15,0 IM	Atividade muscular forte e aguda
Diazepam	MPA1+Cet	1,0 IM	10,0 IM	Sedação profunda e bom relaxamento muscular
Xilazina-EGG	1+1+Cet	1 mg/mℓ (Xil) 50 mg/mℓ (EGG) Indução: 0,67 a 1,1 mℓ/kg IV Manutenção: 2,2 mℓ/kg/h IV	1 mg/mℓ IV	Bom relaxamento muscular e analgesia. Mínimas alterações cardiovasculares.
Meperidina Azaperona Morfina	MPA1+1+Cet	2,2 IM (Mep) 2,2 IM (Aza) 1,7 IM (Mor)	22,0 IM	Anestesia cirúrgica, recuperação suave e rápida

IM: intramuscular; IV: intravenosa; MPA: medicação pré-anestésica; 1+Cet e 1+1+Cet: uso misturado na mesma seringa; Cet: cetamina; EGG: éter gliceril guaiacólico.
Adaptada de Lumb e Jones (2007).

Tabela 9.9 Uso da tiletamina-zolazepam isolada ou em associação com outros fármacos para fins sedativos e anestésicos em suínos.

Fármaco associado	Uso	Dose (mg/kg)/via	TZ Dose (mg/kg)/via	Comentário
–	–	–	2 a 10,0 IM	Imobilização, anestesia, relaxamento muscular dose-dependente
Xilazina	MPA	1,1 IM	6,0 IM	Anestesia satisfatória
Xilazina	MPA1+TZ	2,2 IM	6,0 IM	Analgesia de longa duração

IM: intramuscular; IV: intravenosa; MPA: medicação pré-anestésica; 1+TZ: uso misturado na mesma seringa; TZ: tiletamina-zolazepam.
Adaptada de Lumb e Jones (2007).

10 Anestesias para Cesarianas

Flavio Massone • Aury Nunes de Moraes

INTRODUÇÃO

Quando há indicação de uma cesariana, existem vários fenômenos associados a ela e, entre os mais importantes, citam-se a emergência ou a distocia fetal, o que torna, na maioria das vezes, o ato cirúrgico e anestésico mais difícil. Convém lembrar que o risco anestésico aumenta, pois ocorrem alterações fisiológicas que alteram a resposta da paciente e do feto em relação ao anestésico, ou ainda técnicas que podem ser consideradas cômodas para a mãe, mas desconfortáveis para o feto, aumentando o risco de morbidade ou mortalidade deste.

Durante a gestação, geralmente ocorre aumento da frequência respiratória e do volume corrente, consequentemente do volume-minuto, causado pela estimulação dos hormônios ovarianos que, por sua vez, acarretam hiperventilação. Tais alterações podem ocasionar alcalose respiratória, que é compensada pela excreção renal de bicarbonato (Goodger e Levy, 1973).

A hiperventilação que acompanha a prenhez acentua-se durante o trabalho de parto, reduzindo a capacidade funcional residual, o que causa maior ventilação alveolar. Esse fenômeno deve ser levado em consideração durante a anestesia volátil, pois pode aumentar a concentração alveolar, sendo fatal tanto para a mãe como para o feto.

Por outro lado, não se pode afastar a hipótese da ação mecânica exercida sobre o diafragma, que também causaria alterações respiratórias, agravadas durante o ato cirúrgico pela descompressão rápida no momento da exteriorização do útero.

Convém ainda salientar que, na ocorrência de hipocapnia ou alcalose respiratória não compensada durante a hiperventilação, altera-se o fluxo sanguíneo placentário, o que fatalmente acarreta acidose fetal (Figura 10.1).

As alterações hemodinâmicas também devem ser levadas em consideração, pois, em decorrência da vasodilatação periférica, observa-se discreta queda da pressão arterial. Do mesmo modo, os anestésicos que podem causar ações bloqueadoras vasomotoras, como o halotano ou a anestesia peridural, deprimem a resposta vasoconstritora compensatória, assim como as fenotiazinas, acentuando o risco.

Essas alterações hemodinâmicas podem ser agravadas nos casos em que a paciente já apresenta um quadro de choque ou de "pré-choque".

FATORES RELACIONADOS COM O FETO

Ao se aplicar qualquer produto anestésico em cesariana, é preciso considerar que os anestésicos não ionizáveis passam rapidamente pela barreira placentária, enquanto os altamente ionizáveis permanecem na circulação materna.

Por outro lado, alterações no pH sanguíneo aumentam a concentração de fármacos não ionizáveis, que passam facilmente pela barreira placentária, assim como os fármacos de alta solubilidade nas gorduras ou de baixo peso molecular (Finster, 1972).

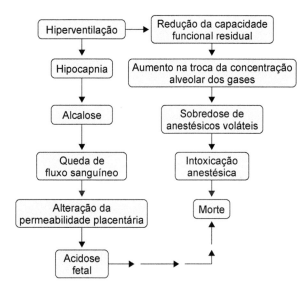

Figura 10.1 Representação esquemática das alterações que decorrem da hiperventilação.

A importância da circulação fetal não pode ser descartada, pois todos os fármacos que passam pela barreira placentária já começam a ser metabolizados pelo fígado do feto, auxiliando na redução da concentração anestésica no sistema nervoso central (SNC) fetal.

Entretanto, a absorção deve ser levada em conta, visto que a permeabilidade hematencefálica fetal é maior, o que aumenta a sensibilidade aos fármacos, considerando-se ainda que a função renal do feto é deficiente, dificultando a excreção dos fármacos, além do fato de que a atividade microssômica enzimática também é deficiente.

FÁRMACOS E BARREIRA PLACENTÁRIA

Os tranquilizantes, apesar de passarem pela barreira placentária, aparentemente não apresentam risco imediato para o feto, desde que usados com cautela. É conveniente, quando necessário, usá-los em doses menores.

Os barbitúricos, em especial os de duração moderada e longa, devem ser evitados, pois, além de depressão respiratória fetal, causam a morte do feto. Já os tiobarbituratos alcançam o fígado fetal em poucos segundos, buscando assim o equilíbrio de concentração com o sangue materno.

Os anestésicos locais, ao serem absorvidos em âmbito sistêmico, atravessam a barreira placentária, atingindo o feto e podendo deprimir seu miocárdio, o que leva indubitavelmente a usá-los com certo resguardo. Entretanto, isso pode ser evitado, desde que se trabalhe sempre aquém das doses máximas permitidas.

A maioria dos anestésicos voláteis passa pela barreira placentária, por ser altamente lipossolúvel e apresentar baixo peso molecular. Convém lembrar que, em pacientes de alto risco, especialmente o halotano torna-se problemático, pois ele exerce ação vasopressora, causando vasodilatação periférica e reduzindo a pressão arterial. O uso desses anestésicos é desaconselhável em fêmeas idosas, anêmicas, toxêmicas ou hipovolêmicas.

Por outro lado, em animais que devam ser submetidos à cesariana e apresentam hiperventilação, o uso de qualquer anestésico volátil com respiração espontânea deve ser feito em doses mais baixas, porque se obtêm níveis de concentração altos, especialmente com os halogenados de baixo coeficiente de solubilidade sangue/gás (halotano, enfluorano e isofluorano).

Os bloqueadores neuromusculares, por serem altamente ionizáveis e não serem lipossolúveis, não passam facilmente pela barreira placentária, o que os torna recomendáveis na prática da cesariana.

PRINCIPAIS COMPLICAÇÕES

Hipotensão

Geralmente, em anestesias durante cesariana, ocorre hipotensão, que é causada por vários fatores especialmente em pequenos animais.

Hipovolemia

Ocorre em casos de desidratação em animais desnutridos ou que, por qualquer circunstância, tiveram hemorragias durante o trabalho de parto ou foram traumatizados na tentativa de forçar a retirada fetal mecanicamente por leigos. Para tanto, é aconselhável repor a volemia ou hidratar o animal.

Anestesia peridural lombossacra

Esta anestesia, por causar bloqueio ganglionar, ocasiona hipotensão arterial, diminuição do débito cardíaco por bloqueio betarreceptor, da circulação venosa de retorno e até depressão do miocárdio, caso os níveis séricos de anestésico local estejam altos. Nesses casos, desde que não se usem anestésicos halogenados, sugere-se o uso da epinefrina, por sua ação vasopressora.

Síndrome supina

A compressão mecânica causada pelo peso dos fetos em animais em decúbito supino (dorsal) dificulta a vascularização, tanto arterial (aorta abdominal) como venosa (veia cava). Isso pode ser observado por meio de palpação da artéria femoral, que se apresenta com pulso taquisfígmico e filante. Essa situação pode ser evitada agilizando-se a cirurgia, poupando tempo e, ao se efetuar a laparotomia, introduzindo a mão para suspender ligeiramente os cornos uterinos, sem esquecer de colocar o animal na calha cirúrgica ligeiramente inclinado para um dos lados.

Descompressão rápida

Ao se retirarem bruscamente os cornos uterinos de dentro da cavidade abdominal, ocorre uma descompressão rápida, causando alterações bruscas hemodinâmicas e da mecânica ventilatória. Para tanto, é conveniente que, ao se fazer tal manobra, o anestesista seja avisado, para que possa intervir, efetuando uma respiração assistida: forçar o balão respiratório a cada inspiração do animal, intervindo, assim, não na frequência, que se mantém ativa, mas no volume corrente.

Vômitos e aspirações de conteúdo gástrico

Caso o animal não esteja em jejum, é frequente a ocorrência de vômitos em induções anestésicas violentas ou pela aplicação de fármacos parassimpaticomiméticos (xilazina). Isso pode ser evitado amenizando-se a indução anestésica ou, no segundo caso, empregando-se previamente fármacos parassimpaticolíticos, como é o caso da atropina.

Já em casos de emergência, nos quais o jejum é impossível, é conveniente introduzir uma sonda endotraqueal ao se induzir o animal, pois tal procedimento impedirá a aspiração de vômito ou secreções salivares que, porventura, seriam mobilizadas para a traqueia.

Na manipulação visceral exagerada, é conveniente ressaltar que pode ocorrer estimulação do reflexo da êmese, motivo pelo qual se tomam medidas cautelares.

TÉCNICAS ANESTÉSICAS NAS DIFERENTES ESPÉCIES

Canina e felina

Desde que haja indicação de cesariana em pacientes hígidas, o preparo alimentar é relativamente simples, minimizando os riscos materno e fetal. O jejum, desde que viável, é de 12 h, enquanto o hídrico é de 2 h, mas convém lembrar que o animal próximo ao parto não se alimenta, o que reduz a incidência de vômitos durante o ato cirúrgico.

Geralmente, as cadelas e gatas, quando vão às clínicas, estão em estado crítico, pois há ocasiões em que estão em trabalho de parto há horas ou até há dias, o que as torna pacientes de alto risco, aumentando, a mortalidade pela toxemia, agravada por um quadro de choque. Isso torna delicada qualquer aplicação de fármacos anestésicos, além da agressão cirúrgica a que serão submetidas. Nesses casos, deve-se avaliar qual o fármaco ideal para a indução direta que permita a obtenção da anestesia com a menor concentração de anestésico volátil.

Primeira técnica (para cadelas)

- Medicação pré-anestésica (MPA) com levomepromazina, ou clorpromazina, 0,3 mg/kg IV, ou acepromazina a 0,2%, 0,05 mg/kg IV
- Tricotomia e aguardar 15 min
- Tiopental a 2,5%, 5 a 8 mg/kg IV; ou tiamilal a 2%, 5 a 8 mg/kg IV; ou meto-hexital a 2,5%, 5 a 7 mg/kg IV
- Intubar com sonda de Magill
- Adaptar ao aparelho de anestesia e aplicar enfluorano, na dose de até 2 V%.

Em termos de tranquilização, sabe-se que as fenotiazinas atravessam a barreira placentária, deprimindo sensivelmente os fetos sem maiores problemas. Entretanto, é aconselhável reduzir a dose habitualmente aplicada para dois terços dela, pois o feto não metaboliza facilmente os fármacos em decorrência de sua ação enzimática hepática ser rudimentar.

Quanto à indução, sabe-se que o barbitúrico, quando aplicado na mãe, em 45 s é observado no fígado do feto e em apenas 3 min já se encontra um equilíbrio materno-fetal, o que viabiliza seu uso, desde que decorram aproximadamente 10 a 15 min a partir da aplicação até a retirada do feto, evitando, assim, sua depressão. Quanto às doses, é necessário salientar que se deve aplicar o suficiente apenas para prostrar a mãe e introduzir a sonda endotraqueal.

Quanto à manutenção, modernamente recorre-se ao enfluorano ou isofluorano, por suas peculiaridades. Entretanto, um grande cuidado a ser tomado é o de que as doses de anestésicos voláteis devem ser as menores possíveis ou o bastante para auferir analgesia suficiente, a fim de evitar sobredoses causadas pela hiperventilação que o animal normalmente apresenta. Essa técnica só é recomendada em animais sadios. A hipoventilação torna a indução mais rápida; porém, na fase de anestesia cirúrgica, fatalmente tem-se hipoventilação com acidose respiratória.

Segunda técnica
- Tricotomia
- MPA conforme técnica anterior
- Cetamina, 2 mg/kg IV lentamente
- Estabelecida a prostração, adaptar a máscara e oferecer o enfluorano a 2 V%, isofluorano (2 V%) ou sevofluorano (2 V%) ou até atingir um plano anestésico suficiente para a intervenção.

Essa técnica é recomendável em casos de animais toxêmicos ou que, por qualquer motivo, estejam em choque. A cetamina, por ser vasoconstritora periférica e causar prostração rápida, permite a ação do anestésico volátil que, por sua indução rápida, ocasiona um plano anestésico sem muitos transtornos.

Terceira técnica (para gatas)
- MPA conforme técnica anterior, mas pela via intramuscular (IM)
- Cetamina, 15 mg/kg IM
- Tricotomia
- Decorridos 10 min, aplicar a máscara facial (adultos), administrando o anestésico volátil enfluorano a 2 V%.

A aplicação da cetamina IM facilita a prostração do animal em 10 min e permite manipulá-lo durante o período pré-cirúrgico. Durante a manutenção, não há necessidade de intubá-lo, sendo necessário, entretanto, deixar o animal em planos anestésicos adequados para a intervenção, o que pode ser conseguido deixando-se o reflexo palpebral bem deprimido, porém ainda presente, sem permitir a miose (fusiforme), que é indício de plano profundo (terceiro plano do estágio III).

Quarta técnica
- Acepromazina, na dose de 0,01 mg/kg IM
- Aguardar 30 min
- Propofol IV lentamente na dose de 2 a 3 mg/kg IV
- Feita a indução intubar, manter no isofluorano ou sevofluorano.

Quinta técnica
- MPA semelhante à da primeira técnica
- Tricotomia
- Anestesia peridural lombossacra com agulha 30 × 8, injetando-se de 3 a 5 mℓ de lidocaína a 2%, dependendo do talhe do animal
- Anestesia infiltrativa pré-umbilical, com 3 a 5 mℓ de lidocaína a 1%.

O único inconveniente dessa anestesia é que não se pode tracionar em demasia o pedículo ovariano (lienovárico), uma vez que a anestesia peridural abrange apenas a região retroumbilical. Ela é indicada em animais em choque, e a cirurgia deve ser agilizada, a fim de que os níveis séricos de lidocaína não deprimam os fetos. A grande vantagem dessa técnica é que, se a lidocaína for usada em doses clínicas, apresentará boa margem de segurança para a paciente.

Ultimamente tem se observado o uso indiscriminado da associação xilazina + cetamina para cesarianas ou até para ováriohisterectomias. Em cesariana ela é fatal (o que, talvez, pode ser desconhecido de quem aplica) e para a ovariossalpingohisterectomia (OSH) não causa a analgesia suficiente mesmo acrescentando opioides, o que a torna uma associação totalmente inadequada para esse fim.

Suína
Atualmente, o suíno não pode ser considerado apenas animal de produção, já que, muitas vezes, é criado como animal de estimação. Independentemente do porte, algumas vezes as fêmeas necessitam de intervenções obstétricas, como a cesariana. Embora em criação de suínos no sistema extensivo seja permitida a contenção física de fêmeas gestantes por seu tamanho e nível de estresse, muitas vezes recorre-se à sedação como método auxiliar na realização de procedimentos anestésicos ou até cirúrgicos.

A campo, a cesariana nesta espécie é a melhor solução, sendo realizada sob anestesia local ou regional com contenção e sedação prévias. A anestesia geral poderá também ser utilizada principalmente em centros de pesquisas e hospitais veterinários, pois estes estarão seguramente mais bem aparelhados.

Técnicas anestésicas
Para se efetuar uma cesariana, a opção mais utilizada é a tranquilização associada com anestesia local. Para realização das técnicas infiltrativas, o ideal é utilizar uma agulha de Hauptner segundo Wille (com vários furos) de 100 × 10, o que facilita a dispersão do anestésico local sem muito trauma das estruturas subcutânea e muscular, já que a infiltração ocorre em camadas. O volume anestésico a ser administrado varia de acordo com o talhe da fêmea: 10 a 40 mℓ de lidocaína a 2%, sem vasoconstritor.

Para a realização desse bloqueio, a região de escolha tem sido a paramamária. A técnica se baseia em uma linha imaginária a partir da base da orelha até a articulação femorotibiopatelar do lado correspondente à cirurgia, com localização na região do flanco (Figura 10.2). Podem ser utilizadas também outras técnicas como a do "L" invertido ou mesmo a do retângulo na região do flanco, embora o espaço da incisão seja pequeno, dificultando, muitas vezes, a retirada dos fetos. A técnica paravertebral proximal e distal poderá ser difícil em razão da conformação obesa de algumas fêmeas.

Outra técnica é a anestesia peridural, sendo que, para essa prática, o profissional deve ter conhecimento e habilidade, pois embora pareça fácil, oferece alguns riscos ao paciente. Para a realização da anestesia peridural na fêmea, é necessário que o animal esteja bem contido ou sedado; o ideal é que o

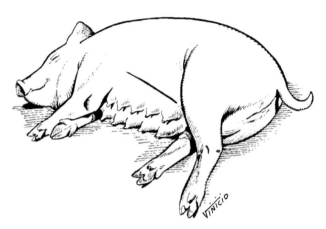

Figura 10.2 Anestesia local infiltrativa paramamária em porca para cesariana.

animal permaneça na posição quadrupedal, o que facilitaria a localização pela linearidade do espaço lombossacral.

A agulha é introduzida entre a última vértebra lombar (L6) e a primeira vértebra sacral (S1), mas, em fêmeas grandes e obesas, muitas vezes, a palpação do espaço lombossacral torna-se difícil, orientando-se, para tanto, nas asas do íleo. Assim, com o animal na posição sugerida, pode-se traçar uma linha imaginária passando pelo bordo cranial da patela; desse modo, de 2 a 3 cm caudal, estará a localização do espaço lombossacral. Para fêmeas acima de 100 kg, é utilizada agulha 18 G, com 10 a 16 cm. Para fêmeas com peso inferior 100 kg, pode-se utilizar 20 G, com 6 a 8 cm. A dose anestésica poderá ser calculada por peso ou comprimento. O bloqueio até a região da cicatriz umbilical pode ser obtido com 1 mℓ/7,5 kg e, para fêmeas que pesarem mais de 50 kg, acrescentar 1 mℓ para cada 10 kg de lidocaína a 2% (com ou sem vasoconstritor), com bloqueio de aproximadamente 2 h com vasoconstritor. Outra técnica é a do comprimento, na qual se mede 1 mℓ para 40 cm de comprimento da coluna, medindo da base da cauda até a protuberância occipital, e adicionar 1,5 mℓ de lidocaína 2% para cada 10 cm, sendo as doses máximas para cesarianas: 10 mℓ/100 kg, 15 mℓ/200 kg e 20 mℓ/300 kg.

Outros protocolos têm sido utilizados no espaço peridural: 1 mg/kg de xilazina 10% diluído em 10 mℓ de lidocaína 2%, produzindo analgesia da região anal à umbilical; e xilazina peridural (2 mg/kg em 5 mℓ de soro fisiológico 0,9%).

Alguns protocolos de sedação em suínos para cesariana

- Primeira técnica: MPA com levomepromazina ou clorpromazina, 0,5 mg/kg IM, ou acepromazina a 1%, 0,05 mg/kg, ou azaperona, 2 mg/kg IV
- Segunda técnica: azaperona 2 mg/kg + midazolam ou diazepam 0,05 mg/kg, associados ou não na mesma seringa IV
- Terceira técnica: azaperona 2 mg/kg + dexmedetomidina 3 µg/kg IM ou azaperona 2 mg/kg + xilazina 2 mg/kg IM.

Associação dos agentes injetáveis e inalatórios

- MPA (escolher uma das opções citadas)
- Cetamina 2 mg/kg IV, lentamente
- Anestesia local (bloqueios) ou espinal peridural.

Comentário

Todas essas técnicas podem ser associadas à anestesia local em forma de bloqueios ou mesmo anestesia espinal peridural. Esses fármacos também poderão ser associados aos agentes indutores e inalatórios e permitir a anestesia geral. Alguns dos sedativos como os agonistas alfa-2 adrenérgicos e benzodiazepínicos utilizados na MPA poderão ser revertidos por antagonistas específicos caso haja depressão dos fetos retirados imediatamente após a cesariana.

Esse protocolo é válido em casos de pacientes de alto risco em virtude da ação simpática da cetamina. As complementações anestésicas devem ser de 1 mg/kg de cetamina pela mesma via. A vantagem é que o agente anestésico, por ter meia-vida curta IV, não deprime muito o animal no período pós-cirúrgico, ficando a tranquilização a cargo do benzodiazepínico, caso este tenha sido usado.

- MPA – protocolos descritos anteriormente (escolher)
- Indução com propofol 2 a 4 mg/kg
- Manutenção isofluorano ou sevofluorano.

Esse protocolo deve ser usado mais para cesarianas eletivas, e não emergenciais. Pode haver dificuldade para intubação dependendo da MPA escolhida em razão do discreto miorrelaxamento da glote.

- Xilazina 2,2 mg/kg + tiletamina + zolazepam 4,4 mg IM, associados com a anestesia inalatória com máscara (isofluorano ou sevofluorano).

Essa associação pode ser usada na mesma seringa para aplicação. Alerta-se sobre ocorrências de regurgitações.

Comentário

Na anestesia para cesariana de suínos, é recomendável fazer um acesso venoso com a canulação das veias auriculares para administração dos agentes anestésicos e fluidoterapia. Para administração de fármacos injetáveis por via IM, a região do pescoço é a mais indicada. Opioides como a morfina ou o butorfanol podem ser adicionados nas associações descritas para aumentar o grau de depressão do SNC e a analgesia, podendo ocorrer, porém, depressão fetal.

Recuperação

Para a recuperação da anestesia em suínos, seja por bloqueio ou por anestesia geral, é fundamental que o paciente seja mantido em ambiente aquecido em razão da facilidade em desenvolver hipotermia. Sugere-se sempre aplicar anti-inflamatórios e analgésicos no período de recuperação, assim como a observação da desobstrução das vias respiratórias superiores. Outro cuidado importante nos neonatos é a limpeza, a desinfecção umbilical e a manutenção das vias respiratórias pérvias.

Caprina e ovina

Primeira técnica

- MPA
- Tricotomia do flanco esquerdo
- Anestesia infiltrativa em retângulo, semelhante à técnica para ovinos e caprinos.

Sempre que possível, é conveniente aplicar a MPA, pois cabras e ovelhas, na maioria das vezes, não permitem a manipulação em posição quadrupedal. Após a retirada do feto, caso se queira a prostração, será possível tranquilizar o animal e colocá-lo em decúbito lateral direito, para evitar o afloramento das vísceras, pois o rúmen, estando para cima, evitará a interferência visceral.

Segunda técnica
- MPA
- Tricotomia no espaço lombossacro
- Anestesia peridural lombossacra com 5 a 10 mℓ de lidocaína a 1%
- Verificada a prostração, testar a área anestesiada antes de iniciar a cirurgia.

Bovina

As técnicas empregadas na espécie bovina pouco diferem das citadas anteriormente para ovelhas e cabras. Entretanto, vale ressaltar que a MPA também só é empregada em casos extremos, visto que essa espécie colabora mais na posição quadrupedal ou mesmo quando derrubada e contida convenientemente.

Primeira técnica
- Tricotomia do flanco e da região coccígea, com a respectiva antissepsia
- Anestesia peridural intercoccígea (primeira e segunda vértebras), com 5 a 7 mℓ de lidocaína
- Anestesia infiltrativa paravertebral, seguida de anestesia infiltrativa do flanco, descrevendo um T (Figura 10.3).

Essa técnica é recomendada para cesariana com o animal em posição quadrupedal, facilitando manipulações obstétricas, por isso a associação com a anestesia peridural com, no máximo, 7 mℓ de anestésico, evitando assim o decúbito, indesejável para esse acesso cirúrgico. A técnica é recomendada por Grunert e Birgel (1982).

Segunda técnica
- Tricotomia da região paramamária (Figura 10.4)
- Infiltração de 80 a 100 mℓ de lidocaína a 2% em retângulo ou cordão anestésico, abrangendo a região da incisão cirúrgica
- Adaptação do animal em decúbito lateral direito.

Essa técnica é usada frequentemente pela facilidade de abordagem da área. Só é empregada, entretanto, nos casos em que o animal se apresenta debilitado e prostrado, ou é indócil; daí a vantagem de aproveitamento do decúbito.

Terceira técnica
- Tricotomia do flanco direito e antissepsia
- Anestesia infiltrativa em retângulo, L invertido ou paravertebral, empregando-se 80 a 100 mℓ de lidocaína a 1% e agulha 100 × 12.

Essa técnica é indicada quando se opta pela posição quadrupedal. Geralmente, a MPA é dispensável, pois o decúbito do animal dificulta a retirada do feto por essa via.

Equina

Na anestesia em éguas, ao se empregar a maioria dos fármacos, será possível notar que estes cruzarão a barreira placentária, o que poderá causar depressão fetal e, muitas vezes, afetar a viabilidade fetal, uma vez que depende do neonato a capacidade de eliminar o fármaco (Leblanc e Norman, 1992).

O processo do parto é rápido em éguas e normalmente acontece em 30 min. A liberação da placenta acontece logo após, sendo que a hipoxia fetal seguida de morte é comum em partos laboriosos e demorados. O forte esforço da égua para expulsar o feto durante o segundo estágio dificulta a manipulação e a torna perigosa para o profissional. O temperamento das fêmeas, particularmente durante o parto, é imprevisível, fazendo os tratamentos terem certo risco. O trato reprodutivo dessas fêmeas é frágil, tornando-se vulnerável ao trauma obstétrico; por isso, os instrumentos para auxiliar no parto devem ser usados com cautela.

O exame da égua deverá ser realizado com cuidado e rapidez, pois muitas vezes as fêmeas ficam extremamente excitadas com a avaliação, sendo a sedação recomendada com baixas doses de fármacos. O fluxo sanguíneo do útero na fêmea gestante não é autorregulado e, dessa maneira, é diretamente proporcional à pressão de perfusão e inversamente proporcional à resistência vascular uterina. Desse modo, em qualquer

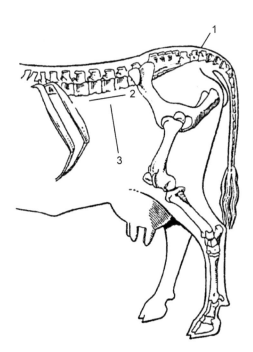

Figura 10.3 Associação das anestesias infiltrativa e peridural intercoccígea para cesariana em vacas, segundo Grunert e Birgel (1982).

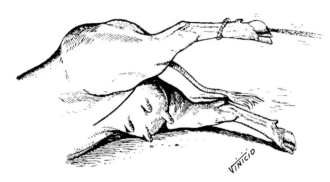

Figura 10.4 Anestesia local infiltrativa paramamária em vaca.

situação que venha a se produzir vasoconstrição, hipovolemia ou uma diminuição da pressão sanguínea, há redução do fluxo sanguíneo, resultando na carência do suprimento de nutrientes e oxigênio para o feto.

A maioria dos fármacos usados em anestesia atravessa a barreira placentária e depende da capacidade do neonato em revertê-los e eliminá-los. A resposta do feto aos fármacos anestésicos é dose-dependente. Portanto, é correto afirmar que esses fármacos deprimem o sistema cardiorrespiratório no feto mais do que no adulto. Opioides produzem uma depressão respiratória, embora esses efeitos possam ser revertidos com fármacos antagonistas como a naloxona. Agentes inalatórios, como o halotano, causam uma considerável depressão fetal; ou seja, ao nascer, o pulmão do recém-nascido eliminará os anestésicos inalatórios após cirurgia se respirar bem. O índice de depuração metabólico da maioria dos tranquilizantes e agentes injetáveis no recém-nascido é lento, quando comparado com os adultos, e isso de deve ao sistema hepático imaturo. A recuperação do recém-nascido poderá ser demorada, justificando a importância de se ter um aporte hospitalar adequado quando a mãe é submetida à anestesia geral. Para os procedimentos de fetotomia é importante a habilidade do veterinário, já que existem riscos de rupturas da vulva e vagina por inabilidade profissional.

Comentário

Existem certos cuidados a serem tomados antes da anestesia em éguas, como a administração de fluidoterapia, principalmente com utilização de cristaloides. Tem se recomendado o uso de antibioticoterapia de amplo espectro sistêmico antes da cirurgia, pois rotineiramente ocorre a contaminação ao se realizar uma intervenção a campo (fetotomia, parto distócico, ruptura vulvoperineal). A aplicação IV de penicilina (20.000 UI/kg) e gentamicina (6,6 mg/kg) é recomendada. O flunixino meglumine (0,44 mg/kg de peso corporal) pode ser administrado IV, sendo que esses cuidados devem ser tomados rapidamente, pois a evolução negativa pode levar a uma endotoxemia fatal.

Sedação

Atualmente, existem no mercado vários agentes sedativos, tranquilizantes ou opioides disponíveis para serem usados de acordo com a necessidade que o procedimento exige. A associação de fármacos, na maioria das vezes, auxilia na sedação e na analgesia.

A sedação de uma égua com acepromazina, na dose de 0,05 mg/kg IV, tem ação discreta na frequência do feto e não diminui o fluxo sanguíneo aórtico, tornando-se um tranquilizante seguro para a gestante (McGladdery, 1990). A xilazina (0,4 a 1,1 mg/kg IV ou intramuscular) e a detomidina (0,004 a 0,04 mg/kg IV ou intramuscular) com efeito sedativo, fármacos normalmente utilizados para contenção química em equinos, produzem sedação, miorrelaxamento, analgesia e até ataxia. O uso de um agonista alfa-2 pode não ser uma boa escolha em uma fêmea gestante, porque pode levar à hipertensão, ainda que o animal esteja bem sedado. Detomidina 0,01 mg/kg poderá causar uma diminuição da frequência cardíaca (35%), tanto na parturiente como no feto, e uma queda no fluxo da aorta descendente em 66% por aproximadamente 90 min (McGladdery, 1990).

O uso da xilazina (0,5 mg/kg IV) diminui a frequência cardíaca por um período mais curto do que a detomidina (aproximadamente 20 min) e, por essa razão, a xilazina é mais utilizada, principalmente se o feto estiver vivo. A associação de xilazina com butorfanol nas doses de 0,2 a 0,4 mg/kg e 0,02 a 0,04 mg/kg produz mais sedação e analgesia com menos ataxia quando comparada ao uso do fármaco isoladamente.

A anestesia epidural é questionável no auxílio pela dificuldade em administrá-la de modo rápido e efetivo. Frequentemente, o tempo decorrido envolvendo o período de latência e o início do período hábil depende da habilidade do profissional, considerando-se ainda que a anestesia epidural não tem efeito sobre as contrações abdominais nas fêmeas em trabalho de parto. Na anestesia epidural emprega-se a lidocaína 2%, na dose de 1 a 1,25 mℓ/100 kg de peso, sendo administrada entre os espaços epidural S1 e S2; uma dose maior poderá produzir ataxia. A xilazina também tem sido utilizada no espaço epidural para produzir anestesia, sendo que ela produz anestesia de qualidade similar à da lidocaína, com menor ataxia. O período de latência é mais rápido com a lidocaína do que xilazina (aproximadamente 5 min, *versus* 30 min); porém, o período hábil anestésico com xilazina é maior do que a lidocaína (210 *versus* 120 min). A xilazina é administrada na dose de 0,17 mg/kg e a lidocaína 0,22 mg/kg, assim, o período de latência será de aproximadamente 5 min em decorrência da lidocaína e se prolongará pelo efeito da xilazina.

Anestesia geral

Os objetivos da anestesia geral (normalmente recomendada quando se trata de potros de alto valor zootécnico, e devendo ser realizada em centro cirúrgico com boa infraestrutura) possibilita uma narcose rápida, com recuperação rápida e segura materno-neonatal. Em éguas, a cesariana é indicada quando o parto vaginal oferece risco materno-fetal, o que poderia prejudicar a fertilidade futura da égua. A escolha correta de um protocolo anestésico visa sempre ao melhor, tanto para égua quanto para o potro. Os anestésicos sempre representam algum risco para ambos, sendo que a maioria dos fármacos administrados passa a barreira placentária, produzindo, desse modo, depressão cardiorrespiratória do feto, cabendo portanto ao anestesista escolher fármacos que tenham os menores efeitos tanto na mãe como no feto.

Deve-se levar em consideração a manipulação obstétrica na égua, que pode chegar até a exaustão após várias tentativas na liberação do feto, sendo que a cirurgia deverá ser feita por um cirurgião habilidoso para diminuir o período hábil cirúrgico, evitando o tempo parasita e favorecendo a sobrevida do feto. Quando a manipulação obstétrica dificulta a realização da associação de xilazina-cetamina, favorece uma anestesia rápida de 10 a 15 min e, desse modo, permite a correção necessária para aliviar a manipulação fetal; para tanto, aplica-se a xilazina na dose de 1 mg/kg IV e, em seguida (2 a 4 min), administra-se a cetamina na dose de 2 a 3 mg/kg IV.

Para pôneis e equinos mais jovens, a dose de xilazina pode chegar a 3 mg/kg IV. A associação de butorfanol, 0,02 mg/kg IV à xilazina 0,4 mg/kg IV simultaneamente ou mesmo após aplicação da xilazina, tem sido usada para aumentar o grau de analgesia e relaxamento muscular.

Após esses protocolos, as fêmeas deitam suavemente, o que facilita a manipulação profissional para cirurgias corretivas ou sequenciais para a cesariana. A xilazina e a cetamina parecem não produzir depressão respiratória neonatal, e os efeitos dessa associação são relativamente curtos. A detomidina também tem sido associada à cetamina de maneira análoga à xilazina

(Tabela 10.1). Em éguas, a melhor qualidade de indução é tida com cetamina e xilazina, sendo que, na recuperação, alguns animais apresentam ataxia. O uso de éter gliceril guaiacólico a 5% tem sido usado por alguns profissionais com intuito de melhorar o relaxamento muscular, prolongando a anestesia IV em casos de procedimentos obstétricos. Todas as tentativas e manobras obstétricas não devem ultrapassar 40 min, pois, após esse período, põe-se em risco a vida do feto; indica-se, então, de imediato, a cesariana.

Após a indução, o animal deverá ser colocado na mesa cirúrgica em decúbito dorsal, quando o procedimento é realizado em centros especializados de cirurgias de equinos. A posição de decúbito dorsal, com a cabeça mais baixa, tem sido recomendada, utilizando-se talha diferencial para levantar levemente os membros posteriores, facilitando, desse modo, a retirada do feto da região abdominal e proporcionando um melhor espaço para manipulação, sendo que esse procedimento não deve ultrapassar 30 min, em razão do peso das vísceras contra o diafragma, podendo comprometer a ventilação. Nos casos em que o potro estiver vivo, a MPA poderá ser feita com xilazina (1 mg/kg IV), seguida da indução pela cetamina (2,2 mg/kg IV) e éter gliceril guaiacólico (5% 100 mg/kg IV).

A manutenção anestésica ideal seria aquela mantida com isofluorano ou sevofluorano em baixas concentrações. Halotano não é recomendável por seu grande efeito depressivo materno-fetal. Taylor (1997) demonstrou o comprometimento da circulação umbilical durante a anestesia com halotano em éguas gestantes através de cateterismo fetal. A anestesia intravenosa total (AIT) xilazina-cetamina e éter gliceril guaiacólico (guaifenesina) tem sido utilizada para cesarianas ou mesmo para correções de procedimentos obstétricos e pode causar, em procedimentos de curta duração, menor depressão quando comparada com a anestesia inalatória. A AIT com cetamina-detomidina e éter gliceril guaiacólico (guaifenesina) levou a melhor perfusão da placenta do que o observado com halotano, no que se refere ao sistema cardiovascular, embora tenha apresentado uma recuperação mais prolongada (Taylor, 1997). A preparação da solução tripla pode ser usada com uma solução contendo guaifenesina a 5% + 2 mg/mℓ de cetamina e 0,5 mg/mℓ de xilazina sendo administrada em gotejamento, com taxa de infusão IV de 2 a 3 mℓ/kg/h, podendo ser mantida esta infusão por 1 a 1 h 30 de anestesia cirúrgica em éguas saudáveis com pequenos ajustes para produzir efeito. O animal deve estar intubado para receber uma suplementação de oxigênio 100%, bem como receber uma fluidoterapia de Ringer com lactato (10 mℓ/kg/h). Alguns autores recomendam a colocação da fêmea de modo inclinado durante o posicionamento do animal na mesa em decúbito dorsal a fim de prevenir a compressão da aorta abdominal e veia cava pelo útero (síndrome supina), o que poderia afetar o retorno venoso com a diminuição do débito cardíaco.

Ao se iniciar o ato operatório, imediatamente o animal deverá ser monitorado e a analgesia intraoperatória iniciada. A morfina pode ser administrada no período intraoperatório para diminuir a dor cirúrgica e, em seguida, no pós-operatório. A dose recomendada é de 1 mg/kg em infusão contínua

Tabela 10.1 Doses para tranquilizantes, opioides e anestésicos em éguas em trabalho de parto.

	Fármacos	Dose
Individual	Acepromazina[a]	5 a 6 mg/100 kg
	Xilazina	0,44 a 1,1 mg/kg
	Detomidina	0,004 a 0,04 mg/kg
	Levomepromazina ou clorpromazina[a] medetomidina	0,5 mg/kg 0,005 mg/kg
Associação de fármacos para sedação	Xilazina[b]	0,2 a 0,4 mg/kg
	Butorfanol	0,02 a 0,04 mg/kg
Anestesia	Xilazina	1,1 mg/kg
	Butorfanol	0,02 a 0,04 mg/kg
	Cetamina	2,2 a 3,0 mg/kg
	Detomidina	0,02 mg/kg
	Butorfanol	0,02 mg/kg
	Cetamina	2,2 mg/kg
Anestesia intravenosa total		
Sedação	Detomidina em solução salina Dose *bolus*	12 mg em 250 mℓ de 0,9% salina 3 mg/450 kg
Anestesia	Associação tripla[c] Guaifenesina 5% Cetamina Xilazina	1 ℓ 2 mg/mℓ 0,5 mg/mℓ
Anestesia inalatória	Manutenção	–
MPA	Isofluorano ou sevofluorano	–

[a] Por via intravenosa.
[b] Em cavalos de trabalho e cavalos miniatura as doses deverão ser menores.
[c] Usado para manter a anestesia após a indução.

durante 5 a 10 min. A infusão contínua de lidocaína (0,05 mg/kg/min) pode ser utilizada em conjunto com a morfina, que é transferida para o feto, mas é motivo de grande preocupação. A injeção subcutânea de 15 a 20 mℓ de bupivacaína na linha de incisão no final da cirurgia pode ser feita, o que diminuirá a dor pós-cirúrgica, permitindo que o potro amamente imediatamente, sem desconforto.

Anestesia local | Técnicas para o animal em posição quadrupedal

Basicamente duas técnicas podem ser utilizadas para procedimentos de cesariana no flanco de éguas com o animal em posição quadrupedal, o que facilita a exteriorização do feto. A situação pode evoluir para uma anestesia geral (ver Tabela 10.1).

Primeira técnica
- Tricotomia e antissepsia do flanco escolhido
- MPA, se necessário
- Traçar uma linha imaginária que parte perpendicularmente à metade de outra linha entre a extremidade proximal do íleo e a coluna vertebral. A primeira linha segue paralelamente à coluna vertebral e, ao cruzar o primeiro e o segundo processo transverso lombar, identificam-se os pontos de introdução da agulha (80 × 8). Neles, injetam-se 10 a 15 mℓ de anestésico local a 2%, fazendo-se o mesmo no terceiro processo transverso lombar
- Por outra linha imaginária, que parte da articulação umerorradiocubital, paralelamente à coluna vertebral, ao atingir a intersecção da oitava costela, introduz-se uma agulha 25 × 8 e, em nível subcutâneo, em uma profundidade de 5 a 7 cm, depositando-se 10 a 20 mℓ de anestésico, próximo à veia torácica externa.

Essa técnica, recomendada por Gonçalves em 1977, permite a laparotomia pelo flanco, e o animal se curva ligeiramente para o lado que recebeu a anestesia. A vantagem é que, através de um ponto de aplicação do anestésico, é possível atingir os espaços T_{18}, L_1, L_2 e o terceiro processo transverso pelo segundo ponto. O bloqueio do nervo torácico externo complementa a anestesia, permitindo a aceitação da incisão cirúrgica.

Segunda técnica (Figura 10.5)
- Tricotomia do flanco e antissepsia
- Anestesia local infiltrativa subcutânea e intramuscular em forma de retângulo na fossa paralombar, abrangendo sempre a extensão da incisão cirúrgica, com 80 a 100 mℓ de lidocaína a 1%, empregando-se uma agulha de 100 × 10.

A vantagem dessa técnica reside na permanência do animal em posição quadrupedal com a simples aplicação do anestésico local. Considerando-se um animal de alto risco cirúrgico, há duas vantagens: sua posição quadrupedal e a aplicação mínima de anestésicos, evitando riscos para a mãe e para o feto, além de facilitar a manobra cirúrgica.

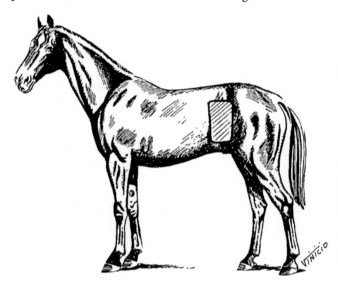

Figura 10.5 Anestesia local infiltrativa para laparotomia na espécie equina.

11 Técnicas Anestésicas

Flavio Massone • José Antônio Marques

ANIMAIS DE LABORATÓRIO

Flavio Massone

A escolha do animal para experimentação científica é de grande importância, e é necessário levar em consideração os seguintes aspectos:

- Praticidade de manipulação: em função de cada delineamento experimental, as espécies menores são opções mais práticas (ratos, camundongos e cobaias)
- Tipo de ensaio biológico: ratos ou camundongos são mais indicados para ensaio de dose letal 50 (DL_{50}) de anestésico; já no caso de ensaios anestésicos locais, é obrigatória a realização com coelhos
- Custo operacional: fármacos anestésicos a serem testados em uma população animal oneram o teste, obrigando o experimentador a testá-los em pequenas espécies e extrapolar os resultados para outras, o que apresenta vantagens bilaterais, pois comprova a eficácia dos fármacos, permitindo sua aplicação prática nas demais espécies.

Camundongos e ratos

Rotineiramente, o anestésico de eleição para ratos e camundongos tem sido o pentobarbital sódico a 3%, em virtude da moderada duração anestésica que proporciona.

É importante considerar que essas espécies apresentam metabolismo alto, o que faz com que se tente elevar a concentração de 3 para 6%, reduzindo, assim, o volume a ser injetado e permitindo o aumento da dose até 90 mg/kg, o que aumenta o risco anestésico.

Preocupados com a alta mortalidade, Dolowy *et al.* (1960) e Clifford (1971) sugeriram o emprego de medicação pré-anestésica (MPA) com 50 mg/kg de clorpromazina por via intramuscular (IM), seguida da dose de 50 mg/kg de pentobarbital sódico pelo primeiro autor e 80 mg/kg pelo segundo, ambas por via intraperitoneal. A utilização de MPA realmente reduz a mortalidade, mas não evita a recuperação tardia que o pentobarbital aufere nessas espécies.

Atualmente, o que tem apresentado bons resultados em anestesia nessas espécies são as associações entre um agente dissociativo (cetamina) e um fármaco de ação miorrelaxante, analgésico e sedativo (xilazina), característica de uma neuroleptoanalgesia (NLA). Stunkard e Miller (1974) sugerem cetamina (44 mg/kg) associada a atropina (0,044 mg/kg); já Mulder e Mulder (1979) empregaram a associação de 1 mℓ de cetamina a 10% (100 mg/mℓ) e 1 mℓ de xilazina a 10% (100 mg/mℓ), diluídas em 4,6 mℓ de água destilada, na dose de 1 mℓ, para cada 30 g de camundongo (50 mg/kg de cada fármaco) IM.

A experiência demonstra que, para experimentos agudos, o pré-tratamento com atropina na dose de 0,04 mg/kg por via subcutânea (SC) 10 min antes do evento, evita arritmias atrioventriculares. A dose recomendada de cetamina e xilazina é de 0,1 mℓ para cada 100 g de peso do camundongo ou rato da mistura de 1 mℓ de cetamina (50 mg) e 1 mℓ de xilazina a 2% (20 mg), o que é suficiente para prostrar o animal, permitindo manipulações incruentas quando administrada por via IM.

Para uma boa anestesia, eleva-se a dose para 0,2 mℓ da mistura para cada 100 g de peso de rato ou camundongo, o que permite um período de latência de 5 a 7 min e uma anestesia que varia de 50 a 80 min, sem alteração drástica dos parâmetros fisiológicos e das demais funções gerais. A grande vantagem dessa anestesia é a recuperação relativamente rápida (40 a 60 min), dispensando qualquer atenção pós-anestésica.

Caso seja necessário um período anestésico maior, a complementação poderá ser feita administrando-se metade da dose-mãe pela mesma via, com cuidado apenas em relação ao fato de que doses complementares sucessivas acarretam efeito cumulativo, retardando a recuperação.

A vantagem da dose de 0,1 mℓ/100 g é que serve como anestesia de base (indução) para manutenção com qualquer anestésico volátil, permitindo maior período anestésico, com recuperação mais rápida e suave.

Cobaias

Medicação pré-anestésica

Em cobaias, os agentes pré-anestésicos mais empregados são os derivados da fenotiazina, sendo os mais comuns a levomepromazina, a clorpromazina e a acepromazina, que podem ser usadas na dose de 0,5 a 1 mg/kg por via IM, associadas ou não com o midazolam na dose de 0,2 mg/kg.

Anestesia barbitúrica

A anestesia barbitúrica em cobaias é feita com pentobarbital sódico, na dose de 15 a 30 mg/kg, por via intraperitoneal, tendo sido observado que animais com deficiência de vitamina C são mais sensíveis a esse tipo de anestesia (Green e Musolin, 1941).

Associações anestésicas

Em animais pré-tratados com 0,04 mg/kg de atropina por via SC, pode-se aplicar cloridrato de cetamina na dose de 22 a 44 mg/kg (Stunkard e Miller, 1974), sendo que a primeira dose permite contenção química, enquanto a segunda permite laparotomia, apresentando período de latência de 8 a 10 min, período anestésico de 15 a 25 min e período de recuperação de 30 a 45 min.

Caso seja requerido um período anestésico maior, pode-se associar 44 mg/kg de cetamina e 0,1 mg/kg de diazepam, o que causará uma anestesia de 40 a 50 min, com recuperação de 50 min, ou 25 mg/kg de cetamina e 5 mg/kg de cloridrato de xilazina por via IM, com anestesia de aproximadamente 80 min e período proporcional de recuperação (Gilroy e Varga, 1980).

Na prática do dia a dia, tem apresentado bons resultados a mesma solução anestésica empregada em ratos e camundongos, ou seja, 1 mℓ de cetamina (50 mg) e 1 mℓ de cloridrato de xilazina (20 mg) na dose de 0,1 mℓ da mistura para cada 100 g de peso vivo (2,5 mg de cetamina e 1 mg de xilazina para cada 0,1 mℓ). Essa anestesia causa contenção química, podendo ser potencializada, caso se aplique 0,01 mg/kg de midazolam por via IM.

Tem-se observado que, em cobaias, o período de latência é menor do que em ratos, pois nelas é de apenas 2 a 3 min, enquanto nos ratos é de 7 a 10 min, período semelhante aos dos cães quando anestesiados com os mesmos fármacos. Essa anestesia tem um tempo hábil de 50 a 60 min, que pode ser elevado para 90 min caso se utilize a dose de 0,2 mℓ da mistura para cada 100 g de peso vivo.

Cabe lembrar que, sempre que se associa cetamina e xilazina, é recomendável o uso de atropina na dose de 0,04 mg/kg por via SC 10 a 15 min antes da aplicação dos dois fármacos, os quais são aplicados na mesma seringa, por serem compatíveis.

O período de recuperação nesses animais é de aproximadamente 50 a 60 min, caso não tenham sido administradas doses complementares, sendo isento de reações colaterais.

Anestesia volátil

Este tipo de anestesia é geralmente requerido quando há necessidade de recuperação precoce do animal, e pode ser executada de diferentes maneiras.

Dependendo do experimento (agudo), pode-se empregar o éter anestésico embebido em algodão e oferecido em um cone pelo sistema de máscara aberta. Quando, porém, é necessária uma anestesia longa com pronta recuperação e sem alteração dos parâmetros fisiológicos, pode-se utilizar a dose de 0,1 mℓ da associação de cetamina e xilazina, já citada como agente indutor, e a manutenção pode ser feita a partir de qualquer anestésico halogenado.

O volume corrente da cobaia é de até 2 mℓ; para tanto, o fluxo diluente pode ser de 50 a 100 mℓ, empregando-se vaporizadores calibrados e, como máscara, pode-se usar o cone proporcional ao animal, acoplado a intermediário a distância e conectado a aparelho que conte com filtro circular, proporcionando-se um ligeiro escape através de furos na máscara, a fim de evitar sobredoses por reinalação. Essa técnica é válida tanto para cobaias quanto para ratos (Figura 11.1).

Para os anestésicos voláteis, as concentrações dos gases variam de acordo com o agente empregado. Assim, como dose de manutenção, aplica-se halotano na dose de 0,5 a 1,5 V%, enfluorano até 2 V% (hoje em desuso) e isofluorano até 1,5 V%, sem dispensar, porém, a vigilância constante dos reflexos comumente observados em anestesia geral.

Coelhos

Medicação pré-anestésica

Para se obter uma tranquilização discreta para simples manipulações em leporinos, utilizam-se os derivados da fenotiazina, como a levomepromazina ou a clorpromazina, na dose de 0,5 a 1 mg/kg por via IM, aguardando-se um período não inferior a 30 a 45 min para a aplicação de qualquer outro fármaco anestésico complementar.

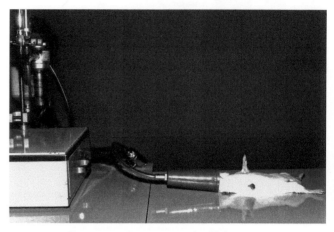

Figura 11.1 Anestesia geral volátil em rato.

Frequentemente são requeridas tranquilizações mais potentes, recorrendo-se, nesses casos, a associações com benzodiazepínicos, que permitem, inclusive, a aplicação de máscara para indução por anestésicos voláteis ou mesmo aplicações de anestésicos locais que requeiram a completa quietude do animal, como as anestesias peridurais lombossacras. Essa associação pode ser feita empregando-se 0,5 mg/kg de levomepromazina e 0,01 mg/kg de flunitrazepam (hoje em desuso) ou 0,2 mg/kg de midazolam, ambos na mesma seringa, por via SC ou IM.

Anestesia barbitúrica

Já é de uso consagrado em leporinos, sendo a dose recomendada de 30 a 50 mg/kg, na concentração de 3% por via intravenosa (IV), porém com resultados variáveis entre os animais (Lumb e Jones, 1984), o que leva a crer que se deva instituir uma vigilância dos reflexos oculopalpebrais e sensoriais (pinçamento leve da orelha e das falanges) para se saber em que plano anestésico o paciente está.

A discrepância das respostas ao anestésico talvez se deva à sua via de aplicação ou às altas concentrações administradas (Holland, 1973), uma vez que há autores que recomendam a via intraperitoneal, que apresenta como principal inconveniente a má absorção do fármaco, caso seja injetado inadvertidamente em órgãos da cavidade abdominal, retardarndo o período de latência ou até proporcionando uma anestesia não condizente com a necessidade.

Tecnicamente, a via recomendada é a IV (veia marginal da orelha), aplicando-se previamente uma compressa de água morna para causar turgescência da área e, assim, permitir melhor visualização dos vasos.

Caso não se tenha aplicado medicação pré-anestésica (MPA) no animal, sugere-se a utilização da metade da dose total, rapidamente, para evitar a fase de excitação, devendo-se aplicar o restante em seguida, gradativamente, até atingir o plano anestésico adequado para a intervenção proposta. A vantagem dessa aplicação é permitir prever possíveis suscetibilidades individuais em relação ao fármaco.

Associações anestésicas

As associações anestésicas nos leporinos seguem um gradiente de intensidade, pois possibilitam desde uma boa manipulação com a imobilização medicamentosa (contenção química) até a anestesia profunda, que permite intervenções que requerem insensibilizações maiores.

A simples imobilização pode ser obtida pela aplicação de 0,1 mℓ para cada 200 g de peso vivo da mistura de cetamina e xilazina em partes iguais, conforme sugerido para camundongos, ratos e cobaias. Para uma imobilização mais prolongada, emprega-se MPA de 1 mg/kg de levomepromazina associada a 0,2 mg/kg de midazolam por via IV, ambas na mesma seringa, 15 a 30 min antes da aplicação de 0,1 mℓ para cada 200 g de peso vivo (0,5 mℓ/kg) por via IM profunda da mistura em partes iguais de cetamina e cloridrato de xilazina. Essa imobilização tem duração de 60 a 90 min, no mínimo.

Para uma anestesia mais profunda, emprega-se a mesma MPA citada, porém aumentando-se a dose da associação de cetamina e xilazina para 0,5 a 1 mℓ para cada quilo de peso vivo por via IM profunda, com período de latência que varia de 10 a 15 min.

Anestesias locais

Além das anestesias gerais ou neuroleptoanalgesias em coelhos, pode-se obter um tipo de anestesia prática, desde que se intervenha nos membros posteriores. Em cirurgia experimental, podem ser requeridos com certa frequência ensaios biológicos, especialmente em traumatologia ou para medição de pressão arterial (artéria femoral) com o animal desperto ou, ainda, em qualquer intervenção cruenta em membros posteriores, ou quando o estado físico do animal não permite uma anestesia geral. Diante dessas circunstâncias, recorre-se à anestesia peridural lombossacra com MPA.

A dose máxima permitida de cloridrato de lidocaína para essa finalidade é de 7 mg/kg sem epinefrina e de 9 mg/kg com epinefrina, sendo as concentrações de 0,5 a 1% as mais indicadas, pois concentrações maiores requerem menores volumes, o que pode dificultar a manobra se o anestésico não for depositado exatamente no espaço peridural, que, vale mencionar, é bastante reduzido em coelhos.

O volume a ser injetado é de 1 a 3 mℓ de lidocaína a 0,5% e até 2 mℓ de lidocaína a 1% sem epinefrina, dependendo do período anestésico requerido e do talhe do animal (Figura 11.2).

O coelho também é um bom modelo experimental para ensaios de anestésicos locais, pois, em área tricotomizada na região costal ou do flanco, permite uma bateria de botões anestésicos intradérmicos (0,2 mℓ) para estudo dos períodos anestésicos hábeis. A grande vantagem é que, dada a coloração da pele, é possível realizar ensaios com anestésicos locais com epinefrina, uma vez que se observa facilmente a mudança de coloração auferida pelo agente vasoconstritor (halo esbranquiçado).

Anestesia volátil

A anestesia volátil em coelhos é recomendada em casos de cirurgias ou experimentos de longa duração ou quando se deseja a manutenção dos parâmetros fisiológicos mais próxima dos valores basais. A técnica consiste na aplicação de MPA, aguardando-se 15 min, e na aplicação, também por via IV, de 12,5 mg/kg de tiopental a 2,5%, lentamente, até o desaparecimento dos reflexos protetores. Ato contínuo, deve-se adaptar a máscara anestésica, conectando-a ao aparelho de anestesia munido de vaporizador calibrado. O fluxo diluente poderá ser de 200 a 300 mℓ e a dose de halotano é de 2 a 2,5 V% (Figura 11.3).

FELINOS

Flavio Massone

As técnicas anestésicas nos felinos divergem um pouco das demais espécies de animais, visto que são ágeis, rápidos e com tendência a fugir. Por isso, devem ser tomadas precauções, como fechar portas e janelas, antes de tratá-los ou colocá-los em jaulas.

Medicação pré-anestésica

Em felinos, os fármacos mais empregados na MPA são as fenotiazinas, entre as quais se utiliza a levomepromazina e evita-se a clorpromazina (por causa dos radicais fenólicos), na dose de 0,5 a 1 mg/kg por via IM profunda, ou a acepromazina a 0,2%, na dose de 0,05 a 0,1 mg/kg, pela mesma via. A via IV nem sempre é recomendada, uma vez que a agressividade e a agilidade desses animais coloca em risco a mão do manipulador, além de apresentar outros inconvenientes (p. ex., fugas, quarentena etc.).

Anestesia barbitúrica

Tem sido utilizada em gatos, mas o grande inconveniente é que, se o animal não for dócil, deve-se recorrer a vias de administração alternativas, como a intraperitoneal ou intrapleural. Essas vias, além de desaconselháveis, nem sempre são eficientes, pois as aplicações acidentais em vísceras provocam resultados inadequados, como anestesias insatisfatórias por subdoses.

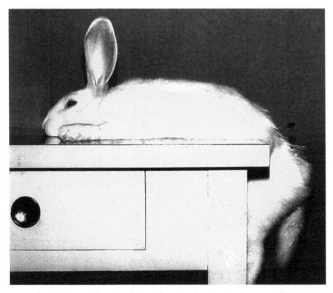

Figura 11.2 Anestesia local espinal peridural em coelho.

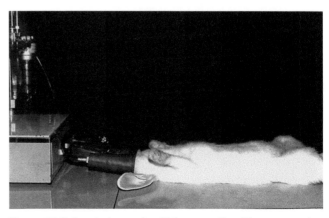

Figura 11.3 Anestesia geral volátil em coelho. Observa-se miorrelaxamento.

O ideal é aplicar o pentobarbital sódico na dose de 30 mg/kg por via IV, injetando-se metade da dose de maneira rápida, a fim de evitar a fase de excitação ou delírio, e complementando gradativamente até desaparecerem os reflexos interdigital, palpebral e laringotraqueal.

No gato, os reflexos de deglutição e o laríngeo desaparecem no segundo plano do estágio 3, baseando-se no reflexo interdigital como principal parâmetro indicativo de anestesia cirúrgica. Do mesmo modo, a miose no felino é transversal e, quando ocorre, indica plano profundo (terceiro ou quarto plano do estágio 3), requerendo cuidados maiores.

No caso de animais que tenham recebido MPA, a dose do barbitúrico deve ser reduzida de 40 a 50%, utilizando-se a mesma técnica de aplicação anteriormente descrita.

Esse tipo de anestesia proporciona um período anestésico hábil de até 1 h, enquanto no paciente que não recebeu MPA o período é de até 2 h – essa técnica, com o advento da anestesia dissociativa e volátil, tem caído em desuso.

Caso seja necessária uma anestesia de duração ultracurta, poderão ser empregados os tiobarbituratos, na concentração de 2,5 e na dose de 25 mg/kg (empregando-se a mesma técnica de aplicação do pentobarbital sódico), ou na dose de 12,5 mg/kg, caso se tenha empregado MPA.

Anestesia volátil

Representa o que há de mais seguro em termos de anestesia em felinos. Há diversas técnicas empregadas em gatos, sendo apresentadas a seguir as de uso rotineiro.

A anestesia volátil utilizada de maneira grosseira (animais agressivos), caso não se tenha nenhum outro anestésico, é feita com éter e pode ser administrada empregando-se a Câmara de Hinz, técnica que hoje caiu em desuso. Essa técnica permite, de maneira rápida (10 a 15 min), imobilizar o animal por meio de vaporização de éter, mantendo-o, ao ser retirado, com o próprio anestésico ou outro a ser escolhido, conforme conveniência. É recomendada apenas em animais irascíveis e que não permitem a manipulação, devendo-se tomar o cuidado de não administrar concentrações altas de éter (acima de 4 V%), a fim de evitar o laringospasmo.

Atualmente, na rotina anestesiológica, a indução é feita com 15 mg/kg por via IM de cetamina na região glútea e, após 10 a 15 min, manutenção por um agente volátil, administrado por circuito fechado ou semifechado com máscara de borracha (tipo infantil ou adulto), conforme Figura 11.4.

As concentrações de anestésicos voláteis em gatos variam conforme o agente indutor aplicado, o estado do animal ou até a MPA aplicada.

O reflexo pupilar é um sinal importante para saber o plano anestésico, mas pode ser mascarado quando se utiliza atropina na MPA, o que, forçosamente, obriga a observação de outros reflexos, como o interdigital, o palpebral e o corneano, ou mesmo o tipo de respiração, que normalmente, no gato, é costoabdominal.

Não convém, em anestesia volátil por qualquer agente, deixar que o animal permaneça sem um discreto reflexo palpebral ou laringotraqueal, pois, nessa espécie, esses reflexos desaparecem apenas do segundo para o terceiro plano do estágio 3 de Guedel – daí se justifica a dificuldade de colocação da sonda endotraqueal ou o início da depressão bulbar súbita.

As concentrações recomendadas variam de acordo com o tipo de intervenção. Para o halotano, na indução 3 V% e na manutenção até 2 V%; para o enfluorano (hoje em desuso), na indução 3 a 4 V% e na manutenção até 3 V%; e para o isofluorano, 3 V% na indução e 1 V% para a manutenção ou sevofluorano com 2 V% de indução e 1 V% de manutenção.

Caso seja necessária recuperação rápida em caso de depressão respiratória após a cirurgia, pode-se aplicar cloridrato de doxapram na dose de 0,5 a 1,0 mg/kg por via IV.

Outra técnica de anestesia volátil com respiração controlada é sugerida por Silveira (1977) e consiste em:

- Manter jejum alimentar de 12 a 24 h
- Aplicar MPA com acepromazina, na dose de 0,1 mg/kg, associada com atropina, na dose de 0,04 mg/kg (esta aplicada 15 min antes por via SC)
- Aguardar 30 a 45 min
- Induzir com tiopental a 12,5 mg/kg a 25 mg/kg a 2,5% por via IV, lentamente, até a perda dos reflexos oculopalpebrais (Figura 11.5)
- Aplicar succinilcolina na dose de 2 a 3 mg/kg IV
- Ato contínuo, intubar com sonda de Magill e adaptá-la à respiração controlada, empregando como fluxo diluente o ar ambiente ou, se necessário, enriquecer a mistura com O_2, utilizando halotano, isofluorano ou sevofluorano como agentes anestésicos.

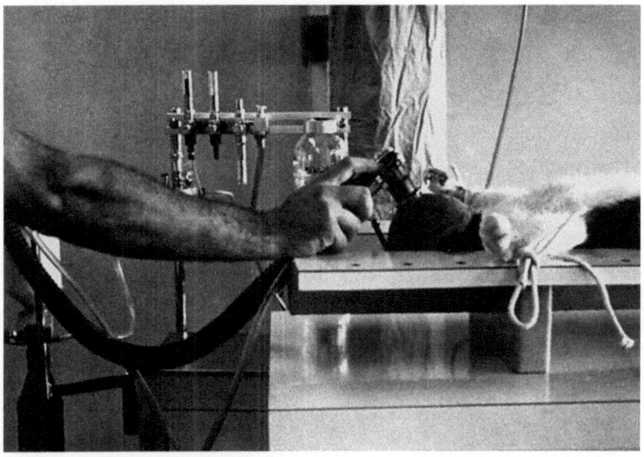

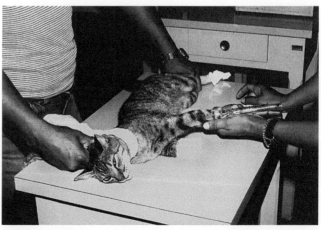

Figura 11.4 Anestesia geral volátil em gato, obtida por administração de máscara facial.

Figura 11.5 Indução com tiopental por via intravenosa em felino, após aplicação da MPA.

Comentário

Em gatos portadores de nefropatias ou hepatopatias, aconselha-se o uso de isofluorano ou sevofluorano, pois, além de não alterarem os parâmetros fisiológicos, não apresentam nefro ou hepatotoxicidade e oferecem uma recuperação rápida.

Anestesia dissociativa e suas associações

A grande vantagem da anestesia dissociativa é que permite, por meio de injeção IM, conter e prostrar os felinos sem causar muitos efeitos colaterais. Quando se obtém essa contenção, é evidente que poderão ser usadas associações que facilitem quaisquer intervenções cirúrgicas.

A anestesia dissociativa em felinos apresenta as seguintes vantagens:

- Induz ao estado cataleptoide, permitindo manipulações
- É administrada por via IM
- Proporciona analgesia cutânea, muscular e óssea
- Possibilita explorações radiológicas e semiológicas
- Funciona como agente indutor para manutenções com outros agentes anestésicos voláteis
- Mantém os reflexos protetores (faríngeo, palpebral).

Por outro lado, as desvantagens são:

- Aumenta consideravelmente a pressão arterial e a frequência cardíaca
- Eleva a frequência respiratória
- Libera catecolaminas
- Não permite cirurgias abdominais ou torácicas (a menos que a dose seja elevada acima de 80 mg/kg, o que, além de encarecer a anestesia, pode tornar-se um risco)
- Não permite intubação endotraqueal.

A dose de cetamina para gatos é de 2 a 6 mg/kg por via IV, para se obter uma anestesia dissociativa de duração ultracurta, e de 15 a 20 mg/kg por via IM, para anestesia de 20 a 30 min, com período de latência de 7 a 10 min.

Para efeito de cálculo, sabendo-se que a concentração da cetamina é de 50 mg/mℓ (C), a dose é de 15 mg/kg (D) e o peso do animal é, hipoteticamente, de 4 kg (P), considera-se que:

$$\text{Volume em m}\ell = \frac{P \times D}{C} = \frac{4 \times 5}{50} = 1{,}2 \text{ m}\ell \text{ (IM)}$$

Associação cetamina e xilazina

Para anestesias cuja duração cirúrgica não ultrapasse 50 min, pode-se empregar a associação de cetamina, na dose de 10 a 15 mg/kg, e cloridrato de xilazina, na dose de 0,5 a 1 mg/kg, ambas na mesma seringa e aplicadas por via IM profunda.

Convém lembrar que, em virtude da ação parassimpatomimética da xilazina, que se superpõe à ação simpática da cetamina após 30 min de anestesia, deve-se tratar o animal, 10 a 15 min antes da anestesia, com sulfato de atropina, na dose de 0,04 mg/kg por via SC.

Caso haja necessidade de prolongar o período anestésico, metade da dose-mãe poderá ser aplicada, obtendo-se, assim, mais 20 a 30 min de anestesia. O resultado dessa associação permite efetuar, em gatos, intervenções em âmbito abdominal. Entretanto, deve-se ter cuidado em experimentos que envolvam estudos hemodinâmicos, pois a atropina pode interferir nos dados obtidos.

Como exemplo para uma anestesia com cetamina e xilazina em um gato de 4 kg, deve-se aplicar 0,04 mg/kg de atropina por via SC e aguardar 15 min:

$$\frac{4 \times 15}{50} = \frac{60}{50} = 1{,}2 \text{ m}\ell \text{ de cetamina}$$

$$\frac{4 \times 1}{20} = \frac{4}{20} = 0{,}2 \text{ m}\ell \text{ de xilazina}$$

Ambos os fármacos IM e na mesma seringa.

Se houver necessidade de complementação, pode-se aplicar 0,6 mℓ de cetamina e 0,1 mℓ de xilazina pela mesma via. Entretanto, ressalta-se que, em felinos, essa anestesia apresenta um período de recuperação maior que o observado na espécie canina.

É importante lembrar que essa associação serve apenas de indução ou para manipulações cruentas somáticas, não permitindo intervenções cirúrgicas abdominais ou torácicas.

Associação de tiletamina e zolazepam (Zoletil®, Telazol®)

Esta associação tem apresentado bons resultados em pequenos animais, pois as ações ansiolítica, anticonvulsivante e miorrelaxante do zolazepam, associadas com a potente ação analgésica da tiletamina, causam sinergismo por potenciação adequado, levando a uma anestesia dissociativa de boa qualidade e que permite intervenções cirúrgicas em cabeça, tronco e membros, desde que não se intervenha na pleura ou no peritônio, já que, para estes fins, as doses devem ser maiores do que as habitualmente utilizadas, ou deve-se recorrer a outros fármacos (associações anestésicas ou anestesia volátil).

Em felinos, a dose varia de 7 a 10 mg/kg pela via IM ou 5 mg/kg pela via IV para procedimentos cirúrgicos mais fugazes, o que serve até como agente indutor da anestesia volátil.

No comércio, essa associação é encontrada em frascos-ampolas nos quais, após a reconstituição (princípio ativo + 5 mℓ de água destilada), cada mℓ conterá 50 mg.

Em exemplo prático, em um gato que pesa 3 kg, tem-se:

- Dose (D) = 10 mg
- Peso (P) = 3 kg
- Concentração a 5% (C) = 50 mg/mℓ.

Logo:

$$\frac{P \times D}{C} = \frac{3 \times 10}{50} = 0{,}6 \text{ m}\ell \text{ (IM)}$$

Nessa associação, pode-se empregar na MPA qualquer fenotiazina, o que evita a taquicardia causada pelo pré-tratamento com atropina.

Da mesma forma, essa associação é uma anestesia dissociativa e não permite cirurgias abdominais ou torácicas, apenas intervenções somáticas.

Anestesia local

Dificilmente são utilizadas anestesias infiltrativas em felinos para intervenções cutâneas, pois tanto a cetamina e suas associações quanto a associação tiletamina e zolazepam resolvem facilmente esse problema. Entretanto, pode-se requerer uma anestesia para membros pelvinos, que pode ser obtida por meio da anestesia peridural lombossacra.

A dose máxima permitida de cloridrato de lidocaína não deve superar 7 mg/kg, tomando-se o cuidado de observar sempre o volume a ser injetado e o período anestésico requerido.

As concentrações podem variar de 0,5 a 2%, devendo-se imobilizar bem o animal e aplicar uma MPA ou anestesia dissociativa a fim de evitar acidentes como mordeduras, unhadas ou lesões espinais.

Esse tipo de anestesia é requerido quando o estado do animal não permite outros tratamentos anestésicos ou pela interferência que esses fármacos teriam sobre o modelo experimental.

CÃES

Flavio Massone

Antes se optar por uma técnica anestésica, é necessário avaliar o tipo da intervenção ou manipulação a ser realizada e sua duração, bem como o temperamento (dócil, indócil, nervoso) ou o estado (gravidez, obesidade, cardíaco ou chocado) do animal. Normalmente, ao se optar até por uma tranquilização, devem-se evitar aplicações medicamentosas desnecessárias ou insuficientes para mera manipulação. A fim de facilitar a escolha das condutas, serão abordadas a seguir, inicialmente, as modalidades de tranquilizações (medicações pré-anestésicas), com suas objetividades e características qualitativas; depois, as induções anestésicas; e, por último, as condutas completas das anestesias gerais.

Medicação pré-anestésica e tranquilizações

Na espécie canina, tranquilizações são necessárias em diversas situações, como em viagens longas, exames clínicos e radiológicos, manipulações ortopédicas, coadjuvante da anestesia local, indução anestésica e ação antissialogoga.

Viagens longas

Quando se exige uma quietude duradoura em animais não acostumados a viagens, ou nos quais estas provocam vômito, procede-se como as sugestões a seguir.

Conduta

Clorpromazina, 1 mg/kg por via IM, 30 a 40 min antes; levomepromazina, 1 mg/kg IM, 30 a 40 min antes; ou acepromazina, 0,1 mg/kg IM, 30 a 40 min antes. Aos mesmos produtos, caso seja necessária uma tranquilização mais potente, pode-se associar o midazolam, na dose de 0,2 mg/kg IM, na mesma seringa.

A clorpromazina é a mais indicada, pois é a fenotiazina cuja ação antiemética é tida em relação às demais. Por outro lado, aconselha-se não exceder a dose indicada de midazolam, a fim de evitar o efeito paradoxal (contraturas e ganidos). Para tanto, coloca-se, na mesma seringa que contém a fenotiazina, uma quantidade mínima do midazolam, suficiente para "contaminar" o outro fármaco.

O diazepam não pode ser colocado na mesma seringa, apesar de ser uma benzodiazepina, uma vez que precipitaria imediatamente, tornando a solução leitosa. Atualmente, porém, já existem versões do produto miscíveis com as fenotiazinas.

Os períodos de latência e hábeis em função das vias empregadas são apresentados na Tabela 11.1.

Caso se utilize a associação de fenotiazina e benzodiazepina, o período hábil de tranquilização se estenderá por mais de 8 h em razão da ação do midazolam.

Tabela 11.1 Conduta anestésica para viagens longas.

Via	Período de latência	Período hábil
Subcutânea	40 a 50 min	4 a 5 h
Intramuscular	30 a 45 min	4 a 5 h
Intravenosa	15 min	Até 3 h

Exames clínicos, radiológicos e manipulações ortopédicas

Conduta

Em geral a aplicação das fenotiazinas anteriormente citadas nas mesmas doses e vias é suficiente. Quando se requer efeito imediato desses fármacos, pode-se recorrer à via IV, e o efeito máximo será obtido a partir de 15 min, exceto para a associação com o midazolam, que é imediata e recomendada para explorações radiológicas, nas quais o miorrelaxamento muitas vezes é indispensável.

Coadjuvante da anestesia local

A técnica é análoga à empregada para viagens longas. Considerando-se que não existe sinergismo digno de nota entre os anestésicos locais e a MPA, esta última poderá ser administrada empregando-se desde a mais simples até a mais potente tranquilização. Entretanto, grande cuidado deve ser tomado nos casos em que o animal está em choque (brigas ou quedas com dilacerações), quando a MPA deverá ser suprimida ou reduzida em até 75%.

Indução anestésica

A técnica é análoga à empregada para viagens longas. Geralmente, ao se aplicar uma fenotiazina, na MPA, a potencialização prevista com o uso posterior de um barbitúrico é de 40 a 60%, o que evita sobremaneira o risco de excitação (estágio 2 de Guedel). Entretanto, deve-se ter cuidado com o uso da associação das benzodiazepinas na indução barbitúrica, pois ocorre uma potencialização exacerbada, cujo sinergismo provoca apneias de difícil controle.

Em decorrência da boa tranquilização obtida com a associação de clorpromazina ou levomepromazina e midazolam, com certa habilidade e de maneira suave, consegue-se induzir diretamente com uma máscara anestésica, desde que se administre um anestésico volátil halogenado de odor agradável (halotano, isofluorano e sevofluorano) em concentrações baixas e, posteriormente, crescentes.

Ação antissialogoga

A técnica utilizada é atropina, na dose de 0,04. A Tabela 11.2 indica os períodos de latência e hábeis em função das vias empregadas.

Para fins anestésicos, é recomendável o uso de atropina sempre que se empregar um fármaco parassimpatomimético, como é o caso da xilazina, ou mesmo um fármaco de ação simpática que provoque sialorreia abundante, como a cetamina, apesar de que, com a última, o uso de fenotiazina, por sua ação atropinoide, atenua tal fenômeno.

Tabela 11.2 Conduta anestésica para ação antissialogoga.

Via	Período de latência	Período hábil
Subcutânea	15 min	1 h
Intramuscular	5 a 10 min	30 a 40 min
Intravenosa	Imediato	Até 30 min

Sugere-se não ultrapassar, em cães de grande porte, a dose total de 1 a 1,5 mg e, em casos excepcionais, 2 mg.

Induções anestésicas | Modalidades

Consistem na aplicação de um fármaco que permite toda e qualquer manipulação prévia antes da manutenção (p. ex., acomodação na mesa cirúrgica, preparos cirúrgicos cruentos, intubação endotraqueal) e, em geral, são realizadas com fármacos de ação anestésica ultracurta, como tiobarbituratos ou fármacos afins (cetamina, etomidato).

Desaconselha-se, tecnicamente, nessas induções, a manutenção pelo próprio agente indutor, pois, embora seja prático para o profissional, é desconfortável para o paciente, já que, pelo fator cumulativo, ocasiona recuperações tardias.

Primeira técnica

Consiste em jejum prévio, com aplicação de tiopental a 2,5% por via IV, na dose 25 mg/kg, administrando-se metade da dose total rapidamente e o resto lentamente, até o desaparecimento dos reflexos interdigital e palpebral. Essa técnica permite a intubação endotraqueal para posterior manutenção por agentes voláteis e é recomendada somente na ausência de qualquer agente de MPA, uma vez que, isoladamente, o tiopental causa bloqueio vagal com acentuada taquicardia e liberação simpática, elevando os batimentos cardíacos até 160 a 200 bpm, o que é desconfortável mesmo para um animal sadio.

Outros fatores a serem observados são o risco de excitação acidental e a recuperação agitada e tardia.

Essa indução, utilizada isoladamente, é desaconselhável em animais idosos, cardiopatas, nefropatas, hepatopatas, em choque e submetidos à cesariana.

Apresenta um período hábil anestésico de 15 a 20 min, possibilitando efetuar:

- Retiradas de pontos em animais agressivos
- Pequenas cirurgias (p. ex., retirada de glândula de Harder, excisões tumorais, retiradas de cistos, tártaro dentário, extrações dentárias, biopsias, retirada de dedos supranumerários e suturas de pele)
- Retirada de pinos ou fios intramedulares
- Retirada de espinhos de ouriço
- Curativos cruentos
- Explorações bucais
- Esofagoscopia e traqueoscopias.

Segunda técnica

Consiste em jejum prévio, administração de MPA (qualquer MPA citada para viagens longas), aguardando o período adequado, e tiopental a 2,5% por via IV, na dose de 12,5 mg/kg, injetada lentamente até o desaparecimento dos reflexos interdigital e palpebral.

Exemplo prático para um cão de 10 kg:

- MPA: levomepromazina, 1 mg/kg (2 mℓ) IV
- Aguardar 15 min
- Tiopental a 2,5%, 12,5 mg/kg (125 mg = 5 mℓ).

Comentário

Essa indução anestésica é a mais empregada na rotina anestésica, por sua segurança, em virtude da redução de 50 a 60% do agente barbitúrico, o que a torna indispensável, especialmente em animais nos quais a indução requer cautela.

Sugere-se não exceder uma complementação anestésica, a qual deverá ser aplicada em dose suficiente para fazer desaparecer novamente os reflexos interdigital e palpebral, que, no exemplo anteriormente citado, será em torno de 2 a 3 mℓ.

Essa indução é desaconselhável em:

- Cesariana, quando há inviabilidade fetal e a mãe estiver em estado toxêmico
- Animais em choque
- Pacientes de alto risco.

É, entretanto, aconselhável em:

- Todas as cirurgias que requeiram, após a indução, manutenção prolongada
- Pacientes de risco moderado
- Pequenas intervenções que não excedam 10 a 15 min
- Intubação endotraqueal.

Terceira técnica

MPA com qualquer uma das citadas para viagens longas, aguardando 15 min, se IV, e 30 a 45 min, se IM, seguida de cetamina (2 a 4 mg/kg IV) lentamente ou 10 a 15 mg/kg por via IM. A vantagem dessa indução é que dispensa o jejum prévio, sendo indicada, portanto, nos casos de urgência quando o paciente ingeriu algum alimento. Esse tipo de indução não causa êmese, mantendo os reflexos protetores (palpebrais e laringotraqueal) e não permitindo, assim, aspirações de conteúdos gástricos, caso ocorram acidentalmente.

Apesar da boa analgesia e da ausência de efeitos extrapiramidais, essa indução não permite a intubação endotraqueal, que será possível apenas se for utilizada uma máscara bem vedada e adaptada a circuito com filtro circular com anestésico volátil até o desaparecimento do reflexo laringotraqueal, possibilitando a introdução da sonda.

Essa indução não permite laparotomias ou toracotomias e é aconselhável em induções para:

- Animais que necessitem de cirurgia com extrema urgência e que tenham se alimentado
- Animais agressivos, nos quais a via IM se faz necessária
- Pacientes de alto risco, desde que se reduza a MPA em 50%
- Cesarianas em que haja inviabilidade fetal e a mãe esteja com toxemia grave.

É desaconselhável em animais idosos ou hipertensos.

Quarta técnica

O jejum não é a condição mais importante nesta associação, que é realizada da seguinte maneira: midazolam na dose de 0,2 a 0,5 mg/kg; clorpromazina ou levomepromazina na dose de 1 mg/kg; cetamina na dose 1 a 2 mg/kg, sendo os três produtos injetados por via IV e na mesma seringa.

Comentário

Essa associação, farmacologicamente, é uma das melhores e permite, com cuidado, efetuar até a intubação endotraqueal. Dispensa, em casos de extrema urgência, o jejum prévio, pois ao aplicá-la nunca foi notada sequer a mímica de êmese.

Outra vantagem dessa associação é que, em animais arredios ou irascíveis, a associação pode ser aplicada por via IM, ocorrendo a prostração em 5 a 7 min.

Quinta técnica

Aplicação de MPA por via IV com qualquer fenotiazina, acepromazina, clorpromazina ou levomepromazina, nas doses citadas para viagens longas, e 10 min após aplicação por via IM da associação de zolazepam e zoletil na dose de 7 a 10 mg/kg, obtendo-se, em 5 min, prostração suficiente para manipular o animal, bem como para introduzir sonda endotraqueal.

Comentário

A vantagem dessa associação é que pode ser aplicada em animais cujo temperamento não permite a manipulação, bastando a aplicação IM para causar a prostração, sem estresses desnecessários.

Convém lembrar que, com essa associação, não convém efetuar intervenções abdominais ou torácicas, apenas pequenas intervenções somáticas.

Manutenções

As manutenções em rotina anestésica com anestésicos voláteis nunca são efetuadas de maneira direta, mas sim com o auxílio, no mínimo, de MPA, por diversas razões:

- O custo operacional é oneroso
- O éter anestésico acarreta estresse ou até laringospasmo quando em concentrações acima de 3 a 4 V%, por seu odor acre e suas ações simpáticas desagradáveis
- A insubmissão do animal ao se colocar a máscara para a indução
- A poluição ambiental com halogenados (carcinogênicos)
- As concentrações altas de anestésicos voláteis halogenados (halotano e enflurano) levam à sensibilização do miocárdio, com consequente fibrilação cardíaca
- A poluição ambiental com éter torna o ambiente sujeito a explosões (O_2 + éter) por faíscas elétricas (tomadas).

Diante do exposto, as concentrações utilizadas de anestésicos voláteis, halogenados ou não, em máscaras bem vedadas ou em sondas endotraqueais e em cães tranquilizados, são as apresentadas na Tabela 11.3.

As variações das concentrações dos gases anestésicos estão diretamente ligadas às condições de momento, pois, em anestesia volátil, é conveniente analisar detalhadamente a retenção de CO_2 caracterizada pela taquipneia (acidose respiratória). Para tanto, convém observar os aspectos a seguir:

- Evolução do ato cirúrgico: metoxifluorano e éter apresentam coeficiente de solubilidade sangue/gás alto; portanto, a redução do anestésico se faz antes dos demais e de modo gradual e regressivo. Esses anestésicos voláteis estão em desuso atualmente
- Plano anestésico desejado: varia de um paciente para outro e conforme o tipo de cirurgia
- Potencializações com outros fármacos: barbitúricos, succinilcolina e fármacos usados em MPA
- Taquipneia: geralmente surge na anestesia volátil com o halotano em altas concentrações, o que causa a sensibilização dos receptores de elastância do pulmão; a administração de meperidina resolve o problema. No caso de persistência, tem-se então o diagnóstico diferencial com acidose respiratória.

Condutas anestésicas em anestesia geral e dissociativa

Primeira conduta

- Sem MPA e jejum
- Indução: tiopental a 2,5%, 25 mg/kg IV; ou tiamilal a 2,0%, 20 mg/kg IV; ou metoexital a 2,5%, 12,5 mg/kg IV, metade da dose rapidamente e o restante até atingir o desaparecimento do reflexo laringotraqueal e interdigital
- Intubação endotraqueal (Figura 11.6)
- Manutenção:
  - Halotano: até 2,5 V%
  - Isofluorano: até 3 V%
  - Sevofluorano: até 3 V%
  - Desfluorano: até 10 V%.

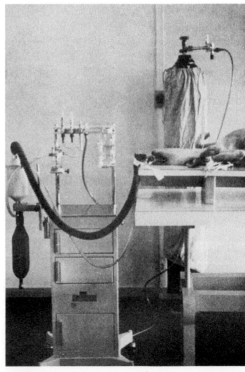

Figura 11.6 Anestesia geral volátil em cão tranquilizado, induzido e intubado (sonda endotraqueal), e adaptado ao aparelho de anestesia.

Tabela 11.3 Concentração de anestésicos voláteis.

Indução (V%)	Manutenção (V%)
Halotano	3 a 4 até 2,5
Isofluorano	3 a 4 até 3,0
Sevofluorano	3 a 4 até 3,0
Desflurano	15 a 18 até 10,0

Essa conduta só é aceitável quando não se dispõe de tranquilizantes, pois a taquicardia observada por bloqueio vagal causado pelo tiobarbiturato poderá ser agravada caso se utilize, na manutenção, halotano em altas concentrações (sensibilização do miocárdio) ou o próprio éter anestésico, que, apesar de liberar norepinefrina, não chega a causar alterações cardíacas dignas de nota, resultando em estimulação simpática e, consequentemente, em desconforto para o paciente, além de causar sangramento aumentado nos capilares.

O período hábil anestésico é indeterminado e o de recuperação é de 10 a 20 min.

Segunda conduta

- Jejum: alimento (12 h) e água (2 h)
- MPA: clorpromazina, 1 mg/kg IV ou IM; ou levomepromazina, 1 mg/kg IV ou IM; ou acepromazina a 0,2%, 0,1 mg/kg IV ou IM
- Aguardar 15 min na aplicação IV e 30 a 45 min na aplicação por via IM
- Indução: tiopental a 2,5%, 12,5 mg/kg; ou tiamilal a 2,5%, 10,5 mg/kg; ou metoexital a 2,5%, 6,5 mg/kg, metade da dose rapidamente e o restante até o desaparecimento dos reflexos interdigital e laringotraqueal
- Introduzir a sonda endotraqueal e conectar ao aparelho de anestesia com as seguintes doses:
  - Halotano: até 2,5 V%
  - Isofluorano: até 3 V%
  - Sevofluorano: até 3 V%
  - Desfluorano: até 10 V%.

Essa conduta anestésica, sem dúvida, é a mais aconselhável para a rotina anestésica, por sua segurança, tranquilidade e discreta alteração dos parâmetros fisiológicos (temperatura retal, pulso arterial e frequência respiratória). Ressalta-se que a grande vantagem dessa técnica consiste na ação tranquilizante e especialmente adrenolítica que a MPA oferece, tão desejada na manipulação pré-operatória (para sondagens ou tricotomias) e na interação com outros fármacos (barbitúricos, halotano, enfluorano e éter).

O período hábil anestésico é indeterminado e o de recuperação leva 5 a 15 min.

Terceira conduta

- Jejum não é condição obrigatória
- MPA: levomepromazina, 1 mg/kg IV ou IM; ou clorpromazina, 1 mg/kg IV ou IM; ou acepromazina a 0,2%, 0,1 mg/kg IV ou IM
- Aguardar 15 min, se a aplicação for IV, e 30 a 45 min, se IM
- Indução: cetamina, 2 a 4 mg/kg IV lentamente ou 10 a 15 mg/kg IM
- Manutenção: por não desaparecerem os reflexos protetores (laringotraqueal e palpebral), aplicar máscara facial vedada (Figura 11.7) com coaptação imediata ao aparelho de anestesia volátil, caso se tenha usado cetamina por via IV, e até 5 a 10 min após ao se utilizar a via IM profunda. As doses de anestésicos voláteis serão:
  - Halotano: até 2,5 V%
  - Isofluorano: até 3 V%
  - Sevofluorano: até 3 V%
  - Desfluorano: até 10 V%.

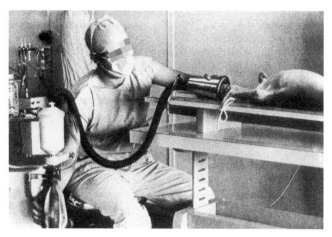

Figura 11.7 Anestesia geral volátil, obtida por meio de máscara facial em cão, fazendo-se a respiração assistida.

Ao se atingirem os planos anestésicos desejados, procede-se com a intubação endotraqueal, pois a cetamina, mesmo em doses elevadas, não elimina os reflexos protetores.

Essa conduta anestésica é mais utilizada em casos de extrema urgência nas quais o animal já se tenha alimentado. Sugere-se, entretanto, a vigilância em eventos de mímicas de êmese, colocando-se a sonda endotraqueal logo que o animal perder o reflexo laringotraqueal, o que ocorre alguns minutos após a aplicação da máscara facial vedada.

É desaconselhável em animais hipertensos ou que apresentem acidoses, por sua ação predominantemente simpática, apesar de o emprego da MPA atenuar essa resposta por sua ação adrenolítica. Recomenda-se a técnica em todas as cirurgias que requeiram laparotomias e, por sua segurança, em cesarianas com fetos são inviáveis e mãe em estado toxêmico. Recomenda-se, para tanto, o enfluorano como agente de manutenção.

Com o paciente em choque, recomenda-se a redução da MPA em 50 a 75%. O período hábil anestésico é indeterminado e o de recuperação dura 5 a 15 min.

Quarta conduta

- Jejum
- Levomepromazina, 1 mg/kg IV ou IM; ou clorpromazina, 1 mg/kg IV ou IM; ou acepromazina a 0,2%, 0,1 mg/kg IV ou associada com o midazolam na dose de 0,2 mg/kg IV ou IM na mesma seringa
- Aguardar 15 min na aplicação IV ou 30 a 45 min na IM
- Dispensar a indução e adaptar a máscara para a devida manutenção com anestesia volátil nas seguintes doses:
  - Halotano: até 2 V%
  - Isofluorano: até 3 V%
  - Sevofluorano: até 3 V%
  - Desfluorano: até 10 V%
- Intubar o animal quando perder o reflexo laringotraqueal.

Essa conduta é recomendada em animais agressivos, nos quais a injeção intravenosa se torna impraticável, ou em pacientes cuja indução barbitúrica é inviável (p. ex., animais idosos, cardíacos ou portadores de nefropatias ou hepatopatias).

A grande vantagem é que a prostração é tão grave que, mesmo com a aplicação dos anestésicos halogenados, ministrados por máscara, os animais não reagem, permitindo a indução e a manutenção suave sem necessidade de elevar as doses do anestésico volátil.

O período hábil anestésico é indeterminado e a recuperação é tardia (3 a 4 h), em razão do uso de flunitrazepam.

Quinta conduta

- Jejum
- Pentobarbital sódico a 3%, 30 mg/kg IV (= 1 mℓ). Aplica-se metade da dose rapidamente e complementa-se lentamente até o desaparecimento dos reflexos palpebral, laringotraqueal e interdigital.

Essa técnica anestésica, outrora defendida e empregada, está hoje restrita aos ensaios de técnicas cirúrgicas ou experimentais em virtude dos inconvenientes que ocasiona, como limitações em pacientes não hígidos, comportamento paramétrico díspar e recuperação desconfortável.

Essa técnica não é recomendada para delineamentos experimentais que visem ao estudo do fluxo renal ou estudos hemodinâmicos, por sua grande interferência nesses sistemas, ou mesmo estudos eletrocorticográficos em virtude da acentuada depressão no sistema nervoso central (SNC).

Sua aplicação é recomendada apenas em animais sadios e no caso de inexistência de fármacos tranquilizantes e qualquer outro anestésico geral. O período hábil anestésico é de 60 a 120 min e a recuperação leva de 4 a 6 h.

Sexta conduta

- Jejum
- MPA: levomepromazina, 1 mg/kg IV ou IM; ou clorpromazina, 1 mg/kg IV ou IM; ou acepromazina a 0,2%, 0,1 mg/kg IV ou IM
- Aguardar 15 min, se a aplicação for IV, e 30 a 45 min, se IM
- Pentobarbital sódico a 3%, 15 mg/kg (0,5 mℓ) IV, metade da dose rapidamente e, quando sobrevier a prostração, aplicar lentamente o resto até desaparecerem os reflexos interdigital, laringotraqueal e palpebral.

Ao se aplicar esse anestésico, deve-se considerar as mesmas ponderações feitas na técnica anterior. A grande vantagem, porém, é a potencialização de 40 a 60%, que reduz o tempo anestésico em decorrência do sinergismo apresentado.

Deve-se ter atenção ao se anestesiar animais adiposos, pois neles a administração deve ser feita mais lentamente e com grande cautela.

O período hábil anestésico é de 40 a 60 min e o de recuperação, 1 a 3 h.

Dieta pós-anestésica

No dia da intervenção, permite-se apenas dieta líquida (água ou leite); alimentação pastosa no dia seguinte e sólida no outro. A dieta pós-anestésica deve respeitar o tipo de intervenção, isto é, se for de trato gastroentérico, a dieta deverá ser mais rigorosa.

Sétima conduta

- Jejum
- Atropina, 0,04 mg/kg por via SC
- Aguardar 10 a 15 min, até que se estabeleça discreta taquicardia
- Xilazina, 1 mg/kg, e cetamina, 15 mg/kg, ambas na mesma seringa e aplicadas por via IM profunda
- Aguardar no mínimo 5 min de latência para o início da intervenção cirúrgica
- Exemplo para um cão de 10 kg de peso corporal:

$$\text{Dose (m}\ell\text{)} = \frac{\text{Peso (kg)} \times \text{Dose (mg)}}{\text{Concentração (mg)}} = \frac{10 \times 1}{20} = 0,5 \text{ m}\ell \text{ de xilazina}$$

$$\frac{10 \times 15}{50} = 3,0 \text{ m}\ell \text{ de cetamina}$$

Essa conduta anestésica é reconhecidamente a mais prática, pois por meio de uma simples aplicação intramuscular, consegue-se uma anestesia de 40 a 50 min. É segura, desde que se pré-trate o animal com atropina (Figura 11.8), a fim de evitar os efeitos parassimpatomiméticos da xilazina, como bradicardia com arritmia e até bloqueios atrioventriculares de segundo grau (Figura 11.9).

Caso se requeira uma prorrogação do tempo anestésico, basta complementar com metade da dose-mãe (de ambos os fármacos), não sendo necessária complementação com atropina, pois seu tempo hábil é de até 1 h. Vale lembrar que toda complementação acarreta, seguramente, uma demora crescente na recuperação por causa do efeito cumulativo, o que não é recomendado em determinadas situações, mesmo porque a anestesia se torna onerosa.

Essa conduta é desaconselhável em animais idosos ou toxêmicos, em choque ou com distúrbios cardiocirculatórios. É aconselhável, entretanto, em animais hígidos que requeiram intervenções abdominais, incluindo cesariana, desde que não haja histórico de toxemia.

Acidentalmente, em animais que não receberam atropina na MPA, podem ocorrer convulsões com duração de até 10 segundos.

O período de latência da associação de xilazina e cetamina é de 5 a 7 min; o período hábil anestésico é de 40 a 50 min e, o de recuperação, de 50 a 60 min. Deve-se lembrar sempre que essa associação é desaconselhada para laparotomias ou toracotomias, mesmo com associação de opioides, e válida apenas para cirurgias somáticas e devidamente monitoradas.

Oitava conduta

- Jejum
- MPA: levomepromazina, 1 mg/kg IV ou IM; ou clorpromazina, 1 mg/kg IV ou IM; ou acepromazina a 0,2%, 0,1 mg/kg IV ou IM
- Aguardar 15 ou 30 a 45 min, dependendo da via de aplicação
- Indução: tiopental a 2,5%, 12,5 mg/kg IV, ou tiamilal a 2%, 10,5 mg/kg IV; ou metoexital a 2,5%, 6,5 mg/kg IV; ou cetamina, 15 mg/kg IM ou 2 a 6 mg/kg IV
- Manutenção:
  - Óxido nitroso (N_2O): 50 a 70%
  - Oxigênio (O_2): 50 a 30%
  - Reduzir os anestésicos voláteis em 30 a 40%.

Essa conduta é vantajosa quando se dispõe de óxido nitroso, pois por ser um anestésico inerte, não é metabolizado pelo organismo, sendo eliminado totalmente pela própria expiração.

Convém, nessa conduta, evitar associações do tipo cetamina e éter, pois ambas apresentam características simpatomiméticas, alterando gravemente os parâmetros cardiocirculatórios.

O período hábil anestésico é indeterminado e o de recuperação dura 5 a 15 min.

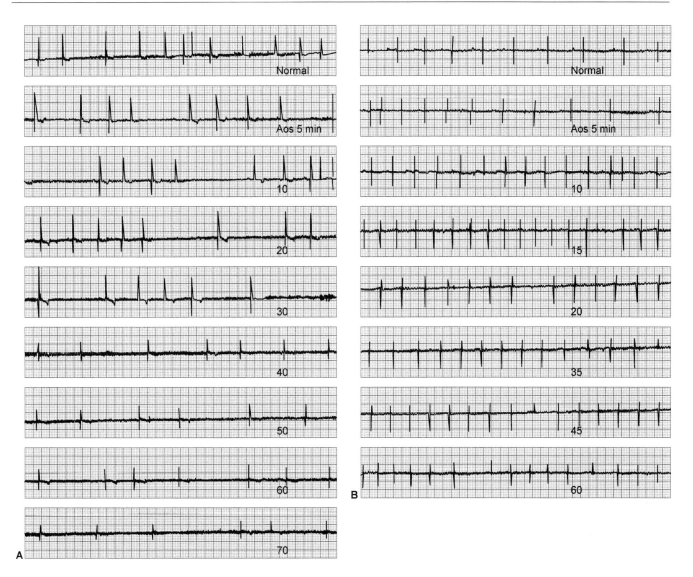

Figura 11.8 Eletrocardiograma de dois cães, tratados com 1 mg/kg de xilazina e 15 mg/kg de cetamina por via IM profunda. Nota-se a estabilidade cardíaca no cão que recebeu, 15 min antes da anestesia, 0,04 mg/kg de atropina por via SC. **A.** Com atropia. **B.** Sem atropia.

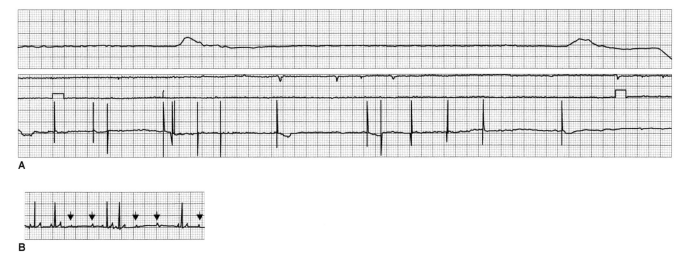

Figura 11.9 A. Bradicardia acompanhada de arritmia sinusal em cão tratado com 1 mg/kg de xilazina e 15 mg/kcg de cetamina por via IM profunda (decorridos 30 min). **B.** Bloqueio atrioventricular de segundo grau em cão tratado com 1 mg/kg de xilazina e 15 mg/kg de cetamina por via IM profunda (decorridos 40 min).

Nona conduta

- Jejum
- MPA, indução anestésica e manutenção análogas à segunda técnica
- Aplicação intravenosa após decorridos 5 min de manutenção anestésica ou, quando necessário, miorrelaxamento com galamina, 0,5 a 0,8 mg/kg (não despolarizante), ou succinilcolina, 0,3 a 0,5 mg/kg (despolarizante), ou fazadínio, 1 mg/kg (não despolarizante), ou atracurônio, 0,4 mg/kg (não despolarizante)
- Conectar à sonda endotraqueal do paciente o aparelho de respiração controlada
- Evitar a hiperoxia decorrente de administração excessiva de O_2 puro, pois poderá sobrevir apneia provocada não pelo miorrelaxante, mas por desequilíbrio da relação O_2 e CO_2
- Periodicamente e por poucos segundos, retirar a respiração controlada, repetindo a manobra até que o paciente volte a respirar espontaneamente.

Essa conduta anestésica sempre se faz presente em intervenções torácicas ou quando, em pacientes de alto risco, se requer tal tipo de respiração.

É importante lembrar que a administração excessiva de O_2 acarreta apneia que, com certa habilidade, pode ser contornada mediante o controle da administração de menos O_2.

Uma das maneiras de se fazer o diagnóstico diferencial entre bloqueio central ou periférico é por meio da administração de 1 mg/kg de doxapram por via IV. Se o bloqueio for de ação central, imediatamente será observado aumento da amplitude e da frequência respiratória. Se a apneia persistir, é sinal de que o bloqueio é periférico, causado pelo bloqueador neuromuscular. O fármaco antagonista para reverter o bloqueio dos agentes não despolarizantes é a neostigmina, na dose de 0,04 a 0,07 mg/kg por via IV.

Comentário

Em todas as técnicas de anestesia geral propostas, após o ato cirúrgico, é aconselhável acomodar os animais em recintos com controle de temperatura, evitando-se ao máximo estímulos sonoros e luminosos.

A dieta administrada, de modo geral, no dia da intervenção, desde que o paciente tenha recuperado a consciência, baseia-se apenas em água ou leite, deixando-se a dieta sólida para o dia seguinte, desde que a intervenção não tenha sido no trato gastroentérico, já que essa dieta dependerá de prescrição do cirurgião.

Condutas anestésicas em anestesia local

Para que haja melhor compreensão dessas técnicas, apresentam-se anestesias locais empregadas na cabeça, no tronco e nos membros.

Cabeça

Normalmente essas anestesias são pouco usadas, pois o animal, apesar de não sentir dor, não aceita a subjugação ou manipulação, mesmo sob efeito de tranquilizantes, devendo-se ainda levar em consideração a proximidade com os dentes.

Desde que viáveis, as técnicas são as descritas a seguir.

Anestesia infiltrativa

Utiliza-se essa modalidade anestésica apenas quando a intervenção for simples, como biopsia, retirada de cisto e pequenas suturas. Quando a intervenção for mais séria ou extensa, sugere-se o emprego de anestesia geral ou dissociativa, pois o anestésico local em grandes quantidades excede a dose máxima permitida, levando o animal fatalmente a uma intoxicação pelo próprio anestésico.

Forame infraorbitário

Utiliza-se agulha 30 × 7, lidocaína a 1 ou 2%, 1 a 3 mℓ, ou bupivacaína a 0,25 ou 0,50%, 1 a 3 mℓ.

O período de latência é curto e o período hábil é de 1 a 2 h, dependendo do fármaco e de sua concentração. O período de recuperação é de 2 a 3 h.

Comentário

Essa técnica é válida nos casos em que a anestesia geral ou dissociativa deva ser evitada. Ela permite qualquer intervenção na hemiarcada superior (suturas gengivais ou extrações dentárias).

Tronco

Além das anestesias infiltrativas rotineiramente usadas, podem-se aplicar no tronco de cães as anestesias espinais, conforme descrito a seguir.

Anestesia peridural ou epidural

Geralmente, essa anestesia, de fácil aplicação e baixo custo, é de extrema valia em pacientes de alto risco ou que, por qualquer motivo (alimentação, cesariana, problema hepático ou renal, idade), não possam ser submetidos à anestesia geral.

Inicialmente, deve-se recordar a anatomia da coluna vertebral, cuja fórmula é $C_7T_{13}L_7S_3C_{20-22}$. Os pontos eletivos para a anestesia peridural são entre L_7 e S_1 (lombossacra), S_3 e C_1 (sacrococcígea) ou intercoccígea.

A técnica é desenvolvida da seguinte maneira:

- Tranquilizar o animal
- Fazer tricotomia e antissepsia rigorosa do local
- Palpar as tuberosidades ilíacas com os dedos indicador e polegar; com o indicador 2 a 3 cm caudalmente, sentir o espaço lombossacro (Figura 11.10)
- Colocar o animal em decúbito esternal (posição de esfinge ou com os membros fora da mesa, conforme Figura 11.11)
- Introduzir uma agulha (de preferência com mandril) 40 × 7 ou 50 × 8, dependendo do talhe do animal
- Perfurar a pele e fazer um botão anestésico a fim de facilitar futuras manipulações
- Atravessar o ligamento interespinhoso (ruído característico de ranger)
- Atravessar o ligamento amarelo (*ligamentum flavum*)
- Retirar o mandril e observar se há ruído de sucção (pressão negativa peridural), que pode ser comprovado imediatamente depositando-se uma gota do anestésico local e observando sua sucção. Caso isso não aconteça, com outra seringa vazia, deve-se injetar 5 mℓ de ar e, com o dorso da mão sobre a pele do animal (região lombar), será possível perceber a infiltração do ar em âmbito subcutâneo, devendo-se corrigir a posição da agulha. Se a agulha estiver na posição correta, injetar o anestésico local escolhido gradativamente e de modo suave, a fim de não alterar bruscamente a pressão no espaço peridural, de acordo com a conveniência, observando-se sempre as doses máximas permitidas, a

fim de evitar intoxicações que, caso aconteçam, exigirão o procedimento adequado.

A dose recomendada, apesar de existirem correlações entre dimensões de colunas vertebrais, gira em torno da dose máxima permitida, da velocidade de aplicação e da eficácia do fármaco em função de seu posicionamento correto no espaço peridural.

Se for empregada lidocaína a 1%, cada mℓ da substância terá 10 mg de princípio ativo, e, para um cão de 10 kg, não se deve exceder 70 mg ou 7 mℓ. Caso se utilize a mesma lidocaína a 2%, o volume não poderá exceder 3,5 mℓ.

Em cães, especialmente, não se pode considerar apenas a dimensão da coluna vertebral, em decorrência das diferenças anatômicas verificadas nas diferentes raças, pois os animais longilíneos e baixos (Basset Hound, Skie Terrier, Dachshund, Pequinês, Basset Artesien Normand, Basset Bleu de Gascogne) estarão sempre sujeitos às intoxicações caso não se observem as doses máximas permitidas.

Quando se deposita o anestésico no espaço peridural, observa-se imediatamente abaixamento da cauda, relaxamento do esfíncter anal com emissão de gases ou até exteriorização de fezes, posição característica (paralisia de posteriores; Figura 11.12) e eventual incontinência urinária.

Deve-se manter o animal na posição de esfinge por 5 a 10 min, pois embora a lidocaína cause anestesia local quase imediata, é necessário aguardar uma melhor embebição tissular pelo anestésico de maneira equitativa (lados direito e esquerdo), promovendo, assim, uma anestesia bilateral uniforme, já que, em decúbito lateral, por gravidade, causará apenas anestesia local unilateral.

Essa anestesia possibilita executar, pelo período hábil de 60 a 80 min, qualquer intervenção retroumbilical, não permitindo, porém, trações viscerais altas, como no caso de cesarianas ou ovário-histerectomias (ligamentos suspensor e uterovárico). O mesmo pode ser dito quanto às intervenções intestinais, pois a manipulação suave é indolor, mas sua simples tração torna a intervenção cruenta, requerendo uma anestesia geral.

Caso seja necessária uma prorrogação da anestesia peridural, pode-se recorrer à anestesia peridural contínua, feita por meio da agulha de Tuohy (Figura 11.13), que permite a injeção constante do anestésico, à medida que é requerido, podendo ser executada entre L_5 e L_6 ou L_6 e L_7.

A anestesia peridural em cães permite efetuar as seguintes cirurgias:

- Caudectomias em animais adultos
- Retiradas de glândulas do saco anal
- Hérnias perineais

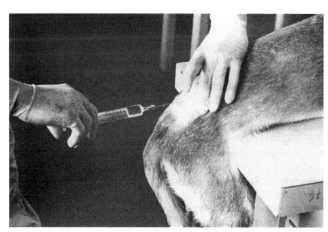

Figura 11.11 Cão em decúbito esternal com os membros fora da mesa recebendo anestesia local espinal peridural lombossacra.

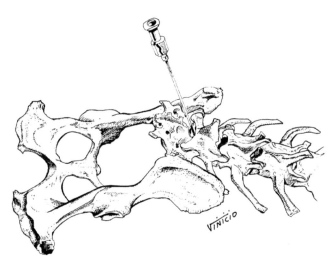

Figura 11.10 Anestesia local espinal peridural lombossacra em cão.

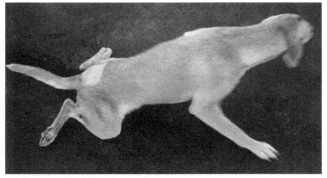

Figura 11.12 Postura do animal após o estabelecimento da anestesia.

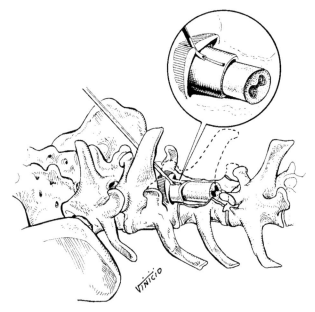

Figura 11.13 Anestesia local espinal peridural contínua L^6-L^7 empregando-se a agulha de Tuohy.

- Cirurgias proctológicas
- Vulvoplastias
- Orquiectomias
- Cirurgias ortopédicas em membros posteriores
- Excisões tumorais vaginais
- Fecalomas.

Anestesia subaracnoide (raquianestesia)

Esse tipo de anestesia é de grande valia, mas, por exigir técnica mais apurada e pelo espaço subaracnoide em cães ser de poucos milímetros, é raramente utilizada. Do mesmo modo, se executada sem a devida assepsia, pode causar meningites com resoluções fatais.

O procedimento é feito da seguinte maneira:

- Jejum
- Tranquilização por via IV e tricotomia da região lombar
- Intervalo de 15 min
- Aplicação de um barbiturato de duração ultracurta, metade da dose (p. ex., 12,5 mg/kg de tiopental sódico), pois o animal deve permanecer imóvel, mas com reflexo interdigital presente
- Decúbito dorsal com os membros anteriores entre os posteriores, a fim de aumentar o espaço intervertebral (Figura 11.14)
- Introdução de uma agulha 70 × 80 com mandril entre L_3 e L_4, L_4 e L_5, L_5 e L_6 ou L_6 e L_7
- Após a retirada do mandril, se observará a saída do liquor (Figura 11.15)
- Aspiração suave com uma seringa e homogeneização do conteúdo com o anestésico, que pode ser a lidocaína pesada a 5% (hiperbárica), injetando lentamente e sem resistência de 0,5 a 1,5 mℓ
- Manter previamente a cabeça do animal ligeiramente elevada.

Essa técnica apresenta uma vantagem maior sobre a anestesia peridural porque seu relaxamento é superior, uma vez que age diretamente no âmbito de raízes nervosas espinais. Entretanto, seu período hábil anestésico é mais curto, pois é injetado diretamente na corrente liquórica. Permite qualquer intervenção pré-retroumbilical de duração máxima de 50 a 60 min.

Membros

Anestesia por bloqueio do plexo braquial

Trata-se de anestesia perineural executada introduzindo-se uma agulha 100 × 8 ligeiramente acima da articulação escapuloumeral, entre o membro e a região torácica, na altura da articulação costocondral da primeira costela, em direção paralela à coluna vertebral.

A dose de lidocaína é de 2 a 5 mℓ a 1% ou de bupivacaína a 0,25%, constatando-se o sucesso da anestesia mediante a posição característica do membro anterior (semelhante à paralisia do nervo radial).

Anestesia local intravenosa (anestesia de Bier)

Para se efetuar esta anestesia, é necessário:

- Colocar um garrote acima da região que sofrerá a intervenção
- Introduzir uma agulha 30 × 7 ou 30 × 8 na veia (cefálica ou safena)
- Deixar escoar o sangue venoso
- Injetar de 3 a 7 mℓ de lidocaína a 1% (Figura 11.16)
- Tempo máximo de cirurgia: 60 min, a fim de evitar necrose tecidual
- Retirar o garrote devagar e nunca retirá-lo antes de 15 a 20 min após a aplicação do anestésico para evitar possíveis intoxicações agudas.

Essa anestesia permite qualquer tipo de intervenção em membros anteriores e posteriores, tendo como vantagem a pronta recuperação do animal após o ato cirúrgico (5 min).

O período de latência é de 5 min, o período hábil é de 60 min e o período de recuperação também é de 5 min.

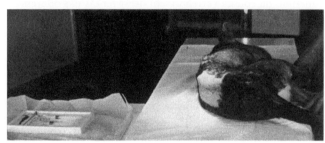

Figura 11.14 Posição para a anestesia local espinal subaracnoide em cão.

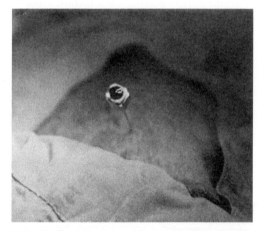

Figura 11.15 Confirmação da posição correta da agulha. Observa-se a saída do líquido cefalorraquidiano.

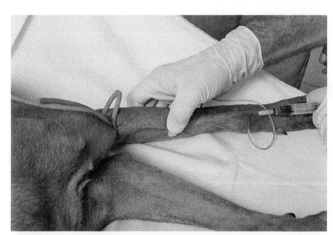

Figura 11.16 Colocação do garrote no membro anterior esquerdo. Introdução do *scalp* na veia cefálica, escoamento de sangue e aplicação, em seguida, da lidocaína a 1%.

Anestesia entre garrotes

Após a devida tranquilização, colocar dois garrotes acima da região a ser operada. Infiltrar 2 a 5 mℓ de lidocaína a 1% ou bupivacaína a 0,25% circularmente; aguardar 5 a 10 min; retirar os garrotes.

A vantagem dessa técnica é que se bloqueia, de maneira circular, todas as inervações do membro, passando pela região em que se depositará o anestésico, só que a quantidade a ser injetada será menor do que a necessária se fosse por uma infiltração rotineira.

O período de latência é de 5 min, o período hábil de 60 min e o período de recuperação de 30 a 40 min (Figura 11.17).

Observa-se a síntese das técnicas anestésicas em cães a partir da MPA pelo fluxograma proposto na Figura 11.18.

SUÍNOS

Flavio Massone

As técnicas anestésicas em suínos têm sido pouco desenvolvidas devido à criação do tipo industrial, em que o animal, ao menor problema apresentado, desde que apto para consumo, é encaminhado sumariamente para o abate.

As técnicas anestésicas em suínos encontram sua maior aplicação, entretanto, nas pequenas criações ou em reprodutores, machos ou fêmeas, que se tornam alvos de maior atenção por sua importância no aprimoramento do rebanho ou como modelo biológico em cirurgia experimental. Dividem-se em:

- Tranquilizações (tranquilizantes e ansiolíticos)
- Anestesias locais
- Anestesia dissociativa
- Anestesia geral.

Tranquilizações

São muito importantes, visto que, nas aglomerações de animais, como em transporte de carga viva, ocorrem casos de canibalismo ou brigas que causam desde mutilações simples até lesões graves.

Com o advento da azaperona, a tranquilização de suínos está praticamente resolvida, dispensando, assim, em primeira instância, a maioria dos outros fármacos, exceto fenotiazinas e benzodiazepinas, cujo uso tem se tornado rotineiro.

Em contrapartida, a xilazina, quando usada como tranquilizante, relaxante muscular ou analgésico em suínos, é ineficaz e, em razão de suas reações inesperadas e inadequadas, caiu em desuso.

Tranquilização para viagens

Tranquilizações grupais, nas quais os animais recebem azaperona na dose de 1 a 2 mg/kg por via IM profunda, com o objetivo evitar agressões e permitir comportamento tranquilo.

Tranquilização para manipulação incruenta de rotina

Em casos de exames mais detalhados, correções de aprumos (cortes de cascos) ou quaisquer outras manipulações, podem-se empregar os seguintes fármacos e doses:
- Azaperona: 1 mg/kg IM ou IV
- Levomepromazina: 1 mg/kg IM ou IV lenta na veia marginal da orelha (Figura 11.19)
- Clorpromazina: 0,5 mg/kg IM
- Acepromazina a 1%: 0,1 mg/kg IM ou IV.

Em geral, essa modalidade de tranquilização apresenta um período de latência de 10 a 15 min, quando um dos fármacos citados é injetado por via IV, não se observando, inclusive, excitações com o uso das fenotiazinas.

Já a aplicação de tranquilização por via IM apresenta um período de latência de 30 a 40 min, sugerindo-se sempre que o animal seja mantido em recinto fechado para evitar estresse ou grunhidos excessivos.

Tranquilização para induções

Existem várias alternativas, dependendo da tranquilização a ser administrada, bem como da extensão da intervenção cirúrgica.

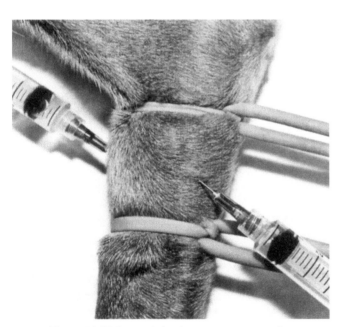

Figura 11.17 Anestesia local entre garrotes em cão.

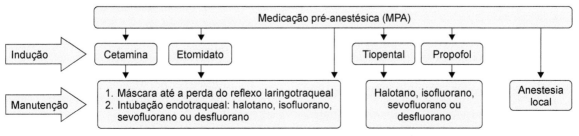

Figura 11.18 Fluxograma para as técnicas anestésicas em cães.

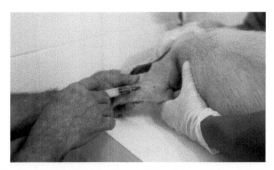

Figura 11.19 Aplicação de anestésico intravenoso em suínos.

Em casos de intervenções curtas:

- Clorpromazina: 1 mg/kg IM ou IV
- Levomepromazina: 1 mg/kg IM ou IV
- Acepromazina a 1%: 0,1 mg/kg IM ou IV
- Azaperona: 1 a 2 mg/kg IM ou IV.

Para tranquilizações mais potentes, pode-se usar um dos fármacos citados anteriormente e associá-lo a 0,2 mg/kg de midazolam na mesma seringa e pela mesma via, tomando-se o cuidado de injetá-los lentamente, caso a via escolhida seja IV, por causa da hipotensão causada pela fenotiazina. É interessante observar que a azaperona IV em suínos não causa excitação, como observado em equinos.

A associação de um dos quatro fármacos citados anteriormente com o midazolam, quando aplicado IV, causa a prostração imediata do animal, sendo aconselhável aguardar 10 a 15 min antes do emprego de qualquer outro fármaco, mesmo se tratando de anestésicos locais, a fim de permitir a estabilização dos parâmetros fisiológicos.

Anestesias locais

Em suínos, as anestesias locais tornam-se necessárias apenas em casos de intervenções geniturinárias, tanto em machos quanto em fêmeas, ou em casos de cesarianas (estes, por sinal, observadas com bastante frequência).

Há situações, contudo, em que a anestesia local se torna incômoda, já que o animal, por sua irascibilidade ou seu temperamento, não aceita satisfatoriamente MPA rápidas, devendo-se, para tanto, caso haja inviabilidade de uma anestesia geral, recorrer à anestesia dissociativa.

Em anestesia local, as mais frequentemente utilizadas são no tronco e podem ser descritas da maneira apresentada a seguir.

Anestesia infiltrativa

Em geral, a incisão para laparotomia exploratória, ou mesmo para cesariana, é eletivamente a paramamária direita ou esquerda, obtida traçando-se uma linha imaginária, da base da orelha à articulação femorotibiopatelar, ligeiramente inclinada, a fim de possibilitar melhor visualização do campo operatório a ser abordado.

Para esse fim, emprega-se a anestesia infiltrativa com cloridrato de lidocaína na concentração de 1% e na dose máxima permitida de 7 mg/kg sem epinefrina – às vezes, a dose necessária fica aquém da dose máxima permitida, mas esta serve ao menos como referência para evitar sobredoses.

O retângulo a ser descrito por meio da anestesia infiltrativa deverá respeitar a área a ser incisada e divulsionada, tomando-se o cuidado de infiltrar em âmbito subcutâneo e muscular.

Convém lembrar que as vísceras (útero ou intestinos) não devem ser tracionadas, mas podem ser manipuladas ou incisadas sem maiores problemas.

Conduta anestésica

Como exemplo prático, cita-se a conduta a ser seguida na cesariana de uma porca de 50 kg de peso vivo e que não esteja em toxemia:

- Em caso de animal manso, dispensar a MPA
- Em caso de animal inquieto, aplicar uma ampola de levomepromazina ou clorpromazina (25 mg de princípio ativo) ou 1,25 mℓ de azaperona (50 mg) IM ou IV
- Aguardar 15 min, se a via da MPA for IV, ou 30 a 45 min, se IM
- Fazer a tricotomia da região paramamária
- Infiltrar lidocaína a 1% até 35 mℓ (50 kg × 7 mg/kg = 350 mg = 35 mℓ).

Se um frasco de lidocaína a 1% contiver 200 mg de princípio ativo, 350 mg estarão contidos em 35 mℓ. Logo, não se deve exceder esse volume, para não haver o risco de intoxicação.

O período anestésico hábil será de 60 a 90 min, intervalo suficiente para efetuar a cirurgia.

As anestesias locais infiltrativas podem ainda ser utilizadas em casos de retiradas de nódulos, pequenas neoplasias ou, se o animal permitir, em pequenas reduções de hérnias umbilicais, nas quais uma simples MPA mais a infiltração de lidocaína a 1% são suficientes para a realização da intervenção.

Em casos de hérnias maiores ou inguinoescrotais, deve-se recorrer à anestesia dissociativa ou, dependendo do talhe do animal e da extensão da patologia, à anestesia geral inalatória.

Anestesia perineural

Esta modalidade anestésica em suínos geralmente está associada à anestesia infiltrativa e é realizada em casos de castrações em machos, preferencialmente adultos (com mais de 100 kg). Pode ser executada com ou sem MPA, dependendo do comportamento do animal; se possível, deve-se realizar a anestesia infiltrativa no suíno em posição quadrupedal, contido, e, em seguida, a anestesia do cordão espermático (perineural).

Primeira técnica

- Manter jejum prévio
- Conter o animal com corda ou "cachimbo"
- Lavar a bolsa escrotal com água e sabão e efetuar a antissepsia
- Com agulha 100 × 12,5, infiltrar, através de cordão anestésico, lidocaína 1% no local onde serão feita as incisões (2 a 5 cm paralelos à rafe da bolsa escrotal), bilateralmente
- A céu fechado, palpar o cordão espermático e depositar 5 mℓ de lidocaína 1% com a mesma agulha, certificando-se de aspirar para não injetar anestésico em veia ou artéria
- Proceder à castração.

Segunda técnica

Proceder do mesmo modo da técnica anterior, mas com MPA leve, como em caso de tranquilização para manipulações incruentas de rotina, ou mais grave, como na tranquilização para induções.

A grande vantagem da tranquilização antes de se aplicar a anestesia local é evitar a reação de ataque e defesa do animal, especialmente naqueles mais pesados (300 kg) e de difícil contenção. E o mais importante: poupa-os do estresse, que pode levá-los à morte.

Outro ponto positivo dessa conduta anestésica é que o relaxamento muscular é maior por causa da benzodiazepina (midazolam ou diazepam), o que permite que a cirurgia seja realizada com o animal em decúbito lateral, sem retração testicular.

Anestesia local peridural lombossacra

Anestesia eletiva em suínos, deve ser realizada sempre com o animal em posição quadrupedal para que haja distribuição equitativa do anestésico nas hemipartes (direita e esquerda) do espaço peridural. O volume a ser injetado varia de acordo com o talhe do animal e, nesse caso em especial, não se leva em consideração a dose máxima permitida, mas sim a dose efetiva suficiente para se obter a anestesia, caracterizada, de imediato, por abaixamento da cauda, perda de sensibilidade e motricidade dos membros posteriores. Nessas circunstâncias, a concentração empregada de lidocaína será a 2% e o volume varia de 5 a 10 mℓ, de acordo com o talhe do animal, desde que esteja exatamente no espaço peridural.

Nessa modalidade anestésica, convém que o animal esteja contido em posição quadrupedal, com o auxílio de corda ou "cachimbo", não sendo permitida nenhuma movimentação, a fim de se evitar lesões acidentais na cauda equina.

Em animais indóceis, muitas vezes é necessária a aplicação da MPA por via IM, o suficiente para que permaneçam em posição quadrupedal, para que, logo em seguida, seja efetuada a anestesia peridural. Como o período de latência da MPA é de até 30 min, o animal permanecerá em posição quadrupedal, permitindo a introdução da agulha no espaço lombossacro. Sugere-se fazer um botão anestésico no ponto de introdução da agulha a fim de evitar o desconforto no animal.

Conduta anestésica

- Aplicar a MPA por via IM
- Efetuar rigorosa antissepsia da região lombossacral
- Após palpar as tuberosidades ilíacas com o polegar e o dedo médio, palpar caudalmente com o indicador a depressão formada pela transição lombossacral
- Fazer um botão anestésico e introduzir em 45° uma agulha 100 × 12 com mandril, perfurando a pele, o tecido subcutâneo, o ligamento interespinhoso e o ligamento amarelo, corrigindo suavemente a agulha, caso seja necessário; retirar o mandril
- Injetar lentamente 1 a 2 mℓ e observar se o líquido entra sem resistência
- Caso se note a flacidez da cauda, injetar mais 2 a 3 mℓ e, em poucos segundos (30 a 40), observar prostração do animal, com motricidade apenas dos membros anteriores, o que obrigará a colocá-lo em decúbito lateral
- Efetuar a tricotomia da região paramamária e a devida antissepsia
- Testar a sensibilidade da área com uma agulha.

Essa técnica anestésica geralmente permite intervenções retroumbilicais e todas as intervenções em âmbitos anorretais e geniturinários, tanto em machos quanto em fêmeas, proporcionando um período cirúrgico hábil de até 2 h.

É conveniente, após o ato cirúrgico, deixar o animal em uma baia sem muita luz e limitar-lhe o espaço, evitando, assim, que tente se locomover desnecessariamente e permitindo que a motricidade e a sensibilidade retornem gradativamente, o que previne riscos de fraturas ou acidentes.

A recuperação após os primeiros sintomas de motricidade pode variar de 60 a 90 min ou ser mais tardia, caso se tenha utilizado flunitrazepam na MPA.

Anestesia dissociativa

Em suínos, tem suas limitações apenas quanto ao custo operacional, pois é uma anestesia segura, prática e objetiva. Para que essa modalidade anestésica se torne viável, é necessário proceder inicialmente a uma MPA condizente, seguida de prostração adequada, permitindo o emprego da anestesia dissociativa exclusivamente por via IV, pois a dose recomendada por via IM é de 7 a 10 vezes maior do que IV.

A cetamina, nos dias atuais, é um fármaco mais barato que, quando usado de maneira correta, torna-se adequado, especialmente a campo. A dose recomendada por via IV é de 2 mg/kg, podendo-se aplicar doses suplementares equivalentes à metade da dose inicial ou dose-mãe (1 mg/kg) pela mesma via, permitindo anestesias dissociativas duradouras e econômicas.

A realização de um exame prévio da patologia cirúrgica permite julgar se a cirurgia requer anestesia dissociativa ou geral.

Conduta anestésica

Para um animal de 200 kg, portador de uma hérnia umbilical de aproximadamente 5 cm, o procedimento anestésico será o seguinte:

- Manter jejum alimentar prévio de 12 h e hídrico de 2 a 3 h
- Aplicar MPA: 2 mg/kg de azaperona IV associada a 0,5 mg/kg de midazolam; ou 0,5 mg/kg de clorpromazina ou levomepromazina associada a 0,5 mg/kg de midazolam, ambos os fármacos na mesma seringa e por via IV lenta, administrados por meio de *scalp vein* n. 19 ou 21 na veia marginal da orelha
- Após a prostração, que é imediata, realizar a tricotomia e a antissepsia do local e, decorridos 15 min, aplicar 8 mℓ (400 mg) de cetamina a 5% = 50 mg/mℓ IV lenta
- Caso a suplementação seja necessária, injetar mais 4 mℓ (200 mg) lentamente ou usar o método fracionado, que consiste em colocar a dose suplementar em um soro por gotejamento (30 a 40 gotas/min).

A grande vantagem da anestesia dissociativa é que a recuperação não é acompanhada de excitação. Entretanto, ela será prolongada caso se utilize flunitrazepam, pois este é um benzodiazepínico de metabolização lenta.

Atualmente, o flunitrazepam, por estar em desuso, foi substituído pelo midazolam, que apresenta período de recuperação muito mais rápido.

Anestesia geral

Em suínos, só é requerida em casos de cirurgias nas quais se intervém em uma área extensa ou que, por sua diferenciação, requerem um período anestésico prolongado, situações não muito frequentes.

As anestesias gerais IV individualmente são raras e solicitadas apenas em casos de induções anestésicas. Nelas, só se empregam os tiobarbituratos ou os oxibarbituratos de duração ultracurta.

É conveniente lembrar que o uso isolado de qualquer barbitúrico é desaconselhável; como o suíno é um animal rico em tecido adiposo e o barbitúrico apresenta grande lipossolubilidade, seu emprego se torna inviável. Entretanto, essa anestesia é válida quando os barbitúricos de duração ultracurta são utilizados exclusivamente com a finalidade de indução e, mesmo assim, potencializados por uma MPA adequada.

Condutas anestésicas

Primeira conduta

- Manter jejum alimentar de no mínimo 12 h e hídrico de 2 a 3 h
- Administrar MPA com azaperona, 2 mg/kg IM ou IV; ou clorpromazina ou levomepromazina, ambas na dose de 0,5 a 1 mg/kg IM ou IV; ou acepromazina, 0,1 mg/kg IM ou IV
- Dependendo da via de administração da MPA, aguardar 15 ou 30 a 45 min
- Aplicar tiopental sódico a 2,5%, 10 a 12 mg/kg, o suficiente para o desaparecimento do reflexo laringotraqueal e/ou discreto desaparecimento palpebral
- Introduzir a sonda endotraqueal
- Adaptar o "y" do aparelho de anestesia ao intermediário da sonda endotraqueal, acompanhando os reflexos palpebral, pupilar e podal, este último testado forçando-se discretamente os cascos em abertura
- Empregar para a anestesia volátil, exclusivamente como manutenção:
  - Halotano: até 2,5 V%
  - Isofluorano: até 2,0 V%
  - Sevofluorano: até 2,0 V%.

Segunda conduta

- Manter o mesmo jejum descrito na conduta anterior
- Aplicar MPA com 2 mg/kg de azaperona, associado a 0,5 mg/kg de midazolam IV lenta, ambos os fármacos na mesma seringa; ou clorpromazina ou levomepromazina, na dose de 0,5 mg/kg, associados a 0,2 mg/kg de midazolam, ambos os fármacos na mesma seringa e aplicados por via IV lenta
- Aplicar de máscara vedada, volatilizando-se os anestésicos halogenados, inicialmente em doses baixas, até atingirem as doses descritas na primeira conduta
- Quando o animal perder os reflexos anteriormente descritos, proceder à intubação endotraqueal, como de rotina.

Essa conduta tem como grande vantagem a exclusão do barbitúrico, fato previsto em casos de toxemia, gravidez ou processos hepáticos e renais nos quais esse anestésico é contraindicado.

É importante ressaltar que toda vez que se administra uma benzodiazepina de ação longa, os barbitúricos também são contraindicados, tendo em vista a potencialização exagerada obtida que chega, inclusive, a causar apneias prolongadas e desagradáveis.

Terceira conduta

- Realizar o mesmo procedimento até a MPA da segunda conduta
- Decorridos 15 min, administrar 2 mg/kg de cetamina IV
- Aplicar máscara vedada com administração de anestésicos voláteis em doses crescentes até o desaparecimento dos reflexos palpebral, podal e laringotraqueal, pois a cetamina, por ser um anestésico dissociativo, não elimina esses reflexos protetores
- Intubar e adaptar o "y" ao aparelho de anestesia, tomando-se o cuidado aplicar doses de anestésico volátil suficientes para manter o plano anestésico adequado.

Essa conduta anestésica é indicada em casos de animais irascíveis ou debilitados por choque hemorrágico, devendo-se, para tanto, reduzir pela metade a administração da fenotiazina a fim de atenuar a vasodilatação que ela proporciona nessas condições e que pode agravar o quadro.

Observações gerais

Nas anestesias gerais voláteis em suínos são contraindicadas as induções diretas por qualquer anestésico volátil. O éter anestésico causa salivação profusa e intensa excitação. É conveniente lembrar que, nessas induções, existem desvantagens consideráveis, visto que, além da contenção manual, o período de indução requerido é longo, levando o animal, não raramente, ao estresse.

Ao se considerar a indução direta por anestésicos halogenados, é preciso, antes, avaliar seu custo operacional, pois pode ser considerada uma anestesia onerosa, poluente e incômoda para a equipe cirúrgica.

Por outro lado, vale ressaltar que, sob o aspecto técnico, o halotano apresenta um período de recuperação mais lento que o isofluorano, porém mais rápido que o metoxifluorano (hoje em desuso), este, por sinal, caracterizado por um período pós-anestésico prolongado em razão do miorrelaxamento superior ao causado pelos dois anteriores, acrescido de sua ação lipotrópica marcante.

Igualmente, caso se opte, após a cirurgia, pelo abate do animal, desde que apto para consumo, é conveniente aplicar um analéptico respiratório, a fim de eliminar ao máximo o anestésico volátil, e aguardar um período antemorte de 24 h.

Teste do halotano

Se, por um lado, a anestesia geral é prática e conveniente em suínos, por outro, pode ser fatal, uma vez que evidencia, em um rebanho, quais animais são portadores (heterozigotos) ou sensíveis (homozigotos) à síndrome de estresse, também denominados halotano-positivos.

Considerando-se as diferentes raças, nota-se atualmente que as mais suscetíveis são as Pietrain e Landrace de diferentes linhagens e que a *causa mortis* é motivada por um aumento do metabolismo no miocárdio, pela estimulação de receptores beta-adrenérgicos causada pelo aumento considerável das catecolaminas circulantes, sendo o próprio miocárdio a estrutura mais envolvida nesse distúrbio.

Essa síndrome, também conhecida como hipertermia maligna, é descrita no homem e no suíno, está diretamente ligada a fatores genéticos e tem surpreendido os criadores por sua casuística crescente em decorrência das importações descontroladas, nas quais, por desconhecimento, não se exige um certificado de teste de halotano-negativo.

O teste é fácil de ser realizado e pode ser conduzido da seguinte maneira:

- Aplicar o teste em leitões de 20 a 30 kg
- Utilizar um compressor de ar com filtro de óleo acoplado ao fluxômetro (0 a 5 ℓ/min) e vaporizador calibrado de halotano
- Usar um filtro circular simples, permitindo expiração normal

- Não aplicar MPA
- Aplicar um fluxo diluente de 4 ℓ/min e à concentração máxima de 4 V%, pois, com concentrações maiores, não será possível saber se o teste foi fiel ou se o halotano sensibilizou o miocárdio (fibrilação) dos animais mesmo negativos
- Aplicar o anestésico através de máscara vedada até a prostração do animal. Caso o animal seja negativo, em poucos minutos será possível notar sua prostração total, com relaxamento completo dos membros (Figura 11.20); se for suspeito, haverá rigidez dos membros anteriores ou posteriores (relaxamento incompleto), conforme Figura 11.21; e, se for positivo, haverá rigidez dos quatro membros, dificuldade respiratória, fibrilação cardíaca e morte súbita e irreversível (Figura 11.22).

> **Comentário**
>
> A hipertermia maligna tem sido observada com maior frequência na raça Landrace e em diferentes linhagens (dinamarquesa, alemã, sueca e belga), apresentando níveis que, se não controlados, tornam-se crescentes e difíceis de serem contidos.

A porcentagem de animais halotano-positivos varia de 6 a 8% (Massone, 1983), e a dos suspeitos de 8 a 9%, em rebanho suíno, o que é alarmante, visto que os cruzamentos de animais suspeitos podem gerar novos positivos. Desse modo, o teste do halotano é o método mais eficiente para o descarte dos animais, que deverá ser gradativo e contínuo.

OVINOS E CAPRINOS

Flavio Massone

A maioria das técnicas anestésicas em ovinos e caprinos se resume a anestesias locais, com ou sem MPA, anestesias dissociativas, dependendo da necessidade, e, mais raramente, anestesias gerais. A grande diferença a ser observada, entretanto, é que o cálculo de "peso vivo" ou corporal nessas espécies animais é considerado análogo ao das outras espécies (cão, gato ou cavalo), quando, na verdade, praticamente 50% de seu peso corporal corresponde ao conteúdo gastroentérico. Essa conotação é importante quando se consideram as doses anestésicas utilizadas, e por isso são menores nessas espécies.

Por outro lado, é conveniente lembrar que o sucesso anestésico se deve também a determinados cuidados que envolvem fundamentalmente o jejum e a posição do animal durante o ato operatório. Em pequenos ruminantes, à semelhança dos bovinos, a dieta alimentar deve ser preparada no mínimo 2 a 3 dias antes da intervenção, mesmo que se aplique apenas tranquilização complementada com anestésicos locais, pois o decúbito prolongado pode ocasionar timpanismo, com compressão diafragmática e, consequentemente, asfixia e morte, ou, na dependência do fármaco empregado (especialmente os parassimpatomiméticos, como a xilazina), causar regurgitações, com aspiração e, como resultado, morte imediata por obstrução traqueal (mecânica) ou, *a posteriori*, por pneumonia gangrenosa.

Cuidados pré-anestésicos

Jejum

Em razão da grande quantidade de alimento retida nos compartimentos gástricos, 1 dia de jejum não é suficiente para o esvaziamento ruminal, devendo-se, para tanto, proceder da seguinte maneira:

- 3 dias antes da intervenção: oferecer apenas meia ração
- 2 dias antes da intervenção: oferecer novamente meia ração
- No dia anterior à intervenção, impor jejum completo e, 6 h antes, retirar a água.

Se a água não for retirada, o animal, faminto, ingerirá grande quantidade do que estiver ao seu alcance e, durante a regurgitação, além da água, haverá aspiração de discreta quantidade de conteúdo ruminal.

Posição do animal durante o ato cirúrgico

As cirurgias em ovinos e caprinos devem ser executadas, de preferência, com o animal em posição quadrupedal, uma vez que, na maioria das vezes, os procedimentos são realizados apenas com tranquilizações leves e anestesias locais. Quando isso não for possível, o decúbito lateral do animal é indispensável e o fármaco empregado é a xilazina. As posturas sugeridas são duas: declive total do corpo do animal, em um ângulo de 15 a 20°, com a cabeça na posição mais baixa; ou com uma almofada embaixo do pescoço, retendo, assim, a regurgitação e mantendo a cabeça reclinada para baixo, o que faz as secreções terem livre saída por gravidade, sem obstruir os brônquios.

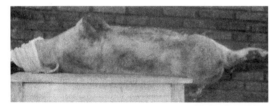

Figura 11.20 Suíno submetido ao teste do halotano e considerado negativo.

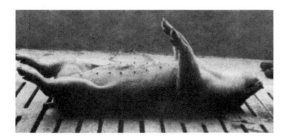

Figura 11.21 Suíno submetido ao teste do halotano e considerado suspeito.

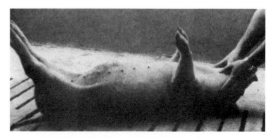

Figura 11.22 Suíno submetido ao teste do halotano e considerado positivo.

Tranquilizações

Normalmente, em virtude da docilidade dos pequenos ruminantes, a MPA é dispensável. Entretanto, quando requerida, pode ser obtida a partir dos mesmos fármacos citados em capítulos anteriores. É comum o emprego da xilazina como tranquilizante, embora não seja muito recomendável, por causa de seus efeitos cardiorrespiratórios, bem como pelo fato de exigir jejuns prolongados.

As tranquilizações comumente utilizadas são:

- Levomepromazina: 0,3 a 0,5 mg/kg IM; 0,3 a 0,5 mg/kg IV
- Clorpromazina: 0,5 a 1,0 mg/kg IM; 0,3 a 0,5 mg/kg IV
- Acepromazina a 1%: 0,1 mg/kg IM; 0,05 a 0,10 mg/kg IV.

Nessas espécies, é importante não aplicar superdoses, uma vez que a prostração causada deve ser julgada se é devida ao efeito do fármaco ou à hipotensão decorrente da aplicação. Deve haver diminuição do metabolismo basal, sem alteração significativa dos parâmetros fisiológicos.

Pode-se obter, ainda, uma tranquilização maior ao se associar 0,1 a 0,2 mg/kg de midazolam a qualquer fármaco tranquilizante citado anteriormente, na mesma seringa, tanto por via IV, cujo efeito é imediato, quanto por via IM, com efeito tardio, porém mais prolongado.

Anestesias locais

Por serem eletivas em ovinos e caprinos, as anestesias locais serão enunciadas de acordo com a necessidade.

Anestesia para descorna

Basicamente, emprega-se a anestesia local infiltrativa circular em cada base do chifre, usando-se 5 a 10 mℓ de lidocaína a 1%. Utiliza-se essa concentração porque a intervenção é rápida e daria suporte até para uma descorna cosmética, caso fosse desejada, sem a necessidade de concentrações maiores.

Anestesias para laparotomias

Excluindo as laparotomias efetuadas na linha branca e que requerem anestesia geral, é possível fazer essas intervenções apenas com uma anestesia local infiltrativa subcutânea em "L" invertido ou em retângulo (Figura 11.23), ou, ainda, paravertebral, à semelhança da efetuada em bovinos.

As doses aplicadas são proporcionais ao talhe do animal e aquém das doses máximas permitidas em função do peso corporal. O importante é, sempre que possível, trabalhar na concentração de 1% (com ou sem vasoconstritor), já que essa concentração, além de proporcionar período anestésico hábil de 1 h ou mais, permite aumentar o volume sem que haja perigo de intoxicação anestésica.

Normalmente, uma infiltração em retângulo não ultrapassa 20 a 25 mℓ de lidocaína a 1% para um animal de aproximadamente 50 kg, o que representa uma quantidade discreta de anestésico local. Essa modalidade anestésica é útil para ruminotomias ou explorações na cavidade abdominal.

Sugere-se complementar com anestesia local perineural do nervo torácico lateral.

Anestesia peridural lombossacra e sacrococcígea

Geralmente é requerida quando ocorrem intervenções nas áreas de reto, ânus, vagina e fístula do cordão espermático, em caudectomia em animais adultos ou até em procedimentos em membros posteriores.

Deve-se tomar cuidado para que a anestesia seja efetuada com o animal em posição quadrupedal, bem contido, pois a introdução da agulha no espaço lombossacro é um pouco mais profunda, podendo lesar a medula, já que, nessas espécies, o *filum terminale* é mais caudal, quando comparado com a espécie canina. Para tanto, deve-se auscultar a aspiração quando a agulha estiver no espaço peridural, injetando-se uma pequena quantidade de anestésico local (2 a 4 mℓ) até se observar o abaixamento da cauda. Gradativamente, complementa-se a anestesia com mais anestésico local (a 1%), até se alcançar, por meio da pesquisa de reflexos à dor (feita com agulha hipodérmica), a área desejada.

Na anestesia lombossacra, aguardando-se o período de latência, o animal deverá ser colocado em decúbito lateral, o que não ocorrerá com a anestesia local sacrococcígea, em que ele permanecerá em posição quadrupedal.

Anestesia para orquiectomia

Em animais adultos, é executada da seguinte maneira:

- Manter jejum mínimo de 24 h
- Aplicar MPA opcional
- Infiltrar 5 a 10 mℓ de lidocaína a 1% na região apical da bolsa escrotal ("tampa"; Figura 11.24)
- Aplicar 5 mℓ de lidocaína a 1% no cordão espermático com agulha 3 × 7 (Figura 11.25).

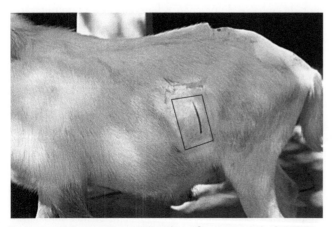

Figura 11.23 Anestesia em retângulo no flanco esquerdo de caprino.

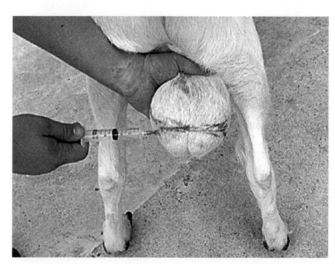

Figura 11.24 Infiltração de lidocaína 1% na "tampa" em caprino.

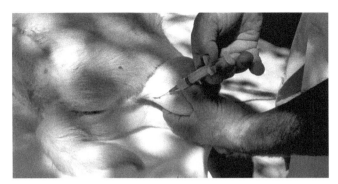

Figura 11.25 Aplicação perineural de lidocaína 1% no cordão espermático de caprino.

Anestesia local infiltrativa dos membros anteriores e posteriores

Nos ovinos e caprinos, prefere-se a técnica infiltrativa circular ou a de duplo garrote por serem anestesias mais abrangentes, explorando-se em menor escala as anestesias locais perineurais, como nos equinos e bovinos.

As quantidades de anestésicos locais a 1% (lidocaína e prilocaína) variam de 10 a 20 mℓ, o que permite intervenções de até 60 min.

Anestesia local intravenosa

Outra opção, quando se tem acesso a um vaso, é a anestesia de Bier, facilmente realizada, contanto que se tranquilize o animal e se trabalhe com ele em decúbito lateral. A dose varia conforme o talhe do animal, e o volume empregado é de 5 a 10 mℓ, desde que, previamente, se escoe um pouco de sangue para não distender em demasia as paredes da veia. A concentração não deve exceder 1%, pois o intervalo hábil oferecido (1 h) coincide com o período de permanência do garrote, que é de, no máximo, 1 h (Figura 11.26).

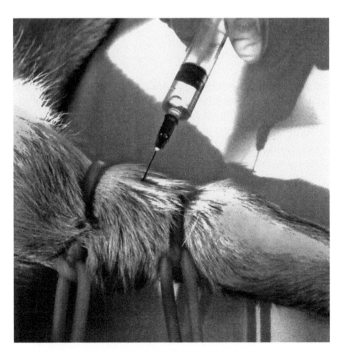

Figura 11.26 Anestesia local entre garrotes em caprino.

Caso se desista de fazer a cirurgia, deve-se deixar o garrote por no mínimo 15 a 20 min, por questão de segurança, e, ao soltá-lo, fazê-lo de maneira vagarosa, observando a pupila (porque, em caso de intoxicação, ocorrerá midríase) e os demais sintomas característicos da intoxicação por anestésicos locais.

Anestesia dissociativa

É uma alternativa anestésica cômoda e prática para pequenas intervenções a campo de curta duração em ovinos e caprinos. Sua grande vantagem é que o despertar do animal é tranquilo e, durante o ato cirúrgico, não se constatam efeitos extrapiramidais ou alterações paramétricas bruscas, proporcionando, assim, certa segurança para quem a pratica.

A conduta a ser tomada é:

- Manter jejum
- Fazer MPA com 0,3 mg/kg de levomepromazina ou clorpromazina, ou ainda 0,03 a 0,05 mg/kg de acepromazina IV. Deve-se associar a qualquer uma das fenotiazinas 0,1 mg/kg de midazolam na mesma seringa
- Aguardar 15 min enquanto se aproveita o período pré-cirúrgico (higienização, tricotomia ou acomodação)
- Aplicar lentamente 2 mg/kg de cetamina IV
- Em caso de complementações, aplicar metade da dose-mãe.

Associações anestésicas

Uma boa associação anestésica pode ser obtida com xilazina e cetamina, desde que se faça a MPA com atropina. A técnica preconizada é a seguinte:

- Atropina SC, na dose de 0,02 mg/kg
- Decorridos 15 min, aplicar IM profunda, 0,1 mg/kg de xilazina e 8 mg/kg de cetamina, ambas na mesma seringa.

Essa associação apresenta a vantagem de poder ser praticada a campo, sem nenhuma contraindicação. Entretanto, as complementações anestésicas podem onerar o custo operacional, viabilizando a anestesia geral.

Anestesia geral

Nessas espécies, não é tão frequente, mas pode ser necessária nos casos de manipulação demorada no abdome ou no tórax e em membros, em cirurgias de tendões ou ligamentos, quando a quietude do animal é condição obrigatória, ou ainda em cirurgias oftálmicas.

Nos cuidados pré-anestésicos, segue-se rigorosamente o jejum, conforme citado no início do capítulo, e o posicionamento do animal na mesa cirúrgica.

A sequência para o ato anestésico obedece ao esquema descrito a seguir.

Primeira técnica

- Manter jejum prévio (conforme mencionado nos cuidados pré-anestésicos)
- Fazer MPA com até 0,5 mg/kg de levomepromazina ou clorpromazina, ou até 0,1 mg/kg de acepromazina a 1% IV
- Aguardar 15 min
- Aplicar tiopental a 2,5%, 6 a 10 mg/kg, metade da dose rapidamente e o restante até o desaparecimento dos reflexos palpebral e laringotraqueal, bem como da dor, que é pesquisada forçando-se discretamente para fora as duas falanges distais (cascos)

- Ao desaparecerem os reflexos, proceder à intubação endotraqueal com a sonda de Magill (nº 30 a 40 na escala francesa)
- Adaptar ao aparelho de anestesia, empregando as seguintes doses de anestésicos inalatórios:
  - Halotano: até 2,5 V%
  - Isofluorano: até 2,0 V%
  - Sevofluorano: até 2,0 V%.

A indução anestésica efetuada com o tiopental merece certo cuidado, e há autores que recomendam, em pequenos ruminantes, dose de 8 a 30 mg/kg (Lumb e Jones, 1984), que se referem a animais com MPA ou sem ela; daí a recomendação de altas doses. Como a intenção precípua da aplicação do tiopental é apenas a de se obter a abolição do reflexo laringotraqueal para se introduzir a sonda, a dose anteriormente indicada é suficiente.

É conveniente ainda, durante a anestesia, observar se há formação de gases no rúmen, os quais poderão ser escoados facilmente através de sonda ou, se necessário, por punção asséptica.

Segunda técnica
- Manter jejum (conforme mencionado nos cuidados pré-anestésicos)
- Fazer MPA com qualquer fenotiazina das citadas na técnica anterior, associada a 0,1 mg/kg de midazolam na mesma seringa IV
- Adaptar imediatamente a máscara e aplicar os anestésicos halogenados inalatórios conforme a técnica anterior, intubando, se necessário.

Terceira técnica
- Manter jejum (conforme mencionado nos cuidados pré-anestésicos)
- Fazer MPA igual à da a técnica anterior
- Aguardar 15 min
- Aplicar 2 mg/kg de cetamina IV
- Aplicar a máscara com anestésicos voláteis e, ao desaparecer o reflexo laringotraqueal, intubar com sonda de Magill (nº 30 a 40).

A vantagem dessa anestesia é que dispensa a aplicação de barbitúricos, os quais, até certo ponto, se tornam arriscados em pacientes de alto risco ou com hepatopatias. Por outro lado, em cirurgias de curta duração, nas quais a aplicação de anestésicos voláteis é fugaz, nota-se recuperação rápida e eficiente, em razão do uso de um fármaco na indução (cetamina) cuja duração de ação é rápida, o que é consoante com os anestésicos voláteis empregados.

EQUINOS E MUARES

Flavio Massone e José Antônio Marques

A anestesia em equinos, de modo geral, apresenta características diferentes das de outras espécies, considerando-se as peculiaridades anatômicas, o temperamento e até as respostas a determinados fármacos.

Antes de escolher qualquer técnica anestésica, é necessário examinar o comportamento animal, pois este será o ponto de partida para definir a necessidade de uma simples anestesia local, sem MPA; uma leve tranquilização com anestesia local ou, ainda, uma anestesia dissociativa; e até, em casos extremos, uma anestesia geral. Entretanto, há ocasiões em que, mesmo em animais dóceis, são requeridas, de imediato, anestesias dissociativas ou até gerais para uma simples intervenção no olho (exploração) ou no ouvido (curetagens, retirada de papilomas múltiplos do pavilhão auricular), pois qualquer estímulo auditivo não deprimido pela MPA leva o animal ao estresse, dificultando a intervenção.

Por outro lado, intervenções nos membros posteriores, por menores ou mais simples que sejam, muitas vezes tornam a intervenção arriscada, especialmente em animais de temperamento nervoso (Puro Sangue Inglês, Puro Sangue Árabe), exigindo readequação da técnica a ser empregada.

Frequentemente é necessária a permanência do animal em posição quadrupedal para um bom desempenho cirúrgico (fístula retovaginal, prolapsos retais), mesmo em animais indóceis, o que exigirá, sem dúvida, uma tranquilização leve, que não cause prostração, facilitando a postura desejada e a aplicação da anestesia local adequada (infiltrativa ou peridural).

Em animais bravios, não raro, torna-se impossível a aplicação da tranquilização por via IV com o animal em posição quadrupedal, pois eles não permitem sequer aproximação. Nesses casos, em particular, sugere-se o derrubamento pelo método nacional e, em seguida, a aplicação de uma MPA adequada, evitando-se, assim, riscos fatais tanto para o animal (fraturas) como quanto para o profissional (coices, mordeduras ou manotaços). Essas manobras requerem agilidade e rapidez por parte de quem aplica a tranquilização, evitando que o animal contido se esforce em demasia, ocasionando fraturas de coluna ou membros.

Equinos

Medicação pré-anestésica

A MPA, além de seu caráter eletivo em equinos, é importante por ser o primeiro passo para as outras condutas a serem seguidas. Por outro lado, é necessária não só para esse fim, mas também para pequenas explorações semiológicas ou até transportes, ferrageamentos, curativos e exames mais apurados.

Na rotina, as tranquilizações são requeridas nos casos descritos a seguir.

Viagens

Animais devem ser tranquilizados para viagens somente em casos extremos, quando há dificuldade na manipulação ou recusa por parte do animal em embarcar no meio de transporte escolhido. Um detalhe a ser considerado é o de que a MPA, nesses casos, não deve causar prostração, pois às vezes ela se torna inconveniente ou até fatal.

Uma boa tranquilização pode ser obtida exclusivamente por via IM, da seguinte maneira:

- Acepromazina a 1%: 0,1 mg/kg
- Clorpromazina ou levomepromazina: 0,5 a 1 mg/kg
- Azaperona: 0,8 a 1 mg/kg.

Comentário

A vantagem da aplicação desses fármacos por via IM é que, nas três primeiras indicações, não há excitação inicial, como quando aplicados por via IV. Já a azaperona é contraindicada por via IV, pois a excitação é drástica e difícil de ser contida, especialmente em recintos fechados.

Convém lembrar que, para qualquer manipulação para embarque, devem-se aguardar 30 a 45 min, que é justamente o período de latência adequado para a via de administração escolhida, obtendo-se, ainda, um período de tranquilização de 4 a 5 h.

O único inconveniente do emprego da azaperona é que o embarque deve ser feito sem muito ruído, pois o animal pode reagir, ainda que de maneira branda. Por outro lado, a grande vantagem dessa tranquilização é que o jejum não é condição necessária ou obrigatória.

Tranquilização para exames clínicos

A tranquilização, nesses casos, também só deve ser realizada se necessária, apesar de a alteração dos parâmetros fisiológicos (temperatura retal, frequência respiratória e batimentos cardíacos) ser mínima.

As doses indicadas nesses casos, para manter o animal em posição quadrupedal, são acepromazina a 1%, 0,05 mg/kg IV, ou clorpromazina, ou levomepromazina, 0,2 a 0,3 mg/kg IV. Essas aplicações são úteis, pois, além de servirem para exames clínicos, facilitam a execução de exames radiológicos, ferragementos ou pequenas manipulações, como curativos, trocas de pensos ou drenagens de abscessos.

Podem ocorrer pequenas excitações esporadicamente, que são fugazes, visto que, em seguida, o animal se acalma, aceitando a manipulação sem prostração (Figura 11.27).

Tranquilização para emprego de anestesias locais

Nesta modalidade de tranquilização, muitas vezes a posição quadrupedal é requerida, especialmente quando se deseja fazer pequenas suturas ou retiradas de fragmentos de pele ou até excisões de nódulos ou pequenas neoplasias. Entretanto, se a área a ser abordada for extensa ou se, porventura, a intervenção for em pálpebra, ouvido, lábios ou membros posteriores, ou mesmo em orquiectomias, sugere-se a tranquilização mais profunda, exigindo-se, imediatamente após, o derrubamento e uma boa contenção mecânica (cordas). Para tanto, indica-se a acepromazina a 1%, 0,1 mg/kg IV, ou clorpromazina ou levomepromazina, 0,5 a 1 mg/kg IV.

Para uma prostração mais condizente e de acordo com a situação, pode-se associar a qualquer uma das fenotiazinas indicadas mais 0,1 a 0,2 mg/kg (1 ampola/100 kg) de midazolam na mesma seringa por via IV. Essa associação se caracteriza pelo aparecimento, após alguns segundos (15 a 20 s), de tremores musculares, posição em pinça dos membros posteriores (Figura 11.28), deambulação e dismetria seguida de prostração. Outras características dessa associação são protrusão da língua, ptose palpebral, exteriorização peniana ou relaxamento vulvar e flacidez labial (Figura 11.29).

A tranquilização nessas condições é duradoura, perdurando mesmo após o término do ato cirúrgico por algumas horas (4 a 6 h).

Eventualmente, caso se requeira a manutenção do animal em posição quadrupedal, para posterior aplicação da anestesia local, basta reduzir pela metade a dose recomendada da fenotiazina, associando-se o midazolam na dose de 0,2 mg/kg.

Não há, na literatura, citações de ocorrência de sinergismos desses fármacos empregados em MPA com os anestésicos locais, o que permite o cálculo isolado das doses para ambos.

Tranquilização para induções anestésicas

Na MPA para induções anestésicas, empregam-se preferencialmente as fenotiazinas nas doses idênticas às citadas no tópico sobre tranquilizações para emprego de anestesias locais. Entretanto, vale salientar que essas doses variam de acordo com a situação ou com o estado do paciente. Em equinos toxêmicos que apresentam um quadro de acidose com vasodilatação periférica, até a MPA se torna arriscada, devendo-se, então, reduzir a dose para dois terços, visando apenas ao discreto sinergismo a ser obtido com o fármaco, posteriormente usado como agente indutor (cetamina).

Outro detalhe a ser destacado é que, em animais hígidos, a associação de MPA com midazolam não é indicada para induções com barbitúricos de duração ultracurta, visto que o sinergismo exacerbado pode levar a apneias de longa duração e de difícil reversibilidade.

Uma MPA composta permite a supressão do agente indutor, pois a associação de qualquer fenotiazina nas doses citadas

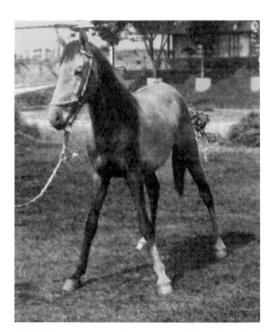

Figura 11.27 Equino tranquilizado com 0,3 mg/kg de levomepromazina IV. Observa-se a abertura do quadrilátero de apoio, buscando o equilíbrio.

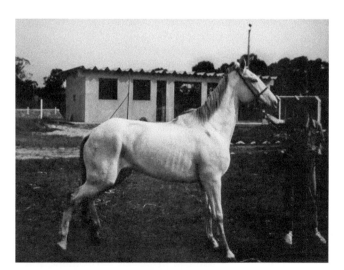

Figura 11.28 Animal tratado com 0,2 mg/kg de midazolam associado a 0,5 mg/kg de levomepromazina IV. Nota-se posição em pinça dos membros posteriores.

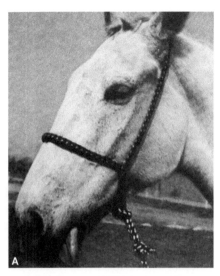
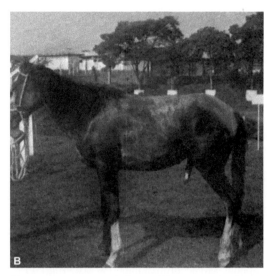

Figura 11.29 Consequências da mesma MPA citada na Figura 11.28. Observa-se protrusão da língua (**A**) e exteriorização peniana (**B**).

no tópico sobre tranquilizações para emprego de anestesias locais com 0,2 mg/kg de midazolam permite, desde que efetuada com cuidado, a introdução da máscara vedada, fazendo o próprio agente de manutenção também se tornar um agente indutor, sem reações dignas de nota.

Anestesia local

O emprego da anestesia local na espécie equina é mais frequente pelas peculiaridades anatômicas, vantagem que facilita sua execução. As mais comumente usadas, além das infiltrativas, são as perineurais, pois a superficialidade das inervações, especialmente em cabeça e membros, permite a execução dessas técnicas, excluindo vantajosamente anestesias dissociativas ou até gerais.

Apesar da praticidade das anestesias locais, em alguns casos há restrições em aplicá-las, recorrendo-se até a anestesias gerais. Isso geralmente ocorre quando se requer uma quietude completa por necessidade cirúrgica (recalque de dentes molares superiores) ou por irascibilidade do animal. Entretanto, é conveniente, sempre que possível, empregar a anestesia local, pois esta não envolve jejuns prolongados nem recuperações trabalhosas; em poucos casos, pode requerer tranquilizações controláveis, permitindo a posição quadrupedal do animal ou sua prostração com contenção adequada.

A fim de facilitar a exposição das diferentes técnicas anestésicas locais em equinos, serão divididas a seguir, quanto à sua localização, em: cabeça, membros e tronco.

Cabeça

Na cabeça, prevalecem, além das anestesias infiltrativas que, porventura, seriam usadas, as perineurais de emergência em forames (Figura 11.30), como as descritas a seguir.

Forame supraorbitário (nervo frontal ou supraorbitário)

A anestesia permite efetuar intervenções cutâneas na pálpebra superior e em áreas circunvizinhas.

Forame infraorbitário (nervo infraorbitário)

Anestesia usada com bastante frequência em equinos, é útil para extrações dentárias (incisivos superiores), palatites ("travagem"), suturas cutâneas, excisões tumorais, manipulações nas narinas e suturas nos lábios superiores.

Forame mentoniano (nervo mentoniano)

Neste nível, a anestesia permite intervenções tanto cutâneas quanto profundas, possibilitando extrações dentárias (incisivos inferiores), suturas gengivais, labiais e de bochechas inferiores correspondentes.

Um detalhe importante a ser considerado é que, em todas essas técnicas, emprega-se uma agulha 40 × 7 ou 40 × 8, injetando-se 5 a 10 mℓ de lidocaína ou prilocaína a 1 ou a 2%, dependendo do período cirúrgico hábil requerido, ou ainda bupivacaína a 0,25 ou 0,50%.

Vale ressaltar que cada aplicação de emergência em forame anestesiará apenas um lado, devendo-se, para uma anestesia mais abrangente, como na cirurgia de palatite, anestesiar os dois nervos infraorbitários (direito e esquerdo).

Anestesia para enucleação

Esta anestesia é de extrema valia quando, por quaisquer motivos, o animal não pode ser submetido à anestesia geral.

A técnica consiste em tranquilizar inicialmente o animal, até se obter o decúbito lateral, e, em seguida, fazer uma infiltração com 5 mℓ de qualquer anestésico local já citado nas técnicas anteriores em cada pálpebra (superior e inferior); depois, introduz-se uma agulha 100 × 10 ou 150 × 10 no canto medial do olho, tangencialmente ao globo ocular e rente ao tabique ósseo, até atingir os nervos óptico, oculomotor, abducente, troclear, lacrimal e oftálmico, onde se deve depositar 5 a 10 mℓ de lidocaína ou prilocaína a 2%, ou ainda bupivacaína a 0,50% (Figura 11.31).

Anestesia do nervo mandibular

O nervo mandibular é um nervo misto originário do quinto par craniano (trigêmeo) e inerva internamente a mandíbula para penetrar no forame mandibular, permitindo intervenções gengivais e dentárias (molares inferiores).

A referência anatômica pode ser facilmente obtida pelo cruzamento de duas linhas imaginárias, uma no eixo de encontro dos molares superiores com os inferiores e outra descendo pela tangente oposta ao canto do olho, formando um ângulo de 90°, conforme Figura 11.32.

A anestesia é feita no leito mandibular interno e pode ser efetuada facilmente com uma agulha 150 × 8 ou 150 × 10 e 5 a 10 mℓ de anestésico local convencional.

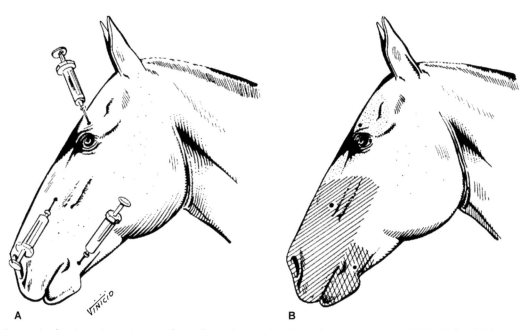

Figura 11.30 Anestesias locais perineurais em cabeça de equino. **A.** Anestesia dos nervos supraorbitário, infraorbitário e mentoniano. **B.** Respectivas áreas anestesiadas.

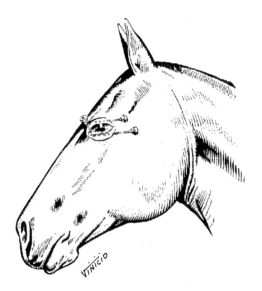

Figura 11.31 Anestesia local infiltrativa e perineural para enucleação em equino.

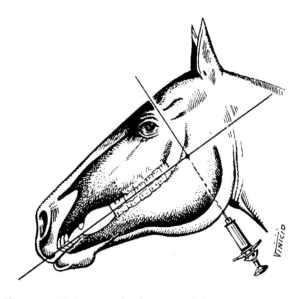

Figura 11.32 Anestesia local perineural do nervo mandibular na altura do forame mandibular, obtida pela intersecção das linhas imaginárias.

Membros

Em razão do grande número de patologias em membros de equinos, as anestesias locais são frequentemente utilizadas, em especial a campo e em pequenas intervenções, como neurectomias, tenectomias, desmotomias, cauterizações, entre outras. As técnicas mais frequentemente empregadas são descritas a seguir.

Anestesia do nervo mediano

Originário do oitavo par cervical, é um dos nervos mais calibrosos do plexo braquial. Descendendo, ele se anastomosa com o nervo ulnar para formar o nervo palmar lateral, e o outro ramo origina o nervo palmar medial.

Essa anestesia permite intervenções altas nos membros anteriores e, por ser uma técnica relativamente fácil, possibilita a manipulação cirúrgica com o animal em posição quadrupedal.

A concentração geralmente utilizada é de 2%, considerando-se o calibre do feixe nervoso, com o volume anestésico de 5 a 10 mℓ.

A localização é feita pressionando-se discretamente o nervo mediano contra o terço proximal do rádio em sua face medial, percebendo-se seu deslizamento sobre a parte óssea (Figura 11.33).

Anestesia dos nervos digitais palmares e plantares

Esta técnica anestésica, usada na rotina cirúrgica, é prática e tranquila, especialmente quando as intervenções são requeridas do metacarpo para baixo. É empregada em casos de lesões causadas por ferrageamentos, tratamentos de traumas na sola, na muralha e na região coronária, neurectomias, sutura de feridas, tenectomias em animais jovens e até para diagnósticos diferenciais em claudicações cuja sede da lesão seja baixa.

A aplicação de 5 a 10 mℓ do anestésico em cada nervo digital (lateral e medial) deve ser feita acima da anastomose, conforme Figura 11.34, com uma agulha 40 × 7.

Anestesia do nervo tibial

A anestesia desse nervo permite uma série de intervenções na face medial dos membros posteriores. Para tanto, basta depositar 5 a 10 mℓ de anestésico local, porém é necessário que o profissional tome as devidas cautelas, posicionando-se adequadamente em relação ao animal e aplicando um método de contenção adequado, conforme a Figura 11.35.

Anestesia do nervo fibular lateral (perônio)

Todas as intervenções na face lateral e abaixo do calcâneo podem ser efetuadas com essa modalidade anestésica, desde que se empreguem 5 a 10 mℓ de anestésico local, com as precauções já citadas no parágrafo anterior e conforme a Figura 11.36.

Anestesia para a desmotomia do ligamento medial

Em equinos, é frequente o aparecimento da "luxação de patela", que corresponde ao deslocamento dorsal da rótula. Para tanto, deve-se seccionar o ligamento medial da articulação correspondente, que faz parte dos ligamentos femorotibiopatelares.

A técnica anestésica preconizada, com o animal em posição quadrupedal, consiste na infiltração de 5 a 10 mℓ de anestésico local convencional a 1% através de uma agulha 100 × 8 ou 100 × 10 sobre a região onde se fará a incisão (transversal ao membro) e, em seguida, mais 5 mℓ por trás do ligamento em questão, conforme Figura 11.37.

Anestesias intra-articulares

Além das anestesias perineurais já citadas, ainda no âmbito de membros, podem ser utilizadas as anestesias diagnósticas infiltrativas nas cápsulas intra-articulares, nos membros anteriores e posteriores. Essa modalidade anestésica, de grande valia, requer, entretanto, um bom conhecimento anatômico da região a ser puncionada, bem como uma antissepsia rigorosa, a fim de não contaminar a cápsula articular.

Inicia-se sempre a infiltração a partir das articulações distais para as proximais, permitindo, assim, a facilitação diagnóstica, variando o volume injetado de acordo com o tamanho do animal e não excedendo os 5 mℓ de anestésico local, a fim de não distender em demasia a cápsula articular, empregando-se, para tanto, uma agulha 50 × 9 ou 50 × 10.

Diversas anestesias podem ser feitas com o animal em posição quadrupedal. Todavia, algumas devem ser realizadas no animal com o membro fletido (infiltração cárpica, Figura 11.38) ou até em decúbito lateral (infiltrações falangeanas ou tibiotársicas).

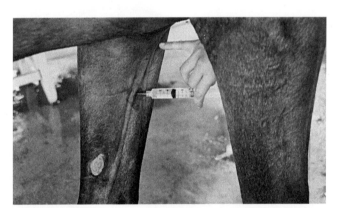

Figura 11.33 Anestesia local perineural do nervo mediano em equino.

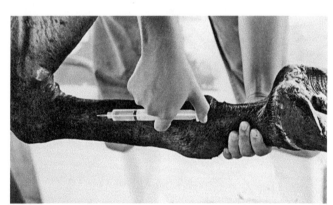

Figura 11.34 Anestesia local perineural dos nervos digitais palmares em equino.

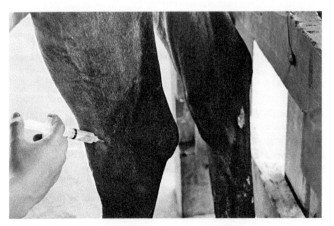

Figura 11.35 Anestesia local perineural do nervo tibial.

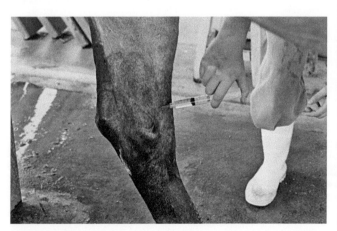

Figura 11.36 Anestesia local perineural do nervo fibular lateral (perônio).

Capítulo 11 • Técnicas Anestésicas 97

É conveniente, caso se desista da intervenção, não retirar o garrote antes de 15 a 20 min, a fim de evitar que o anestésico ali retido caia na corrente circulatória de maneira brusca, elevando os níveis séricos do fármaco. No término da intervenção, recomenda-se a retirada vagarosa do garrote.

Tronco

Apesar de existirem diversas anestesias para o tronco, podem-se citar três mais comumente usadas: a anestesia local infiltrativa no flanco para laparotomia, a anestesia peridural e a anestesia para orquiectomia.

Anestesia infiltrativa

Além das anestesias infiltrativas comumente empregadas para resolução de pequenas suturas, retirada de tumores ou neoformações no tronco de equinos, há circunstâncias em que o animal não pode ser submetido à anestesia geral (gestação, alto risco ou animais idosos). Para tanto, sugere-se a aplicação de um terço da dose rotineiramente utilizada da MPA, a fim de manter o animal tranquilizado e em posição quadrupedal, infiltrando-se em seguida na região do flanco, em forma de retângulo, de modo a abranger toda a área da incisão cirúrgica.

A infiltração poderá ser feita com lidocaína a 1 ou 2%, dentro das doses máximas permitidas, com agulha 100 × 10 ou 150 × 10, dependendo do talhe do animal.

Anestesia local espinal peridural (intercoccígea)

A anestesia peridural em equinos é frequentemente requerida em casos de tratamento de prolapsos retais, fístulas retovaginais ou em qualquer intervenção cirúrgica que necessite de insensibilização de regiões retais ou retovaginais. Entretanto, é importante salientar que, nessa anestesia, deve-se controlar a dose e o volume do anestésico local, pois, no equino, a prostração apenas dos membros posteriores, ocasionada pela perda da motricidade decorrente do excesso do anestésico, pode provocar acidentes graves (p. ex., inquietação do animal, quedas com percussão da cabeça e fraturas de membros anteriores).

A técnica é executada da seguinte maneira:

- Fazer tricotomia e antissepsia rigorosa da região sacrococcígea
- Levantar e abaixar a cauda do animal, a fim de individualizar o ponto recomendado para a introdução da agulha, que é entre a primeira e a segunda vértebra coccígea
- Introduzir uma agulha 50 × 10 com mandril, perfurando a pele (Figura 11.39)
- Fazer um botão anestésico, a fim possibilitar a correção da agulha, quando necessário
- Perfurar o ligamento interespinhoso e retirar o mandril
- Ao ouvir a sucção (espaço peridural), injetar suavemente 4 a 5 mℓ de lidocaína a 2% e aguardar até o abaixamento da cauda
- Aguardar mais 1 a 2 min e injetar, lentamente, mais anestésico local (2 a 3 mℓ), até perceber, pela pesquisa dos reflexos sensoriais (toque da agulha na região a ser anestesiada), que a insensibilidade é completa
- Aguardar alguns minutos até o completo estabelecimento da anestesia.

Anestesia para orquiectomia

Esta anestesia é frequentemente empregada, por ser a orquiectomia uma cirurgia de rotina no dia a dia do profissional. Sua execução obedece à seguinte sequência:

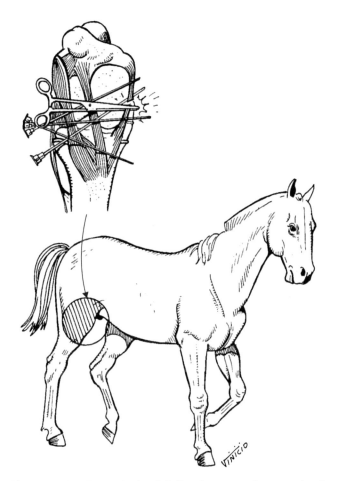

Figura 11.37 Anestesia local infiltrativa para desmotomia do ligamento medial em equino. Observa-se a introdução da mesma agulha em três posições subcutâneas e, posteriormente, abaixo do ligamento a ser seccionado.

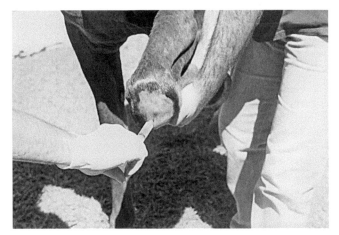

Figura 11.38 Anestesia local intra-articular (corporradial) em equino.

Anestesia local intravenosa (anestesia de Bier)

Esta anestesia é válida desde que se tranquilize o animal, colocando-o em decúbito lateral. A técnica consiste em garrotear o membro no terço proximal do metacarpo ou metatarso, introduzir uma agulha 40 × 10, deixar escoar um pouco de sangue e, em seguida, injetar 10 a 20 mℓ do anestésico (lidocaína a 1% ou bupivacaína a 0,25%).

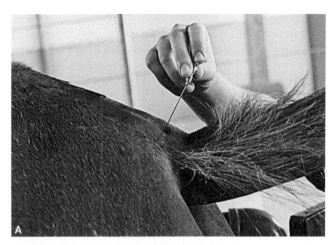
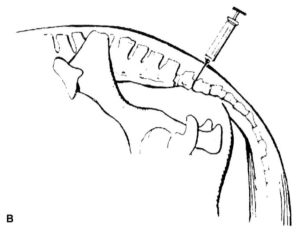

Figura 11.39 A e B. Anestesia local espinal peridural intercoccígea (Co_1 e Co_2) em equino.

Comentário

Essa anestesia é realizada aguardando um determinado período justamente para evitar sobredose desnecessária, que causaria a queda do animal, tão desagradável na espécie equina. Por outro lado, a posição quadrupedal do animal é quase uma obrigatoriedade, pois, em decúbito lateral, além do inconveniente da pressão intra-abdominal, que no equino é considerável, implicaria a perda das referências anatômicas, muito importantes em casos de cirurgias corretivas ou reparadoras (amputação do reto ou fístula retovaginal).

- MPA, que pode ser opcional em função do comportamento do animal
- Derrubamento e colocação do animal em decúbito lateral
- Higienização do local e antissepsia
- Cordão anestésico (2 a 3 cm) paralelo à rafe da bolsa escrotal (Figura 11.40)
- Anestesia local perineural no cordão espermático com agulha 150 × 10 e 5 a 10 mℓ de lidocaína a 1% (se entrar sangue na seringa, drenar um pouco a agulha).

Essa anestesia é muito requerida e sua execução é relativamente simples. Contudo, a necessidade da aplicação da MPA depende do temperamento do animal, pois, caso ele se debata durante o ato cirúrgico, o cordão pode se romper e a hemorragia por retração do coto se dará em âmbito abdominal, sendo esta uma situação de difícil controle. Isso pode ser evitado aplicando-se uma boa MPA, seguida sempre da contenção mecânica (corda).

Apesar das restrições, caso se deseje efetuar a cirurgia com o animal em posição quadrupedal, bastará reduzir pela metade a MPA preconizada na tranquilização para emprego de anestesias locais.

Anestesia dissociativa

As anestesias dissociativas têm se destacado na rotina das anestesias em equinos em razão de sua praticidade e segurança, dispensando, assim, o emprego de aparelhos e permitindo que possam ser praticadas a campo, sem maiores complicações. Contudo, é bom ressaltar que a técnica apresenta limitações, visto que as complementações anestésicas, além de causarem efeito cumulativo, tornam o custo operacional oneroso.

As vantagens dessa técnica são:

- Período de duração da anestesia curto (15 min)
- Aplicação IV e feita pelo próprio cirurgião, que pode aplicar o anestésico
- Não altera significativamente os parâmetros fisiológicos (Figura 11.41)
- Permite qualquer procedimento cirúrgico, desde que não se intervenha em cavidade torácica ou abdominal, excluindo-se pequenas eventrações, se executadas a céu fechado
- Recuperação é rápida e destituída de excitações
- Não há efeitos extrapiramidais, permitindo uma boa quietude do animal, com presença, inclusive, dos reflexos protetores
- Pode ser efetuada a campo.

É necessário, no entanto, enunciar também as desvantagens, a saber:

- Limitações em cirurgias de pálpebras ou globo ocular, em razão da presença dos reflexos protetores
- Não permite intervenções abdominais ou torácicas
- Complementações anestésicas são onerosas e têm efeito cumulativo.

Técnica anestésica

Como exemplo para realizar anestesia em um equino de 300 kg de peso corporal, procede-se da seguinte maneira:

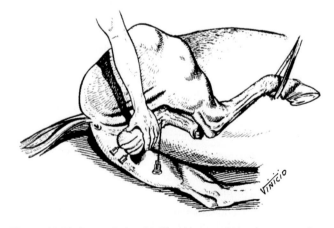

Figura 11.40 Anestesia local infiltrativa e perineural para orquiectomia em equino.

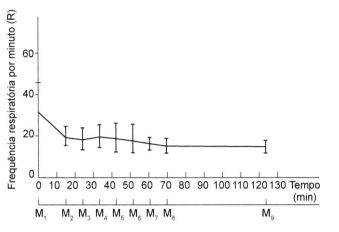

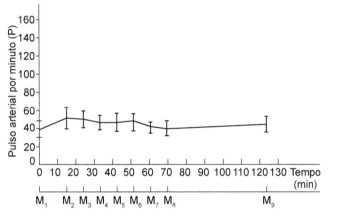

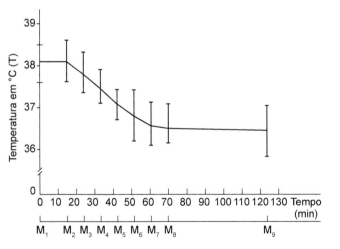

Figura 11.41 Comportamento paramétrico de equinos tratados com 1 mg/kg de levomepromazina e 0,01 mg/kg de flunitrazepam IV, na MPA, e decorridos 15 min com 2 mg/kg de cetamina IV.

- Manter jejum alimentar prévio de 24 h e 6 h de dieta hídrica
- No dia da intervenção, aplicar, por via IV e na mesma seringa, 0,5 mg/kg de levomepromazina ou clorpromazina ou 0,1 mg/kg de acepromazina a 1%, associados a 0,2 mg/kg de midazolam
- Caso o animal não se deite, derrubá-lo e efetuar a tricotomia, se necessário
- Aguardar 15 min e aplicar, por via IV, 2 mg/kg de cetamina a 5% (600 mg = 12 mℓ)

- Aguardar 10 a 15 s antes da intervenção (período de latência)
- Caso haja necessidade de complementação, aplicar apenas metade da dose-mãe (6 mℓ) de cetamina
- Essa técnica proporciona período hábil anestésico de 15 min.

A anestesia dissociativa representa, atualmente, uma das técnicas mais vantajosas quando se trata de pequenas cirurgias feitas a campo e nas quais se requeira o pronto restabelecimento do animal. Não pode ser empregada como uma anestesia que substitua a geral, mas pode servir perfeitamente como indução para esta, se a intervenção se complicar por qualquer motivo, já que, caso se adapte a máscara com anestésico volátil, será possível prosseguir até para intervenções nas quais se requeiram planos anestésicos profundos.

Associações

Em equinos a campo, rotineiramente, podem ser necessárias técnicas anestésicas com duração que varia de 15 até 60 min em cirurgias nas quais não se penetre em cavidade abdominal ou torácica, uma vez que, nessas situações, o mais indicado seria encaminhar o animal para um centro cirúrgico.

As associações mais indicadas para pequenas intervenções (10 a 15 min) são MPA com fenotiazinas (levomepromazina ou clorpromazina 0,5 mg/kg ou 0,1 mg/kg de acepromazina) por via IV, com benzodiazepinas (1 a 2 mg/kg de diazepam ou 0,1 a 0,2 mg/kg de midazolam) na mesma seringa e pela mesma via. Aguardar 15 min e aplicar 1 a 2 mg/kg de cetamina por via IV.

- Para um um cavalo com 300 kg, por exemplo, deve-se:
  - Aplicar, por via IV, 6 ampolas (25 mg/5 mℓ cada) de levomepromazina com 3 ampolas (15 mg/3 mℓ cada) de midazolam na mesma seringa e pela mesma via
  - Aguardar 15 min e aplicar 12 mℓ (50 mg/mℓ), que correspondem a 600 mg de cetamina, por via IV. Complementar com metade da dose (6 mℓ), se necessário. Outras complementações oneram a anestesia.

A recuperação é tranquila e essa técnica permite efetuar pequenas herniorrafias, suturas, tratamento de lesões (feridas, estrepes, "brocas") em membros (anteriores e posteriores), tratamentos de otites e exames mais detalhados em animais indóceis.

Em última instância, essa anestesia poderá ser feita em animais que não estejam em jejum, pois não têm sido observados efeitos colaterais advindos da aplicação dessa associação.

A vantagem dessa técnica é que se pode intervir de imediato, independentemente de qualquer situação, permitindo coibir hemorragias, ou em emergências nas quais sejam necessárias atuações instantâneas sem se pensar em jejum ou outros cuidados prévios.

Em intervenções que necessitem de um período maior (50 a 60 min), sugere-se:

- Manter jejum prévio de no mínimo 6 h
- Tratar o animal com 30 mg/kg de detomidina pela via intravenosa
- Aguardar 15 min
- Aplicar 2 mg/kg de cetamina pela via intravenosa.

Para um cavalo de 300 kg, por exemplo, deve-se:

- Jejum de no mínimo 6 h
  - Aplicar 0,9 mℓ (10 mg/mℓ) de detomidina com seringa de 3 mℓ e agulha 30 × 7, injetando e aspirando por 1 ou 2 vezes

- Aguardar 15 min
- Aplicar 12 ml de cetamina (600 mg) por via IV
- Ao término da intervenção, aguardar 2 h antes de dar alimento, para que não ocorra falsa-via.

A vantagem dessa técnica é que, enquanto se aguarda a ação da detomidina, o animal fica em posição quadrupedal, permitindo o preparo pré-cirúrgico (tricotomia, lavagens e outros cuidados prévios). Ao prostrá-lo com a cetamina, nota-se uma queda suave, sem hipertonia ou taquicardia nem discretas apneias observadas quando se aplicam a detomidina e a cetamina simultaneamente pela via IV.

O período hábil anestésico dissociativo é de 50 a 60 min e possibilita efetuar as mesmas intervenções assinaladas anteriormente, acrescidas de pequenas tenotomias, em que se requer maior quietude do animal.

A recuperação é tranquila e exige de cuidados até o animal ficar em posição quadrupedal.

Anestesia geral

Em equinos, reveste-se de uma série de cuidados, em função do preparo pré-anestésico, do talhe do animal e do seu estado, bem como do ambiente em que a intervenção cirúrgica será realizada. Com base nesses cuidados, alguns aspectos serão destacados a seguir.

Cuidados com o animal

Nessas condições, é importante, inicialmente, realizar os exames prévios requeridos, preenchendo as condições do período pré-anestésico, com a finalidade de obter uma condição anestésica específica para cada estado do animal. Além disso, sempre que possível, deve-se pensar na higienização do paciente a fim de reduzir o máximo possível a contaminação ambiental e do próprio animal.

Por outro lado, é aconselhável a acomodação do animal em mesas cirúrgicas acolchoadas para evitar que, em decúbito lateral prolongado, haja compressão dos nervos supraescapular e radial. Na inexistência de mesas cirúrgicas, o importante é acolchoar bem o chão, evitando ao máximo a compressão.

Durante o ato anestésico, convém observar a posição correta da cabeça e do pescoço em relação ao tronco, permitindo sempre uma posição de conforto e evitando pressionar demais a sonda endotraqueal, além de reduzir dor que o animal sente no período pós-anestésico por posturas viciosas. É válido também cobrir o olho, evitando excesso de luminosidade, que pode lesar a retina e ressecar a córnea.

Cuidados com o ambiente

É conveniente dispor de uma sala à parte e próxima do local onde a intervenção será realizada, tomando-se o cuidado para que o recinto conte com acolchoamento nas paredes e uma abertura na porta para "espia", de modo a controlar a queda ou o comportamento do animal durante a MPA e a indução.

Enquanto se aguarda a instalação da tranquilização, é importante rever o cilindro de oxigênio, o circuito anestésico, o instrumental a ser empregado (sondas, lanternas, pinças e medicamentos) e também as acomodações onde o animal permanecerá.

Técnicas anestésicas

Em equinos, são bastante variáveis e envolvem uma série de fatores, como local, fármacos à disposição e estado do animal, sugerindo-se, para tanto, observar o fluxograma da Figura 11.42.

As técnicas mais comumente usadas são descritas a seguir.

Primeira técnica

- Manter jejum alimentar de 24 h e hídrico de 6 h
- Fazer MPA com 0,5 mg/kg de levomepromazina ou clorpromazina ou 0,1 mg/kg de acepromazina IV. Quando se aplicam esses fármacos por via IM profunda, a dose pode ser duplicada e o período de latência é de 30 a 45 min, no mínimo
- Aguardar 15 min e aplicar 1 g/200 kg de tiopental a 5% em dose única IV
- Introduzir a sonda endotraqueal, abrindo a boca do animal e aguardando o momento da inspiração. A sonda deverá ser lubrificada previamente com lidocaína viscosa a 2% e a posição da cabeça em relação ao pescoço deverá formar um ângulo de 130 a 150° (Figuras 11.43 e 11.44), facilitando a entrada da sonda na glote. Essa manobra se torna mais fácil colocando-se o ouvido na extremidade oposta ao manguito (*cuff*), auscultando a expiração e a inspiração do animal, pois, se esta cessar, indica posição errática (esôfago ou faringe). No caso de sondas retas, a manobra será mais fácil, enquanto, se a sonda for curva, a introdução deverá acompanhar sua curvatura
- Após inflar convenientemente o manguito, adaptar a sonda ao aparelho de anestesia. Caso o animal rejeite a sonda, é necessário complementar a indução, mas se o oposto ocorrer, ou seja, sobrevier uma apneia, convém causar um estímulo doloroso que desencadeie uma inspiração, tracionar a língua (estímulo frênico) ou pressionar o tórax até a primeira inspiração
- Manter com os anestésicos halogenados:
  - Halotano: até 3 V%
  - Isofluorano: até 3 V%
  - Sevofluorano: 2 a 3 V%.

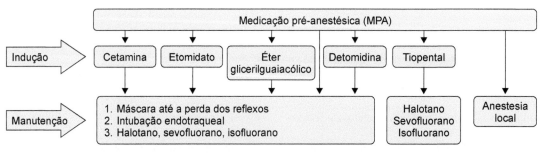

Figura 11.42 Fluxograma para anestesias em equinos.

O enfluorano (hoje em desuso) não é tão indicado quanto os anteriores, pois, durante o ato cirúrgico, poderá ocasionar movimentos involuntários desagradáveis, especialmente em cirurgias nas quais se requer a completa quietude do animal (tenorrafias, laparotomias, artrotomias).

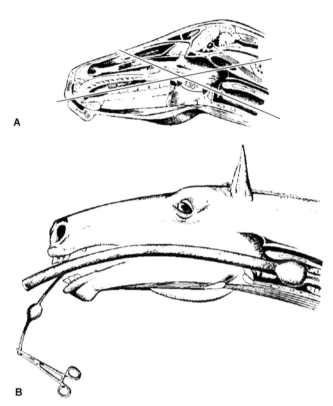

Figura 11.43 A. Angulação da cabeça em relação ao corpo para a introdução da sonda endotraqueal em equinos. **B.** Introdução da sonda abrindo o ângulo até 150°.

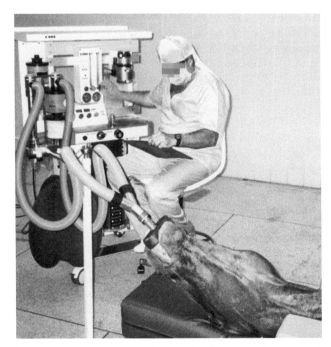

Figura 11.44 Anestesia geral em animal que recebeu MPA, foi induzido com tiopental e mantido com halotano a 2,5 V%.

Nessa modalidade anestésica, não convém introduzir flunitrazepam na MPA, uma vez que o sinergismo com o tiopental ou qualquer barbitúrico é grande, levando a apneias de difícil controle. Por outro lado, durante o ato anestésico, é conveniente avaliar o plano anestésico do animal a fim de superficializar ou aprofundar a anestesia de acordo com a necessidade.

Cabe lembrar que o nistagmo, no equino, representa um indício de segundo plano do estágio 3 e que, se ele permanecer imóvel, com midríase e reflexo perineal (Figura 11.45), poderá ser um indício de movimentação brusca, causando contratempos. Isso pode ser evitado pesquisando-se continuamente os reflexos e deixando o animal com o reflexo palpebral bem reduzido e a pupila em discreta miose.

Finalizado o ato cirúrgico, a sonda endotraqueal deverá permanecer por mais algum tempo, até a volta quase completa dos reflexos protetores, a fim de evitar que o relaxamento da glote com o animal em decúbito lateral obstrua a passagem livre do ar.

Ao retirar a sonda, deve-se tomar o cuidado de acompanhar sua curvatura e a angulação do pescoço (traqueia-cavidade bucal), levando-se, posteriormente, o animal para a sala de recuperação.

Caso a recuperação seja demorada (recuperação tardia), pode-se facilitá-la com a aplicação de doxapram na dose 0,5 a 1 mg/kg (5 a 10 mℓ), de acordo com o estado do animal e a gravidade da depressão respiratória.

Segunda técnica

- Manter jejum conforme indicado na técnica anterior
- Fazer MPA com 0,5 mg/kg de levomepromazina ou clorpromazina ou 0,1 mg/kg de acepromazina a 0,1% IV. Associar, na mesma seringa, 0,2 mg de midazolam
- Aguardar 15 min (caso o animal não tenha se prostrado voluntariamente, derrubá-lo e aproveitar o período para os devidos pré-operatórios, como tricotomia, retirada de pensos e higienização)
- Aplicar 2 mg/kg de cetamina IV
- Aplicar a máscara com o anestésico volátil halogenado, conforme citado na técnica anterior, pois, com o uso da cetamina, o reflexo laringotraqueal não desaparece, mas permite intervenções cruentas (curetagens prévias, colocação de pinças de Backhaus ou pinças de campo e incisões cutâneas) até que o anestésico volátil deprima o animal, com

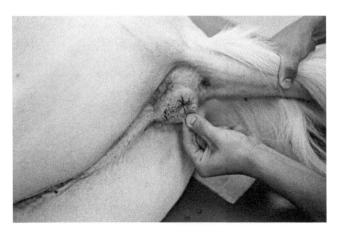

Figura 11.45 Reflexo perineal testado durante anestesia geral volátil em equino.

desaparecimento dos reflexos protetores, momento em que se introduz a sonda endotraqueal, conectando-a ao aparelho de anestesia.

Essa técnica é preconizada quando não se dispõe de barbitúricos de duração ultracurta, ou em animais debilitados ou portadores de hepatopatias ou nefropatias. Outra vantagem dessa técnica é seu emprego em casos de animais que devam ser submetidos a laparotomias por constatação de cólicas (compactação, torções, obstruções), nos quais, pelo fato de os animais estarem em acidose ou debilitados, o barbitúrico é contraindicado e até a MPA deverá ser reduzida em dois terços de sua dose.

A grande vantagem da cetamina é que, por ser um fármaco simpático, atua como vasoconstritor, antagonizando os efeitos vasodilatadores do choque ou até da própria MPA; por isso, é reduzida para apenas um terço.

Terceira técnica

- Manter jejum prévio conforme as técnicas anteriores
- Fazer MPA conforme a primeira técnica
- Decorridos 15 min, infundir na veia jugular, rapidamente, o éter glicerilguaiacólico, com o seguinte preparo para um cavalo de 300 kg de peso corporal:
  - Pesar 30 g (pois a dose é de 50 a 100 mg/kg) e colocar em 300 mℓ de solução fisiológica a 40°C, de maneira asséptica (solução a 10% com uma dose de 100 mg/kg)
  - Envasar a solução em um frasco a vácuo
  - Introduzir no frasco uma agulha 50 × 20 (entrada de ar) adaptada a uma pera, a fim de injetar ar sob pressão
  - No outro orifício, introduzir outra agulha 50 × 20, conectada a equipo que, na outra extremidade, terá outra agulha 50 × 20 a ser introduzida na veia jugular do animal
  - Bombear rapidamente todo o conteúdo do frasco (Figura 11.46) até a prostração do animal

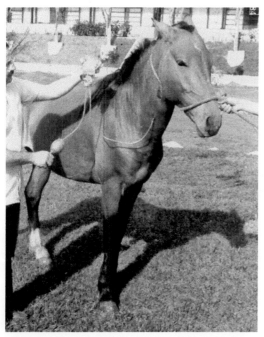

Figura 11.46 Aplicação intravenosa de solução de éter glicerilguaiacólico a 10% sob pressão.

- Adaptar a máscara para a administração dos anestésicos halogenados na concentração preconizada nas técnicas anteriores
- À medida que se aprofunda a anestesia e que se verifica a perda do reflexo laringotraqueal, retirar a máscara e proceder à intubação laringotraquea, conforme citado anteriormente.

Apesar de ser mais uma alternativa anestésica, apresenta como desvantagens o preparo laborioso. Requer injeção exclusivamente IV, pois, se injetada no compartimento extravascular, poderá causar necrose tecidual, em virtude de sua concentração; por outro lado, concentrações maiores poderão causar hemólise. As doses alternativas podem ser de 50 mg/kg ou 100 mg/kg em solução a 5% (600 mℓ).

É importante destacar que, quando se requer a prostração imediata, pode-se usar a administração simultânea da MPA empregada na segunda técnica (fenotiazina mais benzodiazepina) no próprio frasco do éter gliceril-guaiacólico a 10%, tomando-se apenas o cuidado, na hora de administrar o anestésico volátil, de observar bem os reflexos anestésicos, pois ocorrerá uma discreta potencialização anestésica.

Quarta técnica

- Manter jejum prévio conforme as técnicas anteriores
- Fazer MPA conforme a segunda técnica
- Aguardar 15 min
- Infundir, na veia jugular, 0,2 mg/kg de etomidato diluído em 250 mℓ de solução fisiológica
- Estabelecida a hipnose, adaptar a máscara anestésica e administrar os anestésicos voláteis até a perda do reflexo laringotraqueal, quando se procederá, então, à introdução da sonda endotraqueal para a devida manutenção anestésica
- Finalizado o ato cirúrgico, aguardar o aparecimento dos reflexos protetores para proceder à extubação.

O etomidato, por ser um hipnótico não analgésico, permitirá prostração maior do animal, sem alteração significativa dos parâmetros fisiológicos. O sinergismo causado pelos três fármacos aplicados permitirá a aplicação da máscara sem relutância do animal, até que se estabeleça uma anestesia condizente com o ato cirúrgico. A recuperação anestésica se dará de maneira tranquila e o despertar será isento de quedas bruscas, visto que haverá predominância exclusiva do anestésico volátil empregado.

Quinta técnica

- Manter jejum prévio conforme as técnicas anteriores
- Realizar MPA conforme a segunda técnica
- Aplicar a máscara anestésica
- Estabelecida a anestesia a ponto de eliminar o reflexo laringotraqueal, introduzir a sonda endotraqueal, mantendo o animal no plano cirúrgico desejado
- Finalizado o ato cirúrgico, aguardar o retorno dos reflexos protetores, a fim de realizar a extubação.

Essa modalidade anestésica apresenta a grande vantagem de suprimir o agente indutor e é indicada em animais que não permitem fácil manuseio. Enquanto a hipnose (hipnoindução) não estiver estabelecida, convém evitar ruídos exagerados dentro do recinto, pois, esporadicamente, ocorrem reações hiperestésicas interindividuais. Por outro lado, caso se aplique a benzodiazepina (midazolam), deve-se lembrar que esta causa uma recuperação demorada.

Sexta técnica
- Manter jejum prévio conforme técnicas anteriores
- MPA conforme a segunda técnica
- Aplicar solução de 7 g/100 kg de hidrato de cloral IV associada a 5 g/100 kg de sulfato de magnésio dissolvidos em 100 mℓ de solução fisiológica a 5% para cada 100 kg de peso vivo
- Aplicar lentamente, exclusivamente pela via IV, até atingir a prostração e o "plano" desejado.

O hidrato de cloral, mesmo associado ao sulfato de magnésio, não aufere ao equino uma anestesia geral com planos bem determinados, como quando se utilizam os barbitúricos ou anestésicos voláteis. Para tanto, não é recomendada essa modalidade anestésica para laparotomias exploratórias ou intervenções em cavidade abdominal, pois o silêncio abdominal não é satisfatório. Entretanto, vale lembrar que, além do preparo incômodo das soluções, existe o inconveniente de, se injetada a solução extravascular, ocorrer fatalmente necrose tecidual.

Durante a prostração, nota-se depressão cardiorrespiratória com presença de hipnose e sedação, devendo-se complementar com anestésicos locais.

Sétima técnica
- Manter jejum prévio conforme técnicas anteriores
- Aplicar 30 μg/kg de detomidina IV com seringa de 3 mℓ e agulha 30 × 7. Aspirar e injetar tendo em vista o volume reduzido da detomidina
- Aguardar 10 min e aplicar 2 mg/kg de cetamina a 5 ou 10% IV.

Essa técnica permite pequenas intervenções cirúrgicas com analgesia somática, e não visceral, durante 50 a 60 min. Caso surjam complicações, essa associação permite a intubação endotraqueal para prosseguir com uma anestesia geral volátil, com ou sem respiração controlada (Figura 11.47).

Frequentemente, após a aplicação da detomidina, surge uma manifestação cutânea confundível com reação alérgica, que se trata da piloereção causada pelos agonistas alfa-2 (Figura 11.48).

Oitava técnica
- Manter jejum prévio conforme técnicas anteriores
- Aplicar 80 μg/kg (0,8 mℓ/100 kg) de romifidina IV
- Aguardar 10 min e aplicar 2 mg/kg de cetamina a 5 ou 10% pela via intravenosa.

Essa técnica permite pequenas intervenções cirúrgicas com analgesia somática, e não visceral, durante 30 a 40 min. Caso surjam complicações, essa associação possibilita, a exemplo da anterior, a intubação endotraqueal para prosseguir com uma anestesia geral volátil.

As contraindicações existentes são apenas para animais recém-nascidos ou portadores de patologias renais ou hepáticas.

Nona técnica | Anestesia em potros
- Jejum de 4 a 6 h, se estiver em aleitamento
- Aplicar midazolam 0,2 mg/kg IM e aguardar 15 min
- Infundir detomidina 0,02 mg/kg IV e, em seguida, cetamina pela mesma via, na dose de 2 mg/kg (Marques *et al.*, 2009)
- Intubar e aplicar o anestésico volátil (isofluorano ou sevofluorano).

Muares

Os muares são híbridos originários do cruzamento de duas espécies diferentes: *Equus asinus*, o jumento, e *Equus caballus*, o cavalo. São animais capazes de sobreviver em condições adversas, as quais cavalos não suportariam, uma vez que apresentam particularidades anatômicas, temperamento e respostas aos fármacos anestésicos muito diferentes.

Em relação à anatomia, algumas diferenças merecem destaque, visto que os asininos apresentam um recesso faríngeo

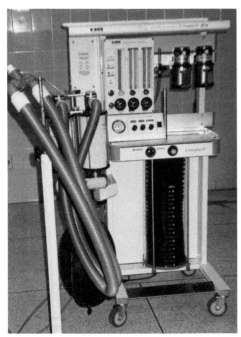

Figura 11.47 Aparelho de anestesia volátil para grandes animais (HB – Conquest Big).

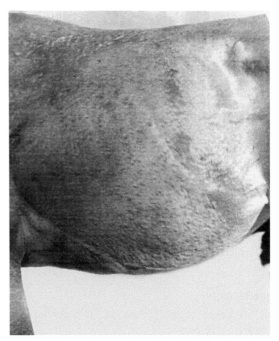

Figura 11.48 Piloereção causada pela aplicação de 30 mg/kg de detomidina.

ou divertículo localizado caudomedial às aberturas das bolsas guturais, vias respiratórias mais anguladas e musculatura subcutânea mais espessa no terço médio do pescoço, principalmente no sulco da veia jugular. O sacro apresenta-se fusionado com a primeira vértebra coccígea, sendo que os asininos apresentam cinco vértebras lombares e o canal espinal estende-se até a terceira vértebra coccígea, apresentando de 15 a 21 vértebras coccígeas, enquanto o cavalo tem seis vértebras lombares e de 15 a 17 vértebras coccígeas. Portanto, os asininos, do ponto de vista das anestesias locais, devem ser tratados de maneira diferente dos equinos.

A temperatura normal nos muares varia de 36 a 40°C, a frequência cardíaca é de 35 a 55 bpm e a frequência respiratória é de 20 a 35 movimentos por minuto.

Para procedimentos de anestesia, além das considerações anatômicas e fisiológicas, é necessário respeitar as particularidades etológicas dos muares, pois eles ficam apreensivos e tendem a se manter estáticos diante de uma experiência nova, e seu comportamento assemelha-se ao dos bovinos de origem europeia, isto é, não demonstram grau de estresse ou de dor.

Em procedimentos de MPA, para cateterizar a veia jugular, pode ocorrer alguma dificuldade em virtude do espessamento da musculatura cutânea, na qual a agulha ou o cateter (14 a 16 G) devem ser posicionados em um ângulo maior que 45° em relação à pele. Um botão anestésico com lidocaína 2% facilita a punção da veia.

Os muares toleram bem a punção da veia jugular, mas deve-se ter cuidado porque o excesso de tentativas os torna intolerantes, o que dificulta muito os procedimentos de uma boa prática anestésica. Eles apresentam respostas parecidas com as dos cavalos à maioria dos fármacos anestésicos, requerendo, às vezes, doses maiores para manutenção dos níveis séricos e do período de ação.

Dada à escassez de informações na literatura pertinente a respeito de anestesias em muares, algumas serão citadas a seguir.

Medicação pré-anestésica

- Para qualquer procedimento eletivo, suprimir a alimentação sólida e líquida em 12 e 6 h, respectivamente
- Xilazina a 10%: 0,5 a 1 mg/kg IV. Se a via de administração for IM, a dose pode ou deve ser dobrada
- Detomidina: 0,005 a 0,02 mg/kg IV
- Romifidina: 0,12 mg/kg IM ou 0,04 mg IV
- Acepromazina: 0,08 a 0,1 mg/kg IV ou IM. Se a via de administração for a IM, a dose deve ser dobrada
- Acepromazina: 0,1 mg/kg IV ou IM e butorfanol 0,02 a 0,04 mg/kg IV
- Detomidina: 0,005 a 0,02 mg/kg IV e butorfanol 0,02 a 0,04 mg/kg IV ou IM
- Xilazina: 0,6 mg/kg a 1 mg/kg IV e butorfanol 0,02 a 0,04 mg/kg IV.

Para orquiectomia em posição quadrupedal, fazer anestesia local infiltrativa ou perineural com lidocaína 2% no funículo espermático e contenção mecânica com cordas ou travões.

Primeira técnica

- Fazer MPA com xilazina (IV ou IM nas doses descritas)
- Aguardar 5 a 10 min
- Infundir éter gliceril-guaiacólico a 10%, 100 a 150 mg/kg (IV, exclusivamente)
- Após o decúbito, infundir cetamina 2 mg/kg IV ou propofol 2 mg/kg IV.

Comentário

Caso necessário, após 15 min, infundir a mesma dose de cetamina. No uso do propofol, a infusão deve ser contínua, em razão de sua rápida biotransformação. Uma grande quantidade de propofol deve ser infundida, o que aumenta os custos da anestesia.

Segunda técnica

- Fazer MPA com detomidina (IV ou IM nas doses descritas)
- Aguardar 5 a 10 min
- Infundir éter gliceril-guaiacólico a 10%, 100 a 150 mg/kg (IV, exclusivamente)
- Após o decúbito, infundir cetamina 2 mg/kg IV ou propofol 2 mg/kg IV.

Comentário

Caso necessário, após 15 min, infundir a mesma dose de cetamina. No uso do propofol a infusão deve ser contínua, em virtude de sua rápida biotransformação.

Terceira técnica

- Fazer MPA com acepromazina (IV ou IM nas doses descritas)
- Aguardar 5 a 10 min
- Infundir éter gliceri-guaiacólico a 10% na dose de 100 a 150 mg/kg (exclusivamente IV)
- Após o decúbito, infundir cetamina 2 mg/kg IV ou propofol 2 mg/kg IV.

Comentário

Caso necessário, após 15 min, infundir a mesma dose de cetamina. No uso do propofol, a infusão deve ser contínua, em razão de sua rápida metabolização.

Quarta técnica

Utilizar o *triple drip* (gotejamento triplo), que consiste em MPA com 1 mg/kg IV e uma dose total IV de 500 mg de xilazina, 2.000 mg/kg de cetamina, 100 a 150 mg/kg de éter gliceril-guaiacólico a 5% – todos os fármacos diluídos em 1 ℓ de solução de glicose a 5% e infundidos de maneira rápida ou sob pressão e manutenção com a mesma diluição a uma velocidade 2 mℓ/kg/h.

Essa técnica permite a realização de cirurgias como orquiectomia, herniorrafia, dermomiorrafia e retirada de tumores de pele.

Quinta técnica

- Utilizar o *triple drip* (gotejamento triplo), que consiste em MPA com detomidina 0,01 mg/kg
- Preparar uma solução a 10% de éter gliceril-guaiacólico na dose de 100 a 150 mg/kg (500 mℓ), 10 mg de detomidina e 1.000 mg de cetamina

- Após o decúbito, manter a anestesia com a mesma solução a uma velocidade de 0,6 a 1 mℓ/kg/h.

Essa técnica permite a realização de cirurgias como orquiectomia, herniorrafia, dermomiorrafia e retirada de tumores de pele.

Sexta técnica
- Utilizar MPA com midazolam 0,2 a 0,4 mg/kg IM, aguardar de 5 a 10 min
- Administrar detomidina 0,02 mg/kg ou xilazina 2 mg/kg IV, aguardar mais 5 min
- Infundir éter gliceril-guaiacólico a 10% (100 a 150 mg/kg) IV em solução a 5% de glicose
- Após o decúbito, infundir cetamina 2 mg/kg IV e manter com a mesma solução a uma velocidade de 0,1 mℓ/kg/h.

Para orquiectomia, administrar anestesia local infiltrativa ou perineural com lidocaína 2% em um volume total de 5 a 10 mℓ em cada funículo espermático.

Anestesia local
As mesmas técnicas descritas para os equinos, com exceção das epidurais, considerando a fusão da primeira vértebra coccígea ao sacro.

Anestesia geral inalatória
As mesmas técnicas descritas para equinos, considerando o recesso orofaríngeo, empregando sondas endotraqueais de diâmetro interno de 16 a 22mm. Deve-se lembrar também que os muares apresentam processo de biotransformação mais rápido que os equinos e fazer suplementação de oxigênio para evitar miosite e hipoxia.

BOVINOS
Flavio Massone
Analogamente às técnicas anestésicas dos pequenos ruminantes, as anestesias em bovinos são preferencialmente locais. Isso talvez se deva às condições anatômicas dos bovinos, que são favoráveis, bem como às suas características de comportamento, pois, quando esses animais são contidos em um tronco, permitem anestesias locais até para laparotomias, situações descartadas em outras espécies, salvo nos pequenos ruminantes.

Nos bovinos, é conveniente explorar ao máximo as anestesias locais, uma vez que, além de serem mais cômodas para o profissional, também são mais seguras para o próprio animal, conforme mencionado no Capítulo 5, no tópico sobre o fenômeno de "arco e corda".

Tranquilizações
As tranquilizações em bovinos só são necessárias quando o animal é irascível ou agressivo ou quando a cirurgia requer a quietude do paciente como adjuvante da anestesia local.

Existem várias modalidades de tranquilizações, descritas a seguir.

Tranquilização para simples manipulação
- Levomepromazina ou clorpromazina: 0,3 a 0,5 mg/kg IV ou 1 mg/kg IM
- Acepromazina a 1%: 0,05 mg/kg IV ou 0,1 mg/kg IM

Quando esses produtos são aplicados por via intravenosa (IV), é de se esperar que, em alguns animais, ocorra uma excitação inicial com posterior tranquilização, o que requer certo cuidado para esse tipo de aplicação em recintos fechados e em animais mal contidos. Da mesma maneira, essa tranquilização não é suficiente para o relaxamento do S peniano e, por conseguinte, para sua exteriorização.

As doses supracitadas por via intramuscular (IM) permitem apenas tranquilizar o animal, sem causar o decúbito – e, se este ocorrer, não será frequente.

Tranquilização para derrubamento
A fim de derrubar um bovino para exames mais detalhados e sem risco, emprega-se medicação pré-anestésica (MPA) igual à citada no tópico anterior, acrescentando-se 0,1 mg/kg de midazolam na mesma seringa e aplicando por via IV.

A vantagem dessa tranquilização é que o animal não apresenta regurgitação pelo fato de um dos fármacos ter, além do efeito adrenolítico, ação antiespasmódica (fenotiazina), enquanto o outro (midazolam) apresenta ações ansiolítica e miorrelaxante.

A prostração é duradoura e o único problema é que, logo após a aplicação, a queda do bovino é rápida (em 20 a 30 s) e abrupta, o que exige certos cuidados para que o animal não caia de maneira brusca, batendo com o flanco no chão. Isso poderá ser evitado segurando-se sua cauda a fim de amenizar a queda.

Tranquilização com miorrelaxamento e analgesia
Em bovinos, o único fármaco que se consagrou por apresentar simultaneamente ambas as características é a xilazina, cujas doses variam de acordo com o grau de tranquilização desejado. Aumentando-se as doses, obtém-se analgesia suficiente para pequenas intervenções cutâneas.

As doses recomendadas para tranquilização são de 0,05 a 0,10 mg/kg por via IM.

Anestesia local
Praticamente 70 a 80% das intervenções cirúrgicas em bovinos podem ser resolvidas por anestesias locais, em função do grande número de modalidades aplicáveis nessa espécie.

Obedecendo à mesma sequência adotada para a espécie equina, tem-se as anestesias locais praticadas na cabeça, no tronco e nos membros.

Cabeça
Na cabeça, há uma série de intervenções. Entretanto, serão apresentadas, a seguir, apenas as mais importantes.

Anestesia para descorna
São utilizadas duas modalidades anestésicas. A primeira consiste em fazer uma anestesia perineural do nervo cornual, conforme Figura 11.49, depositando-se 5 a 10 mℓ de lidocaína a 2%.

É a mais empregada em raças europeias pela fácil localização da inervação. Por outro lado, requer concentração maior em virtude da demora da intervenção, especialmente em animais adultos.

Ao se utilizar serra ou fio-serra, convém aplicar previamente uma MPA em razão do ruído exagerado e da repercussão em âmbito encefálico, o que faz o animal se debater, não pela dor, mas pelo desconforto. Valverde e Sinclair (2017) sugerem fazer anestesia do ramo cornual e também dos nervos supraorbitário e infratroclear, todos originários do nervo trigêmeo.

A segunda modalidade é a mais indicada em raças zebuínas ou em casos de descornas cosméticas. Para tanto, a anestesia passa a ser infiltrativa circular subcutânea e o volume aplicado varia de 20 a 40 mℓ de lidocaína a 1%, 1 a 2 cm abaixo da transição do tecido queratocórneo, conforme Figura 11.50.

Com frequência, há solicitações de descornas cosméticas ou plásticas, motivo pelo qual se recorre a essa anestesia. Por outro lado, nas raças zebuínas, existe uma inervação que provém do nervo auriculopalpebral e que também emite ramos para o chifre, justificando a aplicação da anestesia circular com sucesso.

Anestesia para argolamento

A tranquilização é feita apenas se for necessário e, em seguida, coloca-se gelatina viscosa, pomada a 4% ou até *spray* a 10% de lidocaína na região do tabique nasal, em sua parte mole, entre o muflo e a região cartilaginosa. Por ser uma perfuração rápida (vazador ou a própria argola), o animal não sente a aplicação de nenhum instrumento na mucosa, o que facilita a perfuração.

Anestesia para entrópio e ectrópio

Essas patologias, frequentes nas raças zebuínas e, especificamente, na raça Gir, requerem apenas uma anestesia infiltrativa subcutânea nas pálpebras correspondentes. É conveniente, entretanto, que o volume injetado não seja grande, já que causaria a perda da relação anatômica, fundamental nessa cirurgia estética. Caso isso ocorra, indica-se aguardar um tempo maior para iniciar a cirurgia, até que haja a total absorção do anestésico.

Há autores (Lumb e Jones, 1984) que também recomendam a anestesia perineural do nervo auriculopalpebral, localizado no hemitrajeto entre a base da orelha e o canto externo do olho. Entretanto, nas raças zebuínas, essas variações são grandes, por isso se opta pela anestesia infiltrativa subcutânea com lidocaína a 1%.

Anestesia para enucleação

Essa modalidade anestésica em bovinos deve ser precedida de boa tranquilização com derrubamento, em virtude da inquietação e do desconforto que tal intervenção causa no animal.

Pode ser obtida infiltrando-se ambas as pálpebras com uma anestesia local subcutânea com lidocaína a 1%, até 5 a 7 mℓ, com agulha 100 × 10 e, posteriormente, introduzindo uma agulha 150 × 10 no canto interno do olho, tangencialmente ao globo ocular e rente ao tabique ósseo, aprofundando-a por 10 a 12 cm, até atingir os nervos óptico, oculomotor, abducente, troclear, lacrimal e oftálmico no nível retrobulbar. Deve-se injetar 5 a 10 mℓ de lidocaína a 2% (Figura 11.51).

Anestesia do nervo infraorbitário

Apesar de ser uma anestesia pouco utilizada, permite insensibilizar a área em torno do lábio superior do lado correspondente, bem como a bochecha e o palato duro.

A anestesia é obtida com 5 a 10 mℓ de lidocaína a 1% e a localização do forame varia de acordo com a raça em questão, pois, nas zebuínas, ele se situa mais cranialmente e acima do primeiro pré-molar.

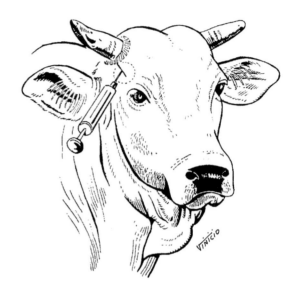

Figura 11.49 Anestesia local perineural do nervo cornual.

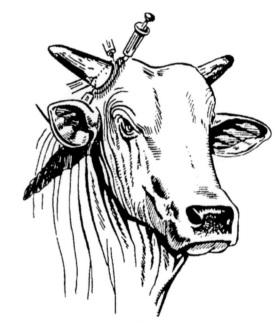

Figura 11.50 Anestesia local infiltrativa subcutânea circular para descorna em bovino.

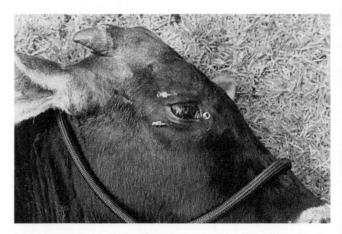

Figura 11.51 Anestesia local infiltrativa e perineural para enucleação em bovino.

Anestesia do nervo mentoniano

É uma anestesia cuja execução consiste na aplicação bilateral de 5 a 10 mℓ de lidocaína a 1% no forame mentoniano, permitindo intervenções no lábio inferior e nos incisivos inferiores.

Anestesia do nervo supraorbitário

Esta anestesia é pouco utilizada, uma vez que a inervação é mais cutânea. Todavia, pode ser empregada para trepanações e irrigações do seio frontal (porção oral ou anterior) ou substituída por uma anestesia infiltrativa subcutânea.

Anestesia do nervo alveolomandibular

É a de mais difícil execução e permite, ao atingir o forame alveolar, que tem localização semelhante à do equino, anestesiar todos os dentes pré-molares e molares inferiores, possibilitando suas extrações.

A anestesia é obtida com 5 a 10 mℓ de lidocaína a 2%, utilizando-se uma agulha 150 × 10.

Anestesia para trepanações

Nos seios frontal, nasal e maxilar, pode-se efetuar uma trepanação com a simples anestesia infiltrativa em triângulo, com 5 mℓ de lidocaína a 1%. Ao se apontar o trépano, é conveniente aplicar lidocaína em *spray* a 10%, pois a parte óssea não ficará insensibilizada.

Convém lembrar que a trepanação se justifica somente em casos de sinusites e nos quais não tenha havido previamente a descorna, pois, do contrário, o tratamento será mais fácil, em razão da intercomunicação entre os seios frontal e nasal.

Tronco

As anestesias locais no tronco em bovinos compreendem desde as simples infiltrativas, envolvendo anestesias perineurais, até as mais delicadas, como as espinais.

Anestesia paravertebral

A anestesia paravertebral (ao lado da vértebra), apresentada na Figura 11.52, é de fácil execução em animais novos ou magros, mas limitada em animais adiposos ou de massa muscular bem desenvolvida, especialmente de raças europeias. Isso ocorre por se tratar de uma anestesia cuja localização é feita por via percutânea, sem que se sintam as inervações à palpação.

O desenvolvimento da técnica obedece uma sequência:

- Fazer tricotomia nos espaços T_{13} – L_1 – L_2, ao lado das apófises transversas, e 4 a 5 dedos (7 a 10 cm) paralelos às respectivas apófises espinhosas
- Realizar antissepsia
- Introduzir uma agulha 100 × 10 ligeiramente cranial a cada processo transverso, com profundidade de até 10 cm; caso se encontre resistência em animais adultos, deve-se utilizar uma agulha-guia 20 × 20 e efetuar um botão anestésico, a fim de corrigir a direção
- Injetar 5 a 10 mℓ de lidocaína a 2% em cada processo, tomando-se o cuidado de continuar injetando o anestésico à medida que se retira a agulha
- Aguardar um período de latência de 5 a 10 min, para que haja boa absorção do anestésico perineural.

A anestesia paravertebral, por ser perineural, bloqueia os impulsos nervosos na emergência dos forames intervertebrais. Não há bloqueio de L_3 em diante porque a anestesia começa a se estabelecer em inervações do membro, interferindo, assim, na sua motricidade, o que causará prostração – indesejável nesse momento.

As aplicações específicas em cada processo visam a bloquear mais os nervos referentes à pele, aos músculos do flanco e à mama (região anterior). Já a partir de L_2 – L_3, terão início as inervações de membros (nervo inguinal).

Anestesia local infiltrativa do flanco

Existem duas modalidades de anestesias infiltrativas do flanco: em "L" invertido e em retângulo. Na primeira, deve-se fazer tricotomia e antissepsia da região e, a aproximadamente dois dedos (3 a 4 cm) do rebordo costal e dois dedos abaixo das apófises espinhosas, introduzir uma agulha 20 × 20 que servirá de guia para a agulha 150 × 10 e que deverá ser direcionada para baixo e em sentido caudal. De acordo com o

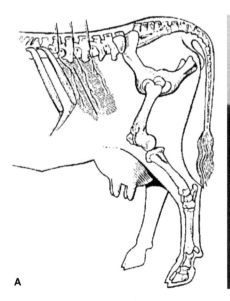
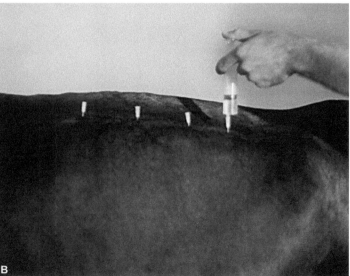

Figura 11.52 A e B. Anestesia local perineural paravertebral em bovino.

talhe do animal, é necessário fazer mais um cordão anestésico, totalizando aproximadamente 30 cm, o que abrange toda a incisão cirúrgica (Figura 11.53). Trata-se, porém, de uma anestesia em desuso, pois, se empregada na região distal da pele, o animal pode reagir.

A anestesia local infiltrativa em retângulo, variante da primeira, é executada apenas completando-se os outros dois lados (Figura 11.54), desenhando, assim, um retângulo. É mais eficiente que a anterior.

A dose a ser aplicada é um pouco maior, mas sempre aquém da dose máxima permitida (7 mg/kg) de lidocaína.

Comentário

A anestesia em "L" invertido tem se consagrado pelo uso. Entretanto, a prática tem demonstrado que, em raças zebuínas em âmbito distal, o animal tem reagido à incisão cirúrgica, o que leva a crer que, diante da rica inervação cutânea que descreve uma rede, a anestesia local em retângulo é mais satisfatória.

Por outro lado, quando se executa a anestesia local infiltrativa, é aconselhável infiltrar também, além da região subcutânea, a intramuscular, tomando-se o cuidado de não transfixar a parede e injetar o anestésico dentro do rúmen ou na cavidade abdominal.

Essas intervenções geralmente são feitas com o animal em pé e sem MPA.

O jejum é praticamente impossível, pois os maiores distúrbios que causam essas intervenções baseiam-se nos dois extremos; isto é, ou o animal não se alimenta (obstruções ou estenoses) ou se alimentou em excesso (sobrecarga).

Anestesia para orquiectomia (castração)

Em bezerros, essa anestesia costuma ser dispensável, pois o trauma anestésico é comparável ao cirúrgico, acrescido do fato de a mielinização ser incompleta.

Já em animais maiores, a anestesia para orquiectomia é executada da seguinte maneira:

- Anestesia infiltrativa subcutânea na região distal da bolsa escrotal em calota ("tampa"), empregando-se 5 a 10 mℓ de lidocaína para única incisão circular
- Anestesia local perineural em cada cordão espermático com 5 mℓ de lidocaína a 1%.

Anestesia infiltrativa circular para tetos

Em patologias ou cirurgias reparadoras, são frequentes as intervenções em tetos, realizadas da seguinte maneira:

- Colocação do garrote e antissepsia
- Introdução da agulha, obedecendo aos quatro pontos cardeais, obtidos por apenas duas perfurações (Figura 11.55)
- Injeção de 2,5 mℓ de lidocaína a 1% em cada lado.

Comentário

Por se tratar de extremidade, desaconselha-se o emprego conjugado de epinefrina, pois pode ocorrer necrose de teto.

Anestesia local da mama

Em bovinos, é trabalhosa, pois a inervação se dá pelo nervo inguinal (região posterior) e pelos nervos que emergem dos forames intervertebrais de L_1 até L_4, dos lados esquerdo e direito, o que requer grande quantidade de anestésico local.

Diante dessa situação, e caso se requeira a anestesia da mama inteira, sugere-se recorrer à anestesia geral ou a uma anestesia peridural espinal efetuada por cateter e agulha de Twoy e introduzida no lombossacro ou no intercoccígeo,

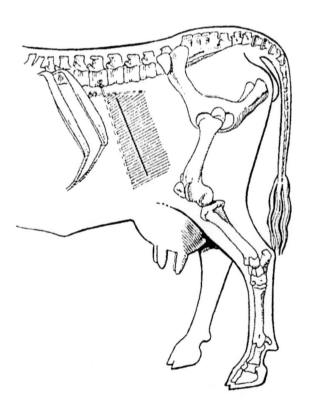

Figura 11.53 Anestesia local infiltrativa em "L" invertido em bovino.

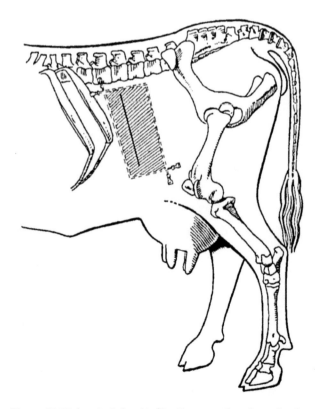

Figura 11.54 Anestesia local infiltrativa em retângulo em bovino.

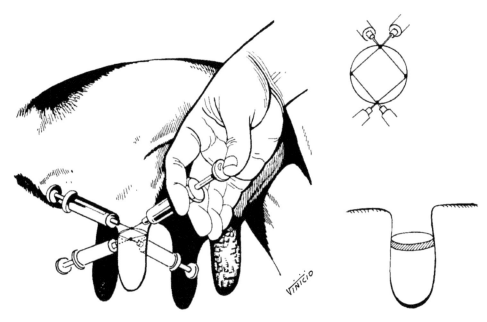

Figura 11.55 Anestesia local infiltrativa para cirurgias de teto.

levando-se o cateter até L_1 ou L_2 e injetando-se lentamente 5 a 10 mℓ de lidocaína a 1%.

Anestesia espinal peridural

Essa modalidade anestésica é a mais utilizada, pois além de ser útil em pequenas intervenções no reto, na vagina e no ânus (p. ex., em casos de prolapsos, suturas e imperfurações), é prática para pequenas intervenções obstétricas ou nos membros posteriores.

A técnica consiste em:

- Abaixar e elevar a cauda, sentindo, pela palpação, a vértebra fixa (primeira coccígea) e a móvel (segunda coccígea; Figura 11.56)
- Efetuar tricotomia e rigorosa antissepsia
- Sentir novamente a posição e introduzir uma agulha 50 × 10 com mandril, perfurando a pele e o ligamento interespinhoso e entrando no espaço peridural
- Retirar o mandril e sentir a sucção efetuada, positivando a localização correta
- Injetar lentamente 2 a 4 mℓ de lidocaína a 2% e aguardar o abaixamento da cauda
- Pesquisar a área anestesiada, verificando se é suficiente para a intervenção proposta (Figura 11.57); caso necessário, injetar mais 4 mℓ
- Quando se injetam quantidades superiores a 10 mℓ, sistematicamente o animal perderá motricidade e entrará em prostração (Figura 11.58).

Anestesia do nervo pudendo

Esta anestesia já foi amplamente utilizada. Entretanto, caiu em desuso em virtude do advento das benzodiazepinas e da anestesia geral como primeiras opções.

O emprego dessa anestesia tem por finalidade precípua a exteriorização do pênis, bem como sua insensibilização para intervenções cirúrgicas.

A inervação pudenda origina-se do ramo ventral do terceiro e quarto pares sacrais (Bruni e Zimmerl, 1951), com anastomose com o segundo par sacro (Habel, 1956). A obtenção da anestesia se faz por introdução de uma agulha 30 × 11. Deve-se introduzir a mão no reto do animal, guiando a agulha até os nervos pudendo, hemorroidário mediano, hemorroidário caudal e a anastomose ciática pudenda, segundo a técnica de Larson (1953) modificada por Habel (1956). A referência é a artéria hipogástrica, cuja pulsação sentida ligeiramente acima indica a localização do nervo pudendo e das demais inervações citadas.

Sobre cada inervação, depositam-se 10 a 15 mℓ de lidocaína a 2%, instalando-se a anestesia (período de latência) em 10 a 15 min, observada pelo relaxamento do S peniano, com a consequente exteriorização do pênis.

Atualmente, obtém-se a exteriorização associando-se uma fenotiazina a uma benzodiazepina (miorrelaxante de ação central) em doses baixas e suficientes para permitir exteriorização peniana sem prostrar o animal.

Membros

O bovino, ao contrário do que acontece com o equino, não permite a manipulação cruenta em posição quadrupedal, devendo-se, para tanto, prostrá-lo com cordas ou com o auxílio de miorrelaxantes ou tranquilizantes.

As patologias de membros em bovinos são frequentes e, normalmente, requerem o emprego de anestesia local, de preferência em regiões distais (metacárpicas e metatársicas para baixo), sedes das principais afecções.

As anestesias comumente empregadas são descritas a seguir.

Anestesia local perineural dos nervos digitais plantares e palmares

Observando-se as disposições anatômicas das inervações, injetam-se 5 a 10 mℓ de lidocaína a 2%, empregando-se uma agulha 50 × 10 ou 50 × 11.

Em virtude da insensibilização apenas regional, e não da totalidade do membro, tais anestesias apresentam limitações,

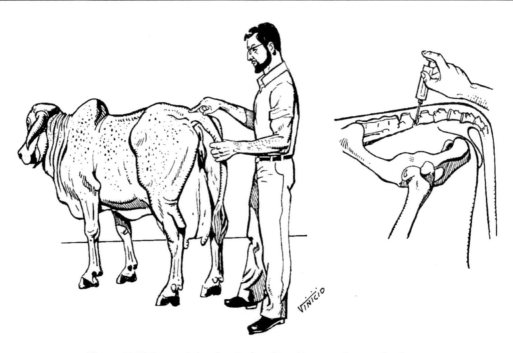

Figura 11.56 Anestesia local espinal peridural intercoccígea em bovino.

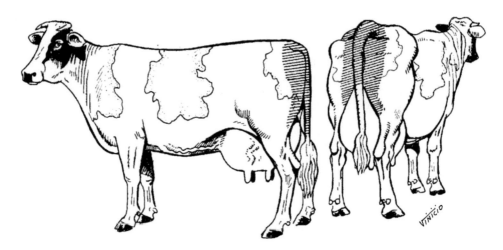

Figura 11.57 Anestesia local peridural intercoccígea, empregando-se até 10 mℓ de lidocaína a 2%. O animal permanece em posição quadrupeda.

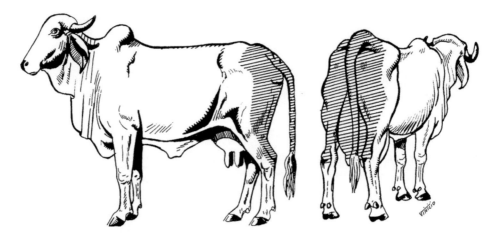

Figura 11.58 Anestesia local peridural intercoccígea, empregando-se mais de 10 mℓ de lidocaína a 2%. O animal entra em prostração por perda de motricidade.

sugerindo-se outra modalidade anestésica. As anestesias perineurais são aplicadas com maior sucesso em equinos, em função da espessura da pele e da superficialidade da inervação, fato não observado em bovinos.

As referências anatômicas das inervações dos membros anteriores e posteriores em bovinos são apresentadas na Figura 11.59.

Anestesia local infiltrativa circular

A técnica empregada é a de se infiltrar radial, tangencial e subcutaneamente, e em planos mais profundos, o anestésico local (lidocaína a 1 ou 2%) em volume que varia de 20 a 40 mℓ, dependendo do talhe do animal, utilizando-se uma agulha 100 × 10 (ver Capítulo 5).

A vantagem dessa anestesia é que ela atua por embeber todo o tecido, bloqueando em conjunto as ramificações dos nervos digitais. Em geral, é empregada em animais de pele espessa, nos quais não se consegue individualizar vasos ou nervos.

Anestesia local intravenosa | Anestesia de Bier

Desde que se palpe ou visualize facilmente a veia digital dorsal ou outro vaso digital palmar ou plantar, essa é viável e de fácil aplicação em bovinos, proporcionando anestesia de boa qualidade e sem riscos quando utilizada de maneira adequada. Sua técnica pode ser executada da seguinte maneira:

- Fazer garrote na região proximal do metacarpo ou metatarso
- Localizar a veia
- Fazer tricotomia e antissepsia
- Realizar venopunção com agulha 40 × 12, deixando-se escoar o sangue venoso (Figura 11.60)
- Injetar lentamente, mantendo a mesma pressão, 15 a 20 mℓ de lidocaína a 1%

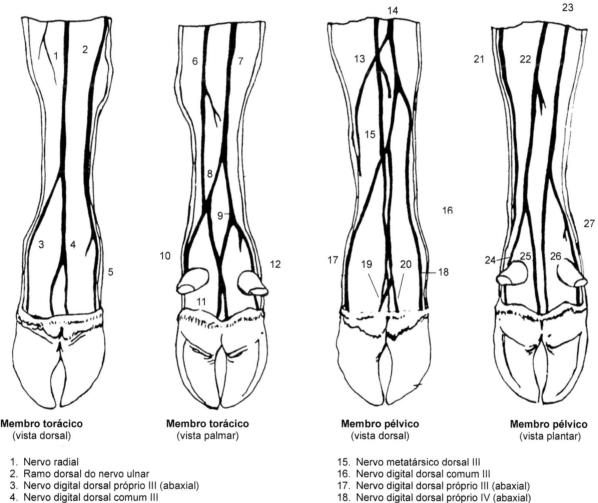

Membro torácico (vista dorsal)

Membro torácico (vista palmar)

Membro pélvico (vista dorsal)

Membro pélvico (vista plantar)

1. Nervo radial
2. Ramo dorsal do nervo ulnar
3. Nervo digital dorsal próprio III (abaxial)
4. Nervo digital dorsal comum III
5. Nervo digital dorsal próprio IV (abaxial)
6. Ramo palmar do nervo ulnar
7. Nervo mediano
8. Ramo lateral
9. Ramo medial
10. Nervo digital palmar próprio IV (abaxial)
11. Nervo digital palmar comum III (axial)
12. Nervo digital palmar próprio III (abaxial)
13. Nervo fibular profundo
14. Nervo fibular superficial

15. Nervo metatársico dorsal III
16. Nervo digital dorsal comum III
17. Nervo digital dorsal próprio III (abaxial)
18. Nervo digital dorsal próprio IV (abaxial)
19. Nervo digital próprio III (axial)
20. Nervo digital dorsal próprio IV (axial)
21. Nervo cutâneo plantar lateral da sura
22. Nervo plantar lateral
23. Nervo plantar medial
24. Nervo digital plantar próprio IV (abaxial)
25. Nervo digital plantar próprio IV (axial)
26. Nervo digital plantar próprio III (axial)
27. Nervo digital plantar próprio III (abaxial)

Figura 11.59 Referências anatômicas das inervações dos membros anteriores e posteriores em bovinos.

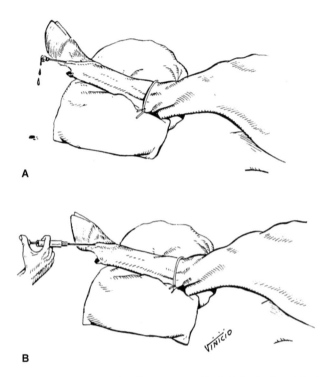

Figura 11.60 Anestesia local intravenosa (Bier). **A.** Retirada prévia de sangue. **B.** Aplicação do anestésico.

- Manter o garrote por, no máximo, 1 h e, ao soltá-lo, fazê-lo de maneira lenta.

A grande vantagem dessa anestesia é que permite a manipulação cruenta da área, podendo ser aplicada em pacientes de alto risco. A recuperação é rápida, favorecendo, após 5 min, a normalização da marcha do animal, sem interferência na parte motora.

Por outro lado, sua única inviabilidade é quando não se localiza facilmente o vaso, o que ocorre em reações inflamatórias, processos crônicos ou casos de pele espessa.

Anestesia dissociativa

De menor emprego em bovinos, pode ser usada como alternativa anestésica ou método de indução nos casos em que não se dispõe de barbitúrico de duração ultracurta.

É recomendável que a anestesia dissociativa seja aplicada sempre após uma tranquilização, da seguinte maneira:

- Fazer tranquilização com levomepromazina ou clorpromazina, 0,3 a 0,5 mg/kg, ou acepromazina, 0,05 mg/kg, associada a 0,1 mg/kg de midazolam, ambos os fármacos na mesma seringa e aplicados lentamente por via IV
- Aguardar 15 min, intervalo suficiente para o animal se prostrar e acomodar
- Aplicar 2 mg/kg de cetamina lentamente por via IV.

Essa anestesia permite intervenções cirúrgicas rápidas, de 10 a 15 min, desde que não haja manipulações cruentas no abdome ou no tórax. Sua grande vantagem é poder ser aplicada em animais nos quais o período pré-cirúrgico seja considerado de extrema urgência, sem haver, portanto, tempo hábil para o jejum. Outra vantagem é que a recuperação, inclusive com a postura quadrupedal do animal, é mais rápida e segura, permitindo sempre a presença dos reflexos protetores.

Como desvantagem, entretanto, tem custo operacional oneroso em razão da grande quantidade de anestésico a ser aplicada – para um animal de 250 kg, é necessário um frasco que corresponde a 500 mg como dose total.

Miorrelaxamento

Em bovinos, pode ser obtido por dois fármacos: o éter gliceril-guaiacólico, raramente empregado na rotina, e a xilazina, mais comum. A finalidade precípua da aplicação de xilazina consiste em sua ação mais miorrelaxante e sedativa do que analgésica, pois são poucas as intervenções que podem ser efetuadas sem o auxílio de outros anestésicos, especialmente os locais.

Normalmente, ao se empregar a xilazina, é necessário jejum prolongado, semelhante ao recomendado em ovinos e caprinos e, como anestesia auxiliar, em casos de descorna, amputações de falanges ou outras intervenções de membros, recorre-se a uma anestesia local, o que permite concluir que a xilazina é um bom fármaco coadjuvante para anestesia a campo.

A dose recomendada para essas intervenções é de 0,2 mg/kg IM. Não se aconselham doses crescentes em virtude do efeito cumulativo apresentado, o que retarda a recuperação.

Caso se requeira uma prorrogação da tranquilização com prostração, podem-se aplicar 10 a 20 mg (0,5 a 1,0 mℓ) como dose total por via IV, o que não alterará significativamente a recuperação do animal.

Anestesia geral

Em função das diferentes técnicas anestésicas apresentadas em bovinos, a anestesia geral encontra pouco uso nessa espécie, mas é empregada quando a cirurgia requer planos anestésicos profundos ou quando a quietude duradoura do animal é fundamental.

A conduta anestésica em anestesia geral é padronizada (tranquilização, indução e manutenção), mas podem surgir condutas alternativas que variam de acordo com as condições de quem anestesia ou com o estado do paciente.

As técnicas anestésicas nessa espécie são descritas a seguir.

Primeira técnica

- Manter jejum
- Fazer tranquilização e aguardar 15 min
- Induzir com tiopental a 5% na dose de 1 g/200 kg e aguardar 8 a 10 s, até se instalar a anestesia, observando-se o desaparecimento dos reflexos mastigatórios e laringotraqueal.

Ato contínuo: introduzir a sonda apropriada para bovinos (sonda de Magill, curva e curta) na boca do animal, protegida pela mão do anestesista até a epiglote, que será deslocada com os dedos (Figura 11.61)

- Deslizar a sonda até o terço médio da traqueia
- Inflar convenientemente o balonete de controle com ar (5 a 15 mℓ)
- Adaptar a extremidade externa da sonda ao aparelho de anestesia
- Regular o fluxômetro para 5 a 10 ℓ/min, dependendo do talhe do animal, e volatilizar o anestésico na concentração de até 2,5 V% no caso do halotano.

A anestesia geral em bovinos é um ritual simples, porém requer uma série de atenções que vão desde o jejum até a recuperação do animal. Devem-se evitar, sempre que possível, as

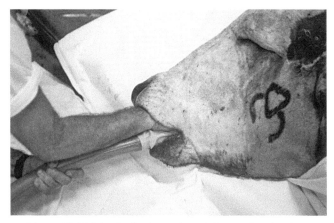

Figura 11.61 Introdução da sonda endotraqueal em bovinos.

quedas bruscas sobre o flanco do animal. Além disso, após a indução anestésica, é conveniente lubrificar a sonda com solução viscosa de lidocaína a 2%, a fim de não traumatizar a mucosa traqueal. É conveniente também alertar que, estabelecida a indução, deve-se pesquisar cuidadosamente os reflexos, em especial o da mastigação, pois só se introduz a mão na boca do animal quando houver certeza da abolição desse reflexo, evitando acidentes.

Os sinais clássicos anestésicos a serem observados são:

- Reflexo palpebral (desaparece do segundo para o terceiro plano do estágio III)
- Reflexo pupilar: miose longitudinal (terceiro plano do estágio III), midríase sem reflexo (quarto plano do estágio III)
- Reflexo anal (desaparece do segundo para o terceiro plano do estágio III)
- Respiração nos planos cirúrgicos permanece abdominocostal (nos bovinos, o tórax é considerado rígido), rítmica e bradipneica (5 a 10 movimentos por min).

Ao acomodar o animal em decúbito lateral, deve-se observar se a cabeça está em posição de conforto e sempre em declive, para que, mesmo intubado, não haja entrada de conteúdo ruminal (consequência da regurgitação) na traqueia.

Durante o ato anestésico, é conveniente umidificar a córnea continuamente com solução fisiológica, cobrindo o olho com compressa cirúrgica, a fim de evitar a luminosidade. Finalizada a cirurgia, deixa-se a sonda endotraqueal até o aparecimento do reflexo laringotraqueal e, ao retirá-la, deve-se sempre acompanhar a curvatura da sonda, para não traumatizar a mucosa, desinflando previamente o manguito.

Segunda técnica

- Jejum apropriado
- MPA com levomepromazina ou clorpromazina, 0,5 mg/kg IV, ou acepromazina a 1%, 0,1 mg/kg IV
- Associar qualquer fármaco empregado na MPA com 0,1 mg/kg de midazolam por via IV na mesma seringa
- Ao entrar em decúbito, adaptar imediatamente a máscara anestésica até o desaparecimento dos reflexos palpebral e laringotraqueal
- Intubar, se for conveniente e na dependência do tempo cirúrgico
- Adaptar ao aparelho de anestesia, nas seguintes doses:
   - Halotano: até 3 V%, e reduzir, posteriormente, para até 2 V%
   - Isofluorano: até 3 V%
   - Sevofluorano: até 2 V%.

O emprego do enflurano não é recomendado, considerando-se os movimentos involuntários que podem surgir durante o ato operatório. As demais precauções são semelhantes à técnica anterior.

Terceira técnica

- Manter jejum apropriado
- Aplicar MPA com xilazina na dose de 0,2 mg/kg (20 mg/100 kg ou 1 mℓ/100 kg) por via IM profunda
- Aguardar 15 a 20 min
- Adaptar a máscara anestésica, induzindo, porém, com doses crescentes de anestésicos voláteis até atingir o plano anestésico desejado.

Quarta técnica

- Manter jejum apropriado
- Aplicar MPA semelhante à da primeira técnica
- Aguardar 15 min e aplicar 2 mg/kg de cetamina IV
- Adaptar a máscara e acoplá-la ao aparelho de anestesia.

A grande vantagem dessa técnica é que, em casos de extrema urgência, pode-se dispensar o jejum, pois dificilmente haverá regurgitação. Por outro lado, podem surgir casos de excitação transitória, em razão da aplicação dos fenotiazínicos IV, o que poderá ser facilmente evitado dobrando-se a dose e aplicando-a IM, devendo-se, para tanto, aguardar 30 a 45 min para a aplicação da cetamina.

Outra vantagem é que a recuperação anestésica é rápida, permitindo que o animal se alimente normalmente após 3 a 4 h.

Aconselha-se, durante o início da manutenção, observar qualquer manifestação de regurgitação, pois, nessa fase, o animal ainda não está com a sonda endotraqueal.

12 Analgesia por Acupuntura

Stelio Pacca Loureiro Luna • Renata Navarro Cassu

INTRODUÇÃO

A acupuntura é um dos procedimentos terapêuticos integrante da Medicina Tradicional Oriental (MTO) que vem sendo utilizada há mais de 3 mil anos para o tratamento de diversas enfermidades e também para o alívio da dor. Os fundamentos filosóficos da acupuntura estão embasados na harmonia energética orgânica, de modo que o desequilíbrio, a interrupção ou o bloqueio energético podem desencadear dor e outras enfermidades. Assim, o fluxo energético (Qi) que circula através de meridianos pelo corpo pode ser restabelecido mediante o estímulo de pontos anatômicos específicos, resultando em efeito terapêutico ou analgésico.

No Ocidente, a acupuntura foi introduzida pelos missionários jesuítas há cerca de 300 anos. Contudo, somente na década de 1970 seus efeitos analgésicos começaram a ser cientificamente estudados. Inicialmente, houve grande interesse na utilização da acupuntura para hipoalgesia cirúrgica. Alguns estudos demonstraram a utilização dessa técnica para realização de procedimentos cirúrgicos em tecidos moles. No entanto, a acupuntura não determina a perda de consciência, não inibe completamente as vias nociceptivas, além de não induzir relaxamento muscular. Dessa forma, a utilização da acupuntura como única técnica de hipoalgesia para pacientes cirúrgicos não é a melhor opção terapêutica. Todavia, como parte de um protocolo multimodal de analgesia, a acupuntura perioperatória tem se mostrado uma técnica eficiente e segura, possibilitando a redução do requerimento de anestésicos e analgésicos, estabilidade hemodinâmica e diminuição da resposta de estresse. Estudos recentes desenvolvidos em cães e gatos demonstraram que a aplicação perioperatória da acupuntura resultou na redução dos escores de dor e no consumo de opioides no período pós-cirúrgico.

EFEITOS

Paralelamente, a acupuntura é uma terapia muito atrativa para o controle da dor crônica, visto que, além de conferir analgesia, pode reduzir o uso de analgésicos convencionais, que representam um risco em potencial quando administrados por períodos prolongados, em decorrência dos possíveis efeitos adversos.

Tradicionalmente, a acupuntura é realizada mediante a inserção de agulhas em pontos específicos do corpo, denominados pontos de acupuntura ou acupontos. Além do agulhamento, esses pontos também podem ser estimulados por calor (moxa), radiação (*laser* infravermelho), fármacos (farmacopuntura), estímulo elétrico (eletroacupuntura), pressão (massagem), implante de ouro, entre outros.

Os efeitos analgésicos da acupuntura são mediados por uma associação de mecanismos neurológicos e humorais. Para que o efeito analgésico da acupuntura seja efetivo é necessário que exista uma integração entre o sistema nervoso periférico (SNP) e o sistema nervoso central (SNC). A maior parte dos trajetos dos meridianos de acupuntura coincide com os dos nervos periféricos, e os pontos estão estreitamente relacionados com as terminações nervosas. O efeito é alcançado a partir do estímulo de receptores nervosos periféricos e de uma comunicação deles com o SNC. Assim, quando o ponto de acupuntura é estimulado pela inserção da agulha, ocorre a ativação das fibras Aβ que modificam a percepção do estímulo na medula espinal, de modo a reduzir o processo de nocicepção, conforme descrito na teoria do portão de controle. Paralelamente, ocorre a ativação do sistema inibitório descendente da dor, envolvendo as vias opioidérgicas, adrenérgicas, serotoninérgicas e dopaminérgicas do SNP e SNC.

MODALIDADES DA ACUPUNTURA

A eletroacupuntura (EA) pode ser utilizada para produzir hipoalgesia para realização de cirurgias nas espécies domésticas. A vantagem é que não produz depressão cardiorrespiratória, comumente observada na anestesia convencional. Isso é particularmente importante quando se leva em conta a realização de cesárea, já que cães neonatos oriundos de cadelas submetidas à cesariana sob analgesia com eletroacupuntura apresentam menor depressão neurológica e cardiorrespiratória que os oriundos de cadelas submetidas à anestesia inalatória. Nesses casos, indica-se a tranquilização com fenotiazínicos e/ou benzodiazepínicos, associados ou não a opioides. Como a eletroacupuntura não causa relaxamento muscular, os benzodiazepínicos são os mais indicados.

Os eletrodos devem ser adaptados nos corpos das agulhas, com o aparelho desligado. Inicia-se com intensidade de estímulo zero, aumentando-se lentamente. Deve-se evitar que a corrente elétrica cruze a área cardíaca, particularmente em cardiopatas. Associam-se baixa (F1 – 1 a 50 Hz) e alta frequência (F2 – 100 a 1.000 Hz) e empregam-se ondas de formato quadrado com corrente alternada, para evitar eletrólise e lise celular. É importante a presença de contração muscular localizada ao se realizar o estímulo elétrico. Após um período de latência de 20 a 30 min, pode-se iniciar a cirurgia, após conferir-se com pinçamento cutâneo a obtenção de analgesia. Em regiões de alta enervação, como o pedículo ovariano, há necessidade de complementação com anestesia local. Deve-se evitar ruído no ambiente e, tendo em vista a possibilidade de desconforto pela posição do animal durante a cirurgia, em determinadas ocasiões há necessidade de complementação anestésica.

O sucesso na obtenção de analgesia cirúrgica é variável de acordo com os pontos selecionados e a técnica de eletroestimulação, chegando a alcançar 80 a 90%. Os pontos mais utilizados para essa finalidade são o E36, BP6, IG4, IG11 e VB34. De acordo com o exposto anteriormente, essa técnica não tem como finalidade a analgesia cirúrgica, mas pode ser utilizada para reduzir a CAM dos anestésicos inalatórios em até 17% para o ponto IG4, e 21% para os pontos Bp6 e E36. Paralelamente, a EA também tem sido empregada com sucesso no período perioperatório, isolada ou associada aos analgésicos convencionais para o controle da dor pós-cirúrgica.

A aplicação perioperatória do *laser* infravermelho em pontos de acupuntura também pode ser uma alternativa analgésica satisfatória. Entre as principais vantagens dessa técnica em relação à acupuntura tradicional, destacam-se: menor tempo de duração da sessão, ausência de desconforto e riscos de infecção, por ser uma técnica não invasiva.

O efeito empírico da acupuntura na aceleração do processo de cicatrização pós-cirúrgica foi confirmado por diversos estudos. A acupuntura acelera a cicatrização de feridas crônicas em seres humanos e em animais de experimentação não responsivos a tratamento convencional. O efeito anti-inflamatório da acupuntura também tem sido largamente documentado. O efeito facilitador da cicatrização se dá por aumento da circulação sanguínea local, afetando a concentração de neuropeptídios, citocinas e outras substâncias vasoativas no sangue; adicionalmente, causa redução do edema pós-operatório. Esse efeito foi demonstrado em cães, tanto em cirurgias de tecidos moles, como em cirurgias ortopédicas.

Pode-se utilizar a farmacopuntura para potencializar o efeito de subdoses de fármacos para causar sedação. A utilização de 0,01 mg/kg de acepromazina, 1/10 da dose convencional, potencializou em 33% a anestesia barbitúrica. Efeito similar foi observado com o uso de cetamina em cães. O uso de 1/10 da dose de acepromazina (0,01 mg/kg) no acuponto Hohai, localizado entre a base da cauda e o ânus, foi tão eficaz quanto o uso da dose convencional administrado por via intramuscular (IM) na sedação em equinos. Em cães, a aplicação de 1/10 da dose de xilazina no acuponto Yintang resultou em sedação relevante sem depressão cardiovascular.

Paralelamente, a administração de 2 µg/kg de dexmedetomidina no mesmo acuponto potencializou o efeito analgésico e sedativo comparativamente à administração subcutânea.

DOR CRÔNICA E ACUPONTOS

Além das indicações para analgesia cirúrgica, a acupuntura é altamente eficaz e aplicável no tratamento da dor crônica. Normalmente, o tratamento da acupuntura utilizando os princípios da MTO apresenta efeito antálgico nos pacientes que apresentam dor. Em fisioterapia, é comum o uso de estímulos por meio de massagens nos pontos gatilhos, que são locais de hipersensibilidade à palpação em estruturas miofasciais, que produzem uma área ampliada de dor localizada ou distanciada, produzida por irritação local de estruturas somáticas ou viscerais distante do ponto doloroso. Esses pontos correspondem, em 70% dos casos, aos acupontos,e, em ordem de eficácia, respondem melhor ao tratamento com injeção de solução fisiológica, anestésico local e agulha seca.

A escolha dos pontos deve favorecer o equilíbrio energético, tendo como base os sinais clínicos e a repercussão da doença. Alguns princípios podem ser seguidos para a adequada associação dos pontos. Um dos princípios envolve a escolha dos pontos na área afetada. É muito comum também a escolha de pontos proximais e distais à área lesionada. Ademais, com relação à analgesia em membros, é descrito o uso de pontos no membro oposto ou contralateral. Esse método favorece o tratamento de membros traumatizados, cujo acesso pode ser limitado. Paralelamente, dentro desse princípio, deve-se evitar o uso de técnicas de acupuntura próximo às massas tumorais, em razão do aumento do aporte sanguíneo promovido pelo agulhamento. Outro princípio a ser seguido é o uso de pontos empíricos capazes de mediar efeito analgésico em diversas regiões do corpo. Para demonstrar esses princípios, estão descritas no Tabela 12.1 algumas sugestões de pontos para analgesia em diferentes tipos de dor.

Tabela 12.1 Acupontos mais comumente utilizados para analgesia.

Área afetada	Pontos	Área afetada	Pontos
Membro torácico		**Membro pélvico**	
Ombro	TA14, IG15, ID11, VB20, VB34	Articulação coxofemoral	B40, B54, VB29, VB30, F3, VG1, VG3, Bai Hui
Úmero	TA14, TA5, ID3, B11	Fêmur	B40, B54, VB30, VB34, B11
Cotovelo	TA10, ID8, IG15, C3, CS3, P5	Joelho	VB33, F8, BP9, E35, E36, VB34
Rádio/ulna	IG15, CS3, CS6	Tíbia/fíbula	B40, B60, E35, E41, VB39, BP6, BP9
Carpo	TA3, ID8, CS6, CS8, IG7	Tarso	B62, BP3, BP6, B60, E41, E44, B60, R3
Abdome		**Coluna**	
Laparotomia	E36, BP6, IG4, VB 34 Bai Hui	Cervical	B10, B11, VB20, VB34, ID14
Urogenital	BP6	Lombar	Pontos locais do meridiano da bexiga
Tórax		**Cabeça**	
Toracotomia (pós-operatório)	E36, BP6, CS6, P7, IG4, VB34, B11	Dor dentária	Gerais: IG4, IG7 Dentes inferiores: E4, E5, E6 e E18 Dentes superiores: E2, E5
		Mandíbula	TA 5, TA21, ID19, VB2, IG4, B60, VB34

B: bexiga; BP: baço-pâncreas; C: coração; CS: circulação sexo; E: estômago; F: fígado; ID: intestino delgado; IG: intestino grosso; P: pulmão; R: rim; TA: triplo aquecedor; VB: vesícula biliar; VG: vaso governador.

Adaptada de Gaynor (2000).

13 Miorrelaxantes

Flavio Massone

DEFINIÇÃO

Os miorrelaxantes compõem um grupo de fármacos de mecanismos de ação variáveis utilizados em clínica com a finalidade de produzir relaxamento muscular. De acordo com o local de ação, podem ser classificados em miorrelaxantes de ação central ou periférica.

Em anestesiologia, são particularmente mais importantes os de ação periférica, pelo uso rotineiro, enquanto os demais têm emprego eventual como relaxante muscular, este, por sinal, de grande valia na prática de campo.

MIORRELAXANTES DE AÇÃO PERIFÉRICA

Bloqueadores neuromusculares

Os bloqueadores neuromusculares modernos tiveram sua origem com o curare, poderoso veneno extraído de plantas e usado pelos índios da América do Sul para matar suas vítimas por asfixia. Em 1857, Claude Bernard mostrou que a sede da paralisia muscular produzida por essa substância era a interface do nervo motor com o músculo esquelético, conhecida atualmente como junção neuromuscular. Hoje, sabe-se, entretanto, que esses fármacos basicamente atuam em nível de membrana subsináptica, interferindo na interação da acetilcolina com receptores colinérgicos, impedindo a transmissão do impulso do nervo motor para o músculo esquelético.

Em anestesia, esses fármacos são empregados para facilitar a intubação endotraqueal, produzindo relaxamento da musculatura esquelética, melhorando o ato cirúrgico e proporcionando, assim, uma ventilação artificial adequada.

Na prática anestésica canina, entretanto, dois fatores têm limitado o emprego de bloqueadores: a facilidade com que se consegue a intubação exclusivamente com o anestésico geral (barbitúrico de duração ultracurta) e o emprego de associações anestésicas parenterais que dispensam a aparelhagem anestésica.

Na prática rotineira, os bloqueadores são de grande importância, especialmente em casos nos quais a respiração artificial é obrigatória, como, nas toracotomias, em redução de hérnias diafragmáticas ou outras exigências cirúrgicas.

Em anestesiologia veterinária há dois tipos de bloqueadores musculares: os que atuam por despolarização de placa motora, denominados *despolarizantes*, e os que agem por competição com a acetilcolina na junção neuromuscular, chamados *adespolarizantes* (não despolarizantes) ou *competitivos*.

Bloqueadores neuromusculares despolarizantes

Fármacos como a succinilcolina e o decametônio têm a propriedade de atuar sobre receptores colinérgicos de modo semelhante ao do neurotransmissor, ou seja, apresentam afinidade pelo receptor e exibem atividade intrínseca que garante a ocorrência da despolarização da membrana subsináptica. Entretanto, ao contrário do observado com a acetilcolina, a repolarização da membrana é lenta, dificultando a despolarização pelo neurotransmissor liberado pela estimulação do nervo motor. Desse modo, após a administração intravenosa (IV) de um despolarizante, pode-se observar uma rápida e breve fasciculação muscular como consequência da despolarização inicial. Esse efeito, contudo, é logo seguido por um quadro de relaxamento muscular, resultante da despolarização persistente da membrana subsináptica.

Ao contrário do que se observa com os bloqueadores neuromusculares adespolarizantes, a administração de um anticolinesterásico tende a acentuar o bloqueio por despolarização.

Outra característica do bloqueio por despolarização é a observação de que elevadas concentrações ou doses repetidas do agente podem, com o período de administração, produzir bloqueio, que lentamente se converte em bloqueio do tipo adespolarizante, fases designadas I e II, respectivamente.

No caso da succinilcolina, a fase II raramente é requerida, visto que o bloqueio é de curta duração, graças à degradação do fármaco pela colinesterase plasmática.

Já com o decametônio, a repetição de doses durante o ato anestésico é um modo de, precipitando a fase II, permitir a reversão do bloqueio mediante a administração de um anticolinesterásico.

Os bloqueadores neuromusculares despolarizantes mais empregados são descritos a seguir.

Succinilcolina (Quelicin®, Scoline®, Midarine®, Succicuran®)

Propriedades físico-químicas. O cloreto de succinilcolina é um composto sintético amoniacal quaternário. É uma substância branca cristalina, cujo ponto de fusão situa-se entre 156 e 163°C, tem fórmula molecular $C_{14}H_{30}Cl_2N_2O_4$ e peso molecular de 361,30. É insolúvel em éter e seu pH em soluções de 2 a 5% varia de 3 a 4,5.

Propriedades farmacológicas. Acredita-se que a succinilcolina ou o suxametônio atuem como a acetilcolina, produzindo bloqueio neuromuscular por despolarização; daí se justifica a fasciculação. A paralisia se inicia na região ocular, terminando no diafragma.

Lumb e Jones (1984) afirmam que o fármaco pode provocar tanto taquicardia como bradicardia, acompanhadas de aumento do potássio plasmático. Em doses suficientes para produzir apneia, pode ocorrer hipermotilidade intestinal, micção e salivação, sem produzir, contudo, hipotensão e liberação de histamina.

Segundo Adams (1977), os tranquilizantes fenotiazínicos têm atividade anticolinesterásica e o halotano apresenta sinergismo com a succinilcolina. Ela é inativada pela pseudocolinesterase por hidrólise enzimática, podendo ocorrer, ainda, hidrólise alcalina, redistribuição e eliminação, encontrando-se em excreção renal apenas 2% sob forma íntegra.

As doses normalmente recomendadas nas diferentes espécies são:

- Cães: 0,3 mg/kg IV – 30 min de apneia
- Suínos: 2,2 mg/kg IV – 2 a 3 min de apneia (Soma, 1971)
- Bovinos e ovinos: 0,02 mg/kg IV – 6 a 8 min de apneia (Soma, 1971)
- Equinos: 0,1 a 0,2 mg/kg IV – 10 a 15 min de apneia.

Doses subsequentes de succinilcolina podem levar os animais da fase I para a fase II, esta com características de agente despolarizante, podendo ser revertida com neostigmina.

Surgindo uma apneia prolongada durante a anestesia geral e para fazer um diagnóstico diferencial se ela for de origem periférica ou central, basta aplicar um analéptico (doxapram). Se houver resposta respiratória, o bloqueio terá sido de ação central; caso contrário, terá ocorrido por persistência de ação da succinilcolina.

Decametônio (Syncurine®, C-10)

Propriedades físico-químicas. O decametônio é um pó inodoro, solúvel, ligeiramente solúvel em clorofórmio e praticamente insolúvel em éter. É autoclavável, estável e compatível com procaína e tiopental. Não é irritante para os tecidos e vasos sanguíneos, e seu pH em solução aquosa é de 5,5. Sob a forma de bromidrato, sua fórmula molecular é $C_{16}H_{38}Br_2N_2$ e seu peso molecular é 418,36.

Propriedades farmacológicas. Sua ação é semelhante à da acetilcolina. Produz despolarização da placa terminal, o que acarreta fasciculações menos intensas que as causadas pela succinilcolina, sendo eliminados 80 a 90% de maneira inalterada na urina (Paton e Zaimis, 1952).

O decametônio libera discretas quantidades de histamina e praticamente não atravessa a barreira placentária em cobaias e coelhos (Young, 1949).

Em cães anestesiados pelo tiopental, a dose inicial é de 0,2 mg/kg e as doses subsequentes são de 0,02 mg/kg IV, devendo-se tomar cuidado porque não existem fármacos antagonistas do decametônio.

Bloqueadores neuromusculares adespolarizantes ou competitivos

Os compostos desta classe têm como propriedade fundamental a capacidade de se combinarem com os receptores colinérgicos na membrana subsináptica neuromuscular. Embora exibam afinidades por tais receptores, são fármacos destituídos de atividade intrínseca, ou seja, não alteram o equilíbrio iônico da membrana subsináptica. Como resultado dessa interação, entretanto, a quantidade de acetilcolina liberada por impulso nervoso passa a criar potenciais de placa motora inferiores ao limiar necessário para a deflagração da contração muscular. Em outras palavras, a membrana subsináptica é estabilizada pelo agente adespolarizante, o que justifica a denominação de agentes estabilizadores de membrana, muitas vezes empregada como sinônimo do grupo.

A reversão desse tipo de bloqueio é rapidamente obtida pela mera elevação da concentração da acetilcolina na fenda sináptica, o que pode ser conseguido com o uso de um anticolinesterásico.

Os bloqueadores neuromusculares adespolarizantes mais empregados são descritos a seguir.

Galamina (Flaxedil®, Relaxan®, Retensin®, RP-369)

Propriedades físico-químicas. O trietiodeto de galamina é um pó branco com ponto de fusão entre 145 e 150°C e peso molecular de 891. Sua fórmula molecular é $C_{30}H_{60}I_3N_3O_3$, quimicamente incompatível com meperidina, sendo apresentada no comércio em ampolas de 2 mℓ, contendo 40 mg.

Propriedades farmacológicas. No sistema cardiovascular, apesar de não exercer ação direta sobre o miocárdio, causa bloqueio vagal, com taquicardia intensa, o que é benéfico em casos de anestesias pelo halotano.

Apesar de não ter ação direta sobre o fígado e os rins, a galamina é contraindicada em animais com nefropatias, uma vez que Chagas (1962) encontrou 80% da dose original na urina de cães 3 a 5 h após a administração.

A grande vantagem desse fármaco é que não libera histamina e, apesar de ser encontrada no cordão umbilical, a galamina aplicada na mãe não interfere no feto.

As doses aplicadas a fim de se obter apneia nos animais domésticos são:

- Cão e gato: 0,5 a 0,8 mg/kg IV
- Suíno: 2 mg/kg IV (Soma, 1971)
- Bovino: até 0,5 mg/kg IV
- Equino: 0,5 a 1,0 mg/kg IV

Convém lembrar que a aplicação IV deve ser lenta e a apneia se estabelece gradualmente, o que obriga a manter sempre presente o aparelho de respiração controlada. O período de apneia é de 15 a 20 min. Como antagonista (anticolinesterásico), a fim de reverter a ação da galamina, emprega-se a neostigmina na dose de 0,04 a 0,07 mg/kg IV.

Fazadínio (Fazadon®, AH-8165)

Propriedades físico-químicas. O brometo de fazadínio é composto de cristais amarelos com ponto de fusão entre 215 e 219°C, e peso molecular 604,3. Sua fórmula molecular é $C_{28}H_{24}Br_2N_6$.

Propriedades farmacológicas. Bloqueador competitivo em gatos, cães e macacos, com curto período de ação e latência (Brittain e Tyers, 1973). A grande vantagem desse fármaco é que não altera significativamente a temperatura retal, a frequência cardíaca, a pressão arterial e a pressão venosa (Castro, 1986).

O período de apneia (término do efeito máximo) previsto em cães na dose de 1 mg/kg IV é de até 30 min, podendo-se obter a reversão do efeito com neostigmina, na dose de 0,04 a 0,07 mg/kg IV.

A via de inativação é conhecida como via de eliminação de Hofmann, através da qual o produto é biodegradado em subprodutos inativos em condições de ligeira alcalinidade, dispensando a participação de mecanismos hepatorrenais (Stenlake, 1983).

Atualmente, o fazadínio encontra-se fora do comércio nacional.

Atracúrio (Tracrium™, Atracurium®, BW-33A)

Propriedades físico-químicas. O benzossulfonato de atracúrio é um pó branco com ponto de fusão entre 85 e 90°C, peso molecular de 1.243,51 e fórmula molecular $C_{65}H_{82}N_2O_{18}S_2$.

Propriedades farmacológicas. Hughes e Chapple (1981) obtiveram em cães, com dose de 0,25 mg/kg, paralisia completa; entretanto, com doses acima de 2 mg/kg, observaram hipotensão, bradicardia com bloqueio simpático e liberação de histamina.

Castro (1986) sugere para cães a dose de 0,4 mg/kg IV, para se obter uma apneia de 36,4 min (± 8,4).

A reversão pode ser obtida com o emprego da neostigmina, na dose de 0,04 a 0,07 mg/kg IV.

Pancurônio (Pavulon®, Myoblock®)

Propriedades físico-químicas. Cristal inodoro e de sabor amargo, com ponto de fusão aos 215°C, peso molecular 732,70 e fórmula molecular $C_{35}H_{60}Br_2N_2O_4$. Um grama se dissolve em 20 partes de clorofórmio e uma de água.
Propriedades farmacológicas. A DL_{50} IV em ratos é de 0,047 mg/kg.

No sistema cardiovascular, causa ligeira taquicardia, sem alteração da pressão arterial. Não libera histamina e não causa alteração no sistema nervoso central (SNC); entretanto, é desaconselhável em pacientes com nefropatias ou função renal deficiente, pois, em parte, é excretado sem alterações pelos rins.

A dose recomendada é de 0,05 a 0,08 mg/kg, obtendo-se 30 a 40 min de apneia e a neostigmina, na dose de 0,04 a 0,07 mg/kg IV, também reverte o efeito do pancurônio.

MIORRELAXANTES DE AÇÃO CENTRAL

Nesta classe de fármacos, incluem-se os medicamentos capazes de produzir relaxamento muscular por ação meduloespinal. Esses agentes, em geral, são empregados na terapêutica da espasticidade muscular ou em espasmos musculares agudos pós-traumas, sendo miorrelaxantes auxiliares em reduções de fraturas, ou até para simples contenções farmacológicas. A grande vantagem de certos fármacos incluídos nessa classificação é que, além dessa atividade básica, eles apresentam outras características, como analgesia, ação anticonvulsivante e tranquilizante, que detalhadas ao se estudarem os fármacos isoladamente.

Nesse grupo farmacológico, os fármacos mais importantes são descritos a seguir.

Benzodiazepínicos

Em anestesiologia, as benzodiazepinas são empregadas não somente por sua ação miorrelaxante, mas também por suas qualidades ansiolíticas e anticonvulsivantes, razão pela qual foram incluídas especificamente no Capítulo 3.

Éter glicerilguaiacólico (Guaifenesina®, MY 301, Gecolate®)

Propriedades físico-químicas. Existe sob a forma de pequenos prismas romboides, cujo ponto de fusão situa-se entre 78,5 e 79°C. Um grama é solúvel em 20 mℓ de água a 25°C, solúvel em glicerol e propilenoglicol, mas insolúvel em éter de petróleo. Sua fórmula molecular é $C_{10}H_{14}O_4$ e seu peso molecular é 198,21.
Propriedades farmacológicas. O éter glicerilguaiacólico (ECG) é um miorrelaxante da musculatura estriada, de ação central, que causa depressão seletiva do impulso nervoso nos neurônios internunciais, medula espinal, tronco cerebral e regiões subcorticais do encéfalo (Davis e Wolff, 1970), sem interferir, entretanto, em nível de diafragma.

Na mecânica respiratória, pode influenciar reduzindo o volume corrente, aumentando, porém, a frequência respiratória e estabilizando, assim, o volume-minuto. O miorrelaxamento causado pode permitir, dependendo da intensidade de ação e da dose empregada, a intubação endotraqueal, fazendo o fármaco se tornar um agente indutor para a anestesia geral inalatória.

Quando aplicado rapidamente, pode causar discreta hipotensão arterial, que é insignificante quando comparada com a ação das fenotiazinas ou tiopental; estas, por sinal, compatíveis com o ECG.

Nas diferentes espécies, a que mais se adapta ao uso do ECG é a equina, e as doses mais comumente usadas variam de 50 a 100 mg/kg em soluções a 5 ou, no máximo, 10%, pois concentrações superiores podem causar hemólise intravascular (Fritsch, 1965).

As doses comumente empregadas na prática são de 100 mg/kg em solução a 10%, exclusivamente IV, pois, se injetada no compartimento extravascular, pode causar necrose. Caso isso ocorra acidentalmente, deve-se injetar, imediatamente, solução fisiológica, com o objetivo de diluir a solução.

O preparo dessa solução, bem como seu emprego em equinos, será detalhado no Capítulo 11.

Agonistas alfa-2

Xilazina (Rompum®, BAYVa-1470)

Propriedades físico-químicas. Sob a forma de cloridrato de xilazina, o ponto de fusão desse fármaco situa-se entre 164 e 167°C. Sua fórmula molecular é $C_{12}H_{16}N_2SHCl$ e seu peso molecular é 256,8. É composta de cristais incolores de sabor amargo, solúveis em metanol e água, mas insolúveis em éter e clorofórmio. A solução a 2% contém 23,32 mg de cloridrato de xilazina, que correspondem a 20 mg da base. O produto deve ser armazenado em lugar seco e, caso haja formação de precipitados, estes não interferem na potência do fármaco. Aceita desidratação em estufa a 70°C (Novaes, 1982).
Propriedades farmacológicas. Apesar de exercer atividades analgésica e sedante, a xilazina se caracteriza por sua ação acentuadamente miorrelaxante central, sendo usada em grande escala para a contenção farmacológica em animais silvestres.

A DL_{50} IV em ratos é de 43 mg/kg e subcutânea (SC) de 121 mg/kg. Produz um estado de sonolência, acompanhado de moderada ação analgésica nas diferentes espécies animais, sendo pouco eficaz em suínos. Em bovinos, no período de latência, quando o fármaco é aplicado por via intramuscular (IM) profunda, o efeito pode ser interrompido por estímulos externos. Em cães, exerce ação parassimpatomimética que produz arritmia sinusal e até bloqueio atrioventricular de segundo grau, com bradicardia acentuada podendo ser antagonizada com a ação prévia da atropina.

Ação sobre o sistema respiratório. Apresenta ligeira bradicardia e redução do volume corrente.
Ação sobre o SNC. A única característica que não permite classificar categoricamente a xilazina como fármaco neuroleptoanalgésico é que ela apresenta, segundo alguns pesquisadores, um estado denominado de hipnótico-sedativo, o que pode ser contestado pela presença do reflexo palpebral, levando mais a crer que ocorre um estado de "desligamento". Por outro lado, deve-se levar em consideração o acentuado grau de miorrelaxamento de ação central.

Ação sobre o sistema cardiovascular. Ocorre uma hipotensão arterial, precedida de elevação de curta duração com diminuição da frequência cardíaca, o que a torna desaconselhável em pacientes de alto risco.

Ação sobre a musculatura. Na musculatura esquelética, causa relaxamento por ação central, o que permite boas manipulações. Quanto à musculatura lisa, reduz o tônus intestinal (intestino grosso), evitando a emissão de fezes.

Temperatura. Inicialmente, ocorre elevação de até 1°C, tendendo à normalidade após, aproximadamente, 3 h da aplicação.

Comportamento do animal. Após aplicação IM, ocorre um período de latência de 4 a 5 min em cães e gatos, com prostração suave sem maiores complicações. Em bovinos, no período de latência, que é de 7 a 12 min, devem ser evitados os ruídos, estímulos táteis ou luminosos, pois poderão interferir sobremodo, não ocorrendo, inclusive, o período hábil de neuroleptoanalgesia (NLA). A alteração do comportamento em bovinos se traduz por abaixamento da língua (protrusão), dos lábios, ptose palpebral, salivação abundante, emissão de mugidos, movimentos constantes de orelhas e cauda, acomodação em decúbito esternal e, posteriormente, em decúbito lateral.

Doses

- Gatos: 0,5 a 0,8 mg/kg, não se recomendando excedê-las, em razão da recuperação tardia e da acentuada depressão
- Cães: 1 mg/kg
- Bovinos e pequenos ruminantes: as doses seguem o seguinte esquema:
    - 0,25 ml/100 kg (5 mg/100 ou 0,05 mg/kg): sedação ligeira, relaxamento muscular, analgesia moderada (radiografias, manipulações)
    - 0,50 ml/100 kg (10 mg/100 ou 0,10 mg/kg): sedação média, relaxamento muscular (suturas superficiais, argolamento, incisão de abscessos)
    - 1 ml/100 kg (20 mg/100 ou 0,20 mg/kg): sedação intensa, relaxamento muscular, analgesia intensa e anestesia (intervenções cirúrgicas)
    - 1,5 ml/100 kg (30 mg/100 ou 0,30 mg/kg): sedação forte, relaxamento muscular intenso e prolongado com analgesia e anestesia (intervenções cirúrgicas).

Detomidina (Domosedan®)

O cloridrato de detomidina é um produto novo empregado especialmente em equinos, cuja fórmula química é 4(5)-2,3-dimetilbenzil cloridrato de imidazol.

Características principais:

- Alfa-2 adrenorreceptor (ação agonista)
- Eleva inicialmente a pressão arterial e o batimento cardíaco, diminuindo em seguida. Em altas doses, pode causar piloereção, diurese, sudorese e aumento da glicemia (Jochle, 1985)
- Apresenta potente ação sedativa e analgésica
- Não apresenta ação embriotóxica
- Em equinos, a dose recomendada tanto por via IM profunda quanto por via IV é de 20 a 40 µg/kg, provocando um período de latência de 3 a 5 min e um período hábil hipnoanalgésico de 50 a 60 min.

A característica do efeito do fármaco em equinos se manifesta pelo abaixamento da cabeça com perda da postura altiva, sem, contudo, induzir prostração, o que permite manipulações do animal sem excitações.

Aconselha-se o jejum prévio de 6 a 10 h e, após o emprego da detomidina, o equino não deverá se alimentar por 2 h para evitar falsa via do alimento pelo relaxamento da glote e epiglote.

Na aplicação, sugere-se o uso de seringa de 3 ml e agulha 30 × 7 aspirando e injetando (*barbotage*) o produto pela via intravenosa.

Romifidina (Sedivet®)

A romifidina ou monocloridrato de 2 bromo-6 fluorimidazolidenbenzamina é um agonista alfa-2 empregado preferencialmente em equinos.

Propriedades farmacológicas

- Miorrelaxante de ação central
- Causa menor ataxia quando comparada a xilazina e detomidina
- Não causa analgesia
- Causa bradiarritmia
- Causa piloereção
- Empregada para contenções farmacológicas
- Causa abaixamento da cabeça, primeiro sintoma de estabelecimento da sedação
- Sua aplicação é, preferencialmente, pela via IV, podendo ocorrer também pela via IM
- Período de latência: 10 min
- Período hábil de sedação: 40 a 50 min
- Agente pré-anestésico para equinos.

Pelo efeito miorrelaxante residual, após o período hábil de sedação, aconselha-se não alimentar o animal por 2 h para evitar falsa via. Deve-se transportar o animal somente após 2 h de recuperação.

Doses para equinos

- Sedação leve:
    - 20 µg/kg peso (0,2 ml/100 kg em soluções a 1%)
    - Permite tranquilização para exames exploratórios sem desconforto
- Sedação média:
    - 40 µg/kg (ou 0,4 ml/100 kg em soluções a 1%)
    - Permite manipulações com desconforto
- Sedação profunda:
    - 80-100 µg/kg (ou 0,8 a 1 ml/100 kg em soluções a 1%)
    - Preparo do animal para qualquer agente para indução anestésica ou aplicação de anestésicos locais para pequenas cirurgias a campo.

Dexmedetomidina (Precedex®)

É apresentada em forma de cloridrato, sendo uma solução estéril, apirogênica, disponível para infusão intravenosa após diluição. O nome químico é monocloridrato de (+)-4-(5)-[1-(2,3-dimetilfenil)etil]-1H-imidazol.

Propriedade físico-química

- Peso molecular de 236,7.

Propriedades farmacológicas

- Isômero farmacologicamente ativo da medetomidina
- Altamente lipofílica, demonstrando seletividade pelos receptores alfa-2 adrenérgicos, que, quando estimulados, inibem a liberação de norepinefrina e a atividade simpática

Comentário

A romifidina é um agonista alfa-2 de eleição para pequenas intervenções em equinos. Permite o uso complementar de outros agentes anestésicos ou tranquilizantes, como a cetamina no primeiro caso e a acepromazina, a clorpromazina e a levomepromazina no segundo caso.

Após a aplicação da romifidina IV, nota-se o abaixamento da cabeça e a piloereção, respondendo ainda aos estímulos tácteis ou sonoros, demonstrando, apesar da discreta ataxia, sua permanência em posição quadrupedal. Sugere-se sempre o jejum prévio do animal e, após seu emprego, aguardar 2 h após a recuperação, uma vez que o efeito miorrelaxante de ação central remanescente pode causar, em vez da deglutição do alimento, a falsa via, conduzindo para a traqueia.

- Diminui a pressão arterial e a frequência cardíaca, promovendo sedação, ansiólise e analgesia
- A atividade pré-sináptica dos receptores alfa-2 adrenérgicos das terminações nervosas simpáticas impede a liberação da catecolamina norepinefrina
- A ativação pós-sináptica dos receptores alfa-2 adrenérgicos do SNC inibe a atividade simpática e diminui a pressão arterial e a frequência cardíaca
- Causa sedação e ansiólise
- Obtém-se analgesia pela ligação de agonistas e receptores alfa-2 adrenérgicos na medula espinal
- Após a infusão, apresenta uma fase rápida de distribuição com meia-vida de aproximadamente 6 min
- A ligação a proteínas plasmáticas é de 93,7%
- O comprometimento renal e o sexo não apresentam efeito sobre a taxa de ligação às proteínas
- O comprometimento hepático pode apresentar alterações nesta taxa, resultando em valores menores de depuração
- Sofre ampla biotransformação no fígado e é excretado pela urina (95%) e nas fezes (4%)
- A administração de injeções em *bolus* de cloridrato de dexmedetomidina não deve ser feita para minimizar os efeitos colaterais indesejáveis, como bradicardia e hipotensão
- Sugere-se o emprego prévio de atropina como ação parassimpatolítica.

Doses

Apesar da dexmedetomidina apresentar características farmacológicas semelhantes aos demais agonistas alfa-2, ela é ministrada em doses baixas:

- No homem: a dose recomendada é de 1 µg/kg em *bolus* e 0,3 a 0,7 µg/kg/h em infusão por bomba de seringa
- Em gatos: Mendes *et al.* (2002) sugerem 10 µg/kg quando associada com outros fármacos
- Em cães: Kitahara *et al.* (2002) sugerem a dose de 10 µg/kg. Os primeiros experimentos em cães demonstram que é possível a aplicação em *bolus* com 3 µg/kg e a mesma dose aplicada por bomba de seringa durante 1 h. Essa prática permite apenas a contenção farmacológica.

Medetomidina (Domitor®, Sedanil®)

O nome químico da medetomidina é 4-(5)-[1-(2,3-dimetilfenil)etil]-1H-imidazol. Trata-se de um fármaco novo no Brasil e em fase experimental, porém já em uso na Europa.

Agonistas de receptores alfa-2 adrenérgicos localizados na membrana pré-sináptica impedem a liberação da norepinefrina por meio da inibição do influxo de íons Ca^{++} na membrana neural.

Propriedades farmacológicas

A DL_{50} é bem superior à dose terapêutica, o que torna esse fármaco seguro. Além disso, é seletivo, específico, de ação miorrelaxante e um potente analgésico (Ansah *et al.*, 2000).

Associado a outros fármacos anestésicos, causa um bom sinergismo por potenciação, com excelente sedação e uma indução à anestesia tranquila (Hellebrekers e Sap, 1997; Sano *et al.*, 2003).

Efeitos sedativos são alcançados com 750 µg/m² de superfície corpórea/IV ou 1.000 µg/m² de superfície corpórea/IM. Teto de sedação e analgesia em 10 a 20 min e concentração plasmática de 18,5 µg/dℓ em dose única de 40 µg/kg/IV, com um índice de depuração de 1,26 ℓ/kg/h, um volume de distribuição de 1,28 ℓ/kg e meia-vida terminal de 0,96/h (Kuusela *et al.*, 2000).

A utilização da medetomidina em cães anestesiados com isofluorano evidenciou maior depressão do SNC, constatada por meio de exame biespectral (BIS), reduzindo a concentração alveolar mínima (CAM; Grenne *et al.*, 2003) e promovendo diurese (Saleh *et al.*, 2005).

O pré-tratamento com medetomidina (10 µg/kg IV) reduz em 90% a dose do anestésico volátil (Vickery *et al.*, 1988).

Período hábil de miorrelaxamento e analgesia é de 50 a 60 min, dependendo da via de aplicação.

Doses

Em cães e gatos: 20 a 40 µg/kg (SC, IM ou IV). É necessário pesar o animal e respeitar a potencialização com outros fármacos tranquilizantes, opioides e anestésicos gerais.

14 | Aparelhos, Circuitos Anestésicos e Monitoramento

Flavio Massone • Newton Nunes

INSTRUMENTAL

É todo o material empregado pelo anestesista para a execução do ato anestésico (Figura 14.1). O instrumental rotineiramente empregado em pequenos animais no uso cotidiano é descrito a seguir.

Lanterna

Aconselha-se o emprego de lanterna de uma pilha pequena, pois maior intensidade luminosa pode lesar a retina; já para equinos e bovinos ou pequenos ruminantes, emprega-se uma lanterna de duas pilhas pequenas. É sempre útil manter esse instrumento à mão, pois é empregado com frequência para a observação do reflexo pupilar, parâmetro importante para a avaliação da profundidade anestésica.

Laringoscópio

Apesar de existirem vários modelos e marcas, o que mais se adapta para pequenos e até médios animais, por sua conformação, é o laringoscópio de McIntosh, munido de quatro lâminas de diferentes tamanhos, que são empregadas de acordo com o talhe do animal.

Em equinos e bovinos, praticamente não se usa laringoscópio para a intubação, pois existem técnicas mais simples e adequadas que serão discutidas na seção referente às técnicas anestésicas.

Sondas endotraqueais

As mais empregadas são as sondas endotraqueais de Magill, cuja numeração varia de 0 a 10, enquanto as de nomenclatura francesa variam de 8 a 46, conforme exposto na Tabela 14.1. As sondas para equinos são demonstradas na Tabela 14.2.

Tabela 14.1 Sondas endotraqueais.

Escalas Francesa	Magill	Diâmetro externo (mm)	Diâmetro interno (mm)	Comprimento (mm)
46	–	15,3	11,0	360
44	–	14,7	10,5	360
42	–	14,0	10,0	360
40	–	13,3	9,5	350
38	–	12,7	9,0	340
36	10	12,0	8,5	330
34	9	11,3	8,0	320
32	8	10,7	7,5	310
30	7	10,0	7,0	300
28	6 a 5	9,3	6,5	290
26	4	8,7	6,0	280
24	3	8,0	5,5	270
22	2	7,3	5,0	240
20	1	6,7	4,5	220
18	0	6,0	4,0	200
16	–	5,3	3,5	180
14	–	4,7	3,0	160
12	–	4,0	2,5	140
10	–	3,3	2,0	140
8	–	2,7	1,5	140

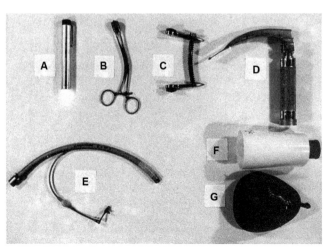

Figura 14.1 Instrumental empregado em anestesia geral volátil. **A.** Lanterna. **B.** Pinça tira-língua. **C.** Abre-boca. **D.** Laringoscópio de McIntosh. **E.** Sonda endotraqueal de Magill. **F.** Máscara para administração de anestésico volátil. **G.** Máscara facial para administração de anestésico volátil em animais braquicefálicos e felinos.

Tabela 14.2 Dimensões requeridas para grandes animais.

Diâmetro interno (mm)	Diâmetro externo (mm)	Comprimento (cm)	Talhe do animal
35	43	100	Cavalos de tiro, cavalos de raça de grande porte
30	38	100	Cavalos de porte médio, touros e vacas de grande porte
25	31	80	Pôneis adultos e de médio porte e potros até 1 ano de idade
20	26	80	Pôneis pequenos, potrinhos e novilhos
18	22,5	60	Carneiros adultos, suínos e garrotes
16	19,5	60	Ovelhas e suínos
14	17	50	Borregos, suínos menores e bezerros
12	15	40	Animais recém-nascidos

Adaptada de Soma (1973) segundo as normas da Associação dos Anestesistas Veterinários da Grã-Bretanha e da Irlanda.

Pinça tira-língua

Para que não se tenha contato manual com a língua do animal, emprega-se essa pinça, que dispõe, na sua ponta, de um dispositivo de borracha, o qual, ao fechá-la, permite a preensão da língua sem lesá-la, exteriorizando-a e facilitando a introdução da sonda endotraqueal.

Abre-boca

Este instrumento permite, por sua função autoestática, visualizar melhor o interior da boca.

Intermediários à distância

São extensões que, adaptadas à sonda de Magill, permitem que o anestesista se afaste um pouco do corpo do animal, sem interferir na manipulação cirúrgica da cabeça, da boca ou em cirurgias oftálmicas. As conexões variam de acordo com a sonda correspondente.

Máscaras

Apesar de terem mais serventia na cirurgia em humanos, as máscaras se adaptam em anestesias de animais braquicefálicos, como pequineses (máscara para adultos) ou felinos (máscara infantil).

ACESSÓRIOS

Cilindros

Os gases anestésicos, medicinais ou fluxos diluentes são envasados em cilindros cuja identificação, de acordo com normas internacionais, é feita por meio de cores padronizadas, assim distribuídas:

- Ar comprimido: azul-claro
- Óxido nitroso: azul-escuro
- Etileno: vermelho
- Ciclopropano: alaranjado
- Hélio: pardo
- Oxigênio: verde
- Gás carbônico: cinza
- Oxigênio biológico: verde com pequena faixa cinza (5% de CO_2).

Compressores

Seu emprego na anestesia é substituir o O_2 puro pelo ar comprimido. Para que um compressor possa ser considerado apto para uso em anestesia, é necessário que conte com filtro de óleo, a fim de evitar que, à inspiração, partículas tóxicas (óleo e outras impurezas) atinjam o pulmão.

Existem ainda, compressores mais aperfeiçoados, que, em vez de óleo, utilizam grafite na sua lubrificação.

Válvulas redutoras

Responsáveis pela redução da pressão total do cilindro (200 a 250 kg/cm^2), permitindo a saída do gás em pressões compatíveis com sua utilização nos aparelhos de anestesia (4 kg/cm^2).

Extensões

Também denominadas de chicotes, têm como objetivo conduzir o fluxo diluente (O_2 ou ar) da válvula redutora até o aparelho de anestesia.

APARELHOS ANESTÉSICOS

A indústria nacional de aparelhos de anestesia tem progredido substancialmente, podendo-se, hoje, observar no mercado desde os aparelhos mais simples até os mais sofisticados.

Não é intenção deste capítulo divulgar fornecedores nem detalhes sofisticados inviáveis, mas tentar apresentar os princípios básicos que regem a elaboração desses aparelhos, bem como suas partes indispensáveis.

Aparelho anestésico para respiração espontânea

O aparelho anestésico empregado nessa circunstância é constituído basicamente dos seguintes componentes: fonte de fluxo diluente (O_2 ou ar comprimido); rotâmetro ou fluxômetro; vaporizador (calibrado ou universal); e filtro circular (Figura 14.2).

É necessário salientar que, em um aparelho de anestesia, devemos observar sua praticidade, seu uso, sua versatilidade e fácil manutenção, pois, durante o ato anestésico, não se permitem falhas ou improvisações, já que a vida do paciente também depende do bom funcionamento do aparelho.

Fluxo diluente

Em anestesia, normalmente o fluxo diluente mais empregado é o de O_2 puro (100%). Entretanto, como fonte alternativa, pode-se empregar ar comprimido (ar ambiente ou medicinal), que tem 21% de O_2 e pode ainda ser enriquecido com O_2 puro, quando necessário.

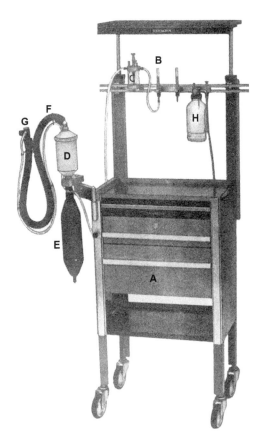

Figura 14.2 Aparelho de anestesia Takaoka modelo 1.502 para respiração espontânea munido de gabinete (**A**), fluxômetro (**B**), vaporizador universal (**C**), aníster (**D**), balão respiratório (**E**), traqueia corrugada (**F**), válvula de alívio (**G**) e aspirador (**H**).

Como geradores de ar ambiente, encontram-se, no mercado, compressores de boa qualidade, munidos de pistão, e não de diafragma, o que possibilita o uso por horas sem que o aparelho sofra aquecimento.

Rotâmetro ou fluxômetro

Rotâmetro. Mede o fluxo diluente antes do vaporizador, de maneira sensível (em mℓ), permitindo, com segurança, boas anestesias em animais cujo volume corrente é baixo, como é o caso dos animais de laboratório (10 a 100 mℓ).
Fluxômetro. Mede, de maneira menos precisa, o fluxo diluente, permitindo medições a partir de 1 ℓ até 30 ℓ. A vantagem de seu emprego é a de fazer "lavados" pulmonares, ou seja, administrar quantidades maiores de fluxo diluente, tentando remover o anestésico volátil em sobredoses no paciente.

Vaporizadores

Universais. Nestes vaporizadores, pode-se colocar qualquer tipo de anestésico volátil, e seu princípio básico de funcionamento é a volatilização do agente anestésico por borbulhamento. Este princípio requer certa habilidade por parte de quem o manipula, pois o controle da concentração do anestésico é feito periodicamente (10 min), em função do volume gasto ou pelos reflexos de profundidade anestésica.
Calibrados. Sem dúvida, são os melhores vaporizadores a serem usados em anestesia volátil, pois permitem o fluxo diluente desejado na concentração requerida, dispondo de gradua-

ção de acordo com o agente anestésico empregado. Seu princípio básico de funcionamento é por turbilhonamento (arraste), e são providos de sistema de compensação de pressão, temperatura e fluxo. Em nosso meio, existem vaporizadores calibrados para halotano, isofluorano e sevofluorano, devendo ser calibrados por empresas idôneas a cada 6 meses.

Filtro circular

Atualmente, é o circuito mais empregado, dada sua praticidade, vindo já com todos os componentes necessários para anestesia em que se faça necessária reinalação total ou parcial. É provido de uma ou duas traqueias corrugadas, dependendo do tipo de filtro circular. Na segunda alternativa, acompanham duas válvulas (inspiratória e expiratória) que não permitem refluxo, a fim de não sobrecarregar o circuito.

Um dos dispositivos mais importantes é o caníster, que contém a cal baritada ou sodada, esta última mais empregada, cuja finalidade básica é a absorção do CO_2 expirado pelo paciente. Nessa absorção, há produção de calor e água, sendo a umidade importante para o início da reação. Durante a anestesia, é comum notar alteração da coloração da cal sodada de branca para azul-violeta, que, se for transitória (volta para branca), em nada interferirá. Entretanto, caso a mudança de coloração seja irreversível, indicará exaustão, devendo, para tanto, ser trocada. Geralmente, essa mudança de cor acontece após 20 a 25 h de cirurgia.

O corante empregado como indicador é o violeta de etila, e a composição da cal sodada, segundo Chung e Lam (1983), é:

- Hidróxido de sódio: 4%
- Hidróxido de potássio: 1%
- Hidróxido de cálcio: 76 a 81%
- Umidade e corante: 14 a 19%.

Ventiladores ou respiradores

A finalidade dos ventiladores, também conhecidos como respiradores, é a de proporcionar ao paciente uma respiração controlada, permitindo, por meio de controles, ajustar o fluxo, a pressão e o volume corrente.

Existe uma série de modalidades de aparelhos de respiração controlada, mas, no meio veterinário, a fabricação, com base em pesquisas de autores nacionais, deve-se a Takaoka (1964) e Pena (1977).

O respirador automático de Takaoka modelo 600 é um aparelho idealizado para ventilação pulmonar controlada com fluxo e pressão constantes e volume variável, com relação inspiração/expiração 1:1. Seu funcionamento se dá a partir de um fluxo diluente de ar ambiente ou O_2, com fluxo mínimo de 3 ℓ/min, que faz a válvula magnética ser acionada, assumindo as duas posições: da inspiração e da expiração. A pressão positiva inspiratória pode ser regulada de 8 a 38 cm H_2O, chegando a uma pressão positiva máxima de 70 cm H_2O.

Os controles do aparelho são dois: o primeiro, ou seja, a pressão positiva inspiratória, varia de acordo com o ar corrente; o segundo, o fluxo, varia de acordo com o volume-minuto respiratório, que se baseará na regulagem da pressão positiva e na regulagem do fluxo vindo do fluxômetro (Figura 14.3).

Por sua vez, o Nelvent (Mano-Matic), segundo Pena, 1977, permite uma ventilação pulmonar com ritmo cíclico, a volume e pressão constantes, com relação inspiração/expiração de

1:2 a 1:8 s, permitindo, inclusive, fazer respiração controlada assistida (Figura 14.4).

Esses aparelhos são indicados em todas as intervenções torácicas, durante as quais a respiração controlada se faz necessária e, de preferência, em pequenos ou médios animais (hérnia diafragmática).

CIRCUITOS ANESTÉSICOS

Dos circuitos anestésicos, convém citar apenas os mais frequentemente usados no meio veterinário. Antigamente, era comum o uso de máscara aberta (era feita embebendo-se algodão com éter e se obrigava o paciente a inalar os vapores etéreos). O grande inconveniente dessa modalidade anestésica era que não se sabia exatamente quais eram as concentrações inaladas acrescidas do odor acre do anestésico. Com o advento da medicação pré-anestésica (MPA) e dos anestésicos voláteis halogenados, bem como dos aparelhos anestésicos de boa qualidade, as anestesias de máscaras abertas caíram em desuso.

Atualmente, conta-se objetivamente com os circuitos anestésicos descritos a seguir.

Peça em "T" de Ayres

Apesar das várias versões dessa peça, ela é usada com melhores resultados em pequenos animais, em virtude da pequena resistência do fluxo gasoso que apresenta, pois o excesso de fluxo que, porventura, possa existir escapará livremente pela extremidade do balão reservatório.

Um dos inconvenientes desse sistema é que requer um volume três vezes maior do que o volume-minuto do paciente para que não ocorra reinalação (Figura 14.5).

Circuito de Bain

É um dos sistemas mais simples e práticos em anestesias de pequenos animais, pois é conveniente em cirurgias da cabeça e do pescoço por sua versatilidade; não requer caníster (cal sodada), é prático para adaptação à respiração controlada, conta com válvula de alívio, é de fácil fixação por sua leveza e, pelo tamanho e reduzido número de acessórios, não dificulta as manobras cirúrgicas.

O sistema funciona por meio de uma alimentação de fluxo anestésico por dentro de um tubo plástico maior, no qual se faz o escape dos gases expirados, sem interferir, assim, em nova reinalação (Figura 14.6).

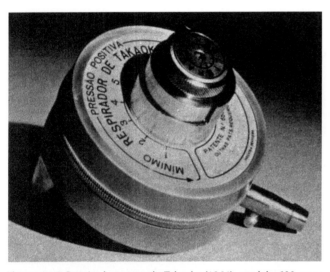

Figura 14.3 Respirador, segundo Takaoka (1964), modelo 600, para respiração controlada. Imagem cedida pelo Dr. Kentaro Takaoka.

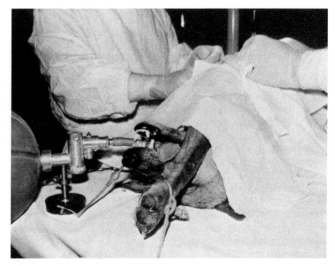

Figura 14.4 Respirador de Pena (1977), modelo Nelvent, para respiração controlada. Imagem cedida pelo Dr. Nelson Pena.

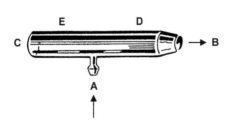

Figura 14.5 Peça em "T" de Ayres. **A.** Entrada de gás anestésico. **B.** Saída para o paciente. **C.** Saída para o meio ambiente. **D.** Ramo inspiratório. **E.** Ramo expiratório.

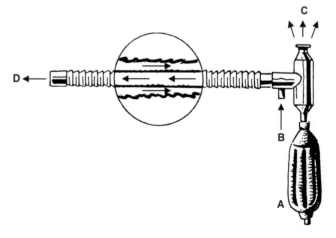

Figura 14.6 Circuito de Bain. **A.** Balão respiratório. **B.** Entrada de gás anestésico. **C.** Válvula de alívio. **D.** Saída para o paciente.

O único inconveniente é que pode ocorrer poluição da sala cirúrgica, facilmente contornável, empregando-se os métodos antipoluentes.

Circuito vaivém de Waters

Este circuito conta com um sistema no qual há absorção de CO_2, embora ele apresente resistência mínima ao fluxo de gás (Figura 14.7). Suas principais características são: ter válvula de alívio, dispor de caníster, poder ser adaptado tanto à máscara como à sonda endotraqueal e não ser muito prático em cirurgias da cabeça e do pescoço.

Circuito com válvula não reinalatória

Há vários tipos de válvulas não reinalatórias (Ambu, Ruben, Stephen-Slatter) adaptadas a qualquer circuito que não tenha cal sodada (Figura 14.8). As principais características são as seguintes: a mistura inalada é sempre expirada para fora do circuito, sem haver, portanto, reinalação; é indicada para respiração controlada; não permite acúmulo de CO_2 (hipercapnia) no paciente; polui o ambiente cirúrgico e ocasiona um gasto maior de anestésico.

Sistema circular

Este sistema é o mais empregado em rotina anestesiológica, pela economia de anestésico associada à segurança e à facilidade de manipulação.

Existem vários tipos e modelos, mas basicamente é composto de:

- Balão reservatório
- Caníster
- Traqueia corrugada
- Válvula de alívio
- Ponto de entrada do anestésico e seu fluxo diluente (Figura 14.9).

Suas principais características são:

- A mistura expirada é totalmente ou parcialmente inspirada
- Pode ser acoplado à respiração controlada
- Não permite a hipercapnia por contar com válvula de alívio
- Dispõe de caníster
- Não polui o ambiente cirúrgico
- Permite anestesias de baixo custo em cirurgias demoradas.

Sistema valvular (Figura 14.10)

Este sistema também é bastante empregado e mais seguro, pois apresenta válvulas inspiratória e expiratória, as quais não permitem o refluxo dos gases inspirados ou expirados, tornando-o econômico.

O circuito requer um ou dois canísteres e duas válvulas (inspiratória e expiratória).

RESPIRAÇÃO CONTROLADA CICLADA A VOLUME

A respiração controlada, também conhecida como ventilação mecânica (VM), é fácil de ser desenvolvida, entretanto, é necessário ter certos conhecimentos básicos de fisiologia respiratória antes de efetuá-la, pois o anestesista se torna responsável pela respiração do paciente.

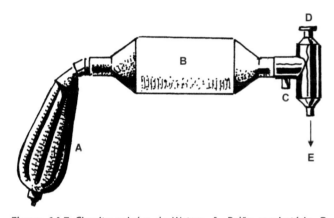

Figura 14.7 Circuito vaivém de Waters. **A.** Balão respiratório. **B.** Caníster. **C.** Entrada de gás anestésico. **D.** Válvula de alívio. **E.** Saída para o paciente.

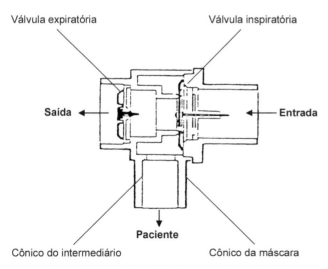

Figura 14.8 Válvula unidirecional ou não reinalatória.

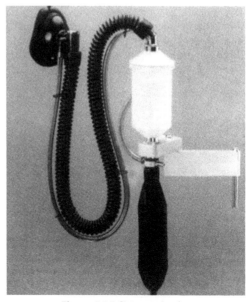

Figura 14.9 Sistema circular.

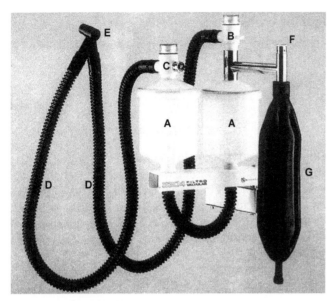

Figura 14.10 Sistema valvular composto de dois canísteres **A.**,Válvula inspiratória **B.**, Válvula expiratória com válvula de alívio **C.**,Traqueias corrugadas **D.**, "Y" **E.**, Válvula de alívio **F.** e balão respiratório **G.**

Convém lembrar que a pressão de admissão no aparelho é de no mínimo 80 mmHg, enquanto a pressão de admissão endotraqueal varia de 5 a 10 cmH$_2$O para cães e 10 a 20 cmH$_2$O para equinos.

Por outro lado, existem aparelhos ciclados a volume e outros a pressão.

Os ciclados a volume são seguros pois trata-se de ventilação mecânica invasiva (VMI) fixa e constante, e as pressões produzidas nas vias respiratórias podem ser limitadas por ajustes de alarmes de alta pressão inspiratória no ventilador (Mook, 2016).

Na respiração controlada é aconselhável sempre aplicar um miorrelaxante de ação periférica, devendo-se, antes, conhecer o volume corrente e a frequência respiratória do paciente, obtidos pela fórmula:

$$V_M = f \times V_T$$

Em que:
- V_M = volume minuto
- f = frequência respiratória
- V_T = volume corrente.

Segundo Massone *et al.* (1984), existe um cálculo para o volume corrente em cães baseado em classes de pesos (Tabela 14.3).

Exemplo para um cão de 11 kg: se dividirmos 280 por 10 e 12 teremos um intervalo de 28 para 10 kg e de 23 para 12 kg; portanto, para 11 será de 25,5, que multiplicado por 11 = 280,5 multiplicado por 19 = 5.329,5. Já para um animal de 8 kg será 141:28 × 8 = 224 × 22 = 4.928.

Tabela 14.3 Cálculo para volume corrente em cães.

Classes em kg	N	V_T (mℓ)	f (mov./min)	V_M (mℓ)
06 ---- I 08	06	141,7 (± 24)	22 (± 2)	3.036 (± 317)
08 ---- I 10	18	225,6 (± 55)	20 (± 6)	4.390 (± 1533)
10 ---- I 12	13	280,7 (± 5)	19 (± 5)	5.345 (± 1.554)

O importante sempre é avaliar a frequência respiratória antes para poder ajustar o aparelho ciclado à pressão.

Toda vez que se usa esta modalidade anestésica se faz necessário o controle dos parâmetros hemogasométricos (PaO$_2$ e PaCO$_2$) ou da oxicapnometria.

RESPIRAÇÃO CONTROLADA CICLADA À PRESSÃO

A respiração controlada à pressão (PCV = *pressure controlled ventilation*) consiste na oferta de ciclos respiratórios nos quais o ventilador pulmonar alcança uma pressão na via respiratória mantendo-a constante em um valor predeterminado pelo operador (Holanda, 2016).

Nesta situação, é importante saber previamente o número de ciclos a serem efetuados, a pressão a ser imposta ao paciente e a relação Inspiração:Expiração de 1:1,5.

A pressão de admissão geralmente varia de 10 a 20 cmH$_2$O nunca excedendo esse valor em cães, para evitar o barotrauma.

Sugere-se sempre o acompanhamento por biomonitor, especialmente da oxicapnometria, para os devidos ajustes durante esta modalidade de respiração controlada.

MONITORAMENTO

Atualmente, já não se considera mais aceitável a administração de anestesia, notadamente a geral ou a dissociativa, sem um mínimo de atenção ao monitoramento das funções vitais. Se, em outros tempos, a simples observação dos movimentos torácicos, para avaliação da função respiratória, ou a palpação do pulso, para estimar a atividade cardíaca e vascular, eram consideradas suficientes, hoje, o custo relativamente baixo de alguns dispositivos empregados no monitoramento e a possibilidade de redução do risco anestésico praticamente exigem seu uso.

Monitoramento da temperatura corporal

Sabe-se que muitos profissionais aferem a temperatura corporal do paciente tão somente durante a avaliação clínica pré-cirúrgica. Essa prática é um erro clássico. Não é possível admitir a falta de controle da temperatura durante todo o ato cirúrgico e após.

O monitoramento da temperatura é fundamental, pois a absoluta maioria dos pacientes tende à hipotermia durante a cirurgia, notadamente pela redução do metabolismo basal, determinada pela anestesia; pela redução, quase sempre presente, da pressão arterial, com vasodilatação periférica e consequente facilitação na troca de calor com o meio ambiente, o qual seguramente tem temperatura menor que a do paciente e pela abertura de cavidades corporais, favorecendo a evaporação de fluidos, a qual retira calor dos tecidos, sem se esquecer de que a simples exposição dos tecidos internos também facilita a troca de calor.

Por outro lado, é fato notório que pacientes em hipotermia recuperam a consciência mais tardiamente, o que é altamente indesejável, além do fato de que alguns fármacos utilizados em procedimentos emergenciais não atuam de maneira adequada em temperaturas não fisiológicas. Exemplo desse fato é a pouca ação da atropina, no restabelecimento da normocardia, em pacientes hipotérmicos. De modo complementar, também se deve atentar para o risco de hipertermia, a qual ocorre com menor frequência e exige tratamento imediato, notadamente quando se tratar do tipo maligna, normalmente determinada por fatores ligados a fármacos como o halotano ou a acetilcolina em pacientes mais sensíveis.

Do que foi exposto até aqui, depreende-se que não é admissível a ausência do monitoramento da temperatura, de modo que se possa tratar adequadamente tanto a hipo quanto a hipertermia, antes que se tornem fatores de risco imediato à vida do paciente. Por outro lado, não deve ser esquecido que o despertar do paciente em normotermia minimiza o desconforto tanto para o paciente, quanto para o proprietário, o qual observa uma recuperação mais rápida e tranquila.

Métodos de mensuração da temperatura corporal

Termômetros clínicos

Evidentemente, o método mais corriqueiro de avaliação da temperatura é o emprego de termômetro clínico, estando disponíveis os modelos analógicos, que empregam coluna de mercúrio ou outro líquido com baixo coeficiente térmico, o qual aumenta seu volume na presença de temperaturas maiores e reduz nas menores, e os digitais, que empregam dispositivos sensores, na maioria dos modelos, com base na variação da resistência elétrica de acordo com a temperatura à qual são submetidos. Os sensores empregados nos termômetros digitais são conhecidos como termorresistores ou termistores. Nesse modelo de termômetro, a variação da resistência é traduzida em valores de temperatura lidos diretamente em *display* digital. Por ser mais preciso que os modelos analógicos e ter, atualmente, custo baixo, o emprego do digital é recomendado e já disseminado.

Independentemente do modelo a ser empregado, deve-se tomar o cuidado de introduzir o termômetro no reto, inclinando-o de modo a permitir o contato do sensor ou bulbo com a mucosa retal, evitando-se posicioná-lo no meio do bolo fecal, o que produziria uma leitura erroneamente mais baixa que a real.

Finalmente, pode-se afirmar que a mensuração por esse método pode ser complicada pela posição cirúrgica, pelo local onde se realiza o ato operatório e pela presença dos panos de campo. Assim, o profissional deve dispor sempre de mais de um método de avaliação da temperatura de modo a empregar o que facilite a observação do parâmetro e o que interfira menos com a atividade do cirurgião.

Termômetros infravermelhos

São equipamentos de custo mais alto que os termômetros clínicos, embora ainda tenha preço aceitável. Trata-se de dispositivo que lê e mensura a radiação infravermelha emitida por qualquer material e traduz essa medida em valores de temperatura, lida em *display* digital. A maioria desses aparelhos também dispõe de um emissor *laser*, o qual, ao contrário do que se acredita, não mede a temperatura, serve apenas para que o operador do equipamento saiba exatamente o ponto no qual a temperatura é mensurada. O aspecto físico desses dispositivos lembra uma "pistola", o que facilita muito sua manipulação.

Embora esse tipo de termômetro possa ser empregado em qualquer região do corpo do animal, deve-se evitar o uso sobre a pele, a qual não reflete com precisão a temperatura interna. Dessa maneira, os locais mais adequados para a mensuração são a laringe e o interior das orelhas, tomando-se o cuidado de dirigir o sensor ao ponto mais profundo possível.

Termômetros de uso interno

São os modelos que melhor indicam a temperatura corporal real. O tipo mais comum é o encontrado em monitores multiparamétricos e consiste em um cabo longo e de pequeno diâmetro com uma extremidade dotada de um conector elétrico, a qual é ligada ao monitor, e outra que contém um pequeno termistor.

Embora alguns profissionais optem pelo uso retal desse equipamento, ele não é recomendado, porque a flexibilidade do cabo muitas vezes impede o contato íntimo do sensor com a mucosa retal. O emprego mais adequado é a introdução do cabo no esôfago, posicionando o termistor no ponto mais próximo possível da base cardíaca. A distância que o cabo deve penetrar pode ser estimada antes da introdução pelo posicionamento prévio do cabo sobre o tórax do paciente e marcando-se, no cabo, o ponto limite. Assim, obtêm-se a temperatura mais fidedigna e evita-se o posicionamento incorreto do sensor no estômago. Finalmente, observa-se no monitor o valor da temperatura, apresentado em formato digital.

Outro método de mensuração da temperatura e que afere a temperatura real do paciente é o que utiliza termistor posicionado no leito vascular, normalmente no interior da artéria pulmonar. Esse método só é possível quando se emprega o método de termodiluição para avaliação do débito cardíaco (DC). Isso porque o cateter de artéria pulmonar, ou Swan-Ganz, deve ser posicionado no interior desse vaso e sua construção envolve a presença de um microssensor de temperatura montado na porção mais distal do cateter.

Desse modo, aproveita-se a técnica de mensuração do DC, para ler diretamente no computador que calcula o valor da temperatura do sangue assim que ele deixa o ventrículo direito. Esse é o mais fidedigno método de mensuração da temperatura interna do paciente.

Infelizmente, a avaliação da temperatura por esse método exige equipamento de custo elevado e treinamento para o correto posicionamento do cateter, podendo ser considerado método de oportunidade, e não de rotina, na prática anestesiológica diária.

Monitoramento do coração

A avaliação da frequência e do ritmo do coração é fundamental para o aumento do fator de segurança da anestesia, não devendo ser abandonada de modo algum, sob risco da perda do paciente por um evento ligado à atividade cardíaca, o qual pode ser identificado com antecedência.

Embora os métodos de avaliação da função cardíaca variem, os mais básicos podem ser aplicados a custos relativamente baixos e estão disponíveis na maioria das clínicas bem equipadas.

Estetoscópios

A estetoscopia não é mais considerada um método definitivo para avaliação da atividade do coração no paciente anestesiado, uma vez que seu emprego permite apenas avaliar a frequência cardíaca, alterações mais grosseiras do ritmo e alguns eventos relativos à sonoridade das bulhas. Dificilmente um profissional identificaria um bloqueio atrioventricular ou um evento de ectopia ventricular por meio de um estetoscópio. Além disso, o posicionamento correto do equipamento nem sempre é possível por causa do local da cirurgia. Na repetitividade dessas auscultações e para se evitarem esses inconvenientes, foi desenvolvido, há décadas, o estetoscópio esofágico, o qual consiste em um equipamento dotado de tubo oco longo o suficiente para que a extremidade distal, introduzida através do esôfago seja posicionada o mais próximo possível do coração. Para que isso ocorra, basta o profissional posicionar os auriculares em seus ouvidos e introduzir o tubo no esôfago até o ponto em que as bulhas sejam mais audíveis.

Alerta-se ao médico veterinário que somente empregue esse método em casos nos quais há completa impossibilidade de se empregar ao menos um monitor cardíaco simples. Na maioria dos casos, a estetoscopia é válida quando existe a possibilidade da observação simultânea do traçado gerado pela atividade elétrica do coração.

Monitores cardíacos simples

Atualmente, são aparelhos de baixo custo e disponíveis em vários modelos e marcas, adequados ao emprego nas espécies animais (Figura 14.11). São equipamentos dotados de tela de cristal líquido ou tubo de raios catódicos, nos modelos mais antigos, em que se observam diretamente os eventos elétricos gerados pelo coração e traduzidos em ondas de formatos, duração e amplitudes diversos. Para uso em Medicina Veterinária, algumas características são desejáveis, como cabos longos para interligação entre o paciente e o monitor, pois nem sempre será possível posicionar o paciente próximo ao aparelho. Por outro lado, em grandes animais, o tamanho do paciente pode dificultar ou impossibilitar o uso do monitor, quando os cabos não tiverem o comprimento adequado ao porte do paciente.

Pelo fato de os cabos serem mais longos que o normal, deve-se exigir blindagem, na forma de revestimento interno em malha metálica, de modo a evitar que a interferência radioelétrica sempre presente no ambiente chegue ao monitor, o qual é sensível o suficiente para mixar o sinal interferente àquele de interesse, o que pode impedir a produção das ondas na tela, impossibilitando a identificação de eventos importantes.

Esses monitores também devem ter memória interna que permita parar o movimento das ondas ao longo da tela, de modo que uma alteração observada possa ser mais bem avaliada pelo profissional. Além disso, devem ser capazes de permitir a avaliação de diversas derivações, sem que, necessariamente, tenha de se alterar a posição dos eletrodos. Nos equipamentos mais modernos, isso é feito simplesmente pela manipulação de uma chave, normalmente do tipo rotativa, localizada no painel frontal.

Outro recurso a ser exigido quando da aquisição desse tipo de monitor é a presença de alarmes ajustáveis, com sinal sonoro, luminoso ou ambos para os limites inferior ou superior de frequência, estabelecidos pelo profissional.

A observação da frequência cardíaca é importante, pois é comum o profissional menos experiente observar os valores mostrados na tela ou em *display* digital independente, no monitor, e julgar que essa medida é fidedigna. Isso nem sempre é verdade. O valor pode ser considerado aquele realmente gerado pelo sistema de condução do coração quando arritmias de qualquer tipo não estão presentes.

Na ocorrência de atividade não rítmica do coração, o valor apresentado deve ser desconsiderado; isso porque esses aparelhos tomam uma amostra de alguns segundos e multiplicam pelo fator correto, de modo a estimar a frequência em 1 min; se a amostra for coletada em um momento no qual o coração acelera seus batimentos, o valor mostrado será incorretamente alto; por outro lado, na coleta automática de amostra em um momento de bradicardia, o valor mostrado será anormalmente baixo. A arritmia sinusal respiratória, fisiológica nos cães, é um exemplo clássico, no qual pode ocorrer mensuração incorreta de frequência cardíaca, a qual deve ser coletada em 60 s, e não por amostragem.

O método mais fidedigno para mensuração da frequência cardíaca é por meio do cálculo do intervalo entre duas ondas R consecutivas, o que não pode ser feito com os monitores simples, mas que é facilmente realizado com os modelos computadorizados, mesmo os de baixo custo.

A grande vantagem dos monitores cardíacos se deve ao fato de que, com esses aparelhos baratos, todas as alterações de traçado que não exigem mensuração para identificação são facilmente observadas. Assim, a ocorrência de bloqueios atrioventriculares, que não é rara, pode ser observada e tratada antes que resultem em assistolia; os batimentos ectópicos podem ser identificados muito antes de resultarem em fibrilação.

Como no caso do uso dos estetoscópios, o posicionamento correto dos eletrodos pode ser prejudicado pelo local cirúrgico, devendo o profissional optar por posicionamento alternativo, o que leva, na maioria dos casos, a prejuízo da derivação de interesse. Para que isso seja evitado, algumas empresas desenvolveram um modelo de sensor, o qual é conectado aos terminais do monitor e introduzido no interior do esôfago. De fácil emprego e confiáveis, esses novos dispositivos permitem a observação de uma única derivação, e seu uso ainda não está plenamente disseminado, sendo, por enquanto, de difícil obtenção. Atualmente, alguns centros de pesquisa estudam a aplicabilidade desses sensores nas espécies animais, com resultados prévios promissores.

Do que foi apresentado, depreende-se que o emprego desses dispositivos, atualmente, é obrigatório, mesmo em clínicas ou centros cirúrgicos menos equipados.

Eletrocardiógrafos analógicos

De uso mais frequente nos serviços de cardiologia, esses equipamentos são oferecidos pelo profissional ou em pesquisa. A maioria desses aparelhos é dotada de um servomecanismo, normalmente magnético, o qual, ligado a um transdutor,

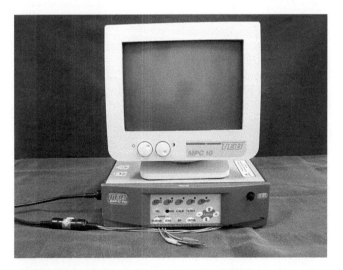

Figura 14.11 Modelo de monitor cardíaco simples (modelo MPC 10 TEB), o qual pode ser acrescido de módulos para mensuração da temperatura, pressão arterial não invasiva por oscilometria e oximetria de pulso.

transforma os impulsos elétricos gerados pelo coração em movimentos transmitidos a uma agulha aquecida, posicionada sobre uma tira de papel termossensível, a qual é tracionada em velocidade constante e ajustável, o que gera ondas de fácil leitura, embora de mensuração difícil.

Como existe material de consumo utilizado constantemente durante toda a anestesia, os profissionais que se utilizam desse método de monitoramento optam, normalmente, pelo uso intermitente, ligando o equipamento em determinados momentos e mantendo-o desligado na maior parte do tempo, o que pode colocar em risco a vida do paciente anestesiado, uma vez que a alteração do ritmo pode ocorrer nos intervalos entre as observações.

Desse modo, contraindica-se essa técnica de monitoramento intermitente e sugere-se a aquisição de um monitor adequado, ao menos do tipo simples para monitoramento constante, reservando o modelo analógico ao serviço de cardiologia. Já quando utilizado em pesquisa relativa à anestesiologia, o tipo pode ser adequado, embora esteja sendo substituído pelos modelos digitais em centros mais bem equipados.

Eletrocardiógrafos digitais

Mais modernos e com custo de aquisição decrescente, são disponibilizados no mercado em duas apresentações:

- Modelo no qual todos os amplificadores e conversores analógico/digitais (os sinais produzidos pelo coração são analógicos e devem ser convertidos para o formato digital), tela de monitoramento, teclado e, ocasionalmente, impressora, constituem-se em um único aparelho
- Mais comumente empregada em Medicina Veterinária, mesmo em grandes centros, a segunda apresentação é o módulo de aquisição de eletrocardiografia, o qual consiste em um equipamento conectado a microcomputador pessoal, para observação do traçado e mensuração das ondas e intervalos de interesse.

Além do menor custo de aquisição deste último tipo, suas vantagens incluem a opção de modelos para uso em Medicina Veterinária, com excelente confiabilidade e portabilidade, e podem ser empregados tanto em serviços de cardiologia quanto na pesquisa e no monitoramento antes, durante a após a anestesia. As mensurações das ondas são facilitadas pelo emprego de programas computacionais que acompanham o produto, e a avaliação do eixo é feita de modo automático. Modelos mais modernos podem, a critério do profissional, emitir sugestão de diagnóstico, para as eventuais alterações encontradas, bem como facilitar a emissão de laudos.

Entre os vários parâmetros passíveis de serem monitorados, merecem destaque a duração e a amplitude da onda P; duração do complexo QRS e amplitude da onda R; duração e amplitude da onda T; duração do intervalo entre as ondas P e R; duração do intervalo entre as ondas P e T; e cálculo da frequência cardíaca com base no intervalo entre as ondas R.

Na aquisição desse equipamento, deve-se estar atento e respeitar as características do computador ao qual será ligado, podendo o interessado adquirir um sistema completo e plenamente compatível entre si, uma vez que eletrocardiógrafos computadorizados de lançamento mais recente exigem sistemas operacionais mais complexos com consequente necessidade de processadores mais rápidos, maior quantidade de memória e mais espaço em disco rígido, lembrando que este deve ser compatível também com o volume de dados gerados durante a anestesia em um ou vários pacientes, de modo que os registros estejam disponíveis para consulta imediata ou futura.

No mercado nacional já existem aparelhos disponíveis com as características necessárias para o uso em Medicina Veterinária (Figura 14.12).

Por fim, deve-se alertar o usuário de qualquer um dos tipos de monitores ou eletrocardiógrafos descritos que os terminais aos quais são ligados os eletrodos de contato ou agulhas são sensíveis à corrosão propiciada pelo uso de géis condutores, os quais devem, na maioria dos casos, ser empregados de modo a melhorar o contato entre o paciente e o equipamento, reduzindo a resistência elétrica. Para evitar o dano prematuro dos conectores, estes devem ser lavados, preferencialmente, com álcool anidro e secos com jatos de ar comprimido.

Monitoramento da pressão venosa central

A avaliação contínua da pressão venosa central (PVC) é fácil de ser executada, tem custo baixo, dependendo do método pelo qual se opta, e tem importância, uma vez que permite estimar, com precisão, a pressão de enchimento do lado direito do coração ou a pré-carga do ventrículo direito. O conhecimento dos valores de pressão venosa central é particularmente relevante nos pacientes que necessitam de reposição rápida de fluidos, notadamente os desidratados, hipovolêmicos, entre outros.

Método analógico

Trata-se da maneira mais econômica de mensurar a PVC, o que não quer dizer que seja menos eficiente ou imprecisa, pelo contrário. O método é mais conhecido como "mensuração por coluna de água", e o equipamento consiste em:

- 1 tubo de material plástico transparente, com ao menos 50 cm de comprimento
- 1 régua graduada em centímetros, com valores positivos e negativos, marcados a partir da posição 0 cm
- 1 dispositivo que permita alterar a altura da régua, sendo frequente o uso de uma haste metálica para administração de fluidoterapia
- 1 extensão plástica, de diâmetro idêntico ao do tubo já citado, dotada de adaptador

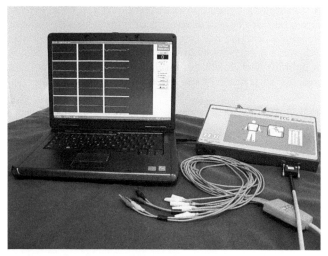

Figura 14.12 Eletrocardiógrafo digital (modelo ECG TEB) ligado ao computador para apresentação de análise de ondas e intervalos.

- 1 cateter, o qual se constitui de um tubo longo e de pequeno diâmetro, normalmente de polietileno flexível, o qual será introduzido no leito venoso.

Para aplicar o método, introduz-se o cateter no interior da veia jugular até que atinja a veia cava ou o átrio direito. Não há necessidade de precisão absoluta quanto ao posicionamento correto, e este pode ser estimado marcando-se o cateter, posicionado previamente sobre o tórax, sem tocar o corpo, de modo a manter a assepsia necessária. Entretanto, a radiografia torácica é o método mais eficaz para aferir se a posição correta foi alcançada ou não.

Feito isso, conecta-se o cateter à extensão, e esta ao tubo plástico transparente, o qual deve ser preenchido previamente com água destilada. Adapta-se, então, a régua graduada a esta coluna contendo água e ajusta-se a altura do conjunto de modo que a posição 0 cm fique na mesma altura do coração, preferencialmente do átrio direito. A simples leitura da altura da coluna de água em centímetros será equivalente à PVC, a qual se situa, em condições fisiológicas, em valores próximos a zero.

Embora esse tipo de dispositivo possa facilmente ser montado pelo usuário, com material disponível em qualquer clínica, mesmo as menos equipadas, existem no comércio conjuntos descartáveis para mensuração da PVC, os quais se adaptam perfeitamente para uso em Medicina Veterinária. Infelizmente, em razão da disseminação dos métodos mais sofisticados, esses *kits* são de difícil aquisição e tornam-se cada vez mais raros.

Método digital

É o método analógico em sua versão sofisticada. Nesse modo de mensurar a PVC, emprega-se a mesma técnica e o mesmo material de canulação do leito vascular venoso central, como já descrito. Entretanto, o cateter não é ligado à coluna de água, mas a um transdutor, o qual converte os valores da pressão exercida em uma membrana flexível, contida no interior de um *domus* plástico, em impulsos elétricos. Estes são, então, analisados por um sistema informatizado e traduzidos em valores de pressão, em cmH$_2$O, os quais são apresentados diretamente na tela do monitor em formato digital.

Os resultados são confiáveis, uma vez que a absoluta maioria dos monitores de pressão apresenta a sensibilidade adequada. Entretanto, assim como na mensuração por coluna de água, o *domus* deve ser posicionado à altura do coração, como já descrito.

Em ambos os métodos de mensuração, deve-se atentar para o fato de que não devem existir bolhas de ar no interior da coluna de água, nas linhas de conexão entre ela ou entre o *domus* e o paciente. O profissional deve se lembrar de que os líquidos não são compreensíveis, mas o ar é; desse modo, a presença de ar resultará em imprecisão.

Monitoramento da pressão arterial

O profissional não pode mais prescindir do conhecimento dos valores de pressão arterial (PA) nos pacientes submetidos à anestesia. Os motivos são vários: encontram-se extensamente descritos na literatura pertinente e incluem desde o conhecimento preciso da condição cardiovascular até o auxílio na determinação da profundidade da anestesia.

Vários são os métodos utilizados para a coleta dos valores de PA, devendo-se optar pelo que melhor se adapte às suas condições de trabalho, às suas necessidades quanto à precisão e, evidentemente, à sua condição financeira, ou de seu local de trabalho.

Método direto ou invasivo

Este método exige a introdução de cateter no leito vascular arterial e é, sem dúvida, o que oferece valores de pressão mais fidedignos. A escolha do vaso e o modo pelo qual será introduzido o cateter variam de acordo com: local da cirurgia; diâmetro do vaso, que pode complicar a sondagem a céu fechado em pacientes de porte muito pequeno; espécie animal; entre outros fatores.

Sempre que possível, deve-se recorrer à punção de artéria periférica, evitando-se o acesso cirúrgico ao vaso, mas, se necessário, este pode ser realizado, respeitando-se os mesmos cuidados que seriam tomados em qualquer ato operatório.

Analógico

Antigamente, para a aplicação do método analógico, eram utilizados cilindros rotativos cobertos com fuligem, os quais estavam em contato com uma agulha, conectada a uma membrana flexível, presa de modo firme e vedado em um pequeno frasco com líquido ligado por tubulação também flexível à artéria do paciente. Com o movimento produzido pelas ondas de pulso, a agulha marcava no cilindro uma curva, a qual representava a pressão em seus valores sistólico e diastólico. Esse tipo de dispositivo é impreciso e seu uso foi, há muito, abandonado.

Um método mais moderno e de boa confiabilidade é o que emprega um manômetro aneroide, calibrado em valores de pressão, o qual é ligado por um tubo plástico flexível por meio de uma ou duas torneiras de três vias ao leito vascular arterial, previamente cateterizado.

A torneira tem por objetivo permitir que se lave, sempre que necessário, a tubulação de conexão e o cateter, com solução anticoagulante, para que se evite a obstrução do fluxo de pressão. É importante lembrar que a tubulação deve ser preenchida com solução de NaCl a 0,9%, até o ponto mais próximo possível do manômetro, mas não deve atingir o instrumento, sob pena de o danificar.

A leitura, então, ocorrerá diretamente pela observação do ponteiro sobre a escala calibrada em mmHg. O leitor atento deve ter percebido que, com este método, assim como o do cilindro rotativo, já descrito, o indicador não ficará parado em um valor fixo. Na verdade, o ponteiro se movimentará, tendendo a indicar o valor da pressão arterial sistólica (PAS) em sua deflexão máxima e da pressão arterial diastólica (PAD) na menor deflexão. Note que se trata apenas de uma tendência, e não de um fato, já que, na prática, existe inércia dos componentes mecânicos do manômetro e a deflexão não é imediata. Exemplo desse tipo de equipamento pode ser observado na Figura 14.13.

Para todos os fins, considera-se que o ponteiro, cujos movimentos terão pequena amplitude, indique a pressão arterial média (PAM), o que é suficiente nas condições clínico-cirúrgicas rotineiras. Entretanto, esse método não é adequado para a coleta do valor de PA, quando houver interesse em pesquisa, na qual a precisão é fundamental.

Digital

A exemplo do que foi apresentado anteriormente para a pressão venosa central, este método envolve tão somente a digitalização e a informação direta dos valores coletados no paciente cuja artéria de interesse foi previamente canulada, sendo válidas as demais explicações já fornecidas quanto ao funcionamento básico dos transdutores.

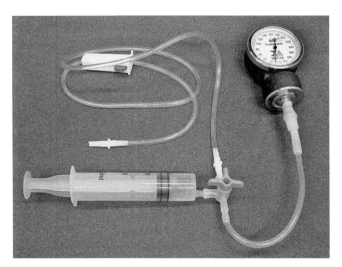

Figura 14.13 Sistema básico para mensuração da pressão arterial pelo método direto. Notar a seringa, a qual deve conter solução anticoagulante, para evitar a formação de coágulos no cateter.

Talvez a única diferença, excetuando-se a escala e a unidade de medida encontrada, quando comparada à coleta da PA à mensuração da PVC, seja a possibilidade da aferição dos valores das pressões arteriais sistólica, diastólica e média, fornecidos pelo monitor, por leitura direta em seu *display*. Os modelos atualmente à disposição dos profissionais apresentam características favoráveis quanto à sua precisão e à facilidade de operação, sendo adequados tanto ao uso clínico quanto ao experimental.

Método indireto ou não invasivo

Ao contrário do método direto, o indireto não exige a canulação prévia de artéria. As mensurações respeitam determinados parâmetros, os quais são avaliados pelos sistemas eletrônicos dos equipamentos e pode-se afirmar que a precisão das medidas fica aquém daquelas obtidas pelo método invasivo. Se for fundamental a obtenção de valores de alta precisão, o método direto é o de eleição, em detrimento do não invasivo. Entretanto, para uma grande gama de procedimentos clínico-cirúrgicos de rotina ou ambulatoriais, as técnicas indiretas, notadamente a oscilométrica, são adequadas.

Mesmo sem a precisão do método invasivo, o conhecimento do comportamento das curvas de PA e seus valores, embora aproximados, certamente colaboram de maneira significativa para a redução do risco anestésico, sendo, portanto, recomendada técnica não invasiva quando o profissional não optar, por vontade própria ou em razão das circunstâncias, pelo método direto.

Oscilométrico

Atualmente, é um método de avaliação tanto da PAS como da PAM e da PAD muito disseminado, uma vez que sua aplicação é bastante facilitada pelos equipamentos mais modernos.

O método baseia-se no emprego de um manguito inflado automaticamente, até que um servomecanismo acoplado à linha de ar que alimenta o *cuff* identifique a ausência de pulso. Nesse momento, um processador lê a pressão utilizada, a qual é considerada pressão arterial sistólica. O mecanismo então desinfla o manguito, de modo que o pulso possa ser novamente sentido e, em seguida, quando a pressão no manguito for tão baixa que o mecanismo não possa mais sentir o pulso, o aparelho considera o valor da PAD. Finalmente, o processador interno calcula a PAM.

Alguns dispositivos utilizam como parâmetros para estimar as pressões arteriais os mesmos descritos a seguir, para o método auscultatório, embora empreguem a sensibilidade para a pulsação, e não os sons, como naquele método.

Em geral, os equipamentos oscilométricos subestimam a pressão arterial sistólica e, de maneira mais marcante, a diastólica, tendendo, portanto, a calcular uma pressão arterial média menor que a real. Todavia, ao serem comparadas as curvas de pressão obtidas pelos métodos direto e oscilométrico, nota-se que os traçados são similares, embora relativamente distantes entre si. Desse modo, pode-se ter uma ideia muito razoável do comportamento da pressão arterial ao longo da anestesia, bastando para tal uma mensuração antes do procedimento e mensurações consecutivas em intervalos regulares.

Para a aplicação da técnica, deve-se posicionar o manguito na região adequada, normalmente acima da articulação do cotovelo, nas pequenas espécies, ou na base da cauda, nas grandes. Ajusta-se, então, o intervalo entre as mensurações e inicia-se o processo, lendo, a cada ciclo, os valores das pressões diretamente no *display* do monitor. Cabe ressaltar a importância da escolha correta do manguito, o qual deve ser adequado ao porte do paciente, de modo a melhorar a precisão da medida.

Fotopletismográfico

Trata-se de método não empregado em Medicina Veterinária e constitui-se de técnica fundamentada no princípio de Penaz. Envolve uma etapa de calibração do sinal fotopletismográfico por meio de esfigmomanômetro, o que complica o emprego em animais. Os sensores desenvolvidos até o presente devem ser posicionados no dedo médio, o que exige a ausência de movimentos, nem sempre obtida em pacientes menos cooperativos. Por outro lado, não existem, nas espécies domésticas, estruturas anatômicas que permitam a adaptação perfeita do dispositivo sensor, impossibilitando uma leitura fidedigna dos valores de pressão. Mesmo no ser humano, a técnica fotopletismográfica está em declínio.

Auscultatório

Trata-se de método de utilização restrita em Medicina Veterinária e consiste no uso de esfigmomanômetro, instrumento composto de um manguito inflável, o qual deve ter dimensões compatíveis com o membro do paciente e uma coluna de mercúrio ou manômetro calibrado em mmHg, ligado diretamente ao manguito, além de um dispositivo que permite inflá-lo e desinflá-lo manualmente.

Para que se realize a mensuração, o operador do equipamento deve inflar o manguito e, simultaneamente, auscultar, por meio de estetoscópio, o pulso em região distal do membro no qual o aparelho é posicionado. Os sons ouvidos são conhecidos como ruídos de Korotkoff e devem ser interpretados de modo que se conheçam os valores das pressões sistólica e diastólica. Assim, infla-se o manguito até que não seja ouvido som nenhum. Em seguida, libera-se, lentamente, a pressão do ar no interior do instrumento, para que desinfle, de maneira constante e controlada. Ocorre, então, o aparecimento do ruído de Korotkoff Fase 1, o qual se constitui de sons claros e repetitivos, coincidentes com os batimentos cardíacos. Nesse momento, anota-se o valor observado na coluna de mercúrio ou manômetro, obtendo-se, assim, a PAS.

Continuando a reduzir a pressão no manguito, ouve-se o ruído de Fase 2, traduzido como sons de menor amplitude e mais longos, seguidos pelos de Fase 3, caracterizados por novo aparecimento de sons de amplitude elevada. A PAD será obtida pela leitura na coluna ou manômetro do valor indicado, quando forem auscultados os ruídos da Fase 4, cujas características voltam a ser as de sons abafados, ou seja, pouco distintos. A PAM será calculada pela fórmula:

$$PAM = (PAS - PAD)/3 + PAD$$

O método é pouco prático para uso em Medicina Veterinária, razão pela qual poucos profissionais recorrem a ele. Além disso, é quase impossível ouvir os ruídos em animais de pequeno porte.

Doppler

Este método é similar ao auscultatório, diferindo-se pelo emprego de equipamento gerador de ultrassom, o qual facilita a obtenção dos sons relativos ao fluxo sanguíneo, sendo, portanto, adequado ao uso em Medicina Veterinária. Nesse tipo de equipamento, uma sonda produz frequência inaudível transmitida por via percutânea até a artéria sobre a qual é posicionada. Com base no efeito Doppler, o retorno do ultrassom ao sensor varia de acordo com o fluxo de sangue no interior do vaso, o que gera uma diferença de frequência entre a emitida e a recebida, estando a resultante na faixa audível. Desse modo, após a amplificação o sinal já pode ser interpretado.

O custo relativamente baixo permite a aquisição dos equipamentos necessários, e o método pode ser recomendado quando não se deseja ou não for possível a opção pelo método direto.

Monitoramento da função respiratória

Não é mais concebível a avaliação da atividade respiratória pelos movimentos do balão reservatório dos equipamentos de anestesia ou a mensuração da frequência pela observação dos movimentos torácicos. Se essas técnicas permitiam saber *se* o paciente estava respirando, jamais permitiram saber *como*, ou seja, se a respiração acompanhava o esperado naquela condição de anestesia à qual o animal estava submetido.

O desenvolvimento de vários dispositivos destinados ao monitoramento de diversos parâmetros relativos à função respiratória e sua disseminação nos ambulatórios e centros cirúrgicos veterinários permite, atualmente, que se avaliem parâmetros de importância fundamental, de modo a aferir a necessidade ou não de assistência ventilatória, reduzindo o risco inerente aos procedimentos anestésicos.

Oxímetros

Também conhecidos como oxímetros de pulso, são equipamentos eletrônicos cujo princípio de funcionamento baseia-se na absorção da luz vermelha e infravermelha pela hemoglobina quando saturada por oxigênio. Assim, os aparelhos atualmente à disposição dos médicos veterinários não leem ou descartam as eventuais mensurações da metoxi-hemoglobina ou da carboxi-hemoglobina, o que poderia interferir na interpretação correta dos valores relativos à oxi-hemoglobina. Embora a hemogasometria possa ser empregada para a obtenção do mesmo parâmetro, seu custo é mais alto. Em contrapartida, também oferece a possibilidade de mensurar a saturação arterial e venosa da oxi-hemoglobina, respectivamente SaO_2 e SvO_2.

Os oxímetros são constituídos, basicamente, de um conjunto emissor/sensor, o qual é responsável pela emissão de luz de comprimento de onda adequado e sua recepção: um cabo de interface entre conjunto e o aparelho e um processador, que avalia a luz emitida, a qual será absorvida pelas moléculas saturadas, e a lida pelo fotodiodo do receptor, calculando a diferença entre elas e traduzindo o encontrado em valores apresentados, em porcentagem, no *display* do equipamento.

O operador do oxímetro deve estar atento para posicionar o conjunto emissor/sensor em uma região corpórea compatível com a sensibilidade do equipamento. Como a luz emitida deve, obrigatoriamente, atravessar certa quantidade de tecido para ser recebida no lado oposto ao da emissão, torna-se evidente que algum grau de transparência é necessário. Na verdade, o local que melhor se adapta é a língua. No entanto, em algumas condições anestésicas não é possível posicionar ali o conjunto emissor/sensor. A anestesia dissociativa é um exemplo clássico, já que não produz imobilidade da língua, a qual é necessária para a mensuração correta.

Outro fator complicador pode estar relacionado com a região onde será realizada a cirurgia, pois as cirurgias bucais dificultam a oximetria lingual. De modo geral, na cabeça, podem dificultar o uso do órgão como local de eleição para a mensuração. Entretanto, posições alternativas são possíveis, podendo-se contar com as mamas, orelhas, vagina, prepúcio, entre outros, à escolha do profissional e, como já mencionado, na dependência da sensibilidade do equipamento.

Fato importante que não deve ser esquecido por ocasião da aquisição do oxímetro é a escolha correta do sensor. Os aparelhos para uso humano se adaptam perfeitamente ao uso nas espécies domésticas. Contudo, na maioria dos casos vêm acompanhados de conjunto emissor/sensor para ser utilizado nos dedos. Não existe nas espécies domésticas uma estrutura anatômica adequada para posicionamento desse tipo de sensor, e a insistência em empregá-lo será acompanhada de valores pouco confiáveis e inconstantes.

O anestesista deve optar pela aquisição do sensor tipo "Y", o qual pode ser posicionado sobre as estruturas já citadas, apresentando excelentes resultados. Esse sensor vem acompanhado de um clipe de pressão, de modo a mantê-lo fixo no local onde é aplicado.

Os clipes, geralmente, apresentam pressão exercida por mola, compatível com os tecidos, mas, durante o uso prolongado em uma mesma região, pode ocorrer certa compressão do tecido, a qual dificulta a passagem do sangue sob o emissor, podendo, em alguns casos, interromper o pulso no local, o que produzirá a perda do sinal pela incapacidade do fotodiodo de registrar o fluxo sanguíneo. Esse fato pode ser observado pelo desaparecimento da onda pletismográfica, quando o oxímetro adquirido contar com o recurso de apresentá-la em sua tela, pela intermitência ou pela incapacidade de apresentação dos valores de oximetria. O problema é facilmente resolvido posicionando-se o conjunto emissor/sensor em outra posição, a qual pode ser ao lado da primeira.

A grande vantagem da oximetria, em que pese a possibilidade de constatar quanto oxigênio está sendo transportado, é a previsibilidade de um acidente envolvendo a hipoxia, muito antes que ele ocorra. Os valores normais, válidos para as espécies domésticas, estão acima de 90%, quando o paciente respira ar ambiente e são maiores que 95% quando submetidos a altas frações de oxigênio. Conhecendo esses limites, o profissional não precisa esperar que ocorra um evento grave, por exemplo, a cianose, a qual ocorre com oximetria próxima a 60%, para tomar providências quanto à correção do problema. Para tal, basta observar valores menores que os fisiológicos, na tela do oxímetro, lembrando que, na maioria das situações críticas, a saturação da oxi-hemoglobina diminuirá rapidamente e será mostrado pelo equipamento.

Finalmente, deve-se esclarecer que há necessidade de se verificar constantemente a qualidade do sinal, o que pode ser feito por meio da observação da curva pletismográfica. Esta deve ter o formato característico e amplitude constante. O aparecimento de ondas de aspecto bizarro pode ocorrer por incapacidade de o sensor registrar adequadamente o pulso, como já descrito, o que invalida a leitura. Outro fator determinante para a produção de ondas pletismográficas anormais é a presença de batimentos cardíacos ectópicos, o que pode ser confirmado ou não pela observação simultânea do traçado eletrocardiográfico. O profissional também deve estar atento à ausência de ondas, o que pode ser ocasionado por assistolia.

Capnógrafos

Ao contrário dos oxímetros, cujo custo de aquisição permite a sua presença na maioria dos serviços veterinários, os capnógrafos são equipamentos mais raramente encontrados em clínicas ou centros cirúrgicos. O preço de mercado para aquisição ainda é elevado, embora não seja necessária a manutenção constante ou o uso de material de consumo para aplicação do método.

O equipamento permite que se mensure a tensão ou pressão parcial do dióxido de carbono ao final da expiração ($ETCO_2$). Embora haja uma pequena diferença entre os valores de pressão parcial de CO_2 no sangue arterial ($PaCO_2$) e no ar expirado, a capnometria pode ser empregada para estimar, com bons resultados, a $PaCO_2$.

Os capnógrafos baseiam-se no princípio da espectroscopia de luz infravermelha pelo dióxido de carbono, e o método foi lançado pela primeira vez em 1952, não sendo, portanto, como se imagina, uma técnica recente de monitoramento. A maioria dos modelos utiliza um sensor, o qual é colocado entre a onda orotraqueal e o equipamento de anestesia, com o emprego de adaptador adequado. Dessa maneira, o gás é mensurado no fluxo total que sai dos pulmões. Esse método é conhecido como *mainstream*, e o sensor, como sendo de fluxo principal. Outros modelos coletam uma amostra do gás, por meio de mecanismo de sucção, e a analisam em seu interior; o método é chamado de *sidestream*, e é muito útil em pacientes não intubados, embora haja, neste último caso, a possibilidade real de contaminação da amostra por ar ambiente.

Os equipamentos modernos, além da apresentação, na tela, do valor de $ETCO_2$, em mmHg, ainda fornecem a frequência respiratória e a onda capnométrica, a qual apresenta formato característico, cuja alteração pode indicar uma série de problemas que vão desde a desconexão da sonda orotraqueal até a obstrução das vias respiratórias e, em dispositivos mais complexos, o dióxido de carbono reinalado. A reinalação do gás pode ocorrer em uma variada gama de situações, as quais podem estar relacionadas com a incapacidade do canister do aparelho de anestesia em absorver o CO_2 ou a dimensão do sistema circular valvular e traqueias de capacidade muito superior à capacidade pulmonar do paciente, por exemplo.

Relativamente à interpretação da curva capnométrica e suas eventuais alterações, os manuais dos fabricantes normalmente incluem essas informações, em modo gráfico e detalhado. Já a avaliação dos valores fornecidos permite identificar a intubação esofágica, acidente não raro, hipoperfusão, embolia gasosa, hiper e hipocarbia, esta última, normalmente resultante de hiperventilação, a qual pode ser útil nos pacientes portadores de pressão intracraniana elevada, hipoventilação resultante de fadiga e outros eventos. A utilidade do método, portanto, refere-se não só ao paciente em ventilação espontânea, mas também na assistida ou controlada.

Complementarmente, a capnometria pode ser empregada na tomada de decisão relativa ao prosseguimento ou não das manobras utilizadas na tentativa de reanimação cardiorrespiratória; afinal, se existir pulso palpável, produzido pela massagem cardíaca e ventilação assistida ou mecânica adequada e concomitante ausência de onda capnométrica e valor lido próximo a zero, a chance de recuperação do paciente é praticamente nula.

Os valores normais de $ETCO_2$ situam-se na faixa de 35 a 45 mmHg, embora alguns autores citem, mais raramente, como normal a capnometria em valores maiores que esses.

Hoje, a maioria dos capnógrafos já vem associada a oxímetro, em um mesmo gabinete (Figura 14.14).

Todo anestesista deve estar atento às mudanças nas ondas capnográficas, conforme mostra a Tabela 14.4.

Ventilômetros

Os antigos ventilômetros de Wright, os quais mensuravam o volume corrente e, em alguns modelos, também a frequência respiratória, por meios mecânicos, foram substituídos por equipamentos eletrônicos de fácil utilização e interpretação dos resultados, os quais, atualmente fornecem uma grande quantidade de parâmetros referentes à dinâmica respiratória.

Infelizmente, o custo de aquisição ainda torna os ventilômetros equipamentos raros em serviços veterinários mais simples, embora sua utilidade seja inegável. O emprego desses aparelhos é feito posicionando-se o sensor entre a sonda endotraqueal e as traqueias do equipamento de anestesia, ou ligando-o à máscara facial vedada, adaptando-a firmemente ao paciente, de modo que não haja espaços permitindo a passagem de ar entre a máscara e o animal, o que invalidaria as leituras.

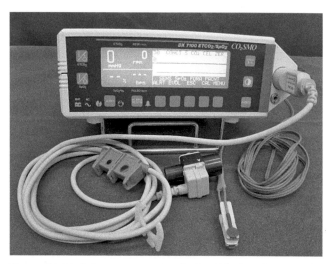

Figura 14.14 Oxímetro e capnógrafo (modelo Dixtal) associados em um mesmo equipamento. Observe-se a presença do sensor de fluxo principal para a capnometria e o conjunto emissor/sensor para avaliação da oximetria de pulso.

Tabela 14.4 Interpretação das ondas capnográficas.

Ondas capnográficas	Interpretação
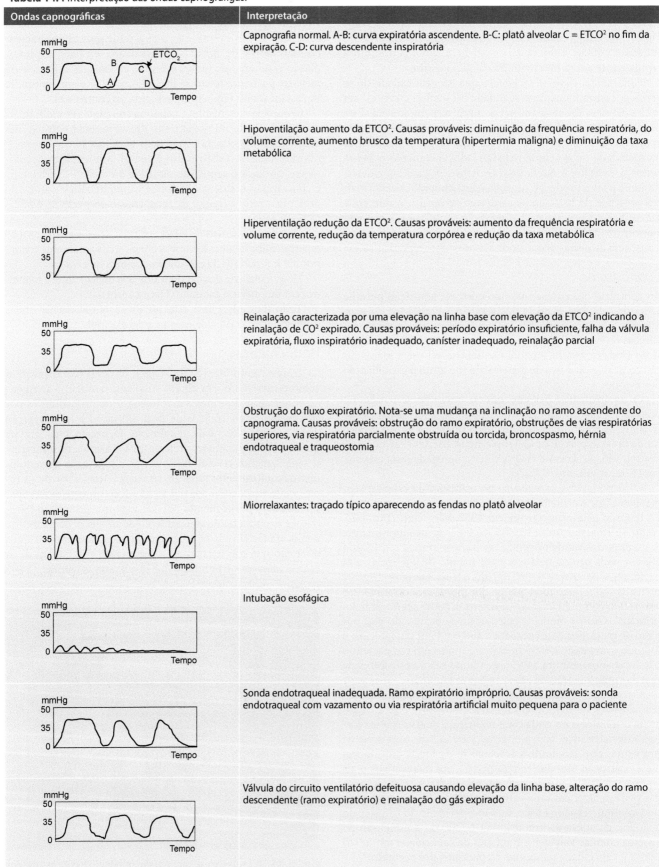	Capnografia normal. A-B: curva expiratória ascendente. B-C: platô alveolar C = ETCO$_2$ no fim da expiração. C-D: curva descendente inspiratória
	Hipoventilação aumento da ETCO$_2$. Causas prováveis: diminuição da frequência respiratória, do volume corrente, aumento brusco da temperatura (hipertermia maligna) e diminuição da taxa metabólica
	Hiperventilação redução da ETCO$_2$. Causas prováveis: aumento da frequência respiratória e volume corrente, redução da temperatura corpórea e redução da taxa metabólica
	Reinalação caracterizada por uma elevação na linha base com elevação da ETCO$_2$ indicando a reinalação de CO$_2$ expirado. Causas prováveis: período expiratório insuficiente, falha da válvula expiratória, fluxo inspiratório inadequado, caníster inadequado, reinalação parcial
	Obstrução do fluxo expiratório. Nota-se uma mudança na inclinação no ramo ascendente do capnograma. Causas prováveis: obstrução do ramo expiratório, obstruções de vias respiratórias superiores, via respiratória parcialmente obstruída ou torcida, broncospasmo, hérnia endotraqueal e traqueostomia
	Miorrelaxantes: traçado típico aparecendo as fendas no platô alveolar
	Intubação esofágica
	Sonda endotraqueal inadequada. Ramo expiratório impróprio. Causas prováveis: sonda endotraqueal com vazamento ou via respiratória artificial muito pequena para o paciente
	Válvula do circuito ventilatório defeituosa causando elevação da linha base, alteração do ramo descendente (ramo expiratório) e reinalação do gás expirado

ETCO$_2$: pressão parcial do dióxido de carbono ao final da expiração.

Nos modelos mais simples, podem ser mensurados os valores de volume corrente expirado e inspirado, volume-minuto expirado e inspirado, frequência respiratória, pressão média das vias respiratórias e relação inspiração/expiração, sendo os valores expressos diretamente na tela do equipamento acompanhados ou não de suas curvas de tendência. Os eventuais cálculos necessários à interpretação já são realizados pelo processador interno, o que resulta em menor carga de trabalho para o profissional.

No ato da aquisição, deve-se estar atento para a necessidade de adaptadores para sonda endotraqueal e máscara facial compatíveis com o porte do paciente, estando normalmente disponíveis conjuntos adaptadores/sensores do tipo adulto, pediátrico e neonatal, nos equipamentos projetados para uso no ser humano, os quais podem ser empregados sem modificações em animais de pequeno porte (Figura 14.15).

Analisadores de perfil respiratório

São equipamentos ainda mais caros que os ventilômetros, pois fornecem uma variedade maior de parâmetros e, na quase totalidade dos modelos, contam com o capnógrafo e o oxímetro no mesmo gabinete, o que reduz significativamente a quantidade de aparelhos ao redor do paciente, a quantidade de cabos ligados a este e permite a observação mais rápida e eficiente dos parâmetros de interesse, traduzindo-se em vantagem e melhorando a relação entre o custo e o benefício.

A exemplo dos ventilômetros, é conveniente a consulta ao fabricante quanto aos tipos de adaptadores/sensores e sua aplicabilidade nas espécies animais, notadamente se for adquirido equipamento para uso no ser humano (Figura 14.16).

Os dispositivos mais bem equipados, além da SpO_2 e da $ETCO_2$, fornecem os valores relativos ao volume corrente (inspirado, expirado e alveolar), pressão de pico inspiratório, pressão média das vias respiratórias, frequência respiratória (espontânea, mecânica e total), relação inspiração/expiração, tempo inspiratório, tempo expiratório, trabalho respiratório, resistência inspiratória e expiratória, complacência estática e dinâmica, pressão de platô, pressão positiva expiratória final (PEEP), identificação de autoPEEP, volume-minuto (espontâneo, mecânico e total), volume-minuto alveolar (espontâneo, mecânico e total) e espaço morto (anatômico, alveolar e total).

Assim, pela leitura das variáveis à disposição, depreende-se que esses equipamentos são úteis tanto na respiração espontânea como na assistida e mecânica, e, nos dispositivos dotados de processadores mais eficientes, cálculos como o da mistura arteriovenosa pulmonar (Qs/Qt) são realizados automaticamente, bastando para tal inserir alguns valores de hemogasometria exigidos pelo programa computacional que acompanha o analisador de perfil.

O método de uso desses equipamentos é o mesmo descrito para os ventilômetros, em razão da grande similaridade entre esses dispositivos.

Hemogasômetros

Estes equipamentos estão entre os mais úteis para o acompanhamento da atividade respiratória e seu uso não pode ser dispensado em centros mais bem equipados. Na atualidade, existem dois tipos básicos de hemogasômetros: os portáteis e os modelos fixos. Com custo de aquisição mais baixo, os portáteis são uma ferramenta clínica adequada à maioria das situações, embora o preço pago para a mensuração de cada amostra seja maior que o necessário para análise nos equipamentos fixos.

O emprego do hemogasômetro portátil (Figura 14.17) é fundamentado na coleta de amostra do sangue arterial, por punção percutânea ou canulação do vaso, a qual deve ser inserida em um cartucho descartável, o qual é imediatamente inserido no aparelho, fornecendo em tela ou de modo impresso os valores lidos. Para esse hemogasômetro, há vários modelos de cartuchos. O tipo EG7+, o qual tem boa relação custo-benefício e permite mensurar os valores relativos a PaO_2, $PaCO_2$, pH, déficit de bases, bicarbonato, dióxido de carbono total e hematócrito, além dos íons sódio, potássio e cálcio ionizado.

Já os equipamentos fixos ou "de mesa" estão disponíveis em uma grande gama de marcas e modelos, com exigências próprias de material de consumo, como gases de ajuste e calibração, soluções várias empregadas na leitura e limpeza interna automática e eletrodos perecíveis. O fabricante deve ser consultado para esclarecer quanto à necessidade de manutenção e aquisição do material de consumo. Os parâmetros mensurados por esses equipamentos são basicamente os já citados para os modelos portáteis, podendo ser acrescidos de outras variáveis.

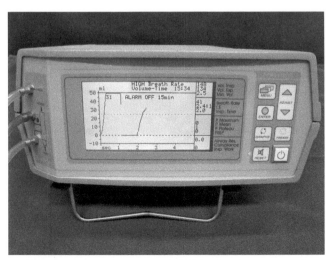

Figura 14.15 Ventilômetro modelo Takaoka microprocessado.

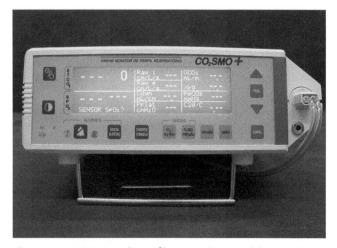

Figura 14.16 Monitor de perfil respiratório (modelo Dixtal) com oxímetro e capnógrafo no mesmo gabinete.

Monitoramento da profundidade da anestesia

Atualmente, já é possível avaliar, por meio de equipamentos eletrônicos – não apenas o eletroencefalógrafo –, o nível de consciência de um paciente sob anestesia geral, o que, até pouco tempo só era possível pela observação dos sinais clínicos e reflexos descritos por Arthur E. Guedel, em seu esquema clássico, o qual envolve a existência de estágios e planos de anestesia.

Monitor de índice biespectral

Com o advento dos monitores de índice biespectral (BIS; Figura 14.18), quantificou-se a profundidade da anestesia, o que permite uma avaliação fidedigna, mesmo em pacientes submetidos ao bloqueio neuromuscular, o qual dificultava a observação dos reflexos.

O BIS é, em síntese, uma resultante eletroencefalográfica que envolve dois espectros: um linear, que agrupa a frequência e a amplitude das ondas, e outro não linear, que compreende sua fase e ritmo. Na verdade, o índice, expresso no monitor em número puro, ou seja, sem unidade de medida, é empírico e baseia-se na comparação dos valores com as características clínicas, depois de mais de 5.000 h de anestesia. Os valores respeitam uma escala de 0 a 100, sendo que 0 indica pacientes com traçado eletroencefalográfico isoelétrico; 40 equivale a paciente em hipnose profunda; 60 corresponde à anestesia geral; 70 equivale à sedação profunda; e 100 representa o paciente desperto. Pesquisas mais recentes têm demonstrado que a anestesia geral profunda produz valores em torno de 65 em cães.

O método de uso do monitor consiste em tricotomia de pequenas áreas nas regiões em que serão aplicados os eletrodos. O primário é adaptado em um ponto situado a 1/3 da distância da linha que liga o processo zigomático à crista sagital. O eletrodo terciário é colocado em posição rostral ao trago da orelha, e o secundário na distância média entre os outros.

Em seguida, conferem-se os valores de eletromiografia (EMG) e qualidade do sinal (SQI), mostrados na tela do monitor. Não é admissível a presença de sinais eletromiográficos significativos, os quais poderiam induzir artefatos de técnica que invalidariam a leitura do BIS. Também não deve ser considerado fidedigno o índice mensurado quando a qualidade do sinal for baixa. Em ambos os casos, o equipamento produzirá, em um quadro, um valor referente à taxa de supressão (SR) maior. Assim, considera-se o BIS lido confiável quando o EMG for próximo a 0, o SQI assumir valor máximo e a SR for nula.

Finalmente, deve-se atentar para o fato de que, mesmo dispondo do monitor de índice biespectral, o profissional não pode prescindir de acompanhar, com a devida proximidade, os sinais clássicos da anestesia.

Monitoramento dos gases anestésicos e diluentes

O monitoramento dos gases anestésicos e, simultaneamente, dos diluentes é feito, em geral, com o emprego de módulos opcionais adaptados a monitores multiparamétricos. A leitura dos gases é feita mediante a coleta automática de amostra por meio de adaptadores instalados na sonda endotraqueal e análise interna.

Os equipamentos mais modernos têm a capacidade de mensurar os agentes voláteis halotano, isofluorano, enfluorano, sevofluorano e desfluorano, tanto na inspiração como na expiração, e expressam, na tela do monitor, os valores em V%. Também são mensuradas as porcentagens inspiradas e expiradas de óxido nitroso, quando disponível, e oxigênio. Esta última mensuração é de fundamental importância, notadamente durante a VM, quando o profissional opta por empregar FiO_2, diferentemente de alguns modelos que também contam com a $ETCO_2$, entre os parâmetros mensurados.

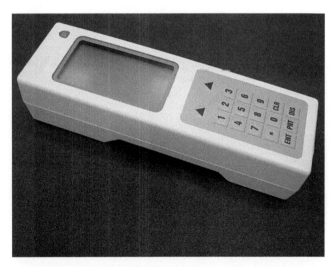

Figura 14.17 Hemogasômetro portátil modelo I-Stat (SDI).

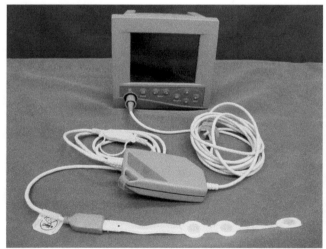

Figura 14.18 Monitor de índice Biespectral, modelo Bis XP Aspect com cabos e sensor pediátrico, aplicável em cães.

15 Reposição Volêmica, Emergência e Complicações

Denise Tabacchi Fantoni • Aline Ambrósio • Flavio Massone

INTRODUÇÃO

Os mecanismos normais da homeostasia dos fluidos estão alterados quando o animal é submetido à anestesia e à cirurgia. Levando-se em conta que 60 a 80% da composição corporal (Figura 15.1) é formada por água, entende-se a importância da preservação dessa homeostasia no período perioperatório.

Entre as principais indicações da fluidoterapia durante a anestesia pode-se destacar:

- Manutenção de acesso venoso para administração de fármacos de emergência e demais medicamentos, como antibióticos, analgésicos, antifibrinolíticos, anticoagulantes e outros que se fizerem necessários durante todo o período perioperatório
- Administração de fluidoterapia para manutenção da volemia tanto por meio dos fluidos acelulares (soluções cristaloides e/ou coloides), bem como por hemocomponentes nos casos de hemorragia, anemia pré-operatória e alterações da coagulação
- Minimização das alterações provocadas pelos próprios fármacos anestésicos, como queda da pressão arterial em consequência da diminuição da resistência vascular sistêmica e de inotropismo negativo
- Reposição das perdas insensíveis de fluido, pois durante a anestesia e a cirurgia o animal não ingere água e, além de sua produção pelo metabolismo estar diminuída, o animal continua a produzir saliva e urina, e a secretar fluido no trato gastrintestinal e perder água por evaporação no trato respiratório
- Correção das perdas causadas pelos diferentes distúrbios intercorrentes, bem como pelas alterações que ocorrem durante o procedimento cirúrgico e inflamação.

Vários tipos de fluidos podem ser empregados durante o período perioperatório, devendo a indicação ser pautada em fatores como o estado de saúde do animal, bem como de seus antecedentes mórbidos, característica do procedimento cirúrgico, doenças intercorrentes (p. ex., diabetes melito) e o desenrolar do próprio procedimento cirúrgico. Muitas vezes as necessidades de fluidos podem ser alteradas durante o transoperatório, devendo o anestesiologista estar atento para essas mudanças e adequar a fluidoterapia quando necessário. Acima de tudo, deve-se estar ciente de que o procedimento cirúrgico não é um ato estanque, e assim a fluidoterapia pode ser modificada a qualquer momento, desde a taxa de administração até a natureza do fluido empregado.

Os fluidos empregados normalmente no período perioperatório podem ser divididos em acelulares e hemocomponentes. Os fluidos acelulares compreendem os cristaloides e os coloides, e os hemocomponentes, o sangue total, a papa de hemácias, as plaquetas, o plasma fresco congelado e o crioprecipitado (Figura 15.2).

ESCOLHA DOS FLUIDOS

A manutenção da volemia, ou seja, do volume plasmático efetivo, é considerada uma das intervenções terapêuticas mais importantes no período perioperatório, bem como nos pacientes clínicos com graves enfermidades. É a responsável pela adequação do débito cardíaco e do transporte de oxigênio (DO_2) durante o ato anestésico-cirúrgico. Portanto, a escolha do fluido mais adequado é de suma importância e tem papel decisivo no sucesso da intervenção. Associada às causas externas de perda de líquidos, como o trauma e a hemorragia, a ativação da resposta inflamatória sistêmica é provavelmente

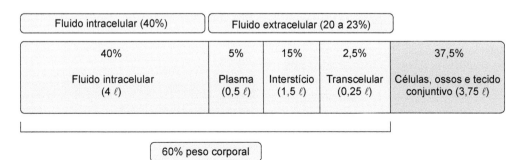

Figura 15.1 Porcentagem de água nos diferentes compartimentos do organismo em um cão adulto de 10 kg.

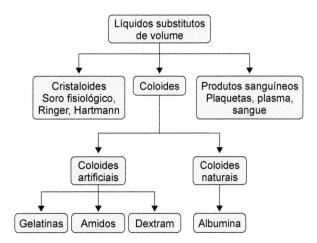

Figura 15.2 Classificação dos fluidos para terapia de volume no período perioperatório.

um dos fatores responsáveis pela hipovolemia no período pré-operatório, tendo-se em vista que promove aumento da permeabilidade capilar e consequente hipovolemia por deslocamento dos fluidos do compartimento intravascular para o interstício. Ainda, alterações do tônus vascular e a redistribuição de fluxo resultam em hipovolemia relativa ou "oculta". O ajuste da volemia e do transporte de oxigênio (DO_2) podem minimizar as alterações da microcirculação, responsáveis por ativação dos leucócitos, bem como das lesões nas células endoteliais, modulando a resposta inflamatória e a cascata da coagulação, reduzindo distúrbios perfusionais regionais responsáveis pela progressão da disfunção orgânica múltipla. A "hipovolemia oculta" é um dos fatores responsáveis pela queda do DO_2 em pacientes cirúrgicos de alto risco, o que pode, em parte, causar disfunção orgânica. Assim, é de fundamental importância conhecer, além das características individuais de cada fluido, quais podem estimular a resposta inflamatória.

É frequente haver um déficit absoluto ou relativo de volume no intraoperatório em decorrência de sangramento e perdas insensíveis. Pode ocorrer hipovolemia com volume extracelular normal como resultado do aumento da permeabilidade vascular; essa condição é observada com certa frequência em pacientes que apresentam a síndrome da resposta inflamatória sistêmica (SIRS) secundária a sepse, trauma, choque ou grandes procedimentos cirúrgicos.

Em uma tentativa de compensar o déficit de perfusão tecidual, durante estados de hipovolemia, o organismo redistribui o fluxo sanguíneo para os órgãos vitais, o coração e o cérebro. No entanto, isso resulta em significativa redução do fluxo sanguíneo do território esplâncnico com consequente hipoperfusão dos rins, intestinos, músculos e pele, além da ativação dos sistemas renina-angiotensina, antidiurético e simpático. Essas respostas podem ser insuficientes para compensar adequadamente a queda do débito cardíaco, podendo advir falência de múltiplos órgãos por isquemia persistente e desencadeamento de inflamação.

Embora existam diversos tipos de fluidos utilizados para recompor a volemia nas diferentes situações clínicas, recomenda-se selecioná-los de acordo com cada caso. As soluções de fluidos acelulares, como já mencionado, podem ser agrupadas em duas grandes categorias: os coloides e os cristaloides. A escolha entre essas duas soluções permanece controversa, mas devem-se priorizar as condições de cada indivíduo e os consensos existentes. Argumentos a favor dos cristaloides incluem a observação de melhora da função de alguns órgãos no pós-operatório, menores custos e menores riscos de anafilaxia, porém podem predispor a edema pulmonar e tecidual quando altas taxas de reposição são utilizadas ou quando são administrados a pacientes não responsivos a volume – conceito que será abordado em tópico a seguir. Já a capacidade de expansão plasmática dos coloides é bem maior que a dos cristaloides e, portanto, teoricamente requerem menos volume e tempo para restaurarem a volemia.

Estudos epidemiológicos envolvendo metanálises comparando cristaloides com coloides têm sido inconclusivos. Alguns estudos na área médica não conseguiram demonstrar diferenças de mortalidade, bem como da incidência de edema pulmonar entre essas duas soluções quando utilizados em pacientes de alto risco (Tabela 15.1).

CRISTALOIDES

As soluções cristaloides podem ser classificadas de acordo com sua tonicidade em relação ao plasma em soluções hipotônicas, como a solução glicosada e o Ringer com lactato; soluções isotônicas, como a solução salina ou de cloreto de sódio a 0,9%; e hipertônicas, como a solução salina hipertônica a 7,5%. As soluções cristaloides atravessam livremente a membrana vascular e, portanto, são distribuídas nos compartimentos interstícial, plasmático e compartimento intracelular. Para a correção do déficit de fluidos ou sangue, e levando-se em conta a redistribuição do cristaloide, é necessário um volume de três a quatro vezes maior que o déficit intravascular. Assim, para cada 1 mℓ de sangue perdido no transoperatório, faz-se necessária a reposição com 3 mℓ de solução cristaloide. Já para os coloides em geral essa taxa é de 1:1. A redistribuição da solução cristaloide do compartimento vascular para o extracelular ocorre imediatamente após o início de sua infusão; em 2 h, 25% a menos do líquido infundido permanece dentro do espaço intravascular.

A diminuição da pressão oncótica plasmática observada após a administração excessiva de cristaloides cursa com maior risco do desenvolvimento de edema generalizado (Figura 15.3).

É importante ressaltar que a reanimação hídrica apenas com cristaloides pode não ser suficiente para restaurar o fluxo e a oxigenação tecidual durante a hemorragia, quando valores muito baixos de hemoglobina são atingidos, sendo necessária a administração de papa de hemácias. Nesses casos, parâmetros de perfusão como o lactato e a saturação venosa mista de oxigênio devem ser analisados para guiar o melhor momento de iniciar a transfusão, tendo-se em vista que a tomada de decisão com base apenas no valor isolado da hemoglobina não

Tabela 15.1 Vantagens e desvantagens da administração de soluções cristaloides ou coloides no período perioperatório.

Aspectos	Cristaloides	Coloides
Retenção intravascular	Mínima	Ótima
Edema periférico	Comum	Possível
Edema pulmonar	Possível	Possível
Excreção	Fácil	Lenta
Reações alérgicas	Ausentes	Possíveis
Custo	Mínimo	Considerável

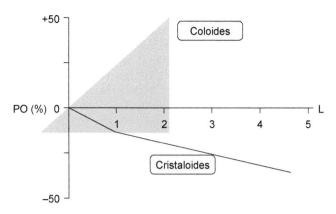

Figura 15.3 Efeito da administração de cristaloides ou coloides na pressão oncótica. PO: pressão coloidosmótica.

é adequada. Apesar dos diferentes estudos e de os cristaloides serem hipoteticamente menos efetivos em restaurar o volume intravascular em pacientes hipovolêmicos, a controvérsia ainda permanece a respeito da solução a ser utilizada para a reposição.

Atualmente, a solução mais indicada para a reposição volêmica durante a anestesia é o Ringer com lactato, tendo-se em vista que, em relação ao plasma das espécies domésticas, é a solução que mais se assemelha (Tabela 15.2). Em grandes volumes pode acarretar edema cerebral por ser ligeiramente hipotônica em relação ao plasma. Já a solução fisiológica, além de ter em sua composição apenas o cloreto de sódio, apresenta quantidade de íons cloreto muito superior ao do plasma, acarretando acidose hiperclorêmica quando administrada em grandes volumes. Ademais, vários estudos e uma recente metanálise demonstraram que as soluções com altas concentrações de cloreto estão associadas a maior mortalidade e à ocorrência de insuficiência renal, pois a hipercloremia promove vasoconstrição renal. Portanto, seu emprego deve ser judicioso e se ater às situações pontuais, como na presença de hiperpotassemia.

SOLUÇÃO SALINA HIPERTÔNICA

Diferentes concentrações de cloreto de sódio foram, ao longo do último século, adicionadas à água para serem empregadas como fluidos de reposição volêmica nas mais diversas ocasiões clínicas e cirúrgicas. Nas epidemias de cólera do início do século 20 estava em voga o emprego de solução de cloreto de sódio a 3%. Em estudos realizados em cães no Instituto do Coração da Faculdade de Medicina da USP, demonstrou-se a importante ação da solução de cloreto de sódio a 7,5% para restituir o débito cardíaco e a pressão arterial durante o choque hemorrágico. O uso de solução hipertônica para reanimação em hipovolemia grave e choque baseia-se na mobilização instantânea de fluidos endógenos do compartimento intracelular para o intravascular, de acordo com o gradiente osmótico. O fluido hipertônico promove reanimação com menor volume que os cristaloides isotônicos. A infusão de 200 mℓ de salina hipertônica a 7,5% expande o espaço intravascular em 1.600 mℓ.

Entretanto, a solução hipertônica tem efeito efêmero (15 min) e para manter o fluido dentro do espaço intravascular vários estudos advogaram a adição de solução coloidal, como a dextrana a 6% ou os amidos. Essas soluções também podem ser utilizadas nos casos de trauma cranioencefálico desde que hemorragia intracerebral seja descartada, sendo atualmente a principal indicação deste fluido. A solução hipertônica de cloreto de sódio reduz agudamente o conteúdo cerebral de água e causa redução da pressão intracraniana. Os efeitos sobre a pressão intracraniana representam uma combinação de desidratação intersticial e celular. Pacientes hipotensos, com traumatismo craniano, que apresentavam na escala de coma de Glasgow valores menores ou iguais a 8, tiveram maior sobrevida na alta hospitalar quando tratados com soluções hipertônicas.

Essas soluções expandem o espaço extracelular por meio de seu alto poder osmótico pela mobilização de fluidos endógenos das células endoteliais, aumentando o volume plasmático rapidamente e, consequentemente, restauram o fluxo sanguíneo da microcirculação. No choque hemorrágico, quando a célula endotelial se torna edemaciada, esse efeito é particularmente importante. A melhora dos parâmetros cardiovasculares após a administração da solução hipertônica é imediatamente observada é atribuída à expansão do volume plasmático e à vasodilatação dos leitos vasculares, melhorando a microcirculação. Vários estudos também demonstraram que a solução hipertônica tem atividade anti-inflamatória.

A infusão de solução hipertônica deve ocorrer durante 5 min e na dose de 4 mℓ/kg, e as infusões realizadas em maior tempo acarretam a perda do poder osmótico da solução, e em períodos mais curtos cursam com vasodilatação e agravamento da hipotensão. O emprego dessa solução associada ao amido tem se mostrado eficiente em relação à reposição convencional com cristaloides em pacientes hipovolêmicos politraumatizados, e no transoperatório que cursa com importante sangramento.

Experiência clínica substancial tem sido acumulada nos últimos anos quanto ao uso da solução hipertônica de NaCl a 7,5%, podendo ser utilizada com segurança em diversas situações clínicas. Outra aplicação da solução hipertônica é a rápida correção da hiposmolaridade e dos baixos níveis de sódio que podem ser observados após a utilização de grandes volumes de soluções hipotônicas como Ringer com lactato. A administração da solução hipertônica corrige rapidamente essas alterações. Como mencionado, na presença de hemorragia não controlada e nos quadros de desidratação, o uso de solução hipertônica está formalmente contraindicado.

COLOIDES

Vários são os coloides disponíveis atualmente no mercado. Apresentam maior custo quando comparados às soluções cristaloides, no entanto por serem grandes expansores do volume

Tabela 15.2 Conteúdo eletrolítico encontrado no plasma do cão e do cavalo e das soluções cristaloides empregadas rotineiramente.

Soluções	Composições	mEq/ℓ	Indicações
Salina 0,9%	NaCl	Na – 154 Cl – 154	Não é fisiológica Uso limitado
Ringer	NaCl KCl CaCl	Na – 147 K – 4,0 Ca – 6,0 Cl – 156	Acidose Desidratação Vômito
Ringer com lactato	NaCl KCl CaCl Lactato	Na – 130 K – 4,0 Ca – 3,0 Lac – 28 Cl – 109	Uso parenteral rotineiro
Cão	Na 144 a 162	K –3,6 a 6,0	Cl 106 a 126	Ca 2,24 a 3,04
Cavalo	Na 130 a 143	K 2,2 a 4,1	Cl 90 a 109	Ca 2,0 a 3,0

plasmático e serem utilizados em menores volumes, esse alto custo é minimizado. Podem ser divididos de acordo com sua origem em naturais (p. ex., albumina) ou sintéticos (p. ex., dextranas, gelatinas, amidos). Os coloides aumentam a pressão coloidosmótica, o que teoricamente colabora para menor grau de edema intersticial, já que essas substâncias não podem ultrapassar em sua totalidade a barreira endotelial; tal fato faz o coloide permanecer por mais tempo no espaço intravascular. Também apresentam capacidade de expansão equivalente ao do plasma, ou seja, *a priori*, 1 ℓ de sangue ou plasma perdidos podem ser substituídos por 1 ℓ de solução de coloides, enquanto seriam necessários 3 ℓ de cristaloides para a mesma função. Entretanto, apesar desses prováveis benefícios, o emprego de coloides tem sido associado a alterações da função renal e foi banido em vários países.

Albumina

As suas vantagens, quando comparadas a outros coloides, são, entre outras, o menor risco de interferir na coagulação sanguínea, ausência de deposição nos tecidos e incidência menor de reações anafiláticas, porém os custos podem limitar sua utilização. Apesar de a albumina ser utilizada em pacientes com hipoalbuminemia internados em UTI, seu uso parece não interferir na morbidade ou mortalidade desses pacientes.

Uma metanálise da biblioteca Cochrane realizada em 1998 levantou questões a respeito da eficácia da albumina. Esse estudo não encontrou evidências de que a albumina diminua a mortalidade em pacientes graves cirúrgicos ou clínicos com hipovolemia, queimaduras ou hipoproteinemia. Pelo contrário, o cruzamento de dados com as possíveis críticas metodológicas de uma metanálise produziu fortes indícios que a albumina pode aumentar a morbimortalidade em algum subgrupo de pacientes. Entretanto, o estudo SAFE publicado em 2004, no qual se comparou o emprego da solução fisiológica e da albumina em pacientes graves, não mostrou nenhuma diferença em relação à mortalidade, ao tempo de alta hospitalar e evolução dos pacientes, chegando-se à conclusão de que a albumina, por seu alto custo, pode ser restringida a algumas situações específicas. Sepse, distúrbios de coagulação, insuficiência renal ou hepática são as situações em que a albumina pode ser eventualmente utilizada. Corroborando os resultados do estudo SAFE, em 2016, um estudo italiano conduzido com mais de 2 mil pacientes também não foi capaz de demonstrar a superioridade da albumina em pacientes sépticos.

Dextrana

A enzima dextrana sucrase presente na linhagem B512 da bactéria *Leuconostoc mesenteroides* é a responsável pela conversão da sacarose em dextrose e, portanto, pela síntese das dextranas. São classificadas como polímeros de glicose de alto peso molecular (PM) cujas subunidades permanecem ligadas de forma linear por ligações alfa-1,6. Atualmente, no mercado, podem ser encontradas duas formas de dextranas:

- Dextrana 70 (90% das moléculas têm PM entre 25.000 e 125.000 daltons)
- Dextrana 40 (90% moléculas entre 10.000 e 80.000 daltons).

A dextrana 40 apresenta ação mais pronunciada na microcirculação, aumentando seu fluxo, enquanto a 70 está mais relacionada à expansão plasmática.

Em cães, cita-se que a incidência de reações anafiláticas é de aproximadamente 5%, podendo ocorrer em animais com altos títulos de anticorpos antidextrana; seu emprego também está associado com distúrbios de coagulação, aumentando o tempo de sangramento, embora clinicamente sua administração associada com solução hipertônica de cloreto de sódio em cães em sepse e equinos portadores de síndrome cólica não foi acompanhada de nenhum desses efeitos colaterais. Os efeitos clínicos sobre a coagulação são similares aos da doença de Von Willebrand e são mais frequentes quando utilizada a dextrana 70 em comparação com a dextrana 40.

Pela maior incidência de efeitos adversos apresentados pelas dextranas, pode-se dizer que essas soluções não são a primeira escolha para reposição volêmica. Entretanto, são usadas como expansores, principalmente quando se quiser reduzir a viscosidade sanguínea, como na preservação de enxertos e redução de áreas isquêmicas cerebrais após isquemia localizada. Em situações em que se faz necessária a reposição volêmica, as dextranas não têm sido utilizadas.

Gelatinas

São coloides oriundas da hidrólise do colágeno bovino. Seu uso data do início do século 20. As gelatinas mais empregadas na atualidade são as succiniladas e as de ponte de ureia. Essas preparações contêm diferentes concentrações de eletrólitos, apresentando meia-vida plasmática baixa, fato relacionado ao baixo PM das substâncias, que variam em torno de 35 kDa. A meia-vida da gelatina succinilada está em torno de 4 h e seu efeito plasmático dura entre 4 e 6 h. As gelatinas não têm sido relacionadas a efeitos negativos na coagulação sanguínea, entretanto estão associadas com um aumento de reações anafiláticas que parecem ser mais frequentes nas gelatinas ligadas à ureia.

As gelatinas parecem ter também maior efeito inflamatório que os demais fluidos empregados rotineiramente na expansão plasmática. Em vários estudos, quando empregada na ressuscitação volêmica no choque hemorrágico ou séptico, e mesmo durante a hemodiluição normovolêmica aguda, aumenta de maneira significativa as concentrações plasmáticas da interleucina 1 (IL-1), IL-6, IL-8 e do TNF-alfa, além de promover aumento do *burst* oxidativo de neutrófilos e macrófagos.

Hidroxietilamido

O hidroxietilamido (*hydroxyethyl startch* – HES) é derivado natural da amilopectina do milho. Portanto, a molécula está sujeita à rápida ação da amilase e, sem modificações, seu tempo de permanência intravascular seria de apenas 10 min. A hidroxietilação da molécula nos carbonos 2, 3 ou 6 da molécula de glicose diminui sua degradação enzimática. Pelo fato de possuir uma estrutura molecular muito semelhante ao glicogênio, observa-se importante redução dos índices de reações anafiláticas/anafilactoides.

Desde 1980, as moléculas de hidroxietilamido foram se aperfeiçoando. Inicialmente empregaram-se substâncias com alto PM e alto grau de hidroxietilação, como o plasmasteril (450.000 daltons e 0,7 de grau de substituição molar). Essas propriedades são muito importantes e definem o comportamento farmacocinético de cada solução. Assim, quanto maior o PM maior sua atividade coloidosmótica, e quanto maior o grau de substituição das moléculas de glicose pelos radicais hidroxila maior a sua meia-vida. Para uma mesma concentração plasmática, a atividade coloidosmótica é inversamente proporcional ao seu PM.

O HES pode ser classificado de acordo com seu PM *in vitro*; foram sintetizados três tipos de HES: alto PM (450 a 480 kDa), médio PM (200 kDa) e baixo PM (70 kDa). Também de acordo com o grau de substituição definem-se as moléculas, sendo as de primeira geração dos HES denominadas de hetastarch ou hetamido (0,7), hexastarch ou hexamido (0,6), pentastarch ou pentamido (0,5) e tetrastarch ou tetramido (0,4; Tabela 15.3). A taxa de metabolização depende, principalmente, do grau de substituição (que varia de 0,4 a 0,7) e do seu padrão C2/C6 de hidroxietilação.

As moléculas mais antigas estão associadas com maior incidência de efeitos adversos, como alterações da coagulação, acúmulo tecidual e alterações renais. No entanto, à medida que o PM foi diminuindo e as moléculas tornaram-se mais suscetíveis à metabolização, a incidência desses efeitos adversos aparentemente diminuíram a ponto de quase se afirmar que a molécula mais recentemente introduzida no mercado, o tetrastarch ou tetramido (130/0,4), seria praticamente livre de efeitos adversos. De fato, os estudos publicados até os anos 2011 e 2012 não atribuíam ao emprego dessa substância efeitos adversos, porém estudos subsequentes, tanto experimentais quanto clínicos, apontaram maior taxa de insuficiência renal e alterações de coagulação. Por causa desses achados, os últimos *guidelines* para o tratamento da sepse e do trauma não recomendam o emprego do tetrastarch.

Dessa maneira, a escolha da fluidoterapia deve ser voltada a preencher as necessidades individuais de cada paciente, bem como do procedimento cirúrgico em questão, seu porte e duração.

FLUIDOTERAPIA E ANESTESIA

As perdas durante o procedimento cirúrgico dependem do tipo de cirurgia, da habilidade do cirurgião e do estado do animal no pré-operatório. A cirurgia e o trauma são responsáveis pela liberação de hormônios como a vasopressina, em virtude de hipotensão e hipovolemia, e decorrentes do estresse, como cortisol, catecolaminas e renina, que podem alterar o equilíbrio hídrico do organismo.

Assim, os animais devem ser avaliados criteriosamente no período pré-operatório e devem ser feitas as devidas correções das perdas hídricas, como do jejum, por exemplo, pois quase todos os agentes anestésicos têm efeito no sistema cardiocirculatório e renal e, portanto, o volume circulante desses pacientes deve ser otimizado para que os efeitos da anestesia não sejam exacerbados.

Alguns distúrbios devem ser corrigidos prontamente, pois ocorrem de forma aguda no período perioperatório, como hipovolemia; outros requerem um tempo maior para correção, como hipernatremia; e alguns exigem correção somente quando o procedimento terminar, como hipervolemia associada com insuficiência renal aguda em pacientes sendo preparados para hemodiálise.

As alterações mais comuns que ocorrem durante o transoperatório são as do volume ou da composição do fluido extracelular. Essas alterações ocorrem como resultado das perdas de água livre por evaporação, sequestro de plasma para o interior dos tecidos traumatizados e hemorragia.

Os déficits de fluido no paciente anestesiado ocorrem já durante o período pré-operatório, pelo tempo de jejum alimentar e hídrico requerido e continua no trans e pós-operatório. Assim, o déficit de água livre no período transoperatório deve ser estimado pelo menos como 2 a 2,5 mℓ/kg para cada hora de jejum hídrico e alimentar a que o animal foi submetido, com solução de Ringer com lactato de sódio, pois esta tem a composição eletrolítica mais semelhante à do plasma.

As perdas hídricas que ocorrem durante os procedimentos cirúrgicos em decorrência do trauma dos tecidos, ou seja, as chamadas perdas para o terceiro espaço, que são decorrentes da translocação da água do plasma para os tecidos, podem levar à hemoconcentração quanto mais extenso for o trauma tecidual. Essas perdas devem ser repostas com solução eletrolítica balanceada, Ringer com lactato de sódio, na taxa de infusão de 2 mℓ/kg/h para procedimentos superficiais, 3 a 5 mℓ/kg/h para procedimentos com trauma médio, 5 a 10 mℓ/kg/h para procedimentos moderadamente traumáticos e 15 a 20 mℓ/kg/h para os intensamente traumáticos (ver Tabela 15.2).

As perdas sanguíneas excessivas durante o período transoperatório, se ultrapassarem mais de 15% do volume de sangue total no paciente normal ou 10% no paciente grave, devem ser repostas com sangue total ou concentrado de hemácias mais especificamente. As perdas que não excedem esses limites podem ser repostas com solução cristaloide, como Ringer com lactato de sódio, na taxa de três vezes a quantidade de sangue perdida (3:1), ou com soluções coloides, na taxa de um para um (1:1), ou seja, para cada 1 mℓ de sangue perdido, repõe-se 1 mℓ de solução coloide (Tabela 15.4).

Tabela 15.3 Peso molecular e grau de substituição dos diferentes amidos.

Fármacos	Peso molecular
Hetastarch (1974), 6%	450/0,7*
Hetastarch (1978), 6%	200/0,6*
Pentastarch (1980), 6%, 10%	200/0,5**
Tetrastarch (1999), 6%	130/0,4**

* Alto grau de substituição.
** Baixo grau de substituição.

Tabela 15.4 Taxa de reposição de fluido no período transoperatório.

Reposição	Jejum	Trauma superficial	Trauma médio	Trauma moderado	Trauma intenso	Hemorragia (perda acima de 30% do volume circulante de sangue)
Taxa (mℓ/kg)	2 a 2,5	2	3 a 5	5 a 10	15 a 20	Para cada 1 mℓ de sangue perdido repor 3 mℓ de cristaloide
Solução	LR	LR	LR	LR	LR	LR (3:1) Coloide (1:1)

LR: lactato de Ringer.

Os efeitos hemodinâmicos ocasionados pelos anestésicos também devem ser levados em consideração e o ajuste da fluidoterapia deve ser realizado, a princípio, baseado nos sinais vitais como pressão arterial, frequência cardíaca e débito urinário, para que se mantenham acima dos níveis críticos, com a finalidade de promover a estabilidade hemodinâmica e a perfusão dos órgãos. Existem outros métodos de monitoramento mais sensíveis de se avaliar a volemia como a variação da pressão de pulso (delta PP), a ecocardiografia, entre outros, porém são métodos que exigem a aquisição de equipamentos sofisticados e que nem sempre estão disponíveis em todos os centros.

A administração de grandes volumes de reposição pode levar à ocorrência de hemodiluição e edema intersticial. Entretanto, certo grau de hemodiluição pode ser benéfico, pois entre 25 e 30% de hematócrito ocorre o melhor transporte de oxigênio (Figura 15.4). Os valores de proteína sérica total também devem ser controlados e não devem ser menores que 3,5 g.

Os cuidados para a manutenção da estabilidade hemodinâmica dos pacientes devem continuar no pós-operatório, principalmente dos pacientes em estado grave. Contudo, deve-se avaliar criteriosamente a administração de solução cristaloide para que não ocorra sobrecarga de volume, especialmente nos pacientes submetidos à grande infusão de fluido no transoperatório e apresentaram débito urinário inferior a 1 mℓ/kg/h. A sobrecarga de volume pode não estar aparente até 24 a 72 h após o procedimento cirúrgico, pois as alterações da aldosterona e do hormônio antidiurético (ADH) na redução do *clereance* de água livre ocorre nesse período. Quando a resposta neuro-hormonal ocorre após o procedimento cirúrgico, o fluido do terceiro espaço e o que se acumulou excessivamente no espaço intersticial são mobilizados e retornam ao espaço vascular. Isso pode resultar em sobrecarga de volume plasmático e consequente edema pulmonar, que pode ser prejudicial principalmente no paciente grave.

Monitoramento da fluidoterapia | Conceito de responsividade a fluidos

Atualmente, um dos aspectos mais importantes que envolve a manutenção do estado volêmico do paciente em anestesia ou de alto risco é o emprego de índices dinâmicos para a avaliação da volemia. Na década de 2000, ficou claro que a administração excessiva de fluidos em decorrência de inadequado monitoramento da volemia era a responsável, em muitos casos, pelo aumento da morbimortalidade dos pacientes cirúrgicos e de UTI. Entretanto, é bem sabido que a hipovolemia também promove hipoperfusão e hipoxia tecidual, e deve ser evitada. Assim, surgiu o conceito de responsividade a fluido, com o qual pretende-se identificar qual o indivíduo que, diante da instabilidade hemodinâmica, ou seja, apresentando hipotensão, se beneficiará de fluidoterapia e qual não responderá à administração de fluidos. Esse conceito é baseado na curva de Frank-Starling (Figura 15.5) e visa a identificar qual paciente apresentará aumento do débito cardíaco ao receber a fluidoterapia e qual não. Analisando-se a curva, nota-se que o indivíduo que estiver na fase ascendente da curva de Frank-Starling, com um pequeno incremento da pré-carga, sofrerá aumento significativo do volume sistólico, enquanto naquele que se encontrar na fase de platô o aumento será insignificante.

Há métodos que permitem identificar qual paciente encontra-se na fase ascendente, e que portanto é denominado de responsivo a fluido, e qual não é responsivo. A vantagem de se empregar tal tipo de análise é que se evita a administração excessiva de fluido para tratar a instabilidade hemodinâmica em pacientes não responsivos. Teoricamente, um indivíduo que não aumentar o volume sistólico em, no mínimo, 15% após um *bolus* de fluido não é responsivo a volume, e nesse caso a administração de fluidos não promoverá nenhuma melhora hemodinâmica.

Inúmeros estudos realizados em seres humanos, e mais recentemente em animais, definiram alguns parâmetros que podem ser utilizados e suas notas de corte (*cut-offs*). A variação da pressão de pulso (delta POP; valor de *cut-off* de 16% para o cão), a variação da curva pletismográfica (delta Pletis; com valor de *cut-off* de 12%), bem como o emprego de índices obtidos por meio do ecocardiograma, como a variação da integral tempo-velocidade aórtica (VTIAo; com *cut-off* de 12%), e o índice de distensibilidade da veia cava caudal (*cut-off* de 12 a 18% para o ser humano) são exemplos de parâmetros que têm sido amplamente utilizados nesse sentido. Vários equipamentos encontrados no mercado nacional já dispõem de módulos que permitem a obtenção do delta PP e/ou do delta Pletis, e, com os equipamentos convencionais de ecocardiograma e de ultrassonografia, as medidas de fluido-responsividade são facilmente obtidas.

A realização de *bolus* de fluidos, empregando-se o conceito do desafio hídrico ou de prova de carga, é uma maneira de se

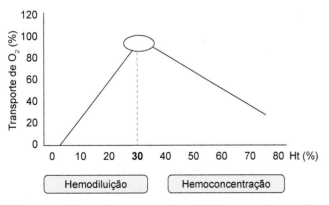

Figura 15.4 Curva de transporte de oxigênio mostrando o melhor ponto de hematócrito favorável ao transporte de oxigênio.

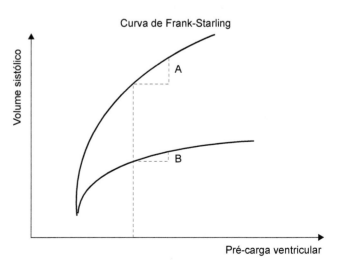

Figura 15.5 Curva de Frank-Starling. A letra A relaciona o volume sistólico e a pré-carga ventricular em uma porção normal; a letra B em um coração com falência. Adaptada de Berne e Levy (1996).

avaliar a responsividade a fluidos, quando os índices já mencionados não estiverem disponíveis, sendo uma das principais ferramentas à disposição do anestesiologista para essa finalidade. Volumes exatos de fluido são administrados em tempo preestabelecido, almejando-se uma meta clínica, por exemplo o aumento da pressão arterial e a diminuição da frequência cardíaca e/ou do lactato. Nos cães e gatos tem-se que o *bolus* de 15 mℓ/kg realizado em 15 min é uma taxa que fará o animal apresentar uma resposta hemodinâmica positiva caso seja responsivo a volume, nesse caso promovendo um incremento do débito cardíaco de no mínimo 15%. Caso o indivíduo não apresente resposta positiva, significará provavelmente que ele não é responsivo a volume e que, portanto, outra terapêutica para tratar a instabilidade hemodinâmica deve ser instituída.

Como mencionado, a necessidade do emprego dessas novas tecnologias advém da percepção de que a volemia, que sempre foi realizada de maneira quase empírica no paciente em anestesia ou no paciente grave, é terapêutica fundamental para manter o equilíbrio hemodinâmico, e que portanto deve ser conduzida da forma mais cuidadosa e técnica possível.

Fluidoterapia em doenças específicas
Doença cardiovascular

O paciente acometido de doença cardíaca pode não tolerar aumentos na carga de fluido como um paciente normal, pois a função da bomba cardíaca está comprometida. Nessas circunstâncias, aumentos na pré-carga cardíaca podem não resultar em aumento do débito cardíaco segundo a curva de Frank-Starling (ver Figura 15.5). Por outro lado, se a pré-carga for muito baixa, o enchimento cardíaco também será baixo e a função cardíaca será prejudicada.

A causa mais comum de falência cardíaca congestiva nos cães é a insuficiência de mitral, caracterizada por excessivo fluxo retrógrado, o qual aumenta o preenchimento cardíaco. O tratamento dessa afecção envolve a utilização de vasodilatadores, diuréticos, inodilatadores, como o pimobendana, e restrição de sal com o objetivo de diminuir o volume circulante e a sobrecarga cardíaca, levando frequentemente à ocorrência de hipovolemia. O diagnóstico dessa hipovolemia relativa deve ser feito com base nos parâmetros clínicos, avaliação da função renal, incluindo débito urinário e radiografia torácica; os métodos dinâmicos de monitoramento da volemia são de grande valia no paciente cardiopata, pois são capazes de identificar o momento no qual a instabilidade hemodinâmica deve ser tratada com fluidos ou fármacos de uma maneira muito precisa. No passado, recomendava-se que a reposição volêmica fosse realizada com soluções contendo baixas concentrações de sódio (salina 0,45%, em dextrose 2,5%), o que pode ocasionar posteriormente hiponatremia por aumentar a água livre. Assim, se o paciente estiver hipovolêmico, recomenda-se administrar solução eletrolítica balanceada.

Em outras doenças cardíacas também é importante avaliar o estado de hidratação do paciente no pré-operatório, identificar os sinais de insuficiência cardíaca e monitorar a infusão de fluido criteriosamente durante a anestesia. Apesar de o fluxo sanguíneo ser melhor com hematócrito de 25 a 30%, pode ser necessário obter valores um pouco mais elevados nesses pacientes, pois a anemia poderá piorar o transporte de oxigênio aos tecidos.

Alterações da coagulação

Qualquer defeito de coagulação pode propiciar o aumento de sangramento durante o transoperatório e, portanto, deve ser tratado. Se o defeito for conhecido, como, por exemplo, hemofilia, falência hepática, envenenamento por dicumarínico ou doença de Von Willebrand, deve ser administrado plasma fresco congelado, crioprecipitado, plasma fresco ou sangue total fresco e vitamina K no caso do envenenamento. Esses tratamentos devem ser administrados em poucas horas antes do procedimento cirúrgico, pois a meia-vida de muitos fatores de coagulação é relativamente curta.

Animais com trombocitopenia ou disfunção plaquetária devem ser tratados com infusão de plaquetas antes da cirurgia. Em decorrência de o concentrado de plaquetas ter meia-vida curta (até 5 dias), os pacientes podem ser tratados com sangue total fresco na indisponibilidade do concentrado, lembrando que o acréscimo do número de plaquetas nessa situação é irrisório. A Sociedade Americana de Anestesiologia (ASA) recomenda que o tratamento com a infusão de plaquetas deva ser instituído, de maneira geral, nos pacientes com contagem plaquetária menor que $50 \times 10^9/\ell$, devendo ser maior que $100 \times 10^9/\ell$ em pacientes que serão submetidos à cirurgia intraocular ou do sistema nervoso central.

Doenças renais

A lesão do parênquima renal pode ocasionar basicamente a perda da capacidade do rim em reabsorver água, como também de excretar metabólitos tóxicos, sendo essas alterações evidentes quando cerca de ⅔ a ¾ do parênquima renal apresentar-se comprometido, caracterizando insuficiência renal. A insuficiência renal aguda (IRA) é de evolução clínica rápida e geralmente os animais apresentam vômitos, diarreia, prostração, alterações neurológicas e oligúria, além das alterações do equilíbrio acidobásico. Já na insuficiência renal crônica (IRC), observa-se que a perda gradativa dos néfrons não ocasiona o aparecimento dos sintomas clínicos evidentes, porém apresentam sinais discretos, como poliúria e polidipsia compensatória e perda de peso, sendo os sintomas mais graves de vômito, diarreia, halitose, desidratação e anemia observados em fase mais adiantada do comprometimento renal. Assim, a fluidoterapia na insuficiência renal apresenta como objetivo a correção dos déficits hídrico, eletrolítico e acidobásico, bem como a terapia de manutenção para assegurar o fluxo da taxa de filtração glomerular.

Os pacientes com doença renal crônica podem ter agravamento de seu quadro clínico em razão de alterações hemodinâmicas ocasionadas durante a anestesia e a cirurgia. Desse modo, esses animais devem ser manejados cuidadosamente no período pré-operatório, sendo mantido o livre acesso à água até o momento da pré-medicação e qualquer desidratação deve ser corrigida antes da anestesia. A quantidade de fluido para a reposição de volume pode ser calculada segundo a fórmula:

$$\text{Grau de desidratação (\%)} \times \text{peso (kg)} \times 10 = \text{quantidade em mililitros}$$

ou

$$\text{Grau de desidratação (decimal)} \times \text{peso (kg)} = \text{quantidade em litros}$$

Nos casos de IRC, como os animais são submetidos à fluidoterapia por tempo prolongado, recomenda-se dar preferência para a via SC, porém a via IV deve ser preconizada, principalmente no início da terapia e nos pacientes que se encontram em estado grave da doença. As soluções indicadas são: Ringer, Ringer com lactato, fisiológica (0,9% de NaCl), glicofisiológica e glicose 5%. A escolha do tipo de solução estará na dependência do quadro clínico que o animal apresentar. Para os animais em acidose metabólica recomenda-se solução de Ringer com lactato ou, ainda, soluções fisiológica ou glicofisiológica acrescidas de bicarbonato, conforme cálculo baseado no déficit. A administração de potássio só é recomendada em casos graves, sempre após sua avaliação sérica.

A estimativa do déficit de eletrólitos e bicarbonato pode ser feita da seguinte maneira:

Déficit total do eletrólito (mEq) = déficit do eletrólito (mEq) × 0,3 × peso corporal (kg)

Em que: 0,3 é o tamanho do espaço do fluido extracelular como porcentagem do peso corporal.

Da mesma maneira pode-se realizar o cálculo do déficit de bicarbonato para reposição na acidose metabólica:

Déficit de bicarbonato (mEq ou mmol/ℓ) = 0,3 × peso corporal (kg) × (bicarbonato normal – bicarbonato medido)

A quantidade de potássio a ser suplementada na fluidoterapia pode ser estimada conforme Tabela 15.5.

Na insuficiência renal aguda, a acidose metabólica é o distúrbio mais comumente observado e, portanto, preconiza-se a utilização de fluidos que contenham substâncias alcalinizantes, como o Ringer com lactato ou Ringer acetato; a alcalinização com este último é mais rápida. No entanto, conforme a gravidade da acidose, será necessária a administração de bicarbonato de sódio em soluções isentas de cálcio (solução fisiológica ou glicofisiológica). A dose deve ser calculada segundo o grau de desidratação e a reposição feita sempre sob monitoramento contínuo. A reposição com bicarbonato de sódio só deve ser realizada quando o pH estiver abaixo de 7,2.

A presença de oligúria deve ser estabelecida após a hidratação do paciente e confirmada como débito urinário menor que 1 mℓ/kg/hora. Outras medidas terapêuticas devem ser tomadas para se evitar a sobrecarga de volume plasmático. Essas medidas são baseadas na administração de solução de glicose a 25% (diurético osmótico) e/ou diurético potente (furosemida), sempre sob avaliação e monitoramento contínuo.

A hiperpotassemia é achado frequente na IRA, principalmente na presença de acidose metabólica e oligúria. Após a correção da acidose, observa-se diminuição da concentração sérica do potássio pelo deslocamento do cátion para o interior das células. Em alguns casos mais brandos, a hiperpotassemia pode desaparecer após a fluidoterapia. A quantidade de potássio presente nas soluções de Ringer com lactato e de Ringer simples não é suficiente para desencadear hiperpotassemia. Em importante estudo conduzido por pesquisadores brasileiros, os quais compararam os efeitos da solução fisiológica e do Ringer com lactato sobre as alterações eletrolíticas e do equilíbrio acidobásico em gatos com obstrução uretral, verificou-se que o grupo de animais tratados com a solução fisiológica permaneceu acidêmico, enquanto o grupo Ringer com lactato teve o pH normalizado (Freitas et al., 2012). Quanto aos níveis de potássio, não houve diferença significativa entre os dois grupos.

Doença hepática

Insuficiência hepática moderada raramente causa relevância clínica em relação ao balanço de fluido, mas importantes alterações ocorrem com o agravamento e progressão da lesão. O fígado é responsável pela produção de muitas proteínas e, portanto, ocorre hipoalbuminemia e deficiência nos fatores de coagulação com o desenvolvimento da insuficiência hepática progressiva. Estas últimas são tratadas preferencialmente com o crioprecipitado. As concentrações de amônia são aumentadas em pacientes com *shunt* portossistêmico e naqueles com falência hepática, sendo de extrema importância evitar a utilização de produtos de sangue muito tempo estocados por poder conter níveis elevados de amônia.

Na insuficiência hepática aguda, recomenda-se a utilização de solução de Ringer, acrescida de 20 a 30 mEq de KCl IV. Já para os casos de insuficiência hepática crônica, em virtude da probabilidade da retenção de sódio, preconiza-se a solução de 0,45% de NaCl, ou ainda, a solução de glicose 5%. O monitoramento da concentração sérica de potássio deve ser frequente, principalmente nos casos crônicos, sendo a suplementação ideal baseada no cálculo do déficit.

As soluções alcalinizantes (Ringer com lactato) não serão recomendadas apenas para os casos graves de manifestação de encefalopatia hepática. Quando da necessidade de correção de acidose metabólica, indicam-se soluções que contenham bicarbonato, evitando-se o lactato, pois o fígado é o responsável pela biotransformação do lactato em bicarbonato. Recomenda-se, ainda, acrescentar glicose nas soluções (concentração final de 2,5 a 5%), tanto para os processos agudos como crônicos.

Doença pancreática

Os quadros de pancreatite aguda caracterizam-se pela presença de hipovolemia, associada com hipopotassemia e acidose metabólica. A hipovolemia que ocorre como consequência da perda de líquido (vômito, diarreia, sequestro intestinal e peritoneal) e da vasodilatação que se instala por ação de substâncias vasoativas e de endotoxinas pode ser a causa da perpetuação da lesão pancreática por diminuição da perfusão tecidual. As alterações eletrolíticas são pouco frequentes, mas nos casos mais graves ocorre hipopotassemia, hiponatremia e hipocloremia, principalmente nos casos de vômitos incoercíveis. A acidose metabólica pode ocorrer nos casos de choque séptico, porém a alcalose metabólica também pode se manifestar quando há perda de grande quantidade de suco gástrico.

A solução de Ringer com lactato é o fluido de escolha, pois fornece sódio, potássio, cloro e substância alcalinizante. A administração de potássio pode ser requerida em algumas situações, de acordo com o cálculo pelo déficit, e a reposição

Tabela 15.5 Quantidade de potássio (mEq de KCl) a ser suplementada no fluido, para administração intravenosa, de acordo com a concentração no sangue.

Potássio sérico observado (mEq/ℓ)	mEq de KCl a ser adicionado em 250 mℓ de fluido	Máxima velocidade de infusão (mℓ/kg/h)
< 2,0	20	6
2,1 a 2,5	15	8
2,6 a 3,0	10	12
3,1 a 3,5	7	16

Valor de referência do potássio sérico: 3,9 a 5,2 mEq/ℓ em cães e 4 a 4,5 mEq/ℓ em gatos.
Fonte: Spinosa (1999).

de bicarbonato só é indicada quando o pH sanguíneo estiver abaixo de 7,2. Nos casos de alcalose metabólica confirmada por exame laboratorial, pode ser administrada solução de Ringer simples ou de NaCl 0,9%, acrescidas de cloreto de potássio, pois frequentemente há hipopotassemia concorrente. A administração de plasma aos animais que apresentam hipoproteinemia pode acarretar mais complicações do que a própria hipoproteinemia e, embora já tenham sido utilizados, hoje muitos autores não advogam seu uso. Nos casos de choque hipovolêmico a fluidoterapia deve ser guiada por meio de desafios hídricos ou empregando-se os índices de responsividade mencionados anteriormente.

Doenças do trato gastrintestinal

Vômitos

Geralmente, as principais alterações observadas estão associadas aos quadros de desidratação, alcalose metabólica, hipocloremia e hipopotassemia. A hiponatremia pode ocorrer nos casos de perda de sódio no suco gástrico, bem como no aumento da ingestão de água e ação do HDH, em resposta ao quadro de desidratação. Assim, o tipo ideal de composição de fluido deve ser baseado na avaliação laboratorial dos níveis séricos de eletrólitos e da hemogasometria. A solução de Ringer simples pode ser indicada, tendo-se em vista que os níveis de sódio e principalmente de cloreto são muito superiores aos do plasma, enquanto os de potássio são semelhantes. Já a solução fisiológica (NaCl 0,9%) é recomendada somente para a reposição de sódio e cloro, havendo portanto a necessidade de reposição de potássio em casos de episódios de vômitos frequentes.

Diarreia

Desenvolve-se pela combinação de vários mecanismos que acarretam perdas hídrica, eletrolítica e de substâncias tampões (bicarbonato). Portanto, as alterações hidreletrolíticas e acidobásicas estão na dependência dos mecanismos que ocasionam a diarreia. No caso de diarreia osmótica, por exemplo, pode ocorrer perda de grande quantidade de água e de outros elementos com exceção do sódio, propiciando o aparecimento de hipernatremia. Já nos casos de diarreia por alteração da permeabilidade, pode ocorrer hipoproteinemia e, então, requer especial atenção na indicação da fluidoterapia.

Em animais desidratados, indica-se a correção do déficit hídrico o mais rápido possível, utilizando-se a IV e/ou subcutânea conforme avaliação clínica.

A solução de Ringer com lactato ou acetato, como mencionado anteriormente, contêm a maioria dos elementos em déficit que os pacientes em diarreia podem apresentar (sódio, cloro, potássio e substância alcalinizante) e, portanto, é a mais indicada. Nos casos mais graves, recomenda-se a suplementação de potássio e bicarbonato. A solução de NaCl 0,9% e solução de Ringer simples podem ser utilizadas eventualmente, mas há a necessidade de adição de outros elementos, de acordo com o déficit do paciente.

Os animais que apresentam vômitos e diarreia concomitante podem apresentar distúrbios mistos em relação ao equilíbrio acidobásico e eletrolítico, e geralmente pode-se observar a presença de hipopotassemia e hipocloremia. Para a correção adequada do déficit de elementos, é imprescindível a avaliação laboratorial.

Nos casos de obstrução intestinal, independentemente da causa, também há a ocorrência de distúrbios mistos e há a necessidade de avaliação laboratorial. A solução de Ringer com lactato de sódio pode ser recomendada no início do processo e as soluções de Ringer e NaCl 0,9% podem ser utilizadas nos casos de alcalose metabólica, geralmente acompanhada de suplementação com cloreto de potássio.

Doenças endócrinas

Diabetes melito

Em pacientes com diabetes controlado não há preocupação com o balanço hídrico no pré-operatório. No dia anterior à cirurgia, a alimentação e a dose de insulina devem ser normais e, na manhã do procedimento, devem receber ⅓ a ½ da dose diária de insulina recebida normalmente, devendo-se, no entanto, monitorar a glicose sanguínea frequentemente. A reposição de glicose, insulina ou combinação de ambas só deve ser realizada após as avaliações seriadas da glicemia.

Hiperadrenocorticismo

Animais com hiperadrenocorticismo são acometidos de poliúria e polidipsia e, portanto, devem ter acesso à água até o momento da pré-medicação. Alguns animais apresentam nível sérico de sódio moderadamente elevado e de potássio diminuído, porém não são de relevância clínica. A principal ocorrência é a hipertensão, que pode exacerbar doença cardíaca de base, por exemplo, regurgitação de mitral, além de os animais com hiperadrenocorticismo apresentarem sensibilidade elevada aos fármacos vasoativos. Ocorre disfunção da coagulação, devendo-se ter cuidado com a colocação de cateter intravenoso, pois poderá ocorrer sangramento. Em cirurgias de grande porte, poderá ocorrer hipercoagulação, aumentando o risco de tromboembolismo pulmonar. A terapia profilática para os distúrbios da coagulação deve incluir o uso de heparina de baixo PM, plasma e amido hidroxietílico.

Hipoadrenocorticismo

A esta afecção estão associadas hiponatremia, hipocloremia, hiperpotassemia, hipovolemia, hipoglicemia, acidose metabólica e azotemia. Essas anormalidades estão também associadas à hipotensão e à diminuição à sensibilidade aos fármacos inotrópicos e vasoativos. Assim, o fluido de escolha para o manejo desses animais pode ser o NaCl 0,9%, o qual tende a corrigir o déficit de cloro e sódio de maneira rápida, mas pode agravar a acidose metabólica. Desse modo, a hipoglicemia e a acidose metabólica devem ser monitoradas e realizadas as devidas reposições com glicose e bicarbonato. A hipotensão pode ser especialmente difícil de ser manejada no intraoperatório e, portanto, a reposição de esteroide deve ser iniciada antes da indução da anestesia.

Hipotiroidismo

Pacientes acometidos por hipotiroidismo raramente têm alguma alteração eletrolítica, mas podem ter hipotensão e pobre resposta aos fármacos inotrópicos e vasoativos. Se possível, o animal deve ser submetido ao tratamento do hipotiroidismo 1 a 2 semanas antes do procedimento anestésico.

Hipertiroidismo

Os animais com hipertiroidismo tendem a estar em estado hiperdinâmico e têm risco elevado para a ocorrência de arritmias mediadas por catecolaminas quando anestesiados. Seria preferível que o animal fosse tratado com antagonista de tiroxina pelo menos 2 semanas antes de ser submetido ao procedimento anestésico.

Choque

Instala-se em decorrência de inúmeras etiologias e geralmente é classificado em: hipovolêmico, hemorrágico, endotóxico, cardiogênico e neurogênico. Assim, independentemente do agente causal, o choque caracteriza-se por inadequada perfusão tecidual, o que acarreta hipoxia celular e acidose metabólica. Geralmente, as soluções de escolha são o Ringer com lactato ou acetato. Nos quadros de choque hemorrágico, a reposição de fluidos deve ser realizada mediante a apresentação clínica do paciente. A perda de 10 a 20% não caracteriza o choque, pois não ativa a resposta simpatoadrenal, porém estabelece-se a partir da perda de 30% (choque moderado) do volume circulante de sangue. De acordo com o Colégio Americano de Cirurgiões, pacientes com mucosas hipocoradas, taquicardia, extremidades frias, oligúria e pulso fraco já perderam no mínimo 30% do volume de sangue. Por outro lado, animais com mucosas cianóticas, pulso filiforme, anúria e rebaixamento da consciência provavelmente já perderam mais de 40% (choque grave). A taxa de reposição nesses casos deve ser realizada por meio de cálculo baseado nessa perda. Considerando-se que o volume circulante de sangue seja de aproximadamente 70 a 80 mℓ/kg, um animal de 10 kg com choque moderado deverá receber por volta de 720 mℓ de solução de Ringer com lactato (10 kg × 80 mℓ = 800 mℓ de sangue; 30% de 800 mℓ = 240 mℓ de perda de sangue; 1 mℓ de sangue perdido é reposto com 3 mℓ de cristaloide, assim 240 mℓ × 3 = 720 mℓ). No choque séptico, a reposição volêmica deve ser realizada utilizando-se o conceito dos desafios hídricos; tanto para cães quanto para gatos, o volume de 10 a 15 mℓ/kg em 10 a 15 min no animal responsivo acarretará incremento do débito cardíaco, o qual será evidenciado por meio de aumento da pressão arterial, do débito urinário, da melhora do tempo de preenchimento capilar e da diminuição da taquicardia, por exemplo. O número de desafios dependerá obviamente de cada quadro. Caso o fluido não seja capaz de resgatar a pressão arterial, fármacos como a norepinefrina deverão ser administrados o mais precocemente possível. O monitoramento com os parâmetros dinâmicos auxilia na adequação dos volumes de reposição volêmica e deve ser realizado sempre que possível.

A administração de solução de hipertônica de NaCl 7,5%, na dose de 4 mℓ/kg em 5 min, é recomendada no choque séptico principalmente e no choque hemorrágico quando a hemorragia estiver controlada. A mensuração da glicemia no choque séptico é muito importante, pois tanto hiperglicemia quanto hipoglicemia podem ocorrer na dependência da evolução do quadro. Nos casos de acidose metabólica com pH sanguíneo abaixo de 7,2, recomenda-se a reposição de bicarbonato.

EMERGÊNCIA

Entende-se por emergência anestésica todo evento em que o profissional é obrigado a intervir de imediato, quer por situação imposta pelo paciente quer pela anestesia efetuada. Em ambas, o anestesista deverá estar preparado, sabendo, de imediato como proceder para estabilizar os parâmetros fisiológicos do paciente ou estabilizar adequadamente o plano anestésico.

Emergências respiratórias

As mais frequentemente observadas em anestesia são descritas a seguir.

Apneia ou hipoventilação

Decorre de hiperventilação, administração de bloqueadores musculares, hipercarbia ou hipercapnia, dose maciça de tiobarbituratos e plano anestésico profundo.

Tratamento

Na hiperventilação primária, a PaCO$_2$ está diminuída em razão da maior eliminação de CO$_2$ elevando o pH sanguíneo com aumento ou não do bicarbonato (alcalose respiratória). No caso da hiperventilação, reduzir o excesso de O$_2$ gradativamente até notar o início da respiração abdominal (movimentação dos músculos abdominais auxiliares da respiração). Quando se administram bloqueadores neuromusculares, o diagnóstico diferencial é feito por meio do estimulador de nervos (bloqueio periférico) ou da aplicação de 0,5 a 1 mg/kg de doxapram (bloqueio central).

Quando ocorre hipercarbia, suspeita-se de ventilação alveolar insuficiente, falta de homogeneidade entre ventilação e perfusão, ar inspirado rico em CO$_2$ ou sobredose anestésica.

O procedimento nessas situações é o de verificar quais dessas causas estão levando à hipercapnia e administrar O$_2$ puro, gradativamente, esvaziando-se inicialmente o balão respiratório, enchendo-o também com O$_2$, procedendo-se à respiração assistida (pressionar manualmente o balão a cada inspiração do animal).

Com doses maciças de barbitúricos, inicialmente deve-se causar um estímulo doloroso; em seguida, caso não haja resposta, tracionar a língua (estímulo frênico). Se a apneia persistir, pressionar o tórax a cada 5 s e, se não houver resposta, aplicar doxapram. Se, com a aplicação do analéptico, também não se obtiver o estímulo respiratório, manter o paciente sob respiração controlada até o início da inspiração.

É conveniente não hiperventilar o animal, pois poderá ocorrer nova apneia por hiperventilação (PaCO$_2$ baixa e PaO$_2$ alta).

No caso de apneias causadas por profundidade anestésica, muito comuns quando há desatenção com os anestésicos voláteis, basta suspender o agente volátil e ventilar o paciente (lavado pulmonar) com O$_2$ puro até superficializar mais a anestesia.

Bradipneia

Geralmente ocorre em consequência de plano profundo anestésico e pode ser corrigida superficializando-se o plano e com uma ligeira hiperventilação com O$_2$ puro.

Taquipneia ou polipneia

Ocorre por várias razões, como: plano anestésico superficial sem analgesia suficiente; ação de fármaco anestésico, especialmente os de ação simpatomimética (cetamina, éter anestésico), ou analépticos, ou estimulantes do sistema nervoso central (SNC); sensibilização dos receptores de elasticidade pulmonar por anestésicos administrados em grande quantidade e rapidamente (halotano), o que é corrigido aplicando-se meperidina (1 mg/kg IV); acidose respiratória (PaCO$_2$ alta e pH baixo); hipoventilação seguida de hipoxia; indício de hipertermia maligna em suínos submetidos à anestesia por halotano; e exaustão de cal sodada.

Dispneia

Durante o ato anestésico, pode ocorrer dispneia em função de: posição errática da sonda endotraqueal; obliteração da sonda

Comentário

Durante o ato cirúrgico, em animais anestesiados pelo pentobarbital sódico, pode ocorrer uma discreta taquicardia, que é justamente indício de recuperação anestésica sem maiores problemas (Bernis e Lazzeri, 1957).

endotraqueal por posição de desconforto da cabeça do animal ou sonda inadequada (mole); excesso de secreções pulmonares, obstruindo a passagem livre do ar; aparelho anestésico com defeito ou peças desconectadas; extubação endotraqueal precoce (especialmente em animais braquicefálicos, como gatos e cães pequineses, ou equinos, cuja flacidez da epiglote e do próprio palato mole não permite a respiração livre, especialmente em decúbito dorsal); regurgitações, especialmente em pequenos ruminantes ou mesmo bovinos. Nesses casos, deve-se fazer o esvaziamento manual do conteúdo retido na cavidade bucal e na faringe.

Emergências cardiocirculatórias
Bradicardia

É tolerável, desde que moderada e rítmica, pois durante a anestesia profunda ocorre diminuição do metabolismo basal, daí sua aceitação. Entretanto, ela pode ocorrer quando o plano anestésico for muito profundo (terceiro plano do estágio III), caso em que superficializar a anestesia seria uma das soluções, ventilando em seguida; a manipulação excessiva das vísceras pode aumentar o tônus vagal, ou mesmo a manipulação oftálmica profunda por estímulo vagal direto. Em geral, cessando a causa, cessa o efeito, mas, se persistir, pode-se usar a atropina na dose de 0,04 mg/kg IV. Ocorre ainda por ação de fármacos parassimpatomiméticos (xilazina). Nesse caso, a atropina deve ser usada previamente (como MPA).

Comentário

Antes de se tratar a bradicardia, é necessário avaliar bem se a causa é fugaz ou duradoura, pois, em equinos, anestesias profundas podem provocar até 30 bpm (10 a 30).

Já em caso de aplicação de fármacos parassimpatomiméticos (cão e gato), a ação antagônica deve ser obtida com antecedência, pois, *a posteriori*, seu efeito será muito discreto.

O emprego de fármacos simpáticos (epinefrina) deve ser evitado em animais submetidos à anestesia volátil por halogenados, porque eles desencadeiam síncope branca (fibrilação ventricular, precedida de taquicardia ventricular), que é fatal e irreversível.

Taquicardia

Geralmente, a taquicardia vem acompanhada de taquipneia, e ocorre nas seguintes circunstâncias:

- Hipercapnia
- Administração excessiva de anestésico, sendo inclusive prenúncio de choque, fenômeno este observado com frequência na aplicação exagerada e contínua de óxido nitroso, caso em que a melhor conduta é a ventilação e a administração de O_2 puro
- Hipoxia
- Planos anestésicos muito superficiais, acompanhados de excitação ou recuperações muito rápidas

- Animais febris
- Síndrome de hipertermia maligna em suínos.

Hipotensão

Tem como causas a administração excessiva de fenotiazinas (acepromazina, clorpromazina ou levomepromazina), plano anestésico profundo, especialmente com barbitúricos, choque toxêmico (cólica equina, cesariana com complicações ou peritonites, obstruções gastrintestinais). A terapia de suporte visando ao equilíbrio eletrolítico é de fundamental importância.

Arritmias cardíacas

Ocorrem com frequência quando se administra xilazina em cães e podem ser evitadas empregando-se atropina previamente.

As manipulações bruscas nas enucleações podem causar arritmias, mas, em geral, controlando-se o paciente com o ecocardiograma (ECG), se notará que, ao cessar o estímulo, desaparecerá a arritmia. Caso ela persista, pode-se empregar lidocaína a 2%, na dose de 1 mg/kg em dose única IV, até reverter a arritmia, que deve ser acompanhada por monitoramento.

Cianose

Em pacientes de alto risco, há cianose com frequência, e uma das maneiras de prever tal ocorrência é ficar vigilante constantemente em relação à coloração do sangue durante a intervenção cirúrgica, pois o sangue vermelho-escuro, a má perfusão tissular (4 a 6 s) e a ventilação alveolar deficiente levam seguramente ao quadro de cianose. Nesses casos, deve-se agir rapidamente, empregando-se uma terapia de suporte, oxigenando o animal e, se necessário, recorrer à respiração controlada.

Outra causa de cianose que se manifesta rapidamente é a obstrução mecânica da sonda endotraqueal (dobradura ou secreções catarrais espessas nos brônquios).

Parada cardíaca
Fibrilação ventricular

Pode ser causada por:

- Mecanismos metabólicos:
  - Acidose, quando o pH está abaixo de 7,3
  - Distúrbios eletrolíticos, especialmente potássio, cálcio e magnésio
- Hipoxia miocárdica:
  - Por hipoventilação: asfixias e edema pulmonar
  - Por isquemia miocárdica: estenose valvular aórtica ou embolia pulmonar
- Agentes irritantes do miocárdio:
  - Mecânicos: traumas torácicos, manuseio drástico cardíaco durante cirurgia torácica
  - Químicos: catecolaminas endógenas ou exógenas, especialmente em animais anestesiados por halogenados, ou intoxicações e sensibilidades medicamentosas
  - Transfusões de sangue: em transfusões de sangue maciças e rápidas, poderá sobrevir parada cardíaca. Quando o sangue estocado estiver armazenado por longo tempo (data vencida), em função da hemólise, poderá ocorrer um aumento do potássio plasmático, o que também ocorre em sangue gelado, pois nesse caso o potássio sai da hemácia. Isso pode ser contornado elevando-se a temperatura do sangue a ser transfundido para 37°C.

Assistolia ventricular

Ocorre geralmente com a administração de fármacos parassimpatomiméticos (xilazina) ou por manipulações bruscas sobre a glote, o esôfago, o mesentério e a órbita (cirurgias oftálmicas). Essa reação pode ser prevenida caso se empregue a atropina a título preventivo na MPA.

O diagnóstico da parada cardíaca é feito por meio da observação dos seguintes sintomas: cianose, hipotensão arterial, irregularidade do ritmo cardíaco, pulso rápido e filiforme, e perda da consciência (caso se empregue anestesia local).

Os sinais clínicos fundamentais serão: desaparecimento do pulso arterial, ausência de registro da pressão arterial, dilatação pupilar (midríase), ausência de ruídos cardíacos, interrupção respiratória com movimentos respiratórios agônicos, inconsciência em animais anestesiados com anestésicos locais e ausência de registros em animais monitorados durante a cirurgia.

O tratamento básico consiste, inicialmente, em: ventilação artificial; massagem cardíaca externa rítmica (60 a 80 por minuto); insuflações rítmicas (10 a 12 por minuto); massagem cardíaca interna, caso o tórax esteja aberto (toracotomias); administração de epinefrina, desde que o paciente não esteja sob ação de anestésicos halogenados; e desfibrilação cardíaca com corrente alternada de 50 a 150 V e 0,1 a 0,2 s de duração em coração exposto, ou 200 a 300 V com até 0,25 s a tórax fechado, tomando-se as medidas cautelares, como luvas de borracha e não deixar o paciente sobre mesa metálica.

Choque

Os choques mais frequentes que ocorrem em pequenos animais são (Figura 15.6):

- Hipovolêmico: resultante de traumas (mordeduras, complicações cirúrgicas)
- Neurogênico: causado por processos dolorosos (abdome agudo, quedas, atropelamentos)
- Séptico: observado em peritonites, partos distócicos com trabalho de parto que excedam 12 h.

Já em grandes animais, especialmente equinos, as causas principais dessas modalidades de choque ocorrem na síndrome cólica.

Em equinos, o choque mais frequente é o choque endotoxêmico, cujo mecanismo também acarreta choque misto (neurogênico e hipovolêmico), pela presença de dor (abdominal) e hipovolemia (sequestro sanguíneo).

Comportamento anestésico diante do choque

Em linhas gerais, é necessário interferir no choque antes de se aplicar qualquer modalidade anestésica, pois ela poderá tornar-se um agravante ao estado preexistente.

O exame clínico do paciente é fundamental e básico, devendo-se incluir o pulso arterial (qualidade, ritmo), a ausculta cardiorrespiratória, a perfusão tissular, a temperatura retal, o estado geral do paciente, a hemogasometria e o quadro hematimétrico.

Após a obtenção desses dados como medidas reparadoras imediatas, é conveniente restabelecer a volemia, o equilíbrio acidobásico e os parâmetros fisiológicos.

Sempre que possível, devem-se evitar fármacos vasodilatadores (fenotiazinas) e, quando necessário, usá-los apenas na base de ⅓ ou ¼ de sua dose habitual. Os barbitúricos são contraindicados por sua ação depressora do centro vasomotor, bem

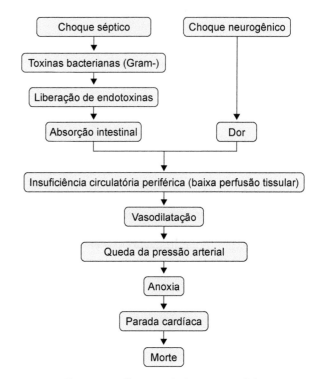

Figura 15.6 Choques séptico e neurogênico.

como pela vasodilatação periférica acentuada que causa, com diminuição do fluxo plasmático renal e da filtração glomerular.

Os fármacos que alteram significativamente os parâmetros fisiológicos (xilazina) também são evitadas em pacientes de alto risco, pois o que se visa é a normalização paramétrica para o pronto restabelecimento.

Convém lembrar que, em cães, a cetamina, por ser um fármaco simpatomimético, auxilia com grande vantagem as induções anestésicas, seja por via IV (1 a 2 mg/kg) lentamente, ou por via IM (10 a 15 mg/kg). Sua aplicação tem como único intuito adaptar a máscara facial até o desaparecimento dos reflexos protetores, seguida da intubação endotraqueal. Essa intubação é necessária, pois, se houver menor desperdício de anestésico, conseguem-se bons planos com menores volumes por cento (V%).

Em equinos, pode-se empregar o éter gliceril guaiacólico (100 mg/kg) e a cetamina (2 mg/kg) intravenosa, que, por sua ação simpática, causará vasoconstrição periférica.

O importante é monitorar, desde que possível, e acompanhar de maneira contínua os parâmetros fisiológicos e bioquímicos, lembrando sempre que animais nessas condições são propensos à miopatia pós-anestésica, como será visto adiante.

Conclui-se que, em pacientes de alto risco ou submetidos a cesarianas, o importante é aplicar o anestésico volátil na menor concentração possível, suficiente apenas para a intervenção cirúrgica, o que permitirá uma recuperação suave e com menor risco para o animal.

COMPLICAÇÕES

Entende-se por complicações todos os eventos indesejáveis advindos de âmbito anestésico não condizente para o paciente, efeitos colaterais de fármacos anestésicos, patologias preexistentes do paciente e procedimentos inadequados.

Caninos e felinos

As complicações mais frequentes encontradas nessas espécies são:

- Planos anestésicos profundos, com depressão respiratória, especialmente ao se empregarem os anestésicos voláteis halogenados; entre eles, os de indução rápida (halotano, enfluorano e isofluorano). O tratamento consiste em retirar temporariamente o anestésico e proceder à respiração assistida com O$_2$ puro, até a volta da respiração espontânea. Caso a depressão persista, aplicar 0,5 a 1 mg/kg de doxapram IV e, finda a ação do fármaco, readequar o plano anestésico ao paciente
- Introdução de sonda endotraqueal no esôfago. A falha poderá ser constatada pela ausência de movimentos do balão respiratório, com recuperação durante o ato cirúrgico. Quando isso ocorre, geralmente perdem-se as vantagens da indução, que deverá ser repetida
- Dificuldades respiratórias por retirada precoce da sonda endotraqueal, especialmente em animais braquicefálicos (gatos e cães pequineses). Quando isso ocorrer, caso não se consiga intubar novamente o animal, basta manter tracionada a língua, permitindo a passagem livre do ar, mantendo o paciente em decúbito lateral
- Vômitos pós-cirúrgicos. Geralmente ocorrem quando as alças intestinais são manipuladas de maneira enérgica, ou como na cesariana, quando há manipulação excessiva do útero. Nesses casos, a manutenção da sonda endotraqueal até o aparecimento dos reflexos protetores é vantajosa
- Intoxicação barbitúrica. Desde que se tenha estabelecido o quadro de depressão respiratória com o uso de um barbitúrico de duração moderada (pentobarbital sódico), o importante é manter a ventilação alveolar em boas condições. O volume-minuto poderá ser mantido com o emprego da respiração controlada, pois a dose terapêutica dos estimulantes do SNC é muito próxima da dose convulsivante. A diurese e a oxigenação não deixam de constituir uma terapia coadjuvante e o emprego do doxapram pode auxiliar, mas tem o inconveniente de exercer ação fugaz
- Intoxicação por anestésicos locais. Quando tal intoxicação ocorrer, é conveniente aplicar, de imediato, um depressor do SNC (tiobarbiturato) de duração ultracurta, pois essa intoxicação estimula o SNC, levando ao óbito por sua ação aguda. Outra conduta a ser tomada é a aplicação de um bloqueador neuromuscular despolarizante ou adespolarizante, colocando-se, em seguida, o paciente sob respiração controlada até a normalização dos parâmetros fisiológicos. Em ambas as condutas, a administração de O$_2$ é obrigatória, permitindo uma boa ventilação
- Intoxicação por sobredoses de xilazina. Por ser um fármaco parassimpatomimético, a xilazina causa vômitos, bradicardia, arritmia e depressão respiratória. Se essas manifestações ocorrerem com seu uso isolado e no início da anestesia, o indicado será a aplicação de fármacos simpatomiméticos, podendo-se usar epinefrina, em solução 1:10.000, na dose de 1 a 5 mℓ (Jones, 1959), que corresponde à dose de 0,1 a 0,5 mg/mℓ como dose total, podendo ser repetida a cada 15 min, até reverter a ação colateral da xilazina.

Caso a alteração paramétrica tenha se dado após 60 min, pode-se aplicar um fármaco parassimpatolítico como a atropina, na dose de 0,04 mg/kg IV. O ideal é aplicar a atropina sempre 15 min antes da administração da xilazina, mesmo se aplicada associada com a cetamina.

Suínos

A complicação anestésica mais frequente em suínos é a hipertermia maligna, de maior incidência nos animais das raças Landrace (algumas linhagens) e Pietrain, e não observadas nas demais raças até o momento.

Ao serem submetidos à anestesia por anestésicos voláteis halogenados, observa-se, durante a indução direta em 3 a 5 min, a manifestação de enrijecimento muscular e, caso não se suspenda o anestésico e se faça a ventilação com O$_2$ puro, o animal irá a óbito, sem chance de sobrevivência.

A terapia consiste também na aplicação de dantrolene. Entretanto, esses animais, por fatores genéticos inconvenientes, devem ser eliminados do rebanho, pois são responsáveis pelo aparecimento dos heterozigotos e, posteriormente, homozigotos.

Bovinos, ovinos e caprinos

Timpanismo

Em decúbitos prolongados e cirurgias demoradas, pode ocorrer a formação de gases, especialmente quando se emprega xilazina ou mesmo em animais submetidos a anestesias locais, apenas tranquilizados ou à anestesia geral.

A conduta normalmente empregada é a da introdução da sonda esofágica. Entretanto, às vezes, a sonda não atinge a região dos gases, por causa de determinadas posições do animal. Quando isso acontece, recorre-se então à ruminocentese como última instância.

Regurgitação e vômitos

Nos ruminantes, em função do fármaco empregado, ou quando o jejum é inadequado, ou mesmo quando não se efetua a dieta hídrica, pode ocorrer regurgitação, que é passiva (relaxamento da cárdia). Nessas condições, a posição da cabeça é fundamental para não haver aspiração do conteúdo ruminal regurgitado. Caso o animal esteja com a sonda endotraqueal, imediatamente se retira o conteúdo manualmente. A medida preventiva nessas condições é manter o animal em declive a 10 a 20º, com a cabeça mais baixa, o que permitirá o fluxo do conteúdo regurgitado para fora, por gravidade.

Paralisia do nervo radial

Em animais muito pesados, quando é requerido o decúbito lateral prolongado, aconselha-se o acolchoamento entre o animal e o solo, embaixo da articulação escapuloumeral, como medida preventiva da paralisia do membro anterior. Caso se estabeleça a paralisia, é conveniente intervir com tratamento anti-inflamatório (fenilbutazona, 3 mg/kg, durante 3 a 4 dias) e hidroterapia. Geralmente, quando o processo é regressivo, em 1 a 3 dias o animal volta ao normal.

Compressão nervosa dos nervos digitais

O emprego de cordas bem apertadas no metacarpo e no metatarso pode lesar, além da pele, a inervação dos nervos digitais palmares e plantares. Preventivamente, sugere-se a colocação de panos nos membros entre a pele e a corda.

Equinos

Nessa espécie, as principais complicações são descritas a seguir:

- Paralisia do nervo facial: ao se prostrar o animal para qualquer intervenção cirúrgica, geralmente a pessoa incumbida de conter a cabeça, a fim de observar o evento cirúrgico, coloca o joelho sobre a região maxilar, bem em cima da emergência do forame infraorbitário, causando sua lesão por compressão. Observa-se, após o ato operatório, flacidez da narina e do lábio do lado correspondente. O tratamento consiste em massageamento, hidroterapia e administração de fenilbutazona, na dose de 4 mg/kg, durante 4 a 5 dias

- Paralisia do nervo radial: a ocorrência desta complicação é análoga à que acontece em bovinos, com um agravante, visto que o equino, por ser mais indócil e menos cooperativo, se debate mais. Aconselha-se, no tratamento, além do já citado em relação aos bovinos, a restrição do espaço e, quando liberar o animal para exercício brando (caminhadas curtas), estar sempre acompanhado pelo tratador.

Paralisia do nervo fibular lateral (peroneal)

As causas predisponentes dessa paralisia estão relacionadas com o peso do animal sobre inervação, quando não se faz o acolchoamento adequado e ocorre estiramento prolongado por conveniência cirúrgica. A prevenção desse inconveniente se faz acomodando bem o paciente, mantendo-o contido mais próximo das posições naturais ou de conforto. Aconselha-se, quando a sintomatologia se manifestar, não forçar o animal a ficar em posição quadrupedal, pois as consequências podem ser fatais (luxações ou fraturas de membros posteriores e anteriores).

Aplicações perivasculares

As soluções, anestésicas ou afins, que tenham pH diferentes e não compatíveis com o compartimento tissular, quando injetadas acidentalmente fora do compartimento vascular, levam inicialmente a um processo inflamatório agudo, para em seguida causar mortificação e necrose tissular.

Em equinos, isso ocorre quando se aplicam soluções a 10% de éter gliceril guaiacólico ou mesmo tiopental a 5% cujo pH é de aproximadamente 10,5. Quando ocorrem tais acidentes, é conveniente injetar de imediato no local solução fisiológica, a fim de diluir o conteúdo, colocando em nível cutâneo pomadas heparinoides, para atenuar o processo inflamatório que se instalará.

Como medida preventiva, é aconselhável o uso de agulhas 50 × 12 ou 50 × 15, pois seu comprimento permite maior confiabilidade de estarem na veia. Outra medida salutar é a de confirmar periodicamente se a agulha permanece na veia (abaixando o frasco) ou, caso se esteja usando a seringa, fazer a *barbotage*, ou seja, aspirar e injetar, conferindo a presença de sangue no conteúdo a ser injetado.

Fratura da coluna dorsal

O derrubamento de animais indóceis para aplicação de anestésicos locais em geral acarreta acidentes desagradáveis, como fratura de coluna vertebral, pois a resultante das forças incide na espinha dorsal.

A prevenção desse acidente consiste na aplicação prévia de MPA, mesmo que administrada por via intramuscular profunda.

Extubação precoce

Em animais submetidos à anestesia geral com intubação endotraqueal, é conveniente que a retirada da sonda se faça quando o animal, no período de recuperação, manifestar a presença do reflexo de deglutição, rejeitando, por conseguinte, a sonda. Tal atitude deve ser tomada, pois, ao se retirar precocemente a sonda, a flacidez do palato mole, acrescida da posição em decúbito dorsal do animal, poderá ocasionar a obliteração da glote, dificultando a inspiração e causando a obstrução das vias respiratórias.

Miopatia pós-anestésica

Trata-se de uma das complicações mais graves no período pós-anestésico. Existem duas modalidades de miopatias pós-anestésicas, segundo White (1983) e Riebold *et al.* (1986). A primeira refere-se à miopatia localizada, causada por paralisia nervosa em animais mantidos sob anestesia geral e colocados em decúbito sobre uma superfície dura por mais de 2 h, com recuperação em 24 h.

A segunda modalidade caracteriza-se por uma miopatia generalizada, qualificada por um despertar com movimentos inesperados, e em cuja anestesia tenha ocorrido depressão cardíaca considerável. As reações do animal durante a recuperação são dramáticas, pois, além da expressão de ansiedade, também apresentam sudorese e cólicas. O animal permanece em decúbito esternal e, em seguida, sem resistir, se posiciona em decúbito lateral. Ao tentar levantar, debate-se e flexiona as articulações metacarpo e metatarsofalangeanas com risco de luxações.

Ao exame sorológico da creatinoquinase (CK), observam-se valores altos (1.000 a 30.000 UI), quando comparados com os normais (300 UI).

O tratamento é praticamente sintomático. Em casos de miopatias localizadas, emprega-se a flunixino meglumine, na dose de 2 mg/kg/dia IV ou intramuscular, e a fenilbutazona 2 vezes/dia IV, como terapêutica não inflamatória.

No caso de a miopatia ser generalizada, inicialmente é conveniente tranquilizar o animal para não se debater, agravando o quadro. Isso pode ser obtido com o uso das fenotiazinas associadas ao flunitrazepam, pois a benzodiazepina tem efeito miorrelaxante de duração prolongada. As doses devem ser ajustadas de acordo com as conveniências, para não se estabelecer o sinergismo por potencialização.

A solução de Ringer com lactato de sódio, na dose de 20 a 25 mℓ/kg, e o bicarbonato de sódio ajudam na correção dos distúrbios metabólicos, acompanhando-se o quadro com exames hematológicos de controle até o restabelecimento do animal.

16 Contenção Física, Química e Anestesia em Animais Silvestres

Adauto Luis Veloso Nunes • Fabrício Braga Rassy

INTRODUÇÃO

A contenção e a anestesia apresentam desafios para quem trabalha com animais selvagens. Por se tratar de animais não domesticados, na maioria das vezes em que se precisa manejar, transportar, efetuar exames clínicos, curativos, procedimentos cirúrgicos, coletar material biológico, efetuar diagnósticos e pesquisa *ex situ* ou *in situ* há necessidade de contê-los fisicamente, quimicamente ou mesmo anestesiá-los. Felizmente, já existem muitos profissionais que trabalham com manejo de contenção em geral, e suas experiências pessoais podem ser encontradas em uma grande quantidade de publicações.

Para a realização de um procedimento anestésico que ofereça "segurança" tanto para os animais selvagens quanto para os profissionais envolvidos, é essencial o conhecimento dos aspectos biológicos relativos às particularidades anatômicas, fisiológicas e comportamentais da espécie a ser contida, além da farmacologia dos anestésicos.

Durante o processo de escolha do protocolo de contenção química/anestésica, independentemente da espécie em questão, é fundamental considerar previamente:

- Objetivo do procedimento
- Período anestésico necessário
- Tipo e profundidade de analgesia durante o trans e pós-operatório
- Estado geral do paciente.

Essas questões iniciais fornecem informações preciosas para orientar a escolha deste ou daquele protocolo.

O controle dos aspectos considerados "periféricos" ao procedimento também é importante:

- Qual o grau de dificuldade de acesso onde o animal está alojado?
- Em que nível se encontra a quantidade, integridade e funcionamento do equipamento de captura?
- Qual o grau de experiência do profissional e da equipe envolvida?
- O local de recuperação está adequado?

Nossa experiência tem indicado que o procedimento como um todo deve merecer cuidados pessoais e rigorosos do operador, pois a sua segurança, a do animal e a dos demais envolvidos dependem disso.

A contenção física se caracteriza pelo manejo de animais em pleno estado de consciência e deve ser feita com muito critério, planejamento, eficiência e rapidez, para que sejam minimizados os efeitos deletérios do estresse. Ela pode ou não preceder a contenção química, e interfere de maneira determinante na efetividade e na ocorrência de possíveis efeitos indesejados dos fármacos anestésicos.

Merece ainda destaque a universalização do emprego de sistemas de injeção a distância, que possibilitou o acesso, tanto em vida livre como em cativeiro, a animais selvagens que de outro modo não poderiam ser manejados com segurança. Os dardos leves atualmente empregados tanto em rifles como em zarabatanas facilitam enormemente o trabalho e encontram vasta aplicação desde em répteis de grande porte até em mamíferos de diversas famílias.

CONTENÇÃO E ANESTESIA EM AVES (VER APÊNDICE M)

Antes de qualquer conduta anestésica em aves, há necessidade de se conhecer certos detalhes dessa classe, como anatomia, fisiologia, comportamento e contenção física.

Contenção física | Generalidades

Cada espécie apresenta particularidades comportamentais, sendo importante conhecer seus mecanismos de defesa, para a contenção física desses animais proceder adequadamente.

As aves têm porte extremamente variado, desde 20 g até alguns quilos, e algumas podem se ferir com facilidade durante a captura. Fraturas de membros e traumas são as lesões mais comuns decorrentes de uma captura feita por pessoas sem habilidade.

O operador deve ser dotado de agilidade, decisão e bom senso para saber o momento certo da captura. A indecisão ou a inabilidade na captura faz o animal se estressar e se esgotar, podendo vir a óbito por pura exaustão. Atenção e cuidados especiais devem ser dados à captura de animais doentes, pois suas reservas de energia podem estar perigosamente baixas.

Em virtude de apresentarem um tipo de respiração comandado pela extensão e contração dos músculos intercostais e peitorais, deve-se ter um cuidado especial para não pressionar o peito, o que pode dificultar a respiração das aves. Do mesmo modo, cuidar para não torcer o pescoço nem obstruir as vias respiratórias superiores.

As luvas de couro são usadas em muitas situações, mas apresentam o grave defeito de diminuírem a sensibilidade das mãos. Para contornar esse problema, tão logo se tenha a ave bem contida com a luva de couro, é aconselhável passar o animal para um auxiliar desprovido de luvas, pois, assim, pode-se dosar melhor a pressão dos dedos.

Ordem Rheiformes/Struthioniformes | Ema, avestruz

As emas não voam e concentram todo seu potencial de defesa nas grandes e fortes patas. As asas não apresentam nenhum risco, porém o bico pode ferir sem gravidade. Assim, deve-se tomar cuidado com suas patas, que podem dar poderosos coices para todos os lados, principalmente para a frente, e tentar imobilizá-las em primeiro lugar.

Sua contenção é feita conduzindo a ave para um canto do recinto e, com auxílio de um gancho, trazendo o pescoço e a cabeça ao alcance da mão. Nesse momento, coloca-se um capuz de tecido opaco em sua cabeça, pois, não enxergando, costuma ficar imóvel e manejável. Estando assim desorientada, pega-se a ponta das asas, conduzindo-as pela vontade do operador.

Durante a imobilização manual, as pernas podem ser esticadas para trás e ali mantidas manualmente pelo tratador. Outro método consiste em se posicionar por trás do animal e abraçá-lo, segurando-lhe as pernas junto ao corpo com cada mão, podendo-se ainda pressionar o corpo da ave contra o chão. Nessas manipulações convém a rapidez, pois as emas são muito nervosas e podem morrer durante a contenção, por estímulo excessivo no sistema autônomo.

As emas podem ser facilmente manipuladas em grupos, por meio de lonas plásticas ou de tecido opaco, além de escudos de manejo.

Ordem Sphenisciformes | Pinguim

Após alcançado pelo puçá, a contenção é feita com luvas de couro, sustentando seu corpo logo abaixo das asas. O bico cortante e as asas pequenas, mas muito duras, poderão ser usados na defesa do animal, se ele for abordado de frente.

Ordem Anseriformes | Cisne, ganso, marreco, tachã

Devem ser capturadas com puçás e facilmente contidas com as mãos, mantendo as asas junto ao corpo. Apoiar no antebraço as aves pesadas; com a mão, segurar os tarsos, e por trás das costas conter o pescoço com a mão livre. Os tachãs e inhumas contam com um esporão córneo na ponta da articulação ulnar, às vezes muito afiado e perigoso. Os anseriformes costumam se defender por meio de batida de asas, bicadas pouco contundentes e unhadas.

Ordem Ciconiformes/Threskiornithiformes | Garça, jaburu, cabeça-seca, joão-grande, curicaca, colhereiro

São aves pescadoras, com bicos longos e pontudos, que se defendem buscando atingir com golpes certeiros quem se aproxima, principalmente no rosto e nos olhos. Pode-se usar algo para distraí-las, como uma vassoura ou puçá, enquanto agarra-se seu pescoço e bico, seguido pela imobilização das asas e pernas. As maiores tentarão usar também o bater de asas; nesse caso é necessário redobrar o cuidado.

Ordem Phoenicopteriformes | Flamingo

Uma bicada do flamingo equivale a um doloroso beliscão, o que é sua principal defesa. O manejo requer cautela extra, porque as pernas longas são frágeis e podem se quebrar com facilidade: segura-se os flamingos pelos úmeros, juntando-os nas costas e suspendendo-os do chão, ou apoiados nos antebraços do capturador como os anseriformes, mantendo suas asas juntas.

Ordem Galliformes | Pavão, faisão, galinhas ornamentais, aracuã, jacu, macuco, mutum

Quando estão em poleiros e permitem aproximação, podem ser capturadas a partir de um rápido movimento da mão ou com auxílio do puçá. Algumas aves apresentam a característica de soltarem as penas com facilidade, como os jacus. Nesse caso, deve-se segurar as pernas e a base da asa, trazendo a ave junto ao corpo do operador, que a coloca debaixo do braço para evitar que se debata.

Para aves ornamentais com penas longas ou de grande beleza, como os pavões, pode-se colocá-las em sacos de estopa ou açúcar com buracos para a cabeça no fundo, enrolando o animal com o tecido e prendendo tudo com fita adesiva, restringindo-lhe o movimento.

São sugeridos cuidados extras com os machos dessas espécies, pois contam com esporões afiados no tarso. O bico é inexpressivo como arma de defesa.

Ordem Psittaciformes | Periquito, papagaio, arara

Os bicos dessas aves foram feitos para quebrar sementes, portanto, são muito fortes e capazes de graves ferimentos. As unhas são recurvadas, afiadas e ferem bastante. Como equipamento de contenção pode-se usar os puçás e as luvas de couro. Em locais pequenos, a ave pode ser capturada com o auxílio de uma toalha. Durante a contenção, deve-se imobilizar, primeiro, a cabeça e o bico, e, em seguida, as garras junto da ponta das asas. Cuidar para segurar a cabeça na parte óssea da mandíbula, deixando o pescoço livre.

Ordem Strigiformes/Falconiformes | Gavião, falcão, águia, coruja, urubu

Ao iniciar o processo de captura desses animais, é comum que eles fiquem de costas no chão e se defendam com as garras. Apesar do cuidado que também se deve ter com o bico, ao contrário do que se acredita, a principal cautela deve ser tomada com as garras, que são potencialmente mais perigosas e devem ser imobilizadas antes – a exceção é o urubu, em que se deve imobilizar, primeiro, a cabeça. Como equipamento de captura, utiliza-se o puçá de rede ou pano e a luva de couro.

Ordem Passeriformes | Sabiá, canário, sanhaço e outros

As aves desse grupo são muito delicadas, devendo ser manejadas rapidamente e com cuidado extra. O melhor meio de contenção são as mãos.

Ordem Piciformes | Tucano, araçari

Com luvas de couro ou somente com as mãos, deve-se fazer um movimento rápido, visando a segurar o bico, seguido pela imobilização das asas e patas em conjunto.

Ordem Pelicaniformes | Pelicano, atobá, fragata

Essa ordem engloba animais de diferentes tamanhos, mas todas têm o hábitat aquático como ponto em comum. Em termos de defesa, essas aves têm como principal característica o uso do bico, muito possante e rápido, adequado para a captura de seu alimento básico, o peixe. Para uma contenção física segura, é indicado o uso inicial do puçá, seguido pela imobilização de cabeça, asas e pernas. As asas são de grande envergadura, e ambas devem ser imobilizadas junto ao corpo do animal.

> **Importante**
> Aves da família *sulidae* (atobás) não têm narinas e, desse modo, o bico deve ser mantido aberto, pois, caso contrário, ocorrerá a asfixia da ave. Segurar sempre na cabeça para permitir a respiração livre.

Ordem Gruiformes | Grou, seriema, frango-d'água

São animais de ampla distribuição mundial. Os animais da fauna autóctone, com exceção da seriema, são de pequeno porte, frágeis e se defendem somente com o bico, sem causar muito dano. Para contenção, usar um puçá leve, inicialmente, acessar com a mão e imobilizar o bico, as asas e os pés.

A seriema requer um pouco mais de atenção, pois se defende muito bem com o bico e tem patas com unhas muito afiadas, que, na natureza, usa para desferir golpes e sujeitar serpentes, seu alimento predileto.

Os gruiformes exóticos merecem atenção, pois são relativamente comuns no meio veterinário e apresentam um porte avantajado. Pode-se usar uma vassoura ou outro artefato similar para distrair e pressionar a ave em um canto de recinto, enquanto segura-se inicialmente a cabeça, as asas e as pernas. O capuz de tecido opaco também funciona bem.

Ordem Tinamiformes | Macuco, perdigão, azulona, zabelê

São animais de pequeno e médio porte com ampla distribuição no território nacional. Os macucos são especialmente delicados, e o manuseio grosseiro e prolongado pode provocar a morte por estresse. Os tinamiformes sempre tentarão uma fuga rápida e explosiva, durante a qual costumam liberar penas com muita facilidade; não contam com bico nem patas agressivos. Quando ameaçados, se atiram para o alto, o que torna a ocorrência de lesões na cabeça uma sequela comum de um manejo pouco cuidadoso; pela mesma razão, somente transportá-los em caixas fechadas de madeira, de preferência com teto arredondado ou dotado de revestimento que amorteça o choque.

Sua contenção física deve ser rápida e decidida, usando-se puçás de pano ou malha fina e leve, seguida pela contenção manual da ave, trazendo-a junto ao corpo. Suas tentativas de fuga são repentinas e um pouco violentas; um operador desatento pode deixar o animal escapar nesse momento.

Fisiologia

Sistema respiratório

O diafragma é ausente na maioria das aves e, quando presente, é afuncional. Não há uma divisão entre as cavidades torácica e abdominal, observando-se apenas uma, que é denominada cavidade celomática.

A inspiração e a expiração são processos ativos, diferindo dos mamíferos, nos quais apenas a inspiração é ativa. Os músculos intercostais externos são responsáveis pela inspiração; já na expiração, os músculos envolvidos são os intercostais internos e abdominais. Por meio das contrações desses músculos, durante a inspiração, o osso esterno é projetado para frente do animal, permitindo que os sacos aéreos se encham (pela pressão negativa que esse movimento proporciona); a expiração faz o esterno retornar, promovendo o esvaziamento dos sacos aéreos. Os pulmões são rígidos, diferentemente dos mamíferos, nos quais esse órgão se distende e se contrai em cada movimento respiratório. Nas aves, os pulmões são como "tubos rígidos" e somente os sacos aéreos se distendem.

Os pulmões não contam com alvéolos, e as trocas gasosas são efetuadas nos parabrônquios, localizados nos pulmões. Em razão do alto gradiente de pressão de difusão, as trocas gasosas são 10 vezes maiores quando comparadas com os mamíferos.

O fluxo respiratório é unidirecional: durante a inspiração, o ar entra pelos mesobrônquios, chegando aos sacos aéreos posteriores (até esse momento não há troca gasosa, pois o ar ainda não passou pelos pulmões); na expiração, o ar sai dos sacos aéreos posteriores, passam pelos pulmões, mais especificamente nos parabrônquios (nos quais ocorrem as trocas gasosas), vai para os sacos aéreos anteriores e, então, é eliminado.

Quimiorreceptores para $PaCO_2$: normalmente a $PaCO_2$ é 30% menor do que nos mamíferos. O aumento de $PaCO_2$ causa acidose respiratória, esta deprime o miocárdio e, consequentemente, ocorre diminuição da pressão arterial. Pode haver fibrilações atrial e ventricular, e até parada cardíaca.

O decúbito dorsal é o mais utilizado para cirurgias abdominais, porém as vísceras podem comprimir os sacos aéreos, levando a uma depressão respiratória. Portanto, o ideal é manter o animal em decúbito lateral ou, quando não for possível, mantê-lo em decúbito ventral.

As aves não têm epiglote, o que facilita muito a intubação, pois assim que se abre a boca desses animais já se visualiza a glote, sem haver necessidade de usar lanterna ou laringoscópio.

Circulação porta-renal

Os túbulos corticais dos néfrons apresentam a vantagem de um suplemento sanguíneo porta-renal que os mamíferos não têm. A secreção e a reabsorção são acrescentadas por esse suplemento extra de sangue. Este é regulado por abertura e fechamento de uma válvula porta-renal localizada na junção da veia ilíaca externa e veia renal de cada lado. Essa válvula muscular é ricamente enervada com fibras adrenérgicas e colinérgicas. Estudos *in vitro* indicam que a acetilcolina promove o fechamento, e a epinefrina, a abertura dessa válvula. Quando a válvula está fechada, o sangue vai diretamente para os túbulos renais em adição ao sangue arteriolar renal. Assim, substâncias absorvidas pelo intestino, metabólitos em excesso, vindos dos membros e porções posteriores das aves, podem atingir os túbulos renais antes de passar pela circulação sistêmica. O mesmo pode acontecer com fármacos (anestésicos) administrados na porção posterior das aves; portanto, pode-se obter apenas o efeito parcial do medicamento administrado. Em razão da circulação porta-renal, alguns autores recomendam evitar os membros posteriores para a administração de qualquer medicamento, para não correr o risco de promover uma subdose relativa nessas espécies.

Metabolismo

As aves contam com um metabolismo acelerado. Por isso, normalmente, as doses dos fármacos utilizados nessas espécies são maiores do que em mamíferos e o período de ação é menor.

Em virtude da alta taxa metabólica, o jejum prolongado pode causar hipoglicemia, o que promove a diminuição da metabolização dos anestésicos administrados (aumentando o período anestésico).

Termorregulação

A temperatura normal varia de 40 a 44°C. As aves são altamente suscetíveis à hipotermia; por isso, deve-se tomar alguns cuidados, como retirar o mínimo de penas possíveis, fazer antissepsia somente no local da incisão, utilizar fluidoterapia aquecida e usar bolsa de água quente desde a indução.

Estresse

A contenção física em aves causa muito estresse, havendo uma grande liberação de catecolaminas (epinefrina e norepinefrina). Essas substâncias causam o aumento da frequência cardíaca, consequentemente reduzindo o fluxo no átrio e ventrículo, resultando em diminuição no débito cardíaco e hipotensão arterial. Há um aumento na demanda de oxigênio no coração pelo seu grande esforço, podendo provocar uma hipoxia cerebral, a qual pode levá-lo a óbito em poucos minutos.

Técnicas anestésicas

Algumas precauções importantes:

- Sempre que possível, administrar oxigênio
- Não mantê-las em planos anestésicos profundos
- Optar preferencialmente pelo decúbito lateral ou esternal
- Aquecer o animal no pré, trans e pós-operatório
- Aspirar secreções nas vias respiratórias para evitar obstruções no sistema respiratório
- Fluidoterapia em cirurgias com mais de 20 min de duração. Isso também auxilia a eliminação do fármaco pela via renal: pequenas aves 0,1 mℓ/30 g/10 min e grandes aves 5 mℓ/kg/h
- A perda de uma pequena quantidade de sangue pode ser considerada uma grande hemorragia, considerando-se o tamanho do animal
- Jejum: 12 h para animais com mais de 1 kg, 6 h para animais de 300 g a 1 kg e 3 a 4 h para animais de 100 a 300 g. Pode ter ausência de jejum.

Vias de administração

- Subcutânea (SC): normalmente na região inguinal na qual a pele é relativamente solta e no pré-patágio
- Intramuscular (IM): sempre que possível na musculatura peitoral. O músculo da coxa também pode ser utilizado, mas é importante lembrar dos possíveis efeitos da circulação porta-renal
- Intravenosa (IV): veia jugular direita (em pequenas aves é especialmente indicada), veia braquial (é fácil de visualizar, mas se rompe muito facilmente), veia metatársica medial (apenas em grandes aves)
- Intraóssea (IO): realizada na medula de ossos longos, como a ulna e o tibiotarso; exige certa prática, porém conta com uma ótima absorção. Pode ser usada para todos os anestésicos diluídos em água (cloridratos). Por esta via podem ser administradas todas as substâncias, em geral aplicadas por via IV.

Anestesia local ou regional

A utilização é pouco lembrada na rotina, mas é capaz de estabilizar parâmetros e reduzir doses dos protocolos anestésicos, além de permitir procedimentos sem a necessidade de plano cirúrgico anestésico em casos de bloqueios regionais. É importante se atentar à possibilidade de uma intoxicação anestésica pela administração de sobredose, principalmente em pequenas aves. Sempre quando utilizada, diluir a 0,2 ou 0,5%. Muitos autores consideram a anestesia local incompatível com aves, pois, além de a dose poder ser tóxica, as aves apresentam certa resistência a esses anestésicos e a contenção física pode causar um estresse inaceitável, no entanto já são descritos os efeitos positivos de algumas técnicas de bloqueios locais ou regionais nos mais diversos procedimentos. O bloqueio do plexo braquial é uma técnica de bloqueio regional amplamente descrita em diversas espécies, utilizada rotineiramente em amputações ou excisão de tumores nas asas.

Tranquilização | Medicação pré-anestésica

- Atropina (parassimpatolítico): não é indicada como protocolo fixo de medicação pré-anestésica, no entanto pode ser útil no controle da bradicardia (que pode ser causada por estímulo vagal, em casos de cirurgias na cavidade celomática) e secreções no trato respiratório
- Diazepam e midazolam (benzodiazepínicos): são utilizados principalmente associados com analgésicos ou fármacos que necessitam de miorrelaxamento
- Xilazina e dexmedetomidina (agonistas alfa-2): também utilizadas, principalmente em associação com a cetamina
- Butorfanol (opioide): promove boa analgesia em aves.

Fármacos e associações

A utilização de cetamina é bastante ampla em anestesia de animais selvagens, em razão principalmente da ampla margem de segurança, característica importantíssima uma vez que se trabalha, na maioria das vezes, com peso estimado do animal. Outra grande vantagem é que pode ser administrada IM. Em aves, a cetamina, de maneira isolada, não é indicada e causa hipertonia muscular, leve analgesia, salivação intensa e recuperação agitada.

- A cetamina associada à acepromazina IM é uma associação para exames clínicos, mas não para cirurgias, pois não promove analgesia visceral
- A cetamina associada ao diazepam ou midazolam (IM) é uma associação bastante segura, produz um bom relaxamento muscular, porém não permite manipulações invasivas, pois os benzodiazepínicos não promovem analgesia. Quando se quer uma analgesia mais intensa, recomenda-se associar o butorfanol
- A cetamina associada à xilazina (IM) é utilizada em pequenas aves na dose de 50 e 5 mg/kg, respectivamente, e em grandes aves 35 e 1 mg/kg, respectivamente. Essa associação produz um bom relaxamento muscular e boa analgesia, pelo sinergismo entre esses fármacos. Permite cirurgias mais invasivas. No entanto, deve-se lembrar que os alfa-2 agonistas causam uma grave depressão no sistema cardiovascular, levando a hipotensão, bradicardia, bloqueio atrioventricular, redução do débito cardíaco; evitar o uso dessa associação em animais muito debilitados
- A tiletamina/zolazepam promove uma anestesia mais prolongada do que a cetamina e, para procedimentos invasivos,

recomenda-se a associação de 1 mg/kg de butorfanol. Pode ser associada a levomepromazina para melhorar a qualidade da anestesia
- O propofol deve ser administrado por via IV, mas pode causar depressão respiratória e hipotensão, porém é rapidamente metabolizado e, por isso, tem sido utilizado como agente indutor para anestesia inalatória. Pode-se utilizar infusão contínua de propofol para a manutenção da anestesia, porém recomenda-se fazer ventilação controlada por causa da depressão respiratória.

Anestesia inalatória

Em razão da presença dos capilares aéreos, há uma menor barreira para as trocas gasosas, o que promove rápida indução e recuperação. Proporcionalmente, o fluxo de oxigênio sempre é maior do que em mamíferos, por causa da presença de sacos aéreos. Geralmente, usa-se 1 ℓ/kg/min. Os anéis traqueais são completos, não sendo indicada a utilização de *cuff* em sondas endotraqueais, em virtude dos riscos de lesões graves pela pressão excessiva empregada na mucosa.

- Halotano: sensibiliza o miocárdio às catecolaminas, fato potencialmente arriscado em pacientes sob qualquer tipo de estresse. Também costuma promover paradas cardíacas simultâneas à parada respiratória. Em alguns países já foi proibido seu uso. Pelos riscos e possíveis alternativas, este fármaco não é indicado para aves
- Isofluorano: o coeficiente de solubilidade é menor que o do halotano, promovendo indução e recuperação mais rápidas. Indução 3 V% e manutenção 1 V%. É o agente mais indicado para os pacientes de alto risco. A depressão cardiorrespiratória causada pelo halotano e isofluorano é mais intensa durante a manutenção com máscara do que com a sonda endotraqueal
- Sevofluorano: a indução por meio de máscara facial com sevofluorano e o período de recuperação anestésica é estatisticamente semelhante quando comparado ao isofluorano, porém o sevofluorano promove menor ataxia em psitacídeos. Em pinguim, os períodos de indução e recuperação anestésica foram menores com sevofluorano.

Monitoramento

- Frequência respiratória e tipo de respiração: é um dos melhores parâmetros. É importante não deixar ocorrer depressão respiratória, pois as aves são extremamente sensíveis à acidose respiratória. O capnógrafo pode ser utilizado com segurança, pois há uma correlação entre $ETCO_2$ e $PaCO_2$
- Frequência cardíaca: muitas vezes é difícil o acompanhamento em razão da frequência elevada, acima dos 300 bpm, sendo importante a observação do padrão. Pode-se utilizar doppler na artéria braquial ou metatársica, estetoscópio esofágico (ter cuidado com o papo, pois há necessidade de conduzir a sonda com a mão externamente para atravessar o papo), eletrocardiograma (ECG) ou estetoscópio normal. O oxímetro de pulso não é confiável em aves, pois os equipamentos atuais não são calibrados para esse grupo de animais
- Reflexos (palpebral, corneal): a perda do reflexo palpebral é indicativa de plano profundo de anestesia, sendo recomendado o acompanhamento constante
- Estímulos dolorosos: a presença de resposta positiva ao estímulo do pinçamento podal é uma boa maneira de saber se o animal está em planos anestésicos superficiais.

Emergências

- Depressão respiratória: é importante reduzir ou interromper oferecimento de anestésico inalatório e ventilar o animal no intuito de diminuir a concentração de agente no sistema respiratório
- Apneia: realizar intubação orotraqueal (IOT) e manter ventilação constante. Podendo também administrar doxapram (7 mg/kg)
- Obstrução da sonda endotraqueal ou das vias respiratórias: realizar a substituição da sonda ou aspirar as secreções utilizando uma seringa ligada a um cateter ou sonda uretral. Casos de obstrução radical da traqueia podem requerer a implantação de sonda nos sacos aéreos caudais
- Parada cardíaca: manter ventilação constante, fazer massagem cardíaca, administrar fármacos que ajudem na função cardíaca, como epinefrina ou atropina, dependendo do caso.

CONTENÇÃO E ANESTESIA EM RÉPTEIS (VER APÊNDICE M)

A contenção física precede a anestesia desses animais. Portanto, convém conhecer seus mecanismos de defesa e comportamento, pois é muito importante para que não ocorram acidentes com a equipe de trabalho e com os próprios animais. De igual importância são as particularidades anatômicas e fisiológicas que interferem diretamente em um procedimento anestésico.

Contenção física

Serpentes

Existe uma grande variedade de serpentes, com diversos tamanhos e comportamentos. É importante que, ao se manejar uma serpente, conheça-se ao menos alguns aspectos da sua biologia (se peçonhenta ou não, como inocula a peçonha, se sua movimentação é lenta ou ágil), para que se possa usar o equipamento e a proteção adequados. Na avaliação do que se chama "distância segura", deve-se lembrar que o alcance de um bote pode variar de acordo com a espécie, sendo que em boídeos, como a jiboia (*Boa* sp.), não ultrapassa ⅓ de seu comprimento.

Existem espécies de serpentes que costumam aceitar bem o manejo com ganchos, como as venenosas do gênero *Bothrops, Crotalus, Micrurus e Lachesis*, e as não peçonhentas, como as boídeos, que, ao serem suspensas, permanecem apoiadas no gancho; para essa operação, deve-se passar a ponta do gancho por baixo da serpente, mais ou menos na metade do corpo.

A contenção manual também pode ser feita com o gancho, da seguinte maneira: com o animal no chão (pisos lisos são melhores pois diminuem a sustentação para possíveis botes), pressionar com o gancho a cabeça da serpente contra o piso com firmeza necessária para mantê-la sem feri-la; por trás do gancho, o operador deve aproximar a mão e segurar a cabeça e em seguida o corpo antes de erguê-la. Nas peçonhentas, o polegar e o indicador devem pressionar a porção lateral da cabeça para manter a boca aberta. Nas demais, a pressão deve ser no sentido de se manter a boca fechada. Essa operação idealmente pode ser feita por uma pessoa, dependendo do tamanho do animal. Deve-se usar a outra mão para sustentar o resto do corpo da cobra, segurando-a pela porção medial, ou solicitando auxílio de outra pessoa caso ela seja grande, pesada ou agitada. Evita-se, assim, a possibilidade de fraturas e luxações cervicais, pois as serpentes somente contam com um côndilo occipital.

Um pequeno escudo de plástico ou acrílico também é de grande ajuda na contenção manual de serpentes não peçonhentas.

Para animais reconhecidamente perigosos, em que a contenção pela cabeça não é recomendável, também com a ajuda de ganchos pode-se induzi-los a entrar em tubos rígidos de plástico ou acrílico, o que possibilita exames visuais, injeções e sexagens virtualmente sem riscos.

Quelônios

A contenção física de quelônios não demanda grandes dificuldades, pelo fraco potencial de lesões que podem causar; por isso, não requerem equipamentos adicionais além das mãos. O peso e a movimentação de grandes animais durante a contenção podem predispor a ocorrência de quedas com riscos de deflagrar grandes traumas e até fraturas. Algumas tartarugas têm o costume de morder e alguns cágados podem arranhar durante as tentativas de fuga, pois apresentam longas e afiadas unhas.

Lagartos | Iguanas, teiús

Os lagartos grandes podem ser contidos, inicialmente, com um cambão ou puçá, seguido pela contenção manual, com ou sem luvas. As mandíbulas dos lagartos são poderosas, seus dentes e suas garras também têm algum potencial de provocar lesões. A cauda, diferentemente do que muitos pensam, não é usada como arma de defesa. No entanto, os movimentos bruscos e lateralizados do corpo durante a tentativa de escapar fazem a cauda se movimentar como chicote. Algumas espécies perdem esse apêndice com muita facilidade, como meio de fuga, em um processo conhecido como autotomia, devendo ser imobilizado com cuidado.

A maneira correta para imobilização de lagartos de médio porte, como iguanas e teiús, está em segurar firmemente a cabeça, sempre na porção óssea, e nunca no pescoço, evitando-se os movimentos laterais. Os membros inferiores devem ser mantidos juntos à cauda, alinhados para trás.

Os lagartos pequenos devem ser gentilmente contidos com as mãos, com o polegar e o indicador segurando a cabeça, e os demais dedos em torno do corpo, sem fazer muita pressão.

Jacarés e crocodilos

Os crocodilianos costumam atacar movendo-se para frente, ou movimentando a cabeça rapidamente para os lados. As mandíbulas contam com um formidável poder de fechamento, propiciado por seus músculos, mas, em compensação, elas têm muito menos força para a abertura. Nesse fato reside o segredo de sua captura física, ou seja, se conseguirmos manter a boca fechada, uma boa parte dos problemas estará resolvida. Isso pode ser inicialmente feito por meio do cambão, seguido da contenção firme com as duas mãos segurando as laterais da mandíbula, podendo ser mantidas assim fechadas com uma fita adesiva ou isolante. É bom lembrar que os crocodilianos perdem calor pela mucosa oral e, desse modo, é importante ter cautela em manejos demorados ou em dias muito quentes. Grandes crocodilianos podem ser contidos fisicamente sem a necessidade de monta ou da utilização das mãos para manter a boca fechada. Como opção, laçadas de cordas podem ser passadas pela região cervical e por um dos membros anteriores e, em seguida, são tensionadas para lados opostos, enquanto uma toalha é posicionada nos olhos. Um cambão também pode ser utilizado para manter a boca fechada, para em seguida ser passada uma fita adesiva ou elástica.

A cauda pode gerar um movimento de chicote, e deve ser contida também com o cambão ou imobilizada com cordas.

Anatomia e fisiologia

Temperatura

Sendo animais ectotérmicos, sua temperatura é controlada pelo ambiente. Existem alguns fatores que contribuem para o controle da temperatura, como comportamento de captura e atividades digestiva e respiratória.

Répteis não têm glândulas sudoríparas. Na natureza, eles mantêm a temperatura enterrando-se, entrando na água ou mudando sua coloração.

Quando submetidos à anestesia, é importante a manutenção do animal sob condição de temperatura ótima para a espécie em momentos pré, trans e pós-anestésicos, pois a recuperação está relacionada com a velocidade de metabolização, a qual se torna reduzida em baixas temperaturas.

Sistema respiratório

Serpentes, lagartos e quelônios não apresentam epiglote e a glote está localizada na base da língua, facilitando a visualização e intubação mesmo em planos mais superficiais. Os crocodilianos apresentam válvula palatal, análoga à epiglote.

Quelônios e crocodilianos apresentam anéis traqueais completos, enquanto em serpentes e lagartos são incompletos, como nos mamíferos. Deve-se ter cuidado no uso de sondas endotraqueais com *cuff* em animais que têm a traqueia com os anéis completos, pois, se o *cuff* for inflado com muita pressão, poderá promover isquemia e necrose.

Apesar da capacidade respiratória em répteis ser maior do que em mamíferos, a troca gasosa é menos eficiente, principalmente por não ocorrer nos sacos aéreos, presentes em serpentes e lagartos. Esse é um dos motivos pelos quais a indução e a recuperação da anestesia inalatória são mais demoradas do que em mamíferos.

Em répteis, o diafragma é afuncional quando presente. Apresentam apenas uma cavidade, denominada cavidade celomática. Não há pressão negativa dentro da cavidade.

Os processos de inspiração e expiração são ativos. Em serpentes e lagartos, os músculos intercostais, tronco e abdome são responsáveis pela respiração, promovendo a expansão da cavidade celomática, criando uma pressão negativa para que o animal inspire. Os quelônios não são capazes de movimentar os intercostais, sendo os movimentos dos membros e dois grupos de músculos que contraem as vísceras responsáveis pela respiração, criando uma pressão negativa.

Algumas espécies têm a capacidade de transformar sua respiração em anaeróbica quando há deficiência de O_2, podendo ficar horas em apneia. Também fazem trocas gasosas no epitélio cloacal, laringeal e cutânea (principalmente os aquáticos). Estudos já demonstraram que tartarugas em ambientes com 100% de nitrogênio podem sobreviver por 27 h e iguanas, por 4,5 h.

Sistema circulatório

Algumas espécies apresentam dois átrios e um ventrículo; e outras, dois átrios e dois ventrículos, estes últimos contando com septo interventricular. A contração dos átrios é independente uma da outra.

Em crocodilos e quelônios aquáticos pode ocorrer *shunt* sanguíneo, aumentando o fluxo sistêmico e reduzindo o fluxo pulmonar, que prolonga a recuperação com anestesia inalatória.

Sistema porta-renal

Em répteis, é semelhante ao observado em aves (ver tópico Circulação porta-renal).

Tranquilização | Medicação pré-anestésica (MPA)

Muitos autores relatam que a bradicardia e a sialorreia não são tão comuns em répteis. Recomenda-se o sulfato de atropina somente em casos de bradicardia intensa e prolongada.

Os benzodiazepínicos apresentam pouco efeito sedativo em répteis, promovem extensão da cabeça, reduzem a resistência em abrir a boca e não alteram a frequência cardíaca e a freqência respiratória. São bastante utilizados em associação com a cetamina pelo efeito miorrelaxante e podem potencializar outros anestésicos, embora alguns autores afirmem que a resposta é variável.

Vários trabalhos mostram que a xilazina não é muito eficiente em répteis. Período de latência é de 10 a 60 min, e a duração de 1 a 12 h. A ioimbina não se mostrou eficaz para antagonizar os efeitos da xilazina em répteis.

Associações anestésicas

A cetamina tem sido utilizada para sedação e anestesia. O período de latência varia de 10 a 30 min e o de recuperação, 24 a 96 h, variação que ocorre dependendo da temperatura.

A associação de xilazina ou midazolam à cetamina não interfere no período de duração e recuperação da anestesia em quelônios. A recuperação e duração são dependentes da dose e da temperatura. Também há uma grande variação entre as espécies.

A tiletamina/zolazepam também tem sido utilizada para sedação. O propofol, por sua vez, tem sido muito utilizado em répteis, principalmente por sua rápida metabolização. O período de latência é de 1,2 min e a recuperação anestésica de 30 a 60 min. Podem ocorrer apneia e redução da PaO_2, bem como bradicardia. Recomenda-se a intubação, ventilação e oxigenação.

Intubação orotraqueal

A IOT é um procedimento fácil de se realizar na maioria das serpentes e lagartos. Nessas espécies, a glote está localizada rostralmente e a traqueia pode ser intubada com um tubo endotraqueal de tamanho apropriado. A maioria dos quelônios apresenta língua carnuda e a glote está localizada na base da língua, dificultando um pouco a visualização. Um bom relaxamento muscular é necessário para abrir a boca o suficiente para visualizar a glote e intubar a traqueia. A bifurcação traqueal na maioria dos quelônios está localizada em um terço mais cranial da região cervical, portanto, é necessário cuidado para não intubar o brônquio primário direito ou esquerdo.

A traqueia em quelônios apresenta anéis cartilaginosos fechados, enquanto em lagartos e serpentes os anéis cartilaginosos são incompletos. Os tubos endotraqueais sem *cuff* são usados em quelônios e em pequenos lagartos e serpentes. Em escamados maiores, os tubos com *cuff* podem ser usados.

Anestesia inalatória

A indução utilizando máscara direta ou câmara com um agente inalatório sozinho pode ser prolongada em decorrência da baixa frequência respiratória e do reflexo de apneia em resposta aos possíveis efeitos irritantes do agente anestésico. As espécies aquáticas, em particular, são capazes de se converter ao metabolismo anaeróbico e podem prender a respiração por longos períodos de tempo. No entanto, em cobras e lagartos, a indução de câmara é eficaz e frequentemente usada, em especial em espécies venenosas.

Associar com oxigênio e, em casos de ventilação controlada, utiliza-se a pressão de 20 cmH_2O. É utilizado o sistema circular em animais com mais de 5 kg, com um fluxo de oxigênio de 2 a 4/min na indução e 1 a 2/min na manutenção. Para animais com menos de 5 kg, utiliza-se o sistema aberto (Mapleson D) com um fluxo de 300 a 500 mℓ/kg/min (sistema de Bain).

O isofluorano tem sido utilizado na concentração de 3,4 V% para a indução. O período de indução anestésica é de 7 min e o de recuperação de até 6 h. Pode ocorrer hipoxemia e acidemia (ácido láctico e hipercapnia).

Já o sevofluorano tem sua utilização relatada em quelônios em uma concentração de 3 a 7 V% em fluxo diluente de 1 ℓ de O_2/min para a indução e 2,5 V% para a manutenção. O período de indução foi de 2,5 min e o de recuperação, 30 min, após a manutenção de 100 min.

Anestésicos inalatórios são bastante indicados para anestesia em répteis, uma vez que a metabolização é uma das dificuldades. O período de recuperação normalmente é mais curto do que aquele com os agentes injetáveis, embora vários fatores possam interferir, como a temperatura do animal, o *shunt* arteriovenoso (pois o sangue desvia do pulmão, reduzindo, assim, a eliminação por via respiratória) e a apneia, muito frequente nessas espécies.

Vantagens da anestesia inalatória

- Não há necessidade de ter precisão no peso do animal
- Controle da profundidade anestésica
- Recuperação mais rápida
- Reduzido percentual de metabolização

Anestesia local

Indicada para laceração e biopsia de pele, curetagem de abscesso e excisão de neoplasia cutânea. Seu uso se limita a animais de porte grande pela dificuldade de contenção física.

Bloqueio intratecal

Em jabuti, é realizado com o animal em decúbito dorsal, no terço final dorsal da cauda, introduzindo-se uma agulha de insulina acoplada à seringa entre as vértebras coccígeas. A confirmação se faz pela ausência de resistência no espaço intratecal:

- 0,1 mℓ lidocaína/5 cm de comprimento curvilíneo da carapaça: analgesia da cauda
- 0,2 mℓ lidocaína/5 cm de comprimento curvilíneo da carapaça: analgesia da cauda e membros posteriores.

Esse bloqueio pode ser realizado para qualquer procedimento nos membros posteriores ou cauda, e a duração é dose-dependente, podendo chegar a até 2 h de tempo hábil. Em machos é comum a exposição do pênis como efeito.

Narcose por frio ou hipotermia

Antigamente, era utilizado como contenção física e até como anestesia para cirurgias. Hoje, sabe-se que tal método faz apenas a contenção do animal, impossibilitando-o de responder aos estímulos dolorosos, porém não promove analgesia e pode provocar estresse. Como esse método diminui drasticamente o metabolismo, não convém utilizá-lo como contenção para futura administração de anestésicos gerais. Baixas temperaturas têm sido associadas à alteração necrótica no cérebro de serpentes e quelônios.

Analgesia

Até o momento, ainda são proporcionalmente reduzidos os trabalhos realizados para determinar fármacos e dosagens eficazes em espécies de répteis comumente mantidas sob cuidados humanos. As diversidades taxonômicas frequentemente pronunciadas nos répteis também se apresentam em relação às respostas a agentes analgésicos e dosagens. Portanto, a aplicação de medicamentos analgésicos e dosagens derivadas de uma espécie para outra deve ser feita com cautela. É bem conhecido que a aplicação de analgesia preemptiva em mamíferos é mais eficaz no manejo da dor e também deve ser fornecida a répteis submetidos a procedimentos potencialmente dolorosos.

Monitoramento

Em quelônios é difícil observar a respiração e auscultar o coração. O ideal é que se utilize estetoscópio esofágico, Doppler ou até monitor eletrocardiográfico.

Existem informações conflitantes sobre a utilidade da oximetria de pulso como técnica de monitoramento em répteis. A hemoglobina dos répteis difere da hemoglobina dos mamíferos. Os oxímetros de pulso são calibrados para medir a saturação arterial relativa em humanos, de modo que os valores absolutos não se relacionam com os valores no réptil.

Em serpentes, a progressão do relaxamento muscular é craniocaudal na indução e caudocranial na recuperação anestésica.

Muitas vezes, pode ocorrer apneia, pois em uma anestesia profunda os músculos responsáveis pela respiração estão relaxados.

No reflexo de endireitamento do corpo em serpentes, colocando o animal em decúbito dorsal, ele tentará voltar ao decúbito ventral se estiver em um plano superficial de anestesia.

Observam-se também outros reflexos:

- De dor: por meio do pinçamento em uma região
- Palpebral: ausente plano cirúrgico
- Corneal: deve ficar presente
- Cabeça: em quelônios
- Língua: em serpentes.

Os reflexos respiratório e corneal, bem como a retração da língua, devem estar presentes durante uma anestesia.

Recuperação anestésica

O período de recuperação é muito variado, mas tende a ser prolongado, podendo demorar até 7 dias. Aconselha-se manter o ambiente em temperatura e umidade ideais para cada espécie. Em casos de depressão respiratória, pode-se utilizar doxapram 5 mg/kg.

Considerações gerais

A escolha do protocolo anestésico depende de vários fatores, como o estado do animal, o tipo de procedimento a ser realizado, a duração desse procedimento e o custo. Sem dúvida, os agentes de escolha para essas espécies são os anestésicos de metabolização rápida.

CONTENÇÃO E ANESTESIA EM MAMÍFEROS SELVAGENS (VER APÊNDICE M)

Ordem Carnivora

Família Felidae | Onça-pintada, gato-do-mato, jaguatirica

Contenção física

Pequenos felídeos aceitam bem o manejo com puçás, e as luvas de couro previnem arranhaduras. Sob certas condições de manejo e com os devidos cuidados para prevenção de enforcamento, os cambões também podem ser úteis.

Quase todos os procedimentos em grandes felídeos requerem contenção química ou mesmo anestesia; apenas procedimentos simples são possíveis de serem realizados com contenção física, por meio da jaula de contenção, a qual também pode ser utilizada para pequenos felinos.

Em grandes felinos, como o leão e o tigre, recomenda-se 24 h de jejum sólido e 8 h de jejum líquido; 12 h normalmente são suficientes para os felinos médios como a jaguatirica; para os pequenos felinos, 8 h de jejum sólido e 2 h de jejum líquido. Êmese é muito frequente na maioria dos felinos; por isso, os animais devem ser submetidos a jejum sempre que possível.

A Tabela 16.1 apresenta o peso médio de algumas espécies de felídeos.

Fármacos analgésicos, tranquilizantes, anestésicos e suas associações

O uso isolado de alguns destes fármacos em felinos selvagens normalmente é indesejado, pois uma simples sedação não é suficiente para se ter acesso ao animal com risco de excitação, o que prejudicaria o efeito benéfico de potencializar os agentes anestésicos indutores.

Os benzodiazepínicos promovem uma sedação moderada em felinos não domésticos, com estabilidade cardiovascular. Altas doses podem promover depressão respiratória. Em

Tabela 16.1 Peso médio em algumas espécies de felinos não domésticos.

Nome vulgar	Nome científico	Peso médio (kg)
Chita	Acinonyx jubatus	30 a 70
Lince	Lynx lynx	15 a 30
Onça	Panthera onca	40 a 100
Leopardo	Panthera pardus	25 a 75
Leão	Panthera leo	120 a 250
Gato-maracajá	Leopardus wiedii	3 a 7
Jaguatirica	Leopardus pardalis	7 a 15
Onça-parda, suçuarana	Felis concolor	25 a 75
Tigre	Panthera tigris	75 a 300

adição, apresenta propriedades ansiolítica, miorrelaxante e anticonvulsivante. O midazolam é absorvido mais facilmente do que o diazepam, quando administrado pela via IM. Os agonistas alfa-2 adrenérgicos produzem uma sedação muito eficiente na maioria das espécies de felinos não domésticos. Seus efeitos podem ser revertidos pelos antagonistas alfa-2. Entretanto, deve-se ressaltar que existem vários efeitos colaterais: êmese (a maioria dos felinos são suscetíveis – é importante estar em jejum), bradicardia, hipotensão, bloqueio atrioventricular, depressão respiratória, sialorreia. A xilazina pode causar uma depressão respiratória acentuada nos tigres. A medetomidina é mais potente que a xilazina, tem efeitos colaterais mais amenos, mas infelizmente ainda não é comercializada no Brasil. A dexmedetomidina é um fármaco recentemente introduzido no mercado veterinário brasileiro e apresenta uma alternativa muito segura e eficaz na contenção de pequenas e grandes espécies de felídeos associada à cetamina, à cetamina e midazolam, ou à petidina e midazolam.

A morfina (0,1 mg/kg) foi administrada por via epidural para analgesia pós-operatória em chita (*Acinonyx jubatus*), submetida à osteossíntese de fêmur e anestesiada com tiletamina e zolazepam (2,5 mg/kg), tendo manutenção com isofluorano.

O butorfanol é um opioide agonista parcial que vem sendo muito utilizado em felinos domésticos e selvagens com bastante sucesso. Apresenta propriedades analgésicas que mantêm estáveis os sistemas cardiovascular e respiratório. Normalmente é citado em associação à medetomidina e ao midazolam, promovendo uma indução rápida e estabilidade anestésica a campo. O butorfanol já foi relatado associado à dexmedetomidina e ao midazolam em guepardo (*Acynonyx jubatus*) com bom efeito e segurança.

Petidina/meperidina é um opioide sintético com potência analgésica 10 vezes menor que a morfina, promovendo, no entanto, mais sedação. É descrita na contenção totalmente antagonizável de pequenos felídeos associada ao midazolam e dexmedetomidina.

Os tranquilizantes de ação longa têm sido utilizados com sucesso em cervídeos, porém existem poucos estudos em carnívoros. São fármacos de absorção lenta e seu efeito sedativo pode durar até 4 semanas com apenas uma aplicação. Podem ser indicados na fase de adaptação em um novo ambiente, para animais confinados temporariamente e na translocação. Existe relato de caso de um leão macho adulto (pipotiazina – 1 mg/kg IM), no qual promoveu-se sedação moderada durante 2 semanas com boa adaptação ao ambiente, porém não inibiu a agressão entre machos.

A cetamina promove isoladamente anestesia cataléptica com analgesia somática; entretanto, não promove anestesia visceral. Aumenta a salivação, o tônus muscular, a frequência cardíaca, a pressão arterial, com mínima alteração no sistema respiratório. Pode ocorrer convulsão, efeito que não é dose-dependente, e afetar qualquer espécie, sendo os tigres e chitas os mais suscetíveis. Dessa forma, não se indica a utilização sem a associação de um tranquilizante como o midazolam ou o diazepam. Existe a estimativa de que 5% dos felinos selvagens apresentaram convulsão, o que normalmente é controlada por benzodiazepínicos.

A recuperação pode ser prolongada, com ataxia, vocalização, e o animal pode ficar se lambendo.

Uma pequena quantidade é metabolizada no fígado e a maioria é excretada de modo ativo. Assim, animais com insuficiência hepática, e principalmente renal, podem apresentar recuperação prolongada.

- Cetamina/benzodiazepínicos: os benzodiazepínicos promovem relaxamento muscular e reduzem a incidência de convulsão. O midazolam é melhor do que o diazepam como agente indutor, lembrando também que é mais bem absorvido quando administrado pela via IM. A associação dos benzodiazepínicos não reduz a dose necessária de cetamina para uma indução anestésica
- Cetamina/xilazina: a xilazina reduz a excitação, o tônus muscular e a movimentação espontânea promovidos pela cetamina. A incidência de convulsão é reduzida, porém não eliminada. Com a associação de xilazina pode-se reduzir a dose de cetamina em felinos de todos os tamanhos. Em suçuarana (*Puma concolor*) de cativeiro, cetamina e xilazina resultaram em bom relaxamento muscular, analgesia relativa de pele e recuperação isenta de excitação. O cortisol estava mais alto 20 min após a administração do anestésico do que no final da anestesia, devendo-se provavelmente à contenção física. Em tigre, a xilazina inibe a motilidade no sistema digestório. Ocorre aumento de pressão intraocular apenas em machos de leão anestesiados com cetamina/xilazina e com cetamina/diazepam.

A tiletamina é mais potente que a cetamina, entretanto, caracteriza-se por um relaxamento muscular fraco e convulsão quando utilizada isoladamente em felinos selvagens. O zolazepam reduz esses efeitos. Como este fármaco vem liofilizado, pode-se preparar uma solução com altas concentrações (500 mg/mℓ).

A administração IM de tiletamina/zolazepam apresenta um período de latência curto de 2 a 3 min e a indução anestésica é completa com 10 min. Essas características são úteis para casos de fuga de animais. O período de recuperação normalmente é em torno de 4 h, mas em alguns casos pode ser bastante prolongada. A recuperação em tigre pode demorar de 1 a 5 dias, podendo ocorrer nova sedação, principalmente no tigre branco e siberiano, também já observada em leão e chita. Quando ocorre nova sedação, normalmente os animais apresentam sintomas neurológicos durante a recuperação.

Essa associação apresenta grande margem de segurança, leve depressão respiratória e estabilidade do sistema cardiovascular. Em leões e chitas, pode ocorrer depressão respiratória mais acentuada. Em algumas espécies poderá ocorrer uma salivação excessiva, mas não em todos os casos. O reflexo laringotraqueal é preservado. O uso de anticolinérgico é efetivo para controlar a salivação, entretanto, ocorre um aumento exagerado da frequência cardíaca. A dose desse protocolo vai depender do temperamento do animal, se o animal for de vida livre ou cativeiro e de qual o propósito da anestesia. Os leões e leopardos machos de vida livre requerem doses mais baixas do que as fêmeas.

O propofol precisa ser administrado IV, o que dificulta sua utilização na abordagem inicial. Quase sempre um felino selvagem recebe anestésicos dissociativos e estes não deprimem totalmente o reflexo laringotraqueal. Visando à intubação, o propofol é um bom complemento anestésico. Esse fármaco pode deprimir o sistema respiratório, podendo chegar até a apneia, o que convém que sua administração seja bem lenta e que todos os materiais para intubação e ventilação já estejam a postos. Pequenos *bolus* ou infusão contínua podem ser utilizados para manutenção da anestesia com a facilidade de recuperação mais rápida.

Anticolinérgicos

Historicamente, a atropina 0,01 a 0,02 mg/kg SC/IM é utilizada para bloquear a bradicardia produzida pelos agonistas alfa-2, no entanto, essa utilização é controversa e apenas recomendada em casos bastante específicos, e não deve ser considerada como antagonista de algum fármaco em razão dos efeitos observados. Nos casos em que se observam os efeitos depressores associados aos agonistas alfa-2 adrenérgico, recomenda-se a utilização dos antagonistas específicos (ioimbina ou atipamezol).

Anestesia inalatória

Em casos de anestesia prolongada, a melhor opção é a utilização da inalatória. Com o uso desta, obtém-se um completo controle das vias respiratórias e da profundidade anestésica. O agente mais utilizado é o isofluorano. Animais pequenos ou jovens podem ser induzidos com anestésicos inalatórios por meio de máscara, o que poderá acarretar níveis altos de estresse e liberação de catecolaminas com possíveis complicações cardiovasculares. A intubação é feita por visualização direta com o auxílio de laringoscópio, com exceção do leopardo, que apresenta a laringe mais profunda e sua intubação pode ser realizada com o auxílio de endoscópio rígido. Em felinos grandes, recomenda-se utilizar um abridor de boca para a segurança do profissional. As sondas endotraqueais utilizadas nos felinos pequenos e médios são as mesmas utilizadas em cães e gatos domésticos (com diâmetro interno de 2 a 10 mm). Já nos felinos grandes pode-se usar as sondas utilizadas em potros (com diâmetro interno de 12 a 22 mm) e a intubação realizada com a introdução da mão na cavidade oral do animal até a região de laringe, orientando a passagem da sonda após deslocamento manual da epiglote.

Família Canidae | *Lobo-guará, cachorro-do-mato, cães selvagens*

Contenção física

O mesmo esquema descrito para felídeos pequenos pode ser empregado para canídeos selvagens (Tabela 16.2).

Associações anestésicas

As técnicas anestésicas utilizadas nessas espécies podem ser comparadas com as usadas em cães domésticos. A dificuldade do contato inicial com o animal acarreta quase sempre no emprego da anestesia dissociativa, pois esse tipo de fármaco pode ser administrado IM.

A cetamina é muito utilizada, devendo ser associada a um miorrelaxante, como, por exemplo, a xilazina ou dexmedetomidina, ou a tranquilizantes como o diazepam ou midazolam. Quando associada à xilazina, é frequente a ocorrência de bradicardia e bloqueio atrioventricular, que podem ser controlados com o uso de atropina. Nesse sentido, a dexmedetomidina não provoca tais efeitos de forma tão exacerbada.

Essas associações promovem um bom relaxamento muscular e analgesia, porém é contraindicada em animais com distúrbio cardiovascular. A associação com um benzodiazepínico promove uma contenção mais estável em relação aos sistemas cardiovascular e respiratório, contudo, a analgesia é mais superficial, devendo-se associar a um opioide como butorfanol, meperidina ou tramadol para procedimentos mais cruentos. A adição dos fenotiazínicos a essa última associação melhora ainda mais a qualidade da anestesia.

Para procedimentos mais prolongados ou que requerem um efeito rápido, pode-se utilizar a tiletamina/zolazepam associada a um fenotiazínico, como acepromazina, que reduz a salivação e melhora a qualidade da anestesia, mas pode causar hipotensão. Para procedimentos mais invasivos há a necessidade de associar um opioide.

Família Procionidae | *Coati, mão-pelada (ou guaxinim)*

Contenção física

Apesar do pequeno porte (Tabela 16.3), os coatis possuem dentes afiadíssimos e as luvas não protegem adequadamente o operador. Nessa família de animais, as melhores opções são o puçá, o cambão e a jaula de contenção.

Fármacos analgésicos, tranquilizantes, anestésicos e suas associações

Por se tratarem de espécies com potencial risco ao operador durante o manejo, a administração a distância dos fármacos pode ser realizada por meio de dardos lançados por zarabatana ou armas cujos dardos são propelidos por gás ou pólvora.

A cetamina pode ser associada a uma grande diversidade de fármacos, como midazolam, diazepam, xilazina, dexmedetomidina, acepromazina, com poucos relatos de efeitos adversos.

A associação de tiletamina e zolazepam é uma possibilidade com ação rápida, segura e eficaz na contenção dessas espécies.

Ordem Marsupialia

Família Didelphidae | *Gambás*

Quando acuado, o gambá costuma vocalizar e exibir os dentes para tentar amedrontar potenciais predadores ou capturadores, e seu potencial de trauma, mesmo pequeno, não é desprezível.

O peso médio de um gambá é apresentado na Tabela 16.4. Apesar de a abordagem clássica com puçá e luva de couro ser a mais adequada e segura, é possível pegar a cauda e rapidamente levantá-la do chão enquanto sua atenção é atraída com algum objeto à sua frente. Ainda com o animal capturado pela cauda,

Tabela 16.2 Peso médio em algumas espécies de canídeos não domésticos.

Nome vulgar	Nome científico	Peso médio em kg
Cachorro-do-mato	*Cerdocyon thous*	6 a 7
Lobo-guará	*Crhysocyon brachyurus*	23 a 28
Lobo europeu	*Canis lupus*	37 a 40

Tabela 16.3 Peso médio em algumas espécies de procionídeos.

Nome vulgar	Nome científico	Peso médio em kg
Coati (quati)	*Nasua nasua*	3 a 6
Mão-pelada, guaxinim	*Procyon cancrivorus*	2 a 12

Tabela 16.4 Peso médio em gambá.

Nome vulgar	Nome científico	Peso médio em kg
Gambá	*Didelphis marsupialis*	2 a 5

aproximá-lo até um substrato para que ele possa se agarrar com as patas dianteiras, como uma tela ou gaiola, e com um movimento rápido e firme segurar o pescoço com a luva de couro, mantendo a tensão enquanto realiza-se essa manobra.

A cetamina pode ser utilizada associada com um miorrelaxante de ação central, como xilazina, dexmedetomidina, diazepam ou midazolam.

De maneira geral, a tiletamina/zolazepam promove uma anestesia em marsupiais com pobre relaxamento muscular, recuperação bastante prolongada (alguns espécimes levaram mais de 720 min) e analgesia insuficiente para procedimentos cirúrgicos. Logo após a recuperação, os animais apresentaram bastante apetite causado provavelmente pelo zolazepam. O diazepam também tem um potente efeito estimulante de apetite.

Família Mustelidae | Furão, ferret, lontra, ariranha

Contenção física

Esses animais costumam ser contidos fisicamente por meio de puçás com fio grosso e um pequeno espaço de malha. A extrema agilidade e a mordida muito poderosa, especialmente das lontras e ariranhas, exigem cuidado especial do operador. Mesmo contidos em puçás, a imobilização manual por luvas é muito perigosa. A jaula de contenção é uma opção viável.

O peso médio de algumas espécies de mustelídeos é apresentado na Tabela 16.5.

Associações anestésicas

Diversos protocolos baseados nas associações cetamina e xilazina, cetamina e midazolam, tiletamina mais zolazepam isolado ou acrescido de xilazina têm sido utilizados.

A cetamina isolada em lontras pode causar bradicardia ou taquicardia, bradipneia ou taquipneia seguida de hipoxemia e pouco relaxamento muscular. Quando associada com midazolam, o período hábil aumenta de 17 min para 26 min, com bom relaxamento muscular e alterações menores no sistema cardiorrespiratório. A indução com isofluorano 5 V% por meio da máscara facial promove uma rápida anestesia com poucas alterações, embora a contenção física para a indução cause bastante estresse.

Tiletamina e zolazepam proporcionam sedação, sem relaxamento muscular, taquicardia e depressão respiratória (com períodos de apneia), e a recuperação completa pode demorar de 2,5 a 3 h.

Seja qual for o protocolo anestésico utilizado, deve-se dedicar especial atenção a lontras e ariranhas, pois podem apresentar períodos prolongados de recuperação, além de hipotermia ou hipertermia.

Os *ferrets* podem ser contidos quimicamente por meio de associação de cetamina e midazolam associados ou não com butorfanol, e a partir disso a indução pode ser realizada com propofol (IV) ou mais rotineiramente com isofluorano via máscara direta.

Furões foram induzidos à anestesia com sevofluorano 7% ou isofluorano 5% com 0,5 ℓ/min de oxigênio em sistema sem reinalação, e a manutenção foi realizada com sevofluorano 5% e isofluorano 3% com 0,5 ℓ/min de oxigênio. O sevoflurano promove indução mais rápida e pressão arterial mais elevada.

Família Ursidae | Urso

Contenção física

Somente a jaula de contenção pode ser um recurso viável para o acesso físico a esses animais. Ursídeos de menor porte eventualmente podem ser contidos por cambão, sob circunstâncias muito especiais.

O peso médio dos ursos é apresentado na Tabela 16.6.

Associações anestésicas

Em urso polar (*Ursus maritmus*), as associações de cetamina/medetomidina ou medetomidina/tiletamina/zolazepam causaram bradicardia e redução da PaO_2, o que não ocorre com o uso isolado de tiletamina/zolazepam. A recuperação da anestesia com tiletamina e zolazepam pode demorar até 24 h, enquanto a recuperação com a associação de cetamina e medetomidina pode ocorrer repentinamente, o que acaba sendo perigoso. Enfatizando esse fato, seja qual for a associação em que a cetamina esteja presente, baseado em relatos da literatura e pela experiência pessoal dos autores, é importante estar alerta com a possível recuperação repentina de ursos determinado por qualquer estímulo externo mais intenso, sendo recomendável manter o animal firmemente atado até o final do procedimento.

Ordem Artiodactyla

Família Camelidae | Camelo, dromedário, lhama, alpaca, vicunha, guanaco

Contenção física

Com exceção do camelo, os demais animais aceitam a contenção física com vários operadores que restringem o espaço agarrando as orelhas e a espessa cobertura de pelos, seguida da imobilização manual com o animal em posição quadrupedal. Deve-se ter cuidado com os machos, pois contam com grandes caninos que podem causar lesões ao morder. É melhor manter-se bem junto do animal, pois os coices, caso ocorram, apresentam algum potencial traumático. Entretanto, todos os camelídeos se defendem por meio de mordeduras e cuspidas malcheirosas de conteúdo ruminal.

Em razão de seu maior porte (Tabela 16.7), os camelos e dromedários são difíceis de serem contidos manualmente, a não ser exemplares já com cabresto, mais manejados e

Tabela 16.5 Peso médio de algumas espécies de mustelídeos.

Nome vulgar	Nome científico	Peso médio em kg
Furão	*Galictis vitata*	1,4 a 3,3
Lontra	*Lutra longicaudis*	8 a 12
Ariranha	*Pteronura brasiliensis*	Macho 26 a 34 Fêmea 22 a 26

Tabela 16.6 Peso médio em ursos.

Nome vulgar	Nome científico	Peso médio em kg
Urso-de-óculos	*Tremarctus ornatus*	Macho 100 Fêmea 60 a 62
Urso-do-himalaia	*Ursus thibetanus*	Macho 110 a 150 Fêmea 65 a 90
Urso-negro	*Ursus americanus*	Macho 115 a 270 Fêmea 92 a 140
Urso-pardo ou Kodiac	*Ursus arctos*	100 a 325

mansos, como os de circo. Alguns aceitam bem os bretes de contenção usados para bovinos. Além de cuspirem e morderem, camelos são capazes de desferir coices praticamente em todas as direções.

Tranquilização

As lhamas são muito suscetíveis a regurgitação, por isso recomenda-se jejum sólido de 24 h e hídrico de 12 h. Têm sido sedadas com xilazina isoladamente, ou associada com cetamina para sedação profunda. Alguns autores recomendam o uso da atropina, embora seja conveniente ressaltar que, por se tratar de ruminantes, deve-se ter cuidado com a redução do peristaltismo e consequente timpanismo.

Em camelo, a xilazina é utilizada para sedação, com um período de latência de 10 min e duração de 45 min a 5 h. O doxapram pode ser utilizado para reverter a depressão respiratória causada pela xilazina, bem como a ioimbina.

Associações anestésicas

As lhamas podem ser tranquilizadas com xilazina, e então induzidas com diazepam e cetamina.

Doses de tiletamina/zolazepam são suficientes para imobilização de guanacos machos em exame clínico e coleta de sangue. O período de latência é de 0,2 a 9 min; a imobilização dura de 15 a 156 min, dose semelhante à relatada para lhamas.

As lhamas podem ser induzidas com propofol, seguido por infusões contínuas. Com alterações mínimas no sistema cardiovascular, ocorre hipoxia no sistema respiratório em alguns animais, recomendando-se, então, administração de oxigênio, embora o pH tenha sido reduzido pela acidose respiratória e os valores ficaram próximos da normalidade. Há necessidade de associação de um analgésico para procedimentos mais invasivos.

As lhamas submetidas à castração podem ser induzidas com propofol IV ou cetamina associada com xilazina. Nenhum dos dois protocolos promove alterações importantes nos parâmetros fisiológicos; entretanto, os animais anestesiados com propofol sentem desconforto no momento da incisão na pele, o que pode ser contornado por infiltração local.

Anestesia inalatória

Em lhamas e alpacas a visualização da laringe para IOT é dificultada pela base da língua, mas em animais adultos pode-se usar um laringoscópio com lâmina de 250 mm ou, preferencialmente, 350 mm.

Pode-se realizar a intubação nasotraqueal, mas, para isso, introduz-se pela narina a sonda com o bisel direcionado lateralmente a fim de evitar lesões e desviar o divertículo faríngeo e, atingindo a laringe, rotaciona-se a sonda ventralmente e estende-se a cabeça e o pescoço do animal para introdução na laringe (Tabela 16.8).

Essas espécies são suscetíveis à regurgitação. Portanto, a intubação nasotraqueal é muito interessante, pois, além de ser uma técnica mais fácil que a intubação endotraqueal, permite que a sonda permaneça no animal até a recuperação total da anestesia.

Família Bovidae | *Bisão, cabra-montanhesa, antílope*

Contenção física

A contenção manual é possível somente em filhotes e animais excepcionalmente mansos. Estando o animal restrito em um pequeno espaço (cambiamento) e utilizando-se equipamento de proteção individual (luvas de couro, roupas grossas ou protetores de tórax), duas ou três pessoas avançam sobre o animal ao mesmo tempo, cada um imobilizando uma parte do corpo. Coices e chifradas são os riscos maiores. As redes e os laços também podem ser opções dependendo da situação e do local, mas a alta probabilidade de tentativas frustradas aumenta o nível de estresse e a possibilidade de lesões.

São animais com limitada adaptação a sistemas convencionais de contenção comumente usados para bovinos, como os bretes. Existe um sistema importado conhecido como "Tamer", em que o animal fica sustentado pelo tórax e abdome, e que tem sido usado com bastante sucesso em fazendas de caça em outros países.

Na maioria das situações, a contenção química por meio de dardos é a mais aconselhável.

O peso médio de algumas espécies de bovídeos é apresentado na Tabela 16.9.

Tabela 16.7 Peso médio em algumas espécies de camelídeos.

Nome comum	Nome científico	Peso (kg)	
		Macho	Fêmea
Camelo	*Camelus bactrianus*	500 a 690	450 a 550
Dromedário	*Camelus dromedarius*	500 a 750	400 a 550
Lhama	*Lama glama*	162 a 243	108 a 189
Alpaca	*Lama pacos*	60 a 80	55
Guanaco	*Lama guanicoe*	100 a 150	100 a 120
Vicunha	*Lama vucugna*	40 a 65	30 a 40
Parâmetros fisiológicos			
Espécie	Temperatura (°C)	FR	FC
Lhama	37,2 a 38,7	10 a 30	60 a 90
Dromedário	36,4 a 42,0	5 a 12	40 a 50

FR: frequência respiratória; FC: frequência cardíaca.

Associações anestésicas

A utilização de opioides potentes como a etorfina e a carfentanila é bastante descrita tanto isoladamente como em associação com xilazina ou acepromazina, no entanto esses fármacos ainda não estão disponíveis comercialmente no Brasil.

Diferentemente das espécies domésticas, a utilização de xilazina deve ser cautelosa tanto isoladamente quanto em doses elevadas, pela alta sensibilidade de algumas espécies como o bisão.

As associações de midazolam, azaperona e xilazina (baixas doses) ou butorfanol, azaperona e xilazina são utilizadas com sucesso.

Família Cervidae | Cervo, veado

Os *cervidae*, em geral, apresentam comportamento tipicamente de presa, cuja única opção costuma ser a fuga em alta velocidade. São animais de temperamento agitado e altamente estressoceptivos, logo, muito suscetíveis a traumas graves, o que torna seu manejo sujeito a cuidados especiais.

O peso médio em algumas espécies de cervídeos é apresentado na Tabela 16.10.

Contenção física

Os veados sul-americanos de porte grande, como o cervo do pantanal, recebem a mesma abordagem descrita para os bovídeos. Os veados menores, como o catingueiro, podem ser capturados por meio de puçás grandes e redes de espera. Quando em caixas pequenas de transporte, podem ser agarrados pelas pernas traseiras, levantados e imobilizados manualmente para procedimentos rápidos. Seu casco é muito afiado e pode provocar cortes profundos, requerendo cautela na abordagem. O chifre, quando em desenvolvimento, é recoberto por um epitélio que sangra com facilidade ao ser lesionado; após estar desencapado, esse chifre pode se converter em uma arma poderosa, que deve ser levada em conta. Ao se sentirem ameaçados ou durante a fuga, não respeitam barreiras como telas e até paredes. Assim, a restrição de espaço em locais protegidos por pranchas de madeira e/ou acolchoadas podem prevenir ou minimizar lesões.

O veado-campeiro ainda pode ser manuseado como o veado-catingueiro, seu parente menor. O veado-mateiro, entretanto, é extremamente forte, e sua contenção física é muito arriscada para o operador.

Tranquilização

O comportamento de animais de cativeiro submetidos à contenção física foi similar ao dos animais de vida livre contidos da mesma maneira, entretanto, o nível de cortisol plasmático foi mais baixo nos animais de cativeiro.

Os veados sedados com xilazina IM demonstram sinais de sedação 5 a 15 min após a administração. A ioimbina IM reverte os efeitos da xilazina. Em alguns casos é difícil realizar a administração IV, portanto, é importante conseguir sucesso na reversão com a ioimbina IM.

Associações anestésicas

Atualmente, existem poucas dúvidas de que as associações de fármacos apresentam as maiores vantagens, pois tornam a imobilização mais eficiente, mais segura e menos volumosa, potencializando as qualidades isoladas.

Em cervídeos sul-americanos a associação entre o cloridrato de tiletamina e o cloridrato de zolazepam é indicada para anestesia cirúrgica e imobilização. Se for necessário manter essa anestesia dissociativa por mais tempo, metade da dose pode ser reaplicada, mas isso geralmente aumenta o período de recuperação, em razão do acréscimo da fração tranquilizante do composto. Por esse motivo, algumas pessoas costumam complementar com cetamina. O período de recuperação depende da dose; a recuperação costuma ser tranquila pela ação residual do zolazepam.

As reações adversas incluem rigidez muscular, tremores, vocalização, recuperação prolongada, vômitos, apneia, cianose, taquicardia e hipertensão.

O período hábil anestésico varia de 20 a 90 min. Podem ser necessárias doses IV subsequentes, porém usando a metade da dose inicial. Somente a fração de zolazepam pode ser

Tabela 16.8 Sugestão de tamanho de sonda endotraqueal para lhamas e alpacas de pesos variados.

Peso (kg)	Orotraqueal (mm – diâmetro interno)	Nasotraqueal (mm – diâmetro interno)
30	8	7
40	8 a 10	8
60	10 a 12	9 a 10
100	12	10
175	14	12

Fonte: Riebold *et al.* (1994).

Tabela 16.9 Peso médio em algumas espécies de bovídeos não domésticos.

Nome vulgar	Nome científico	Peso médio em kg
Bisão	*Bison bonasus*	350 a 1.000
Aoudad (Cabra-de-punhos)	*Ammotragus lervia*	Macho 100 a 145 Fêmea 40 a 55
Cervicapra	*Antilope cervicapra*	37
Impala	*Aypicerus melampus*	Macho 65 Fêmea 40 a 45
Orix	*Orix gazella*	100 a 210
Waterbuck	*Kobus elipsiprymnus*	170 a 250
Gnu	*Connochaetes taurinus*	140 a 275

Tabela 16.10 Peso médio em algumas espécies de cervídeos.

Nome vulgar	Nome científico	Peso médio em kg
Cervo-do-pantanal	*Blastocerus dichotomus*	80 a 150
Veado-mateiro	*Mazama americana*	20 a 40
Veado-catingueiro	*Mazama gouazoupira*	10 a 20
Veado-bororó	*Mazama rufina*	8 a 10
Veado-campeiro	*Ozotocerus bezoarticus*	30 a 40
Cervo-dama	*Dama dama*	Macho 40 a 125 Fêmea 25 a 50
Cervo-nobre	*Cervus elaphus*	100 a 350
Cervo-sambar	*Cervus unicolor*	109 a 260
Cervo-do-rabo-branco	*Odocoileus hemionus*	114 a 136

antagonizada pelo flumazenil, o que não é recomendado se o animal ainda estiver sob efeito da tiletamina. O período de recuperação é de 3 a 5 h, mas pode ser mais longo em algumas espécies e situações.

Por via IM, caso a finalidade da anestesia indique a necessidade de um relaxamento muscular mais consistente, o uso de xilazina pode ser adicionado a tiletamina + zolazepam em cervídeos sul-americanos com excelentes resultados.

A associação de cloridrato de cetamina e de cloridrato de xilazina tem sido usada há mais de 40 anos, apresentando resultados satisfatórios para imobilização e manejo.

Em cervo-do-pantanal (*Blastocerus dichotomus*):

- Cetamina IV associada com xilazina promove imobilização satisfatória e redução da frequência respiratória, frequência cardíaca e pressão arterial. A recuperação é um pouco agitada em alguns animais
- Cetamina associada com midazolam e acepromazina causa boa imobilização, estabilidade da frequência respiratória, frequência cardíaca e pressão arterial e recuperação anestésica muito tranquila
- Cetamina associada com midazolam e xilazina leva a boa imobilização, estabilidade da frequência respiratória, frequência cardíaca e pressão arterial e recuperação anestésica tranquila
- Cetamina associada com midazolam e xilazina promove boa imobilização, estabilidade da frequência respiratória, frequência cardíaca e pressão arterial e recuperação anestésica muito tranquila, com maior duração que a anterior
- Cetamina associada com romifidina leva a boa imobilização, redução da frequência respiratória, frequência cardíaca e pressão arterial. Entretanto, a recuperação anestésica é muito agitada, havendo necessidade de novos estudos com esses fármacos, pois apenas dois animais foram anestesiados.

Relatos mais recentes indicam o uso de azaperone associado com xilazina em cervos-do-pantanal, com bons resultados para transporte e procedimentos pouco invasivos como inseminação artificial.

Família Tayassuidae | Cateto, queixada

Contenção física

São animais muito agitados, cuja morte é frequente durante o manejo, em razão do estresse. Quando em grupos, podem se tornar bastante agressivos e costumam intimidar mais quando batem as possantes presas. Escudos de manejo, feitos com placas largas de madeira, conseguem proteger os operadores das eventuais investidas. A contenção física deve ser bastante rápida, em temperaturas climáticas amenas, durante confinamento em baias pequenas, com auxílio do cambão.

O peso médio de algumas espécies de suídeos é apresentado na Tabela 16.11.

Associações anestésicas

Queixadas têm sido anestesiadas com cetamina associada com xilazina.

Tabela 16.11 Peso médio em algumas espécies de suídeos não domésticos.

Nome vulgar	Nome científico	Peso médio em kg
Cateto	*Tayassu tajacu*	14 a 30
Queixada	*Tayassu pecari*	14 a 30

A tiletamina/zolazepam tem sido utilizada para a imobilização de queixada isoladamente, período de latência de 7,6 min e recuperação de 90 a 240 min. Quando associada com xilazina em queixada e porco selvagem, o período de latência foi de 4,5 min e a recuperação (caminhar) de 78 a 90 min.

Ordem Perissodactyla

Família Tapiridae | Anta

Contenção física

As antas são animais aparentemente calmos, mas, quando se sentem contidas manualmente, valem-se da grande força e peso para frustrar qualquer tentativa, não respeitando obstáculos. Portanto, tentativas de restrição física violenta são impraticáveis. Laços e cordas dificilmente conseguem conter um animal adulto sem causar estresse extremo e ferimentos.

Contenção por bretes pode ser uma opção, em locais de passagem costumeira, mas a reação também pode ser muito violenta.

Painéis de madeira podem ser usados para pressionar animais contra um obstáculo, a fim de facilitar exames ou a condução para uma caixa de transporte. Painéis de plástico ou tecido opacos também podem ser usados para direcionar animais dóceis.

Paradoxalmente, muitas espécies assumem decúbito lateral se forem esfregadas vigorosamente na região traseira, pescoço e mandíbula, o que pode facilitar aplicação de injeções IM ou eventualmente até IV.

Pelos problemas relacionados, recomenda-se a contenção química como a mais segura para o manejo de antas.

O peso médio de uma anta é apresentado na Tabela 16.12.

Associações anestésicas

Antas podem ser sedadas pela administração IM de detomidina ou xilazina. Após a aplicação, ocorrem efeitos semelhantes aos vistos em equinos, como abaixamento da cabeça, leve ataxia, relaxamento labial e palpebral, protrusão da língua, salivação, resposta diminuída a estímulos externos, analgesia cutânea moderada e abertura do quadrilátero de apoio, às vezes até prostração. Recomenda-se jejum prévio de 12 h para alimentos sólidos e de 2 h para líquidos. Caso ocorra excitação do animal antes da aplicação, os efeitos do sedativo poderão ser menos evidenciados. A ioimbina, 0,15 mg/kg IV, pode ser utilizada como antagonista, revertendo a sedação em cerca de 2 a 3 min. A sedação por essa técnica é adequada para procedimentos como coleta de material biológico com fins diagnósticos ou de estudos, para curativos, fluidoterapia, bem como para reduzir o estresse durante o transporte.

Os fármacos e as doses de alfa-2 agonistas citados também podem ser utilizados como MPA em antas. A indução da anestesia pode ser realizada pela associação de midazolam com cetamina IV, sendo as principais veias de acesso a safena e a umeral mediana. Os efeitos da indução são vistos em cerca de 1 min, com a prostração do animal. Recomenda-se posicioná-lo com a cabeça pouco abaixo do corpo, minimizando o risco de aspiração de refluxo de conteúdo gástrico. Caso

Tabela 16.12 Peso médio em anta.

Nome vulgar	Nome científico	Peso médio em kg
Anta	*Tapirus terrestris*	160 a 230

o procedimento seja longo, a manutenção da anestesia pode ser feita por intubação e anestesia inalatória com isofluorano. Já a associação de detomidina (0,05 mg/kg IM) e cetamina (5 mg/kg IV) em cirurgia de prolapso retal não obtém boa imobilização.

Família Equidae | Zebra

Contenção física

Excetuando animais condicionados ou reconhecidamente mansos, quando podem ser abordados como equídeos domésticos, a maioria das zebras não suporta a contenção física, restando o uso de fármacos tranquilizantes ou anestésicos como melhor e mais segura opção.

O peso médio de alguns equídeos é apresentado na Tabela 16.13.

Associações anestésicas

Recomenda-se jejum de 24 h. A utilização de opioides potentes como a etorfina e a carfentanila é bastante descrita tanto isoladamente ou em associação com xilazina ou acepromazina, no entanto esses fármacos ainda não estão disponíveis comercialmente no Brasil.

Como alternativa, conseguimos manejar esses animais com certa facilidade utilizando a associação de detomidina e butorfanol via dardo, obtendo um efeito de sedação em pé profunda. É importante testar o nível da sedação e colocação de uma toalha sobre os olhos, além de um cabresto para facilitar a manipulação do animal. Nessa situação já se consegue ter acesso ao animal seja para realizar a ação-alvo do manejo seja para realizar a canulação da jugular para em seguida aplicar um protocolo de indução e fazer a derrubada do animal. Como protocolo de indução pode ser utilizada a associação de cetamina e propofol.

Ordem Rodentia

Famílias Dasyproctidae (paca e cutia) e Hydrochoeridae (capivara)

Contenção física

A paca e a cutia podem ser contidas com o uso de puçás. As capivaras aceitam contenção por puçás grandes, redes e pequenos bretes. Deve-se ter cuidado especial com os dentes, que são enormes e muito afiados.

O peso médio de alguns roedores é apresentado na Tabela 16.14.

Tabela 16.13 Peso médio em equídeos não domésticos.

Nome vulgar	Nome científico	Peso médio em kg
Zebra	*Equus burcheli*	175 a 375
Cavalo *prezewalskii*	*Equus c. prezewalskii*	200 a 300

Tabela 16.14 Peso médio em algumas espécies de roedores não domésticos.

Nome vulgar	Nome científico	Peso médio em kg
Capivara	*Hydrochoerus hydrochaeris*	Macho 50 Fêmea 61
Paca	*Agouti paca*	6,3 a 12,0
Cutia	*Dasyprocta sp*	1,3 a 4,0

Associações anestésicas

Os roedores têm um ceco bastante desenvolvido. Logo, o jejum é muito importante nessa espécie para evitar a fermentação no ceco e alterações circulatórias pela compressão. O uso de atropina deve ser limitado, pois esse fármaco reduz a motilidade no sistema digestório, agravando o problema.

A cetamina associada com a xilazina promove uma anestesia de duração mais prolongada do que associada com a romifidina, diferindo do que ocorre na maioria das outras espécies. Por promover uma ótima analgesia, é possível realizar-se procedimentos mais cruentos, porém, convém lembrar que esse protocolo pode levar à bradicardia, hipotensão, bloqueio atrioventricular e depressão respiratória, sendo, portanto, indicado apenas para animais saudáveis (Tabela 16.15).

A cetamina associada com midazolam promove analgesia de curta duração e pouco intensa, porém mantém mais estáveis os parâmetros cardiovasculares e respiratórios, com pouco relaxamento muscular. Com a associação de acepromazina, conseguiu-se um bom relaxamento muscular. Para procedimentos mais cruentos há necessidade de associar um analgésico, como opioides.

A punção venosa em cutias não é muito fácil, mas a veia pudenda externa tem um calibre razoável para o acesso.

Ordem Edentata

Famílias Myrmecophagidae (tamanduá), Dasypodidae (tatu) e Bradypodidae (bicho-preguiça)

Contenção física

A melhor abordagem para contenção física é o puçá grande, com malhas grossas. As unhas dianteiras do tamanduá são extremamente poderosas e podem causar sérios traumas no operador. Por isso, durante o manejo, com muita cautela, vale a pena fazer uma "luva" com esparadrapo, prendendo a unha para dentro.

O mesmo procedimento deve ser usado para bichos-preguiça. A melhor maneira de transportar esses animais é segurar no tufo de pelos da cernelha e levantar do chão (Tabela 16.16).

Associações anestésicas

A imobilização dessas espécies pode ser feita com cetamina, associada com um relaxante muscular, como o diazepam ou xilazina, ou midazolam. Em tamanduá-bandeira recomendam-se doses mais altas de cetamina com xilazina, que promovem imobilização de cerca de 45 min, sem alterações respiratórias expressivas e com frequência cardíaca mais elevada do que quando se utilizam doses mais baixas de cetamina.

Tabela 16.15 Médias ± erro padrão da média dos períodos de latência, analgesia e recuperação (minutos) de capivaras anestesiadas com: xilazina e cetamina (G1); midazolam e cetamina (G2) e romifidina e cetamina (G3).

Grupo	Latência (min)	Analgesia (min)	Recuperação (min)
G1	7 ± 1	75 ± 5	167 ± 14
G2	12 ± 10	8 ± 1	91 ± 10
G3	25 ± 5	25 ± 5	129 ± 13

Fonte: Cruz *et al.* (1998).

Pode ocorrer hipotermia, entretanto, convém ressaltar que a temperatura normal desses animais varia de 32 a 35°C.

O protocolo que utiliza cetamina associado ao midazolam tem se revelado seguro e eficaz para procedimentos básicos de manejo e intervenções pouco cruentas.

A indução pode ser complementada com anestesia inalatória por meio da máscara facial, com 4 a 6 ℓ/min de oxigênio e isoflurano de 1 a 2%.

Em preguiça de dois dedos *Choloepus didactylus*, a tiletamina/zolazepam promove uma anestesia profunda e com bom relaxamento muscular, embora, em alguns animais, possa ocorrer depressão respiratória.

A cetamina, quando associada ao alfa-2 agonista, promove anestesia com bom relaxamento muscular e analgesia, podendo ocorrer bradicardia; com a medetomidina pode ocorrer bradipneia.

Ordem Primatas

Família Cebidae | Macaco-prego, bugio, macaco-aranha, macaco-barrigudo

Contenção física

Cebídeos podem ser capturados fisicamente com certa facilidade por meio de puçás, seguido de contenção manual aproximando e mantendo os dois cotovelos juntos às costas. As luvas de couro não protegem as mãos das mordidas, muito traumáticas por causa dos caninos desenvolvidos.

Sistemas como jaulas de contenção, nas quais o animal é pressionado contra grades ou tela, são bastante eficientes e previnem acidentes de manipulação.

Família Callitrichidae | Sagui, mico

Contenção física

Saguis costumam ser contidos sem problemas por meio de puçás e manuseados com luvas de couro. Por serem pequenos e mais delicados (Tabela 16.17), sempre transferir para um operador com as mãos nuas para maior conforto do animal.

Família Cercopithecidae | Babuíno, mandril, rhesus

Contenção física

Nessa família, o acesso físico mais eficaz e seguro é feito por meio de gaiolas de contenção, ou por dardos com anestésicos.

Tabela 16.16 Peso médio em algumas espécies de pilosas e cingulatas.

Nome vulgar	Nome científico	Peso médio em kg
Tamanduá-bandeira	Myrmecophagus tridacylus	18 a 60
Tamanduá-mirim	Tamandua tetradactyla	3 a 5
Tatu-de-rabo-mole	Cabassus centralis	1,5 a 3,0
Tatu-galinha	Dasypus sp	1 a 8
Tatu-peba	Eufractus sexcinctus	3,5 a 5,0
Tatu-bola	Tolipeutes tricinctus	1,5
Preguiça-de-três-dedos	Bradypus trydactilus	4,0 a 4,5
Preguiça-de-dois-dedos	Choloepus hoffmanni	2,7 a 8,1
Preguiça-real	Choloepus didactylus	4,0 a 8,5

A agressividade e o maior porte desses animais não possibilitam o uso de luvas ou puçás (Tabela 16.17).

Família Pongidae | Chimpanzé

Contenção física

A contenção física apenas é realizada em filhotes ou animais extremamente mansos e obedientes. Em geral, uma jaula de contenção reforçada é a opção mais adequada, pois são animais extremamente fortes (Tabela 16.17). Dardos anestésicos têm sido empregados com grande eficiência na contenção química.

Tranquilização

Em caso de procedimentos dolorosos ou demorados, ou mesmo para exames clínicos em animais de médio a grande porte, a contenção química deve ser utilizada.

O manejo inclui uma série de medidas básicas, como separar do grupo o animal a ser anestesiado e somente retorná-lo após completa recuperação, que pode demorar até 4 a 6 h no caso do uso de fármacos dissociativos. Posicionar em decúbito lateral para manter vias respiratórias desobstruídas. Em anestesias eletivas, é aconselhável jejum completo de pelo menos 12 h.

Tranquilizantes e agentes imobilizantes orais apresentam efeitos bastante variáveis em primatas, pois dependem das condições de absorção gástrica e intestinal. Entretanto, se o objetivo é facilitar o manejo pré-anestésico em animais particularmente suscetíveis, os benzodiazepínicos podem ser considerados para tranquilização. Animais tranquilizados ficam menos reativos a estímulos e aceitam melhor a abordagem com dardos anestésicos. Experiência pessoal dos autores com midazolam na dose de 0,5 a 1 mg/kg previamente ministrado VO em chimpanzés resultou na diminuição de reflexos, facilitando a aplicação de fármacos imobilizantes por meio de dardos. Em uma colônia de oito chimpanzés no zoológico de Amsterdã foi utilizado o midazolam oral pulverizado em bananas na dose de 0,54 a 0,83 mg/kg, obtendo-se, após uma hora, máxima sedação na maioria dos animais, o que permitiu a injeção por seringa manual de tiletamina-zolazepam na dose de 2,5 a 5,7 mg/kg.

Tabela 16.17 Peso médio em algumas espécies de primatas.

Nome vulgar	Nome científico	Peso médio em kg
Bugio	Alouatta sp	4 a 10
Macaco-prego	Sapajus apella	1,1 a 3,3
Macaco-aranha	Atelles sp	6 a 8
Macaco-barrigudo	Lagotrhrix sp	5,5 a 10,8
Sauim-de-coleira	Saguinus bicolor	0,225 a 0,900
Sagui-de-tufo-preto	Callithrix penicillata	0,230 a 0,453
Mico-leão-de-cara-dourada	Leontophitecus chrysomelas	0,600 a 0,800
Babuíno	Papio sp	14 a 41
Mandril	Mandrilus sphinx	> 54
Macaco rhesus	Macaca mulatta	15
Chimpanzé	Pan troglodytes	Macho 34 a 70 Fêmea 26 a 50
Gorila	Gorilla gorilla	Macho 135 a 275 Fêmea 70 a 140

Da mesma maneira, antecedendo a captura, alguns autores sugerem usar tiletamina + zolazepam VO, misturado ao suco de laranja ou refrigerante, na dose de 8 a 10 mg/kg, ou doses entre 5,7 a 16,7 mg/kg.

A cetamina também pode ser usada VO, mas nesse caso pode-se esperar uma queda da biodisponibilidade para até 10 a 25%, com a necessidade de doses muito mais altas para se obter efeito semelhante à via IM.

Associações anestésicas

A cetamina em macaco *Cynomolgus* provoca poucas alterações no sistema cardiorrespiratório, já com a cetamina associada com medetomidina houve uma redução da frequência cardíaca e aumento de $ETCO_2$, sem entretanto promover anestesia satisfatória.

O macaco-prego (*Sapajus apella*) tem sido anestesiado com segurança por meio da cetamina e medetomidina, ou ainda com cetamina mais midazolam.

Saguis em geral têm respondido satisfatoriamente às associações cetamina e midazolam, ou ainda com tiletamina e zolazepam.

A cetamina tem um período de latência (5,5 min) similar à tiletamina/zolazepam em gorilas. Entretanto, o período de recuperação é menor (42 min e 75 min, respectivamente). Com a tiletamina/zolazepam, há aumento da frequência respiratória e, com a cetamina, redução da saturação de oxigênio para 87%.

A associação de cetamina e xilazina não promove maior depressão na frequência cardíaca ou respiratória e maior temperatura do que com a cetamina isoladamente em macacos *rhesus*, mas apresenta bom relaxamento muscular e analgesia.

Os macacos têm sido anestesiados com propofol. O propofol e o isofluorano causam hipotensão e hipercapnia em macacos *rhesus*, mas, apesar da redução do fluxo sanguíneo cerebral, não ocorre hipoxia cerebral.

A máscara laríngea tem sido utilizada em primatas para anestesia inalatória, pois sua inserção é muito fácil quando comparada com intubação endotraqueal.

A anestesia pode ser monitorada pelo profissional usando instrumentos simples ou por aparelhos multiparâmetros não invasivos, como o ECG, oxímetro de pulso (PaO_2 e FC) e Doppler (FC e pressão arterial), entre outros. Caso haja condições de acesso, a aferição da pressão por canulação arterial aumenta a segurança e valida os dados dos aparelhos. A temperatura deve ser mantida com colchão elétrico, lâmpadas ou bolsas de água quente.

Em primatas cativos o emprego de dardos é muito efetivo, por causa do espaço restrito. Nesse caso, a zarabatana é usada na maioria das vezes. As áreas-alvo são músculos do braço e pernas. Em animais maiores, como chimpanzés, para evitar a imediata remoção manual do dardo e consequente perda do anestésico, pode-se usar alvos alternativos como a musculatura das costas.

ANTAGONISMO ANESTÉSICO

No Brasil, tem-se a possibilidade de trabalhar com o antagonismo de três grandes grupos de fármacos, sendo eles os benzodiazepínicos, agonistas alfa-2 adrenérgicos e os opioides.

O flumazenil é o fármaco antagonista dos benzodiazepínicos, encontrado no mercado sob formulação injetável humana.

Como fármacos antagonistas dos agonistas alfa-2 adrenérgicos tem-se a ioimbina e o atipamezol, sendo o primeiro encontrado apenas em formulação manipulada e em poucas farmácias. O atipamezol é o antagonista com maior especificidade de ação associada à detomidina e à dexmedetomidina.

O antagonista de opioides disponível no mercado é a naloxona, também sob formulação injetável humana. Um aspecto importante na utilização desse antagonismo é a necessidade de atenção quanto ao quadro do animal contido, mais especificamente quanto à analgesia requerida no pós-procedimento, haja vista que a naloxona fará seu efeito antagônico nos efeitos tanto dos opioides exógenos quanto dos endógenos.

Os antagonistas têm sua importância na anestesia de animais selvagens em razão da possibilidade de recuperação muito mais rápida do animal, possibilitando que o animal seja reintegrado a um grupo com maior brevidade, além de reduzir riscos inerentes ao prolongamento tanto do decúbito quanto dos efeito dos fármacos anestésicos. No entanto, é importante ressaltar que se deve respeitar o período de metabolização de outros grupos de fármacos anestésicos que possam estar associados ao manejo, como, por exemplo, na associação cetamina e xilazina: se a xilazina for antagonizada antes de a fração cetamina ser metabolizada, esta prevalecerá, com possibilidades de efeitos indesejáveis.

ADMINISTRAÇÃO DE FÁRMACOS A DISTÂNCIA

O desenvolvimento de equipamentos que possibilitam a aplicação de fármacos a distância, sejam eles de qualquer natureza, revolucionou o manejo de animais selvagens, pois adicionou muito mais segurança a procedimentos que antes envolviam grandes riscos durante a captura. Existem diversos sistemas e marcas no mercado que oferecem toda a sorte de materiais, como rifles e zarabatanas, com custos variáveis. Nesse sentido, para condições em que o alvo se encontra a curta distância, dardos leves de plástico lançados por zarabatana são a melhor opção, pois esta é silenciosa e fácil de manejar. A restrição de volume determinada pelos dardos leves de baixo impacto é compensada pela maior concentração do fármaco. Existe a possibilidade da confecção de zarabatanas caseiras, igualmente eficientes a um custo muito baixo, em que os dardos são feitos pela utilização de seringas e agulhas descartáveis, e o lançador com tubo de PVC comumente achado em qualquer comércio.

CONSIDERAÇÕES FINAIS

Ao se trabalhar com animais selvagens, muitos ameaçados de extinção e únicos, buscando-se tratamento, transporte, adaptação a novos ambientes e pesquisa, com segurança para o animal e a equipe, o médico-veterinário deve estar consciente de sua grande responsabilidade sobre a manipulação dessas espécies, trabalho que, em última análise, também colabora no esforço conservacionista mundial. A contenção física e a anestesia de animais selvagens apresentam desafios que são superados com planejamento, familiaridade com os fármacos disponíveis, conhecimento da espécie e de suas particularidades, além de boa dose de bom senso para enfrentar "aquelas situações" que os livros não citam. Os fármacos anestésicos atualmente são bastante seguros, mas, quando mal-empregados, podem causar efeitos adversos em maior ou menor grau. Cabe ao médico-veterinário o critério de escolher o fármaco ou associação de fármacos adequada para cada ocasião.

A contenção e a anestesia de animais selvagens podem envolver desde procedimentos simples até os mais complexos. Portanto, o objetivo deste capítulo foi o de fornecer informações básicas, sucintas e claras que auxiliem o profissional nas situações do dia a dia.

17 Equilíbrio Ácido-Base e Eletrolítico em Anestesiologia

Francisco José Teixeira Neto

CONSIDERAÇÕES GERAIS

Diariamente, o catabolismo animal produz grande quantidade de ácidos fixos (íons H⁺) e voláteis (CO_2). A produção de ácidos voláteis ocorre em razão do catabolismo de carboidratos e ácidos graxos (fosforilação oxidativa), cujo resultado final é a produção de CO_2, adenosina trifosfato (ATP) e água. A produção de ácidos fixos (íons H⁺) ocorre principalmente pelo catabolismo de proteínas (aminoácidos), que tem seu grupamento amina removido antes de entrarem no ciclo do ácido cítrico. No entanto, o pH dos fluidos orgânicos deve ser mantido dentro de valores fisiológicos para otimizar as atividades enzimáticas celulares, essenciais para a manutenção da homeostase orgânica, e tanto os ácidos fixos como os voláteis necessitam ser neutralizados/eliminados para que não ocorram alterações do pH incompatíveis com a vida. Os ácidos fixos (íons H⁺) são assim denominados por serem excretados em solução aquosa pelos rins, enquanto os ácidos voláteis (CO_2) são eliminados pelos pulmões.

CONCEITOS ELEMENTARES

Ácido e base

De acordo com o conceito de Bröwsted e Lowry, ácidos são compostos doadores de prótons (íons H⁺), enquanto bases são substâncias receptoras de prótons (íons H⁺). A forma não ionizada (ácido) está em equilíbrio químico com a forma ionizada (base), formando o par ácido-base conjugado, de acordo com a equação a seguir, no qual HA é o ácido e A⁻ é a base:

$$HA \rightleftarrows H^+ + A^-$$

A concentração de íons H⁺ (pH) deve ser mantida constante para que a homeostase seja mantida. As proteínas são essenciais para a manutenção da estrutura e função normal das células (homeostase). No entanto, as proteínas apresentam muitos grupamentos dissociáveis altamente reativos com íons H⁺. Esses grupamentos podem ganhar ou perder íons H⁺, e tais reações, causadas por alterações no pH, podem resultar em mudança na sua configuração espacial, resultando em desnaturação e perda de função (morte celular).

Potencial hidrogeniônico

O termo potencial hidrogeniônico (pH) é utilizado para expressar concentração de íons H⁺ em uma solução. De acordo com a fórmula:

$$pH = -\log_{10}[H^+] \text{ ou } pH = \log_{10}\frac{(1)}{[H^+]}$$

Como $pH = -\log_{10}[H^+]$, o pH varia inversamente com concentração de íons H⁺ (quanto maior o pH, menor a [H⁺]). Além desse fato, a relação entre pH e [H⁺] não é linear (Figura 17.1).

Diferenciação entre ácidos fortes e fracos

De acordo com a lei da ação das massas, a velocidade de uma reação química é proporcional à concentração dos reagentes. Para o par ácido-base conjugado (HA/H⁺ + A⁻) descrito anteriormente, a reação química pode ocorrer em duas direções opostas:

$$HA \rightarrow H^+ + A^- \text{ ou } H^+ + A^- \rightarrow HA$$

Como as duas reações ocorrem ao mesmo tempo, e a prevalência de uma forma ou outra do ácido e sua base conjugada resultará na constante de dissociação ou constante de ionização (K_a):

$$K_a = \frac{[H^+ + A^-]}{[HA]}$$

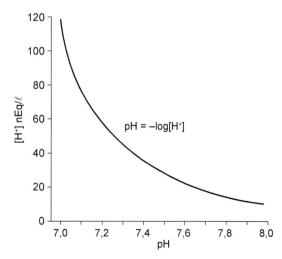

Figura 17.1 Relação exponencial entre pH e concentração de íons H⁺.

Um valor elevado para a constante de dissociação (K_a) significa que há maior prevalência da forma dissociada, tratando-se, portanto, de um ácido forte (grande tendência a se dissociar ou ionizar). Os ácidos fortes, pela prevalência da forma ionizada ($H^+ + A^-$), produzem maior impacto no pH de uma solução, por exemplo, ácido clorídrico (HCl). Os ácidos fracos (constante de dissociação relativamente baixa), por prevalecerem na forma não ionizada (HA), resultam em mudanças menos intensas do pH (p. ex., ácido carbônico).

Substâncias tampões e sua importância para minimizar alterações no pH

Tampão é um ácido fraco e sua base conjugada (também chamada sal) é capaz de minimizar mudanças no pH causadas pela adição de uma substância ácida ou básica à solução (Figura 17.2). As soluções tampões são mais eficientes quando o pH da solução onde o tampão está presente não difere em mais de 1 unidade do pH onde as concentrações do ácido fraco e seu respectivo sal são iguais (pK'). Quando um ácido forte (HCl) é adicionado a uma solução tampão, o íon H^+ é neutralizado pelo sal (A^-) do tampão, levando à formação de um ácido com pouca tendência a se dissociar (ácido fraco), minimizando, assim, o impacto do ácido forte no pH.

As soluções tampões são de grande importância no organismo animal, representando a primeira linha de defesa do organismo contra mudanças bruscas no pH e manutenção da homeostase. Existem inúmeros tampões no organismo animal; entre eles, o mais importante é o tampão ácido carbônico (ácido fraco)/bicarbonato (base conjugada ou sal).

SISTEMAS TAMPÕES E MANUTENÇÃO DO EQUILÍBRIO ÁCIDO-BASE

Bicarbonato/ácido carbônico

O bicarbonato (HCO_3^-)/ácido carbônico (H_2CO_3) é o sistema tampão de maior importância no líquido extracelular (LEC) (sangue e fluido intersticial), representando a primeira linha de defesa do organismo contra mudanças no pH. O pK' do sistema tampão bicarbonato/ácido carbônico difere em mais de 1 unidade do pH do fluido extracelular (pK' = 6,1 *versus* pH do fluido extracelular = 7,4). Portanto, a eficácia desse tampão seria reduzida *in vivo*. Na prática, contudo, o bicarbonato/ácido carbônico é altamente eficaz em minimizar alterações no pH por atuar como um sistema aberto, no qual um dos componentes (CO_2) é rapidamente (poucos minutos) eliminado pelos pulmões por meio da ventilação alveolar. Ao se adicionar um ácido forte (HCl) a esse sistema, o íon H^+ se combina ao HCO_3^- (sal ou base), formando o H_2CO_3 (o equilíbrio químico é deslocado no sentido oposto). No organismo animal, no entanto, a enzima anidrase carbônica catalisa a dissociação do H_2CO_3 em H_2O e CO_2. A eliminação do CO_2 (ácido volátil) pelos pulmões permite o retorno do pH ao normal. O sistema tampão bicarbonato/ácido carbônico é importante na manutenção do equilíbrio ácido-base (EAB) por atuar de modo integrado com os pulmões e rins: o componente volátil (CO_2) é eliminado pelos pulmões por meio da ventilação alveolar e o componente fixo (H^+) é eliminado pelos rins. Diferentemente dos pulmões, que atingem eficácia compensatória máxima em minutos/horas, a compensação renal leva dias para atingir eficácia máxima. Além de excretar o excesso de íons H^+, os rins promovem a reabsorção/regeneração do bicarbonato, contribuindo, assim, para a reposição do bicarbonato consumido (titulado) pela produção de substâncias ácidas pelo organismo.

Eliminado pelos pulmões   Eliminado pelos rins   Regenerado ou reabsorvido pelos rins

$$CO_2 + H_2O \rightleftarrows H_2CO_3 \rightleftarrows H^+ + HCO_3^-$$

Proteínas

Enquanto o bicarbonato/ácido carbônico é o principal tampão do líquido extracelular (LEC), as proteínas (principalmente hemoglobina) são os principais tampões do líquido intracelular (LIC). A hemoglobina presente no interior das hemácias é responsável por cerca de 80% da capacidade de tamponamento das proteínas do sangue, enquanto a proteína plasmática (principalmente albumina) representa os 20% restantes.

Fosfatos

Além das proteínas, os fosfatos orgânicos e inorgânicos ($H_2PO_4^-$) também são importantes tampões intracelulares. O pK' do sistema tampão fosfato [fosfato biácido ($H_2PO_4^-$)/ fosfato monoácido (HPO_4^{2-})] é 6,86. O fosfato inorgânico atua de modo eficaz como tampão no meio intracelular, pois, além de estar presente em maiores concentrações no LIC, seu pK' é relativamente próximo ao pH do LIC (pK' = 6,86 *versus* pH = 7,4).

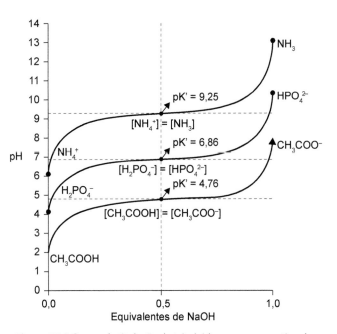

Figura 17.2 Curvas de titulação de três ácidos e suas respectivas bases conjugadas. Notar que as mudanças no pH da solução decorrentes da adição de NaOH são menos intensas quando o pH não difere em mais de 1 unidade do pK' (pH em que as formas não ionizada e ionizada estão presentes em concentrações iguais). O ácido acético (CH_3COOH) é comparativamente o mais forte dos ácidos em pH fisiológico (7,4) por predominar na forma dissociada ($CH_3COO^- + H^+$) nesta faixa de pH. O amônio (NH_4^+) se comporta como o ácido mais fraco em pH fisiológico, predominando na forma não ionizada (NH_4^+). O $H_2PO_4^-$, por sua vez, comporta-se como o tampão mais eficiente no organismo (tampão fosfato), uma vez que seu pK' (6,86) não difere em mais de 1 unidade de pH fisiológico (7,4). Adaptada de Lehnninger (1984).

REGULAÇÃO PULMONAR DO EQUILÍBRIO ÁCIDO-BASE

Como discutido anteriormente, os pulmões atuam de modo integrado com o sistema tampão bicarbonato/ácido carbônico na manutenção do EAB. Em situações normais, a pressão parcial de dióxido de carbono no sangue (PCO_2) é mantida constante (entre 35 e 45 mmHg) por meio de ajustes na ventilação alveolar (Figura 17.3). Elevações na PCO_2 resultam em acidificação do líquido extracelular (↓ pH) por causa da formação de ácido carbônico e vice-versa. Existe uma relação inversa entre PCO_2 e ventilação alveolar (ou volume-minuto), ou seja, quanto maior a ventilação alveolar menor a PCO_2, e vice-versa. A ventilação alveolar é um processo controlado por quimiorreceptores centrais (SNC) e periféricos (localizados nos seios carotídeos e aórtico), os quais detectam mudanças no pH do líquido intersticial (quimiorreceptores centrais) e do sangue (quimiorreceptores periféricos). As alterações na PCO_2 ocorrem rapidamente (minutos), caracterizando uma resposta fisiológica compensatória a mudanças no pH dos fluidos orgânicos. No caso de aumento da produção de ácidos fixos (H^+) ou voláteis (CO_2), ocorre queda no pH sanguíneo e do fluido intersticial, resultando em estimulação dos quimiorreceptores, e consequente aumento da ventilação alveolar e diminuição da PCO_2 (tentativa de alcalinizar o pH ácido).

REGULAÇÃO RENAL DO EQUILÍBRIO ÁCIDO-BASE

Em uma situação fisiológica, os rins mantêm a concentração de bicarbonato (HCO_3^-) no fluido extracelular dentro da faixa de valores normais, por meio da reabsorção do bicarbonato presente no filtrado ultraglomerular (Figura 17.4) e da regeneração do bicarbonato consumido (titulado) pelo processo diário de produção de ácidos fixos (H^+, Figuras 17.5 e 17.6).

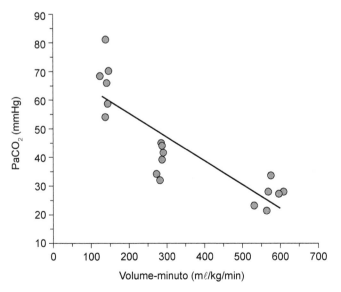

Figura 17.3 Relação inversa entre pressão parcial de CO_2 no sangue arterial ($PaCO_2$) e volume-minuto observada em seis cães anestesiados. Quanto maior o volume-minuto, menor a $PaCO_2$ em razão da maior eliminação desse ácido volátil pelos pulmões. O volume-minuto é o produto da multiplicação da frequência respiratória (FR) pelo volume corrente (Vt = volume de ar inspirado ou expirado a cada movimento respiratório), refletindo mudanças na ventilação alveolar.

Durante os processos de reabsorção e regeneração de bicarbonato, ocorre ainda a excreção do excesso de H^+ produzido.

DIAGNÓSTICO DOS DISTÚRBIOS DO EQUILÍBRIO ÁCIDO-BASE

Inúmeras situações patológicas podem afetar significativamente o equilíbrio ácido-base, interferindo com a homeostase orgânica. O termo acidose se refere ao excesso relativo de substâncias ácidas no organismo pelos processos patológicos. O termo alcalose denota excesso de substâncias básicas e/ou déficit de substâncias ácidas em virtude de situações patológicas. Devem-se diferenciar os termos acidose e alcalose de acidemia e alcalemia. Acidemia e alcalemia se referem especificamente ao pH do fluido extracelular: pH < 7,35 = acidemia; pH > 7,45 = alcalemia. A diferenciação entre esses termos é importante porque frequentemente podem-se observar animais que apresentam acidose (acúmulo de substâncias ácidas), sem, no entanto, apresentarem acidemia (pH < 7,35),

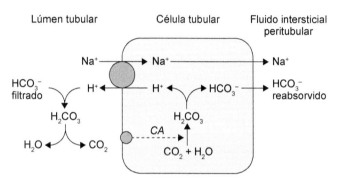

Figura 17.4 A reabsorção do bicarbonato (HCO_3^-) presente no filtrado ultraglomerular ocorre primariamente na porção proximal dos túbulos renais. Durante o processo, o HCO_3^- filtrado se combina ao hidrogênio (H^+) secretado no lúmen tubular pela célula tubular renal (via bomba de sódio e hidrogênio), formando ácido carbônico (H_2CO_3). O CO_2 gerado a partir do H_2CO_3 se difunde para o interior da célula tubular e, sob a ação da anidrase carbônica (CA), volta a formar H_2CO_3. Enquanto o íon H^+ gerado pelo H_2CO_3 é secretado no lúmen tubular, o HCO_3^- é reabsorvido para o líquido intersticial (bicarbonato reabsorvido). Adaptada de DiBartola (1992).

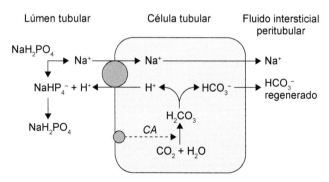

Figura 17.5 Regeneração de bicarbonato (HCO_3^-) a partir da titulação de fosfato inorgânico (HPO_4^{2-}) no túbulo renal (excreção de acidez titulável). Sob a ação da anidrase carbônica (CA), o ácido carbônico (H_2CO_3) é formado no interior da célula tubular renal. O H_2CO_3 gera HCO_3^-, o qual difunde para o interstício (HCO_3^- regenerado) e o íon hidrogênio (H^+), secretado no lúmen do túbulo renal. No lúmen tubular, o H^+ se combina com o fosfato presente no filtrado ultraglomerular, formando fosfato ácido de sódio (NaH_2PO_4), que, por sua vez, é excretado na urina. Adaptada de DiBartola (1992).

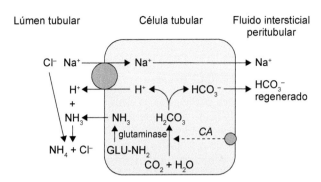

Figura 17.6 Regeneração de bicarbonato (H_2CO_3) a partir da excreção de amônio (NH_4^+). A desnitrogenação de aminoácidos (glutamina – GLU) leva à formação de amônia (NH_3), a qual difunde para o lúmen tubular. O NH_3 se combina com o íon H^+ secretado no lúmen pela célula tubular, formando NH_4^+, que é excretado pela urina na forma de cloreto de amônio (NH_4Cl). Durante o processo, além da excreção de amônio, o HCO_3^- é regenerado.

ou situação oposta (alcalose sem manifestar alcalemia). Um exemplo dessa situação seria um animal com acidose metabólica (acúmulo de ácidos fixos) totalmente compensada (pH normal), em que a diminuição no pH pelo acúmulo de substâncias ácidas é compensada pela diminuição da PCO_2 decorrente do aumento na ventilação alveolar (hiperventilação). Podem ocorrer ainda distúrbios mistos, nos quais acontecem alterações que resultam em modificações no pH em sentidos opostos, por exemplo, acidose metabólica e alcalose metabólica), em que o pH pode não se encontrar alterado. Portanto, os termos alcalose e acidose são mais apropriados para designar alterações do EAB.

O diagnóstico de distúrbios do EAB deve se basear no histórico, achados do exame físico e exames laboratoriais. O exame hemogasométrico associado com a mensuração de eletrólitos (ânion *gap*), no entanto, se constitui no principal meio para se efetuar um diagnóstico e tratamento preciso dos distúrbios do EAB.

ÂNION *GAP*

É um parâmetro calculado a partir da determinação da concentração de eletrólitos no sangue, sendo utilizado como auxiliar no diagnóstico de determinados distúrbios do EAB. De acordo com a lei da eletroneutralidade, todos os ânions são anulados por todos os cátions no organismo, sem existir diferença (*gap*) entre eles. No entanto, nas mensurações realizadas na prática clínica, observa-se a presença de uma diferença entre as somas das concentrações dos cátions (Na^+ e K^+) e a soma das concentrações dos ânions (Cl^- e HCO_3^-). Essa diferença é denominada ânion *gap*. Em cães e gatos, o ânion *gap* normalmente se situa entre 12 e 24 mEq:

$$\text{Ânion } gap = (Na^+ + K^+) - (Cl^- + HCO_3^-) = 12 \text{ a } 24 \text{ mEq}/\ell$$

A explicação para essa diferença é atribuída à presença dos cátions não mensurados (CNM), por exemplo, Ca^{2+} e Mg^{2+}, e principalmente dos ânions não mensurados (ANM), por exemplo, lactato, acetato, beta-hidroxibutirato e proteínas. Portanto, caso se leve em consideração a presença dos íons não mensurados (CNM e ANM), o resultado será igual a zero (todos os ânions são anulados por todos os cátions):

$$(Na^+ + K^+ + CNM) - (Cl^- + HCO_3^- + ANM) = 0$$
(Lei da eletroneutralidade)

O ânion *gap* é um parâmetro utilizado para auxiliar no diagnóstico de acidose causada por acúmulo de ácidos orgânicos (p. ex., acidose láctica = causada por acúmulo de ácido láctico). Nesse caso, enquanto ocorre acúmulo do cátion H^+ (que leva à titulação do HCO_3^-), o aumento da concentração do ânion não mensurado (lactato) é acompanhado de queda da concentração do ânion bicarbonato, queda necessária para manter a eletroneutralidade. Portanto, o acúmulo de ácidos orgânicos (p. ex., lactato) leva ao aumento do ânion *gap* em razão da queda da concentração do HCO_3^- para se manter a eletroneutralidade.

HEMOGASOMETRIA

Cuidados na coleta e no armazenamento da amostra

O sangue arterial é utilizado de preferência, especialmente se houver disponibilidade de uma artéria periférica cateterizada, o que evita o risco de hematoma ocasionado por punções arteriais repetidas. No caso de punção arterial, emprega-se uma agulha de pequeno calibre conectada a uma seringa de 1 ou 3 mℓ previamente heparinizada, para evitar a coagulação da amostra (0,4 a 1 mℓ de sangue). Para heparinizar uma seringa, aspira-se uma pequena quantidade de heparina sódica (5.000 UI/mℓ), o suficiente apenas para preencher o espaço morto, localizado entre o êmbolo e o conector da agulha. Existem ainda seringas específicas para coleta de sangue para hemogasometria, previamente preenchidas com heparina. Em cães e gatos, as amostras de sangue arterial podem ser obtidas por meio da punção da artéria femoral, enquanto em equinos a artéria carótida pode ser puncionada. O sangue venoso também pode ser empregado para análise hemogasométrica. A veia jugular é empregada para coleta de amostras de sangue venoso em pequenos e grandes animais. Deve-se evitar o garroteamento da veia no momento da aspiração da amostra (sangue fluindo livremente), para evitar a coleta de sangue estagnado, que pode conter valores hemogasométricos alterados. As amostras devem ser coletadas anaerobicamente, evitando-se sua contaminação com bolhas de ar, que podem causar alteração nos valores hemogasométricos. A análise hemogasométrica, de maneira ideal, deve ser realizada imediatamente após a coleta da amostra. Caso haja demora na realização da análise, pode haver interferência com os resultados, uma vez que o metabolismo das células sanguíneas resulta em consumo do O_2 (redução da PO_2), produção de CO_2 (elevação da PCO_2) e redução do pH. No caso do emprego de gelo para conservação da amostra, o metabolismo celular é desacelerado, possibilitando seu armazenamento por até 2 a 3 h sem que haja interferência significativa nos resultados.

Hemogasometria do sangue

As amostras sanguíneas são analisadas por um aparelho de hemogasometria arterial, o qual fornece os valores de pH, pressão parcial de CO_2 (PCO_2), pressão parcial de O_2 (PO_2), bicarbonato (HCO_3^-) e excesso de bases (BE) do sangue venoso ou arterial. Para o diagnóstico de alterações do EAB, observam-se os valores de pH, PCO_2 e HCO_3^-.

Diferenças entre o sangue arterial e venoso

De modo geral, os valores hemogasométricos do sangue arterial e venoso são relativamente próximos, sendo a PCO_2 do sangue venoso ligeiramente superior à PCO_2 do sangue arterial. Os valores de PO_2 constituem exceção a esta regra, apresentando diferença significativa entre as diferentes amostras

(Tabela 17.1). Os valores de PO_2 do sangue venoso são significativamente menores que os valores do PO_2 do sangue arterial em razão do consumo do O_2 pelo metabolismo tecidual. Enquanto a PO_2 do sangue arterial reflete a capacidade de oxigenação do sangue pelos pulmões, a PO_2 do sangue venoso reflete a oxigenação dos tecidos.

A hemogasometria arterial é indicada caso seja necessário avaliar a função pulmonar, além das alterações do EAB. No entanto, para o diagnóstico de alterações do EAB, tanto a hemogasometria arterial como a venosa podem ser empregadas, uma vez que os parâmetros utilizados nesse caso (pH, PCO_2 e bicarbonato) não diferem significativamente em termos práticos (Tabela 17.1).

Interpretação da hemogasometria

A análise isolada do pH sanguíneo não serve para verificar se uma alteração do EAB está presente ou não, uma vez que esse parâmetro pode não estar alterado em caso de resposta compensatória pulmonar ou renal, ou em caso de distúrbios mistos (presença de mais de um distúrbio do EAB com efeitos opostos no pH). Como já exposto, os termos acidose ou alcalose definem situações nas quais há excesso ou déficit relativo de substâncias ácidas ou básicas no sangue. As alterações do EAB (acidose/alcalose) são classificadas de acordo com sua causa em distúrbios metabólicos ou respiratórios. Os distúrbios metabólicos são causados por excesso/déficit relativo de ácidos fixos (solúveis) no sangue (p. ex., acidose metabólica pelo acúmulo de ácido láctico), resultando em alterações primárias dos níveis de bicarbonato do sangue. Por outro lado, os distúrbios respiratórios são causados por excesso/déficit relativo de ácidos voláteis (CO_2), resultando em alterações primárias na pressão parcial de CO_2 do sangue PCO_2; Tabela 17.2).

Após a análise inicial, na qual se verificam possíveis alterações no EAB com base nos valores de pH, PCO_2 e HCO_3^-, deve-se procurar identificar se é um distúrbio simples ou misto. No caso de distúrbio simples, existe apenas uma alteração primária (metabólica ou respiratória), enquanto a outra alteração é de natureza compensatória (Tabela 17.3).

Pode haver, inicialmente, alguma dificuldade para se determinar qual alteração é de natureza primária e qual é de natureza compensatória (secundária). No entanto, deve-se ter sempre em mente que os distúrbios do EAB são secundários a processos patológicos e o conhecimento da etiopatogenia do problema clínico que o animal apresenta é frequentemente necessário para se determinar qual alteração é primária e qual é compensatória.

No caso de distúrbios mistos, há mais de uma alteração primária do EAB (Tabela 17.4). A diferenciação entre distúrbios simples e misto é um procedimento por vezes complexo, possível de ser realizado com precisão, atualmente, apenas em cães. Para fins práticos, no entanto, diagnostica-se o distúrbio do EAB de maior importância no contexto de cada caso clínico, sem preocupações maiores com a diferenciação entre distúrbios simples e mistos, uma vez que tal diferenciação em geral não interfere nas medidas terapêuticas a serem adotadas.

Em cães, a diferenciação entre distúrbio simples e misto pode ser fundamentada no cálculo da resposta compensatória que seria esperada em caso de distúrbio simples (Tabela 17.5). Caso a resposta compensatória renal (HCO_3^-) ou pulmonar (PCO_2) esteja dentro dos valores esperados, trata-se de distúrbio simples. Caso essa resposta esteja marcadamente maior ou menor que os valores esperados, trata-se provavelmente de distúrbio misto (Tabela 17.5). Essa abordagem, no entanto, ainda não é passível de ser aplicada em felinos nem outras espécies domésticas. Nessas situações, a diferenciação precisa entre distúrbios simples e mistos pode ser difícil de ser realizada com precisão. Mais detalhes sobre distúrbios mistos do EAB serão abordados posteriormente neste capítulo.

ACIDOSE METABÓLICA

É um distúrbio do EAB resultante do excesso relativo ou absoluto de ácidos fixos no organismo. Caracteriza-se por uma diminuição primária da concentração de bicarbonato (HCO_3^-), excesso relativo de ácidos fixos (íons H^+) e redução secundária da PCO_2 (resposta compensatória do organismo). Em caso de

Tabela 17.2 Interpretação inicial dos valores hemogasométricos.

Critério	Diminuído	Aumentado
pH	Acidose	Alcalose
PCO_2	Alcalose respiratória primária ou compensatória (secundária)	Acidose respiratória primária ou compensatória (secundária)
HCO_3^-	Acidose metabólica primária ou compensatória (secundária)	Alcalose metabólica primária ou compensatória (secundária)

Tabela 17.3 Distúrbios simples do equilíbrio ácido-base.

Distúrbio	pH	Pressão parcial de CO_2 (PCO_2)	Bicarbonato (HCO_3^-)
Acidose metabólica com alcalose respiratória compensatória	Normal ou < 7,35	Reduzida (resposta compensatória)	Reduzido (alteração primária)
Alcalose metabólica com acidose respiratória compensatória	Normal ou > 7,45	Aumentada (resposta compensatória)	Aumentado (alteração primária)
Acidose respiratória com alcalose metabólica compensatória	Normal ou < 7,35	Aumentada (alteração primária)	Aumentado (alteração compensatória)
Alcalose respiratória com acidose metabólica compensatória	Normal ou > 7,45	Reduzida (alteração primária)	Reduzido (alteração compensatória)

Tabela 17.1 Valores hemogasométricos normais do sangue arterial e sangue venoso (jugular) em cães.

Parâmetro	Sangue arterial	Sangue venoso
pH	7,35 a 7,45	7,33 a 7,45
PCO_2 (mmHg)	31 a 43	36 a 48
PO_2 (mmHg)	80 a 100*	40 a 50
Bicarbonato (mEq/ℓ)	19 a 22	19 a 21

*Valores para cães respirando ar ambiente (20% de O_2).

Tabela 17.4 Distúrbios mistos do equilíbrio ácido-base.

Distúrbio	pH	Pressão parcial de CO$_2$ (PCO$_2$)	Bicarbonato (HCO$_3^-$)
Acidose metabólica e alcalose respiratória	Normal ou < 7,35 ou > 7,45	Reduzido*	Reduzido*
Acidose respiratória e alcalose metabólica	Normal ou < 7,35 ou > 7,45	Aumentado*	Aumentado*
Acidose metabólica e acidose respiratória	< 7,35**	Aumentado ou normal	Reduzido
Alcalose metabólica e alcalose respiratória	> 7,45**	Reduzido ou normal	Aumentado
Acidose metabólica e alcalose metabólica	Normal ou < 7,35 ou > 7,45	Reduzido ou aumentado ou normal	Reduzido ou aumentado ou normal

*Distúrbios mistos com efeito aditivo na PCO$_2$ e HCO$_3^-$ (aumentos ou reduções de maior magnitude).
**Distúrbios mistos com efeito aditivo no pH (desvio do pH de maior magnitude).

Tabela 17.5 Respostas compensatórias pulmonares e renais esperadas em caso de distúrbios simples do equilíbrio ácido-base em cães.

Tipo de distúrbio	Alteração primária	Resposta compensatória
Acidose metabólica	↓ HCO$_3^-$	0,7 mmHg de redução na PCO$_2$ p/cada 1 mEq/ℓ de redução no HCO$_3^-$
Alcalose metabólica	↑ HCO$_3^-$	0,7 mmHg de aumento na PCO$_2$ p/cada 1 mEq/ℓ de aumento no HCO$_3^-$
Acidose respiratória aguda	↑ PCO$_2$	1,5 mEq/ℓ de aumento no HCO$_3^-$ p/cada 10 mmHg de aumento na PCO$_2$
Acidose respiratória crônica	↑ PCO$_2$	3,5 mEq/ℓ de aumento no HCO$_3^-$ p/cada 10 mmHg de aumento na PCO$_2$
Alcalose respiratória aguda	↓ PCO$_2$	2,5 mEq/ℓ de redução no HCO$_3^-$ p/cada 10 mmHg de redução na PCO$_2$
Alcalose respiratória crônica	↓ PCO$_2$	5,5 mEq/ℓ de redução no HCO$_3^-$ p/cada 10 mmHg de redução na PCO$_2$

acidose metabólica moderada (redução moderada do HCO$_3^-$), a diminuição da PCO$_2$ pode ser suficiente para normalizar o pH.

Resposta respiratória à acidose metabólica

O excesso relativo/absoluto de ácidos fixos no organismo (acidose metabólica) é caracterizado pelo aumento da concentração de íons H$^+$, o que resulta em estímulo dos quimiorreceptores centrais e periféricos, os quais determinam um aumento da ventilação alveolar (diminuição da PCO$_2$). Essa resposta ocorre de modo relativamente rápido (em minutos), atingindo eficácia máxima em poucas horas. Em cães com acidose metabólica simples, a PCO$_2$ se reduz em 0,7 mmHg para cada 1 mmol/ℓ de redução do HCO$_3^-$ (cálculo feito com base em estudos experimentais). Em outras espécies (equinos, bovinos, felinos), não há dados experimentais que permitam o cálculo estimativo da resposta pulmonar diante da acidose metabólica.

Acidose metabólica normoclorêmica | Ânion *gap* aumentado

Nesse tipo de acidose, ocorre aumento do ânion *gap* (> 24 para cães e gatos) pelo acúmulo de um ácido que não contém cloreto (Cl$^-$) como seu ânion, por exemplo, no caso de acúmulo de alguns ácidos orgânicos (lactato, cetoácidos, salicilato) e inorgânicos (fosfato, sulfato). O acúmulo de ácidos orgânicos decorre de sua produção excessiva pelo organismo (p. ex., acidose láctica e cetoacidose diabética) ou por sua administração acidental ao animal (p. ex., intoxicação por ácido acetilsalicílico). O acúmulo de ácidos inorgânicos, por outro lado, decorre do bloqueio parcial/total de sua excreção pelos rins (acidose urêmica).

Como discutido anteriormente, o ânion *gap* é a diferença entre a soma dos cátions (Na$^+$ e K$^+$) e a soma dos ânions (Cl$^-$ e HCO$_3^-$). No entanto, o ânion *gap* deve ser interpretado cuidadosamente, uma vez que, na verdade, não existe diferença (*gap*) entre a soma dos cátions e ânions no organismo em virtude da presença dos cátions não mensurados (CNM) e ânions não mensurados (ANM) – lei da eletroneutralidade. No caso de acúmulo de ácidos orgânicos ou inorgânicos, que não contêm cloreto (Cl$^-$) como seu ânion, ocorre consumo do HCO$_3^-$ pelos íons H$^+$ da substância ácida (diminuição do HCO$_3^-$), resultando em aumento do ânion *gap* e manutenção dos níveis de cloreto dentro da normalidade (normocloremia).

Acidose láctica

O metabolismo da glicose resulta inicialmente na formação de ácido pirúvico, o qual, sob condições normais (aerobiose), é convertido em acetil-CoA, composto que participa do ciclo de Krebs (fosforilação oxidativa) ou do processo de gliconeogênese. Por outro lado, sob condições anaeróbicas, o piruvato sofre fermentação láctica, resultando na formação de ácido láctico. A acidose láctica é um problema clínico comum tanto em pequenos como em grandes animais. Esse tipo de acidose metabólica é causado pelo acúmulo de ácido láctico no organismo em razão do aporte deficiente de O$_2$ aos tecidos ou da incapacidade destes em utilizar o oxigênio suprido pelo sangue (estados de choque). No choque hipovolêmico ou hemorrágico, por exemplo, a redução do volume circulante ocasiona diminuição da oferta de O$_2$ para os tecidos (hipoxia tecidual), resultando em acúmulo de ácido láctico. Como já discutido anteriormente, a acidose láctica resulta tipicamente em aumento do ânion *gap*, uma vez que a redução do bicarbonato ocorre paralelamente à elevação do lactato [ânion não mensurado (ANM)]:

↑ Lactato (ANM)

(Na$^+$ + K$^+$) − (Cl$^-$ + ↓ HCO$_3^-$) = ânion *gap* > 24

No entanto, o fato de o animal não apresentar ânion *gap* aumentado não implica a ausência de acidose orgânica, uma vez que o ânion *gap* é influenciado por outros fatores. A hipoproteinemia (níveis séricos de albumina reduzidos), por exemplo, pode mascarar a elevação do ânion *gap*, por apresentar efeito oposto neste parâmetro.

Cetoacidose diabética

O acúmulo de cetoácidos (ácido acético, propiônico e beta-hidroxibutírico) levando à acidose metabólica ocorre no diabetes melito. Essa afecção é um distúrbio hormonal do metabolismo da glicose causado por uma deficiência absoluta ou relativa de insulina, o que impede a absorção da glicose circulante pelas células, resultando em hiperglicemia (aumento dos níveis de glicose circulante). Paralelamente, ocorre aumento dos níveis séricos de glucagon, hormônio que estimula a glicogenólise (aumento da glicemia) e lipólise (formação de cetoácidos). Portanto, em razão da deficiência de insulina e excesso de glucagon, ocorre acúmulo excessivo de cetoácidos (acetato, beta-hidroxibutirato), levando à acidose metabólica. Em pacientes diabéticos com depleção do volume circulante (desidratação), ocorre aumento do ânion *gap* em decorrência da retenção de cetoácidos na circulação (acetato, beta-hidroxibutirato). Em pacientes diabéticos com o volume circulatório normal (não desidratados), o ânion *gap* pode não estar aumentado em função da elevação dos níveis séricos de cloreto (Cl^-) que ocorre secundariamente à retenção de Cl^- pelos rins. No diabetes também observa-se acidose láctica, caso o paciente esteja significativamente desidratado/hipovolêmico.

Intoxicação por salicilato

Trata-se de um problema clínico raramente observado em pequenos animais, em que a ingestão acidental do ácido acetilsalicílico pode causar acidose metabólica. O ácido acetilsalicílico é metabolizado pelo fígado em ácido salicílico (salicilato). O acúmulo de salicilato (ânion não mensurado) é associado a um aumento do ânion *gap* e acidose metabólica.

Acidose urêmica

Na acidose urêmica, os ácidos inorgânicos (fosfato, sulfato) e orgânicos se acumulam no organismo pela incapacidade dos rins em excretá-los. No caso de insuficiência renal, observa-se que os valores de ureia e creatinina séricos se encontram elevados (a ureia e a creatinina são metabólitos que dependem dos rins para sua excreção) e a hemogasometria pode acusar acidose metabólica associada com aumento do ânion *gap* (acidose urêmica).

Acidose metabólica hiperclorêmica | Ânion *gap* normal

A acidose metabólica hiperclorêmica (ou associada a ânion *gap* normal) é causada por diarreia e outras circunstâncias clínicas que não serão abordadas neste capítulo (acidose tubular renal, uso de diuréticos inibidores da anidrase carbônica, hipoadrenocorticismo). Nesse caso, o ânion *gap* se encontra normal (12 a 24 para cães e gatos), uma vez que a redução dos valores de bicarbonato (HCO_3^-) é acompanhada de elevação dos valores de cloreto (Cl^-).

Diarreia

É um problema comum tanto em medicina de pequenos como de grandes animais. Na diarreia, o organismo perde líquido relativamente rico em bicarbonato (HCO_3^-) e pobre em cloreto (Cl^-), o que resulta em hipercloremia (Cl^- reduzido) e valores de HCO_3^- reduzidos. Como a diminuição do HCO_3^- é acompanhada de elevação do Cl^-, o ânion *gap* se mantém dentro da normalidade:

Diarreia
(líquido rico em HCO_3^- e pobre em Cl^-)

$(Na^+ + K^+) - (\uparrow Cl^- + \downarrow HCO_3^-)$ = ânion *gap* normal

Em caso de perda excessiva de fluido pela diarreia, o animal pode desenvolver hipovolemia com consequente acidose láctica (ânion *gap* aumentado), podendo coexistir os dois tipos de acidose metabólica (normoclorêmica e hiperclorêmica).

Tratamento da acidose metabólica

É baseado na remoção de sua causa. No caso de desidratação/choque hipovolêmico (acidose láctica), deve-se procurar repor o déficit hídrico com fluidos para reexpandir o volume circulante e possibilitar a normalização da perfusão tecidual (normalização da oferta de O_2 aos tecidos). A reposição de fluidos no choque hipovolêmico resulta, em última instância, em normalização do metabolismo tecidual que deixa de ocorrer sob condições de anaerobiose (interrupção da produção de ácido láctico). No caso de choque hemorrágico, a reposição do volume circulante é feita com sangue e fluidos como o Ringer com lactato. Este é empregado como fluido de reposição em casos de choque hipovolêmico por sua composição eletrolítica ser relativamente próxima à da composição eletrolítica do plasma sanguíneo. Além disso, seu emprego é considerado benéfico em casos de hipovolemia/acidose metabólica em função de seu efeito alcalinizante, atribuído ao ânion lactato ($C_3H_5O_3^-$) que, ao ser convertido em glicose ($C_6H_{12}O_6$) ou sofrer metabolismo oxidativo, resulta no consumo de íons H^+:

Gliconeogênese hepática → 2 $C_3H_5O_3^-$ (lactato) + 2 H^+ = $C_6H_{12}O_6$ (glicose)

Metabolismo oxidativo → $C_3H_5O_3^-$ (lactato) + H^+ + 3O_2 = 3 CO_2 + 3 H_2O

Em caso de cetoacidose diabética, o tratamento com insulina objetiva normalizar o metabolismo da glicose, resultando consequentemente na interrupção/redução da produção excessiva de cetoácidos (acetato, beta-hidroxibutirato). Na cetoacidose diabética, no entanto, muitos animais podem se apresentar hipovolêmicos/desidratados (acidose láctica), necessitando, portanto, de reposição hídrica concomitantemente à terapia com insulina.

Em caso de acidose metabólica grave, junto com outras medidas terapêuticas visando à estabilização do animal, empregam-se soluções alcalinizantes IV, como o bicarbonato de sódio ($NaHCO_3$). O critério para o uso do bicarbonato adotado na Faculdade de Medicina Veterinária e Zootecnia da Universidade Estadual Paulista (FMVZ-Unesp) é a presença de acidemia grave (PH < 7,1) associada a um déficit de bases (BE) mais negativo que −10 mmol/ℓ. Havendo indicação para o uso do bicarbonato, sua reposição é fundamentada na seguinte fórmula:

HCO_3^- (mmol) = 0,3 × peso animal (kg) × déficit de bases

Pode-se empregar o valor de déficit de bases (BE) fornecido pela hemogasometria. Caso se empregue o valor de BE, geralmente se repõe apenas metade do valor calculado em uma primeira etapa, para minimizar o risco de indução de alcalose metabólica (excesso de HCO_3^-) iatrogênica (artificialmente induzida). A quantidade de bicarbonato de sódio calculada é reposta em 30 min. Deve-se sempre ter em mente que a ênfase deve ser dada no tratamento da causa da acidose metabólica, e não no uso do HCO_3^-, que é apenas uma solução paliativa reservada para situações emergenciais (acidose metabólica grave).

As complicações potenciais do uso do bicarbonato de sódio são a alcalose metabólica iatrogênica e a acidose paradoxal do SNC. Uma abordagem conservadora é adotada com relação ao uso de bicarbonato de sódio, em virtude do risco potencial de alcalose metabólica.

A acidose paradoxal do SNC é uma complicação potencial do uso do bicarbonato de sódio e pode ocorrer caso haja rápida formação de ácido carbônico a partir do bicarbonato, resultando, em última instância, em acúmulo de CO_2:

Administração rápida de bicarbonato → Excesso de CO_2 ultrapassa a barreira hematoencefálica (acidose paradoxal do SNC)

$$H^+ + HCO_3^- \rightleftarrows H_2CO_3 \rightleftarrows H_2O + CO_2$$

O excesso de CO_2 formado a partir do bicarbonato prontamente ultrapassa a barreira hematencefálica e, ao atingir o SNC, pode resultar em acidose (acidose paradoxal do SNC). Para se prevenir essa complicação, recomenda-se que a administração intravenosa do $NaHCO_3$ seja realizada lentamente (mínimo de 30 min).

ALCALOSE METABÓLICA

É um distúrbio do EAB resultante de um déficit relativo ou absoluto de ácidos fixos no organismo. Caracteriza-se por uma elevação primária da concentração de bicarbonato (HCO_3^-), déficit de ácidos fixos (íons H^+) e elevação secundária da PCO_2 (resposta compensatória do organismo). Em caso de alcalose metabólica moderada (elevação moderada do HCO_3^-), a elevação da PCO_2 pode ser suficiente para normalizar o pH.

Resposta respiratória à alcalose metabólica

O déficit relativo/absoluto de ácidos fixos no organismo (alcalose metabólica) é caracterizado pela diminuição da concentração de íons H^+, o que leva à diminuição do estímulo aos quimiorreceptores centrais e periféricos e consequente diminuição da ventilação alveolar (elevação da PCO_2). Essa resposta ocorre de modo relativamente rápido (minutos/horas). Em cães com alcalose metabólica simples, a PCO_2 se eleva em aproximadamente 0,7 mmHg para cada 1 mmol/ℓ de elevação do HCO_3^- (cálculo feito com base em estudos experimentais). Em outras espécies (equinos, bovinos, felinos), não há dados experimentais que permitam o cálculo estimativo preciso da resposta pulmonar diante da alcalose metabólica.

A alcalose metabólica pode ser classificada de duas maneiras: alcalose metabólica hipoclorêmica (ou responsiva à administração de cloreto) e alcalose metabólica resistente à administração de cloreto.

Alcalose metabólica hipoclorêmica (responsiva à administração de cloreto)

Esse tipo de alcalose metabólica pode ser causado pela administração excessiva de substâncias básicas (p. ex., uso de bicarbonato de sódio), ou pela perda excessiva de íons cloreto (Cl^-).

Vômito/regurgitação de conteúdo estomacal

O suco gástrico é rico em íons H^+ e Cl^- secretados pelas células parietais da mucosa gástrica. Durante esse processo, ocorre formação de igual número de íons HCO_3^- no líquido extracelular. No entanto, o equilíbrio ácido-base não é afetado porque ocorre secreção de HCO_3^- pelo suco pancreático no lúmen do duodeno, o qual é titulado pelo H^+ do suco gástrico. Paralelamente, o Cl^- secretado no lúmen estomacal é reabsorvido nas porções mais distais do trato digestório. Com a ocorrência de vômito/regurgitação, acontece perda de líquido rico em ácido clorídrico (HCl). Consequentemente a esse processo, o HCO_3^- presente no suco pancreático não é mais titulado pelo íon H^+ do suco gástrico, sendo reabsorvido nas porções mais distais do trato digestório no lugar do cloreto (aumento da concentração plasmática de HCO_3^-). No vômito/regurgitação paralelamente à redução da concentração do ânion Cl^-, ocorre aumento da concentração do ânion HCO_3^- para se manter a eletroneutralidade (a soma de todos os cátions se iguala à soma de todos os ânions):

Vômito
(líquido rico em Cl^-)

$$(Na^+ + K^+ + CNM) = (\downarrow Cl^- + \uparrow HCO_3^- + ANM)$$

Em que:

- CNM: cátions não mensurados
- ANM: ânions não mensurados.

Tratamento da alcalose metabólica hipoclorêmica

A ênfase do tratamento deve ser a remoção da causa (p. ex., tratamento da causa do vômito). Além desse procedimento, a fluidoterapia deve ser empregada com o objetivo de repor o déficit hídrico, normalizar o pH e reduzir os níveis de bicarbonato a valores normais (19 a 22 mmol/ℓ no cão). No vômito, como a hipocloremia ($\downarrow Cl^-$) é associada ao aumento do HCO_3^- (o HCO_3^- secretado pelo suco pancreático é absorvido pelo intestino no lugar do Cl^-), a administração de fluidos acidificantes ricos em Cl^- é capaz de normalizar os níveis de Cl^- e paralelamente diminuir os níveis de HCO_3^-. A administração de Cl^-, nesse caso, tem efeito acidificante por favorecer a excreção do HCO_3^- pelos rins. A solução fisiológica (NaCl a 0,9%) é utilizada na correção da alcalose metabólica hipoclorêmica, por ser um fluido relativamente rico em cloreto (154 mmol/ℓ de Cl^- na solução fisiológica versus 110 mmol/ℓ de Cl^- no plasma do cão). No vômito, além da hipocloremia, frequentemente ocorre o desenvolvimento de hipopotassemia (K^+ plasmático reduzido). No entanto, a solução fisiológica (NaCl a 0,9%) não contém potássio, havendo a necessidade de adição desse eletrólito sob a forma de cloreto de potássio (KCl) a esse fluido. A administração de KCl, bem como a velocidade de infusão de fluidos contendo potássio, deve ser feita criteriosamente.

ACIDOSE RESPIRATÓRIA

É um distúrbio do EAB resultante do excesso de ácidos voláteis (CO_2) no organismo. Caracteriza-se por uma elevação primária da pressão parcial de CO_2 (PCO_2) com consequente redução do pH e elevação secundária do HCO_3^- plasmático (resposta compensatória).

Causas de acidose respiratória

Inúmeras condições clínicas podem estar associadas com a hipercapnia/acidose respiratória (Quadro 17.1). A hipoventilação alveolar resulta em hipercapnia/acidose respiratória e pode ocorrer em função de uma depressão de origem central (depressão do centro respiratório bulbar) ou em função de um problema mecânico que resulte em impedimento da expansão adequada dos pulmões (problemas neuromusculares, obstrução de vias respiratórias, defeitos restritivos, posicionamento e decúbito em grandes animais).

Em determinadas situações, uma porcentagem variada de alvéolos não recebe nenhuma ventilação, por exemplo, em casos de pneumonia avançada, edema pulmonar e atelectasia (colabamento alveolar), em razão de defeitos restritivos em geral. O sangue que percorre essas unidades alveolares não ventiladas não é oxigenado, caracterizando os denominados *shunts*. Em um animal apresentando pneumonia, por exemplo, uma porcentagem significativa de *shunts* ocasiona hipoxemia ($\downarrow$ PaO_2) e, caso a PaO_2 se reduza a valores abaixo de 60 mmHg (normal 80 a 100 mmHg), ocorre estímulo ao centro respiratório bulbar, que determina compensação por meio de um aumento da ventilação alveolar. Este resulta em hipocapnia ($\downarrow$ $PaCO_2$) e objetiva manter os níveis de O_2 no sangue arterial (PaO_2) acima do limiar hipóxico (60 mmHg). No entanto, com o agravamento de uma pneumonia ou em casos nos quais há comprometimento grave dos pulmões (% significativa de *shunts*), além da oxigenação estar comprometida (hipoxemia = $\downarrow$ PaO_2), esta também é acompanhada de hipercapnia/acidose respiratória ($PaCO_2$).

Quadro 17.1 Causas de acidose respiratória.

Depressão do centro respiratório bulbar
Doença neurológica (lesão alta da medula espinal, tronco cerebral)
Anestésicos (barbitúricos, propofol, agentes inalatórios, opioides)
Respirador mecânico
Ajuste do respirador com valores de volume-minuto reduzidos
Problemas neuromusculares
Doença neuromuscular (miastenia gravis, tétano, botulismo etc.)
Fármacos (bloqueadores neuromusculares, aminoglicosídeos)
Obstrução de vias respiratórias
Colapso/estenose de traqueia, laringospasmo
Defeitos restritivos
Hérnia diafragmática
Traumatismo torácico
Pneumotórax
Efusão pleural/hemotórax/piotórax
Doença pulmonar
Síndrome do *distress* respiratório
Pneumonia (estágio avançado)/edema pulmonar grave
Tumor (metástase pulmonar)

Princípios de fisiologia respiratória | Hipoventilação/hipercapnia como causa de hipoxemia

Os pulmões têm um papel essencial na manutenção da homeostase orgânica ao efetuarem trocas gasosas com o ar ambiente, eliminando o CO_2 e absorvendo o O_2. O sangue venoso é relativamente rico em CO_2 e pobre em O_2 (Figura 17.7). Por outro lado, o alvéolo, em uma situação normal (ventilação normal), contém concentrações relativamente maiores de O_2 e menores de CO_2 ao ser comparado com o sangue venoso. Como a difusão de O_2 e CO_2 através da barreira alvéolo-capilar ocorre a favor de um gradiente de concentração, o CO_2 é eliminado do sangue para os alvéolos (e deste para o meio exterior) enquanto o O_2 é absorvido para o capilar alveolar. O gradiente de concentração de O_2 entre o alvéolo e o sangue venoso é muito maior que no caso do CO_2 (Figura 17.7). No entanto, a difusão do CO_2 para o interior do alvéolo ocorre de modo eficiente por esse gás ser cerca de 20 vezes mais difusível que o O_2.

A hipoventilação leva ao acúmulo de CO_2 nos alvéolos, resultando em redução da pressão parcial de O_2 alveolar (PAO_2) e consequente hipoxemia ($\downarrow$ PaO_2). Uma maneira de se prevenir a hipoxemia em um animal apresentando hipoventilação (p. ex., animal anestesiado com depressão respiratória em virtude do anestésico) é o enriquecimento da fração inspirada de O_2 (FiO_2). Na Figura 17.7, PAO_2 de 110 mmHg é típica de um animal ao respirar ar ambiente (FiO_2 de 21%) ao nível do mar, de acordo com a fórmula para cálculo da concentração de O_2 alveolar (PAO_2).

$$PAO_2 = FiO_2 \times (PB - PH_2O) - PACO_2$$

$$PAO_2 = 0{,}21 \times (760 - 47) - 40$$

$$PAO_2 = 110 \text{ mmHg}$$

Em que:

- FiO_2 (fração de O_2 inspirada) = 0,21 (ar ambiente)
- PB (pressão barométrica) = 760 mmHg (nível do mar)
- PH_2O (pressão de água) = 47 mmHg
- $PACO_2$ (pressão parcial de CO_2 alveolar) = 40 (animal ventilando normalmente).

Em um pulmão normal, um gradiente de concentração de O_2 entre o sangue alveolar e venoso (PAO_2 = 110 *versus* PvO_2 = 40, respectivamente) resulta em PaO_2 de aproximadamente 90 a 100 mmHg ao nível do mar. Supondo que esse animal apresente hipoventilação levando ao acúmulo de CO_2 no interior dos alvéolos (p. ex., $PACO_2$ = 80 mmHg). Pode-se prever qual o reflexo da elevação da pressão parcial de CO_2 alveolar ($PACO_2$) na pressão parcial de O_2 alveolar ($\downarrow$ PAO_2):

$$PAO_2 = FiO_2 \times (PB - PH_2O) - PaCO_2$$

$$PAO_2 = 0{,}21 \times (760 - 47) - 80$$

$$PAO_2 = 70 \text{ mmHg}$$

Em que:

- FiO_2 (fração de O_2 inspirada) = 0,21 (ar ambiente)
- PB (pressão barométrica) = 760 mmHg (nível do mar)
- PH_2O (pressão de água) = 47 mmHg
- $PaCO_2$ (pressão parcial de CO_2 alveolar) = 80 (animal hipoventilado).

Esse animal, em razão da hipoventilação ocasionando redução da PAO_2 para 70 mmHg, desenvolve hipoxemia

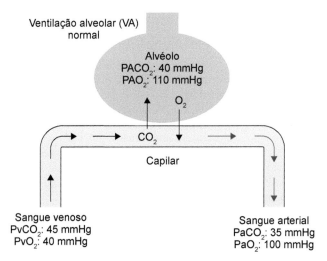

Figura 17.7 O gradiente de concentração entre o sangue venoso e o alvéolo favorece a eliminação do CO_2 e a absorção do O_2 pelos pulmões, em um processo denominado arteriolização do sangue venoso. A ventilação alveolar é muito importante para manter a concentração dos gases alveolares constante, favorecendo a oxigenação do sangue venoso. No caso de diminuição da ventilação alveolar, no entanto, ocorre elevação da pressão parcial de CO_2 alveolar ($PaCO_2$), o que resulta em uma queda paralela da pressão parcial de O_2 alveolar (PAO_2), uma vez que o CO_2 acumulado no alvéolo "ocupa" o espaço do O_2. Dependendo do grau de hipoventilação existe maior risco de hipoxemia (diminuição da PaO_2).

(pressão parcial de O_2 no sangue arterial – $PaO_2 < 60$ mmHg). No entanto, a hipoxemia (↓ PaO_2) causada pela hipoventilação pode ser prevenida com o enriquecimento da fração de O_2 inspirada – supondo, por exemplo, que o mesmo animal descrito anteriormente esteja conectado a um circuito anestésico recebendo O_2 puro (FiO_2 = 100%) em vez de ar ambiente.

$$PAO_2 = FiO_2 \times (PB - PH_2O) - PaCO_2$$

$$PAO_2 = 1,0 \times (760 - 47) - 80$$

$$PAO_2 = 620 \text{ mmHg}$$

Em que:

- FiO_2 (fração de O_2 inspirada) = 1,0 (O_2 puro = 100%)
- PB (pressão barométrica) = 760 mmHg (nível do mar)
- PH_2O (pressão de água) = 47 mmHg
- $PaCO_2$ (pressão parcial de CO_2 alveolar) = 80 (animal hipoventilado).

Nesse caso, a administração de O_2 puro (FiO_2 = 100%) possibilita que a pressão parcial de O_2 alveolar (PaO_2) esteja marcadamente elevada, prevenindo a hipoxemia, mesmo em caso de hipoventilação grave em um animal com pulmões normais.

A hipoventilação alveolar, no entanto, é apenas uma das possíveis causas de hipoxemia.

Efeitos fisiológicos da hipercapnia

A hipercapnia grave (elevação da pressão parcial de CO_2 acima de 60 a 70 mmHg), além de resultar em acidose respiratória (pH < 7,35), pode causar elevação da pressão intracraniana (hipertensão craniana), elevação da pressão intraocular, bem como estimulação cardiovascular generalizada (taquicardia e hipertensão). A estimulação cardiovascular associada com hipercapnia grave ocorre em função do aumento de catecolaminas circulantes (epinefrina, norepinefrina). Por outro lado, caso o pH sanguíneo apresente diminuição significativa (pH < 7,2) em decorrência da elevação da PCO_2, a acidose pode resultar em depressão do miocárdio e comprometimento da função cardiovascular (homeostase orgânica afetada).

Resposta à acidose respiratória aguda

Na acidose respiratória, em razão da elevação primária da pressão parcial de CO_2 e redução do pH, ocorre elevação compensatória do HCO_3^- no líquido extracelular (plasma e interstício). A elevação compensatória do HCO_3^- ocorre em duas fases (aguda e crônica), atingindo seu pico dentro de aproximadamente 3 a 4 dias por causa da atuação dos rins. Na acidose respiratória aguda, o acúmulo de íons H^+ decorrente de elevação da PCO_2 não pode ser tamponado pelo bicarbonato (HCO_3^-). Nesse caso, os tampões intracelulares (fosfato e, principalmente, a hemoglobina) apresentam um papel essencial (Figura 17.8).

Em cães com acidose respiratória aguda, o HCO_3^- se eleva em minutos e se estabiliza em poucas horas. Como já exposto, a elevação do HCO_3^- na fase aguda da acidose respiratória é associada principalmente com a ação dos tampões intracelulares (hemoglobina e fosfatos), os quais neutralizam o H^+ liberado pelo ácido carbônico, resultando, assim, na formação de HCO_3^- (Figura 17.8). De acordo com estudos experimentais em cães, o HCO_3^- se eleva em aproximadamente 0,15 mmHg para cada 1 mmHg de elevação do CO_2 na acidose respiratória aguda.

Resposta à acidose respiratória crônica

No decorrer de alguns dias, os rins passam a exercer um papel importante na acidose respiratória, sendo responsáveis pela elevação compensatória da concentração de HCO_3^- no líquido extracelular (plasma e interstício). Os rins atingem sua eficácia máxima em aproximadamente 3 a 4 dias, quando a elevação dos níveis de HCO_3^- se estabiliza. Na acidose respiratória, os rins aumentam a excreção de íons H^+ e regeneram HCO_3^- no líquido intersticial. A regeneração de HCO_3^- no líquido intersticial pelos rins ocorre de modo paralelo ao aumento da excreção de ácidos inorgânicos (NH_4Cl e NaH_2PO_4; ver Figuras 17.5 e 17.6).

Tratamento da acidose respiratória

A ênfase do tratamento da acidose respiratória deve ser fundamentada na remoção da causa. O clínico deve suspeitar de acidose respiratória caso o animal apresente afecção reconhecidamente associada a esse distúrbio do EAB (ver Quadro 17.2). A hipoxemia (↓ PaO_2) é o risco imediato à vida de um animal que apresenta acidose respiratória. Portanto, deve-se considerar a oxigenoterapia de emergência (p. ex., administração de O_2 através de máscara facial), caso haja evidência de hipoxemia grave (cianose das mucosas aparentes, dispneia, coma). Se houver colapso do animal, deve-se estar preparado para realizar a intubação endotraqueal e/ou traqueostomia para possibilitar a ventilação dos pulmões.

Os anestésicos gerais intravenosos (tiopental, propofol) e inalatórios são fármacos que atuam no centro respiratório bulbar causando depressão respiratória dose-dependente (hipercapnia e acidose respiratória). A depressão respiratória pode ser particularmente evidente quando esses fármacos são associados com doses elevadas de opioides (situação comum em anestesia).

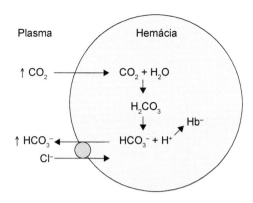

Figura 17.8 Na acidose respiratória ocorre elevação primária do CO_2 (PCO_2). Esse gás se difunde livremente pelas membranas biológicas. No interior das hemácias, ele se combina com a água pela ação da anidrase carbônica, formando ácido carbônico, o qual se dissocia em HCO_3^- e H^+. A hemoglobina (Hb^-) tampona o íon H^+ produzido pelo acúmulo de CO_2, enquanto o HCO_3^- é regenerado. O HCO_3^- se difunde novamente para o meio extracelular (compensatório do HCO_3^- plasmático) por meio de um mecanismo de transporte denominado "translocação de cloreto".

Para minimizar o risco de hipoxemia, os pacientes sob anestesia geral são intubados e geralmente recebem O_2 puro ($FiO_2 > 90\%$) em vez de ar ambiente ($FiO_2 = 21\%$). Em um animal anestesiado que apresenta elevações moderadas da $PaCO_2$ (até 60 a 70 mmHg) não há necessidade imediata de realizar ventilação mecânica (artificial) caso a hipoxemia esteja sendo prevenida com o emprego de $FiO_2 > 90\%$. No entanto, caso ocorra hipercapnia excessiva ($PaCO_2 > 60$ a 70 mmHg) a homeostase orgânica pode ser comprometida, uma vez que o pH pode atingir valores excessivamente baixos (pH < 7,2). Nesse caso, recomenda-se o emprego do respirador mecânico com o objetivo de normalizar o pH e os níveis de CO_2 no sangue. Durante a recuperação anestésica, quando o animal for desconectado do circuito anestésico com O_2 puro, deve-se estar atento para a respiração. Caso haja depressão respiratória significativa em razão da ação residual dos agentes anestésicos, o animal pode apresentar hipoxemia na recuperação, uma vez que ele não está mais respirando O_2 puro ($FiO_2 > 90\%$), mas, sim, ar ambiente ($FiO_2 = 21\%$).

Em determinadas afecções (p. ex., pacientes com trauma torácico e hipovolêmicos, casos graves de síndrome dilatação/torção gástrica), além da acidose respiratória ($\uparrow PaCO_2$), pode-se observar também acidose metabólica primária ($\downarrow HCO_3^-$), caracterizando um distúrbio misto com efeitos aditivos no pH. Caso se realize a opção pela terapia com bicarbonato de sódio ($NaHCO_3$) no tratamento do componente metabólico, este deve ser empregado cuidadosamente para se evitar a alcalinização excessiva do pH, o que pode agravar ainda mais a acidose respiratória. Recomenda-se, nesses casos, administrar inicialmente metade ou 1/3 da quantidade de HCO_3^- calculada, em quantidades suficientes apenas para manter o pH acima de 7,2.

ALCALOSE RESPIRATÓRIA

É um distúrbio do EAB resultante do déficit de ácidos voláteis (CO_2). Caracteriza-se por uma redução primária da pressão parcial de CO_2 (PCO_2) com consequente elevação do pH e redução secundária do HCO_3^- plasmático (resposta compensatória).

Causas de alcalose respiratória

Inúmeras condições clínicas podem estar associadas a alcalose respiratória (Quadro 17.3). A hiperventilação resulta em hipocapnia/alcalose respiratória. A hiperventilação pode ser causada pelo estímulo de quimiorreceptores periféricos em situações de hipoxemia ($PaO_2 < 60$ mmHg). Outras situações que levam à hiperventilação são: ajuste do respirador mecânico, estímulo direto do centro respiratório bulbar, doença neurológica, hipertermia.

Efeitos fisiológicos da hipocapnia

A redução aguda dos níveis de CO_2 arterial (hipocapnia = $\downarrow PaCO_2$) pode estar associada com a redução da pressão intracraniana e a redução do fluxo sanguíneo cerebral. Em pacientes humanos que apresentam traumatismo craniano associado com a elevação da pressão intracraniana, induz-se a hipocapnia, com o objetivo de controlar a hipertensão craniana. Os sintomas da hipocapnia crônica em animais não são marcantes, uma vez que o desvio do pH não é tão evidente na fase crônica da alcalose respiratória.

Resposta à alcalose respiratória aguda

Na alcalose respiratória, em razão da redução primária da pressão parcial de CO_2 e elevação do pH, ocorre redução compensatória do HCO_3^- no líquido extracelular (plasma e interstício). A redução compensatória do HCO_3^- ocorre em duas fases (aguda e crônica), atingindo seu pico dentro de aproximadamente 3 a 4 dias em razão da atuação dos rins. Na alcalose respiratória aguda (déficit de íons H^+ decorrente da redução da PCO_2) ocorre o tamponamento pelos tampões intracelulares (fosfato e, principalmente, hemoglobina). Portanto, na alcalose respiratória aguda, a hemoglobina e outros tampões intracelulares liberam íons H^+ que, por sua vez, tamponarão o HCO_3^-, resultando em redução compensatória do HCO_3^- no líquido extracelular.

Em cães com acidose respiratória aguda, o HCO_3^- se reduz dentro de minutos e se estabiliza em poucas horas. Como

Quadro 17.3 Causas de alcalose respiratória.

Hipoxemia (estímulo de quimiorreceptores periféricos devido à $PaO_2 \leq 60$ mmHg)
Pneumonia (fase inicial)
Síndrome de *distress* respiratório
Hipertermia
Estresse térmico
Estimulação direta do centro respiratório bulbar
Dor/ansiedade
Septicemia (bactérias Gram-negativas)
Doença hepática
Prenhez (ação estimulante central da progesterona)
Doença neurológica
Trauma
Tumor
Infecção/inflamação
Respirador mecânico
Ajuste do respirador com valores de volume-minuto (Vm) elevados

previamente exposto, a redução do HCO_3^- na fase aguda da acidose respiratória é associada principalmente com a ação dos tampões intracelulares (hemoglobina e fosfatos), os quais liberam íons H^+, resultando, assim, em titulação (redução) do HCO_3^-. De acordo com estudos experimentais em cães o HCO_3^- se eleva em aproximadamente 0,25 mmHg para cada 1 mmHg de elevação do CO_2 na alcalose respiratória aguda.

Resposta à alcalose respiratória crônica

Com o decorrer de alguns dias, os rins passam a exercer um papel importante na alcalose respiratória, sendo responsáveis pela redução compensatória da concentração de HCO_3^- no líquido extracelular (plasma e interstício). Os rins atingem sua eficácia máxima dentro de aproximadamente 3 a 4 dias. Na alcalose respiratória, os rins reduzem a excreção de ácidos orgânicos (NH_4Cl e NaH_2PO_4), resultando, em última instância, na redução dos níveis de HCO_3^- no líquido intersticial.

Tratamento da alcalose respiratória

Da mesma maneira que os demais distúrbios do EAB, a ênfase do tratamento da alcalose respiratória deve ser fundamentada na remoção da causa.

18 Choque | Fisiopatologia e Tratamento

Antonio José de Araujo Aguiar

INTRODUÇÃO

Choque é uma das emergências clínicas mais intrigantes, complexas e desafiadoras aos clínicos veterinários. Está relacionada com uma grande variedade de afecções e sua morbidade e mortalidade permanecem ainda elevadas, a despeito da grande evolução no conhecimento de sua fisiopatologia e tratamento observado nos últimos anos. Embora o choque seja descrito por vários autores como um distúrbio cardiocirculatório primário, suas implicações e consequências estão relacionadas com o transporte reduzido de oxigênio e de nutrientes aos tecidos periféricos, produzindo alterações no metabolismo celular, morte celular, falência de órgãos e, muitas vezes, ocasionando o óbito do paciente (Day e Bateman, 2006).

O objetivo deste capítulo é revisar as bases da fisiopatologia do choque em pequenos animais, bem como os princípios gerais para seu tratamento.

CONCEITOS

A síndrome do choque já foi definida de muitas maneiras ao longo do tempo, sempre de acordo com os conhecimentos disponíveis em cada época, tentando-se conceituar de modo simples um fenômeno biológico bastante diverso em sua etiopatogenia e complexo pelos inúmeros mecanismos fisiopatológicos relacionados.

O choque foi descrito por Davis (1949) como "um estado envolvendo todo o organismo, caracterizado por insuficiência circulatória generalizada, causada por qualquer forma de estresse ou lesão, as quais reduzem o débito sanguíneo do ventrículo esquerdo a um nível abaixo do necessário à manutenção da função celular e metabolismo". Esse conceito descreve que a hipoxia celular é causada pela redução no débito cardíaco. Entretanto, ela pode ocorrer mesmo quando o débito cardíaco e o transporte de oxigênio aos tecidos apresentam-se normais, ou mesmo elevados, como ocorre no choque séptico (Dantzker, 1989).

Toda definição atual de síndrome do choque deve levar em consideração que ela pode ocorrer mesmo em situações de fluxo sanguíneo e transporte de oxigênio normais. Com base nesse fato, Tobias e Schertel (1992) propuseram a seguinte definição: "Choque é o estado clínico resultante de um suprimento inadequado de oxigênio aos tecidos ou de uma inabilidade dos tecidos em utilizar adequadamente o oxigênio".

Kumar e Parillo (2001) incluíram em sua definição a possibilidade de evolução do quadro clínico, descrevendo a síndrome do choque como "o estado em que ocorre uma redução profunda e disseminada na perfusão tecidual efetiva, levando à lesão celular, inicialmente reversível, mas tornando-se irreversível quando prolongada".

A redução na perfusão tecidual pode apresentar etiologias diversas e se desenvolver por meio de vários mecanismos, sendo os principais apresentados a seguir.

FISIOPATOLOGIA

A perfusão tecidual e o transporte de oxigênio aos tecidos são os fatores-chave no desencadeamento de respostas fisiológicas de defesa à lesão causadora da síndrome do choque.

A detecção da redução na perfusão tecidual e na taxa de oxigênio transportada desencadeia respostas neuro-humorais compensatórias locais sobre o mecanismo de controle de fluxo sanguíneo arteriolar, produzindo redução na resistência vascular periférica, na tentativa de elevar a perfusão sanguínea tecidual e, em consequência, o transporte de oxigênio a tecidos hipóxicos. A redução na resistência vascular periférica ocasiona diminuição na volemia, na pressão arterial e no pós-carga.

Os pressorreceptores localizados nas artérias aorta e carótida detectam essa diminuição na pressão arterial e transmitem impulsos ao centro vasomotor localizado no bulbo. Este, em resposta, promove o aumento do tônus simpático e a inibição da atividade parassimpática.

O aumento da atividade simpática promove a liberação de norepinefrina pelas terminações neuronais adrenérgicas. A adeno-hipófise libera o hormônio adrenocorticotrófico (ACTH), que, por sua vez, estimula o córtex das glândulas adrenais a secretar epinefrina e norepinefrina. O aumento do tônus simpático associado com as concentrações plasmáticas elevadas de catecolaminas produz respostas cardiovasculares intensas, como aumento na frequência e contratilidade cardíacas e vasoconstrição arterial e venosa.

A perfusão sanguínea aos grupos de tecidos individuais passa, então, a depender da importância e da atividade metabólica de cada um deles. Enquanto órgãos vitais como o cérebro e o miocárdio, que apresentam mecanismos eficazes de autorregulação local do fluxo sanguíneo, mantêm a perfusão sanguínea e o transporte de oxigênio para suas células, outros tecidos e órgãos que apresentam inervação simpática dominante (como a pele, o trato gastrintestinal e os rins) tornam-se hipoperfundidos à medida que o choque e as respostas compensatórias aos seus efeitos progridem.

A hipotensão também reduz o fluxo sanguíneo renal e a taxa de filtração glomerular, conservando, assim, o volume plasmático pela limitação da formação de urina e a consequente perda de fluido corporal.

Em decorrência da distensão reduzida das arteríolas do aparelho justaglomerular e do aumento da atividade simpática, há liberação de renina pelas células justaglomerulares. A renina é o hormônio responsável pela conversão do angiotensinogênio em angiotensina dos tipos I e II, duas substâncias com potentes efeitos vasoconstritores. A angiotensina II promove vasoconstrição sistêmica e estimula as glândulas adrenais a liberar aldosterona, que, por sua vez, atua promovendo a reabsorção de sódio e água pelos túbulos renais proximais, contribuindo para o aumento do volume intravascular.

Um outro hormônio, a vasopressina [ou hormônio antidiurético (ADH)], é liberado pela hipófise em resposta à elevação na osmolaridade e à redução do volume sanguíneo, e desempenha um papel compensatório importante, por sua propriedade vasoconstritora e por promover a reabsorção de água nos túbulos renais distais e ductos coletores, auxiliando também na manutenção da volemia.

O cortisol é um hormônio secretado pelas glândulas adrenais, após estas serem estimuladas pelo ACTH, que desempenha um papel importante na mobilização de substratos necessários à produção de energia. Essa substância promove a gliconeogênese a partir de aminoácidos, reduz a captação da glicose pelas células e potencializa a hiperglicemia causada pela epinefrina e pelo glucagon.

O conjunto de respostas simpáticas compensatórias causa vasoconstrição arteriolar e venular na grande maioria dos órgãos e tecidos. Os efeitos desse mecanismo, com o decorrer do tempo, são observados na microcirculação capilar. Com a continuidade da vasoconstrição arteriolar, a hipoperfusão tecidual reduz significativamente o suprimento de oxigênio às células levando-as à hipoxia e à disfunção mitocondrial, iniciando-se um processo metabólico anaeróbico.

As células produzem energia por meio de substratos metabólicos (glicose e ácidos graxos) e oxigênio, transportados pela corrente sanguínea. Moléculas de adenosina trifosfato (ATP) e creatina fosfato são, então, produzidas e são a principal fonte de energia para diversas funções celulares importantes, como a regulação do volume celular pelo controle nas concentrações intracelulares de sódio (Na^+) e de potássio (K^+).

Com a continuidade da hipoxia celular, ocorre a depleção rápida das reservas celulares de ATP. A célula torna-se incapaz de controlar os gradientes das concentrações de Na^+ e K^+ existentes entre os meios intra e extracelular, ocasionando desequilíbrio osmótico. Portanto, haverá acúmulo de Na^+ e cloreto (Cl^-) no meio intracelular, aumentando a osmolaridade citoplasmática e a decorrente entrada de água do espaço extracelular, causando edema, ruptura da membrana citoplasmática e morte celular.

A falta de controle do volume celular pode ser considerada evento precursor da perda de outras funções celulares importantes. O mecanismo de bomba de cálcio (Ca^{++}) que regula a concentração intracelular desse íon é altamente dependente de energia, e a hipoxia celular causa a falha nesse controle, levando a alterações na função contrátil das células musculares cardíacas, esqueléticas e lisas das paredes de vasos sanguíneos. A perda de Ca^{++} das reservas do retículo endoplasmático desencadeia a "cascata" do ácido araquidônico e a produção de mediadores inflamatórios, como as prostaglandinas e os leucotrienos.

A hipoxia celular também pode levar à ruptura de membranas de estruturas citoplasmáticas, como os lisossomos, liberando hidrolases ácidas que produzem danos a outras organelas ou mesmo a ruptura da membrana celular. A ruptura celular produz reação inflamatória local, que pode se tornar disseminada e acarretar lesões teciduais e progredir para a falência de órgãos.

A associação de redução no suprimento de oxigênio às células e o metabolismo anaeróbico decorrente modificam a resposta das arteríolas terminais à estimulação simpática contínua. Dessa maneira, os vasos pré-capilares se dilatam enquanto as vênulas permanecem constritas, acarretando aumento do fluxo sanguíneo capilar com a retenção de grande volume de sangue no leito dos capilares, aumento da pressão hidrostática capilar e a perda de fluido para os tecidos, causando má distribuição do volume circulante total. A perda adicional de volume sanguíneo para a microcirculação agrava ainda mais a hipotensão arterial.

As alterações microvasculares e celulares são progressivas e podem persistir até que, mesmo restaurando-se o volume sanguíneo, o débito cardíaco e a pressão arterial adequados, ocorra a falência múltipla de órgãos e o paciente venha a óbito.

CLASSIFICAÇÃO

Alguns tipos de classificação de choque foram propostos, a maioria enfatizando os aspectos anatômicos e/ou funcionais de suas etiologias. As tentativas de se "classificar", sempre de maneira simplificada e isolada, um quadro clínico diverso em suas causas e complexo na sua fisiopatologia, muitas vezes dificultam seu entendimento global. Independentemente do tipo de classificação empregada, é importante reconhecer que a síndrome do choque, na maioria das formas clínicas observadas, interfere simultaneamente em funções múltiplas do organismo.

A classificação mais comum leva em consideração os elementos constituintes do sistema cardiocirculatório (volume sanguíneo, vasos e coração), relacionando-os como localização das etiologias primárias da síndrome do choque. Dessa maneira, essa síndrome pode ser classificada em: choque hipovolêmico, choque vasculogênico ou vascular (distributivo e obstrutivo) e choque cardiogênico. Entretanto, existem divergências entre os autores quanto à natureza de alguns quadros de choque, como é o caso do choque anafilático, que, em sua apresentação clínica, apresenta características distributivas (vasodilatação intensa por liberação de substâncias vasoativas e extravasamento de grande volume de líquidos dos capilares para os tecidos) e hipovolêmicas (lesões endoteliais e a perda de plasma para o espaço intersticial).

Choque hipovolêmico

É decorrente da perda primária e significativa de volume intravascular (sangue total, plasma ou líquido), apresentando várias etiologias (hemorragias, desidratação e perda de fluidos em cavidades ou no lúmen de órgãos cavitários).

A hipovolemia pode ser absoluta, com perda de volume sanguíneo em casos de hemorragias (externas ou cavitárias), ou relativa, com perda de plasma ou líquido, como nos quadros de desidratação grave (vômitos e diarreia intensos, perda de fluidos por queimaduras). Alguns exemplos de afecções clínicas que podem ocasionar choque hipovolêmico absoluto incluem: lacerações traumáticas de grandes vasos, coagulopatias, neoplasias esplênicas e hepáticas, e hemorragias gastrintestinais.

Choque vasculogênico distributivo

A característica comum das diversas formas clínicas desse tipo de choque é a disfunção da microcirculação periférica, produzindo vasodilatação intensa e disseminada em diversos tecidos e órgãos. Esse efeito é causado por substâncias mediadoras inflamatórias liberadas em resposta a diferentes tipos de estímulo.

Entre as afecções mais comuns que produzem esse tipo de síndrome do choque, destacam-se a sepse, a endotoxemia, os traumas e a anafilaxia.

A sepse é um processo sistêmico resultante da presença de bactérias na corrente circulatória associado a altas taxas de mortalidade em espécies veterinárias e no ser humano. O termo "choque séptico" é empregado em pacientes sépticos que apresentam alterações cardiovasculares e na perfusão tecidual, caracterizando-se, assim, a etiologia desse quadro de choque distributivo.

As principais causas de sepse incluem enfermidades graves preexistentes, neoplasias, imunossupressão, procedimentos cirúrgicos invasivos e contaminação bacteriana de cateteres intravenosos.

Os principais efeitos dos mediadores inflamatórios, liberados em resposta à agressão bacteriana, sobre o sistema cardiovascular, incluem vasodilatação, lesões endoteliais e disfunção miocárdica. Em decorrência, observam-se aumento da permeabilidade vascular e hipovolemia, redução da contratilidade miocárdica e arritmias, produzidas pelos mediadores inflamatórios circulantes, como o fator depressor do miocárdio.

A endotoxemia é causada pela liberação de lipopolissacarídios constituintes da membrana celular de bactérias Gram-negativas. Essas endotoxinas, quando presentes na corrente circulatória, produzem uma reação de defesa intensa que inclui a liberação de citocinas (interleucinas 1 e 6 e fator de necrose tumoral) e outros mediadores inflamatórios (prostaglandinas e bradicinina). As endotoxinas bacterianas ativam também os mecanismos de coagulação e aumentam a permeabilidade capilar, levando à saída de fluidos e proteínas do leito vascular, contribuindo para a redução no retorno venoso e no débito cardíaco.

As citocinas e os mediadores inflamatórios liberados causam vasodilatação arteriolar e venular significativas, além de vasoconstrição esplênica. Esses efeitos também reduzem o retorno venoso ao coração, o débito cardíaco e a pressão arterial.

O consumo de oxigênio torna-se muito reduzido no choque endotóxico pela diminuição no transporte de oxigênio ou pela interferência das endotoxinas com sua captação pelas células.

As lesões endoteliais disseminadas e a ativação dos sistemas de coagulação iniciam o processo de coagulação intravascular disseminada (CID) e de obstrução vascular. As lesões microvasculares intestinais e a necrose de mucosas intestinais promovem o agravamento da bacteriemia e da endotoxemia.

Os traumas estão entre as causas mais frequentes de choque em pequenos animais. O "choque traumático", como é conhecido, está associado com traumas intensos (penetrantes ou não) e pode ocorrer também em consequência de procedimentos cirúrgicos extensos, sejam ortopédicos ou em tecidos moles.

A dor grave e não controlada é o "elemento-chave" no desencadeamento do quadro de choque, aumentando significativamente o tônus simpático, causando vasoconstrição intensa e reduções significativas da perfusão sanguínea e hipoxia em diversos tecidos. O paciente não apresenta diminuição no volume de fluidos circulantes, e o débito cardíaco, a pressão arterial, o transporte e o consumo de oxigênio, na fase inicial do processo, tornam-se muito elevados. Entretanto, os traumas, muitas vezes, estão associados com a isquemia tecidual e com outras lesões graves, que podem desencadear a síndrome inflamatória da resposta sistêmica (SIRS), com a liberação de inúmeros mediadores inflamatórios, com seus efeitos na microcirculação agravando ainda mais o choque traumático.

Choque vasculogênico obstrutivo

As principais etiologias desse tipo de choque seriam a "síndrome vólvulo-torção gástrica", em cães, e as afecções estrangulantes do trato gastrintestinal em equinos. A obstrução do fluxo sanguíneo reduz significativamente o retorno venoso ao coração, e produz congestão passiva dos órgãos afetados com transudação de fluidos dos capilares e das vênulas. A perda líquida é significativa, o que contribui para o "déficit" no volume circulante e na redução do retorno venoso. A pressão venosa central, o débito cardíaco e a pressão arterial, em consequência, apresentam-se diminuídos. Em resposta a esses efeitos, ocorre a ativação simpática, levando ao aumento da resistência vascular periférica e taquicardia. O débito cardíaco, entretanto, permanece reduzido, o que diminui o transporte de oxigênio aos tecidos.

A isquemia dos órgãos comprometidos (estômago ou intestino) resulta na perda da integridade da mucosa e no aumento de sua permeabilidade a bactérias e a toxinas. A evolução final do quadro clínico envolve bacteriemia e endotoxemia, que contribuem para a deterioração rápida do estado geral do paciente.

Choque cardiogênico

Este tipo de choque está associado com enfermidades cardíacas de qualquer etiologia, seja adquirida ou congênita. As cardiomiopatias, afecções valvulares e outras que alteram a contratilidade miocárdica são as causas mais frequentes de choque cardiogênico em cães.

A redução no débito cardíaco e a hipotensão decorrente são efeitos comuns no choque cardiogênico. Entretanto, o volume circulante mantém-se normal, ou mesmo se eleva pela ativação dos mecanismos neuro-humorais de controle da pressão arterial em resposta à hipotensão.

A associação de débito cardíaco reduzido com volume sanguíneo aumentado (ou mesmo normal) contribui para a elevação da pressão atrial de enchimento, causando congestão passiva e edemas pulmonar e hepático.

Com a diminuição do débito cardíaco, o transporte de oxigênio aos tecidos e seu consumo celular reduzem-se significativamente, desencadeando metabolismo celular anaeróbico e acidose láctica. Os mecanismos de resposta vascular simpática permanecem inalterados no choque cardiogênico; a liberação de catecolaminas produz aumento da resistência arteriolar e venular, na tentativa de elevar a pressão arterial, desviar o fluxo sanguíneo para órgãos essenciais e mobilizar as reservas volêmicas na circulação venosa.

A fase terminal e o óbito no choque cardiogênico são decorrentes da progressão do quadro de hipotensão, hipoperfusão e baixo consumo tecidual de oxigênio, muitas vezes associados com edema pulmonar, levando à insuficiência respiratória aguda.

EVOLUÇÃO CLÍNICA DO CHOQUE

Independentemente de seu tipo ou etiologia, o choque apresenta uma evolução clínica definida. A progressão dessa síndrome inclui duas fases bem distintas, de acordo com os sinais clínicos: fase compensatória (ou compensada) e fase descompensatória (não compensada), sendo esta última ainda subdividida em dois estágios: inicial e final (terminal).

Fase compensatória

Etapa caracterizada pela tentativa do organismo em compensar alguns dos efeitos iniciais do choque, hipoperfusão e hipoxia teciduais, com os mecanismos de resposta neuro-humorais já descritos (barorreceptor-mediada, ativação simpático-adrenal e mecanismos renais), promovendo aumentos na resistência vascular periférica e na frequência e débitos cardíacos.

Essa fase também é conhecida como "hiperdinâmica", e os sinais clínicos observados podem incluir elevação discreta nas frequências cardíaca e respiratória, membranas mucosas hipercoradas (congestas, especialmente em cães), tempo de perfusão capilar inferior a 1 s e normotensão arterial. O estado mental do paciente apresenta-se normal.

Os mecanismos compensatórios do choque requerem uma grande quantidade de energia, produzindo, nessa fase, um estado de hipermetabolismo celular que, para ser mantido, necessita de uma taxa de oxigênio acima da normal a ser transportada às células.

A fase compensatória pode manter o débito cardíaco adequado durante perdas moderadas de volume circulante. Entretanto, essa fase hiperdinâmica e hipermetabólica não pode ser sustentada indefinidamente, pois, caso esses mecanismos não consigam restaurar o volume circulante adequado, ocorrerá redução da resistência vascular periférica e alterações cardíacas, e a descompensação do quadro clínico terá início.

Fase descompensatória (inicial e final)

Nessa fase, ocorre a redistribuição do volume circulante aos órgãos essenciais (cérebro e coração) e a redução no transporte de oxigênio aos outros tecidos, com o consequente metabolismo anaeróbico, acidose láctica e hipoxia celular.

A resposta à hipoxia é bastante variável entre os diversos órgãos. No trato gastrintestinal ocorre perda da integridade de mucosa, aumento da permeabilidade e translocação bacteriana do lúmen para a corrente circulatória. Nos rins, a vasoconstrição nas arteríolas glomerulares causa oligúria e predispõe à necrose tubular renal. O pâncreas libera o "fator depressor do miocárdio" (FDM), que reduz a contratilidade miocárdica e aumenta a incidência de arritmias. A vasoconstrição pulmonar eleva a porcentagem de *shunt* pulmonar, reduzindo ainda mais o transporte de oxigênio aos tecidos.

Os principais sinais clínicos observados no início da fase descompensatória do choque incluem taquicardia, taquipneia, membranas mucosas hipocoradas (pálidas), hipotensão, pressão de pulso normal a reduzida, tempo de preenchimento capilar aumentado, grau de consciência diminuído acompanhado de hipotermia.

Na etapa final da fase descompensatória, ocorre o fenômeno de "escape autorregulatório" decorrente da progressão do estado de hipoxia tecidual, no qual mecanismos locais sobrepujam a vasoconstrição mediada pela ativação simpática, levando à redução na resistência vascular periférica em todos os órgãos e ao colapso circulatório. O centro vasomotor torna-se afuncional, não mais produzindo respostas cronotrópicas e inotrópicas cardíacas.

Os sinais mais comuns nessa fase terminal do choque são bradicardia, hipotensão acentuada, membranas mucosas pálidas ou cianóticas, ausência de preenchimento capilar, pulso fraco ou ausente, sons cardíacos diminuídos, hipotermia, ausência de produção de urina e inconsciência. O paciente virá a óbito por parada cardiorrespiratória caso não se instituam rapidamente terapias de reanimação e de suporte agressivas.

TRATAMENTO

O tempo é o fator-chave no sucesso da terapia da síndrome do choque. Quanto mais cedo se iniciar o tratamento, maiores serão as chances de seu sucesso. Em todos os pacientes, são de fundamental importância o estabelecimento e a manutenção da patência das vias respiratórias e a instituição de oxigenoterapia em alto fluxo.

O suporte circulatório inicia com o controle externo e interno das perdas sanguíneas e a reposição da volemia com a administração de fluidos. Os tipos de choque mais responsivos à fluidoterapia são o hipovolêmico e o distributivo. Esse tratamento é contraindicado em casos de choque cardiogênico.

Reposição volêmica

Soluções cristaloides

Após a cateterização de uma via venosa periférica ou central, a administração de fluidos poderá ter início. Entre os fluidos para a reposição volêmica nos casos de choque, as soluções cristaloides são as mais empregadas; elas contêm eletrólitos com a capacidade de difusão em todos os compartimentos do organismo (intravascular, intersticial e intracelular).

Lactato de Ringer é a solução cristaloide empregada na reposição volêmica de pacientes com choque hipovolêmico em razão de sua composição eletrolítica ser semelhante à plasmática e por apresentar efeito alcalinizante. Em cães com hipovolemia grave, as soluções cristaloides são administradas na taxa de 90 mℓ/kg/h e, em felinos, entre 40 e 60 mℓ/kg/h. Essas taxas devem ser mantidas durante a primeira hora de tratamento, reduzindo-as, posteriormente, de acordo com a avaliação cardiocirculatória do paciente.

A solução cristaloide pode ser empregada no choque hipovolêmico do tipo hemorrágico, entretanto apresenta a desvantagem de se difundir rapidamente para o compartimento intersticial, dificultando a reposição da volemia. Cerca de 75 a 80% do volume administrado de soluções cristaloides isotônicas passa para o compartimento intersticial na primeira hora de tratamento, e para que ocorra a reposição adequada é necessária a administração de um volume de Lactato de Ringer quatro vezes superior ao volume das perdas sanguíneas estimadas. Um paciente que perdeu cerca de 300 mℓ de sangue total necessitará de 1.200 mℓ a serem infundidos como suporte ao volume circulatório.

As soluções cristaloides não são capazes de manter a volemia por longo tempo. Além disso, a administração de grandes volumes desse tipo de fluido produz redução da pressão oncótica (hemodiluição), prejudicando ainda mais o transporte de oxigênio às células e promovendo desequilíbrio na composição de fluidos entre os compartimentos, pela migração extravascular significativa de líquidos, e o aumento dos volumes de água total e intersticial.

O desequilíbrio intercompartimental decorrente da terapia com cristaloides isotônicos é semelhante ao observado na fase final do choque, e o grande volume de fluidos administrado não contribui para a melhora do quadro hipotensivo. Portanto, os cristaloides não devem ser administrados isoladamente para reposição volêmica em pacientes em choque hemorrágico ou distributivo.

Quando os sinais de choque se desenvolvem durante, ou logo após, a realização de um procedimento anestésico, as soluções cristaloides não são indicadas para o restabelecimento da volemia, pois os pacientes envolvidos provavelmente acabaram de receber grande volume desse tipo de fluido. Nesse caso, recomenda-se a utilização de soluções hipertônicas e/ou coloides para a reposição volêmica.

A solução salina hipertônica é uma solução hiperosmótica empregada para a reposição rápida da volemia em casos de choque hemorrágico e/ou traumático. Sua característica hiperosmolaridade produz um gradiente eletrolítico no compartimento vascular, que faz grandes volumes líquidos serem transportados dos meios intracelular e intersticial para seu interior, aumentando a volemia e a pré-carga. Outros efeitos benéficos da solução salina hipertônica no tratamento do choque são os aumentos da contratilidade miocárdica, do débito cardíaco e da pressão arterial, e a redução da resistência vascular pré-capilar, que melhora significativamente a perfusão tecidual.

A duração dos efeitos é semelhante à dos fluidos isotônicos (1,5 a 2 h). Portanto, para a manutenção da volemia, é necessária a associação da solução salina hipertônica com coloides, ou a administração em sequência de cristaloides isotônicos.

A solução salina hipertônica não é eficiente em casos de choque associados com a desidratação, pois sua capacidade de translocação de fluidos estará limitada pela redução dos conteúdos líquidos intracelular e intersticial.

Em pequenos animais e em equinos, a solução de NaCl a 7,5% é empregada na taxa de 4 mℓ/kg, administrada em um intervalo de 5 min.

Soluções coloides

Os coloides são subdivididos em dois tipos: biológicos e sintéticos. Os biológicos incluem o sangue total, o plasma e os concentrados de albumina, e, entre os sintéticos, destacam-se as dextranas, o amido de hidroxietila e as soluções de gelatina.

O efeito característico dos coloides é a capacidade de restauração rápida e a manutenção da pressão coloidosmótica. Esta pressão, no compartimento vascular, é conferida pelo alto peso molecular das proteínas plasmáticas, especialmente a albumina (69.000 dáltons), e é responsável pelo equilíbrio hídrico entre os compartimentos intravascular e intersticial.

Os coloides biológicos são indicados em situações específicas e são sempre empregados em associação com outros fluidos (cristaloides isotônicos, NaCl 7,5% e coloides sintéticos).

As transfusões de sangue total podem ser indicadas nos casos de choque hemorrágico, com perda aguda de grandes volumes de sangue; entretanto, essa terapia está sempre associada aos riscos de reação transfusional, hipocalcemia, hemólise e intoxicação por citrato de sódio. Além disso, a ausência de doadores e a necessidade de grandes volumes de sangue em cães de maior porte limitam a praticidade do emprego do sangue total como fonte primária de reposição volêmica. A taxa de infusão de sangue total varia de acordo com o caso até o limite de 22 mℓ/kg/h.

Os coloides sintéticos são soluções que contêm macromoléculas de alto peso molecular, empregadas na reposição volêmica e na manutenção da pressão coloidosmótica intravascular, obtidas pela capacidade mais longa de permanência dessas soluções no compartimento vascular, e pelo efeito de "atração" de Na$^+$ e água do espaço intersticial.

As dextranas são soluções de polissacarídios apresentadas em duas formas: moléculas de baixo (40.000 daltons – Dextrana 40) e alto (70.000 daltons – Dextrana 70) pesos moleculares médios, que definem o período de manutenção dessas substâncias (duração da ação expansora), no compartimento vascular.

Quanto maior for o peso molecular médio das cadeias de polissacarídios constituintes da solução, mais tempo esta manterá sua capacidade de expansão volêmica. Assim, em cães saudáveis, após 24 h da administração de Dextrana 40, aproximadamente 70% de seu volume já terá sido eliminado do organismo pelas vias urinárias, enquanto com a Dextrana 70, apenas 40% sofrerá o mesmo processo nesse período. Entretanto, a capacidade expansora inicial da Dextrana 40 é superior à da Dextrana 70, pela concentração mais elevada de sua solução.

A relação expansão:perdas líquidas é de aproximadamente 1:1, ou seja, as soluções de dextrana são capazes de expandir o volume plasmático quase na mesma proporção do volume administrado (Dextrana 70: capacidade expansora de 80 a 100% do volume infundido). Portanto, as dextranas são empregadas nos casos de choque hipovolêmico e distributivo em volumes semelhantes às estimativas do volume de fluidos perdidos. Em cães, a administração de 20 mℓ/kg/dia é recomendada pela maioria dos autores.

Uma associação de dextrana e solução de NaCl 7,5% é encontrada no mercado nacional (Plamadex-Hiper), sendo indicada para os casos de choque hipovolêmico e/ou traumático. A vantagem dessa associação é a possibilidade de uma reposição volêmica de início mais rápido e mais intensa, proporcionada pela hiperosmolaridade da solução de NaCl 7,5%, com a manutenção dessa expansão por um intervalo de tempo mais longo por causa da ação estabilizadora da pressão coloidosmótica da dextrana. Esse efeito ainda seria obtido com a infusão de um volume menor dessa solução, 4 mℓ/kg durante 5 min.

As desvantagens das dextranas seriam as coagulopatias, em virtude do revestimento plaquetário, da precipitação e diluição dos fatores de coagulação, do aumento da trombólise e da redução nas atividades dos fatores VIII e o de von Willebrand. Esses efeitos adversos, entretanto, ainda são controversos, sendo relacionados às doses totais empregadas e à velocidade de infusão.

O amido de hidroxietila (Hemohes 6% e Voluven 6%) é um produto sintético obtido pela alteração química da amilopectina, um carboidrato de estrutura complexa e semelhante ao glicogênio.

A capacidade expansora desse coloide é mais elevada que a das dextranas, pois suas moléculas apresentam peso molecular médio superior, semelhante ao da albumina (69.000 daltons).

A administração de 20 mℓ/kg de amido de hidroxietila resulta na expansão de 50 a 200% do volume total infundido (dependendo da apresentação de amido de hidroxietila), pois a pressão coloidosmótica dessa solução é de 32 mmHg, excedendo a do plasma (20 a 25 mmHg). A duração do efeito expansor varia de 12 a 48 h, com aumento desse intervalo, administrando-se taxas de infusão superiores à descrita.

O amido de hidroxietila também interfere nos mecanismos de coagulação; entretanto, esse efeito é inferior ao das dextranas. Em cães, a administração de 20 mℓ/kg/dia (taxa de infusão máxima) não produziu efeitos clínicos sobre a coagulação sanguínea. Em felinos, a taxa de infusão adequada varia de 10 a 15 mℓ/kg, se administrado durante 10 a 15 min (dose inicial).

As soluções de gelatina (Gelafundin e Haemacell) são derivadas de colágeno de bovinos. Quando comparadas ao amido de hidroxietila, as gelatinas apresentam uma duração menor em seu efeito expansor (de 4 a 5 h no ser humano), mas a capacidade de expansão é semelhante à do volume total infundido.

Existem relatos sobre a possibilidade de essas soluções causarem reações anafiláticas. No ser humano, esse efeito é considerado raro (incidência de 0,115%), assim como em espécies veterinárias. Contudo, faltam estudos mais amplos que possam confirmar essa hipótese.

Assim como outras soluções coloides, as de gelatina também podem interferir com os mecanismos de coagulação.

Terapia de suporte

Outros tratamentos devem ser empregados, após a volemia ter sido restabelecida com a administração de uma ou mais soluções de reposição, sobretudo quando o paciente não apresentou uma evolução adequada com a terapia inicial.

O tratamento adicional deve ter base no monitoramento da eficácia da fluidoterapia inicial instituída.

O controle da dor é fundamental em pacientes em choque. Ela pode estar associada com diversos tipos de choque, especialmente nos de etiologia traumática e obstrutiva.

A resposta cardiovascular à dor grave e não controlada inclui taquicardia, arritmias e vasoconstrição significativa, que contribuem para a redução no débito cardíaco e na perfusão tecidual.

Os agentes analgésicos recomendados para o controle da dor em pacientes em choque são os opioides. Entre estes, o butorfanol, nas doses de 0,2 a 0,6 mg/kg (IV ou IM), é muito seguro e causa poucos efeitos cardiorrespiratórios; sua duração de efeito analgésico varia de 20 min a 4 h. Outra opção é a buprenorfina, também com efeitos cardiorrespiratórios pouco significativos, que pode ser administrada nas doses de 0,005 a 0,02 mg/kg (IV ou IM) e sua duração de efeito varia de 2 a 6 h.

A antibioticoterapia é uma parte importante da terapia de suporte em pacientes em choque. Nos casos de choque distributivo, endotóxico e septicêmico, especialmente em fase descompensatória, a administração intravenosa de antibióticos de amplo espectro é recomendada por muitos autores. A escolha do agente deve basear-se na suspeita clínica do agente patógeno envolvido e na capacidade de penetração do fármaco no tecido infectado.

O emprego de agentes corticosteroides na terapia do choque é bastante controverso. O argumento principal de seus defensores é sua atividade anti-inflamatória significativa. Os glicocorticoides previnem a produção de citocinas pelos macrófagos, e inibem o fator de necrose tumoral, as interleucinas 1 e 6 e o fator ativador plaquetário.

Os glicocorticoides inibem as atividades da ciclo-oxigenase e da lipo-oxigenase, que são estimuladas pelas citocinas e impedem a produção de eicosanoides (prostaglandinas, leucotrienos e tromboxanos).

Os dois glicocorticoides mais empregados na terapia de suporte do choque em pequenos animais são a dexametasona (0,25 a 1 mg/kg IV) e a prednisolona (10 a 20 mg/kg IV).

Os efeitos adversos dos corticosteroides são muitos. Entre os principais, destacam-se a hipotensão, causada pela redução da resistência vascular arteriolar e venular, sendo indesejável especialmente quando a reposição volêmica ainda não foi obtida, e a possibilidade de ulcerações gastrintestinais pela atividade antiprostaglandínica e pela redução do fluxo sanguíneo na mucosa gastrintestinal.

19 Eutanásia

Flavio Massone

INTRODUÇÃO

O significado etimológico da palavra eutanásia provém de um vocábulo grego, composto de *eu* (bom, verdadeiro) e *thanatos* (morte). Literalmente, seria a "boa morte", uma morte sem sofrimento, e não tinha o polêmico significado que adquiriu atualmente.

Mas, acima disso, cabe discutir aqui o sentido profissional, ou seja, quando o profissional se defronta com esse ato e como agir com ética e moral diante do tutor do animal, indicando o ato com dignidade e sem sofrimento, independentemente da espécie animal ou de seu valor.

Vale dizer que, acima de tudo, ponderando todos os fatores clínicos, cirúrgicos e nutricionais, o profissional tem a obrigação de instruir o tutor do paciente quando chega a hora de indicar esse ato.

Não resta dúvida de que é uma hora crucial, mas esgotadas todas as condições possíveis de tratamentos o profissional tem o dever de preparar o tutor para a eutanásia, sugerindo sua presença ou não no momento da extinção física, e, sempre que for preciso, indicar a necropsia do animal. Essa indicação é importante tanto por causa da medicina legal (denúncias legais) como por causa de doenças infectocontagiosas (saúde pública), ficando sempre a critério primeiramente do profissional com a anuência ou não do tutor.

Tendo conferido a ausência de todos os parâmetros vitais, nunca esquecer de sempre colocar no prontuário a hora do óbito.

Existem várias maneiras de praticar a eutanásia. Entretanto, deve-se ressaltar que os únicos métodos a serem empregados são aqueles considerados humanitários e que não causam no animal reações de dor, asfixia ou desconforto que perdurem durante o sacrifício, sendo, portanto, considerados métodos mais aceitáveis aqueles que causam paradas respiratória e cardíaca, simultaneamente, e de preferência de acordo com a Resolução n. 1.000 do CFMV de 11/05/2012.

Convém salientar que, para animais em vida, em hipótese alguma deve-se administrar bloqueadores neuromusculares isoladamente, pois se aparentemente causam o sacrifício, por outro lado, causam asfixia, com sofrimento de alguns minutos, sem oportunidade de defesa.

Para que a eutanásia ocorra da maneira mais adequada, convém-se lançar mão dos seguintes aspectos:

- Método humanitário, indolor e rápido
- Fármacos que causem a síncope cardíaca reflexa
- Fármacos que tornem o sacrifício tranquilo e isento de excitações
- Uso de fármacos não onerosos.

Por outro lado, deve-se garantir a ausência de:

- Métodos cruentos
- Dor e desconforto
- Asfixia
- Processos de sacrifícios tardios
- Emprego isolado de miorrelaxantes de ação central ou periféricos
- Sacrifícios por métodos considerados agressivos (p. ex., tiro)
- Presença de contraturas, excitações ou convulsões
- Custo oneroso.

Existem outros métodos que, apesar de práticos, como arma de fogo ou cloreto de potássio (veneno diastólico), são desagradáveis para o proprietário ou espectadores, pois provocam convulsões ou movimentos de estiramento que causam má impressão aos leigos. Os principais métodos empregados nas diferentes espécies são mencionados a seguir.

RATOS, CAMUNDONGOS E COBAIAS

Barbitúricos ou outros anestésicos gerais injetáveis; anestésicos inalatórios seguidos de outro procedimento para assegurar a morte; cloreto de potássio com anestesia geral prévia.

COELHOS

Barbitúricos ou outros anestésicos gerais injetáveis; concussão ou anestésicos inalatórios seguidos de outro procedimento para assegurar a morte; cloreto de potássio com anestesia geral prévia e sangria.

Caso se tenha usado apenas a anestesia dissociativa poderá ser empregado deslocamento cervical ou pistola de ar comprimido e sangria branca, permitindo o consumo desses animais evitando ingestão de órgão hematopoéticos.

FELINOS

Aplicar 15 mg/kg de cetamina IM profunda e, em seguida, aguardar de 5 a 10 min, e aplicar 5 mg/kg de galamina ou succinilcolina IV, ou injeção intravenosa rápida de tiopental a 5% na dose de 50 mg/kg, ou injeção intravenosa rápida de pentobarbital sódico a 3% na dose de 60 mg/kg. Pode-se empregar o cloreto de potássio.

Os dois últimos métodos são os mais indicados na presença do proprietário ou de espectadores, pois os animais não exibem movimentos exacerbados durante a agonia.

CANINOS

Aplicar 2 mg/kg de cetamina ou 1 mg/kg de xilazina IV. Obtida a prostração, aplicar 5 mg/kg de galamina ou succinilcolina associada com uma ampola de cloreto de potássio a 19,1% IV rápida, ou injeção intravenosa rápida de tiopental a 5% na dose de 50 mg/kg, ou injeção intravenosa rápida de pentobarbital sódico a 3% na dose de 40 mg/kg.

Às vezes, a succinilcolina pode apresentar fasciculação, mas esses métodos são mais convenientes na presença do proprietário ou de espectadores, pois os animais não apresentam movimentos exacerbados durante a agonia.

SUÍNOS, OVINOS, CAPRINOS

Nestes animais, por se tratarem de espécies cujas carnes são consumidas, é necessário que, no sacrifício, não se apliquem fármacos contaminantes. Hoje, a eutanásia é obtida pela pistola de ar comprimido, o que causa o atordoamento sem interferir na qualidade da carne. A sangria branca é feita ainda com o animal dessensibilizado e com as funções vitais presentes.

EQUINOS

O critério de eutanásia tem mudado muito nos últimos anos, pois, com as leis vigentes, as armas de fogo têm tido restrições e logo caíram em desuso. Por outro lado, o choque foi considerado um método não humanitário, levantando discussões e caindo também em desuso e aceito sob restrição.

Em equinos, por se tratar de uma espécie em que normalmente existe plateia, o profissional precisa ter certa habilidade em tomar atitudes que não sejam públicas, pois corre o risco de se tornar centro de atenções desagradáveis.

Recomenda-se, inicialmente, desde que o animal esteja em posição quadrupedal, procurar deitá-lo com o uso de tranquilizantes potentes, permitindo, em seguida, tomar uma diretriz para o sacrifício. Sistematicamente, após efetuar a eutanásia, o profissional deve verificar os sinais vitais, confirmando o óbito, anotando sempre o horário no prontuário.

As sugestões em tais circunstâncias são:

- Quando se está diante de uma situação de fato, o profissional tem de agir de maneira rápida e segura, evitando as manifestações de leigos ou de pessoas inconvenientes que sempre querem se manifestar até sobre o método de sacrifício
- Após a conscientização do proprietário sobre o ato da eutanásia, devem se afastar os curiosos e "palpiteiros", já que não é um ato agradável de ser presenciado
- Por outro lado, as condutas devem variar levando-se em conta também as situações (animal em posição quadrupedal) e as localizações (animal a campo ou no centro cirúrgico)
- A conduta correta é fundir a medicação pré-anestésica (MPA), indução e manutenção para poder efetuar uma eutanásia segura, indolor e desprovida de movimentos exacerbados que possam impressionar os presentes
- Será tomado como padrão um equino de 300 kg.

Primeiro método

- Animal em posição quadrupedal
- 3 mℓ de acepromazina + 3 ampolas de midazolam + 600 mg de cetamina a 2%
- Tudo na mesma seringa pela via IV (Solução A)

- Aguardar 5 min e aplicar 2 frascos de succinilcolina IV
- Em hipótese nenhuma se deve inverter a ordem.

Segundo método

- Animal em posição quadrupedal
- 3 mℓ de acepromazina IV (aguardar 15 min)
- Aplicar 3 g de tiopental sódico IV a 5% (solução B), de maneira rápida, tomando-se o cuidado de não injetar fora do leito vascular
- Caso não tenha ocorrido a parada respiratória e cardíaca, complementar imediatamente com 2 ampolas de cloreto de potássio para cada 100 kg
- O cloreto de potássio é propenso a causar movimentos exacerbados.

Terceiro método

- Animal prostrado.

Caso o animal esteja prostrado, debilitado e próximo ao sepultamento, aplicar a solução A e, imediatamente, um soro fisiológico com 6 ampolas de cloreto de potássio (veneno diastólico).

Quarto método

- Animal e decúbito lateral ou supino no centro cirúrgico.

Esta, talvez, seja a situação mais discreta de se efetuar o ato, pois, a partir do momento em que se decreta a eutanásia e o animal já está sob efeito da anestesia geral, aprofundar a anestesia torna o método oneroso, mas, ao se aplicar um miorrelaxante de ação periférica, o custo é bem menor e o paciente não sofrerá, pois estará anestesiado; logo, é humanitário.

Quinto método

- Animal prostrado
- 3 mℓ de acepromazina + 2 ampolas de diazepam + 30 μg/kg de detomidina (0,9 mℓ)
- Tudo na mesma seringa e pela via IV
- Aguardar 10 min quando o animal não responder aos estímulos externos, efetuar a eletrocussão (aceito sob restrição) ou pistola de ar comprimido (este último mais aceito).

BOVINOS

Por se tratar de animal de consumo existem duas opções:

- Animal a ser descartado: barbitúricos ou outros anestésicos gerais injetáveis associados ao éter glicerila guaiacólico; anestesia geral prévia seguida de cloreto de potássio ou seguida de bloqueador neuromuscular e cloreto de potássio; pistola de ar comprimido seguido de exsanguinação
- Animal a ser aproveitado para consumo: pistola de ar comprimido seguido de exsanguinação.

20 Ética e Moral em Anestesiologia Veterinária

Flavio Massone

HISTÓRICO

Na Declaração de Helsinque I, adotada na 18ª Assembleia Médica Mundial, Finlândia (1964), o item n. 1 dos Princípios Básicos enuncia: "A pesquisa clínica deve adaptar-se aos princípios morais e científicos que a justificam e ser baseada em experiências de laboratório e com animais". A Declaração de Genebra da Associação Médica Mundial estabelecia o compromisso do médico com as seguintes palavras: "A saúde do meu paciente será minha primeira consideração".

Segundo Goldemberg (2000), a lei judaica proíbe crueldade com os animais, que devem ser tratados com dignidade, bondade e compaixão. Ainda conforme essa mesma lei, as experiências com animais são somente permitidas se forem realizadas para o bem da humanidade, e não simplesmente para satisfazer desejos individuais, preceitos que estão no Êxodo (23:5) e no Deuteronômio (25:4). O judaísmo adota também o conceito de que tudo foi criado neste mundo por Deus para servir à humanidade.

Segundo Vieira e Hossne (1998), tanto o conceito de moral como o de ética, para algumas pessoas, são praticamente sinônimos, quando isso é uma inverdade. Segundo os autores, ética advém do grego *éthike* e implica julgamento, estando relacionada com a avaliação do comportamento humano, enquanto a moral deriva do latim, *mos, moris*, implicando conformidade com os padrões de comportamento aceitos por uma sociedade em determinada época.

Apesar da estreita relação entre moral e ética, pode-se estabelecer que a moral é algo inato e obedece a critérios de honestidade, justiça e perfeição, buscando os bons costumes e visando, sempre, aos melhores procedimentos; ou seja, conjunto de qualidades que não agrida o conceito básico de filosofia de vida.

Por outro lado, o conceito de moral guarda um aprimoramento que vem se desenvolvendo no decorrer dos séculos e que varia segundo os valores de cada sociedade, o que vale dizer que muitas vezes um padrão moral de um esquimó pode variar quando confrontado com o de um neolatino, o que em nada altera o conceito básico de moral. Já o conceito ético fundamenta-se em regras, logo envolve julgamentos que, quando postos em prática, requerem justificativas que buscam o porquê do afastamento dos princípios básicos preestabelecidos.

A partir da apresentação conceitual, é necessário que se faça estudo e fundamentação desses predicados na Anestesiologia Veterinária, para não parecer que há um conceito de "vale-tudo" para salvaguardar mais os interesses dos profissionais equivocados ou até despreparados, buscando, na profissão, apenas o conceito de mero atendimento ou mais uma aula dada ou "pesquisa de rotina".

A pesquisa em Anestesiologia Veterinária, no Brasil, praticamente encetou em 1946 no seio da Faculdade de Medicina Veterinária da Universidade de São Paulo, com o Professor Ernesto Antônio Matera, exemplo seguido por outros profissionais. Hoje, encontra-se uma plêiade de profissionais que atuam enaltecendo essa área tão gratificante e, acima de tudo, humana.

Se for utilizado como base o princípio de Virgílio, que cita "*Sedare dolorem opus, divinum est*", ou seja, "sedar a dor alheia é algo divino", vê-se que a Anestesiologia acerca-se de importância, especialmente quando, em primeiro lugar, pensa-se naquele que pacientemente submete-se às manipulações, cruentas ou não; daí o nome "paciente".

Para se fazer uma análise da ética em Anestesiologia Veterinária, é necessário um exame de sua evolução histórica desde a década de 1970, observando como evoluiu na implantação gradativa dos fármacos nas escolas.

As técnicas em quase todas as escolas de veterinária até 1970 eram:

- Pequenos animais:
  - Anestesias locais:
    - Procaína a 1 e 2% e início do uso da lidocaína ou lignocaína
  - Tranquilizações:
    - Clorpromazina
  - Anestesias gerais de ultracurta duração:
    - Tiopental sódico e tiamilal sódico
  - Anestesias gerais de média duração:
    - Pentobarbital sódico com a picrotoxina como antagonista
  - Anestesia geral volátil:
    - Medicação pré-anestésica clorpromazina
    - Indução: tiopental sódico
    - Manutenção: éter dietílico puríssimo (éter anestésico) e, em algumas escolas, o éter sulfúrico
- Grandes animais:
  - Anestesias locais:
    - Procaína a 1 e 2% e início do uso da lidocaína ou lignocaína
  - Tranquilizações:
    - Clorpromazina, promazina e prometazina
  - Anestesias gerais:
    - Hidrato de cloral + sulfato de magnésio + tiopental sódico
  - Anestesia geral:
    - Clorpromazina: tiopental sódico + éter dietílico puríssimo.

Seria difícil avaliar essas técnicas anestésicas sob o ponto de vista técnico ou ético, a não ser o uso do éter sulfúrico, que poderia ser considerado antitécnico e antiético, uma vez que seu uso restringia-se apenas às eutanásias em massa para ratos, camundongos e cobaias dentro de campânulas. Os halogenados surgiram somente após 1961, a partir do halotano.

ÉTICA DA ANESTESIOLOGIA VETERINÁRIA NO ENSINO

Antigamente se usavam vários animais para ensaios de técnica cirúrgica, envolvendo, obviamente, a anestesia, quando, ato contínuo, após a cirurgia chamava-se o aluno responsável pela anestesia para ser o "sacrificador" dos animais. Isso causava certo desconforto, pois não havia o preparo prévio por meio da conscientização, sem citar os desrecalques emocionais, nos quais sempre havia alguém mais "valente" para executar o ato sem qualquer "remorso".

Respeitando o código de ética, sabe-se que todos os animais que devem ser submetidos a manipulações cruentas em atividades agudas, seguidas de sequestros orgânicos (esplenectomias, gastrectomias, enterectomias, nefrectomias e outras), terão estas atividades precedidas de anestesia geral barbitúrica (pentobarbital sódico) ou anestesia volátil (halogenados) com controle por meio de protocolos anestésicos a fim de que haja o acompanhamento da profundidade anestésica.

Hoje, o que se nota é que, em certas instituições de ensino, talvez por comodismo ou até por desconhecimento, pratica-se a técnica cirúrgica com anestesia geral barbitúrica por meio de barbitúricos de ultracurta duração. Caso o animal permaneça vivo (o que não deve acontecer), seria considerada uma anestesia antiética, pois, aplicando-se sucessivas doses de anestésico, por se tratar de cirurgias de aprendizado, quando o aluno ainda não tem destreza cirúrgica (logo, com demora), ocorre o chamado efeito cumulativo, ou seja, aumento do período hábil anestésico, com recuperação tardia, desconfortável e desagradável de ser vista.

Há necessidade do uso de tantos animais no ensino da anestesiologia e da técnica cirúrgica em medicina veterinária?

Sabe-se que, atualmente, o movimento contra a eutanásia em animais tem crescido, que surgiu na Europa e vem se alastrando pelo mundo.

Seria difícil, hoje, sacramentar o não uso de animais nessas áreas, assim como mais difícil ainda afirmar que se deve ter o uso ilimitado ou "à vontade" de animais capturados na rua "a bem do ensino". Ambas as afirmativas são errôneas, pois nelas nota-se um extremismo ou até uma hipocrisia cultural, fundamentada, na verdade, pelo nível sociocultural "em desenvolvimento" do brasileiro.

A necessidade do material biológico para o ensino, no momento, deve ser limitada ao estrito necessário ou na busca de técnicas alternativas, o que vale dizer que, no ensino da Anestesiologia Veterinária, não há necessidade da eliminação dos animais, já que eles podem ser reutilizados desde que respeitado o interstício entre uma anestesia e outra, e bem tratados em jaulas individuais, pois a Anestesiologia prima pelo conforto do animal. Há casos em que os animais tornam-se tão dóceis que sempre surge alguém que os queira adotar, o que requer a reposição.

Sob o ponto de vista ético, atitudes desse tipo não são lesivas, pois, além de o animal ter servido ao ensino, ainda acha um espaço na sociedade para conviver junto ao ser humano.

Pelo sistema moderno de documentação, técnicas arriscadas podem ser filmadas, mas técnicas corriqueiras e consecutivas bem aplicadas não deixam sequelas, pois, se os animais são bem cuidados em canis com solários adequados, podem ser aproveitados para múltiplos usos onde, sabidamente, não serão submetidos a desconfortos ou constrangimentos desnecessários, por exemplo, em aulas práticas de semiologia e radiologia.

Acabou-se de criar uma nova casta de animais empregados no ensino sem o uso de manipulações lesivas ou eutanásias desnecessárias.

O problema agrava-se quando surge o emprego da Anestesiologia como suporte às aulas de Técnica Cirúrgica, especialmente se o corpo docente não estiver bem preparado.

Leva-se, às vezes, um prazo longo (um semestre aproximadamente) ensinando aos alunos os fundamentos da técnica cirúrgica que envolvem terminologia, indumentária, instrumentação, tempos fundamentais da cirurgia, nós e suturas, preparo da mesa cirúrgica e postura em sala. Isso dispensa o uso de animais, pois nada mais é do que o preparo do aluno para a destreza e postura cirúrgicas para ingressar em uma sala de cirurgia.

Quando o aluno está preparado para tal fim, cabe aos professores realizarem as cirurgias demonstrativas, o que, sobremaneira, reduzirá o uso de animais. Caso se queira empregar os animais para treino de alunos, sugere-se o emprego correto da anestesia (pentobarbital sódico e/ou anestesia volátil, que poucos querem usar), desencadeando a demonstração de vários tipos de cirurgias, sacrificando, ao final, obrigatoriamente, o animal.

Como o material biológico empregado é importante, deve-se aproveitar o sangue para prováveis doações e, ainda, encaminhar o remanescente para a anatomia ou anatomia patológica, evitando novos sacrifícios desnecessários.

Atualmente, em instituições mais desenvolvidas, empregam-se animais preparados para esses fins, ou seja, glicerinados e que podem ser usados várias vezes, ou treino de suturas em peças obtidas em matadouros (sucedâneos).

Em Anestesiologia Veterinária, nas aulas que, sabidamente, ocorrem óbitos dos animais por incompatibilidades anestésicas como, por exemplo, a demonstração da "síncope branca" (incompatibilidade do halotano com a epinefrina), sugere-se que, ao fazer essa demonstração, documente-se o evento (já que, hoje, existe uma tecnologia bem desenvolvida em imagens e sons), sem sacrificar futuramente novos animais.

Ainda, supostamente inseridas como aulas de aprendizado em Anestesiologia Veterinária e Técnica Cirúrgica, introduzem-se movimentos de castração em massa de animais de clientes, de preferência de pessoas "carentes". Esse fenômeno ocorre em instituições de ensino, nas quais a relação docente:aluno é baixa e se demonstra oferecer um serviço de extensão velado sob modalidade de ensino.

Cabe ressaltar que, nesse ponto, existem dois erros éticos: aula é aula e extensão é extensão, já que, em hipótese alguma deve-se expor um aluno no aprendizado da Anestesiologia e Técnica Cirúrgica com o serviço de extensão. Outro erro ético é que o aluno nunca deve efetuar um ato cirúrgico sem a participação direta do docente envolvido, fato que ocorre com frequência em instituições de ensino despreparadas que se oferecem para efetuar tais intervenções (sob formas de "campanhas"), até em recintos não apropriados como centro cirúrgico.

O ensino da Anestesiologia Veterinária é algo sublime, e compete aos docentes bem preparados desenvolverem a consciência do ato nos alunos com um preparo sólido dos fármacos a serem empregados, ou seja, prevendo os efeitos colaterais ou possíveis desconfortos, e, acima de tudo, no desenvolvimento do ensino, efetuar um protocolo dos atributos fisiológicos, observando-se as alterações paramétricas de cada item avaliado. Ressalta-se que, atualmente, se faz necessário o emprego, no mínimo, do uso da pressão arterial não invasiva e da oximetria e capnometria, além da temperatura retal e frequências cardíaca e respiratória.

ÉTICA DA ANESTESIOLOGIA VETERINÁRIA NA PESQUISA

Histórico

A pesquisa em Anestesiologia Veterinária, no Brasil, cristaliza-se a partir da década de 1970, uma vez que, antes, só existiam trabalhos esparsos sobre o assunto executados por cirurgiões.

Antigamente inexistia uma nômina, e os trabalhos científicos de Anestesiologia Veterinária Experimental baseavam-se em simples observações, dada à inexistência de aparelhos sofisticados que hoje existem, mas não deixava de ser um embrião da pesquisa anestesiológica.

Com o decorrer do tempo, surgem especificamente profissionais que se dedicam com exclusividade à Anestesiologia Veterinária, e que, sistematicamente, com a pós-graduação de seus docentes começam a montar núcleos de pesquisas sustentados pelos órgãos financiadores de pesquisas (Fapesp, Capes e CNPq).

As pesquisas nessa área inicialmente se desenvolveram pelo pioneirismo de alguns docentes, de maneira isolada, e posteriormente com a agregação de mais pesquisadores, acrescentando-se a participação de pós-graduandos, residentes e até estagiários bolsistas.

Como surge uma pesquisa?

Na frase de Renée Descartes, "*Ego cogito, ergo sum sivo existo*" ("Penso, logo existo"), nota-se a ode à intuição clara, como faculdade da razão.

Vê-se que, ao se questionar continuamente, o pesquisador sempre encontrará uma resposta na pesquisa, já que ela é geradora de todo o conhecimento que acompanhará de maneira dinâmica o ensino e a extensão.

A partir do momento em que o pesquisador encontra sua hipótese, ele deve procurar, fundamentado em literatura prévia, seu delineamento experimental, buscando na tríade, bem levantada por Vieira e Hossne (1998), a importância do respeito, da beneficência e da justiça.

Respeito

O significado desse trinômio em Anestesiologia Veterinária afirma que, em primeiro lugar, deve-se ter o respeito pelo animal de experimentação, deixando de lado o conforto do veterinário e buscando o do paciente.

A equivalência desse termo refere-se justamente à reflexão do pesquisador em não causar dor desnecessária ou desconfortos que não possam ser contornados, quer com fármacos ou métodos práticos que os aliviem.

Sabendo-se, por exemplo, que a anestesia causa uma hipotermia, por que deixar o animal sobre uma mesa de aço inoxidável (por ser mais higiênica) ou o ar-condicionado ligado (para o bem-estar do pesquisador) quando existem alternativas que contornam esses problemas?

O tratamento dos animais com todos os métodos de contenção preventiva (mordaça em cães) não proíbe que o pesquisador tranquilize o cão ou, às vezes, com um simples gesto de carinho, o contenha, lembrando-se de que no fim do experimento, existe o restabelecimento pleno das grandes funções do animal; isso levaria a uma pergunta básica: por que não reconduzi-lo ao seu canil em vez de esquecê-lo na jaula de recuperação?

Beneficência

O princípio que diz: "*primum non nocere*", ou seja, "primeiramente não cause dano", é real. O fato de gerar o bem-estar ao animal de experimentação torna a pesquisa mais qualificada, pois afasta boa parte da interferência do estresse que o próprio pesquisador causa, além de trazer novos conhecimentos no inter-relacionamento pesquisador *versus* animal.

Justiça

Com base nos conceitos emitidos por Vieira e Hossne (1998), o conceito de Justiça exige que a distribuição de danos e benefícios seja justa. Extrapolando para a experimentação animal, é necessário que, dentro de seu delineamento experimental, demonstre exatamente os resultados positivos e negativos de uma pesquisa científica, não apenas os sucessos. Há casos, por exemplo, que ocorrem com a acepromazina, a qual raramente leva à paralisia peniana em garanhões, casos esses já descritos na literatura científica.

Em meio veterinário, a maioria dos casos de evolução negativa é ocultada, quando em sã consciência não deveria, buscando-se até uma solução adequada para que não houvesse repetição no futuro.

Por outro lado, é frequente a conduta injusta quando o pesquisador, ao estabelecer um grupo de tratamento específico e observar um dado destoante dos demais, simplesmente retira o animal do grupo e o substitui por um "que deu certo". Isso seria o mesmo que jogar a sujeira embaixo do tapete. Ainda como distorção, cita o emprego de animais "clinicamente sadios", quando, na verdade, sua amostra está viciada, pois os valores de hemoglobina encontram-se tão baixos que o animal não pôde ser submetido à anestesia.

Quem pode desenvolver a pesquisa?

A Lei Federal n. 6.638, de 8 de maio de 1979, estabelece critérios e normas para a experimentação em animais e proibição, como a proibição da vivissecção de animais nas seguintes condições:

- Sem emprego da anestesia
- Em centros de pesquisas e estudos não registrados
- Sem supervisão técnica
- Com animais que não tenham permanecido mais de 15 dias em biotérios legalmente autorizados
- Em estabelecimentos de ensino de 1º e 2º graus ou em locais frequentados por menores.

Quais são os preceitos básicos de um pesquisador?

Obviamente, um pesquisador não se forma do dia para a noite, pois, acima de tudo, deverá estar munido de moral e ética, além do preparo científico acompanhado de uma boa dose de maturidade científica e conceito humanitário.

O mundo da pesquisa é um caminho espinhoso, que leva, às vezes, anos para se conseguir um resultado positivo ou não, contudo, esses resultados são exibidos em poucos minutos.

Como um pesquisador em anestesiologia experimental deve proceder?

Quando um pesquisador inicia sua função, deve ter a competência suficiente para avaliar os riscos e danos que sua pesquisa pode gerar, bem como quais benefícios a coletividade científica poderá absorver a fim de evitar desperdícios desnecessários de animais experimentais.

Por outro lado, obedecendo ou não a avaliações estatísticas, o pesquisador poderá aquilatar o valor de sua amostra. Isso vale dizer que, ao usar um fármaco que cause a morte do animal e repetir o experimento, se observarão mais óbitos, não sendo necessário obedecer a estatística que recomenda que a amostra seja n = 10.

O bom senso do pesquisador delimitará o número de animais necessários e suficientes para que, com segurança, evitem-se mortes desnecessárias.

Em centros de pesquisas mais desenvolvidos, existem Comissões de Ética que previamente avaliam o delineamento experimental, a ponto de não permitirem a evolução do trabalho caso não seja aprovado em seu lídimo aspecto ético.

Um pesquisador, antes de encaminhar seu delineamento experimental para julgamentos superiores, deve, obrigatoriamente, estabelecer certos critérios em sua pesquisa, como:

- Após a informação completa dada ao proprietário, obter o seu consentimento no que diz respeito à pesquisa de âmbito hospitalar
- Apresentar metodologia adequada, ou seja, não abusar dos métodos lesivos sem antagonizá-los
- Evitar manter o animal anestesiado desnecessariamente apenas porque seu "tempo parasita" é extenso. Aliás, essa prática é muito frequente e será abordada em mais detalhes em ética nas atividades de extensão
- Programar o período certo da pesquisa, evitando o acúmulo de animais dentro da sala de Anestesiologia Experimental, já que a quietude nesse recinto é de vital importância
- Buscar e promover o conforto de seus animais, oferecendo fármacos anestésicos cujas características gerem a menor alteração paramétrica ou aprimorar o meio de aquecimento quando, sabidamente, durante o experimento ocorrerá uma hipotermia
- Evitar o "entra e sai" de pessoal despreparado em sala de experimentação, especialmente se o paciente estiver desperto, pois isso causa um estresse desnecessário, além do aspecto confusional no ambiente
- Ao término da pesquisa, evitar "terceirizar" tarefas, que geralmente redundam em esquecimento do animal, levando-o, às vezes, a um segundo jejum (pós-experimento) desnecessário
- Envolver pessoal preparado na sua pesquisa, orientando a equipe, e não "deixar rolar a pesquisa" na mão de pessoal "flutuante" (estagiários ou pessoas efêmeras).

Apesar dessas dificuldades, a carreira do pesquisador é gratificante, e encontra respaldo na célebre frase de Hipócrates (450 a.C.): "Ciência e Opinião são duas coisas distintas, pois, enquanto a primeira expressa inteligência, a segunda, ignorância".

Atualmente, todas as entidades financiadoras de pesquisa voltadas para o ser humano ou animais submetem os pedidos à Comissão de Ética. Existem cursos de pós-graduação que não permitem a defesa de dissertação ou tese de doutorado se o projeto não for submetido à avaliação de uma Comissão de Ética em Experimentação Animal, o que leva a crer que já existe uma conscientização de que o animal necessita não somente de amor, mas também de respeito.

Ninguém erra porque quer. Não sabe que está errando; erra por desconhecimento e por despreparo técnico. O Colégio Brasileiro de Experimentação Animal (Cobea), entidade filiada ao International Council for Laboratory Animal Science (Iclas), procurando aprimorar as condutas dirigidas à experimentação animal no país, postula:

Artigo I. Todas as pessoas que pratiquem a experimentação biológica devem tomar consciência de que o animal é dotado de sensibilidade, memória e que sofre sem poder escapar à dor.

Artigo II. O experimentador é moralmente responsável por suas escolhas e por seus atos na experimentação animal.

Artigo III. Procedimentos que envolvam animais devem prever e se desenvolver, considerando-se sua relevância para a saúde humana, o animal, a aquisição de conhecimentos ou o bem da sociedade.

Artigo IV. Os animais selecionados para um experimento devem ser de espécie e qualidade apropriadas e apresentar boas condições de saúde, utilizando-se o número mínimo necessário e suficiente para se obter resultados válidos. Ter em mente a utilização dos métodos alternativos, tais como modelos matemáticos, simulação por computador e sistemas biológicos *in vitro*.

Artigo V. É imperativo que se utilizem animais de maneira adequada, incluindo aí evitar o desconforto, a angústia e a dor. Os investigadores devem considerar que os processos determinantes de dor ou angústia em seres humanos causam o mesmo em outras espécies, a não ser que se tenha demonstrado o contrário.

Artigo VI. Todos os procedimentos com animais, que possam causar dor ou angústia, precisam se desenvolver com sedação, analgesia ou anestesia adequadas. Atos cirúrgicos ou outros dolorosos não podem se implementar em animais não anestesiados e que estejam apenas paralisados por agentes químicos e/ou físicos.

Artigo VII. Os animais que sofrem dor ou angústia intensa ou crônica que não possam se aliviar e os que não serão utilizados devem ser sacrificados por método indolor e que não cause estresse.

Artigo VIII. O uso de animais em procedimentos didáticos e experimentais pressupõe a disponibilidade de alojamento que proporcione condições de vida adequadas às espécies, contribuindo para sua saúde e seu conforto. O transporte, a acomodação, a alimentação e os cuidados com os animais criados e usados para fins biomédicos devem ser dispensados por técnico qualificado.

Artigo IX. Os investigadores e funcionários devem ter qualificação e experiência adequadas para exercer procedimentos em animais vivos. Deve-se criar condições para o seu treinamento de trabalho, incluindo aspectos de trato e uso humanitário dos animais de laboratório.

ÉTICA DA ANESTESIOLOGIA VETERINÁRIA NAS ATIVIDADES DE EXTENSÃO | ATENDIMENTO À COMUNIDADE

Atividades de extensão supervisionadas por docentes ou profissionais

Docentes ou profissionais que atuam nesta área e no ensino da Anestesiologia Veterinária devem sempre ter em mente que as atividades de formação exigem, acima de tudo, um conhecimento profundo dos conceitos básicos e filosóficos da Anestesiologia.

Enganam-se aqueles que transferem apenas conhecimentos rudimentares da anestesia para seus aprendizes, pois isso seria o predomínio da revelação sobre a razão.

Por diversas vezes tem-se notado que ao se associar o ensino da Anestesiologia ao da Patologia Cirúrgica, uma vez que ambas estão estritamente relacionadas, nota-se em profissionais despreparados a demora na atividade cirúrgica ou anestésica.

Convém esclarecer que não se deve confundir tempo necessário cirúrgico, que varia de minutos a horas, com tempo parasita cirúrgico, no qual o cirurgião não mostra habilidade para agilizar o ensino, alegando que o importante é fazer bem-feito e esquecendo que o paciente não tem culpa da demora do ato. Isso geralmente é causado por narcisismo profissional ou por despreparo para o ensino, quando o responsável ministra verdadeiras aulas teóricas inseridas em um ato cirúrgico, bem como por ausência de materiais considerados essenciais durante o ato cirúrgico ou a falta de destreza ou de habilidade. Analisando com serenidade, observa-se que a destreza é necessária em cirurgia e anestesia, devendo estar presente e ser cobrada continuamente pelos profissionais responsáveis pela formação dos neófitos. Já a habilidade surge no decorrer do tempo, motivo pelo qual o profissional que conduz os trabalhos tem a responsabilidade ética de modular esse período, começando a dar o bom exemplo tanto o anestesista quanto o cirurgião.

A obrigação tanto de um docente como de um profissional é de, em hipótese alguma, permitir que o acadêmico execute um ato anestésico ou cirúrgico sem o respaldo direto do médico-veterinário, pois, sobre este, recairá toda a responsabilidade dos possíveis recursos advindos por lei.

Por outro lado, é de competência estrita do docente ou do profissional suspender as cirurgias em caso de transgressão ética durante o evento, o que significa que, ao se realizar uma ovariossalpingoisterectomia, caberá a eles suspender imediatamente a intervenção ao notarem prenhez.

Especificamente nesse caso, notam-se dois erros, ou seja, primeiramente, toda cirurgia requer exame prévio, o que permitiria a constatação da prenhez, e, em segundo lugar, não cometer o erro ético ao tirar vidas, pois a todo profissional compete deliberar sobre a vida do paciente, mas não lhe compete tirar a vida deliberadamente.

A esses orientadores cabe a função primordial, pois devem ter o conhecimento profundo de qual a anestesia mais propícia para a intervenção cirúrgica proposta, porque eticamente não se aceita o emprego de anestesias com atividade somática para abrir cavidade abdominal ou pleural, mesmo que o pretexto seja de que a cirurgia será rápida, ou ainda, "vamos dar um opioide para que o animal não sinta", atitude essa confortável para o cirurgião ou anestesista, mas extremamente cruel para o paciente.

A melhor intervenção cirúrgica é aquela em que a anestesia começa imediatamente antes da cirurgia e se encerra logo após, resguardadas as devidas proporções.

Toda vez que essa norma ética for desobedecida, surgirão o desconforto e o sofrimento do animal, além do descontrole da equipe.

Atividades de extensão diretamente desenvolvidas por profissionais

A responsabilidade profissional é grande para quem atua no atendimento em clínicas ou hospitais veterinários.

O que se tem notado é que com o crescimento exagerado de escolas de Medicina Veterinária, desprovidas de corpo docente apropriado no ensino prático da anestesiologia e práticas cirúrgicas, têm crescido os casos de anestesias inapropriadas, bem como ausência de destreza e habilidade cirúrgica. Deve-se salientar que, ao desconhecer tais práticas, o profissional se aventura nas atividades anestésicas, efetuando anestesias estereotipadas, sem considerar assim as condições do paciente.

Muitos profissionais preferem correr o risco anestésico em pacientes de alto risco (idosos, anêmicos, caquéticos, obesos ou prenhes) do que empregar técnicas anestésicas mais seguras como a anestesia volátil, alegando restrições financeiras, como se o paciente tivesse culpa da situação econômica. Cabe lembrar que o juramento profissional, feito na Colação de Grau, deve permanecer íntegro; a verdadeira explicação não deve ser mascarada com frases facilmente pronunciáveis, como: "Infelizmente o animal não aguentou a anestesia". Um animal vai para um hospital por necessidade e, além do estresse da manipulação, sofre a agressão cirúrgica, a "intoxicação temporária anestésica", e todo o envolvimento ligado à própria patologia.

Muitos profissionais se esquecem de que, sob o pretexto de montar uma clínica veterinária, criam colateralmente um verdadeiro hospital veterinário velado, o que é ilegal, e, mesmo assim, desprovido de profissionais que possam constituir uma equipe, isso quando não se nota manifestações de verdadeiras mentiras, notando-se um exibicionismo antiético ao se vangloriar de que fez "tudo sozinho". A conclusão a que se chega é a de que além da conduta profissional inadequada, demonstra-se o despreparo, a posição antiética, e também o risco do "ensino" para futuros estagiários, que, infelizmente, continuarão despreparados profissionalmente.

Na correção dessa situação, cabe às universidades, públicas ou privadas, a obrigação, por intermédio de seu corpo docente bem preparado, de oferecerem cursos práticos e teóricos de atualização, saindo um pouco das suas "muralhas" acadêmicas e participando, assim, da conscientização profissional, uma vez que às universidades cabe o dever de discutir as condutas de maneira prática, filosófica e ética, já que formarão, no futuro, profissionais que estarão na mesma situação.

Como a lei se manifesta?

Goldemberg (2000) cita a Lei Federal n. 6.638, de maio de 1979, que "Estabelece normas para a prática didático-científica da vivissecção de animais e determina outras providências". Surgiu na Câmara Federal o Projeto de Lei n. 1.153/95, que ameaça a realização de pesquisas em animais (os EUA levam muito a sério o uso dos animais para ensino e pesquisa).

Diante dessas circunstâncias, urge que os pesquisadores primeiramente se conscientizem de que o melhor trabalho não é apenas aquele que apresentou os melhores resultados, mas o que rendeu bons resultados sem causar malefício (dor, desconforto, subjugação desnecessária) aos animais de experimentação e laborado dentro dos princípios básicos de Ética e Moral.

Em segundo lugar, cabe às próprias instituições ou mesmo às diretorias científicas dos colégios, congressos, comissões julgadoras, fundações financiadoras de pesquisa, universidades negarem financiamentos ou mesmo publicações de trabalhos considerados antiéticos, pois somente assim se aprenderá a respeitar a máxima de Leonardo da Vinci: "Chegará o dia em que o homem conhecerá o íntimo dos animais, e, neste dia, o crime contra o animal será considerado um crime contra a Humanidade".

21 Legislação em Anestesiologia Veterinária

Flavio Massone

INTRODUÇÃO

Com frequência o anestesista se depara com clínicas ou hospitais veterinários em desobediência às resoluções, decretos ou mesmo à lei, pois estes transferem as responsabilidades que lhes cabem para o anestesista, criando hodiernamente a figura do "anestesista volante", fazendo-o transportar em seu veículo aparelho de anestesia, monitor multiparamétrico, torpedo de oxigênio e até fármacos anestésicos.

Isso, a bem da verdade, além de o tornar um fator de risco por causa do transporte do oxigênio, causa-lhe prejuízo por causa da desregularem dos monitores e aparelhos, e também faz dele um contraventor por transportar fármacos indevidamente (Lei n. 11.343 de 23/08/2006, arts. 28 e 33).

Essa realidade é discrepante perante a resolução vigente, pois as clínicas despreparadas subjugam esses profissionais, obrigando-os a situações desnecessárias.

Para justificar essa situação serão pontuados em negrito apenas os itens mais importantes, pertinentes aos anestesistas inicialmente dentro dos hospitais veterinários dentro da Resolução CFMV n. 1.015, de 9/11/2012, que entrou em vigor a partir de 15/01/2015 e posteriormente às clínicas veterinárias.

QUANTO À ATIVIDADE DOS HOSPITAIS VETERINÁRIOS

Capítulo I

Dos Hospitais

Art. 2º Hospitais Veterinários são estabelecimentos capazes de assegurar assistência médico-veterinária curativa e preventiva aos animais, com atendimento ao público em período integral (24 horas), com a presença permanente e sob a responsabilidade técnica de médico veterinário.

Art. 3º São condições para o funcionamento de Hospitais Veterinários:

I – setor de atendimento:

a) sala de recepção;

b) consultório;

c) geladeira, com termômetro de máxima e mínima para manutenção exclusiva de vacinas, antígenos e outros produtos biológicos; e

d) sala de arquivo médico, que pode ser substituída por sistemas de informática.

II – setor de diagnóstico contendo, no mínimo:

a) laboratório de análises clínicas;

b) radiologia; e

c) ultrassonografia.

III – setor cirúrgico:

a) sala de preparo de pacientes;

b) sala de antissepsia e paramentação, com pia e dispositivo dispensador de detergente sem acionamento manual;

c) sala de lavagem e esterilização de materiais, contendo equipamentos para lavagem, secagem e esterilização de materiais.

d) a sala de lavagem e esterilização de materiais pode ser suprimida quando o estabelecimento utilizar a terceirização desses serviços, comprovada pela apresentação de contrato/convênio com a empresa executora;

e) unidade de recuperação anestésica, contendo, no mínimo:

1. sistemas de aquecimento (colchões térmicos e/ou aquecedores) e monitorização do paciente, com no mínimo temperatura corporal, oximetria, pressão arterial não invasiva e eletrocardiograma;

2. sistemas de provisão de oxigênio e ventilação mecânica;

3. armário de fácil acesso com chave para guarda de medicamentos controlados e armário para descartáveis necessários a seu funcionamento;

4. no caso dos medicamentos sujeitos a controle, será obrigatória sua escrituração em livros apropriados, de guarda do médico veterinário responsável técnico, devidamente registrados nos órgãos competentes.

f) sala cirúrgica:

1. mesa cirúrgica impermeável e de fácil higienização;

2. equipamentos para anestesia inalatória, com ventiladores mecânicos;

3. equipamentos para monitorização anestésica;

4. sistema de iluminação emergencial própria;

5. foco cirúrgico;

6. instrumental para cirurgia, em qualidade e quantidade adequadas à rotina;

7. bombas de infusão;

8. aspirador cirúrgico;

9. mesas auxiliares;

10. paredes impermeabilizadas de fácil higienização, observada a legislação sanitária pertinente;

11. sistema de provisão de oxigênio;

12. equipamento básico para intubação endotraqueal, compreendendo no mínimo tubos traqueais e laringoscópio;

13. sistema de aquecimento (colchões térmicos e/ou aquecedores);

14. sistema de exaustão e climatização.

Nota-se que, ao chegar em um hospital veterinário bem montado e efetuar seu trabalho já com os exames pré-anestésicos efetuados, o anestesista terá todas as condições à disposição.

Entretanto, convém alertar o anestesista que antes de efetuar qualquer anestesia deverá pedir a anuência do tutor para diferentes autorizações, como estão implícitas na Resolução n. 1.071, de 17 de novembro de 2014, indicando em seu respectivos anexos:

- Anexo I: refere-se à anuência do tutor em permitir os exames pré-anestésicos (Quadro 21.1)

- Anexo V: refere-se à permissão em fazer a anestesia após o anestesista ter explicado a condição do paciente, os riscos inerentes a ela, qual a modalidade, período da anestesia diante do tipo de cirurgia (Quadro 21.2)
- Anexo VI: em caso de óbito, sugerir sempre a necropsia, pois tem fundamento para esclarecimento tanto para os profissionais quanto para o tutor, além de seu valor para medicina legal e saúde pública (Quadro 21.3)
- Anexo VII: alta da recuperação anestésica, quando necessária (Quadro 21.4).

QUANTO À ATIVIDADE DAS CLÍNICAS VETERINÁRIAS

Capítulo II

Das Clínicas Veterinárias

Art. 4º Clínicas Veterinárias são estabelecimentos destinados ao atendimento de animais para consultas e tratamentos clínico-cirúrgicos, podendo ou não ter cirurgia e internações, sob a responsabilidade técnica e presença de médico veterinário.

§1º No caso de haver internações, é obrigatório o funcionamento por 24 h, ainda que não haja atendimento ao público, e um profissional médico veterinário em período integral.

§2º Havendo internação apenas no período diurno, a clínica deverá manter médico veterinário e auxiliar durante todo o período de funcionamento do estabelecimento.

§3º A opção de internação em período diurno ou integral e de atendimento cirúrgico deverá ser expressamente declarada por ocasião de seu registro no Sistema CFMV/CRMVs.

Art. 5º São condições para funcionamento de Clínicas Veterinárias:

I – setor de atendimento:

a) sala de recepção;

b) consultório;

c) geladeira, com termômetro de máxima e mínima para manutenção exclusiva de vacinas, antígenos e outros produtos biológicos; e

d) sala de arquivo médico, que pode ser substituída por sistemas de informática;

II – para o caso de o estabelecimento optar pelo atendimento cirúrigico, setor cirúrgico:

a) sala para preparo e recuperação de pacientes, contendo:

1. sistemas de aquecimento (colchões térmicos e/ou aquecedores);

2. sistemas de provisão de oxigênio e ventilação mecânica;

3. armário de fácil acesso com chave para guarda de medicamentos controlados e armário para descartáveis necessários a seu funcionamento; e

4. no caso dos medicamentos sujeitos a controle, será obrigatória a sua escrituração em livros apropriados, de guarda do médico veterinário responsável técnico, devidamente registrados nos órgãos competentes.

b) sala de antissepsia e paramentação com pia e dispositivo dispensador de detergente sem acionamento manual;

c) sala de lavagem e esterilização de materiais, contendo equipamentos para lavagem, secagem e esterilização de materiais.

d) a sala de lavagem e esterilização de materiais pode ser suprimida quando o estabelecimento utilizar a terceirização destes serviços, comprovada pela apresentação de contrato/convênio com a empresa executora;

e) sala cirúrgica:

1. mesa cirúrgica impermeável e de fácil higienização;

2. equipamentos para anestesia inalatória, com ventiladores mecânicos;

3. equipamentos para monitorização anestésica com no mínimo temperatura corporal, oximetria, pressão arterial não invasiva e eletrocardiograma;

4. sistema de iluminação emergencial própria;

5. foco cirúrgico;

6. instrumental para cirurgia em qualidade e quantidade adequadas à rotina;

7. aspirador cirúrgico;

8. mesa auxiliar;

9. paredes impermeabilizadas de fácil higienização, observada a legislação sanitária pertinente;

10. sistema de provisão de oxigênio;

11. equipamento básico para intubação endotraqueal, compreendendo no mínimo tubos traqueais e laringoscópio;

12. sistema de aquecimento (colchão térmico);

III – para o caso de o estabelecimento optar pela internação, setor de internação, devendo dispor de:

a) mesa e pia de higienização;

b) baias, boxes ou outras acomodações individuais e de isolamento compatíveis com os animais a elas destinadas, de fácil higienização, obedecidas as normas sanitárias municipais e/ou estaduais;

c) local de isolamento para doenças infectocontagiosas, no caso de internação;

d) armário para guarda de medicamentos e descartáveis necessários a seu funcionamento;

e) no caso dos medicamentos sujeitos a controle, será obrigatória a sua escrituração em livros apropriados, de guarda do médico veterinário responsável técnico, devidamente registrados nos órgãos competentes.

QUANTO À ATIVIDADE DO CONSULTÓRIO E AMBULATÓRIO MÉDICO VETERINÁRIO

Capítulo III

Do Consultório e Ambulatório Médico Veterinário

Art. 6º Consultórios Veterinários são estabelecimentos de propriedade de Médico Veterinário destinados ao ato básico de consulta clínica, curativos, aplicação de medicamentos e vacinações de animais, sendo vedada a realização de procedimentos anestésicos e/ou cirúrgicos e a internação.

Comentário

Nos ambulatórios sugere-se, aos anestesistas, não praticarem nenhuma modalidade anestésica.

Durante o ato anestésico é de competência do anestesista elaborar a ficha anestésica com o controle paramétrico mais amplo possível. Hoje existem aparelhos que transmitem a cada período curto os parâmetros fisiológicos em uma planilha que ficam arquivados na memória do monitor multiparamétrico. Sua grande vantagem é servir de salvaguarda do anestesista tanto para a observação na vigília para atitudes emergenciais como para efeito de medicina legal em casos de casos fatais.

Esses dados devem ser elaborados em fichas e arquivados em prontuários apropriados e disponibilizados em cópias para os tutores caso sejam pedidos constando todos os dados da técnica e fármacos empregados.

Tanto para hospitais veterinários como para clínicas veterinárias existe a obrigatoriedade do dispensário de medicamentos cujo controle hoje é municipalizado e, se outrora era controlado pela Instrução Normativa n. 344 da Anvisa, hoje já existe uma Instrução Normativa da Secretaria de Defesa Agropecuária do Ministério da Agricultura Pecuária e Abastecimento (Mapa) n. 35, de 11/09/2017, que estabelece os procedimentos para a comercialização das substâncias sujeitas a controle especial quando destinadas ao uso veterinário.

Necessário se faz, portanto, alertar para duas coisas importantes tanto para hospitais veterinários como para clínicas veterinárias:

1. Ao abrir esses estabelecimentos sempre é aconselhável formar equipes e não trabalhar de forma individual, e também preferencialmente como empresa e com CNPJ, pois terá muito mais facilidades na aquisição de materiais e registro de seu material humano.
2. Ao montar equipe, se abrirá o mercado de trabalho para colegas, fortalecendo-se, assim, a segurança no trabalho, dando oportunidades para ingresso das especialidades para os demais profissionais, obedecendo-se as leis, decretos e resoluções.

Quadro 21.1 Anexo I da Resolução n. 1.071/2014 (CFMV).

Anexo I
Nome do Estabelecimento
Endereço completo
CNPJ – Inscrição estadual – Nº Registro no CRMV
ou
Nome do Médico Veterinário
Endereço completo
CRMV – RG – CPF

TERMO DE AUTORIZAÇÃO PARA EXAMES

Autorizo a realização do(s) exame(s) .... no animal de nome ...., espécie ...., raça ...., sexo ...., idade (real ou aproximada) ...., pelagem ...., outras informações que possibilitem a identificação do animal (p. ex., microchip) .... a ser realizado pelo(a) Médico(a) Veterinário(a) .... CRMV- ....

Identificação do responsável pelo animal:
Nome ....
RG .... CPF ....
Endereço completo ....
Telefone/e-mail ....

Declaro ter sido esclarecido acerca dos possíveis riscos inerentes, durante ou após a realização do(s) citado(s) exame(s), estando o referido profissional isento de quaisquer responsabilidades decorrentes de tais riscos.

_____, _____ de _____ de _____.

_____
Assinatura do responsável pelo animal

Quadro 21.2 Anexo V da Resolução n. 1.071/2014 (CFMV).

Anexo V
Nome do Estabelecimento
Endereço completo
CNPJ – Inscrição estadual – Nº Registro no CRMV
ou
Nome do Médico Veterinário
Endereço completo
CRMV – RG – CPF

TERMO DE AUTORIZAÇÃO PARA REALIZAÇÃO DE PROCEDIMENTOS ANESTÉSICOS

Autorizo a realização do(s) procedimento(s) anestésico(s) necessário(s) .... no animal de nome ...., espécie ...., raça ...., sexo ...., idade (real ou aproximada) ...., pelagem ...., outras informações que possibilitem a identificação do animal (p. ex., microchip) .... a ser realizado pelo(a) Médico(a) Veterinário(a) .... CRMV- ....

Identificação do responsável pelo animal:
Nome ....
RG .... CPF ....
Endereço completo ....
Telefone/e-mail ....

Declaro ter sido esclarecido acerca dos possíveis riscos, inerentes ao(s) procedimento(s) proposto(s), estando o referido profissional isento de quaisquer responsabilidades decorrentes de tais riscos.

_____, _____ de _____ de _____.

_____
Assinatura do responsável pelo animal

Quadro 21.3 Anexo VI da Resolução n. 1.071/2014 (CFMV).

Anexo VI
Nome do Estabelecimento
Endereço completo
CNPJ – Inscrição estadual – Nº Registro no CRMV
ou
Nome do Médico Veterinário
Endereço completo
CRMV – RG – CPF
TERMO DE CONSENTIMENTO PARA REALIZAÇÃO DE EUTANÁSIA

Declaro estar ciente dos motivos que levam à necessidade de realização da eutanásia, reconheço que esta é a opção escolhida por mim para cessar definitivamente o sofrimento e, portanto, autorizo a realização da eutanásia do animal de nome ....,
espécie ...., raça ...., sexo ...., idade (real ou aproximada) ....,
pelagem ...., outras informações que possibilitem a identificação do animal (p. ex., microchip) ....
a ser realizado pelo(a) Médico(a) Veterinário(a) .... CRMV- ....

Identificação do responsável pelo animal:
Nome ....
RG .... CPF ....
Endereço completo ....
Telefone/e-mail ....

Declaro que fui devidamente esclarecido(a) do método que será utilizado, assim como de que este é um processo irreversível.

_____, _____ de _____ de _____.

_____
Assinatura do responsável pelo animal

Quadro 21.4 Anexo VII da Resolução n. 1.071/2014 (CFMV).

Anexo VII
Nome do Estabelecimento
Endereço completo
CNPJ – Inscrição estadual – Nº Registro no CRMV
ou
Nome do Médico Veterinário
Endereço completo
CRMV – RG – CPF
TERMO DE RETIRADA DE ANIMAL DO SERVIÇO VETERINÁRIO SEM ALTA MÉDICA

Solicito retirar o animal de nome ...., espécie ...., raça ...., sexo ....,
idade (real ou aproximada) ...., pelagem ...., outras informações que possibilitem a identificação do animal (p. ex., microchip) .... do serviço veterinário acima citado.

Identificação do responsável pelo animal:
Nome ....
RG .... CPF ....
Endereço completo ....
Telefone/e-mail ....

Declaro estar ciente de que o paciente não obteve alta médica, fui devidamente informado(a) de que há riscos iminentes, os quais me foram esclarecidos, e assumo inteiramente a responsabilidade por esse ato.

_____, _____ de _____ de _____.

_____
Assinatura do responsável pelo animal

Quando nos dois itens anteriores fala-se em empresa, existe um controle de fármacos que deve ter um responsável, geralmente é um anestesista, pois existem normas de escrituração em livros de registros apropriados outrora controlados pelo estado, mas hoje já são municipalizados. Esse controle é rígido e deve ser feito em livros apropriados, antigamente efetuado por meio da Portaria n. 344, de 12 de maio de 1998, DOU de 31/12/1998. Hoje existe a Instrução Normativa n. 35, de 11/09/2017, do Mapa, que faz o controle dos hospitais e clínicas veterinárias.

Indica-se, portanto, aos anestesistas a leitura das leis, decretos, resoluções e instrução normativa, para que sempre conheçam seus direitos e deveres (Quadro 21.5).

Quadro 21.5 Leis, decretos e resoluções que norteiam a Medicina Veterinária no Brasil.

Lei n. 5.517	23/10/1968	Lei magna da Medicina Veterinária
Decreto n. 5.550	04/12/1968	Regulamentação do exercício profissional e do CFMV e CRMV
Resolução n. 1.000	11/05/2012	Eutanásia: métodos permitidos e aceitos sob restrição
Resolução CFMV n. 1.071	17/11/2014	Normatização de documentos emitidos pelos serviços veterinários de clínica e cirurgia
Resolução CFMV n. 1.015	09/11/2012	Conceitua e estabelece condições para o funcionamento de estabelecimentos médico-veterinários de atendimento a pequenos animais
Instrução Normativa n. 35 Mapa	11/09/2017	Estabelece os procedimentos para a comercialização das substâncias sujeitas a controle especial
Resolução n. 1.138	16/12/2016	Aprova o novo Código de Ética do Médico Veterinário

Bibliografia

Adams, HA.; Werner, C. (S)-ketamine reinaisssance of a substance? Der Anaesthesist, Germany, v. 46, n.12, p. 1026-1042, 1997.

Adams, HR. Neuromuscular blocking agents. In: Jones, LM; Booth, NH; McDonald, LE. Veterinary pharmacology and therapeutics, 4.ed. Ames, Iowa State University, 1977, pp. 165-85.

Aguiar, AJA. Avaliação do propofol e do tiopental sódico como agentes de indução anestésica em cães após medicação pré-anestésica com levomepromazina. Dissertação (Mestrado em Medicina Veterinária). Botucatu, Unesp, 1992, 87 pp.

Aguiar, AJA et al. The use of propofol alone and associated with guaiphenesin after detomidine premedication in horses. In: British equine veterinary association congress. Harrogate, 1992, 51 pp.

Aguiar, AJA; Oliva, VNLS; Eugênio, FR. Continuous infusion of propofol in dogs premedicated with methotrimeprazine. Veterinary Anaesthesia and Analgesia, v. 28, n. 4, p. 220- 224, 2001.

Ahrens, FA. Pharmacology. United States: Williams & Wilkins, 1996. 313p.

Alam, HB; Stanton, K; Koustova, E et al. Effect of different resuscitation strategies on neutrophil activation in a swine model of hemorrhagic shock. Resuscitation, v. 60, n. 91, 2004.

Allen, JL. Immobilization of giant Chacoan peccaries (Catagonus wagneri) with tiletamine/zolazepam combination. Journal of wildlife diseases, v. 28, n.3, p. 499-501, 1992.

Allen, JL. Immobilization of mongolian wild horses (equus prezewalskii prezewalskii) with carfentanila and antagonism with naltrexone. Journal of zoo and wildlife medicine, v. 23, n.4, p. 422-5, 1992.

Allen, JL. Immobilization of mountain zebras (Equus zebra hartmannae) with carfentanila and antagonism with naltrexone or nalmefene. Journal of zoo and wildlife medicine, v. 23, n.4, p. 422-5, 1994.

Allen, JL. Renarcotization following etorphine immobilization of non domestic equidae. Journal of zoo and wildlife medicine, v. 21, n.3, p. 292-4, 1990.

Allolio, B; Dörr, H; Stuttmann, R et al. Effect of a single bolus of etomidate upon eight major corticosteroid hormones and plasma ACTH. Clinical Endocrinology, v. 22, n. 3, p. 281-286, 1985.

Allonen, H et al. Midazolam kinetics. Clin Pharmacol Ther, v. 30, p. 653-61, 1981.

Almeida, CT; Barros, HM. Sobre dois métodos para derrubar bovinos. In: Jornada Científica da FCMBB, 5, Botucatu, 1975. Anais Botucatu, Associação dos Docentes da FCMBB, 1975, p. 118.

Almeida, EMP; Nunes, N; Fantinatti, AP et al. Efeitos cardiorrespiratórios da associação de tiletamina/zolazepam em cães (canis familiaris) pré-tratados ou não pela acepromazina. Brazilian Journal of Veterinary Research and Animal Science, Brasil, v. 37, n. 3, 2000.

Almeida, RM; Silva, CIV; Zimmermann, M et al. Propofol-cetamina racêmica e propofol-cetamina levógira em cadelas: parâmetros eletrocardiográficos e outras variáveis fisiológicas. Arquivos Brasileiros de Medicina Veterinária e Zootecnia, Brasil, v. 60, n. 6, 2008.

Aluja, SA; Mondragón, VRL; Castillo, MDA et al. Hematological and biochemical reference values in the donkey (Equus asinus) in Mexico. In: Veterinary care of Donkeys: Mathews, NR; Tylor TS (Eds.). International Veterinary Information Service Ithaca NY.

Amend, JF; Klavano, PA; Stone, EC. Premedication with xylazine to eliminatemuscular hypertonicity in cats during ketamine anaesthesia. Veterinary Medicine Small Clinic, v. 67, n. 12, p. 1305-1307, 1972.

Andress, JL; Day, TK; Day, DG. The effects of consecutive day propofol anesthesia on feline red blood cells. Veterinary Surgery, v. 24, n. 3, p. 277-282, 1995.

Angel, A; Gratton, DA. The effects of anaesthetic agents on cerebral cortical response in the rat. British Journal of Pharmacology, England, v. 76, p. 541-549, 1982.

Anis, NA; Berry, SC; Burton, NR; Lodge, D. The dissociative anaesthesics, ketamine and phencyclidine, seletively reduce excitation of central mammalian neurones by B-methyl-aspartate. British Journal of Pharmacology, England, v.79, n.2, p. 565-575, 1983.

Ansah, OB; Raekallio, M; Vainio, O. Correlation between serum concentrations following continuous intravenous infusion of dexmedetomidine or medetomidine in cats and their sedative and analgesic effects. J Vet Pharmacol Ther, v. 30, p. 1-8, 2000.

Araújo, ML. Emprego do azaperone em equinos. Dissertação (Mestrado). Belo Horizonte, Escola de Veterinária da UFMG, 1979, 40 pp.

Arden, WA. Circulatory shock. In: Auer, JA; Stick, JA (Eds.). Equine surgery. 2nd ed. Philadelphia, WB Saunders Co, 1999, pp. 40-5.

Arduino, MJ; Bland, LA; McAllister, SK et al. Microbial growth and endotoxin production in the intravenous anesthetic propofol. Infect Control Hosp Epidemiol, v. 12, n. 9, pp. 535-539, 1991.

Arias, RL; Tasse, JR; Bowlby, MR. Neuroprotective interaction effects of NMDA and AMPA receptor antagonists in an in vitro model of cerebral ischemia. Brain Research, Netherlands, v. 816, n.2, pp. 299-308, 1999.

Arnbjerg, J. Clinical manifestations of overdose of ketamine-xylazine in the cat. Nordisk Veterinaermedicin, Denmark, v. 31, n. 4, p. 155-61, 1979.

Arnemo, JM; Moe, R; Smith, AJ. Immobilization of captive raccoon dogs (Nyctereutes procyonoides) with medetomidine-ketamine and remobilization with atipamezol. Journal of zoo and wildlife medicine, v. 24, n. 2, p. 102-8, 1993.

Arnemo, JM; Moe, R; Soli, NE. Immobilization of captive pine martens (Martes martes) with medetomidine-ketamine and remobilization with atipamezol. Journal of zoo and wildlife medicine, v. 25, n. 4, p. 548-54, 1994.

Arnemo, JM; Soli, NE. Chemical immobilization of free-ranging european hedgehogs (Erinaceus europaeus). Journal of zoo and wildlife medicine, v. 26, n. 2, p. 246-51, 1995.

Arnett, BD; Brightman, ALI; Musselman, EE. Effect of atropine sulfate on tear production in cats when used with ketamine hydrochloride and acetylpromazine maleate. Journal of American Veterinary Medical Association, United States, v. 185, n. 2, p. 214-215, 1984.

ASA Physical Status Classification System. October 15th, 2014. Disponível em: https://www.asahq.org/resources/clinical-information/asa-physical-status-classification-system. Acesso em 14/03/2018.

Athar, M; Shakoor, A; Muhammad, G et al. Clinical perspectives of intravenous ketamine anaesthesia in peafowl (Pavo cristatus). Acta-Veterinaria-Hungarica, v. 44, n. 3, p. 357-61, 1996.

Atlee, JL; Bosnjak, ZJ. Mechanisms of cardiac disrhytmia during anesthesia. Anestesiology, v. 72, n. 2, p. 347-67, 1990.

Ayd, FJ. Depot fluphenazines: twelve years' experience – an overview. In: Depot fluphenazines: Twelve years' experience. Ayd, FJ (Ed.). Ayd Medical Communications, Baltimore, Maryland, USA, 1978, pp. 136-58.

Ayd, FJ. The Depot fluphenazines: a reappraisal after 10 years clinical experience. Am J Psychiatry, v.132, p. 5, 1975.

Bainbridge, D; Martin, J; Arango, M; et al. Perioperative and anaesthetic-related mortality in developed and developing countries: a systematic review and meta-analysis. Lancet, v. 380, pp. 1075-1081, 2012.

Baird, AN; Pugh, DG; Wenzel, GW et al. Comparison of two techniques for castration of lhamas. JAVMA, v. 208, n. 2, 1996.

Baker, LE; Hill, DW. The use of eletrical impedance techniques for monitoring of respiratory pattern during anaesthesia. British Journal of Anaesthesiology, v. 41, n. 2, p. 123-7, 1969.

Barash, PG; Cullen, BF; Stoelting, RK. Clinical anesthesia. 5. ed. Philadelphia: Lippincott Williams & Wilkins, 2006.

Bastos, JAB. Fundação Zoobotânica de Belo Horizonte, MG, 1989. (Comunicação pessoal.)

Baukema, J; Glazko, AJ. Metabolic disposition of CI-744 in cats and dogs. Parke-Davis & Co., Ann Arbor, Michigan, 1975.

Bednarski, RM; Sams, RA; Majors, LJ. Reduction of the ventricular arrhytmogenic dose of epinephrine by ketamine administration in halothane-anesthetized cats. American Journal of Veterinary Research, United States, v. 49, n. 3, pp. 350-354, 1988.

Beier, SL; Aguiar, AJA; Vianna, PTG et al. Effect of remifentanil on requirements for propofol administered by use of a target-controlled infusion system for maintaining anesthesia in dogs, AJVR, v. 70, n. 6, 2009.

Belelli, I; Pistis, I; Peters, JA; Lambert, JJ. General anaesthetic action at transmitter-gated inhibitory amino acid receptors. Trends Pharmacol Sci, v. 20, p. 496-502, 1999.

Benesi, FJ; Kogika, MM. Fluidoterapia. In: Spinosa, HS; Gorniak, SL; Bernardi, MM. Farmacologia aplicada à medicina veterinária. 2 ed. Rio de Janeiro: Guanabara Koogan, 1999. p. 575-601.

Bennett, JS, Gossett, KA, McCarthy, MP et al. Effects of ketamine hydrochloride on serum biochemical and hematologic variables in rhesus monkeys (Macaca mulatta). Veterinary-Clinical-Pathology, v. 21, n. 1, pp. 15-8, 1992.

Bennett, RA. Reptile anesthesia. Seminars in Avian and Exotic Pet Medicine, v. 7, n. 1, pp. 30-40, 1998.

Bennett, RA; Schumacher, J; Hedjazi-Haring, K et al. Cardiopulmonary and anesthetic effects of propofol administered intraosseously to green iguanas. J Am Vet Med Assoc, v. 2/2, n. 1, pp. 93-8, 1998.

Bepperling H; Opitz J; Waitzinger J et al. HES 130/0,4, a new specification: Pharmacokinetics after multiple infusion of a 10% solution in healthy volunteers Critical Care 3. Suppl.1, 1999.

Bernis, WO; Lazzeri, L. Anestesia geral do cão pelo pentobarbital sódico; observações sobre a dose e o comportamento do pulso arterial, da temperatura e dos movimentos respiratórios. Arq Esc Sup Vet, v. 10, pp. 91-110, 1957.

Bernis, WO; Lazzeri, L. Efeitos da pré-medicação com clorpromazina sobre a anestesia geral pelo pentobarbital sódico em cães. Arq Esc Sup Vet, v. 12, pp. 111-26, 1959.

Bevan, RK; Rose, MA; Duggan, KA. Evidence for direct interaction of ketamine with a_1- and b_2- adrenoreceptors. Clinical and Experimental Pharmacology & Physiology, Australia, v. 24, n. 12, pp. 923-926, 1997.

Bhattacharya, PS; Bandyopadhyaya, SK e Guha, C. Effect of ketamine as an anesthetic in rhesus monkey. Indian-Veterinary-Journal. v. 70, n. 8, pp. 771-2, 1993.

Bille, C; Auvigne, V; Libermann, S; et al. Risk of anaesthetic mortality in dogs and cats: an observational cohort study of 3546 cases. Vet Anaesth Analg, v. 39, pp. 59-68, 2012.

Blane et al. Actions of etorphine hidrochloride (M 99). A potent morphine-like agent. British Journal Pharmacology, v. 30, pp. 11-22, 1967.

Blood, DC; Studdert, V.P. Dicionário de veterinária. Rio de Janeiro, Guanabara Koogan, 2 ed., 2002.

Blumer, E. A review of the use of selected neuroleptic drugs in the management of nondomestic hoofstock. Proceedings of the American Association of Zoo Veterinarians, Calgary, pp. 333-9, 1991.

Blumer, ES; Demaar, TW. Manual Restraint systems for the management of non-domestic hoofstok. In: Proceedings of the American Association of Zoo Veterinarians, pp. 156-9, 1993.

Boban, M et al. Direct comparative effects of isoflurane and desflurane in isolated guinea pig hearts. Anesthesiology, v. 76, n. 5, pp. 775-80, 1992.

Bodey, AR; Young, LE; Bartram, DH et al. A comparison of direct and indirect (oscilometric) measurement of arterial blood pressure in anesthetized dogs using tail and limb cuffs. Research and Veterinary Science, v. 57, p. 265-9, 1994.

Boever, WJ; Holden, J e Kane, KK. Use of telazol (CI-744) for chemical restraint and anesthesia in wild and exotic carnivores. Vet Medicine/Small Anim Clinician, v. 72, pp. 1722-25, 1977.

Boldt J. New light on intravascular volume replacement regimens: what did we learn from the past three years? Anesth Analg, v. 97, p. 1595, 2003.

Boldt, J; Lenz, M; Kumle, B et al. Volume replacement strategies on intensive care units: results from a postal survey. Intensive Care Med, v. 24, p. 147, 1998.

Boothe, HW; Clark, DR; Merton, DA. Cardiovascular effects of rapid infusion of crystaloid in the hypovolemic cat. Journal of Small Animal Practice, v. 26, p. 477-89, 1985.

Bouts, T; Gasthuys, F; Vlaminck, L et al. Comparison of romifidine-ketamine-midazolam and romifidine-tiletamine-zolazepam total intravenous anaesthesia (TIVA) for clinical anaesthesia in horses. Veterinary Anaesthesia and Analgesia, United States, v. 29, pp. 90-96, 2002.

Boyce, S; Wyatt, A; Webb, JK et al. Selective NMDA NR2B antagonists induce antinociception without motor dysfunction: correlation with restricted localization of NR2B subunit in dorsal horn. Neuropharmacology, England, v. 38, pp. 611-623. 1999.

Brason, KR. Injectable and alternative anesthetic techniques. In: Tranquilli, WJ; Thurmon, JC; Grimm, KA. Lumb & Jones' veterinary anesthesia and analgesia. 4. ed. Ames: Blackwell Publishing, 2007. pp. 273-299.

Branson, KR; Gross, ME. Propofol in veterinary medicine. Journal of the American Veterinary Medical Association, v. 204, n. 12, pp. 1888-1890, 1994.

Brau, ME; Sander, F; Vogel, W et al. Blocking mechanisms of ketamine and its enantiomers in enzymatically demyelinated peripheral nerve as revealed by single-channel experiments. Anesthesiology, United States, v. 86, n. 2, pp. 394-404, 1997.

Braz, JRC; Takata, IH; Sato, JK et al. Capnometria ($PETCO_2$) com cateter nasal em pacientes com respiração espontânea. Revista Brasileira de Anestesiologia, v. 45, n. 2, p. 83-7, 1995.

Brittain, RT; Tyers, MB. The pharmacology of AH 8165: a rapid-acting, short-lasting competitive neuromuscular blocking drug. Brit J Anaesth, v. 45, pp. 837-43, 1973.

Brodbelt, D. Feline anaesthetic deaths in veterinary practice. Top Companion Anim Med, 2010, v. 25, pp. 189-194.

Brodbelt, D. Perioperative mortality in small animal anaesthesia. Vet J, v. 182, pp. 152-61, 2009.

Brodbelt, DC; Blissitt, KJ; Hammond, RA; et al. The risk of death: the confidential enquiry into perioperative small animal fatalities. Vet Anaesth Analg, v. 35, pp. 365-73, 2008.

Brodbelt, DC; Pfeiffer, DU; Young, LE; et al. Results of the Confidential Enquiry into Perioperative Small Animal Fatalities regarding risk factors for anesthetic-related death in dogs. J Am Vet Med Assoc, v. 233, pp. 1096-1104, 2008.

Brodbelt, DC; Pfeiffer, DU; Young, LE; et al. Risk factors for anaesthetic-related death in cats: results from the confidential enquiry into perioperative small animal fatalities (CEPSAF). Br J Anaesth, v. 99, pp. 617-623, 2007.

Brown, CR et al. Clinical eletroencephalographic and pharmacokinetic studies of a watersoluble benzodiazepine, midazolam maleate. Anesthesiology, v. 50, pp. 467-70, 1979.

Bruni, AC; Zimmerl, V. Anatomia degli animali domestici. 2. ed., Milano: Vallardi, 1951.

Brussel, T; Theissen, JT; Vigfusson, G et al. Hemodynamic and cardiodynänic effects of propofol and etomidate: negative inotropic properties of propofol. Anesthesia and Analgesia, v. 69, pp. 35-40, 1989.

Bürkle, H; Dunbar, S; Aken, HV. Remifentanila: a novel, short-acting, u-opioid. Anesth Analg, Paris, v. 83, pp. 646-51, 1996.

Burnham, SL. Anatomical differences of the donkey and mule. AAEP Proceedings, v. 48, pp. 102-109, 2002.

Burrows, CF. Techniques and complications of intravenous and intra--arterial catheterization in dogs and cats. Journal of American Veterinary Medicine Association, v. 163, p. 1357-63, 1973.

Bustamante, R; Aguado, D; Cediel, R; et al. Clinical comparison of the effects of isoflurane or propofol anaesthesia on mean arterial blood pressure and ventilation in dogs undergoing orthopaedic surgery receiving epidural anaesthesia; (2010) doi.org/10.1016/j.tvjl.2018.01.002.

Calderón, E et al. A comparison of two constant-dose continuous infusions of remifentanil for severe postoperative pain. Anesth Analg, Paris, v. 92, pp. 715-19, 2001.

Calderwood, HW; Klide, AM; Cohn, BB et al. Cardiorespiratory effects of tiletamine in cats. American Journal of Veterinary Research, v. 32, n. 10, pp. 1511-1515, 1971.

Camignotto, LO; Cortopassi, SRG; Kitahara, FR et al. Avaliação do emprego do etomidato isolado ou associado ao midazolam na indução da anestesia em gatos. Revista Brasileira de Ciência Veterinária, v. 9, pp. 131-133, 2002.

Cantalapietra, AG; Villanueva, B; Pereira, JL. Anaesthetic potency of isoflurane in cattle: determination of the minimum alveolar concentration. Vet Anaest Analg, v. 27, pp. 22-26, 2000.

Carlsson, C. Acupuncture mechanisms for clinically relevant long-term effects: reconsideration and a hypothesis. Acupunct Med, v. 20, p. 82-99, 2002.

Carpenter JW. Exotic animal formulary. 5.ed. Philadelphia: Elsevier; 2018.

Carregaro, AB; Freitas, GC; Marques, JS et al. Efeitos cardiorrespiratórios e analgésicos da cetamina por via epidural, por infusão intravenosa contínua ou pela associação de ambas, em cães submetidos à osteossíntese de fêmur. Ciência Rural, Brasil, v. 40, n. 7, 2010.

Carregaro, AB; Freitas, GC; Ribeiro, MH; et al. Physiological and analgesic effects of continuous-rate infusion of morphine, butorphanol, tramadol or methadone in horses with lipopolysaccharide (LPS)-induced carpal synovitis. BMC Vet Res, v. 10, pp. 966, 2014.

Carregaro, AB; Luna, SPL; Mataqueiro, MI; et al. Effects of buprenorphine on nociception and locomotor activity in horses. Am J Vet Res, v. 68, n. 3, p. 246-50, 2007.

Carregaro, AB; Neto, FJ; Beier, SL; Luna, SPL. Cardiopulmonary effects of buprenorphine in horses. Am J Vet Res, v. 67, n. 10, p. 1675-80, 2006.

Carsetti, A; Cecconi, M; Rhodes, A Fluid bolus therapy: monitoring and predicting fluid responsiveness. Curr Opin Crit Care, v. 21, p. 388-394, 2015.

Cassu, RN; Genari Filho, T; Abreu, LM et al. Electroanalgesia for postoperative pain control in dogs. Acta Cir Bras, v. 27, p. 43-48, 2012.

Cassu, RN; Melchert, A; Canoa, JT et al. Sedative and clinical effects of the pharmacopuncture with xylazine in dogs. Acta Cir Bras, v. 29, p. 47-52, 2014.

Castro, GB. Estudo comparativo entre o cloreto de succinilcolina, o brometo de fazadínio e o benzossulfonato de atracúrio em cães submetidos à toracotomia. (Tese de Doutorado), Botucatu, Faculdade de Medicina Veterinária e Zootecnia – UNESP, 1986, 109 pp.

Castro, GB et al. Alguns aspectos sobre o emprego do alfatesin em cães. Rev Bras Med Vet, v. 4, n. 2, pp. 27-9, 1981.

Cattet, MRL; Caulket, NA; Polischuk, SC et al. Anaesthesia of polar bear (Ursus maritimus) with zolazepam-tiletamine, medetomidine-ketamine and medetomidine-zolazepam-tiletamine. Journal of zoo and wildlife medicine, v. 30, n. 3, pp. 354-60, 1999.

Caulkett, NA; Armeno, JM. Chemical immobilization of free-ranging terrestrial mammals. In: Thurmon, JC; Tranquilli, WJ; Benson, GJ (Eds.). Lumb and Jones' veterinary anesthesia. Williams & Wilkins: Baltimore, 4 ed., pp. 807-832, 2007.

Caulket, NA; Cattet, MRL; Caulkett, JM et al. Comparative physiologic effects of telazol, medetomidine and medetomidine-telazol in captive polar bears (Ursus maritimus). Journal of zoo and wildlife medicine, v. 30, n. 4, pp. 504-9, 1999.

Cavalli, RC; Baraldi, CO; Cunha, SP. Transferência placentária de drogas. Rev Bras Ginecol, v. 28, n. 9, Rio de Janeiro, Sept. 2006.

Celesia, GG; Chen, RC. Effects of ketamine on EEG activity in cats and monkeys. Eletroencephalography and Clinical Neurophysiology, Ireland, v. 37, n. 4, pp. 347-363, 1974.

Center, SA. Fluid, electrolyte, and acid-base disturbances in liver disease. In: DiBartola, SP. Fluid, electrolyte and acid-base disorders. 3 ed. Philadelphia: Elsevier, 2006. pp. 437-477.

Chaplan, SR; Malmberg, AB; Yaksh, TL. Efficacy of spinal NMDA receptor antagonism in formalin hyperalgesia and nerve injury evoked allodynia in the rat. Journal of Pharmacology and Experimental Therapeutics, United States, v. 280, n. 2, pp. 829-838, 1997.

Charity, SE; Buschinelli, MCP; Gasparini, RL et al. Programa de manejo para espécies ameaçadas de extinção – Plano de manejo e conservação do cervo do Pantanal. Relatório CESP não publicado, 1989.

Charity, SE; Buschinelli, MCP; Gasparini, RL et al. The use of ketamine/detomidine association in the chemical immobilization of free living marsh deer Blastoceros dichotomus. Congresso Mundial de Veterinária, Rio de Janeiro, 1991.

Chen, G; Ensor, CR; Bohner, B. The neuropharmacology of 2-(0-chlophenyl) – 2 – methylaminio – cyclohexanone hydrochloride. Journal of Pharmacology and Experimental Therapeutics, United States, v. 153, pp. 332-339, 1966.

Chizh, BA. Low dose ketamine: a therapeutic and research tool to explore N-methyl-D-aspartate (NMDA) receptor-mediated plasticity in pain pathways. Journal of Psychopharmacology, United States, v. 21, n. 3, pp. 259-271, 2007.

Chung, DC; Lam, AM. Fundamentos de anestesiologia. Rio de Janeiro, Guanabara Koogan, 1983.

Ciofolo, MJ; Reiz, S. Circulatory effects of volatile anesthetic agents. Minerva Anesthesiol, v. 65, n. 5, pp. 232-8, 1999.

Clarke, KW. Desflurane and sevoflurane – New volatile anesthetic agents. Veterinary Clinics of North America – Small Animal Practice, v. 29, n. 3, p. 793, 1999.

Clarke, KW et al. Cardiopulmonary effects of desflurane in the dog during spontaneous and artificial ventilation. Research in Veterinary Science, v. 61, pp. 82-6, 1996.

Clifford, D. Restraint and anesthesia of small laboratory animals. In: Soma, L. Textbook of veterinary anesthesia. Baltimore, Williams & Wilkins, 1971, pp. 369-74.

Cochrane Injuries Group Albumin Reviewers. Human Albumin administration in critically ill patients: systematic review of randomized controlled trials. BMJ, v. 317, n. 235, 1998.

Compêndio Veterinário. São Paulo, Andrei, 1982.

Connolly, R, Quimby, FW. Acepromazine-ketamine anesthesia in the rhesus monkey (Macaca mulatta). Lab-Anim-Sci. v.28, n.1, p. 72-4, 1978.

Corbett, TH. Cancer and congenital anomalies associated with anesthetics. Ann N Y Acad Sci, v. 271, pp. 58-66, 1976.

Corssen, G; Domino, EF. Dissociative anesthesia: further pharmacologic studies and first clinical experience with the phencyclidine derivative CI-581. Anesthesia and Analgesia, United States, v. 45, n. 1, pp. 29-40, 1966.

Corssen, G; Little, SC; Tavakoli, M. Ketamine and epilepsy. Anesthesia and Analgesia United States, v. 53, p. 319-325, 1974.

Corssen, G; Miyasaka, M; Domino, EF. Changing concepts in pain control during surgery: dissociative anaesthesia with CI 581. Anesthesia and Analgesia, United States, v. 47, n. 6, pp. 746-758, 1968.

Cortopassi, SRG; Patricio, GCF. Fluidoterapia na Anestesia. In: Fantoni, DT; Cortopasso, SRG. Anestesia em cães e gatos. 2 ed. São Paulo: Roca, 2010. p. 131-146.

Courvoisier, S et al. Propriétés pharmachodynamiques du chlorohydrate de chloro-3 (diméthylamino-3-propyl)-10 phénothiazine (4560-RP); étude experimentale d'un nouveaux corps utilizé dans l'anesthésie potentialisée et dans l'hibernation artificielle. Arch Int Pharmacodyn., v. 92, p. 305, 1953.

Covino, BG; Vassalo, HG. Local anesthesics, mechanism of action and clinical use. New York: Grune & Straton, 1976, 173 pp.

Cubas ZS, Silva JCR, Catão-Dias JL. Tratado de animais selvagens: medicina veterinária. 2.ed. São Paulo: Roca; 2014.

Cruz, FS; Carregaro, AB; Machado, M; Antonow, RR. Sedative and cardiopulmonary effects of buprenorphine and xylazine in horses. Can J Vet Res, v. 75, n. 1, pp. 35-41, 2011.

Cruz, JI, Loste, JM, Burzaco, OH. Observations on the use of medetomidine/ketamine and its reversal with atipamezol for chemical restraint in the mouse. Lab Anim, v. 32, pp. 18-22, 1998.

Cruz, ML; Luna, SPL, Moura, CA et al. Técnicas anestésicas em capivaras (hydrochoerus hydrochaeris, linné). Ciência rural, Santa Maria, v. 28, n. 3, pp. 411-5, 1998.

Cruz, ML; Nogueira, CS; Clark, RO et al. Anestesia em capivaras (hydrochoerus hydrochaeris) com acepromazina, midazolam e quetamina. IV Encontro de Anestesiologia Veterinária, Jaboticabal, 9/09/1999 a 11/09/1999.

Cullen, LK. Medetomidine sedation in dogs and cats: a review of its pharmacology, antagonism and dose. Br Vet J, v. 152, n. 5, pp. 519-35, 1996.

Curtis, DR; Johnston, GAR. Aminoacid transmitters in the mammalian central nervous-system. Ergebnisse der physiologie, biologischen chemie und experimentellen pharmakologie. Germany, v. 69, n. 97-188, 1974.

D'Alvarez, M. A história trágica da anestesia. Rio de Janeiro, Tecnoprint, 1963, 109 pp.

Dantzker, D. Oxygen delivery and utilization in sepsis. Crit Care Clin, v. 5, pp. 81-98, 1989.

Davies, C. Excitatory phenomena following the use of propofol in dogs. Journal of Veterinary Anaesthesia, v. 18, pp. 48-51, 1991.

Davies, SN; Alford, EJ; Coan, EJ et al. Ketamine blocks an NMDA receptor-mediated component of synaptic transmission in rat hyppocampus in voltage-dependent manner. Neuroscience Letters, Ireland, v. 92, n. 2, p. 92 -97, 1988.

Davis, CA; Seddighi, R; Cox, SK et al. Effect of fentanyl on the induction dose and minimum infusion rate of propofol preventing movement in dogs, Veterinary Anaesthesia and Analgesia; (2017) doi: 10.1016/j.vaa.2016.11.002.

Davis, LE; Wolff, WA. Pharmacokinetics and metabolism of glyceryl guaiacolate in ponies. Amer J Vet Res, v. 31, n. 3, pp. 469-73, 1970.

Dawidiwicz, AL; Fornal, E; Mardarowicz, M et al. The role of human lungs in the biotransformation of propofol. Anesthesiology, v. 93, pp. 992-997, 2000.

Day, GI; Schemnitz, SD; Taber, RD. Captura y Marcacion de Animales Silvestres. In: Manual de gestion de vida silvestre, 1987, n. 6, pp. 63-94.

Day, TK; Bateman, S. Shock syndromes. In: DiBARTOLA, SP. (Ed.) Fluid, electrolyte, and acid-base disorders in small animal practice. 3. ed. Philadelphia: Saunders Elsevier, 2006, pp. 540-64.

Deegen, E. Avaliação de parâmetros para o teor de gases no sangue arterial de equinos com distúrbios respiratórios e metabólicos. In: Jornadas Boehringer de patologia equina, Porto Alegre, Íntegra das Palestras, São Paulo, Boehringer e Cia, 1984, pp. 14-9.

Dennis, SG; Wotton, PR; Boswood, A et al. Comparison of the effects of thiopentone and propofol on the electrocardiogram of dogs. The Veterinary Record, v. 160, n. 20, pp. 681-686, 2007.

Dershwitz, M et al. Inicial clinical experience with remifentanila, a new opioid metabolized by esterases. Anest Analg, Paris, v. 81, pp. 619-23, 1995.

Dhanjal, JK; Wilson, DV; Robinson, E; et al. Intravenous tramadol: effects, nociceptive properties, and pharmacokinetics in horses. Vet Anaesth Analg, v. 36, n. 6, pp. 581-90, 2009.

Dicionário de Especialidades Farmacêuticas. 15 ed. São Paulo: Epume, 1986/87.

Dicionário Médico Ilustrado Blakiston. 2 ed. São Paulo: Andrei Editora.

Dickenson, AH. A cure of wind up: NMDA receptor antagonists as potential analgesics. Trends in Pharmacological Science, England, v. 11, n. 8, pp. 307-309, 1990.

Dickenson, AH; Chapman, V; Green, GM. The pharmacology of excitatory and inhibitory amino acid-mediated events in the transmission and modulation of pain in the spinal cord. General Pharmacology, v. 28, n. 5, pp. 633-638, 1997.

Divers, SJ. The use of propofol in reptile anesthesia. Proceedings of the Annual Conference of the Association of Reptilian and Amphibian Veterinarians, v. 3, pp. 57-9, 1997.

Dodam, JR; Krusse-Elliott, KT; Aucoin, DP; Swanson, CR. Duration of etomidate-induced adrenocortical suppression during surgery in dogs. American Journal Veterinary Research, v. 51, n. 5, pp. 786-788, 1990.

Doenicke, AW; Roizen, MF; Kugler, J et al. Reducing myoclonus after etomidate. Anesthesiology, v. 90, n. 1, pp. 113-119, 1999.

Dolensek, EP. Anesthesia of exotic felines with ketamine HCl. J Zoo Anim Med, v. 2, pp. 16-9, 1971.

Dolowy, WC et al. Chlorpromazine premedication with pentobarbital anesthesia in a mouse. Amer J Vet Res, v. 27, p. 156, 1960.

Domino, EF; Chidiff, P; Corssen, G. Pharmacologic effects of CI-581, a new dissociative anesthetic in human. Clinical Pharmacology and Therapeutics, United States, v. 6, pp. 279-291, 1965.

Donaldson, L. Anesthesia and pregnancy. In: Doherty, TJ; Valverde, A. (Ed). Manual of equine anesthesia and analgesia. Ames, Iowa. Blackwell Publishing, 2006; pp.245-252.

Donaldson, LL; McGrath, CJ; Tracy, CH. Testing low doses of intravenous Telazol in canine practice. Veterinary Medicine, v. 84, pp. 1202-1207, 1989.

Doria, RGS; Valadão, CAA et al. Anestesia por isofluorano em equinos submetidos à infusão contínua de medetomidina ou xilazina. Cienc Rural [online]. 2009, v. 39, n. 2, pp. 447-452.

Draehmpaehl, D; Zohman, A. Acupuntura no cão e gato. São Paulo: Roca, 1997.

Driessen, B; Zarucco, L; Kalir, B; et al. Contemporary use of acepromazine in the anaesthetic management of male horses and ponies: a retrospective study and opinion poll. Equine Vet J, v. 43, n. 1, pp. 88-98, 2011.

Duarte, JMB. A ação da pipotiazina sobre o ponto de fuga do veado catingueiro mazama gouazoubira. Arquivos da SZB, n. 14, pp. 93-94.

Ducharme, NG; Fubini, SL. Gastrointestinal complications associated with the use of atropine in horses. J Am Vet Med Assoc, v. 182, n. 3, pp. 229-231, 1983.

Duke, T. Partial intravenous anesthesia in cats and dogs. Can Vet J, v. 54, p. 276-282, 2013.

Duke, T; Egger, CM; Ferguson, JG et al. Cardiopulmonary effects of propofol infusion in lhamas. AJVR, v. 58, n. 2, 1997.

Duque, JC; Oleskovicz, N; Guirro, E et al. Anestesia total intravenosa com xilazina-EGG-cetamina ou xilazina-EGG-cetamina S(+), em equinos: estudo comparativo. In: VII Encontro em Anestesiologia Veterinária. Anais – São Luís: Colégio Brasileiro de Cirurgia e Anestesiologia Veterinária, 2005. p. 178.

Duque, JC; Oleskovicz, N; Guirro, ECBP et al. Relative potency of ketamine and S(+)-ketamine in dogs. Journal of Veterinary Pharmacology and Therapeutics, United States, v. 31, n. 4, pp. 344-348, 2008.

Duque, JCM. Efeitos da injeção epidural de cetamina ou cetamina S(+) na dor pós-incisional, em cães. Dissertação (Mestrado em Cirurgia Veterinária). Faculdade de Ciências Agrárias e Veterinárias, Universidade Estadual Paulista Júlio de Mesquita Filho, Jaboticabal, 2001, 59 pp.

Duque, JCM; Valadão, CAA; Farias, A et al. Pre-emptive epidural ketamine or S(+)-ketamine in post-incisional pain in dogs: a comparative study. Veterinary Surgery, United States, v. 33, n. 4, pp. 1-7, 2004.

Duque, MJC; Souza, AP; Nunes, N et al. Continuous infusion of ketamine in hypovolemic dogs anesthetized with desflurane. Journal of the Veterinary Emergency and Critical Care, United states, v. 15, n. 2, pp. 92-99, 2005.

Durieux, ME. Inhibition by ketamine of muscarinic acetylcholine receptor function. Anesthesia and Analgesia, United States, v. 81, n. 1, pp. 57-62, 1995.

Dyson, DH; Allen, DG; McDonell, WN. Comparison of three methods of cardiac output determination in cats. American Journal of Veterinary Research, v. 46, n. 1, pp. 2546-52, 1985.

Ebert, B; Andersen, S; Krogsgaard-Larsen, P. Ketobemidone, methadone and pethidine are non-competitive N-methyl D-aspartate (NMDA) antagonists in the rat cortex and spinal cord. Neuroscience Letters, Ireland, v. 187, n. 3, pp. 165-168, 1995.

Ebert, TJ; Muzi, M. Sympathetic hyperactivity during desflurane anesthesia in healthy volunteers. A comparison with isoflurane. Anesthesiology, v. 79, n. 3, pp. 444-53, 1993.

Edebes, H. Reduce deaths with drugs. Natura, v. 23, pp. 15-17, 1991.

Edebes, H; Burroughs, R. Long acting neuroleptics in wildlife. Ms paper presented at Tranquilizer Symposium, National Zoological Gardens, Pretoria, 1989.

Edling, TM; Degernes, LA; Flammer, K et al. Capnographic monitoring of anesthetized African grey parrots receiving intermittent positive pressure ventilation. J Am Vet Med Assoc, v. 219, n. 12, pp. 1714-18, 2001.

Egan, TD. Remifentanila pharmacokinetics and pharmacodynamics. A preliminary appraisal. Clin Pharmacokinet, v. 29, n. 2, pp. 80-94, 1995.

Egan, TD, Lemmens HJM, Fiset, P. The pharmacokinetics of the new shot-acting opioid remifentanila in healthy adult male volunteers, Anesthesiology, v. 79, pp. 881-92, 1993.

Eger, EI. Desflurane animal and human pharmacology: aspects of kinetics, safety, and MAC. Anesth Analg, v. 75, p. 3-9, 1992.

Eger, II, EI et al. A test of the carcinogenicity of enfluorane, isofluorane, halotane, methoxyflurane, and nitrous oxide in mice. Anesth Analg, v. 57, pp. 678-94, 1978.

Eger, II, EI. Captação e mecanismo de ação dos anestésicos. Barueri: Manole, 1976.

Eisenberg, E; Pud, D. Can patients with chronic neuropathic pain be cured by acute administration of the NMDA receptor antagonist amantadine? Pain, Netherlands, v. 74, n. 2-3, pp. 337-339, 1998.

Enlund, M; Andersson, J; Hartvig, P et al. Cerebral normoxia in the rhesus monkey during isoflurane- or propofol-induced hypotension and hypocapnia, despite disparate blood-flow patterns. A positron emission tomography study. Acta Anaesthesiol Scand, v. 41, n. 8, pp. 1002-10, 1997.

Erthal, V; Da Silva, MD; Cidral-Filho FJ et al. ST36 laser acupuncture reduces pain-related behavior in rats: involvement of the opioidergic and serotonergic systems. Lasers Med Sci, v. 28, p. 1345-1351, 2013.

Estanove, S; George, M. L'anesthésie in chirurgie expérimentale. Ann Anesth Franç, Boulogne, v. 11, n. 4, pp. 679-87.

Evans, JM et al. Clinical evaluation in cats of a new anesthetic, CT 1341. I. Small Anim Pract, v. 13, pp. 479-86, 1972.

Fantoni, DT; Cortopassi, SRG. Anestesia em cães e gatos. 2 ed. São Paulo: Roca, 2010.

Fantoni, DT; Ida, KK; Gimenes, AM et al. Pulse pressure variation as a guide for volume expansion in dogs undergoing orthopedic surgery. Vet Anesthesia Analgesia, v. 44, p. 710-18, 2017.

Farias, A; Pacchini, CE; Valadão, CAA. Efeitos hemodinâmicos da tiletamina-zolazepam em cães hipovolêmicos. Revista Brasileira Ciência Veterinária, v. 9, n. 2, pp. 72-76, 2002.

Felsby, S; Nielsen, J; Arendt-Nielsen, L et al. NMDA receptor blockade in chronic neuropathic pain: a comparison of ketamine and magnesium chloride. Pain, Netherlands, v. 64, n. 2, pp. 283- 291, 1996.

Ferrari, D; Luna, SPL; Lima, A et al. Effetti analgesici ed emostatici perioperatori dell'agopuntura in cagne sottoposte ad ovarioisterectmia. Obiettivi e Documenti Veterinari. Itália, v. 27, pp. 11-20, 2006.

Ferraz-Allado, T; Brechener, VL; Dymond, HC et al. Electroconvulsive phenomenon in human limbic and thalamic region induced by ketamine. Anesthesiology, United States, v. 38, pp. 333-336, 1973.

Ferreira, JRV. Anestesia por infusão intravenosa contínua em Tapirus terrestris, pela associação de detomidina ou xilazina, com midazolam e quetamina. Dissertação de mestrado apresentada no curso de pós-graduação em Ciências Agrárias, Universidade Federal do Paraná, Curitiba, 1997.

Ferreira, JRV, Cruz, ML, Nunes, ALV et al. Sedação de tapirus terrestris (anta brasileira), pela detomidina e sua reversão pela ioimbina. I Encontro de Anestesiologia Veterinária, FMVZ–Unesp (Botucatu – SP), 11/09/1994 a 13/09/1994.

Ferreira, PCC; Massone, F; Oliva, VNLS et al. Efeitos da etilefrina sobre a função cardiorrespiratória de cães anestesiados pelo tiopental e halotano e pré-tratados ou não pela levomepromazina. Revista de Educação Continuada do CRMV-SP, v. 4, n. 3, p. 76-83, 2001.

Fieni, F; Tainturier, D; Denissel et al. Uso da associação tiletamina-zolazepam pela via endovenosa na anestesia do cão. Hora Veterinária, Brasil, v. 8, n. 45, pp. 45-48, 1988.

Figueiredo, JP; Muir, WW; Sams, R. Cardiorespiratory, gastrointestinal, and analgesic effects of morphine sulfate in conscious healthy horses. Am J Vet Res, v. 73, n. 6, pp. 799-808, 2012.

Finfer, S; Bellomo, R; Boyce, N et al. A comparison of albumin and saline for fluid resuscitation in the intensive care unit. N Engl J Med, v. 350, p. 2247, 2004.

Finster, M. The placental transfer of drugs. Mother and newborn-recent advances. In: Annual Postgraduate Seminar in Anesthesiology, v. 9, 1972.

Fisher, DM; Zwass, MS. MAC of desflurane in 60% nitrous oxide in infants and children. Anesthesiology, v. 76, n. 3, pp. 354-6, 1992.

Florence, G; Bonnier, R; Huyghe, H et al. Anesthetic regimen for experimental neurosurgery in macaques. Travaux Scientifiques des Chercheurs du Service de Sante des Armees, n.19, pp. 197-8, 1998.

Flôres, FN; Tavares, SG; Moraes, NA et al. Azaperone e sua associação com xilazina ou dexmedetomidina em suínos. Ciência Rural, Santa Maria, v. 39, n. 4, pp. 1101-1107, 2009.

Fontenelle, JL; Nascimento, C; Cruz, ML; Luna, SPL. Epidural anaesthesia in red-foot tortoise. VII International Congress of Veterinary Anaesthesiology, Berne, Suíça, 20/09/2000 a 23/09/2000.

Fournier, CC; Fournier, P; Vie, JC. Immobilization of wild collared anteaters with ketamine- and xylazine-hydrochloride. Journal of wildlife diseases, v. 33, n. 4, pp. 795-800, 1997.

Fournier, CC; Vogel, I; Fournier, P et al. Immobilization of free-ranging nine-banded and great long-nosed armadillos with three anesthetic combinations. Journal of wildlife diseases, v. 36, n. 1, pp. 131-40, 2000.

Fowler, ME. Delivery systems for chemical immobilization. In: Immobilization of North American Wildlife, Wisconsin Human Society, Inc. Milwaukee, WI, pp. 23-9, 1983.

Fowler, ME. Restraint and handling of wild and domestic animals. Ed. Iowa State University Press, 1978, 332 pp.

Fowler, ME. Zoo and wild animal medicine, 2 ed. Philadelphia: W. B. Saunders, 1986.

Fragata, FS. Avaliação eletrocardiográfica e da pressão arterial na indução anestésica com propofol e na manutenção com isofluorano ou infusão contínua de propofol em cães. 128 f. Dissertação (Mestrado), Faculdade de Medicina Veterinária e Zootecnia, Universidade de São Paulo, São Paulo, 2004.

Freitas GC, Cunha MGMCM, Gomes K, Cunha JPMCM, Togni M, Pippi NL et al. Acid-base and biochemical stabilization and quality of recovery in male cats with urethral obstruction and anesthetized with propofol or a combination of ketamine and diazepam. The Canadian Journal of Veterinary Research. 2012;76:201-8.

Frenkel, C; Urban, BW. Molecular actions of racemic ketamine on human CNS sodium channels. British Journal of Anaesthesia, England, v. 69, n. 3, pp. 292-297, 1992.

Friedman, DB; Jensen, FB; Matzen, S et al. Non-invasive blood pressure monitoring during head-up tilt using the Penaz principle. Acta Anaesthesiol, v. 34, p. 519-22, 1990.

Fritsch, R. Die Eignung des Guajacolglyzerinathers zum medicamentosen Ablegen von Pferd und Rind zur dauerrelaxation in der teranestherapie. Zbl Vet Med A, v. 12, p. 78, 1965.

Fry, LM; Neary, SM; Sharrock, J; Rychel, JK. Acupuncture for analgesia in veterinary medicine. Top Companion Anim Med, v. 29, p. 35-42, 2014.

Funk W; Baldinger V. Microcirculatory perfusion during volume therapy: a comparative study using crystalloid or colloid in awake animals. Anesthesiology, v. 82, p. 975, 1995.

Gabas, DT; Oliva, VNLS; Matsubara, LM et al. Estudo clínico e cardiorrespiratório em cadelas gestantes com parto normal ou submetidas à cesariana sob anestesia inalatória com sevofluorano. Arq Bras Med Vet Zootec, v. 58, n. 4, pp. 518-524, 2006.

Gabor, TM; Hellgren, EC; Silvy, NJ. Immobilization of collared peccaries (tayassu tajacu) and feral hogs (sus scrofa) with telazol and xylazine. Journal of Wildlife Diseases, v. 33, n. 1, pp. 161-4, 1997.

Gakiya, HH; Cassu RN; Silva DA et al. Electroacupuncture versus morphine for the postoperative control pain in dogs. Acta Cir. Bras, v. 26, p. 346-351.

Gaynor, JS. Acupuncture for management of pain. Vet Clin N Am: Small Anim Pract, v. 30, pp. 875-84, 2000.

Gaynor, JS; Wimmsatt, J; Mallinckrodt, C et al. A comparison of sevoflurane and isoflurane for short-term anaesthesia in polecats (mustela eversmanni). Journal of Zoo and Wildlife Medicine, v. 28, n. 3, pp. 274-9, 1997.

Geel, JR. The effect of premedieation on the induction dose of propofol in dogs and cats. Journal of the South African Veterinary Association, v. 62, n. 3, pp. 118-123, 1991.

Gehling, M; Tryba, M. New aspects of ketamine in postoperative pain. Acute Pain, v. 1, pp. 22-34, 1998.

Geisslinger, G; Hering, W; Thomann, P. Pharmacokinetics and pharmacodynamics of ketamine enantiomers in surgically patients using a stereoselective analytical method. British Journal of Anaesthesia, England, v. 70, n. 6, pp. 666-671, 1993.

Gepts, E; Camu, F; Cockshott, ID; Douglas, EJ. Disposition of propofol administered as a constant rate intravenous infusions in humans. Anesth Analg, v. 66; p. 1256-1263, 1987.

Gerdin, JA; Slater, MR; Makolinski, KV; et al. Post-mortem findings in 54 cases of anesthetic associated death in cats from two spay-neuter programs in New York State. J Feline Med Surg, v. 13, pp. 959-66, 2011.

Giacomini, C. Fundação Zoobotânica do Rio Grande do Sul, RS, 1989. (Comunicação pessoal.)

Gillies, GWA; Lees, NW. The effects of speed of injection on induction with propofol. Anaesthesia, v. 44, pp. 386-388, 1989.

Gilman, AG; Goodman, LS; Gilman, A. As bases farmacológicas da terapêutica. 6 ed. Rio de Janeiro: Guanabara Koogan, 1983.

Gilman, AG; Rall, TW; Nies, AS; Taylor, P. As bases farmacológicas da terapêutica. 8 ed. Rio de Janeiro: Guanabara Koogan, 1991.

Gilroy, BA; Varga, JS. Ketamine-diazepam and ketamine-xylazine combination in guinea-pigs. Vet Med Small An Elim, v. 75, n. 3, pp. 508-9, 1980.

Gimenes, AM; De Araujo Aquiar, AJ; De Paula Nogueira, G. Effect of intravenous propofol and remifentanil on heart rate, blood pressure and nociceptive response in acepromazine premedicated dogs. Vet Anaesth Analg, v. 38, n. 1, p. 54-62, 2011.

Giordano, T; Steagall, P; Ferreira, T; et al. Postoperative analgesic effects of intravenous, intramuscular, subcutaneous or oral transmucosal buprenorphine administered to cats undergoing ovariohysterectomy. Vet Anaesth Analg, v. 37, n. 4, pp. 357-66, 2010.

Glass, SA et al. Preliminary pharmacokinetics and pharmacodynamics of an ultrashort acting opioid: remifentanila (GI87084B). Anesth Analg, Paris, v. 77, pp. 1031-40, 1993.

Glen, JB. Animal studies of anaesthetic activity of ICI 35868. Br. J. Anaesth, v. 52, p. 731-741, 1980.

Glen, JB. The development of 'Diprifusor': a TCI system for propofol. Anaesthesia, v. 53, Supplement 1, p. 13-21, 1998.

Goldemberg, S. Aspectos éticos da pesquisa com animais. Acta Cirúrgica Brasileira, v. 15, n. 4, 2000.

Goldik, Z; Bornstein, J; Eden, A et al. Airway management by physicians wearing antichemical warfare gear: comparison between laryngeal mask airway and endotracheal intubation. European Journal of Anaesthesiology, v. 19, n. 3, pp. 166-9, 2002.

Gonçalves, AP. Anesthesia paravertebral lombar no cavalo (equus caballus). Tese (Mestrado), 41 pp. Faculdade de Veterinária, UFF, Rio de Janeiro, 1977.

Goodger, WJ; Levy, W. Anesthetic management of the cesarean section. Vet Clin North Am, v. 3, n. 1, pp. 85-99, 1973.

Goodman e Gilman. As bases farmacológicas da terapêutica. 6 ed. Rio de Janeiro: Guanabara Koogan, 1983.

Gorgulu, A; Kiris, T; Unal, F et al. Protective effect of the N-methyl-D-aspartate receptor antagonists, MK-801 and CPP on cold-induced brain oedema. Acta Neurochirurgica, v. 141, n. 93-98, 1999.

Grace, RF; Power, I; Umedaly, H et al. Inalation anesthesia: a fundamental guide. New York: MacMillan, 1937.

Grace, RF; Power, I; Umedaly, H et al. Preoperative dextromethorphan reduces intraoperative but not postoperative morphine requirements after laparotomy. Anesthesia and Analgesia, United States, v. 87, n. 5, pp. 1135-1138, 1998.

Graham, SG. New drug in volatile anaesthesia – desflurane. Ann Acad Med Singapore, v. 23, n. 4, pp. 510-8, 1994.

Graham-Jones, O. Restraint and anaesthesia of some captive wild mammals. Vet Rec, v. 76, pp. 1216-48, 1964.

Grandy, JL; Dunlop, CI; Hodgsons, DS et al. Evaluation of the Doppler ultrasonic method of measuring systolic arterial blood pressure in cats. American Journal of Veterinary Research, v. 53, p. 1166-9, 1992.

Green, MW, Musolin. Studies on barbiturates XXV. The effect of vitamin C level on barbiturates depression in guinea-pigs. J Am Pharm Ass, v. 30, p. 613, 1941.

Greenstein, ET. Ketamine HCl, a dissociative anesthetic for squirrel monkeys (saimiri sciureus). Lab Anim Sci, v. 25, n. 6, pp. 774-7, 1975.

Grenne, SA; Tranquilli, WJ; Benson, GJ; Grimm, KA. Effects of medetomidine administration on bispectral index measurements in dogs during anesthesia with isoflurane. Am J Vet Res, v. 64, pp. 316-20, 2003.

Grimm, KA; Tranquilli, WJ; Gross, DR et al. Cardiopulmonary effects of fentanyl in conscious dogs and dogs sedated with a continuous rate infusion of medetomidine. Am J Vet Res, v. 66, pp. 1222-6, 2005.

Groom, S; Checkley, S; Crawford, B. Hepatic necrosis associated with halothane anesthesia in an alpaca. Can Vet J, v. 36, 1995.

Groppetti, D; Pecile, AM; Sacerdote, P et al. Effectiveness of electroacupuncture analgesia compared with opioid administration in a dog model: a pilot study. Br J Anaesth, v. 107, p. 612-618, 2011.

Grunert, E; Birgel, EH. Obstetrícia veterinária. Sulina. Porto Alegre, 1982, 323 pp.

Guedel, AE. Inhalation anesthesia. 2 ed. Nova York: MacMillan, 1951.

Guerrero, PNH; Nunes, N. Monitoramento do índice biespectral em cães. Semina, Londrina, Brasil, v. 24, n. 1, pp. 163-170, 2003.

Habell, RE. A source of error in the bovine pudendal nerve block. JAVMA, v. 128, n. 1, pp. 16-7, 1956.

Haigh, JCJ. Immobilization of wipiti with carfentanila an xylazine and opioid antagonism with deprenorphine, noloxone, and naltrexone. Journal of Zoo and Wildlife Medicine, 1990, v. 21, n. 2, pp. 166-70.

Hall, LW; Clarke KW; Trim, CM. Prevention and management of anaesthetic accidents and crises. In: Hall, LW; Clarke, KW; Trim, CM (Eds). Veterinary anaesthesia. London: W. B. Saunders, 2001; pp. 507-33.

Hall, LW; Clarke, KW. Anestesia veterinária. 8 ed. Barueri: Manole, 1987.

Hall, LW; Clarke, KW. Veterinary anaesthesia; 9 ed. London: Baillière Tindal, 1991.

Hall, LW; Clarke, KW; Trim, CM. Anestesia veterinária. Londres: Saunders W.B, 2001.

Hall, LW; Taylor, PM. Anaesthesia of the cat. Cambridge: W. B. Saunders, UK, 1994.

Hall, TC; Taft, EB; Baker, FC. A preliminary report on the use of Flaxedyl to produce paralysis in the White Tailed Deer. J Wild Management, v.17, n.4, pp. 516-20, 1953.

Han, JS; Tang, J; Ren, MF et al. Central neurotransmitters and acupuncture analgesia. Am J Chin Med, v.8, pp. 331-48, 1980.

Han, JS; Tang, J; Ren, MF et al. Central neurotransmitters and acupuncture analgesia. Am J Chin Med, v. 8, p. 331-48, 1980.

Hankein, K; Radel, C; Beez, M et al. Comparison of Hydroxyethyl starch and lactated Ringer's solution on hemodynamics and oxygen transport of critically ill patients in prospective crossover studies. Crit Care Med, v. 17, n. 133, 1997.

Harthoorn, AM. Application of pharmacological and physiological principles in restraint of wild animals. Wildlife Monog, v.14, p. 74, 1965.

Harthoorn, AM. The chemical capture of animals. Baillière Tindall, 1976, 416 p.

Haskins, SC; Farver, TB; Patz, JD. Ketamine in dogs. American Journal of Veterinary Research, United States, v. 46, pp. 1855-1860, 1985.

Haskins, SC; Patz, JD. Ketamine in hypovolemic dogs. Critical Care Medicine, v. 18, n. 6, pp. 625-629, 1990.

Hatschbach, E; Silva, FC; Beier, SL et al. Comparative study between target-controlled-infusion and continuous-infusion anesthesia in dogs treated with methotrimeprazine and treated with propofol and remifentanil. Acta Cirúrgica Brasileira, v. 23, n. 1, p. 65-71, 2008.

Hay Kraus, BL; Greenblatt, DJ; Venkatakrishnan, K; Court, MH. Evidence for propofol hydroxylation by cytochrome P4502B11 in canine liver microsomes: breed and gender differences. Xenobiotica, v. 30, n. 6, pp. 575-588, 2004.

Hayashi, Y; Sumikawa, K; Yamatodani, A et al. Myocardial sensitization by thiopental to arrhythmogenic action of epinephrine in dogs. Anesthesiology, v. 71, n. 6, pp. 929-935, 1989.

He, L. Involvement of endogenous opioid peptides in acupuncture analgesia. Pain, v. 31, p. 99-121, 1987.

Heard, DJ. Reptile anesthesia. Veterinary Clin North Am Exot Anim Pract, v. 4, n. 1, pp. 83-117, 2001.

Heard, DJ; Kollias, BD; Caligiuri, R et al. Comparative cardiovascular effects of intravenous etorphine and cafentanil in domestic goats. Journal of zoo and wildlife medicine, v. 21, n. 2, pp. 166-70, 1990.

Hellebrekers, LJ; Sap, R. Medetomidine as a premedicant for ketamine, propofol or fentanila anaesthesia in dogs. Vet Rec, v. 140, n. 21, pp. 545-8, 1997.

Hellgren, EC; Lochmiller, RL; Amoss, MS et al. Endocrine and metabolic responses of the collared peccary (Tayassu tajacu) to immobilization with ketamine hydrochloride. J Wild Dis, v. 21, n. 4, pp. 417-25, 1985.

Helrich, M et al. Surital sodium: a new anesthetic agent for intravenous use, preliminary clinical evaluation. Anesthesiology, 1950, v.11, p. 33.

Hemelrijck, JV; Gonzales, JM; White, PF. Pharmacology of intravenous anesthetic agents. In: Rogers, MC, Tinker, JH, Covino, BG et al. Principles and practice of anesthesiology. Boston: Mosby Year Book, 1993, pp. 1131-1153.

Henthorn, TK; Krejcie, TC; Niemann, CU et al. Ketamine distribution described by a recirculatory pharmacokinetic model is not stereoselective. Anesthesiology, United States, v. 91, n. 6, pp. 1733-1743, 1999.

Hildebrand, SV; Hill, T. Neuromuscular blockade by use of atracurium in anesthezed llamas. Am J Vet Res, v. 54, n. 3, 1993.

Hirota, K; Lambert, DG. Ketamine: its mechanism(s) of action and unusual clinical uses. British Journal of Anaesthesia, England, v. 77, n. 4, pp. 441- 443, 1996.

Hoffman, BF; Cranefield, PF. The physiological basis of cardiac arrhytmias. American Journal of Medicine, v. 37, p. 670-84, 1964.

Hofmeister, EH; Williams, CO; Braun, C et al. Propofol versus thiopental: effects on peri-induction intraocular pressures in normal dogs. Veterinary Anaesthesia and Analgesia, v. 35, n. 4, pp. 275-281, 2008.

Hofmeyer, JM. The use of haloperidol as a long-acting neuroleptic in game capture operations. J. of the South African Veterinary Association, p. 273-82, 1981.

Holanda, MA. Ventilação mandatória contínua com pressão controlada: modos controlado/assistido-controlado. In: Valiatti, JLS; Amaral, JLG; Falcão, LFR (Orgs.). Ventilação Mecânica Fundamentos e Prática Clínica. Rio de Janeiro: Roca, 2016.

Holland, Laboratory animal anesthesia. Canad Anaesth Soc Jour, v. 20, n. 5, pp. 693-705, 1973.

Holmes, KR; Hunter, WS. Thermoregulation in Telazol (CI-744)-anesthetized rhesus monkey (Macaca mulatta). Am J Physiol, v. 239, n. 3, pp. 241-7, 1980.

Holz, P. Immobilization of marsupials with tiletamine and zolazepam. Journal of zoo and wildlife medicine, v. 25, n. 2, pp. 209-13, 1994.

Holz, P; Holz, RM; James, EF et al. Effects of atropine on medetomidine/ketamine immobilization in gray wolf (Canis lupus). Journal of zoo and wildlife medicine, v. 25, n. 2, pp. 209-13, 1994.

Holz, P; Holz, RM; James, EF et al. Long-action tranquilizers: their use as a management tool in the confinement of free-ranging red-necked wallabies (Macropus rufogriseus). Journal of zoo and wildlife medicine, v. 27, n. 1, pp. 54-60, 1996.

Hug, CJ. Monitoramento. In: Miller, RD. Tratado de anestesia. 2 ed. Barueri: Manole, 1989, pp. 419-71.

Hughes, R; Chapple, DJ. The pharmacology of atracurium; a new competitive neuromuscular blocking agent. Brit J Anaesth, v. 53, p. 31-43, 1981.

Hurstveit, O; Maurset, A.; Øye, I. Interaction of the chiral forms of ketamine with opioid, phencyclidine, and muscarinic receptors. Pharmacology & Toxicology, v. 77, n. 6, pp. 355-359, 1995.

Ihmsen, H; Geisslinger, G; Schüttler, J. Stereoselective pharmacokinetics of ketamine: R(-)-ketamine inhibits the elimination of S(+)-ketamine. Clinical Pharmacology & Therapeutics, v. 70, n. 5, pp. 431-438, 2001.

Intelisano, TR; Kitahara, FR; Otsuki, DA et al. Total intravenous anaesthesia with propofol-racemic ketamine and propofol-S-ketamine: a comparative study and haemodynamic evaluation in dogs undergoing ovariohysterectomy. Pesquisa Veterinária Brasileira, v. 28, n. 4, pp. 216-222, 2008.

Jacobson, JD; Miller, MD; Matthews, NS et al. Evaluation of pulse oxymetry for clinical use in canine pacient. Veterinary Surgery, v. 20, p. 80-5, 1991.

Jaensch, SM, Cullen, L; Raidal, SR. Comparative cardiopulmonary effects of halothane and isoflurane in galahs (Eolophus roseicapillus). Journal of Avian Medicine and Surgery, v. 13, n. 1, pp. 15-22, 1999.

Jalanka, HH. Evaluation and comparison of two ketamine-based immobilization techniques in snow leopards (Panthera uncia). Journal of Zoo and Wildlife Medicine, v. 20, n. 2, pp. 163-9, 1989.

Jalanka, HH. Medetomidine and ketamine-induced immobilization of snow leopards (Panthera uncia): doses, evaluation and reversal by atipamezol. Journal of Zoo and Wildlife Medicine, v. 20, n. 2, pp. 154-62, 1989.

Janssens, L; Altman, S; Rogers, PAM. Respiratory and cardiac arrest under general anaesthesia: treatment by acupuncture of the nasal philtrum. Vet Rec, v. 5, pp. 273-6, 1979.

Javorousky, MLMV. Zoológico de Curitiba, PR. (Comunicação pessoal.)

Joaquim, JGF; Torelli, SR; Luna, SPL et al. A comparison between acupuncture, hemilaminectomy and the combination of hemilaminectomy and acupuncture treatment in dogs with thoracolumbar disk disease: an immunological approach. In: 30th International Congress on Veterinary Acupuncture. Oostende, v. 30, pp. 105-16, 2004.

Jochle, W. Domosedan: a new sedative and analgesic drug for horses with dose-dependent duration of effect: an introduction. Proceedings of the Thirtieth Annual Convention of the American Association of Equine Practitioners, Dallas, Texas, 1984; American Association of Equine Practitioners, Dallas, Texas, 1984; 1985.

Johnstone, M. The human cardiovascular responses to fluothane anaesthesia. Brit J Anaesth, v. 28, p. 382, 1956.

Jones, DM. The capture and handling of deer. In: The capture and handling of deer. Rudge, AJB. Nature Conservancy Council Handbook, UK, 1983.

Junge, RE. Epidural analgesia in Addax (Addax nasomaculatus). Journal of Zoo and Wildlife Medicine, v. 29, n. 3, pp. 285-7, 1998.

JUROX. Alfaxan anaesthetic injection. Technical Notes. Australia's Animal Health Company, 2011.

Kalpravidh, M; Lumb, WV; Wright, M; et al. Analgesic Effects of butorphanol in horses – dose-response studies. Am J Vet Res, v. 45, n. 2, pp. 211-6, 1984.

Kapila, A et al. Measured context-sensitive half-time of remifentanila and alfentanila. Anesthesiology. Philadelphia, v. 83. pp. 968-75, 1995.

Kasper, SM; Stromich, A; Kampe, S et al. Evaluation of a new hydroxyethyl starch solution (HES130/0,4) in patients undergoing preoperative autologous blood donation. J Clin Anesth, v. 13, n. 486-90, 2001.

Kearns, KS; Swenson, BE; Ramsay, EC. Dosage trials transmucosal carfentanila citrate in non-human primates. Zoo Biology, v. 18, n. 5, pp. 397-402, 1999.

Kearns, KS; Swenson, BE; Ramsay, EC. Oral induction of anaesthesia with droperidol and transmucosal carfentanila citrate in chimpanzees (Pan troglodytes). Journal of Zoo and Wildlife Medicine, v. 34, n. 2, pp. 185-9, 1995.

Kharasch, ED; Labroo, R. Metabolism of ketamine stereoisomers by human liver microsomes. Anesthesiology, United States, v. 77, n. 6, pp. 1201-1207, 1992.

Kho, HG; Robertson EN. The mechanisms of acupuncture analgesia: review and update. Am J Acup, v. 25, p. 261-281, 1997.

Kienbaum, P; Heuter, T; Pavlakovic, G. S(+)-Ketamine increases muscle sympathetic activity and maintains the neural response to hypotensive challenges in humans. Anesthesiology, United States, v. 94, n. 2, pp. 252-258, 2001.

Kim, DH; Jo, HY; Shen, HQ et al. Studies on canine electro-acupuncture of anesthesia. Investigation on the effect of acupoints of the limbs. Korean J Vet Clin Med, v. 15, pp. 404-9, 1998.

Kim, KM et al. Pharmacokinetics and pharmacodynamics of propofol microemulsion and lipid emulsion after an intravenous bolus and variable rate infusion. Anesthesiology, v. 106, pp. 924-934, 2007.

King, A. Anaesthesia of capuchin monkeys. Veterinary Record, v. 134, n. 21, pp. 559, 1994.

Kitahara, R et al. Efeitos hemodinâmicos da dexmedetomidina em cães. Estudo experimental. Revista Brasil de Ciência Veterinária, Supl. 5, n.1, pp. 128-30, 2002.

Kitahata, LM; Taub, A; Kosaka, Y. Lamina specific suppression of dorsal horn unit activity by ketamine hydrochloride. Anesthesiology, United States, v. 36, p. 4-11, 1973.

Klein, AV; Teixeira-Neto, FJ; Garofalo, NA et al. Changes in pulse pressure variation and plethysmographic variability index caused by hypotension-inducing hemorrhage followed by volume replacement in isoflurane-anesthetized dogs. Am J Vet Res, v. 77, p. 280-287, 2016.

Klepstad, P; Borchgrevink, PC. Four years treatment with ketamine and a trial of dextromethorphan in a patient with severe post-herpetic neuralgia. Acta Anaesthesiologica Scandinavica, United States, v. 41, n. 3, pp. 422-426, 1997.

Koblin, DD. Characteristics and implications of desflurane metabolism and toxicity. Anesth Analg, v. 75, pp. 10-6, 1992.

Kock, MD; Jessup, DA; Clark, RK et al. Capture methods in five subspecies of free ranging bighorn sheep: an evaluation of drop-net, drivenet, chemichal immobilization, and the net-gum. Journal of wildlife diseases, v. 23, n. 4, pp. 634-40, 1987.

Kock, RA; Jago, M; Gulland, FE et al. The use of two alpha 2 adrenorreceptor antagonists, idazoxan and its analogue RX821002A in zoo and wild animals. J Vet Anaesth, 1989, v. 16, pp. 4-10.

Korbel, R. Comparation of isoflurane and sevoflurane for inhalation anaesthesia of pigeons, and establishment of an anaesthesia protocol for birds. Tierarztliche Praxis. Ausgabe-K, Kleintiere Heimtiere, v. 26, n. 3, pp. 211-23, 1998.

Kotani, N; Hashimoto, H; Yuataka, S et al. Preoperative intradermal acupuncture reduces postoperative pain, nausea and vomiting, analgesic requirement, and sympathoadrenal responses. Anesthesiology, v. 95, p. 349-356, 2001.

Krahwinkel, DJ. The use of tiletamine hydrochloride as an incapacitating agent for a lion. JAVMA, v. 157, pp. 622-3, 1970.

Kreeger, TJ; Callahan, ME; Beckel, M. Use of medetomidine for chemical restraint of captive gray wolves (canis lupus). Journal of Zoo and Wildlife Medicine, v. 27, n. 4, pp. 507-12, 1996.

Kreimeier U; Messmer K. Small-volume resuscitation: from experimental evidence to clinical routine. Advantages and disadvantages of hypertonic solutions. Acta Anaesthesiol Scand, v. 46, p. 625-38, 2002.

Krug, M; Matthies, M; Wagner, M et al. Nonopioid antitussives and methadone differentially influence hippocampal long-term potentiation in freely moving rats. European Journal of Pharmacology, Netherlands, v. 231, pp. 355-361, 1993.

Kuhen, G. Tapiridae. In: Fowler, ME. Zoo & wild animal medicine. 2 ed. Philadelphia: W. B. Saunders Company, 1986. p. 931-4.

Kumar, A; Parillo, JE. Shock: classification, patophysiology, and approach to management. In: Parillo, JE; Dellinger, RP (Eds.). Critical care medicine: principles of diagnosis and management in the adults. 2 ed. Philadelphia: Mosby, 2001.

Kuusela, E; Raekallio, M; Anttila, M et al. Clinical effects and pharmacokinetics of medetomidine and its enantiomers in dogs. J Vet Pharmacol Ther, v. 23, pp. 15-20, 2000.

Kuusela, E; Vainio, O; Kaistinen, A et al. Sedative, analgesic, and cardiovascular effects of levomedetomidine alone and in combination with dexmedetomidine in dogs. Am J Vet Res, v. 62, pp. 616-21, 2001.

Langan, JN; Schumacher, J; Pollock, C et al. Cardiopulmonary and anesthetic effects of medetomidine-ketamine-butorphanol and antagonism with atipamezol in servals (felis serval). Journal of Zoo and Wildlife Medicine, v. 31, n. 3, pp. 329-34, 2000.

Lauretti, GR; Lima, ICPR; Buscatti, RY et al. Avaliação clínica, hemodinâmica, analgésica, psicodélica e anestésica de cetamina racêmica versus seu S(+) isômero. Clínica para o tratamento da dor – HC-FMRP – USP, 46° CBA, 1999.

Leblanc, MM; Norman, W. Sedation and anesthesia of the mare during obstetric manipulation. Am Assoc Eq Pract, p. 619-622, 1992.

Lee, DC; Clifford, DH; Lee, MO et al. Reversal by acupuncture of cardiovascular depression induced with morphine during halothane anaesthesia in dogs. Can Anaesth Soc J, v. 28, pp. 129-35, 1981.

Lee, DC; Lee, MO; Clifford, DH. Cardiovascular effects of moxibustion at GV 26 during halothane anaesthesia in dogs. Am J Clin Med, v. 3, p. 245, 1975.

Lee, DC; Lee, MO; Clifford, DH. Modification of cardiovascular function in dogs by acupuncture: a review. Am J Clin Med, v. 4, p. 333, 1976.

Lee, DC; Yoon, DS; Lee, MO. Some effects of acupuncture at GV 26 on cardiovascular dynamics in dogs. Can J Comp Med, v. 41, p. 446, 1977.

Lee, JY; Kim, MC. Effect of propofol on oxidative stress status in erythrocytes from dogs under general anaesthesia. Acta Veterinaria Scandinavica, v. 54, p. 76, 2012.

Lee, SH et al. Pharmacokinetics and pharmacodynamics of a new reformulated microemulsion and the long-chain triglyceride emulsion of propofol in beagle dogs. British Journal of Pharmacology, v.158, pp.1982-1995, 2009.

Leme, MC; Gonçalves, GF; Inoe, AP et al. Avaliação do uso de tiletamina e zolazepam por via epidural em cães. Arquivos de Ciência Veterinária e Zoologia da UNIPAR, Brasil, v. 11, n. 1, pp. 21-26, 2008.

Lewis, JCM. Anaesthesia of non-domestic cats. In: Hall, LWE; Taylor, PM. Anaesthesia of the cat. Baillière Tindall, 1994, pp. 310-46.

Lin, HC. Dissociative anesthetics. In: Tranquilli, WJ; Thurmon, JC; Grimm, KA. 4 ed. Lumb and Jones' Veterinary Anesthesia and Analgesia. Oxford-UK; Baltimore: Blackwell Plublishing, 2007. pp. 301-353.

Lin, HC. Telazol: a review of its pharmacology and use in veterinary medicine. Journal of Veterinary Pharmacology Therapy, United States, v. 16, n. 4, pp. 383-418, 1993.

Lingamaneni, R; Hemmings, HC. Differential interaction of anaesthetics and antiepileptic drugs with neuronal Na+ channels, Ca2+ channels, and GABA(A) receptors. British Journal Anaesthesia, v. 90, n. 2, pp. 199-211, 2003.

Lockhart, SH et al. Depression of ventilation by desflurane in humans. Anesthesiology, v. 74, n. 3, pp. 484-8, 1991.

Lodge, D; Anis, NA. Comparison of the effects of methohexitone and ketamine on spinal reflexes: evidence for transmitter receptors as theirs sites of action. British Journal of Anaesthesia, England, v. 54, p. 228, 1982.

Lopes, MD; Luna, SPL; Landim Alvarenga, F et al. Clinical and neurological signs of newborn dogs after cesarean section using inhalation anesthesia or electroacupuncture. Proc 24th Ann International Congress on Vet Acup, Chitou, Taiwan, pp. 132-3, 1998.

Lopes, OC. A Medicina no Tempo. Ed. Universidade de São Paulo, São Paulo, Melhoramentos, 1970, 339 pp.

López, HS; Gallardo, NP; Izquierdo, P et al. Anestesia general con propofol en perros mediante infusión continua. Experiencias clínicas. Veterinaria Mexico, v. 25, pp. 199-205, 1994.

Lopez, KR; Gibbs, PH; Reed, DS. A comparison of body temperature changes due to the administration of ketamine-acepromazine and tiletamine-zolazepam anesthetics in cynomolgus macaques. Contemporary Topics in Laboratory Animal Science, v. 41, n. 2, pp. 47-50, 2002.

Lopez, N; Tome, FE; Ciccio, M. Extración de un Premolar de un Tapir. Isondú, Associacion Argentina de Veterinários de Animales Silvestres, III(5), 6 a 9, Deciembre, 1998.

Ludders, JW; Seaman, GC; Erb, HN. Inhalant anesthetics and inspired oxygen: implications for anesthesia in birds. J Am Anim Hosp Assoc, v. 31, n. 1, pp. 38-41, 1995.

Luft, A; Mendes, FF. Cetamina S(+) em baixas doses: atualização. Revista Brasileira de Anestesiologia, Brasil, v. 44, n. 4, pp. 460-468, 2005.

Lukasik, VM; Gentz, EJ; Erb, HN et al. Cardiopulmonary effects of propofol anesthesia in chickens (Gallus gallus domesticus). Journal of avian medicine and surgery, v. 11, n. 2, pp. 93-7, 1997.

Lumb, WV; Jones, EW. Veterinary anesthesia. 2. ed. Philadelphia: Lea & Febiger, 1984.

Luna, SP; Angeli, AL; Ferreira, CL et al. Comparison of pharmacopuncture, aquapuncture and acepromazine for sedation of horses. Evid Based Complement Alternat Med, v. 5, p. 267-272, 2008.

Luna, SP; Martino, ID; Lorena, SE et al. Acupuncture and pharmacopuncture are as effective as morphine or carprofen for postoperative analgesia in bitches undergoing ovariohysterectomy. Acta Cir Bras, v. 30, p. 831-837, 2015.

Luna, SPL; Angeli, AL; Ferreira, CL, Lettry, V. Effect of acupuncture/eletroacupuncture on sedation in horses. In: 28th Anual International Congress of the International Veterinary Acupuncure Society, 2002, Lihue, Kauai, Havai. Proceedings. IVAS, v. 28. pp. 71-9.

Luna, SPL. Acupunture studies performed in Brazil. Proccedings 26th Ann International Congress on Vet Acup, Viena, Austria, 2000, pp. 175-82.

Luna, SPL; Maiante, AA; Xavier, F et al. Efeito da acupuntura sobre a dose de indução anestésica do tiopental em cães. Rev Bras Ciência Vet, v. 9, p. 292-294, 2002.

Luna, SPLE; Joaquim, JGF. Effect of electroacupuncture on intestinal motility in dogs. Proc 24th Ann International Congress on Vet Acup, Chitou, Taiwan, 1998, pp. 134-6.

Lutz, LJ; Milde, JH; Milde, LN. The response of the canine cerebral circulation to hyperventilation during anesthesia with desflurane. Anesthesiology, v. 74, n. 3, p. 504-507, 1991.

Machin, KL. Fish, amphibian, and reptile analgesia. Veterinary Clin North Am Exot Anim Pract, v. 4, n. 1, pp. 19-33, 2001.

Machin, KLE; Caulkett, NA. Cardiopulmonary effects of propofol infusion in canvasback ducks (Aythya valisineria). Journal of Avian Medicine and Surgery, v. 13, n. 3, pp. 167-72, 1999.

Mader, DR. Reptile medicine and surgery. Philadelphia: W. B. Saunders Co., 1996.

Mainka, AS; Tingmei: immobilization of healthy male giant pands (Ailuropoda melanoleuca) at the wolong nature reserve. Journal of Zoo and Wildlife Medicine, v. 24, n. 4, pp. 430-43, 1993.

Mama, KR; Steffey, EP; Pascoe, PJ. Evaluation of propofol as a general anesthetic for horses. Vet Surg, v. 24, pp. 188-194, 1995.

Maney, JK; Shepard, MK; Braun, C et al. A comparison of cardiopulmonary and anesthetic effects of an induction dose of alfaxalone or propofol in dogs. Veterinay Anaesthesia and Analgesia, v. 40, n. 3, pp. 237-244, 2013.

Mantovani, MM; Fantoni, DT; Gimenes, AM et al. Clinical monitoring of cardiac output assessed by transoesophageal echocardiography in anaesthetised dogs: a comparison with the thermodilution technique. BMC Vet Res, v. 13, p. 325-33, 2017.

Marcenac, N; Leroy, G. Anesthésiologie vetérinaire. Paris: Maloine, 1967.

Marciano, JA; Oliva, NLS; Nogueira, GP et al. Estudos dos níveis plasmáticos de cortisol e glicose, em suçuaranas (Felis concolor) anestesiados com quetamina e xilazina. Anais do IV Encontro de Anestesiologia Veterinária, 1999, p. 41.

Marhofer, P; Krenn, CG; Plochl, W et al. S(+)-ketamine for caudal block in paediatric anaesthesia. British Journal of Anaesthesia, England, v. 84, n. 3, pp. 341-345, 2000.

Marietta, MP; Way, WL; Casta, N et al. On the pharmacology of ketamine enantiomorphs in the rat. Journal of Pharmacology and Experimental Therapeutics, United States, v. 202, n. 1, pp. 257-263, 1977.

Marik, PE; Cavallazzi, R; Vasu, T et al. Dynamic changes in arterial waveform derived variables and fluid responsiveness in mechanically ventilated patients: a systematic review of the literature. Crit Care Med, v. 37, p. 2642-2647, 2009.

Marques, JA. Estudo das alterações cardiopulmonares e hematológicas em equinos pré-medicados com flunitrazepam e levomepromazina e anestesiados pela cetamina. Botucatu, Tese (Doutorado), Faculdade de Medicina Veterinária e Zootecnia, UNESP, 1986, 54 pp.

Marques, JA; Pereira, DA; Marques ICS. Associação entre midazolam e detomidina na medicação pré-anestésica para indução da anestesia geral com cetamina em potros Arq Bras Med Vet Zootec, v. 61, n. 6, pp. 1290-6, 2009.

Marques, VI; Cassu, RN; Nascimento, FF et al. Laser acupuncture for postoperative pain management in cats. Evid Based Complement Alternat Med, ID 653270, 2015.

Martin, D; Lodge, D. Ketamine acts as a noncompetitive N-metyl-D-aspartate antagonist on frog spinal cord in vitro. Neuropharmacology, England, v. 24, pp. 999-1003, 1985.

Massone, F et al. Avaliação prática do volume corrente por ventilometria em cães. Veterinária Brasileira, v. I, n. 2, pp. 13-4, 1984.

Massone, F et al. Estudo eletrocardiográfico em cães anestesiados pela associação quetamina 3 xilazina, pré-tratados ou não pela atropina. In: Congresso Brasileiro de Medicina Veterinária, 18, Camboriú, 1982, 323 pp.

Massone, F et al. Nova associação anestésica para cirurgias de curta duração em equinos. Rev Bras Med Vet, v. 5, n. 1, pp. 14-8, 1982.

Massone, F. Anestesiologia veterinária: farmacologia e técnicas. 5 ed. Rio de Janeiro: Guanabara Koogan, 2008.

Massone, F. Aspectos bioquímicos e hematológicos de suínos submetidos ao teste do halotano. Botucatu, Tese (Livre-Docência), Faculdade de Medicina Veterinária e Zootecnia, UNESP, 1983, 95 pp.

Massone, F; Bernis, WO. Efeitos da pré-medicação com levomepromazina na anestesia pelo pentobarbital sódico em cães. Arq Esc Vet, UFMG, v. 28, n. 1, pp. 43-51, 1976.

Massone, F; Santos, GJVG; Mattos, E et al. Índice biespectral em medicina veterinária. MEDVEP, Curitiba, Brasil, v. 2, n. 9, pp. 53-57, 2005.

Matheus, NS; Petrini, KR; Wolf, PL. Anaesthesia of prezewalskii's horses (Equus prezewalskii prezewalskii) with medetomidine/ketamine and antagonism with atipamezol. Journal of Zoo and Wildlife Medicine, v. 26, n. 2, pp. 231-6, 1995.

Matsubara, LM et al. Effect of lidocaine on the minimum alveolar concentration of sevoflurane in dogs. Veterinary Anaesthesia and Analgesia, v. 36, p. 407-413, 2009.

Matsubara, LM; Oliva, VNLS; Gabas, DT et al. O sevofluorano em cadelas gestantes. Ciência Rural, v. 36, n. 3, p. 858-964, 2006.

Matthews, NS et al. Pharmacokinetics and cardiopulmonary effects of guaifenesin in donkeys. J Vet Pharmacol Therap, v. 20, pp. 442-446, 1997.

Matthews, NS; Mohn, TJ; Yang, M; et al. Factors Associated With Anesthetic-Related Death in Dogs and Cats in Primary Care Veterinary Hospitals. J Am Vet Med Assoc, v. 250, v. 6, pp. 655-665, 2017.

Matthews, NS; Taylor, TS. Anesthesia of donkeys and mules: how they differ from horses. AAEP Proceedings, v. 48, pp. 110-112, 2002.

Matthews, NS; Taylor, TS. Anesthetic Management of donkeys and Mules. In: Steffey, EP. (Ed.). Recent Advances in Anesthetic Management of Large Domestic Animals. International Veterinary Information Service. Disponível em: <http://www.ivis.org/advances/Steffey_Anesthesia/matthews_donkeys/IVIS.pdf>. Acesso em: 9 ago. 2018.

Matthews, NS; Taylor, TS; Sullivan, JA. A comparison of three combinations of injectable anesthetics in miniature donkeys. Veterinary Anaesthesia and Analgesia, v. 29, pp. 36-42, 2002.

McArthur, S. Veterinary management of tortoises and turtles. Oxford, UK: Blackwell Science Ltd., 1996.

McCann, DJ; Rabin, RA; Winter, JC. Interactions of clonidine with phencyclidine and ketamine: studies of radial maze performance and righting reflex in rats. Pharmacology, Biochemistry and Behavior, United States, v. 26, n. 1, pp. 23-28, 1987.

McDonnel W, Van Corder I. Cardiopulmonary effects of xylazine/ketamine in dogs (Abstract). In: Annual Scientific Meeting American College of Veterinary Anesthesiologists, Las Vegas, Nevada, 1982.

McGladdery, AJ; Cottrill, CM; Rossdale, PD. Effects upon the fetus of sedative drugs administered to the mare. In: Proceedings. 2nd Int Conf Vet Perinatology, 14, 1990.

McLennan, H; Gilfillan, K; Heap, Y. Some pharmacological observations on the analgesia induced by acupuncture in rabbits. Pain, v. 3, pp. 229-38, 1977.

Melzack, R. Acupuncture and pain mechanisms. Anaesthesist, v. 25, p. 204-207.

Mendes, GM et al. Comparação dos efeitos sedativos e cardiovasculares da dexmedetomidina associada ao butorfanol ou cetamina em gatos. Rev Bras de Ciência Veterinária, Supl. 5, n. 1, pp. 322-4, 2002.

Merck. Index. 10 ed. Rahway, 1983, 1.463 pp.

Michelsen, L et al. Anesthetic potency of remifentanila in dogs. Anesthesiology, v. 84, pp. 865-72, 1996.

Milare, A; de Oliveira, F; Luna, SPL; et al. intravenous tramadol injection has no antinociceptive effect in horses undergoing electrical and thermal stimuli. J Equine Vet Sci, v. 33, n. 10, pp. 823-826, 2013.

Miller, RA; Morris, ME. A study of methoxyflurane anaesthesia. Canadian Anaesth Soc J, v. 8, p. 210, 1961.

Miller, RD. Anesthesia. 5 ed. Philadelphia: Churchill Livingstone, 2000.

Miller, RD. Tratado de anestesia. 2 ed. Barueri: Manole, 1989.

Minghella, E; Auckburally, A; Pawson, P et al. Clinical effects of midazolam or lidocaine co-induction with a propofol target-controlled infusion (TCI) in dogs. Veterinary Anaesthesia and Analgesia, v. 43, n. 5, p. 472-481, 2016.

Mircica, E; Clutton, RE; Kyles, KW; et al. Problems associated with perioperative morphine in horses: a retrospective case analysis. Vet Anaesth Analg, v. 30, n. 3, pp. 147-55, 2003.

Monteiro, ER; Campagnol, D; Pattilha, LR; et al. Evaluation of cardiorespiratory effects of combinations of dexmedetomidine and atropine in cats. J Fel Med Surg, v. 11, pp. 783-792, 2009.

Mook, M. Ventilação mandatória contínua com volume controlado. In: Valiatti, JLS; Amaral, JLG; Falcão, LFR (Orgs.). Ventilação mecânica fundamentos e prática clínica. Rio de Janeiro: Roca, 2016. pp. 114-117.

Moon, PF. Acute toxicosis in two dogs associated with etomidate-propylene glycol infusion. Laboratory Animal Science, v. 44, n. 6, p. 590-594, 1994.

Moon-Massat, PF; Erb, HN. Perioperative factors associated with puppy Vigor after delivery by cesarean section. Journal of the American Animal Hospital Association, v. 38, n. 1, pp. 90-96, 2002.

Moon-Massat, PF; Erb, HN; Ludders, JW et al. Perioperative management and mortality rates of dogs undergoing cesarean section in the United States and Canada. Journal of the American Animal Hospital Association, Chicago, v. 213, pp. 365-369, 1998.

Moore, MA et al. Rapid 1 percent increases of end-tidal desflurane concentration to greater than 5 percent transiently increase heart rate and blood pressure in humans. Anesthesiology, v. 81, n. 1, pp. 94-8, 1994.

Moutinho, FQ. Estudo comparativo do flunitrazepam e do midazolam na contenção medicamentosa de cães: avaliação clínica e laboratorial. Tese (Doutorado), Faculdade de Medicina Veterinária e Zootecnia, UNESP, Botucatu, 1986, 101 pp.

Muir III, WW; Mason, DE. Side effects of etomidate in dogs. Journal American Veterinary Medical Association, v. 194, n. 10, pp. 1430-1434, 1989.

Muir, W; Lerche, P; Wiese, A et al. Cardiorespiratory and anesthetic effects of clinical and supraclinical doses of alfaxalone in dogs. Veterinary Anaesthesia and Analgesia, v. 35, pp. 451-462, 2008.

Muir, WW. Intravenous Anesthetic Drugs. In: Muir, WW; Hubbell, JAE. Equine anesthesia: monitoring and emergency therapy. 2 ed. Missouri: Elsevier, 2009, Cap.12, pp. 243-259.

Muir, WW; Hubbell, JAE. Cardiopulmonary and anesthetic effects of ketamine and its enantiomers in dogs. American Journal of Veterinary Research, United States, v. 49, n. 4, pp. 530-534, 1988.

Muir, WW; Hubbell, JAE. Equine anesthesia monitoring and emergency therapy. Philadelphia: Mosby Year Book, 1991. 515p.

Muir, WW; Morais, HSA. Acid-base balance and fluid therapy. In: Thurmon, JC; Tranquilli, WJ; Benson, GJ. Essentials of small animal anesthesia & analgesia. Philadelphia: Lippincott Williams & Wilkins, 1999, Cap. 8, pp. 326-365.

Muir, WW; Morais, HSA. Acid-base balance and fluid therapy. In: Thurmon, JC; Tranquilli, WJ; Benson, GJ. Essentials of small animal anesthesia & analgesia. Philadelphia: Lippincott Williams & Wilkins, 1999. pp. 326-365.

Muir; Skarda; Hubbel. Manual de Anestesia Veterinária. St. Louis: Mosby Co., 2000.

Mulder, KJ; Mulder, JB. Ketamine and xylazine anaesthesia in the mouse. Vet Med Small Anim Clin, v. 74, n. 4, p. 569, 1979.

Musk, GC; Flaherty, DA. Target-controlled infusion of propofol combined with variable rate infusion of remifentanil for anaesthesia of a dog with patent ductus arteriosus. Veterinary Anaesthesia and Analgesia, v. 34, n. 5, p. 359-364, 2007.

Nagel, ML; Muir, WW; Nguyen, K. Comparison of the cardiopulmonary effects of etomidate and thiamylal in dogs. American Journal Veterinary Research, v. 40, n. 2, pp. 193-196, 1979.

Natalini, CC. Teoria e técnicas em anestesiologia veterinária. Porto Alegre: Artmed, 2007.
Nau, C; Strichartz, GR. Drug chirality in anesthesia. Anesthesiology, United States, v. 97, n. 2, pp. 497-502, 2002.
Ngai, SH et al. Effect of methoxyflurane on electromyogram neuromuscular transmission and spinal reflexes. Anesthesiology, v. 23, p. 158, 1962.
Nicolau, AA; Spinosa, HS; Maiorka, PC et al. Evaluation of tiletaminezolazepam as an anesthetic in quail (Coturnix coturnix japonica). Contemporary Topics in Laboratory Animal Science, v. 38, n. 1, pp. 73-5, 1999.
Nielsen, L. Chemical immobilization of wild and exotic animals. Iowa State Universiy Press, Ames, 1999, 341 pp.
Nielsen, L; Haigh, JC; Fowler, ME. Chemical immobilization of north american wildlife. Wisconsin Humane Society, 1982.
Niiya, S. The effect of ketamine on epinephrine-induced arrythmias in dogs anesthetized with halothane-nitrous oxide. Masui, Japan, v. 39, n. 12, pp. 1652-1659, 1990.
Nocitti, JR. Anestesia venosa: farmacologia. In: Yamashita, AM; Takaoka, F; Auler Junior, JOC et al. Anestesiologia. 5 ed. São Paulo: Atheneu, 2001, pp. 523-538.
Noel-Morgan, J; Otsuki, DA; Auler, JO Jr. Pulse pressure variation is comparable with central venous pressure to guide fluid resuscitation in experimental hemorrhagic shock with endotoxemia. Shock, v. 40, p. 303-311, 2013.
Novaes, AP. Contenção farmacológica de animais com dardos. Circ. Téc. Embrapa, n. 1, p. 57, 1982.
Nunes, ALV. Uso de Antagonista alfa 2 adrenérgico (cloridrato de ioimbina) em animais silvestres. Arquivos da SZB, n. 12, março de 19.
Nunes, ALV; Buschinelli, MCP; Charity, SE et al. Testes com drogas anestésicas em alguns cervídeos neotropicais. Anexo VII EIA RIMA CESP, Ilha Solteira, Dezembro de 1989.
Nunes, N. Monitoração da anestesia: In: Fantoni, DT; Cortopassi, SRG. Anestesia em cães e gatos. São Paulo: Roca, 2002. pp. 64-81.
Nunes, N; Costa, JLO; Nobrega Neto, PI. Efeitos cardiorrespiratórios da anestesia epidural em cães não pré-medicados. Ciência Rural, v. 23, n. 3, p. 305-9, 1993.
Nunes, N; Pompermayer, LG; Pirolo, J et al. Emprego do metaraminol no bloqueio da hipotensão produzida pela levomepromazina em cães. Brazilian Journal of Veterinary Medicine and Animal Science, v. 32, n. 2, p. 120-124, 1995.
Nunes, N; Santos, PSP; Fantinati, AP et al. Eletrocardiografia em cães submetidos a diferentes concentrações de desflurano, pré-tratados ou não com a associação de fentanila e droperidol. Ciência Rural, v. 31, n. 5, pp. 805-11, 2001.
Nussmeier, NA; Benthuysen, JL; Steffey, EP et al. Cardiovascular, respiratory, and analgesic effects of fentanyl in unanesthetized rhesus monkeys. Anesth. Analg., v. 72, n. 2, pp. 221-6, 1991.
O'Flaherty, D. Capnography. London: BJM, 1994.
O'Flaherty, D. Pulse oximetry. London: BJM, 1994.
Ofri, R; Horowitz, I; Jacobson, S et al. The effects of anaesthesia and gender on intraocular pressure in lions (Panthera leo). Journal of Zoo and Wildlife Medicine, v. 29, n. 3, pp. 307-10, 1989.
Ohtani, J; Kikuchi, H; Kitahata, LM. Effects of ketamine on nociceptive cells in the medial medullary reticular formation of the cat. Anesthesiology, United States, v. 51, n. 5, pp. 414-417, 1979.
Oliva, VNLS; Massone, F; Teixeira Neto, FJ et al. Avaliação cardiocirculatória do sevofluorano como agente de manutenção anestésica em cães, em diferentes concentrações de oxigênio e óxido nitroso. Arquivo Brasileiro de Medicina Veterinária e Zootecnia, Belo Horizonte, v. 52, n. 2, pp. 130-137, 2000.
Oliveira, F; Pignaton, W; Teixeira-Neto F; et al. Antinociceptive and behavioral effects of methadone alone or in combination with detomidine in conscious horses. J Equine Vet Sci, v. 34, n. 3, pp. 380-6, 2014.
Olkowski, AA; Classen, HL. Safety of isoflurane anaesthesia in high risk avian patients. Veterinary Record, v. 143, n. 3, pp. 82-3, 1998.
Orser, BA; Pennefather, PS; MacDonald, JF. Multiple mechanisms of ketamine blockade of N-methyl-D-aspartate receptors. Anesthesiology, United States, v. 86, n. 4, pp. 903-917, 1997.
Osofsky, SA; Macnutt, JW; Hirsch, KJ. Immobilization of free-ranging african wild dogs (Lycaon pictus) using a ketamine/xylazine/ atropine combination. Journal of zoo and wildlife medicine, v. 27, n. 4, pp. 528-32, 1996.
Oye, I; Paulsen, O; Maurset, A. Effects of ketamine on sensory perception: evidence for a role of N-methyl-D-aspartate receptors. Journal of Pharmacology and Experimental Therapeutics, v. 260, n. 3, pp. 1209-1213, 1992.
Pablo, LS; Young, L; Schumacher, J et al. Epidural morphine in a cheeth (Acionyx Jubatus) undergoing total hip replacement. Journal of zoo and wildlife medicine, v. 26, n. 3, pp. 436-9, 1995.
Pachaly, JR. Utilização da associação de tiletamina e zolazepam na contenção de mazama gouazoubira e mazama rufina. XXII Congresso Brasileiro de Medicina Veterinária, Curitiba, Novembro de 1992.
Pachaly, JR; Lange, RR; Margarido, TCC et al. Punção venosa em cutias (Dasyprocta azarae). A Hora Veterinária, ano 18, n. 107, pp. 62-4, 1999.
Pachaly, JR; Werner, PR. Restraint of the paca (Agouti paca) with ketamine hydrochloride, acetylpromazine maleate, and atropine sulfate. Journal of zoo and wildlife medicine, v. 29, n. 3, pp. 304-6, 1998.
Paddleford, RR. Anestesia Inalatória. In:___. Manual de anestesia em pequenos animais. 2. ed. São Paulo: Roca, 2001. pp. 101-124.
Paddleford, RR. Manual of Small Animal Anesthesia. 2 ed. Philadelphia: Saunders, 1999.
Paddleford, RR; Harvey, RC. Anesthesia for selected diseases: cardiovascular dysfunction. In: Thurmon, JC; Tranquilli, WJ; Benson, GJ (Eds.). Lumb & Jones' veterinary anesthesia. Baltimore: Lea & Febiger, 1996. pp. 766-71.
Pagel, PS et al. Influence of volatile anesthetics on myocardial contractily in vivo: desflurane versus isoflurane. Anesthesiology, v. 74, pp. 900-7, 1991.
Panti, A; Cafrita, CI; Clark, L. Effect of intravenous lidocain on cough response to endotracheal intubation in propofol-anaesthetized dogs. Vet Anaesth Analg, v. 43, n. 4, p. 405-11, 2016.
Paradis, B. Analgesic and anesthetic properties of levomepromazine (Nozinam-RP 7044). Canad Anaesth Soc J, v. 9, n. 2, pp. 153-60, 1962.
Parmen, V. Electroacupuncture analgesia in a rabbit ovariohysterectomy. J Acupunct Meridian. Stud, v. 7, pp. 15-24, 2014.
Parreira, JG; Rasslan, S; Poli de Figueiredo, LF et al. Impact of shock and fluid resuscitation on the morphology and apoptosis of bone marrow: an experimental study. J Trauma, v. 56, p. 1001, 2004.
Parreira, JG; Rasslan, S; Poli de Figueiredo, LF et al. Impact of shock and fluid resuscitation on the morphology and apoptosis of bone marrow: an experimental study. J Trauma, v. 56, p. 1001, 2004.
Parsons, CG; Magnago, TSI; Headley, PM. At which "sigma" site are the spinal actions of ketamine mediated? Neuroscience. Letters, United States, v. 85, n. 3, pp. 322-328, 1998.
Pascoe, PJ. Emergency care medicine. In: Short, CE (Ed.). Principles and practice of veterinary anesthesia. Baltimore: Williams & Wilkins, 1987. pp. 558-98.
Pascoe, PJ. Perioperative management of fluid therapy. In: DiBartola, SP. Fluid, eletrolyte and acid-base disorders. 3 ed. Philadelphia: Elsevier, 2006. pp. 391-419.
Pascoe, PJ; Ilkiw, JE; Haskins, SC et al. Cardiopulmonary effects of etomidato in hypovolemic dogs. American Journal Veterinary Research, v. 53, n. 11, pp. 2178-2182, 1992.
Paton, WDM; Zaimis, EJ. Methonium compounds. Pharmacol Rev, v. 4, p. 214, 1952.
Pawson, P; Forsyth, S. Agentes anestésicos. In: Maddison, JE; Page, SE; Church, DB. Farmacologia clínica de pequenos animais. 2. ed. Rio de Janeiro: Elsevier, 2010, pp. 83-112.
Pearson, HE; Weawer, BMQ. Priapism after sedation neuroleptanalgesia and anaesthesia in the horse. Equine Vet J, v. 10, n. 2, pp. 85-90, 1978.
Pei, Z; Mao, Y; Wang, S; Tang, X. Continuous infusion of remifentanil combined with target-controlled infusion of propofol for tracheal intubation in dogs. Vet Rec, v. 175, n. 5, p. 119, 2014.
Pekoe, GM; Smith, DJ. The involvement of opiate and monoaminergic neuronal system in the analgesic effects of ketamine. Pain, Netherlands, v. 12, pp. 57-73, 1982.
Pena, ND. Nelvent (mano-matic) para assistência ventilatória pulmonar em 60 cães. Rev Bras Anest, v. 27, n. 6, pp. 747-55, 1977.
Penaz, J. Photoelectric measurement of blood pressure volume and flow in the finger. Digest of the International Conference on Medicine and Biological Engineering, 1973.

Perrotti, JM; Crisp, T. Properties of the interaction between ketamine and opiate binding sites in vivo and in vitro. Neuropharmacology, England, v. 26, n. 9, pp. 1253-1260, 1987.

Pfenninger, E; Himmelseher, S. The clinical use of S(+)-ketamine, a determination of its place. Anästhesiologie, Intensivmedizin, Notfallmedizin, Schmerztherapie, Germany, v. 33, n. 12, pp. 764-70, 1998.

Piennaar, UDEV. The capture and restraint of wild herbivores by mechanical metods. In: Young, E (ed.). The capture and care of wild animals. Hollywood, Fla, Ralph Curtiss Books, 1973, pp. 91-99.

Pieri, L et al. Pharmacology of midazolin. Arzneimittelforsch Drug Res, v. 31, pp. 2180-201, 1981.

Pinder, L; Audi, A. Capture and handling of marsh deer in the wild. In: Análise de Viabilidade da População e habitat. CESP-CBSG, pp. 131-8, 1994.

Pons, A; Canfrán, S; Benito, J et al. Effects of dexmedetomidine administered at acupuncture point GV20 compared to intramuscular route in dogs. J Small Anim Pract, v. 58, p. 23-28, 2017.

Porter, TR; Shillcutt, SK; Adams, MS et al. Guidelines for the use of echocardiography as a monitor for therapeutic intervention in adults: a report from the American Society of Echocardiography. Journal of American Society of Echocardiography, v. 28, p. 40-56, 2015.

Prathep, S; Mahattanapom, S; Wasinwong, W. Target controlled infusion versus sevoflurane/desflurande anesthesia for laparoscopic cholecystectomy: Comparison postoperative nausea/vomiting and extubation time. J Med Assoc Thai, v. 98, n. 12, pp. 1187-92, 2015.

Pud, D; Eisenber, E; Spitzer, A et al. Prolonged analgesic effect of ketamine, an N-methyl-D-aspartate receptor inhibitor, in patients with chronic pain. Journal of Clinical Pharmacy and Therapeutics, v. 289, n. 2, pp. 1060-1066, 1999.

Pud, D; Eisenberg, E; Spitzer, A et al. The NMDA receptor antagonist amantadine reduces surgical neuropathic pain in cancer patients: a double blind, randomized, placebo controlled trial. Pain, v. 75, pp. 349-354, 1998.

Quandt, JE; Greenacre, CB. Sevoflurane anesthesia in psittacines. Journal of Zoo and Wildlife Medicine, v. 30, n. 2, pp. 308-9, 1999.

Raillard M, Love EJ, Murison PJ. Effect of predosing versus slow administration of propofol on the dose required for anaesthetic induction and on physiologic variables in healthy dogs. Veterinary Anaesthesia and Analgesia, v. 45, n. 4, p. 414-422, 2018.

Raventos, J. The action of fluothane: a new volatile anaesthetic. Brit J Pharmacol, v. 11, p. 394, 1956.

Re, M; Blanco-Murcia, FJ; Gómez de Segura, IA. Chemical restraint and anesthetic effects of a tiletamine-zolazepam/ketamine/detomidine combination in cattle. Veterinary Journal, v. 28, 2010.

Read, B. Breeding and management of the Malayan Tapir Tapirus indicus at St. Louis Zoo. International Zoo Yearbook, v. 24/25, pp. 294-7, 1986.

Reis-Oliveira, MP; Nicoletti, RL; Felício, AA et al. Efeitos cardiovasculares da quetamina em cães hipovolêmicos. Revista Brasileria de Anestesiologia, v. 30, pp. 167-72, 1980.

Riebold, TW et al. Anestesia de grandes animales. Zaragoza, Acríbia, 1986.

Riebold, WT; Engel, HN; Grubb, TL et al. Orotracheal and nasotracheal intubation in lhamas. JAVMA, v. 204, n. 5, 1994.

Rinaldi, F; Himwich, HE. Drugs affecting psychotic behaviour and function of mesodiencephalic activating system. Dis Nerv Sist, v. 16, pp. 133, 1955.

Rizvi, SSR; Altaf, S; Naseem, AA et al. The effect of ketamine hydrochloride anesthesia on basal and N-methyl-D,L-aspartate induced plasma prolactin secretion in the adult male rhesus monkey. Life-Sciences, v. 68, n. 9, pp. 1083-93, 2001.

Robertson, AS; Taylor, PM; Lascelles, BDX; et al. Changes in thermal threshold response in eight cats after administration of buprenorphine, butorphanol and morphine. Vet Rec, v. 153, pp. 462-465, 2003.

Robertson, S. Advantages of etomidate use as an anesthetic agent. Veterinary Clinics North America: Small Animal Practice, v. 22, n. 2, pp. 277-280, 1992.

Robertson, SA; Johnston, S; Beemsterboer, J. A comparison of propofol infusion anesthesia in greyhound and non-greyhound dogs. Veterinary Surgery, v. 20, n. 2, p. 159, 1991.

Robinson, PT. Immobilization of felidae with M99. J. Zoo Anim. Med., v. 7, p. 31, 1976.

Rocha e Silva M; Negraes GA; Soares AM. Hypertonic resuscitation from severe hemorrhagic shock: patterns of regional circulation. Cir Shock, v. 19, p. 165-175, 1986.

Rode, JA; Bartholow, S; Ludders, JW. Ventilation through an air sac cannula during tracheal obstruction in ducks. Journal of the Association of Avian Veterinarians, v. 4, n. 2, pp. 98-102, 1990.

Rogers, PAM. Revival in shock, respiratory failure and narcotic superdosagem by acupuncture at GV 26. Vet Rec, v. 101, p. 215, 1977.

Rogers, PAM; White, SS; Ottaway, CW. Stimulation of the acupuncture points in relation to therapy of analgesia and clinical disorders in animals. Vet Annual, v. 17, pp. 258-79, 1977.

Rolly, G; Versichelen, L; Huyghe, L et al. Effect of speed of injection on induction of anaesthesia using propofol. Br J Anaesth, v. 57, n. 8, pp. 743-746, 1985.

Rooney, MB; Levine, G; Gaynor, J et al. Sevoflurane anesthesia in desert tortoises (Gopherus agassizii). Journal of zoo and wildlife medicine, March, v. 30, n.1, pp. 64-9, 1999.

Rossi Jr. JL. Técnicas de captura e contenção físico-química. In: Cubas ZS, Silva JCR, Catão-Dias JL. Tratado de animais selvagens: medicina veterinária. 1.ed. São Paulo: Roca; 2007.

Ryder, S; Way, WL; Trevor, AJ. Comparative pharmacology of the optical isomers of ketamine in mice. European Journal of Pharmacology, Netherlands, v. 49, n. 1, pp. 15-23, 1978.

Saarto, EE; Hielm-Björkman, AK; Hette, K et al. Effect of a single acupuncture treatment on surgical wound healing in dogs: a randomized, single blinded, controlled pilot study. Acta Vet Scand, v. 15, p. 52:57, 2010.

Saklad, M. Granding of patients for surgical procedures. Anesthesiology, v. 2, pp. 281-84, 1941.

Saleh, N; Aoki, M; Shimada, T et al. Renal effects of medetomidine in isoflurane-anesthetized dogs with special reference to its diurect action. J Vet Med Sci, v. 67, n. 5, pp. 461-5, 2005.

Sampaio, R. Observações sobre a neuroleptoanalgesia em cães, com o emprego de droperidol e fentanil. Tese (Mestrado), Escola de Veterinária, UFMG, Belo Horizonte, 1972, 42 pp.

Sams, L; Braun, C; Allman, D et al. A comparison of the effects of propofol and etomidate on the induction of anesthesia and on cardiopulmonary parameters in dogs. Veterinary Anaesthesia Analgesia, v. 35, n. 6, pp. 488-494, 2008.

Sande, P; Hopster, K; Kastner, S. Effects of morphine, butorphanol and levomethadone in different doses on thermal nociceptive thresholds in horses. Tierarztl Prax Ausg G Grosstiere Nutztiere, v. 45, n. 2, pp. 98-106, 2017.

Sano, T; Nishimura, R; Mochizuki, M et al. Effects of midazolam-butorfanol, acepromazine-butorfanol and medetomidine on an induction dose of propofol and their compatibility in dogs. J Vet Med Sci, v. 65, n. 10, pp. 1141-3, 2003.

Santos, PSP et al. Eletrocardiografia de cães submetidos a diferentes concentrações de desflurano, pré-tratados ou não com a associação de fentanil/droperidol. Ciência Rural, v. 31, n. 5, p. 805-811, 2001.

Santos, PSP et al. Estudo eletrocardiográfico, em cães tratados com concentrações decrescentes de desflurano. ARS Vet, v. 16, n. 1, p. 16-21, 2000.

Santos, PSP; Nunes, N; Vicenti, FA et al. Estudo eletrocardiográfico em cães tratados com concentrações decrescentes de desflurano. Ars Veterinária, v. 16, n. 1, pp. 19-21, 2000.

Sarno, RJ; Hunter, RL; Franklin, WL. Immobilization of guanacos by use of tiletamine/zolazepam. JAVMA, v. 208, n. 3, 1996.

Savvas, I; Plevraki, K; Raptopoulos, D et al. Blood gas and acid-basic status during tiletamine/zolazepam anaesthesia in dogs. Veterinary Anaesthesia and Analgesia, United States, v. 32, pp. 94-100, 2005.

Sawyer, DC; Brown, M; Striler, EL et al. Comparison of direct and indirect blood pressure measurement in anesthetized dogs. Laboratory Animal Science, v. 41, n. 1, p. 134-8, 1991.

Schmid, RL; Sandler, AN; Katz, J. Use and efficacy of low dose ketamine in the management of acute postoperative pain: a review of current techniques and outcomes. Pain, Netherlands, v. 82, n. 2, pp. 111-125, 1999.

Schmitt, PM; Gobel, T; Trautvetter, E. Evaluation of pulse oximetry as a monitoring method in avian anesthesia. Journal of Avian Medicine and Surgery, v. 12, n. 2, pp. 91-9, 1998.

Schwender, D; Faber-Zülling, E; Fett, W et al. Mid-Latency auditory evoked potentials in humans during anesthesia with S (+) ketamine – a double-blind randomized comparison with racemic ketamine. Anesthesia and Analgesia, United States, v. 78, pp. 267-274, 1994.

Sear, JW. Intravenous hypnotics: propofol, ketamine and eltanolone. Current Opinion in Anesthesiology, United States, v. 9, pp. 289-294, 1996.

Sedgwick, CJ. Anesthesia for rabbits. Vet Clin North Am Food Anim Pract, v. 2, pp. 731-736, 1986.

Selmi, AL; Figueiredo, JP; Mendes, GM et al. Effects of tiletamine/zolazepam-romifidine-atropine in ocelots (Leopardus pardalis). Veterinary Anaesthesia and Analgesia, United Satates, v. 31, n. 3, pp. 222-226, 2004.

Shini, S; Klaus, AM; Hapke, HJ. Kinetics of elimination of diazepam after intravenous injection in horses. Dtsch Tierarztl Wochenschr, v. 104, n. 1, pp. 22-25, 1997.

Shoemaker, WC; Appel, PL; Kram, HB et al. Prospective trial of supranormal values of survivors as therapeutic goals in high-risk surgical patients. Chest, v. 94, n. 6, p. 1176, 1998.

Sigrist, N; Mosing, M; Iff, I et al. Influence of pre-anaesthetic thoracic radiographs on ASA physical status classification and anaesthetic protocols in traumatized dogs and cats. Schweiz Arch Tierheilkd, v. 150, n. 10, pp. 507-514, 2008.

Silveira, AK. Anestesia geral combinada no gato (Felix catus domesticus) emprego da unidade móvel 840 de K. Takaoka. Tese (Mestrado), Faculdade de Veterinária da UFF, Rio de Janeiro, 1977, 47 pp.

Sim, CK; Xu, PC; Pua, HL et al. Effects of electroacupuncture on intraoperative and postoperative analgesic requirement. Acupunct Med, v. 20, p. 56-65, 2002.

Simons, PJ; Cockshott, ID; Douglas, EJ et al. Species differences in blood profiles, metabolism and excretion of 14C-propofol after intravenous dosing to rat, dog and rabbit. Xenobiotica, v. 21, n. 10, pp. 1243-1256, 1991.

Simpson, KW; Birnbaum, N. Fluid and electrolyte disturbances in gastrointestinal and pancreatic disease. In: DiBartola, SP. Fluid, eletrolyte and acid-base disorders. 3 ed. Philadelphia: Elsevier, 2006. pp. 420-436.

Sisson, D. Avaliação clínica da função cardíaca. In: Ettinger, SJ. Tratado de medicina interna veterinária. 3. ed. Barueri: Manole, 1992, pp. 970-86.

Slama, M; Masson, H; Teboul, J-L. Respiratory variations of aortic VTI: a new index of hypovolemia and fluid responsiveness. Am J Physiol Heart Circ Physiol, v. 283, n. 4, p. H1729-33, 2002.

Sleeman, JM; Cameron, K; Mudakikwa, AB et al. Field anesthesia of free-living mountain gorillas (Gorilla gorilla beringei) from the Virunga volcano region, central Africa. Journal of Zoo and Wildlife Medicine, v. 34, n. 1, pp. 9-14, 2000.

Smiley, RM et al. Desflurane and isoflurane in surgical patients: comparison of emergence time. Anesthesiology, v. 74, pp. 425-8, 1991.

Smith, DJ; Bouchal, RL; Desanctis, CA et al. A comparison between classes of drugs having phencyclidine-like behavioral properties on dopamine eflux in vitro and dopamine metabolism in vivo. Journal of Pharmacology and Experimental Therapeutics, United States, v. 231, n. 2, pp. 261-9, 1984.

Smith, JA; Gaynor, JS; Bednarski, RM et al. Adverse effects of administration of propofol with various preanesthetic regimens in dogs. Journal of the America Veterinary Medical Association, v. 202, pp. 1111-5, 1993.

Smith, LJ; Schott, H. Xylazine-induced fetal bradycardia. In: Proceedings. 2nd Int Conf. Vet Perinatology, p. 36, 1990.

Smiths, JEG; Haigh, JC. Yohimbine hydrochloride administration to reverse xylazine sedation in with-tailed deer and mule deer. Journal of Zoo and Wildlife Medicine, v. 20, n. 2, pp. 170-2, 1989.

Soma, LR. Textbook of veterinary anesthesia. Baltimore: Williams & Wilkins, 1971.

Souza, AP; Carareto, R; Nunes, N et al. Eletrocardiografia em cães anestesiados com cetamina-S ou cetamina. Ciência Rural, Brasil, v. 32, pp. 787-791, 2002.

Spelman, LH; Summer, PW; Levine, JF et al. Anesthesia of north american river otters (Lutra canadensis) with medetomidine-ketamine and reversal by atipamezol. Journal of zoo and wildlife medicine, v. 25, n. 2, p. 214, 1996.

Spelman, LH; Summer, PW; Levine, JF et al. Field anesthesia in the north american river otters (Lutra canadensis). Journal of zoo and wildlife medicine, v. 24, n. 1, pp. 19-27, 1993.

Spinosa, HS; Górniak, SL. Tranquilizantes e miorrelaxantes de ação central. In: Spinosa, HS; Górniak, SL; Bernardi, MM. Farmacologia aplicada à medicina veterinária. 2 ed. Rio de Janeiro: Guanabara Koogan; 1999. pp. 131-9.

Spinosa, HS; Górniak, SL; Bernardi, MM. Farmacologia aplicada à medicina veterinária. 2 ed. Rio de Janeiro: Guanabara, 2002.

Steagall, P; Carnicelli, P; Taylor, P; et al. Effects of subcutaneous methadone, morphine, buprenorphine or saline on thermal and pressure thresholds in cats. J Vet Pharmacol Ther, v. 29, n. 6, pp. 531-537, 2006.

Steelman, R; Seale, NS; Bellinger, L et al. Conscious sedation and analgesia with rectal ketamine in the Macaca fuscata monkey. Anesth Prog, v. 38, n. 2, pp. 50-6, 1991.

Steffen, F; Grasmueck, S. Propofol for treatment of refractory seizures in dogs and a cat with intracranial disorders. J Small Anim Pract, v. 41, n. 11, pp. 496-499, 2000.

Stein, DJ; Birnbach, DJ; Danzer, BI et al. Acupressure versus intravenous metoclopramide to prevent nausea and vomiting during spinal anesthesia for cesarean section. Anesth Analg, v. 84, pp. 342-5, 1997.

Stewart, AB. Ketamine: review of its pharmacology and use in Pediatric Anesthesia. AnesthesiaProgress, United States, v. 46, n. 1, pp. 10-20, 1999.

Stewart, AJ; Boothe, DM; Cruz-Espindola, C; et al. Pharmacokinetics of tramadol and metabolites O-desmethyltramadol and N-desmethyltramadol in adult horses. Am J Vet Res, v. 72, n. 7, pp. 967-974, 2011.

Still, JA. Comparison of the respiratory stimulant effects of acupuncture at the philtrum point VG 26 with noradrenaline in thiopental induced apnoea in dogs. Gene Acup, v. 14, p. 3, 1998.

Stopiglia, AV. Contribuição para o estudo da anestesia geral em equinos. Tese (Livre-Docência), Faculdade de Medicina Veterinária, USP, São Paulo, 94 pp.

Streisand, JB; Jaarsma, RL; Gay, AG et al. Oral transmucosal etomidate in volunteers. Anesthesiology, v. 88, n. 1, pp. 89-95, 1998.

Strümper, D; Gogarten, W; Durieux, ME et al. The effects of S(+)-ketamine and racemic ketamine on uterine blood flow in chronically instruments pregnant sheep. Anaesthesia and Analgesia, United States, v. 98, n. 2, pp. 497-502, 2004.

Stunkard, JA; Miller, JC. An outline guide to general anesthesia in exotic species. Vet Med Small Anim Clin, v. 69, n. 9, pp. 1181-5, 1974.

Sun, Y; Gan, TJ; Dubose, JW et al. Acupuncture and related techniques for postoperative pain: a systematic review of randomized controlled trials. Br J Anaesth, v; 101, p. 151-160, 2008.

Susko, I. Efeitos do halotano sobre o equilíbrio ácido-básico e eletrolítico em equinos (Equus caballus). Tese (Doutorado), Escola de Veterinária, UFSM, Santa Maria, 1981, 44 pp. Symoens, L. Vorbeugen und Heilung von Aggressivität und Stress bei Schweinen durch das Neuroleptikum Azaperone, Dtsch Tierarztl Wschr, v. 77, pp. 144-8, 1970.

Taffarel, MO; Cardoso, GS; Luna, SPL et al. Preemptive analgesia with laserpuncture in dogs undergoing ovariohysterectomy. Vet Anaesth Analg, v. 40, p. 4, 2013.

Takaoka, K. Respirador automático de Takaoka, Rev Bras Anest. v. 14, n. 4, p. 380, 1964.

Tamanho, RB. Efeitos cardiorespiratórios e metabólicos do propofol nas formulações em emulsão lipídica e nanoemulsão em felinos. 2010. 120f. Dissertação (Mestrado em Ciência Animal) - Centro de Ciências Agroveterinárias, Universidade do Estado de Santa Catarina, Lages, SC.

Tay, AA, Tseng, CK; Pace, NL et al. Failure of narcotic antagonist to alter electroacupuncture modification of halothane anaesthesia in the dog. Can Anaesth Soc J, v. 29, pp. 231-5, 1982.

Taylor, AH; Bolt, DM. Persistent penile erection (priapism) after acepromazine premedication in a gelding. Vet Anaesth Analg, v. 38, n. 5, pp. 523-525, 2011.

Taylor, PM. Anesthesia for pregnant animals. Equine Vet J, Suppl 24, p. 1-6, 1997.

Taylor, RH; Lerman, J. Minimum alveolar concentration of desflurane and hemodynamic responses in neonates, infants, and children. Anesthesiology, v. 75, pp. 975-9, 1991.

Taylor, ST. Publisher: International Veterinary Service (www.ivis.org), Ithaca, New York, USA, 2006.

Teixeira Neto, FJ. Terapia de suporte no paciente anestesiado. In: Aguiar, AJA; Teixeira Neto, FJ; Luna, SPL (Coords.). Apostila do XI curso prático de pequenos animais. Botucatu-SP, 2006, pp. 4-8.

Thiemann, KA; Bell, JN. The peculiarities of donkey respiratory disease. In: Equine Respiratory Disease. Ed. Lekeux, 2001. Publisher: International Veterinary Service (www.ivis.org), Ithaca, New York, USA.

Thijs, LG. Fluid therapy in septic shock. In: Sibblad, WJ; Vincent, JL (Eds). Clinical trials for the treatment of sepsis. Update in intensive care and emergency medicine. v. 19. New York: Springer Verlag, 1995. p. 167-90.

Thurmon, JC; Tranquilli, NJ; Benson, GJ. Lumb & Jones veterinary anaesthesia. 3 ed. New York: Lea & Febiger, 1996.

Thurmon, JC; Tranquilli, WJ; Benson, GJ. Anesthesia for special patients: cesarean section patients. In: Lumb and Jones' veterinary anesthesia. 3 ed. Baltimore: Williams & Wilkins, 1996.

Tilley, LP. Essentials of canine and feline eletrocardiography. 2 ed. Philadelphia: Lea & Febiger, 1985.

Tobias, TA; Schertel, ER. Shock: concepts and management. In: DiBartola, SP (Ed.). Fluid therapy in small animal practice. Philadelphia: W. B. Saunders Co., 1992. pp. 436-70.

Tomihari, M; Nishihara, A; Shimada, T et al. A comparison of the immunological effects of propofol and isoflurane for maintenance of anesthesia in healthy dogs. J Vet Med Sci, v. 77, n. 10, p. 1227-1233, 2015.

Torro, CA. Atlas Prático de Acupuntura no Cão. São Paulo: Varela, 1997.

Tracy, CH; Short, CE; Clark, BC. Comparing the effects of intravenous and intramuscular administration of Telazol. Veterinary Medicine, v. 83, n. 1, pp. 104-11, 1988.

Tranquilli, WJ; Thurmon, JC; Grimm KA. Lumb & Jones' Veterinary Anesthesia and Analgesia. 4. ed. Philadelphia: Blackwell, 2007.

Trim, CM. Monitoring the anaesthetized cat. In: Hall, LW; Taylor, PM. Anaesthesia of the cat. London: Bailliere Tindall, 1994. pp. 194-223.

Tseng, CK; Tay, AA; Pace, NL et al. Electro-acupuncture modification of halothane anaesthesia in the dog. Can Anaesth Soc J, v. 28, pp. 125-8, 1981.

Tyner, CL; Woody, BJ; Reid, JS et al. Multicenter clinical comparison of sedative and analgesic effects of medetomidina and xilazine in dogs. J Am Vet Med Assoc, v. 211, n. 11, pp. 1413-7, 1997.

Vacirca, G; Brambilla, PG; Ferro, E et al. Computerized diagnosis of cardiac arrythmia in dogs: practical application. Clínica Veterinária, v. 109, n. 3, p. 252 69, 1986.

Valadão, CAA. Efeitos da administração de cloridrato de ketamina na atividade geral e na sensibilidade convulsiva de ratos. Tese (Doutorado em Patologia Experimental e Comparada), Faculdade de Medicina Veterinária e Zootecnia da Universidade de São Paulo; São Paulo, 1990.

Valadão, CAA; Mazzei, S; Oleskovicz, N. Avaliação dos efeitos analgésicos da morfina ou cetamina em cães, após injeção epidural, através dos filamentos de von Frey. Arquivo Brasileiro de Medicina Veterinária e Zootecnia, Brasil, v. 54, pp. 383-389, 2002.

Valadão, CAA; Pacchini, CE. Efeitos cardiorrespiratórios da tiletamina-zolazepam em cães hipovolêmicos. Arq. Bras. Med. Vet. Zootec., v. 53, n. 1, pp. 44-51, 2001.

Valverde, A; Sinclair, M. Técnicas de anestesias local e analgésicas em suínos e ruminantes. 5 ed. Rio de janeiro: de Janeiro: GEN, 2017.

Valverde, CR; Mama, KR; Kollias, BC et al. Pharmacokinetics and cardiopulmonary effects of fentanyl in isoflurane-anesthetized rhesus monkeys (Macaca mulatta). American Journal of Veterinary Research, v. 61, n. 8, pp. 931-4, 2000.

Van der Linde-Sipman, JS; Hellebrekers, LJ; Lagerwey, E. Myocardial damage in cats that died after anaesthesia. Veterinary Quarterly, Netherlands, v. 14, n. 3, pp. 91-4, 1992.

Van Pelt, LF. Ketamine and xylazine for surgical anesthesia in rats. Journal of American Veterinary Medical Association, United States, v. 171, n. 9, pp. 842-844, 1977.

Vasconcelos, E. Metodização cirúrgica. Resid. Med., 1974, v. 3, n. 6, pp. 427-46.

Vianna, PTG. Efeitos da cetamina sobre função renal e eletrólitos (sódio e potássio). Estudo experimental no cão. Tese (Doutorado), Faculdade de Medicina, UNESP, Botucatu, 1971, 83 pp.

Vickery, RG; Sheridan, BC; Segal, I et al. Anesthetic and hemodynamic effects of the stereoisomers of medetomidine, an a_2-adrenergic agonist, in halothane-anesthetized dogs. Anesth Analg, v. 67, pp. 611-5, 1998.

Vieira, S; Hossne, WS. A ética e a metodologia. São Paulo: Pioneira, 1998.

Vogel, I; De Thoisy, B; Vie, JC. Comparison of injectable anesthetic combinations in free-ranging two-toed sloths in French Guiana. Journal of wildlife diseases, v. 34, n. 3, pp. 555-66, 1998.

Wagner, RL; White, PF; Kan, PB et al. Inhibition of adrenal steroidogenesis by the anesthetic etomidate. New England Medicine, v. 310, n. 22, pp. 1415-1421, 1984.

Wahr, J; Vender, J; Gilbert, HC et al. Effect of propofol with and without EDTA on haemodynamics and calcium and magnesium homeostasis during and after cardiac surgery. Intensive Care Med, v. 26, pp. S443-S51, 2000.

Wallach, JD; Boever, WJ. Disease of exotic animals. Medical and surgical management. Philadelphia: W. B. Saunders, 1983.

Wang, P; Hauptman, JG; Chaudry, IH. Hemorrhage produces depression in microvascular blood flow which persists despite fluid resuscitation. Circ Shock, v. 32, p. 307, 1990.

Warltier, DC; Pagel PS. Cardiovascular and respiratory actions of desflurane: is desflurane different from isoflurane? Anesth Analg, v. 75, p. 17-31, 1992.

Warncke, T; Stubhaug, A; Jorum, E. Ketamine, an NMDA receptor antagonist, suppresses spatial and temporal properties of burn-induced secondary hyperalgesia in man: a double-blind, cross-over comparison with morphine and placebo. Pain, Netherlands, v. 72, n. 1-2, pp. 99-106, 1997.

Watkins, SB; Hall, LW; Clarke, KW. Propofol as an intravenous anesthetic agent in dogs. The Veterinary Record, v. 120, n. 14, pp. 326-329, 1987.

Weaver, BMQ; Raptopoulos, D. Induction of anaesthesia in dogs and cats with propofol. The Veterinary Record, v. 126, pp. 617-620, 1990.

Weiskopf, RB et al. Cardiovascular actions of desflurane in normocarbic volunteers. Anesth Analg, v. 73, n. 2, pp. 143-56, 1991.

Weiskopf, RB et al. Desflurane does not produce hepatic or renal injury in human volunteers. Anesth Analg, v. 74, p. 570-574, 1992.

Wertz, EM; Benson, GJ; Thurmon, JC et al. Pharmacokinetics of etomidate in cats. American Journal Veterinary Research, v. 51, n. 2, pp. 281-285, 1990.

White, GL; Jolmes, DD. A comparison of ketamine and the combination ketamine xylazine for effective surgical anaesthesia in the rabbit. Laboratory Animal. Science, United States, v. 26, n. 5, pp. 804-806, 1976.

White, NA. Postanesthesia myopathy-neuropathy in current therapy. In Equine medicine. Philadelphia, Saunders, pp. 370-7, 1983.

White, PF; Ham, J; Way, WL et al. J. Pharmacology of ketamine isomers in surgical patients. Anesthesiology, United States, v. 52, n. 3, pp. 231-239, 1980.

White, PF; Li, S; Chiu, JW. Eletroanalgesia: its role in acute and chronic pain management. Anesth Analg, v. 92, p. 505-513, 2001.

White, PF; Schüttler, J; Shafer, A et al. Comparative pharmacology of the ketamine isomers. British Journal of Anaesthesia, England, v. 57, n.2, pp. 197-203, 1985.

Wilson, SC; Armstrong, DL; Simmons, LG et al. A clinical trial using three regiments for immobilizing gaur (Bos gaurus). Journal of zoo and wildlife medicine, v. 24, n. 2, pp. 93-101, 1993.

Winters, WD; Ferraz-Allado, T; Gusman-Flores, C et al. The cataleptic state induced by ketamine: a review of the neuropharmacology of anesthesia. Neuropharmacology, England, v. 11, n. 3, pp. 303-315, 1972.

Winters, WD; Mori, K; Spooner, CE et al. The neurophysiology of anesthesia. Anesthesiology, United States, v. 28, pp. 65-90, 1967.

Wong, DHW; Henkins, CL. An experimental study of the mechanism of action of ketamine on the centrol nervous system. Canadian Anaesthetic Society Journal, Canada, v. 21, pp. 57-67, 1974.

Wright, M. Pharmacologic effects of ketamine and its use in veterinary medicine. Journal of American Veterinary Medical Association, United States, v. 180, n. 12, pp. 1462-1470, 1982.

Wright, M; McGrath, CJ. Physiologic and analgesic effects of acupuncture in the dog. J Am Vet Med Assoc, v. 178, pp. 502-7, 1981.

Wu, CT; Yu, JC; Yeh, CC et al. Pre-incisional dextromethorphan treatment decreases postoperative pain and opioid requirement after laparoscopic cholecystectomy. Anesthesia and Analgesia, United States, v. 88, pp. 1331-1334, 1999.

Wyllie, WD; Churchill-Davidson, HC. Anestesiologia. 3 ed. Rio de Janeiro: Guanabara Koogan, 1974.

Yaksh, TL. Epidural ketamine: a useful, mechanistically novel adjuvant for epidural morphine? Regional Anesthesia, United States, v. 21, n. 6, pp. 508-513, 1996.

Yang, C-Y; Luk, H-N; Chen, S-Y et al. Propofol inhibits medullary pressor mechanisms in cats. Can J Anaesth, v. 44, n. 7, pp. 775-781, 1997.

Young, E (Ed.). The capture and care of wild animals. The Work of Eighteen Veterinary, Medical and Wildlife Experts. Hollywood, FL: Ralph Curtis Books, 1973.

Young, SS; Schilling, AM; Skeans, S et al. Short duration anaesthesia with medetomidine and ketamine in cynomolgus monkeys. Laboratory Animals, v.33, n. 2, pp. 162-8, 1999.

Zeilhofer, HU; Swandulla, D; Geisslinger, G et al. Differential effects of ketamine enantiomers on NMDA receptor currents in cultured neurons. European Journal of Pharmacology, Netherlands, v. 213, n. 1, pp. 155-159, 1992.

Zhang, J; Maland, L; Hague, B et al. Buccal absorption of etomidate from a solid formulation in dogs. Anesthesia Analgesia, v. 86, n. 5, pp. 1116-1122, 1998.

Zhuo, M. NMDA receptor-dependent long term hyperalgesia after tail amputation in mice. European Journal of Pharmacology, Netherlands, v. 349, n. 2-3, pp. 211-220, 1998.

A Perguntas e Respostas em Anestesiologia Veterinária

PARÂMETROS OU ATRIBUTOS FISIOLÓGICOS

1. A frequência cardíaca (batimentos por minuto = bpm; pulso arterial) de um equino é de:
   a) 28 a 40 bpm.
   b) 40 a 80 bpm.
   c) 80 a 120 bpm.
   d) 50 a 80 bpm.

2. A frequência cardíaca (pulso arterial) de um asinino ou muar é de:
   a) 50 a 80 bpm.
   b) 42 a 52 bpm.
   c) 80 a 120 bpm.
   d) 90 a 110 bpm.

3. A frequência cardíaca (pulso arterial) de um bovino é de:
   a) 28 a 40 bpm.
   b) 40 a 80 bpm.
   c) 80 a 120 bpm.
   d) 90 a 110 bpm.

4. A frequência cardíaca (pulso arterial) de um ovino ou caprino é de:
   a) 28 a 40 bpm.
   b) 80 a 100 bpm.
   c) 90 a 110 bpm.
   d) 70 a 80 bpm.

5. A frequência cardíaca (pulso arterial) de um cordeiro (borrego) é de:
   a) 28 a 40 bpm.
   b) 40 a 80 bpm.
   c) 80 a 100 bpm.
   d) 100 a 120 bpm.

6. A frequência cardíaca (pulso arterial) de um suíno é de:
   a) 28 a 40 bpm.
   b) 60 a 80 bpm.
   c) 80 a 100 bpm.
   d) 80 a 120 bpm.

7. A frequência cardíaca (pulso arterial) de um cão de pequeno porte é de:
   a) 28 a 40 bpm.
   b) 40 a 80 bpm.
   c) 80 a 100 bpm.
   d) 80 a 120 bpm.

8. A frequência cardíaca (pulso arterial) de um cão de médio porte é de:
   a) 28 a 40 bpm.
   b) 60 a 120 bpm.
   c) 100 a 140 bpm.
   d) 120 a 140 bpm.

9. A frequência cardíaca (pulso arterial) de um cão de grande porte é de:
   a) 66 a 88 bpm.
   b) 100 a 120 bpm.
   c) 120 a 140 bpm.
   d) 110 a 130 bpm.

10. A frequência cardíaca (pulso arterial) de um felino é de:
    a) 60 a 80 bpm.
    b) 80 a 110 bpm.
    c) 110 a 130 bpm.
    d) 80 a 100 bpm.

11. A frequência respiratória (f) de um equino é de:
    a) 10 a 16 movimentos por min.
    b) 20 a 30 movimentos por min.
    c) 30 a 60 movimentos por min.
    d) 40 a 80 movimentos por min.

12. A frequência respiratória de um asinino ou muar é de:
    a) 10 a 20 movimentos por min.
    b) 20 a 30 movimentos por min.
    c) 30 a 50 movimentos por min.
    d) 80 a 120 movimentos por min.

13. A frequência respiratória de um bovino é de:
    a) 10 a 40 movimentos por min.
    b) 40 a 50 movimentos por min.
    c) 40 a 80 movimentos por min.
    d) 80 a 120 movimentos por min.

14. A frequência respiratória de um ovino ou caprino é de:
    a) 30 a 60 movimentos por min.
    b) 12 a 30 movimentos por min.
    c) 80 a 120 movimentos por min.
    d) 30 a 40 movimentos por min.

15. A frequência respiratória de um suíno é de:
    a) 30 a 50 movimentos por min.
    b) 20 a 30 movimentos por min.
    c) 80 a 120 movimentos por min.
    d) 8 a 18 movimentos por min.

16. A frequência respiratória de um cão é de:
a) 10 a 20 movimentos por min.
b) 10 a 40 movimentos por min.
c) 30 a 50 movimentos por min.
d) 80 a 120 movimentos por min.

17. A frequência respiratória de um felino é de:
a) 10 a 20 movimentos por min.
b) 80 a 120 movimentos por min.
c) 20 a 40 movimentos por min.
d) 40 a 50 movimentos por min.

18. A frequência respiratória de um coelho é de:
a) 20 a 40 movimentos por min.
b) 50 a 60 movimentos por min.
c) 80 a 120 movimentos por min.
d) 70 a 100 movimentos por min.

19. A frequência respiratória de uma cobaia (*Cobaya caviae*) é de:
a) 50 a 100 movimentos por min.
b) 100 a 150 movimentos por min.
c) 150 a 200 movimentos por min.
d) 130 a 170 movimentos por min.

20. A temperatura retal de um equino (até 5 anos) é de:
a) 37,5° a 38,5°C.
b) 35° a 37°C.
c) 38° a 40,5°C.
d) 39° a 41°C.

21. A temperatura retal de um asinino é de:
a) 39° a 40,5°C.
b) 35° a 37°C.
c) 37° a 38,5°C.
d) 39° a 41°C.

22. A temperatura retal de um bovino é de:
a) 39° a 40,5°C.
b) 38° a 39°C.
c) 37° a 39,5°C.
d) 39° a 41,0°C.

23. A temperatura retal de um ovino é de:
a) 38,5° a 40°C.
b) 37° a 39°C.
c) 36,5° a 38°C.
d) 40° a 41°C.

24. A temperatura retal de um suíno é de:
a) 38° a 40°C.
b) 40° a 41°C.
c) 36° a 38,5°C.
d) 37° a 39°C.

25. A temperatura retal de um cão é de:
a) 36° a 37°C.
b) 37° a 38°C.
c) 38° a 39°C.
d) 39° a 40°C.

26. A temperatura retal de um felino é de:
a) 37,5° a 38,5°C.
b) 38° a 39,5°C.
c) 36,5° a 37,5°C.
d) 39° a 40°C.

27. O pH normal de um equino, segundo Deegen (1984), é de:
a) 7,20 a 7,30.
b) 7,36 a 7,44.
c) 7,40 a 7,56.
d) 7,48 a 7,58.

28. A PaO$_2$ e a PaCO$_2$ normais de um equino, segundo Deegen (1984), são respectivamente de:
a) 95 a 105 mmHg e 35 a 45 mmHg.
b) 80 a 90 mmHg e 25 a 35 mmHg.
c) 70 a 90 mmHg e 20 a 30 mmHg.
d) 70 a 90 mmHg e 40 a 45 mmHg.

29. O bicarbonato e o excesso de base normais de um equino, segundo Deegen (1984), são respectivamente de:
a) 0 a 10 mEq/ℓ e −10 a +20 mEq/ℓ.
b) 10 a 20 mEq/ℓ e 0 a +3 mEq/ℓ.
c) 0 a 10 mEq/ℓ e −1 a +20 mEq/ℓ.
d) 22 a 26 mEq/ℓ e −3 a +3 mEq/ℓ.

30. A PaO$_2$ e a PaCO$_2$ normais de um cão, segundo Massone (2003), são respectivamente de:
a) 95 a 105 mmHg e 35 a 45 mmHg.
b) 81 a 96 mmHg e 23 a 29 mmHg.
c) 70 a 90 mmHg e 10 a 20 mmHg.
d) 70 a 90 mmHg e 15 a 25 mmHg.

31. O bicarbonato e o excesso de base normais de um cão, segundo Massone (2003), são respectivamente de:
a) 22 a 26 mEq/ℓ e −3 a +3 mEq/ℓ.
b) 15 a 19 mEq/ℓ e −4 a −9 mEq/ℓ.
c) 0 a 10 mEq/ℓ e −1 a +20 mEq/ℓ.
d) 20 a 30 mEq/ℓ e −8 a +8 mEq/ℓ.

32. O volume corrente de um cão é de:
a) 5 mℓ/kg.
b) 5 a 10 mℓ/kg.
c) 15 a 20 mℓ/kg.
d) 20 a 30 mℓ/kg.

33. As pressões arteriais sistólica, média e diastólica normais de um equino, segundo Dukes (1993), são respectivamente de:
a) 130, 115 e 95 mmHg.
b) 150, 120 e 100 mmHg.
c) 110, 100 e 80 mmHg.
d) 150, 100 e 80 mmHg.

34. As pressões arteriais sistólica, média e diastólica normais de um bovino, segundo Dukes (1993), são respectivamente de:
a) 130, 115 e 95 mmHg.
b) 140, 120 e 95 mmHg.
c) 110, 100 e 80 mmHg.
d) 150, 100 e 80 mmHg.

35. As pressões arteriais sistólica, média e diastólica normais de um suíno, segundo Dukes (1993), são respectivamente de:
a) 130, 115 e 95 mmHg.
b) 110, 100 e 80 mmHg.
c) 140, 110 e 80 mmHg.
d) 150, 100 e 80 mmHg.

36. As pressões arteriais sistólica, média e diastólica normais de um ovino, segundo Dukes (1993), são respectivamente de:
a) 130, 115 e 95 mmHg.
b) 140, 114 e 90 mmHg.
c) 110, 100 e 80 mmHg.
d) 150, 100 e 80 mmHg.

37. As pressões arteriais sistólica, média e diastólica normais de um cão, segundo Dukes (1993), são respectivamente de:
a) 130, 115 e 95 mmHg.
b) 140, 114 e 90 mmHg.
c) 120, 100 e 70 mmHg.
d) 150, 100 e 80 mmHg.

38. As pressões arteriais sistólica, média e diastólica normais de um gato, segundo Dukes (1993), são respectivamente de:
a) 130, 115 e 95 mmHg.
b) 150, 100 e 80 mmHg.
c) 120, 100 e 70 mmHg.
d) 140, 110 e 90 mmHg.

39. As pressões arteriais sistólica, média e diastólica normais de um coelho, segundo Dukes (1993), são respectivamente de:
a) 130, 115 e 95 mmHg.
b) 140, 110 e 90 mmHg.
c) 120, 100 e 80 mmHg.
d) 150, 100 e 80 mmHg.

40. As pressões arteriais sistólica, média e diastólica normais de uma cobaia, segundo Dukes (1993), são respectivamente de:
a) 100, 80 e 60 mmHg.
b) 140, 110 e 90 mmHg.
c) 120, 100 e 80 mmHg.
d) 150, 100 e 80 mmHg.

41. As pressões arteriais sistólica, média e diastólica normais de um rato, segundo Dukes (1993), são respectivamente de:
a) 120, 100 e 80 mmHg.
b) 140, 110 e 90 mmHg.
c) 110, 90 e 70 mmHg.
d) 150, 100 e 80 mmHg.

42. As pressões arteriais sistólica, média e diastólica normais de um camundongo, segundo Dukes (1993), são respectivamente de:
a) 120, 110 e 100 mmHg.
b) 140, 110 e 90 mmHg.
c) 111, 100 e 90 mmHg.
d) 150, 100 e 80 mmHg.

Quadro 1 Frequência cardíaca (pulso arterial) por min nas diferentes espécies domésticas.

Espécie	Frequência cardíaca (bpm); (pulso arterial)	Autor
Asinino ou muar	42 a 52	Marek e Mocsy, 1963
Bovino	40 a 80	Marek e Mocsy, 1963
Camundongo	450 a 750	Dukes, 1996
Cão (grande porte)	66 a 88	Marek e Mocsy, 1963
Cão (médio porte)	60 a 120	Massone, 1999
Cão (pequeno porte)	80 a 120	Massone, 1999
Caprino	70 a 80	Dukes, 1996
Cobaia	200 a 300	Dukes, 1996
Coelho	180 a 350	Dukes, 1996
Cordeiro	100 a 120	Massone, 2003
Equino	28 a 40	Dukes, 1996
Felino	110 a 130	Marek e Mocsy, 1963
Macaco (*rhesus*)	160 a 330	Dukes, 1996
Ovino	70 a 80	Marek e Mocsy, 1963
Rato	250 a 400	Dukes, 1996
Suíno	60 a 80	Marek e Mocsy, 1963

Quadro 2 Frequência respiratória nas diferentes espécies domésticas, mensurada em movimentos por minuto.

Espécie	Frequência respiratória (f)	Autor
Equino	10 a 16	Marek e Mocsy, 1963
Asinino ou muar	10 a 20	Marek e Mocsy, 1963
Bovino	10 a 40	Marek e Mocsy, 1963
Ovino	12 a 20	Marek e Mocsy, 1963
Caprino	12 a 20	Marek e Mocsy, 1963
Suíno	8 a 18	Marek e Mocsy, 1963
Cão	10 a 40	Massone, 2003
Felino	20 a 40	Massone, 2003
Coelho	50 a 60	Marek e Mocsy, 1963
Cobaia	100 a 150	Marek e Mocsy, 1963

Quadro 3 Temperatura retal nas diferentes espécies domésticas, mensurada em graus Celsius (°C).

Espécie	Variação	Autor
Equino (mais de 5 anos)	37,5 a 38,0	Marek e Mocsy, 1963
Equino (até 5 anos)	37,5 a 38,5	Marek e Mocsy, 1963

(*continua*)

Respostas

1. A (Quadro 1)	15. D (Quadro 2)	29. D (Quadro 4)
2. B (Quadro 1)	16. B (Quadro 2)	30. B (Quadro 5)
3. B (Quadro 1)	17. C (Quadro 2)	31. B (Quadro 5)
4. D (Quadro 1)	18. B (Quadro 2)	32. C (Quadro 6)
5. D (Quadro 1)	19. B (Quadro 2)	33. A (Quadro 7)
6. B (Quadro 1)	20. A (Quadro 3)	34. B (Quadro 7)
7. D (Quadro 1)	21. C (Quadro 3)	35. C (Quadro 7)
8. B (Quadro 1)	22. B (Quadro 3)	36. B (Quadro 7)
9. A (Quadro 1)	23. A (Quadro 3)	37. C (Quadro 7)
10. C (Quadro 1)	24. A (Quadro 3)	38. D (Quadro 7)
11. A (Quadro 2)	25. C (Quadro 3)	39. C (Quadro 7)
12. A (Quadro 2)	26. B (Quadro 3)	40. A (Quadro 7)
13. A (Quadro 2)	27. B (Quadro 4)	41. C (Quadro 7)
14. B (Quadro 2)	28. A (Quadro 4)	42. C (Quadro 7)

Quadro 3 (*Continuação*) Temperatura retal nas diferentes espécies domésticas, mensurada em graus Celsius (°C).

Espécie	Variação	Autor
Asinino	37,5 a 38,5	Marek e Mocsy, 1963
Bovino	38,5 a 39,0	Marek e Mocsy, 1963
Novilho (até 1 ano)	38,5 a 40,0	Marek e Mocsy, 1963
Ovino	38,5 a 40,0	Marek e Mocsy, 1963
Caprino	38,5 a 40,5	Marek e Mocsy, 1963
Cordeiro	38,5 a 39,0	Marek e Mocsy, 1963
Suíno	38,0 a 40,0	Marek e Mocsy, 1963
Cão (pequeno porte)	38,0 a 39,0	Massone, 1999
Felino	38,0 a 39,5	Marek e Mocsy, 1963
Coelho	38,5 a 39,5	Marek e Mocsy, 1963
Cobaia	37,8 a 39,5	Marek e Mocsy, 1963
Aves	39,5 a 44,0	Marek e Mocsy, 1963

Quadro 4 Parâmetros de gases no sangue arterial de equinos sadios.

Parâmetro	Variação	Autor
pH	7,36 a 7,44	Deegen, 1984
PaO_2 (mmHg)	95 a 105	Deegen, 1984
$PaCO_2$ (mmHg)	35 a 45	Deegen, 1984
Excesso de base (mEq/ℓ)	–3 a +3	Deegen, 1984
Bicarbonato (mEq/ℓ)	22 a 26	Deegen, 1984

Quadro 5 Parâmetros hemogasométricos arteriais em cão sadio.

Parâmetro	Variação	Autor
PaO_2 (mmHg)	81 a 86	Massone, 2003
$PaCO_2$ (mmHg)	23 a 29	Massone, 2003
Excesso de base (mEq/ℓ)	–4 a –9	Massone, 2003
Bicarbonato (mEq/ℓ)	15 a 19	Massone, 2003

Quadro 6 Parâmetros de volume corrente em animais domésticos e no homem.

Espécie	Variação (mℓ)
Cão (6 a 8 kg)	103
Cão (8 a 10 kg)	121
Cão (10 a 12 kg)	157
Ovelha	150 a 260
Cabra	310
Vaca	4.000 a 6.000
Cavalo	5.000 a 7.000
Homem	500 a 600

Fonte: Massone (1999).

Quadro 7 Valores normais de pressões arteriais sistólica, média e diastólica nas diferentes espécies domésticas e no homem em mmHg.

Espécie	Sistólica	Pressão arterial média	Diastólica
Equino	130	115	95
Bovino	140	120	95
Suíno	140	110	80
Ovino	140	114	90
Homem	120	100	70
Cão	120	100	70
Gato	140	110	90
Cobaia	100	80	60
Rato	110	90	70
Camundongo	111	100	90
Peru	250	190	170
Galinha	175	160	145
Canário	220	185	150

Fonte: Dukens (1993).

Pergunta 32

O volume corrente máximo de um cão chega a 600 a 800 mℓ. O de um cão de porte médio é de 200 mℓ. Na respiração controlada, o que se coloca a mais é por causa do espaço morto do aparelho.

PERÍODOS PRÉ, TRANS E PÓS-ANESTÉSICOS

1. Define-se período pré-anestésico como:
a) O período compreendido entre a anestesia e o momento de terminá-la.
b) O período compreendido entre a indicação anestésica e o momento de iniciá-la.
c) O período compreendido entre o início da anestesia e seu término.
d) O período compreendido entre o início da cirurgia e seu término.

2. A classificação do período pré-anestésico é considerada pelas seguintes urgências:
a) Sem, relativa e extrema urgências.
b) Alguma, relativa e extrema urgências.
c) Suposta, relativa e extrema urgências.
d) Nenhuma das alternativas anteriores.

3. Os principais cuidados em relação ao período pré-anestésico são:
a) Exame das grandes funções, jejum, acomodações, contenção, derrubamento e verificação dos aparelhos anestésicos.
b) Exame da cicatriz, digestibilidade, acomodações, contenção, derrubamento e verificação dos aparelhos anestésicos.
c) Exame das grandes funções, jejum, evolução cirúrgica, contenção, derrubamento e verificação dos aparelhos anestésicos.
d) Nenhuma das alternativas anteriores.

4. Define-se período transanestésico como:
a) O período compreendido entre a indicação anestésica e o momento de iniciá-la.
b) O período compreendido entre o início da cirurgia até o período pós-cirúrgico mediato.

c) O período compreendido entre o início da anestesia e o início da recuperação.
d) O período compreendido entre o início da cirurgia e seu término.

5. Os principais cuidados durante o período transanestésico são:
a) Anamnese e exame das grandes funções.
b) Preparação da sala de recepção do paciente e exames laboratoriais.
c) Cuidado do paciente e do aparelho de anestesia.
d) Cuidado da sala cirúrgica e do material anestésico.

6. Define-se período pós-anestésico como:
a) O período compreendido entre o início da recuperação e o restabelecimento total da consciência.
b) O período compreendido entre a indicação anestésica e o momento de iniciá-la.
c) O período compreendido entre o início da cirurgia até o período pós-cirúrgico mediato.
d) O período compreendido entre a indicação cirúrgica e o momento de iniciá-la.

7. Entendem-se como períodos pós-anestésicos imediato e mediato:
a) Imediato: cuidados logo após a anestesia; mediato: sequencial ao imediato (deficiência orgânica e de metabolização).
b) Imediato: cuidados logo antes da anestesia; mediato: sequencial à recuperação do animal.
c) Imediato: cuidados 12 a 24 h antes da anestesia; mediato: sequencial ao imediato.
d) Imediato: cuidados 24 a 48 h depois da anestesia; mediato: sequencial do imediato.

8. As principais vias de administração de fármacos anestésicos são:
a) Oral, inalatória, intra-arterial, intravenosa, subcutânea, tópica e espinal.
b) Oral, inalatória, intramuscular, intraespinhosa, intra-pleural, tópica e espinal.
c) Oral, inalatória, intra-abdominal, intravenosa, subcutânea, tópica e intra-arterial.
d) Oral, inalatória, intramuscular, intravenosa, intradérmica, subcutânea, tópica e espinal.

Respostas

1. B	4. C	7. A
2. A	5. C	8. D
3. A	6. A	

Pergunta 2

A classificação do período pré-anestésico qualifica-se pela destituição de urgência (sem) ou pela urgência relativa, quando ainda permite algum tratamento, e pela urgência extrema, quando o paciente deve ser anestesiado sem demora; logo, a resposta correta é: sem, relativa e extrema urgências.

CONTENÇÃO E DERRUBAMENTO

1. Na contenção mecânica empregam-se:
a) Cabresto, corda nos chifres, torniquete, argola, peia, caixas, enforcadores e tronco.
b) Cabresto, método italiano, medicamentos, torniquete, argola, peia e tronco.
c) Cabresto, método de dupla argola, formiga, torniquete, argola e método de Rueff.
d) Cabresto, método italiano, formiga, torniquete, argola e método de Rueff.

2. A contenção de bovinos caracteriza-se pelo emprego de:
a) Cabresto, corda nos chifres, método de Rueff, torniquete, argola, peia e tronco.
b) Cabresto, método italiano, formiga, torniquete argola, peia e tronco.
c) Cabresto, corda nos chifres, formiga, torniquete, argola, peia e tronco.
d) Cabresto, método italiano, torniquete, argola, peia, caixas, enforcadores e tronco.

3. O derrubamento de bovinos caracteriza-se pelo emprego de:
a) Método de Rueff, italiano e de dupla argola.
b) Cabresto, método de dupla argola, formiga, torniquete, argola, peia e tronco.
c) Cabresto, corda nos chifres, formiga, torniquete, argola, peia e tronco.
d) Cabresto, método italiano, torniquete, argola, peia, caixas, enforcadores e tronco.

4. A contenção de equinos caracteriza-se pelo emprego de:
a) Cabresto, corda, método de Rueff, torniquete, argola, peia e tronco.
b) Cabresto, método de dupla argola, formiga, torniquete, argola, método de Rueff.
c) Cabresto, cachimbo, mão-de-amigo, pé-de-amigo, tronco e contenção medicamentosa.
d) Cabresto, método italiano, torniquete, argola, peia, caixas, enforcadores e tronco.

5. O derrubamento de equinos caracteriza-se pelo emprego de:
a) Cabresto, cachimbo, método de Rueff, torniquete, pé-de-amigo e tronco.
b) Cabresto, método italiano, formiga, torniquete, argola, peia e tronco.
c) Cabresto, método da dupla argola, formiga, torniquete, argola, peia e tronco.
d) Método nacional e método dos travões ou berlinense.

6. Na contenção de animais de laboratório, os métodos eletivos são realizados do seguinte modo:
a) Contenção de coelhos pelas orelhas.
b) Contenção de camundongos pelas patas.
c) Contenção de ratos pela pele dorsal e pela cauda.
d) Contenção de cobaias por constrição do pescoço.

7. O método de dupla argola é conhecido pelo epônimo:
a) Almeida e Torres.
b) Almeida e Figueira.
c) Figueira e Barros.
d) Almeida e Barros.

Pergunta 1

A contenção tem por finalidade manter o animal contido e em posição quadrupedal; portanto, não são usados métodos de derrubamento; logo, a resposta correta é: cabresto, corda nos chifres, torniquete, argola, peia, caixas, enforcadores e tronco (Figura 1).

Pergunta 2
A contenção tem por finalidade manter o animal contido e em posição quadrupedal; portanto, não são usados métodos de derrubamento, como o de Rueff ou italiano; logo, a resposta correta é: cabresto, corda nos chifres, formiga, torniquete, argola, peia e tronco (Figura 2).

Pergunta 3
O derrubamento visa à prostração do animal; portanto, os métodos empregados são os de Rueff, italiano e o de dupla argola; logo, a alternativa correta é: método de Rueff, italiano e de dupla argola (Figura 3).

Pergunta 4
A contenção tem por finalidade manter o animal contido e em posição quadrupedal; portanto, não são usados métodos de derrubamento; logo, a resposta correta é: cabresto, cachimbo, mão-de-amigo, pé-de-amigo, tronco e contenção medicamentosa (Figura 4).

Respostas

1. A	4. C	6. C
2. C	5. D (Figuras 5 e 6)	7. D
3. A		

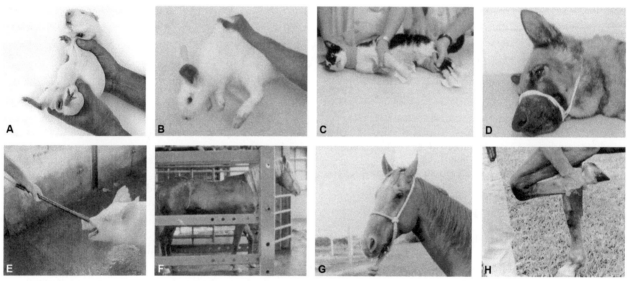

Figura 1 A a H. Contenções mecânicas de diferentes espécies.

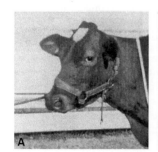
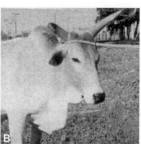
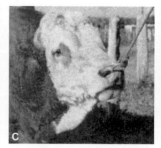
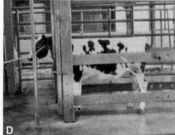

Figura 2 A a D. Contenção de bovinos.

Apêndice A • Perguntas e Respostas em Anestesiologia Veterinária 223

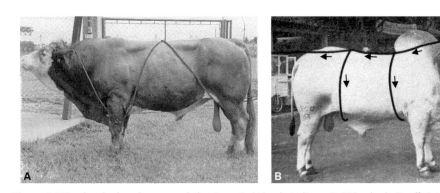
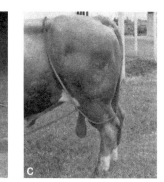

Figura 3 Métodos de derrubamento de bovinos. **A.** Método italiano. **B.** Método de Rueff. **C.** Método de Almeida e Barros ou da dupla argola.

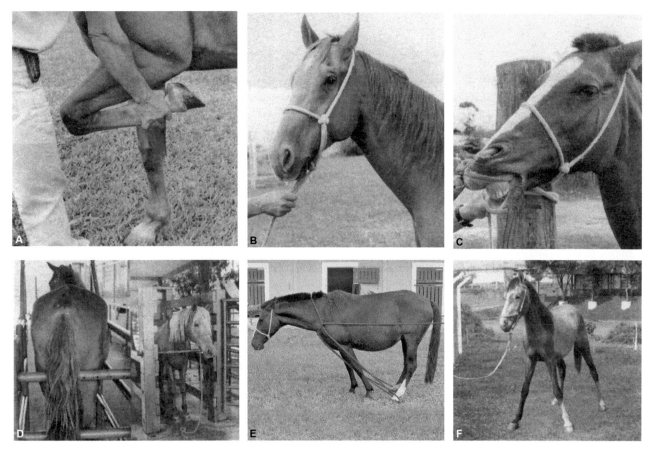

Figura 4 Contenção de equinos. **A.** Mão-de-amigo. **B.** Cabresto. **C.** Cachimbo. **D.** Tronco. **E.** Pé-de-amigo. **F.** Medicamentosa.

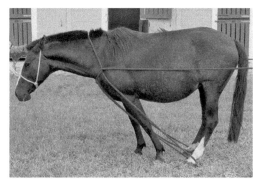

Figura 5 Método brasileiro de derrubamento de equinos.

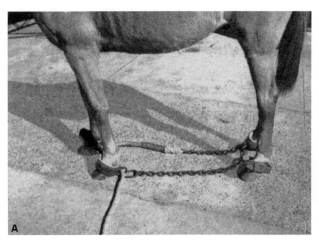 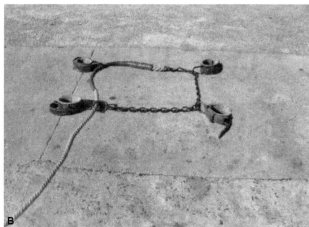

Figura 6 A e B. Método dos travões para derrubamento de equinos.

MEDICAÇÃO PRÉ-ANESTÉSICA

1. Define-se medicação pré-anestésica (MPA) como:
a) Ato que antecede a anestesia, preparando o animal para o sono artificial, sedando e suprimindo irritabilidade, agressividade e reações indesejáveis causadas pelos anestésicos.
b) Ato que sucede a anestesia, preparando o animal para o sono artificial, sedando e suprimindo irritabilidade, agressividade e reações indesejáveis causadas pelos anestésicos.
c) Ato que, durante a anestesia, prepara o animal para o sono artificial, sedando e suprimindo irritabilidade, agressividade e reações indesejáveis causadas pelos anestésicos.
d) Ato que induz à anestesia, preparando o animal para a cirurgia, sedando e suprimindo irritabilidade, agressividade e reações indesejáveis causadas pelos anestésicos.

2. Assinale a alternativa correta:
a) A medicação pré-anestésica tem por finalidades reduzir o bloqueio vagal, atuar como adjuvante da anestesia local, reduzir o sinergismo com os barbitúricos, aumentar o metabolismo basal e elevar a temperatura.
b) A medicação pré-anestésica tem por finalidades reduzir o bloqueio vagal, atuar como adjuvante da anestesia local, o sinergismo por potenciação, o metabolismo basal e a dor e o desconforto.
c) A medicação pré-anestésica tem por finalidades reduzir o bloqueio vagal, atuar como adjuvante da anestesia local, o sinergismo por potenciação, aumentar o metabolismo basal e o limiar da dor e do desconforto.
d) A medicação pré-anestésica tem por finalidades aumentar o bloqueio vagal, atuar como adjuvante da anestesia dissociativa, aumentar o metabolismo basal e o limiar da dor e do desconforto.

3. Os grupos farmacológicos empregados na MPA são:
a) Anticolinérgicos, simpatolíticos, hipnoataráxicos analgésicos e hipnoanalgésicos.
b) Anticolinérgicos, tranquilizantes, ansiolíticos, hipnóticos e hipnoanalgésicos.
c) Anticolinérgicos, coleréticos, ansiolíticos, hipnóticos e hipnoanalgésicos.
d) Anticolinérgicos, parassimpatolíticos, ansiolíticos, hipnóticos e hipnoanalgésicos.

4. As ações básicas das fenotiazinas são:
a) Ansiolítica, miorrelaxante, anticonvulsivante e amnésica.
b) Tranquilizante, adrenolítica, sedante, miorrelaxante e histamínica.
c) Antiflogística, adrenolítica, anti-histamínica, antiespasmódica e antiemética.
d) Tranquilizante, adrenérgica, sedante, miorrelaxante e histamínica.

5. A atropina apresenta as seguintes características:
a) Ação parassimpatomimética, discreta taquicardia, bradipneia, miótica e analgésica.
b) Ação parassimpatolítica, discreta taquicardia, midriática e ação antissialagoga.
c) Ação parassimpatolítica, bradicardia, bradipneia, midriática e analgésica.
d) Ação parassimpatomimética, bradicardia, bradipneia, midriática e analgésica.

6. O droperidol apresenta as seguintes características:
a) Ação parassimpatolítica, discreta taquicardia, bradipneia, miótica e analgésica.
b) Ação parassimpatolítica, discreta taquicardia, midriática e ação antissialagoga.
c) Duração de 20 a 30 min, dose de 1 a 2 mg/kg, antagoniza a ação emética da apomorfina, potencializa os barbitúricos e ação adrenolítica.
d) Ação parassimpatomimética, discreta bradicardia, bradipneia, miótica e analgésica.

7. Em um protocolo anestésico, utiliza-se atropina para:
a) Promover cronotropismo positivo.
b) Induzir o paciente para a manutenção da anestesia inalatória.
c) Promover analgesia no período transanestésico.
d) Tranquilizar o paciente para indução anestésica.

8. A dose preconizada de atropina pela via subcutânea é de:
a) 4 mg/kg.
b) 0,44 mg/kg.
c) 0,044 mg/kg.
d) 0,004 mg/kg.

9. A dose letal de 50 (DL_{50}) oral/rato para atropina é de:
a) 10 mg/kg.
b) 20 mg/kg.
c) 622 mg/kg.
d) 1.500 mg/kg.

10. A dose preconizada de levomepromazina é de:
a) 4,4 mg/kg.
b) 0,1 mg/kg.
c) 1 mg/kg.
d) 0,044 mg/kg.

11. A dose letal de 50 (DL$_{50}$) intravenosa/rato para levomepromazina é de:
a) 90 a 95 mg/kg.
b) 20 a 30 mg/kg.
c) 10 a 20 mg/kg.
d) 65 a 70 mg/kg.

12. A dose preconizada de clorpromazina é de:
a) 1 mg/kg.
b) 0,1 mg/kg.
c) 5 mg/kg.
d) 0,044 mg/kg.

13. A dose letal de 50 (DL$_{50}$) oral/rato para clorpromazina é de:
a) 20 a 30 mg/kg.
b) 30 a 40 mg/kg.
c) 65 a 70 mg/kg.
d) 80 a 90 mg/kg.

14. A dose preconizada de acepromazina é de:
a) 1,1 mg/kg.
b) 0,1 mg/kg.
c) 5 mg/kg.
d) 0,01 mg/kg.

15. A dose letal 50 (DL$_{50}$) intravenosa/rato para acepromazina é de:
a) 622 mg/kg.
b) 20 mg/kg.
c) 10 mg/kg.
d) 70 mg/kg.

16. As ações típicas das benzodiazepinas são:
a) Ansiolítica, miorrelaxante, anticonvulsivante e amnésica.
b) Ansiolítica, miorrelaxante, adrenolítica e amnésica.
c) Tranquilizante, adrenolítica, sedante, miorrelaxante e histamínica.
d) Ansiolíticas, convulsivantes, anti-histamínica e amnésica.

17. A dose preconizada de diazepam para o cão é:
a) 4 a 6 mg/kg.
b) 0,1 a 0,2 mg/kg.
c) 1 a 2 mg/kg.
d) 0,01 a 0,02 mg/kg.

18. A dose letal 50 (DL$_{50}$) oral/rato para diazepam é de:
a) 710 mg/kg.
b) 810 mg/kg.
c) 910 mg/kg.
d) 610 mg/kg.

19. A dose preconizada de flunitrazepam é de:
a) 4 a 6 mg/kg.
b) 0,01 a 0,02 mg/kg.
c) 1 a 2 mg/kg.
d) 0,1 a 0,2 mg/kg.

20. A dose letal de 50 (DL$_{50}$) oral/rato para flunitrazepam é de:
a) 1.858 mg/kg.
b) 858 mg/kg.
c) 758 mg/kg.
d) 658 mg/kg.

21. A dose preconizada de midazolam é de:
a) 4 a 6 mg/kg.
b) 0,01 a 0,05 mg/kg.
c) 1 a 2 mg/kg.
d) 0,2 a 0,5 mg/kg.

22. A dose letal 50 (DL$_{50}$) intravenosa/rato para midazolam é de:
a) 16 mg/kg.
b) 56 mg/kg.
c) 76 mg/kg.
d) 86 mg/kg.

23. A dose preconizada de flumazenil (antagonista benzodiazepínico) é de:
a) 0,5 a 0,7 µg/kg.
b) 0,05 a 0,07 µg/kg.
c) 0,5 a 0,7 mg/kg.
d) 1 a 2 mg/kg.

24. A morfina, opiáceo natural proveniente da papoula, ainda é muito utilizada como terapia antálgica. O que não condiz com as características deste fármaco?
a) Deve ser evitado em pacientes com mastocitoma pois predispõe a liberação de grânulos de mastócitos.
b) Promove êmese mesmo em doses pouco elevadas.
c) Seu antagonista, a naloxona, também age em todos os receptores, porém de modo antagônico.
d) Por ter um período curto de ação, é indicado para analgesia transoperatória.

25. A despeito dos efeitos farmacológicos adversos dos opioides é incorreto dizer que:
a) A depressão respiratória induzida pelos opioides resulta em decréscimo do volume-minuto e aumento da pressão arterial parcial de dióxido de carbono.
b) Quando é utilizada morfina, pode haver liberação de histamina, originando vasodilatação periférica, bradicardia e aumento do hormônio antidiurético.
c) A administração intramuscular ou intravenosa de fentanila produz taquicardia ventricular, porém interfere pouco no débito cardíaco e na pressão arterial sistêmica.
d) Os efeitos depressores respiratórios do butorfanol são potencialmente menores, quando comparados aos efeitos depressores da morfina.

26. A dose preconizada de morfina no cão é de:
a) 1 a 5 mg/kg.
b) 5 a 10 mg/kg.
c) 0,5 a 0,7 mg/kg.
d) 0,1 a 0,5 mg/kg.

27. As principais ações da meperidina são:
a) Hipnose discreta, aumenta a pressão venosa e a arterial, depressão respiratória acentuada, não libera histamina, taquicardia e hipertensão.
b) Hipnose moderada, reduz a pressão venosa e a arterial, depressão respiratória acentuada, não libera histamina, taquicardia e hipotensão.
c) Hipnose discreta, reduz a pressão venosa e arterial, pouca depressão respiratória, libera histamina, taquicardia e hipotensão.
d) Não causa hipnose, eleva a pressão venosa e a arterial, pouca depressão respiratória, libera histamina, taquicardia e hipotensão.

28. A dose preconizada de meperidina para o cão é de:
a) 1 a 5 mg/kg.
b) 5 a 10 mg/kg.
c) 0,5 a 0,7 mg/kg.
d) 0,05 a 0,07 mg/kg.

29. A dose preconizada de meperidina para um equino é de:
a) 3 a 5 mg/kg.
b) 5 a 10 mg/kg.
c) 0,5 a 0,7 mg/kg.
d) 1 a 2 mg/kg.

30. A dose preconizada de buprenorfina para o cão é de:
a) 1,2 a 2 mg/kg.
b) 3 a 6 µg/kg.
c) 0,5 a 0,7 mg/kg.
d) 1 a 2 mg/kg.

31. As principais ações da fentanila são:
a) 10 vezes mais potente que a morfina, pouca depressão respiratória, discreta ação analgésica e hipnótica, elevação da atividade motora.
b) 100 vezes mais potente que a morfina, pouca depressão respiratória, potente ação analgésica e hipnótica, redução da atividade motora.
c) 10 vezes mais potente que a morfina, não causa depressão respiratória, potente ação analgésica e hipnótica, redução da atividade motora.
d) 300 vezes mais potente que a morfina, pouca depressão respiratória, potente ação analgésica e hipnótica, elevação da atividade motora.

32. A dose preconizada de fentanila para o cão é de:
a) 3 a 5 mg/kg.
b) 5 a 10 mg/kg.
c) 0,04 a 0,05 mg/kg.
d) 1 a 2 mg/kg.

33. O antagonista da fentanila é a:
a) Bupremorfina.
b) Dolantina.
c) Nalorfina.
d) Meperidina.

34. A dose preconizada de metadona para o cão é de:
a) 3 a 10 mg/kg.
b) 0,1 a 0,5 mg/kg.
c) 0,04 a 0,05 mg/kg.
d) 1 a 2 mg/kg.

35. A dose preconizada de etorfina (M-99) para equídeos é de:
a) 0,4 mg/100 kg.
b) 0,1 mg/100 kg.
c) 0,5 mg/100 kg.
d) 0,9 mg/100 kg.

36. A dose preconizada de etomidato em pequenos animais é de:
a) 0,1 a 0,2 mg/kg.
b) 0,2 a 0,3 mg/kg.
c) 0,4 a 0,5 mg/kg.
d) 0,5 a 1 mg/kg.

37. A dose preconizada de etomidato em grandes animais é de:
a) 0,1 a 0,2 mg/kg.
b) 0,2 a 0,5 mg/kg.
c) 0,5 a 0,8 mg/kg.
d) 0,5 a 1 mg/kg.

38. A dose de butorfanol para equinos pela via intravenosa é de:
a) 0,01 mg/kg.
b) 0,1 mg/kg.
c) 1 mg/kg.
d) 2 mg/kg.

39. O butorfanol é classificado quanto ao seu modo de ação em:
a) Opioide antagonista.
b) Opioide antagonista parcial.
c) Opioide agonista puro.
d) Opioide agonista-antagonista.

40. Qual grupo de fármacos a seguir apresenta como antagonista específico naloxona, flumazenil e ioimbina, respectivamente:
a) Meperidina, acepram, xilazina.
b) Tiopental, butorfanol, morfina.
c) Morfina, midazolam, xilazina.
d) Fentanila, atropina, xilazina.

41. As características dos fenotiazínicos:
a) São indicados para pacientes com epilepsia.
b) Podem induzir hipertermia por afetar o hipotálamo.
c) Produzem calma no paciente por uma ação antidopaminérgica no SNC.
d) São considerados fármacos que produzem arritmias cardíacas.

42. Em relação aos anticolinérgicos, pode-se afirmar que:
a) Produzem aumento das secreções brônquicas.
b) Bloqueiam a acetilcolina nas terminações das fibras colinérgicas.
c) Estimulam o vago.
d) Podem ser administrados por via intravenosa.

43. É correto afirmar que:
a) Os opioides causam taquicardia dose-dependente.
b) Os opioides causam discreta analgesia visceral.
c) Os opioides causam bradicardia dose-dependente.
d) Nenhum opioide causa liberação de histamina.

44. O hidrato de cloral é um:
a) Sedativo.
b) Hipnótico.
c) Miorrelaxante de ação central.
d) Nenhuma das alternativas anteriores.

45. Dos fármacos citados a seguir, qual apresenta um efeito analgésico maior?
a) Acepromazina.
b) Xilazina.
c) Fentanila.
d) Midazolam.

46. Qual associação citada a seguir é capaz de causar uma neuroleptanalgesia?
a) Clorpromazina + atropina.
b) Acepromazina + atropina.
c) Diazepam + azaperona.
d) Droperidol + fentanila.

47. Qual associação citada a seguir pode causar uma anestesia dissociativa:
a) Propofol + acepromazina.
b) Xilazina + opioide.
c) Levomepromazina + tiopental.
d) Acepromazina + cetamina.

48. Qual associação citada a seguir não é capaz de causar uma neuroleptanalgesia?
a) Clorpromazina + atropina.
b) Acepromazina + fentanila.
c) Diazepam + fentanila.
d) Droperidol + fentanila.

49. Qual dos fármacos citados a seguir não costuma ser utilizado para o tratamento de arritmias cardíacas?
a) Propranolol.
b) Lidocaína.
c) Atropina.
d) Dobutamina.

50. Qual dos fármacos a seguir produz analgesia e causa alterações mínimas no sistema cardiovascular?
a) Diazepam.
b) Fentanila.
c) Etomidato.
d) Cetamina.

51. A acepromazina apresenta como um dos principais efeitos adversos:
a) Hipotensão.
b) Vasoconstrição cutânea.
c) Aumento dos movimentos peristálticos.
d) Aumento do limiar convulsivo.

52. Qual dos fármacos a seguir promove o maior grau de estabilidade cardiovascular quando utilizado apropriadamente para indução anestésica?
a) Propofol.
b) Etomidato.
c) Tiletamina/zolazepam.
d) Halotano.

53. Qual fármaco utilizado na medicação pré-anestésica causa bradicardia, bloqueio cardíaco de segundo grau e diminuição da pressão arterial?
a) Meperidina.
b) Acepromazina.
c) Xilazina.
d) Diazepam.

54. Entre os métodos utilizados para monitoramento cardiovascular, qual deles é de suma importância durante a reanimação cardiorrespiratória?
a) Ausculta cardíaca.
b) Pressão arterial.
c) Atividade elétrica.
d) Débito cardíaco.

55. Sinais de uma reanimação bem-sucedida em um animal com parada cardíaca não incluem:
a) Miose.
b) Movimentos respiratórios voluntários.
c) Ausência de sangramento de ferimentos.
d) Retorno de pulso espontâneo.

56. Qual dos seguintes fármacos não promove analgesia?
a) Morfina.
b) Butorfanol.
c) Flunixino meglumine.
d) Acepromazina.

57. Um cão saudável foi anestesiado com acepromazina, tiopental e halotano. Após um curto período de anestesia, notou-se que a pressão arterial estava abaixo do desejado. Nessa situação, qual seria o primeiro procedimento mais adequado?
a) Diminuir a administração de fluidos.
b) Diminuir a concentração de halotano inspirado, caso o animal estivesse em plano anestésico profundo.
c) Alterar o anestésico inalatório para isofluorano.
d) Administrar atropina.

58. Assinale a alternativa correta quanto aos efeitos atribuídos ao propofol:
a) Apresentam efeito teratogênico.
b) Não alteram valores hemogasométricos quando comparados com valores basais.
c) Apresentam recuperação prolongada.
d) São cumulativos.

59. Assinale a alternativa correta. A administração de uma sobredose de acepromazina pode desencadear:
a) Intensa tranquilização.
b) Hemorragia.
c) Hipotensão arterial.
d) Hipertermia.

Respostas

1. A	21. D (Quadro 8)	41. C
2. B (Quadro 9)	22. D	42. B
3. B (Quadro 8)	23. B	43. C
4. C (Quadro 10)	24. D	44. B
5. B (Quadro 11)	25. C	45. C
6. C	26. D (Quadro 8)	46. D
7. A	27. C	47. D
8. C (Quadro 11)	28. A (Quadro 8)	48. A
9. C	29. D	49. D
10. C (Quadro 8)	30. B (Quadro 8)	50. B
11. D	31. B	51. A
12. A (Quadro 8)	32. C (Quadro 8)	52. B
13. C	33. C	53. C
14. B (Quadro 8)	34. B (Quadro 8)	54. C
15. D	35. D	55. C
16. A (Quadro 12)	36. D (Quadro 8)	56. D
17. C (Quadro 8)	37. B	57. B
18. A	38. B (Quadro 13)	58. B
19. B	39. D (Quadro 13)	59. C
20. A	40. C	

Quadro 8 Medicação pré-anestésica.

Anticolinérgicos ou parassimpatolíticos	
Atropina	0,044 mg/kg, SC, 15 min antes
Escopolamina	0,01 a 0,02 mg/kg

(continua)

Quadro 8 (*Continuação*) Medicação pré-anestésica.

Tranquilizantes	
Fenotiazinas	
Acepromazina	Pequenos animais: 0,1 mg/kg, solução a 0,2% Cães e gatos: 0,5 a 1,0 mg/kg Equinos: 0,1 mg/kg Bovinos: 0,03 a 0,05 mg/kg
Clorpromazina e levomepromazina	Pequenos animais: 0,5 a 1,0 mg/kg, IV ou IM Bovinos: 0,2 a 0,3 mg/kg Equinos: 0,5 mg/kg
Butirofenonas	
Droperidol	1 a 2 mg/kg
Azaperona	0,8 a 1 mg/kg Não aplicar por via IV em equinos
Ansiolíticos	
Diazepam	1 a 2 mg/kg IV
Midazolam	0,1 a 0,2 mg/kg
Hipnoanalgésicos	
Opiáceos	
Morfina	0,1 a 0,5 mg/kg
Opioides	
Meperidina	1 a 5 mg/kg IM Não exceder 1,5 mg/kg em gatos
Fentanila	0,04 mg/kg
Metadona	0,1 a 0,5 mg/kg
Etorfina	1 a 2 mg/100 kg
Bupremorfina	3 a 10 µg/kg
Butorfanol	Cães: 0,05 a 0,1 mg/kg Equinos: 0,02 a 0,1 mg/kg
Agonistas	
Agonistas alfa-2	
Detomidina	10 a 30 µg/kg
Romifidina	20 a 80 µg/kg
Xilazina	1 mg/kg
Hipnóticos	
Etomidato	0,2 a 0,5 mg/kg
Hidrato de cloral	7 g/100 mℓ/100 kg

Quadro 9 Finalidades da medicação pré-anestésica.

- Redução da dor e desconforto
- Viabilidade de indução direta por anestésicos voláteis
- Adjuvante da anestesia local
- Redução da excitação causada pela anestesia barbitúrica
- Redução do ptialismo e da sialorreia
- Redução do bloqueio vagal na indução barbitúrica
- Sinergismo por potenciação com outros fármacos anestésicos
- Queda do metabolismo basal

Quadro 10 Ações da fenotiazina.

- Sedante e psicodepressora
- Simpatolítica
- Anti-histamínica
- Antiflogística
- Antissialagoga
- Antiespasmódica
- Potencializadora
- Atropinoide
- Antiemética

Quadro 11 Ações da atropina.

- Ação parassimpatolítica (anticolinérgica)
- Inibe os efeitos do estímulo vagal no sistema cardiorrespiratório
- Aumenta discretamente a frequência cardíaca
- Ação antissialagoga
- Ação midriática

Quadro 12 Ações das benzodiazepinas.

- Ansiolítica
- Miorrelaxante de ação central
- Anticonvulsivante
- Amnésica

Quadro 13 Propriedades do butorfanol (Stadol, Toratet, Torbutrol, Torbugesic).

Propriedades físico-químicas

- Peso molecular: 327,47
- Fórmula molecular: $C_{25}H_{35}NO_8$

Propriedades farmacológicas

- Antitussígeno
- Analgésico
- 5 a 7 vezes mais potente que a morfina
- 20 vezes mais potente que a pentazocina
- Ação antitussígena 30 vezes maior que a pentazocina
- Não libera histamina
- Não aumenta o peristaltismo
- Produz de 2 a 3 h de analgesia
- Indicado para analgesia pós-operatória
- Causa sinergismo ao ser administrado com outros fármacos anestésicos
- Alta eficiência em dores abdominais em equinos (cólicas)
- Doses:
  - Cão: 0,05 a 0,1 mg/kg IV
  - Gato: 0,1 a 0,4 mg/kg IM
  - Equino: 0,02 a 0,1 mg/kg IM ou IV

MIORRELAXANTES DE AÇÃO CENTRAL

Agonistas alfa-2

1. As principais características da detomidina são:
a) É um agonista alfa-2, não eleva inicialmente a pressão arterial e o batimento cardíaco, não causa piloereção, apresenta potente ação analgésica e sedativa e tem ação embriotóxica.
b) Não é um agonsita alfa-2, baixa a pressão arterial e o batimento cardíaco, causa piloereção, tem baixa ação analgésica e sedativa e não apresenta ação embriotóxica.
c) É um agonista alfa-2, eleva inicialmente a pressão arterial e o batimento cardíaco, causa piloereção, apresenta potente ação analgésica e sedativa e não tem ação embriotóxica.
d) É um agonista beta-2, eleva inicialmente a pressão arterial e o batimento cardíaco, causa piloereção, tem potente ação analgésica e sedativa e apresenta ação embriotóxica.

2. As doses preconizadas de detomidina para equinos são de:
a) 1, 2, 3 e 4 µg/kg.
b) 10, 20, 30 e 40 mg/kg.
c) 1, 2, 3 e 4 mg/kg.
d) 10, 20, 30 e 40 µg/kg.

3. Os agonistas alfa-2 em equinos caracterizam-se por apresentar:.
a) Ptoses labial e palpebral, ação parassimpatomimética, piloereção e abaixamento da cabeça.
b) Taquicardia, ação simpatomimética, piloereção e abaixamento da cabeça.
c) Ptoses labial e palpebral, ação simpatomimética, excitação e abaixamento da cabeça.
d) Nenhuma das alternativas anteriores.

4. Os agonistas alfa-2 adrenérgicos são fármacos potentes utilizados em várias espécies animais. Além de proporcionarem intensa sedação, promovem:
a) Aumento da frequência cardíaca, melhorando o aporte circulatório do paciente.
b) Aumento da pressão arterial, melhorando o aporte circulatório do paciente.
c) Ação anticonvulsivante, diminuindo a ação cataléptica da cetamina.
d) Bradicardia com bloqueio atrioventricular, debilitando o sistema circulatório.

5. A dose de xilazina para cães pela via intramuscular é de:
a) 1 µg/kg.
b) 10 µg/kg.
c) 1 mg/kg.
d) 2 mg/kg.

6. A dose de xilazina para felinos pela via intramuscular é de:
a) 0,5 µg/kg.
b) 1 µg/kg.
c) 0,5 mg/kg.
d) 2 mg/kg.

7. A dose de xilazina (2%) pela via intramuscular para a prostração de bovinos é de:
a) 0,02 mg/kg.
b) 0,2 mg/kg.
c) 2 mg/kg.
d) 3 mg/kg.

8. A dose de xilazina a 2% para equinos pela via intravenosa é de:
a) 0,6 mg/kg.
b) 0,1 mg/kg.
c) 10 µg/kg.
d) 1 µg/kg.

9. A dose de romifidina para equinos pela via intravenosa é de:
a) 80 µg/kg.
b) 8 µg/kg.
c) 80 mg/kg.
d) 8 mg/kg.

10. Dos agonistas alfa-2 em equinos, o que causa menos ataxia é:
a) Xilazina.
b) Detomidina.
c) Romifidina.
d) Xilidina.

11. Dos agonistas alfa-2, o que causa maior analgesia dose-dependente é:
a) Xilazina.
b) Detomidina.
c) Romifidina.
d) Clonidina.

12. Dos agonistas alfa-2, o que causa maior risco de abortogênese é:
a) Xilazina.
b) Detomidina.
c) Romifidina.
d) Benzidina.

13. As características farmacológicas do éter gliceril guaiacólico para equinos são:
a) Miorrelaxante de ação central, ponto de fusão = 120°C e baixo custo.
b) Miorrelaxante de ação central, atuação na musculatura estriada, depressão seletiva.
c) Miorrelaxante de ação periférica, peso molecular 2.198,21 e causa hemólise.
d) Miorrelaxante de ação periférica, atuação na musculatura estriada, depressão seletiva.

14. As vantagens do éter gliceril guaiacólico são:
a) Miorrelaxante de ação central, veículo para induções e baixo custo.
b) Miorrelaxante de ação central, recuperação tardia e baixo custo.
c) Miorrelaxante de ação central, veículo para induções e não causa hemólise.
d) Miorrelaxante de ação periférica, veículo para induções e não causa hemólise.

15. As desvantagens do éter gliceril guaiacólico são:
a) Miorrelaxante de ação central, veículo para induções e causa convulsões.
b) Miorrelaxante de ação periférica, veículo para induções e alto custo.
c) Aplicação laboriosa, recuperação tardia, quando aplicado extravascularmente causa necrose.
d) Miorrelaxante de ação periférica, veículo para induções e baixo custo.

Anestesiologia Veterinária | Farmacologia e Técnicas

16. O éter gliceril guaiacólico é solúvel em:
a) Água, glicerol e propilenoglicol.
b) Óleo, glicerol e propilenoglicol.
c) Água, éter e propilenoglicol.
d) Água, lugol e propilenoglicol.

17. Assinale a alternativa correta sobre o éter gliceril guaiacólico:
a) É insolúvel em água.
b) É insolúvel em éter de petróleo.
c) É solúvel em óleo vegetal.
d) É insolúvel em propilenoglicol.

18. Assinale a alternativa correta sobre a detomidina:
a) Apresenta boa ação analgésica.
b) Não apresenta boa ação analgésica.
c) É adrenérgica.
d) Não é parassimpatolítica.

19. Assinale a alternativa correta sobre a romifidina:
a) Não causa ataxia.
b) Causa ataxia.
c) Não causa bradiarritmia.
d) Causa taquicardia.

20. Assinale a alternativa correta sobre a xilazina:
a) Causa ptialismo.
b) Causa ataxia.
c) Não causa bradiarritmia.
d) Causa taquicardia.

21. Assinale a alternativa correta sobre a dexmedetomidina:
a) Causa hiper-reflexia.
b) Causa analgesia.
c) Não causa bradiarritmia.
d) Causa taquicardia.

Quadro 15 Dosagem da xilazina a 2% para bovinos.

Doses	Doses em mg/kg	Doses em mg/100 kg	Doses em mℓ/100 kg	Observações
I	0,05	5	0,25	Imobilizações e manipulações desconfortáveis
II	0,1	10	0,5	Pequenas intervenções
III	0,2	20	1	Intervenções cirúrgicas precedidas de anestesia local
IV	0,3	30	1,5	Intervenções cirúrgicas precedidas de anestesia local

Respostas

1. C	8. A	15. C (Quadro 16)
2. D (Quadro 14)	9. A	16. A (Quadro 17)
3. A (Figura 7)	10. C	17. B (Quadro 17)
4. D	11. B	18. A
5. C	12. A	19. A
6. C	13. B (Quadro 16)	20. A
7. B (Quadro 15)	14. A (Quadro 16)	21. B

Quadro 16 Éter gliceril guaiacólico: vantagens e desvantagens.

Vantagens
- Miorrelaxante de ação central
- Veículo para tranquilização ou induções anestésicas
- Baixo custo

Desvantagens
- Não permite aplicações subsequentes
- Aplicação laboriosa
- Requer material apropriado
- Deve ser injetado sob pressão
- Recuperação tardia
- Concentrações acima de 10% causam hemólise
- Se injetado extravascularmente, causa necrose tissular

Quadro 14 Detomidina.

10 μg/kg
- Transportes
- Tranquilizações para exames
- Explorações incruentas
- Radiografias

20 μg/kg
- Rinolaringoscopias
- Ferrageamentos
- Punções
- Drenagem de abscesso
- Coadjuvante da anestesia local

30 μg/kg
- Correções retovaginais
- Laparoscopias
- Suturas cutâneas
- Excisões tumorais
- Redução de prolapsos
- Laparotomias exploratórias
- Transplantes de embriões
- Fetotomias

40 μg/kg
- Orquiectomias
- Cesarianas

Quadro 17 Éter gliceril guaiacólico: perfil farmacológico.

Propriedades físico-químicas
- Prisma romboide branco
- Ponto de fusão = 79°C
- Peso molecular = 198,21
- Fórmula molecular = $C_{10}H_{24}O_4$
- Solúvel em glicerol ou propilenoglicol

Propriedades farmacológicas
- Miorrelaxante de ação central
- Atua na musculatura estriada
- Depressão seletiva do impulso nervoso nos neurônios internunciais da medula espinal, tronco cerebral e regiões subcorticais do encéfalo
- Reduz o volume corrente
- Aumenta a frequência respiratória
- Permite intubação endotraqueal em equinos
- Injetado rapidamente causa discreta queda da pressão arterial (menor que a causada pelas fenotiazinas)
- Dose em equinos = solução a 10%, 50 a 100 mg/kg

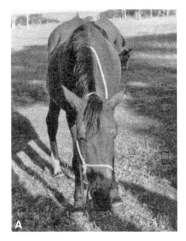 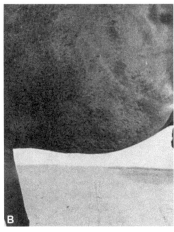 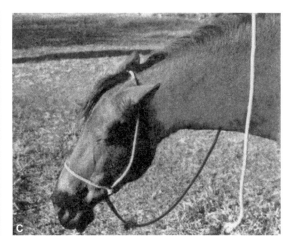

Figura 7 Ação dos agonistas alfa-2. **A.** Abaixamento da cabeça e miorrelaxamento de ação central. **B.** Piloereção. **C.** Ptoses labial e palpebral.

MIORRELAXANTES DE AÇÃO PERIFÉRICA

1. Assinale a afirmativa correta:
a) Os bloqueadores neuromusculares despolarizantes agem no receptor de modo antagônico ao neurotransmissor, despolarizam a membrana subsináptica com repolarização lenta, sem fasciculação e miorrelaxamento.
b) Os bloqueadores neuromusculares despolarizantes agem no receptor de modo análogo ao neurotransmissor, despolarizam a membrana subsináptica com repolarização lenta, com fasciculação e miorrelaxamento.
c) Os bloqueadores neuromusculares despolarizantes agem no receptor de modo oposto ao neurotransmissor, repolarizam a membrana subsináptica com repolarização lenta, sem fasciculação e miorrelaxamento.
d) Os bloqueadores neuromusculares despolarizantes agem no receptor de modo antagônico ao neurotransmissor, repolarizam a membrana subsináptica com repolarização lenta, sem fasciculação e miorrelaxamento.

2. Em relação aos fármacos bloqueadores neuromusculares, é correto dizer que:
a) Os compostos bloqueadores classificados como adespolarizantes ou competitivos têm a capacidade de se combinar com os receptores colinérgicos na membrana sináptica neuromuscular, podendo-se dizer que desestabilizam a membrana, impossibilitando a deflagração da contração muscular.
b) Os compostos bloqueadores despolarizantes ou não competitivos atuam sobre receptores colinérgicos de modo semelhante ao do neurotransmissor e exibem atividade intrínseca que garante a ocorrência da despolarização da membrana sináptica.
c) Os compostos bloqueadores classificados como despolarizantes ou não competitivos têm a capacidade de se combinar com os receptores colinérgicos na membrana sináptica neuromuscular, podendo-se dizer que desestabilizam a membrana, impossibilitando a deflagração da contração muscular.
d) Os compostos bloqueadores adespolarizantes ou competitivos atuam sobre receptores colinérgicos de modo semelhante ao do neurotransmissor e exibem atividade intrínseca que garante a ocorrência da despolarização da membrana sináptica.

3. Assinale a afirmativa correta:
a) Os bloqueadores neuromusculares adespolarizantes não alteram o equilíbrio iônico da membrana subsináptica com potencial da placa motora inferior ao limiar de deflagração da contração muscular.
b) Os bloqueadores neuromusculares adespolarizantes alteram o equilíbrio iônico da membrana sináptica com potencial da placa motora inferior ao limiar de deflagração da contração muscular causando fasciculação.
c) Os bloqueadores neuromusculares adespolarizantes não alteram o equilíbrio iônico da membrana subsináptica com potencial da placa motora superior ao limiar de deflagração da contração muscular.
d) Os bloqueadores neuromusculares adespolarizantes alteram o equilíbrio iônico da membrana subsináptica com potencial da placa motora inferior ao limiar de deflagração da contração muscular e não são antagonizados com a neostigmina.

4. A succinilcolina caracteriza-se por:
a) Ser solúvel em éter, atuar de maneira antagônica à acetilcolina, bloquear por despolarização, causar hipomotilidade intestinal, sinergismo com o halotano e reduzir o potássio plasmático.
b) Ser insolúvel em éter, atuar como a acetilcolina, bloquear por despolarização, causar hipermotilidade intestinal, sinergismo com o halotano e aumentar o potássio plasmático.
c) Despolarização, causar hipomotilidade intestinal, antagonismo ao halotano e aumentar o potássio plasmático.
d) Ser insolúvel em éter, não atuar como a acetilcolina, não bloquear por despolarização, causar hipermotilidade intestinal, sinergismo com o halotano e reduzir o potássio plasmático.

5. O decametônio caracteriza-se por:
a) Ser ligeiramente solúvel em clorofórmio, despolarizar a placa terminal, ser eliminado de 80 a 90% inalterado na urina, liberar histamina e não atravessar a barreira placentária.
b) Ser ligeiramente solúvel em éter, repolarizar a placa terminal, ser eliminado de 50 a 60% inalterado na urina, liberar histamina e não atravessar a barreira placentária.
c) Ser ligeiramente insolúvel em clorofórmio, repolarizar a placa terminal, ser eliminado 100% inalterado na urina, liberar histamina e atravessar a barreira.
d) Ser ligeiramente insolúvel em éter, repolarizar a placa terminal, ser eliminado 100% inalterado na urina, liberar histamina e atravessar a barreira.

6. A galamina caracteriza-se por:
a) Ser incompatível com a meperidina, causar bloqueio vagal com taquicardia, ser contraindicada a nefropatas, ser 80% recuperada na urina, não liberar histamina e ser antagonizada pela neostigmina.
b) Ser compatível com a meperidina, não causar bloqueio vagal com taquicardia, ser indicada a nefropatas, ser 80% recuperada na urina, não liberar histamina e ser antagonizada pela neostigmina.
c) Ser incompatível com a meperidina, causar bloqueio vagal com bradicardia, ser contraindicada a nefropatas, ser 100% recuperada na urina, liberar histamina e ser antagonizada pela neostigmina.
d) Ser incompatível com a meperidina, não causar bloqueio vagal com bradicardia, ser indicada a nefropatas, ser 100% recuperada na urina, liberar histamina e ser antagonizada pela neostigmina.

7. A dose de galamina para cães e gatos é de:
a) 0,5 a 0,8 mg/kg IM.
b) 1 a 2 mg/kg IV.
c) 1 a 2 mg/kg IM.
d) 0,5 a 0,8 mg/kg IV.

8. O fazadínio caracteriza-se por:
a) Ser bloqueador não competitivo em cães, ter período hábil de bloqueio longo, não alterar a temperatura e a frequência cardíaca, alterar a pressão arterial e a pressão venosa central e ser antagonizado pela neostigmina.
b) Ser bloqueador competitivo em gatos, ter período hábil médio, alterar a temperatura, a frequência cardíaca, a pressão arterial e a pressão venosa central e não ser antagonizado pela neostigmina.
c) Ser bloqueador competitivo em gatos, ter período hábil de bloqueio curto, não alterar a temperatura, a frequência cardíaca, a pressão arterial e a pressão venosa central, e ser antagonizado pela neostigmina.
d) Ser bloqueador não competitivo em gatos, ter período hábil de bloqueio longo, alterar a temperatura, a frequência cardíaca, a pressão arterial e a pressão venosa central e não ser antagonizado pela neostigmina.

9. A dose de fazadínio para cães e gatos é de:
a) 1 mg/kg IM.
b) 1 mg/kg IV.
c) 2 mg/kg IM.
d) 3 mg/kg IV.

10. O atracúrio em doses clínicas caracteriza-se por:
a) Ser solúvel em éter, causar bloqueio simpático, não liberar histamina, ter período hábil de 75 min e ser antagonizado pela neostigmina.
b) Ser insolúvel em éter, causar o bloqueio simpático, liberar histamina, ter período hábil de 95 min e não ser antagonizado pela neostigmina.
c) Ser insolúvel em éter, causar o bloqueio simpático, liberar histamina, ter período hábil de 35 min e ser antagonizado pela neostigmina.
d) Ser insolúvel em éter, não causar o bloqueio simpático, não liberar histamina, ter período hábil de 35 min e ser antagonizado pela neostigmina.

11. A dose de atracúrio para cães e gatos é de:
a) 2 mg/kg IM.
b) 1 mg/kg IV.
c) 1 mg/kg IM.
d) 0,4 mg/kg IV.

12. O pancurônio caracteriza-se por:
a) 1 g dissolver-se em 20 partes de clorofórmio e 1 parte de água, não liberar histamina, ser desaconselhado a nefropatas, causar taquicardia sem alteração da pressão arterial e ser antagonizado pela neostigmina.
b) 5 g dissolverem-se em 20 partes de clorofórmio e 1 parte de água, não liberar histamina, ser desaconselhado a nefropatas, causar taquicardia sem alteração da pressão arterial e não ser antagonizado pela neostigmina.
c) 10 g dissolverem-se em 20 partes de clorofórmio e 1 parte de água, não liberar histamina, ser desaconselhado a nefropatas, não causar taquicardia sem alteração da pressão arterial e ser antagonizado pela neostigmina.
d) 20 g dissolverem-se em 20 partes de clorofórmio e 1 parte de água, liberar histamina, ser desaconselhado a nefropatas, não causar taquicardia sem alteração da pressão arterial e não ser antagonizado pela neostigmina.

13. A dose de pancurônio para cães e gatos é de:
a) 0,05 a 0,08 mg/kg IM.
b) 1 a 2 mg/kg IV.
c) 1 a 2 mg/kg IM.
d) 0,05 a 0,08 mg/kg IV.

14. A neostigmina antagoniza os seguintes miorrelaxantes de ação periférica:
a) Galamina, pancurônio, fazadínio, atracúrio.
b) Galamina, pancurônio, fazadínio e succinilcolina.
c) Galamina, pancurônio, decametônio e atracúrio.
d) Apenas succinilcolina e decametônio.

15. A fasciculação pode ser observada aplicando-se:
a) Succinilcolina.
b) Pancurônio.
c) Atracúrio.
d) Galamina.

Respostas

1. B	6. A (Quadro 20)	11. D (Quadro 22)
2. B	7. D (Quadro 20)	12. A (Quadro 23)
3. A	8. C (Quadro 21)	13. D (Quadro 23)
4. B (Quadro 18)	9. B (Quadro 21)	14. A
5. A (Quadro 19)	10. D (Quadro 22)	15. A (Quadro 18)

Quadro 18 Succinilcolina.

Propriedades físico-químicas
• Composto sintético amoniacal quaternário • Substância branca cristalina • Ponto de fusão = 160°C • Peso molecular = 361,30 • Fórmula molecular = $C_{14}H_{30}Cl_2N_2O_4$ • Insolúvel em éter • pH a 2 a 5% = 3 a 4,5

(continua)

Quadro 18 (*Continuação*) Succinilcolina.

Propriedades farmacológicas

- Atua com a acetilcolina
- Bloqueio por despolarização → fasciculação
- Paralisia do globo ocular → diafragma
- Taquicardia ou bradicardia
- Aumenta o potássio plasmático
- Hipermotilidade intestinal
- Micção e salivação
- Não libera histamina
- Não causa hipotensão
- Inativada pela pseudocolinesterase por hidrólise
- Sinergismo com o halotano
- Fenotiazina → ação anticolinesterásica
- Doses: cão 0,4 mg/kg 35 min
- Na fase II, usar neostigmina 0,04 a 0,07 mg/kg
- Diagnóstico diferencial com doxapram

Quadro 19 Decametônio.

Propriedades físico-químicas

- Ligeiramente solúvel em clorofórmio
- Pó inodoro solúvel
- Insolúvel em éter
- Peso molecular = 418,36

Propriedades farmacológicas

- Ação semelhante à da acetilcolina
- Despolarização da placa terminal
- Fasciculação menos intensa que a succinilcolina
- Eliminado de 80 a 90% inalterado na urina
- Libera histamina
- Não atravessa a barreira placentária
- Doses: cão 0,2 mg/kg; dose complementar 0,02 mg/kg
- Cuidado, não tem antagonista

Quadro 20 Galamina (Flaxedil, Relaxan, Retensin).

Propriedades físico-químicas

- Pó branco
- Ponto de fusão = 145°C
- Peso molecular = 891
- Fórmula molecular = $C_{30}H_{60}I_3N_3O_3$
- Incompatível com meperidina
- Apresentação: ampola 2 mℓ/40 mg

Propriedades farmacológicas

- Bloqueio vagal = taquicardia
- Contraindicado a nefropatas
- 3 h após a aplicação, 80% é encontrada na urina de cães
- Não libera histamina
- Não interfere no feto
- Doses
  - Cão: 0,5 a 0,8 mg/kg IV
  - Suíno: 2 mg/kg
  - Bovino: 0,5 mg/kg
  - Equino: 0,5 a 1,0 mg/kg
- Antagonista: neostigmina 0,04 a 0,07 mg/kg
- Diagnóstico diferencial com doxapram

ANESTESIA LOCAL

1. Os anestésicos locais apresentam na sua estrutura química:
a) Um grupo aromático, cadeia intermediária e um grupo fenil.
b) Um grupo aromático, cadeia intermediária e um grupo benzila.
c) Um grupo aromático, cadeia intermediária e um grupo amina.
d) Um grupo aromático, cadeia intermediária e um grupo fenilcaína.

Quadro 21 Fazadínio (Fazadon).

Propriedades físico-químicas

- Cristais amarelos
- Ponto de fusão = 215 a 219°C
- Peso molecular = 604,30
- Fórmula molecular = $C_{28}H_{34}Br_2N_6$

Propriedades farmacológicas

- Bloqueador competitivo em gatos
- Período hábil curto = 30 min
- Não altera
  - Temperatura retal
  - Frequências cardíaca e respiratória
  - Pressão arterial
  - Pressão venosa central
- Doses: cão 1 mg/kg, 30 min
- Inativado pela via de Hofmann (biodegradado em subprodutos inativos em ligeira alcalinidade, dispensando a via hepatorrenal)
- Antagonista: neostigmina 0,04 a 0,07 mg/kg
- Diagnóstico diferencial com doxapram

Quadro 22 Atracúrio (Tracrium).

Propriedades físico-químicas

- Benzossulfonato de atracúrio
- Pó branco
- Ponto de fusão = 85 a 90°C
- Peso molecular = 1.243,51
- Fórmula molecular = $C_{65}H_{82}N_2O_{18}S_2$
- Insolúvel em éter

Propriedades farmacológicas

- Doses acima de 2 mg/kg levam a hipotensão e bradicardia com bloqueio simpático e liberação de histamina
- Doses: cão 0,4 mg/kg, 35 min
- Antagonista: neostigmina 0,04 a 0,07 mg/kg
- Diagnóstico diferencial com doxapram

Quadro 23 Pancurônio (Pancuron).

Propriedades físico-químicas

- Cristal inodoro de sabor amargo
- Ponto de fusão = 215°C
- Peso molecular = 732,70
- Fórmula molecular = $C_{35}H_{62}Br_2O_4$
- 1 g dissolve-se em 20 partes de clorofórmio e 1 parte de água

Propriedades farmacológicas

- DL_{50} = 0,047 mg/kg
- Taquicardia sem alteração da pressão arterial
- Não libera histamina
- Desaconselhado a nefropatas
- Doses: cão 0,03 mg/kg, 25 a 30 min
- Antagonistas: neostigmina 0,04 a 0,07 mg/kg
- Diagnóstico diferencial com doxapram

2. O resíduo aromático da cocaína é:
a) PABA.
b) Ácido benzoico.
c) Quinoleína.
d) Xilidina.

3. O resíduo aromático da tetracaína é:
a) Xilidina.
b) PABA.
c) Ácido benzoico.
d) Quinoleína.

4. Assinale a alternativa correta:
a) Doses maiores de 1:200.000 de epinefrina causam necrose tissular.
b) Doses maiores de 1:200.000 de epinefrina não causam vasoconstrição tissular.
c) Doses maiores de 1:200.000 de epinefrina causam vasodilatação tissular.
d) Doses menores de 1:200.000 de epinefrina causam vasodilatação tissular.

5. Os sintomas de intoxicação por anestésicos locais são:
a) Tremor, sudorese, rubor cutâneo e opistótono.
b) Apreensão, calafrio, náuseas, vômito, tremor, opistótono, contratura e morte.
c) Ataxia com hiper-reflexia, calafrio, náuseas, vômito, tremor, miose, contratura e morte.
d) Andar cambaleante, calafrio, náuseas, dismetria, tremor, opistótono, contratura e morte.

6. Os anestésicos locais comumente empregados são:
a) Procaína, lidocaína, tetracaína, bupivacaína e ropivacaína.
b) Procaína, xilocaína, tetracaína, netocaína e ropivacaína.
c) Procaína, xilazina, tetracaína, xilamina e ropivacaína.
d) Nupercaína, cocaína, xilamina e ropivacaína.

7. Nos anestésicos locais, o meio ácido interfere na:
a) Potência.
b) Toxicidade.
c) Difusão.
d) Eliminação.

8. A procaína caracteriza-se por:
a) Potente ação local tópica, 10 vezes mais tóxica que a procaína e dose máxima permitida de 1 mg/kg.
b) 3 a 4 vezes mais potente que a bupivacaína, não produz vasodilatação e dose máxima permitida de 2 mg/kg.
c) Curta duração, pouco poder de penetração, potencializa a succinilcolina e dose máxima permitida de 10 mg/kg.
d) Curta duração, alto poder de penetração, potencializa a succinilcolina e dose máxima permitida de 1 mg/kg.

9. Assinale a alternativa correta sobre a procaína:
a) É autoclavável.
b) Não é autoclavável.
c) É instável.
d) É muito solúvel em lipídios.

10. As características fundamentais da procaína são:
a) Instável, pouco solúvel em lipídios, não autoclavável e curta duração de ação.
b) Estável, altamente solúvel em lipídios, não autoclavável e curta duração de ação.
c) Instável, pouco solúvel em lipídios, autoclavável e longa duração de ação.
d) Estável, altamente solúvel em lipídios, autoclavável e longa duração de ação.

11. As características fundamentais da tetracaína são:
a) Estável, altamente lipossolúvel, autoclavável e duração maior, quando comparada com a da procaína.
b) Instável, não lipossolúvel, autoclavável e duração menor, quando comparada com a da procaína.
c) Instável, altamente lipossolúvel, não autoclavável e duração maior, quando comparada com a da procaína.
d) Estável, pouco lipossolúvel, autoclavável e duração maior, quando comparada com a da procaína.

12. Assinale a alternativa correta sobre a tetracaína:
a) Não é um bom anestésico local tópico.
b) É um bom anestésico local tópico.
c) Tem baixa lipossolubilidade.
d) Não degrada mais rapidamente que a procaína.

13. As características fundamentais da lidocaína são:
a) Instável, alta lipossolubilidade, autoclavável, potência e duração moderadas, pouca vasodilatação.
b) Estável, moderada lipossolubilidade, autoclavável, potência e duração moderadas, pouca vasodilatação.
c) Estável, moderada lipossolubilidade, não autoclavável, alta potência, curta duração, muita vasodilatação.
d) Instável, moderada lipossolubilidade, autoclavável, potência e duração e vasodilatação prolongadas.

14. Assinale a alternativa correta sobre a lidocaína:
a) É 10 vezes mais tóxica que a procaína.
b) É um bom anestésico local tópico.
c) Tem alto poder de penetração.
d) É 20 vezes mais potente que a bupivacaína.

15. As características fundamentais da prilocaína são:
a) Estável, menos lipossolúvel que a lidocaína, autoclavável, potência semelhante à da lidocaína e bom poder de penetração.
b) Instável, mais lipossolúvel que a lidocaína, autoclavável, potência semelhante à da lidocaína e bom poder de penetração.
c) Estável, menos lipossolúvel que a lidocaína, não autoclavável, potência menor que a da lidocaína e bom poder de penetração.
d) Instável, menos lipossolúvel que a lidocaína, não autoclavável, potência semelhante à da lidocaína e bom poder de penetração.

16. Assinale a alternativa correta sobre a prilocaína:
a) É extremamente tóxica.
b) É um bom antiarrítmico.
c) Não pode ser autoclavada.
d) Apresenta um período hábil semelhante ao da lidocaína.

17. As características fundamentais da bupivacaína são:
a) Estável, menos lipossolúvel que a lidocaína, produz vasodilatação, autoclavável, bom poder de penetração, em altas doses produz metemoglobinemia.
b) Estável, menos lipossolúvel que a lidocaína, autoclavável, potência semelhante à da lidocaína, bom poder de penetração.
c) Estável, menos lipossolúvel que a lidocaína, não autoclavável, bom poder de penetração, em altas doses não produz metemoglobinemia.
d) Estável, altamente lipossolúvel, autoclavável, 3 a 4 vezes mais potente que a lidocaína, não produz vasodilatação.

18. Assinale a alternativa correta sobre a bupivacaína:
a) É uma solução instável.
b) É 3 a 4 vezes menos potente que a lidocaína.
c) É 3 a 4 vezes mais potente que a lidocaína.
d) Não pode ser autoclavada.

19. As características fundamentais da ropivacaína são:
a) Estável, menos solúvel que a lidocaína, produz vasodilatação, autoclavável, bom poder de penetração, em altas doses produz metemoglobinemia.
b) Estável, menos lipossolúvel que a lidocaína, autoclavável, potência semelhante à da lidocaína, bom poder de penetração.
c) Concentração plasmática máxima proporcional à dose, depuração plasmática de 440 mℓ/min, 90 a 95% liga-se à proteína plasmática, 86% é excretada pela urina.
d) Estável, altamente lipossolúvel, autoclavável, 3 a 4 vezes mais potente que a lidocaína, não produz vasodilatação.

20. Assinale a alternativa correta sobre a ropivacaína:
a) É 4 vezes menos potente que a lidocaína.
b) É um bom anestésico local tópico.
c) É metabolizada por hidroxilação aromática.
d) Não é autoclavável.

21. A dose máxima permitida para a procaína é de:
a) 1 mg/kg.
b) 5 mg/kg.
c) 7 mg/kg.
d) 10 mg/kg.

22. A dose máxima permitida para a lidocaína sem vasoconstritor é de:
a) 10 mg/kg.
b) 5 mg/kg.
c) 7 mg/kg.
d) 10 mg/kg.

23. A dose máxima permitida para a lidocaína com vasoconstritor é de:
a) 1 mg/kg.
b) 5 mg/kg.
c) 7 mg/kg.
d) 9 mg/kg.

24. A dose máxima permitida para a bupivacaína sem vasoconstritor é de:
a) 2 mg/kg.
b) 5 mg/kg.
c) 7 mg/kg.
d) 10 mg/kg.

25. A bupivacaína em relação à lidocaína é mais potente:
a) 1 vez.
b) 3 vezes.
c) 2 vezes.
d) 4 vezes.

26. A dose máxima permitida para a bupivacaína com vasoconstritor é de:
a) 1 mg/kg.
b) 5 mg/kg.
c) 7 mg/kg.
d) 3 mg/kg.

27. A dose máxima permitida para a tetracaína é de:
a) 5 mg/kg.
b) 7 mg/kg.
c) 10 mg/kg.
d) 1 mg/kg.

28. A lidocaína a 1% sem vasoconstritor oferece um período hábil anestésico de:
a) 60 a 120 min.
b) 170 a 230 min.
c) 200 a 300 min.
d) 230 a 400 min.

29. A lidocaína a 1% com vasoconstritor oferece um período hábil anestésico de:
a) 60 a 120 min.
b) 120 a 180 min.
c) 200 a 300 min.
d) 170 a 230 min.

30. A lidocaína a 2% sem vasoconstritor oferece um período hábil anestésico de:
a) 60 a 120 min.
b) 120 a 200 min.
c) 200 a 300 min.
d) 300 a 400 min.

31. A lidocaína a 2% com vasoconstritor oferece um período hábil anestésico de:
a) 60 a 120 min.
b) 120 a 180 min.
c) 200 a 300 min.
d) 300 a 400 min.

32. A bupivacaína a 0,25% sem vasoconstritor oferece um período hábil anestésico de:
a) 60 a 120 min.
b) 170 a 230 min.
c) 120 a 140 min.
d) 300 a 400 min.

33. A bupivacaína a 0,25% com vasoconstritor oferece um período hábil anestésico de:
a) 60 a 120 min.
b) 170 a 230 min.
c) 200 a 300 min.
d) 300 a 400 min.

34. A técnica de anestesia intravenosa de Bier é utilizada principalmente nas seguintes espécies:
a) Canina, felina e equina.
b) Equina, bovina e ovina.
c) Canina, equina e bovina.
d) Canina, bovina e ovina.

35. Dos anestésicos locais indicados a seguir, qual tem menor período de latência?
a) Procaína.
b) Lidocaína.
c) Bupivacaína.
d) Ropivacaína.

36. Qual é a principal desvantagem quando um anestésico local com vasoconstritor é infiltrado em região de circulação terminal?
a) Custo mais elevado.
b) Gasto de maior volume.
c) Reações alérgicas.
d) Hemorragia secundária e fim do efeito vasoconstritor.

Respostas

1. C	**13.** B (Quadro 26)	**25.** D
2. B	**14.** C (Quadro 26)	**26.** D
3. B	**15.** A (Quadro 27)	**27.** D
4. B	**16.** D	**28.** A (Figura 8)
5. B	**17.** D	**29.** B (Figura 8)
6. A	**18.** C	**30.** B (Figura 8)
7. C	**19.** C	**31.** B (Figura 8)
8. C (Quadro 24)	**20.** C	**32.** B (Figura 8)
9. B (Quadro 24)	**21.** D	**33.** C (Figura 8)
10. A (Quadro 24)	**22.** C	**34.** D
11. C (Quadro 25)	**23.** D	**35.** B
12. B (Quadro 25)	**24.** A	**36.** D

Quadro 24 Procaína.

Propriedades físico-químicas

- Não é muito solúvel em lipídios
- Solução instável
- Não pode ser autoclavado
- Peso molecular = 272,77
- Fórmula molecular = $C_{13}H_{21}ClN_2O_2$
- Ponto de fusão = 153 a 155°C

Perfil farmacológico

- Curta duração de ação
- Pouco poder de penetração
- Absorvida rapidamente pela circulação sistêmica
- Inativa como anestésico tópico
- Menos potente que a lidocaína
- Seu uso é aconselhável com epinefrina
- Potencializa a succinilcolina
- Os anticolinesterásicos aumentam sua toxicidade
- Dose máxima permitida: 10 mg/kg

Quadro 25 Tetracaína.

Propriedades físico-químicas

- Altamente lipossolúvel
- Solução instável
- pKa = 8,39
- Peso molecular = 300,83
- Fórmula molecular = $C_{15}H_{25}ClN_2O_2$
- Ponto de fusão = 147 a 150°C

Perfil farmacológico

- Potente anestésico local de ação tópica
- Degradada mais lentamente que a procaína
- Dez vezes mais tóxica que a procaína
- Em anestesias oculares, concentração a 0,5%
- Em mucosas, concentração de 1 a 2%
- Dose máxima permitida: 10 mg/kg
- DL_{50} IV/rato = 8 mg/kg

Quadro 26 Lidocaína.

Propriedades físico-químicas

- Lipossolubilidade moderada
- Solução estável
- Autoclavável
- Peso molecular = 234,33
- Fórmula molecular = $C_{14}H_{22}N_2O$
- Ponto de fusão = 127 a 129°C

Perfil farmacológico

- Potência e duração moderadas
- Alto poder de penetração
- Pouca vasodilatação
- Ação tópica pouco eficaz (acima de 4%)
- Terapia das arritmias: dose 1 mg/kg
- Dose máxima permitida
    - 7 mg/kg *sem* vasoconstritor
    - 9 mg/kg *com* vasoconstritor
- DL_{50} IV/rato = 30 mg/kg

Quadro 27 Prilocaína.

Propriedades físico-químicas

- Lipossolubilidade um pouco menor que a da lidocaína
- Solução estável
- Autoclavável
- Peso molecular = 256,75
- Fórmula molecular = $C_{13}H_{21}ClN_2O$
- Ponto de fusão = 37 a 38°C

Perfil farmacológico

- Potência e duração moderadas
- Bom poder de penetração
- Tempo de ação semelhante ao da lidocaína
- Comparada dose a dose com a lidocaína, apresenta baixas concentrações sanguíneas, com boa margem de segurança
- Em altas doses, causa metemoglobinemia
- DL_{50} IV/rato = 35 mg/kg

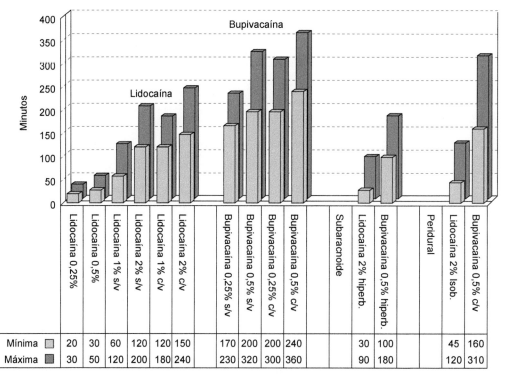

Figura 8 Períodos hábeis de anestésicos locais.

ANESTESIA INTRAVENOSA

1. A anestesia geral barbitúrica tem como vantagens:
a) Obtenção de bons planos anestésicos, praticidade de aplicação, tratamentos de intoxicações por anestésicos locais, não ser inflamável, custo viável.
b) Não obtenção de bons planos anestésicos, praticidade de aplicação, tratamentos de intoxicações por benzodiazepínicos, não ser inflamável, custo viável.
c) Obtenção de bons planos anestésicos, praticidade de aplicação, tratamentos de intoxicações por anestésicos locais, DL_{50} baixo, não ser inflamável, custo viável.
d) Obtenção de bons planos anestésicos, praticidade de aplicação, tratamentos de intoxicações por anestésicos locais, DL_{50} alto, não ser inflamável, custo oneroso.

2. A anestesia geral barbitúrica tem como desvantagens:
a) Contraindicação a cardio, nefro ou hepatopatas e pacientes idosos, metabolização lenta, risco de excitação na indução, recuperação excitada e tardia, sem antagonistas específicos, intoxicações por anestésicos locais, não ser inflamável, custo viável.
b) Indicação a cardio, nefro ou hepatopatas e pacientes idosos, metabolização rápida, risco de excitação na indução, recuperação excitada e tardia, sem antagonistas específicos, intoxicações por anestésicos locais, não ser inflamável, custo viável.
c) Contraindicação a cardio, nefro ou hepatopatas e pacientes idosos, metabolização rápida, ausência de excitação na indução, recuperação excitada e tardia, sem antagonistas específicos, intoxicações por anestésicos locais, não ser inflamável, custo viável.
d) Indicação a cardio, nefro e hepatopatas e pacientes idosos, metabolização lenta, ausência de excitação na indução, recuperação excitada e tardia, sem antagonistas específicos, intoxicações por anestésicos locais, não ser inflamável, custo viável.

3. Os barbitúricos, quanto ao período de duração, dividem-se em:
a) De ultracurta, moderada e longa duração.
b) De ultralonga, moderada e curta duração.
c) De fugaz, moderada e média duração.
d) De longa, média e curta duração.

4. Como exemplo de anestésicos de ultracurta duração, citam-se:
a) Amobarbital, fenobarbital e tiopental.
b) Oxibarbital, pentobarbital e hexital.
c) Tiopental, tiamilal e metoexital.
d) Fenobarbital, pentobarbital e tiamilal.

5. As características dos barbitúricos são:
a) Cruzam rapidamente a barreira hematencefálica, não se conjugam com a albumina plasmática, têm tolerância aguda e não exercem efeito cumulativo.
b) Cruzam rapidamente a barreira hematencefálica, conjugam-se com a albumina plasmática, têm tolerância aguda e exercem efeito cumulativo.
c) Não cruzam rapidamente a barreira hematencefálica, conjugam-se com albumina plasmática, têm tolerância aguda e exercem efeito cumulativo.
d) Não cruzam rapidamente a barreira hematencefálica, conjugam-se com albumina plasmática, não apresentam tolerância aguda e não exercem efeito cumulativo.

6. Os barbitúricos, em condições adversas de conservação, apresentam:
a) Alteração do pH para alcalino.
b) Alteração do pH para ácido.
c) Floculação.
d) Aumento da potência anestésica.

7. Entende-se por anestésico de ultracurta duração aquele que possibilita um período hábil anestésico de:
a) 15 a 30 min.
b) Acima de 2 h.
c) 60 a 120 min.
d) Acima de 1 h.

8. Entende-se por anestésico de curta ou moderada duração aquele que possibilita um período hábil anestésico de:
a) 15 a 30 min.
b) 30 a 60 min.
c) 60 a 120 min.
d) Acima de 3 h.

9. O tiopental, depois de preparado em água destilada e mantido em meio ambiente, permanece estável por:
a) 24 h.
b) 48 h.
c) 7 dias.
d) 4 semanas.

10. A técnica correta de aplicação de um barbitúrico pela via intramuscular é:
a) Aplicar lentamente todo o conteúdo da seringa.
b) Aplicar um terço da dose rápida e o restante lentamente.
c) Aplicar metade da dose rápida e a outra metade lentamente.
d) Nunca se aplica um barbitúrico pela via intramuscular.

11. A técnica correta de aplicação de um barbitúrico pela via intravenosa é:
a) Aplicar lentamente todo o conteúdo da seringa.
b) Aplicar um terço da dose rápida e o restante lentamente.
c) Aplicar metade da dose rápida e a outra metade lentamente.
d) Aplicar rapidamente o conteúdo da seringa.

12. A concentração de uma solução de tiopental a 2,5% é obtida pela diluição de 1 g em:
a) 10 mℓ de água destilada.
b) 20 mℓ de água destilada.
c) 40 mℓ de água destilada.
d) 50 mℓ de água destilada.

13. A concentração de uma solução de tiopental a 5% é obtida pela diluição de 1 g em:
a) 10 mℓ de água destilada.
b) 20 mℓ de água destilada.
c) 40 mℓ de água destilada.
d) 100 mℓ de água destilada.

14. Os barbitúricos não apresentam como propriedade:
a) Depressão respiratória.
b) Laringospasmo.
c) Atravessar rapidamente a placenta, atingindo a circulação fetal.
d) Boa analgesia.

15. A cetamina caracteriza-se por:
a) Analgesia profunda em catalepsia, elevação da pressão arterial, vasoconstrição periférica, não alteração da filtração glomerular, desaconselhada a hipertensos.

b) Analgesia discreta com miorrelaxamento, elevação da pressão arterial, vasoconstrição periférica, não alteração da filtração glomerular, desaconselhada a hipertensos.
c) Analgesia profunda com catalepsia, abaixar a pressão arterial, vasoconstrição periférica, não alteração da filtração glomerular, aconselhada a hipertensos.
d) Analgesia ligeira com catalepsia, elevação da pressão arterial, vasodilatação periférica, não alteração da filtração glomerular, aconselhada a hipertensos.

16. A dose de cetamina pelas vias intravenosa e intramuscular em cães é de:
a) 10 a 15 mg/kg e 2 a 6 µg/kg, respectivamente.
b) 2 a 6 mg/kg e 10 a 15 mg/kg, respectivamente.
c) 10 a 15 mg/kg e 20 a 40 mg/kg, respectivamente.
d) 20 a 30 mg/kg e 20 a 40 mg/kg, respectivamente.

17. A cetamina apresenta ação:
a) Simpática, logo eleva a pressão arterial, causa taquicardia e vasoconstrição periférica.
b) Parassimpática, logo abaixa a pressão arterial, causa bradicardia e vasodilatação periférica.
c) Simpática, logo causa bradicardia, hipotensão e arritmia.
d) Parassimpática, logo eleva a pressão arterial, causa taquicardia e vasodilatação periférica.

18. A cetamina é administrada pela(s) via(s):
a) Exclusivamente intravenosa.
b) Exclusivamente intramuscular.
c) Tanto pela via intravenosa como pela via intramuscular.
d) Nenhuma das vias citadas anteriormente.

19. A tiletamina é um fármaco análogo à:
a) Xilazina.
b) Procaína.
c) Cetamina.
d) Romifidina.

20. Qual a finalidade de uma neuroleptanalgesia?
a) Manter o paciente anestesiado por um período satisfatório para o procedimento cirúrgico ser realizado.
b) Promover sedação e miorrelaxamento, essenciais para a facilitação de intervenções cirúrgicas.
c) Promover sedação e analgesia, possibilitando pequenas intervenções cirúrgicas.
d) Evitar sedação e miorrelaxamento, essenciais para a facilitação de intervenções cirúrgicas.

21. A anestesia geral injetável não barbitúrica em pequenos animais está representada basicamente pela utilização do propofol. São características farmacológicas deste:
a) Não apresentar efeito cumulativo em doses repetidas; produzir recuperação isenta de excitação; poder ser seguramente utilizado em pacientes nefropatas.
b) Poder ser utilizado seguramente em pacientes com doença hepática; conferir analgesia; produzir depressão progressiva do SNC dose-dependente.
c) Ser depressor respiratório; produzir hipotensão discreta em doses terapêuticas; produzir efeito alucinógeno com recuperações agitadas.
d) Produzir hipotensão inicial por vasodilatação; produzir sinais clínicos de anorexia e diarreia em gatos, por oxidação das hemácias, quando utilizado em dias subsequentes; produzir grande depressão respiratória em neonatos nascidos de cesariana, cuja mãe tenha recebido tal fármaco.

22. A neuroleptanalgesia é a associação de:
a) Um opioide e um anticolinérgico.
b) Um anticolinérgico e um tranquilizante.
c) Um tranquilizante e um opioide.
d) Um anticolinérgico e um benzodiazepínico.

23. Quais dos fármacos abaixo têm dificuldade para passar a barreira hematencefálica?
a) Tiobarbituratos.
b) Fenotiazínicos.
c) Anestésicos locais.
d) Miorrelaxantes.

24. As doses de cetamina pela via intravenosa são de:
a) 0,1 a 0,2 mg/kg.
b) 0,5 a 1 mg/kg.
c) 2 a 6 mg/kg.
d) 10 a 15 mg/kg.

Respostas

1. A (Quadro 28)	9. D	17. A
2. A (Quadro 29)	10. D	18. C
3. A (Quadro 30)	11. C	19. C (Figura 10)
4. C (Quadro 30)	12. C (Quadro 32)	20. C
5. B (Quadro 31)	13. B (Quadro 33)	21. A (Quadro 35)
6. C (Figura 9)	14. D	22. C
7. A (Quadro 30)	15. A (Quadro 34)	23. D
8. C (Quadro 30)	16. B	24. C (Quadro 34)

Pergunta 10

Um barbitúrico fatalmente causará necrose tissular por causa de seu alto pH (10 a 11).

Pergunta 19

A tiletamina, por ser um fármaco derivado da fenciclidina, é análoga à cetamina e, no Brasil, ela é sempre associada ao zolazepam.

Quadro 28 Vantagens da anestesia geral barbitúrica.

- Obtenção de bons planos anestésicos
- Praticidade de aplicação
- Tratamento das intoxicações por anestésicos locais
- Tratamento das intoxicações estrícnicas e estricnoides
- Dispensa aparelhos específicos
- Não é inflamável
- Custo viável

Quadro 29 Desvantagens da anestesia geral barbitúrica.

- Inviabilidade de aplicação em animais:
  - Cardiopatas – Nefropatas
  - Hepatopatas – Em choque
- Desaconselhável a animais idosos

(continua)

Quadro 29 (*Continuação*) Desvantagens da anestesia geral barbitúrica.

- Metabolização lenta
- Recuperação tardia
- Risco de excitação ou delírio na indução
- Via exclusiva intravenosa
- Por outra via causa necrose tissular (pH = 10 a 11)
- Não proporciona bom relaxamento muscular
- Não apresenta antagonista específico
- Depressão cardiorrespiratória acentuada
- Contraindicado a cesarianas (pentobarbital)
- Hipotermia acentuada
- Repetições anestésicas desaconselhadas (pentobarbital)

Quadro 30 Classificação dos barbitúricos quanto ao tempo de duração.

Duração	Tempo (em minutos)	Princípio ativo	Produto
Ultracurta	15 a 30	Tiamilal Tiopental Meta-hexital	Surital Thiopental – Tiopental Brietal
Moderada	60 a 120	Pentobarbital	Nembutal Hypnol
Longa	120 a 240	Amobarbital	Amytal

Quadro 31 Perfil farmacológico dos barbitúricos.

- Cruzam rapidamente a barreira placentária
- Atingem altas concentrações no líquido cefalorraquidiano
- Oferecem a tolerância aguda (quanto maior a dose inicial, maior a concentração cerebral)
- Absorção máxima em 30 s
- Aplicação rápida, recuperação rápida (dose maciça)
- Depressão progressiva dose-dependente
- Depressão do centro vasomotor (dose-dependente)
- Diminuem o tônus muscular
- Diminuem o fluxo plasmático renal
- Aumenta a liberação de ADH

Quadro 32 Tiopental a 2,5%.

- Tiopental de 0,5 g: colocar 20 mℓ de água destilada
- Tiopental de 1 g: colocar 40 mℓ de água destilada
- Manter em geladeira (4°C) após o uso

Quadro 33 Tiopental a 5%.

- Tiopental, frasco-ampola de 1 g
- Colocar 20 mℓ de água destilada
- Manter em geladeira (4°C) após o uso

Quadro 34 Cetamina.

- Analgesia profunda com catalepsia
- Taquicardia
- Eleva a pressão arterial
- Ação vasoconstritora periférica
- Reflexos protetores presentes
- Reduz o volume urinário
- Não altera a filtração glomerular
- Desaconselhada a hipertensos
- Metabolização: fígado
- Eliminação: rins
- Incompatível com barbitúricos
- Compatível com fenotiazinas e benzodiazepinas
- Intravenoso ou intramuscular
- Dose pela via intravenosa: 2 a 6 mg/kg

Quadro 35 Propofol.

Propriedades físico-químicas

- Líquido incolor a amarelo-palha
- Peso molecular = 178
- pH = 6,0 a 8,5
- pKa = 7,0
- Coloração branca leitosa após seu preparo

Propriedades farmacológicas

- Grau elevado de ligação às proteínas
- Não altera valores hemogasométricos ou hematológicos
- Período hábil anestésico de 10 a 15 min
- Não produz analgesia
- Não apresenta efeito acumulativo em doses repetidas
- Produz recuperação isenta de excitação
- Pode ser seguramente utilizado em pacientes nefropatas
- Doses
  - Cão: 5 mg/kg
  - Equinos: 2 mg/kg (com MPA)

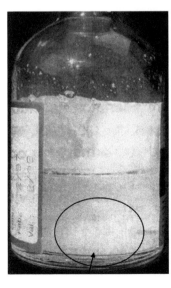

Figura 9 Floculação: mesmo em produtos de boa qualidade, a má conservação, após o seu preparo, leva fatalmente à floculação (*seta*), danificando o barbitúrico.

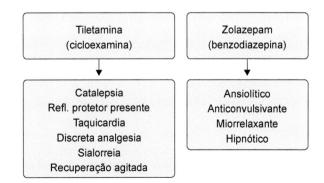

Figura 10 Efeitos farmacodinâmicos da tiletamina e do zolazepam.

ANESTESIA GERAL INALATÓRIA

1. A definição correta de anestesia inalatória é:
a) A introdução de um produto ativo pela via respiratória para absorção pulmonar, com passagem imediata para a corrente circulatória.
b) A introdução de um produto inativo pela via respiratória para absorção pulmonar, com passagem imediata para a corrente circulatória.
c) A introdução de um produto inativo pela via respiratória para absorção pulmonar, com passagem tardia para a corrente circulatória.
d) A introdução de um produto ativo pela via respiratória para eliminação pulmonar, com passagem tardia para a corrente circulatória.

2. As vantagens da anestesia inalatória são:
a) A via é a respiratória, idade limitante, rápida metabolização e eliminação, com boa medicação pré-anestésica (MPA), requer sempre indução barbitúrica, recuperação rápida.
b) A via é a respiratória, idade não é limitante, rápida metabolização e eliminação, com boa MPA, dispensa indução barbitúrica, recuperação tardia.
c) A via é a respiratória, idade não é limitante, metabolização e eliminação por via renal, com boa MPA, dispensa indução barbitúrica, recuperação tardia.
d) A via é a respiratória, idade não é limitante, rápida metabolização e eliminação com boa MPA, dispensa indução barbitúrica, recuperação rápida.

3. As desvantagens da anestesia inalatória são:
a) Requer aparelhamento específico, sem necessitar de pessoal habilitado para seu controle.
b) Requer aparelhamento específico e pessoal habilitado para o seu controle.
c) Requer aparelhamento específico e tem alto custo operacional.
d) Requer pessoal habilitado para o controle do aparelho e tem alto custo operacional.

4. Não pode ser considerada característica de um agente anestésico inalatório ideal:
a) Produzir bom relaxamento muscular.
b) Não ter conservantes.
c) Ter alta solubilidade sanguínea.
d) Ser pouco metabolizável.

5. Um anestésico de baixo coeficiente de solubilidade sangue/gás produz:
a) Plano profundo de anestesia com baixo consumo de anestésico.
b) Indução e recuperação rápidas.
c) Menor gasto de anestésico e recuperação tardia.
d) Menor gasto de anestésico e indução tardia.

6. O óxido nitroso é um anestésico:
a) Gasoso, halogenado.
b) Líquido volátil, halogenado.
c) Líquido volátil, não halogenado.
d) Gasoso, não halogenado.

7. Como norma de comercialização internacional, os cilindros, chicotes e conexões para o óxido nitroso devem ser:
a) Azuis-escuros.
b) Amarelos.
c) Verdes.
d) Azuis com listras cinzas.

8. Quanto às características do óxido nitroso, pode-se afirmar que ele:
a) Apresenta alto coeficiente de solubilidade sangue/gás, sendo, portanto, um anestésico de indução rápida.
b) Apresenta alto peso molecular (> 100), não atravessando, portanto, a barreira placentária.
c) Apresenta concentração alveolar mínima (CAM) muito alta no cão, o que lhe confere potência anestésica baixa.
d) É um gás incolor, não inflamável, mas altamente explosivo.

9. A qual das condições clínicas relacionadas a seguir o uso do óxido nitroso é estritamente contraindicado?
a) Cardiomiopatia dilatada.
b) Síndrome dilatação-torção gástrica.
c) Insuficiência renal crônica.
d) Piometria.

10. No sistema cardiovascular, o óxido nitroso provoca:
a) Hipotensão e redução do débito cardíaco.
b) Elevação da pressão arterial e frequência cardíaca.
c) Vasodilatação e depressão direta do miocárdio.
d) Efeito betabloqueador com consequente diminuição da frequência cardíaca.

11. Quanto aos efeitos do óxido nitroso sobre os diversos sistemas, é totalmente correto afirmar que ele:
a) Produz depressão respiratória importante, com aumento da $PaCO_2$ e diminuição grave dos volumes corrente e minuto.
b) No SNC, diminui o fluxo sanguíneo cerebral, com consequente elevação da pressão intracraniana.
c) Diminui o fluxo sanguíneo renal como consequência do aumento da resistência vascular renal.
d) Diminui o fluxo hepático como consequência da redução da pressão arterial.

12. Ao final da anestesia com a utilização do óxido nitroso, deve-se oxigenar o paciente por pelo menos mais de 5 min porque:
a) Causa grave depressão respiratória com elevação da $PaCO_2$.
b) A sua rápida difusão para os alvéolos pode causar hipoxia.
c) Apresenta alto coeficiente de solubilidade sangue/gás, exigindo maior fluxo para eliminação mais rápida.
d) Diminui a afinidade entre oxigênio e hemoglobina, podendo causar hipoxemia.

13. Em relação ao óxido nitroso, pode-se afirmar que:
a) Não é utilizado em espécies domésticas, de maneira isolada, como agente na manutenção anestésica.
b) Em concentrações acima de 25% pode causar acidose respiratória.
c) É um anestésico potencialmente nefrotóxico, portanto deve-se evitar seu uso em pacientes muito idosos.
d) Não deve ser utilizado em pacientes prenhes ou com predisposição a episódios convulsivos.

14. Sobre o óxido nitroso, é incorreto afirmar que:
a) Quando associado ao sevofluorano, pode reduzir a concentração anestésica necessária.
b) Em razão do seu efeito de segundo gás, potencializa os efeitos dos anestésicos halogenados.

c) Quando associado ao halotano, aumenta o risco de sensibilização do miocárdio às catecolaminas.
d) Seu uso deve ser sempre seguido de lavado pulmonar com oxigênio a 100%.

15. Sobre o óxido nitroso, quanto aos seus efeitos colaterais, pode-se afirmar que:
a) É altamente poluente, devendo ser utilizado exclusivamente em sistemas fechados.
b) Quando há exposição constante, pode causar depressão de medula óssea e deficiências neurológicas.
c) Por ser potencialmente tóxico, deve ser evitado em pacientes toxêmicos ou hepatopatas.
d) Pode provocar aborto, devendo ser evitado em pacientes prenhes.

16. O óxido nitroso é obtido:
a) Pelo aquecimento a 260 a 270°C do sulfato de amônio, obtendo-se também água.
b) Pelo aquecimento a 100 a 150°C do nitrato de amônio, obtendo-se também água.
c) Pela sulfuração do nitrato de amônio, obtendo-se também água.
d) Pelo aquecimento a 260 a 270°C do nitrato de amônio, obtendo-se também água.

17. O óxido nitroso é um:
a) Gás incolor, inerte, não irritante, não inflamável e explosivo.
b) Gás incolor, inerte, irritante, inflamável e não explosivo.
c) Gás incolor, inerte, não irritante, não inflamável e não explosivo.
d) Gás incolor, inerte, não irritante, inflamável e explosivo.

18. O perfil farmacológico do óxido nitroso é:
a) Absorção tardia pelos alvéolos, rápida absorção e eliminação, ação anestésica fraca e não pode ser usado isoladamente.
b) Rapidamente absorvido pelos alvéolos, rápida absorção e eliminação, ação anestésica potente e pode ser usado isoladamente.
c) Rapidamente absorvido pelos alvéolos, rápida absorção e eliminação, ação anestésica fraca e não pode ser usado isoladamente.
d) Rapidamente absorvido pelos alvéolos, absorção e eliminação tardia, ação anestésica forte.

19. O halotano caracteriza-se como:
a) Gás incolor, inerte, irritante, não inflamável e não explosivo.
b) Líquido pesado não irritante, não inflamável e não explosivo, com cheiro adocicado e que não reage com cal sodada.
c) Gás incolor, inerte, não irritante, inflamável e não explosivo.
d) Líquido pesado irritante, inflamável e não explosivo, com cheiro adocicado e que reage com cal sodada.

20. O perfil farmacológico do halotano é:
a) 10 vezes mais potente que o éter e uma vez mais que o clorofórmio, solúvel no sangue, não sendo facilmente retirado do alvéolo e possuindo indução tardia.
b) 4 vezes mais potente que o éter e 2 vezes mais potente que o clorofórmio, quase insolúvel no sangue, não sendo facilmente retirado do alvéolo e possuindo indução rápida.
c) 8 vezes mais potente que o éter e 2 vezes mais que o clorofórmio, insolúvel no sangue, não sendo facilmente retirado do alvéolo e possuindo indução rápida.
d) 2 vezes mais potente que o éter e 4 vezes mais potente que o clorofórmio, solúvel no sangue, não sendo facilmente retirado do alvéolo e possuindo indução rápida.

21. O halotano isoladamente como agente indutor:
a) Sensibiliza o miocárdio, não potencializa o efeito das catecolaminas, reduz as possibilidades de arritmias.
b) Não sensibiliza o miocárdio, potencializa o efeito das catecolaminas, aumenta as possibilidades de arritmias.
c) Sensibiliza o miocárdio, não potencializa o efeito das catecolaminas, aumenta as possibilidades de arritmias.
d) Sensibiliza o miocárdio, potencializa o efeito das catecolaminas, aumenta as possibilidades de arritmias.

22. Assinale a alternativa correta sobre o halotano:
a) Aumenta o consumo de oxigênio pelo miocárdio.
b) Diminui o débito cardíaco.
c) Aumenta a resistência periférica.
d) Diminui as catecolaminas.

23. Qual dos halogenados citados a seguir não deprime ou sensibiliza o miocárdio?
a) Metoxifluorano.
b) Enfluorano.
c) Isofluorano.
d) Halotano.

24. O halotano atua sobre o sistema urinário:
a) Diminuindo o fluxo renal mediante redução da filtração glomerular e liberação de hormônio antidiurético (ADH).
b) Aumentando o fluxo renal mediante redução da filtração glomerular e liberação de ADH.
c) Aumentando o fluxo renal mediante aumento da filtração glomerular e liberação de ADH.
d) Diminuindo o fluxo renal mediante aumento da filtração glomerular e retenção de ADH.

25. As doses de indução e de manutenção do halotano são, respectivamente:
a) Até 1 V% e 0,5 a 1 V%.
b) Até 2 V% e 0,05 a 5 V%.
c) Até 4 V% e 0,5 a 2,5 V%.
d) Até 8 V% e 0,5 a 6,5 V%.

26. O enfluorano caracteriza-se por:
a) Indução rápida e suave, não irrita a mucosa, propriedades farmacodinâmicas próximas às do halotano.
b) Indução lenta e suave, irrita a mucosa, propriedades farmacodinâmicas próximas às do óxido nitroso.
c) Indução lenta e agitada, não irrita a mucosa, propriedades farmacodinâmicas próximas às do ciclopropano.
d) Indução lenta e suave, não irrita a mucosa, propriedades farmacodinâmicas próximas às do clorofórmio.

27. O enfluorano potencializa:
a) Miorrelaxantes de ação central.
b) Miorrelaxantes despolarizantes e não despolarizantes.
c) Apenas os não despolarizantes.
d) Apenas fenotiazina e barbitúricos.

28. O isofluorano caracteriza-se por:
a) Apresentar odor etéreo, não reagir com metais, não ser inflamável e ter peso molecular de 184,5.
b) Não apresentar odor etéreo, reagir com metais, ser inflamável e ter peso molecular de 2.184,5.

c) Apresentar odor etéreo, não reagir com metais, ser inflamável e ter peso molecular de 600,8.
d) Apresentar odor etéreo, reagir com metais, não ser inflamável e ter peso molecular de 900,8.

29. As características farmacológicas do isoflurano são:
a) 95% recuperados nos gases expirados, indução rápida, potencializa os miorrelaxantes.
b) 50% recuperados nos gases expirados, indução lenta, potencializa os miorrelaxantes.
c) Não é recuperado na expiração, indução lenta, não potencializa os miorrelaxantes.
d) Recuperado na expiração, indução rápida, não potencializa os miorrelaxantes.

30. O sevofluorano caracteriza-se por:
a) Odor de frutas, cor amarelada, inflamável, explosivo, pressão de vapor = 450 mmHg.
b) Odor pungente, incolor, inflamável, explosivo, pressão de vapor = 160 mmHg.
c) Odor pungente, incolor, não inflamável, não explosivo, pressão de vapor = 160 mmHg.
d) Não recuperado na expiração, indução lenta, não potencializa os miorrelaxantes.

31. O sevofluorano caracteriza-se farmacologicamente por:
a) Causar poucas alterações cardíacas, irritar as vias respiratórias, aumentar a $PaCO_2$, reduzir a circulação hepática, ser nefrotóxico e apresentar efeito hipnótico semelhante ao do óxido nitroso.
b) Causar alterações cardíacas, irritar as vias respiratórias, reduzir discretamente a $PaCO_2$, favorecer a circulação hepática, não ser nefrotóxico e apresentar efeito hipnótico semelhante ao do ciclopropano.
c) Causar poucas alterações cardíacas, não irritar as vias respiratórias, aumentar discretamente a $PaCO_2$, favorecer a circulação hepática, não ser nefrotóxico e apresentar efeito hipnótico semelhante ao do óxido nitroso.
d) Não causar alterações cardíacas, irritar as vias respiratórias, reduzir discretamente a $PaCO_2$, favorecer a circulação hepática, ser nefrotóxico e apresentar efeito hipnótico semelhante ao do hidrato de cloral.

32. A dose de manutenção do sevofluorano é de:
a) 1 a 2 V%.
b) 2 a 3 V%.
c) 3 a 4 V%.
d) 4 a 5 V%.

33. O coeficiente sangue/gás do óxido nitroso é:
a) 2,3.
b) 1,9.
c) 1,4.
d) 0,47.

34. Coeficiente sangue/gás do halotano é:
a) 2,3.
b) 1,9.
c) 1,4.
d) 0,65.

35. O coeficiente sangue/gás do enflurano é:
a) 2,3.
b) 1,9.
c) 1,4.
d) 0,47.

36. O coeficiente sangue/gás do isoflurano é:
a) 0,47.
b) 1,9.
c) 1,4.
d) 2,3.

37. O coeficiente sangue/gás do desflurano é:
a) 0,65.
b) 1,9.
c) 1,4.
d) 2,3.

38. A concentração alveolar mínima (CAM), segundo Eger (1976), é:
a) A concentração alveolar mínima de anestésico a 1 atmosfera de pressão capaz de produzir ausência de resposta em 50% dos animais submetidos ao estímulo nocivo.
b) A concentração alveolar máxima de anestésico a 3 atmosferas de pressão capaz de produzir ausência de resposta em 100% dos animais submetidos ao estímulo nocivo.
c) A concentração alveolar mínima de anestésico a 21% de pressão capaz de produzir ausência de resposta em 10% dos animais submetidos ao estímulo nocivo.
d) A concentração alveolar média de anestésico a 21% de pressão capaz de produzir ausência de resposta em 100% dos animais submetidos ao estímulo nocivo.

39. A CAM do óxido nitroso é:
a) 188.
b) 0,87.
c) 2,5.
d) 2,2.

40. A CAM do halotano é:
a) 188.
b) 0,87.
c) 2,2.
d) 2,5.

41. A CAM do enflurano é:
a) 188.
b) 0,87.
c) 2,2.
d) 2,5.

42. A CAM do isoflurano é:
a) 1,28.
b) 0,87.
c) 2,2.
d) 2,5.

43. A CAM do desflurano é:
a) 2,3.
b) 0,87.
c) 7,2.
d) 2,5.

44. Quanto às características físico-químicas e em comparação com outros agentes anestésicos voláteis, o desflurano se destaca porque:
a) Apresenta a menor pressão de vapor.
b) Apresenta o mais baixo ponto de ebulição.
c) Apresenta peso molecular extremamente elevado.
d) Apresenta átomos de bromo em sua fórmula.

45. O coeficiente de solubilidade sangue/gás do desflurano:
a) É muito baixo, o que determina indução e recuperação prolongadas.

b) É muito alto, o que determina indução e recuperação prolongadas.
c) É muito baixo, o que determina indução e recuperação rápidas.
d) É muito alto, o que determina indução e recuperação rápidas.

46. Quanto ao sistema respiratório e em relação a outros agentes voláteis halogenados, o desfluorano:
a) Melhora a ventilação, aumentando a frequência.
b) Facilita as trocas gasosas, atuando sobre o surfactante pulmonar.
c) Atua sobre a musculatura torácica, aumentando o volume corrente.
d) Reduz a oxigenação ao elevar o *shunt* pulmonar.

47. Quanto à indução por máscara com utilização do desfluorano, é correto dizer que:
a) Não deve ser tentada, pois o anestésico é irritante para as mucosas e pode determinar laringospasmo.
b) É indicada pelo elevado coeficiente de solubilidade sanguínea.
c) Só deve ser tentada em pequenos animais, pois é mais fácil conter os pacientes.
d) Deve ser utilizada sempre, para evitar a indução com agentes injetáveis.

48. Quanto à potência anestésica inerente ao desfluorano, é correto afirmar que:
a) Trata-se do mais potente agente volátil em uso atualmente.
b) Não difere dos demais agentes voláteis halogenados.
c) É baixa, o que exige altas concentrações para manutenção da anestesia.
d) É alta, não exige concentrações elevadas para indução e manutenção.

49. Quanto aos efeitos sobre o sistema cardiovascular, o desfluorano:
a) Eleva inicialmente a frequência cardíaca, pois apresenta ação simpatomimética.
b) Reduz a frequência cardíaca ao estimular diretamente o nervo vago.
c) Aumenta a pós-carga, mesmo em concentrações elevadas.
d) Determina bloqueio atrioventricular, mesmo em planos anestésicos superficiais.

50. Quanto à biotransformação do desfluorano, pode-se afirmar que:
a) A maior porcentagem do agente é biotransformada no fígado.
b) Apresenta taxa elevada de biotransformação extra-hepática.
c) É eliminado principalmente pelos rins.
d) Apresenta taxa de biotransformação desprezível.

51. A concentração alveolar mínima do desfluorano:
a) É muito elevada, mas pode ser reduzida com MPA adequada.
b) É muito baixa, logo não exige MPA.
c) É muito elevada e não pode ser reduzida.
d) É fixa e independente de espécie, raça ou idade.

52. Quanto ao emprego do desfluorano, pode-se afirmar que:
a) Não pode ser utilizado em baixo fluxo em virtude de suas características farmacológicas.
b) Não deve ser associado ao óxido nitroso.
c) Pode ser utilizado em baixo fluxo para reduzir o consumo.
d) Pode ser utilizado em baixo fluxo, mas a concentração do anestésico deverá ser aumentada.

53. O principal fator que atualmente retarda a difusão do desfluorano nos serviços de anestesiologia no mundo é:
a) O elevado custo do fármaco.
b) A necessidade de vaporizador específico de alto custo.
c) A dificuldade de manutenção dos planos anestésicos.
d) A falta de treinamento para o uso correto do agente.

54. Quais dos agentes inalatórios citados a seguir apresentam a mais rápida indução e mais lenta recuperação, respectivamente:
a) Sevofluorano e óxido nitroso.
b) Metoxifluorano e halotano.
c) Desfluorano e metoxifluorano.
d) Éter dietílico e metoxifluorano.

55. Com relação aos circuitos anestésicos:
a) No circuito aberto, o fluxo de oxigênio varia de 30 a 60 mℓ/kg.
b) No circuito semifechado, apenas 10% dos gases exalados são reaproveitados.
c) A cal sodada reage com o CO_2 exalado, por meio de uma reação exotérmica.
d) Quando se utiliza a ventilação mecânica, a válvula *pop-off* (escape de gases) permanece sempre aberta.

56. Qual a vantagem do uso de isofluorano em animais de alto risco?
a) Baixo custo.
b) Em casos de parada cardíaca não é necessário usar epinefrina.
c) Mínima sensibilização do miocárdio à ação das catecolaminas.
d) Não produz depressão respiratória.

57. Podem ser citados como fatores que influenciam na diminuição do requerimento (CAM) de um agente inalatório:
a) Prenhez e senilidade.
b) Hipotermia e hipernatremia.
c) $PaCO_2$ < 40 mmHg.
d) Pressão arterial média maior do que 50 mmHg e estimulação do SNC.

58. Dos componentes citados a seguir, qual deles compõe a cal sodada empregada nos canisteres:
a) Cálcio, sódio e potássio.
b) Cálcio, alumínio e manganês.
c) Alumínio, ferro e manganês.
d) Ferro, sódio e potássio.

59. Dos anestésicos voláteis citados a seguir, qual causa a degeneração gordurosa do fígado?
a) Halotano.
b) Éter.
c) Isofluorano.
d) Clorofórmio.

60. Assinale apenas a alternativa correta quanto aos efeitos relacionados com os anestésicos gerais inalatórios:
a) O halotano sensibiliza o miocárdio à epinefrina.
b) O isofluorano sensibiliza o miocárdio às catecolaminas.
c) Atropinizar quando o agente de manutenção for o isofluorano.
d) O óxido nitroso é altamente inflamável.

Respostas

1. A	21. B (Quadro 39)	41. C (Quadro 44)
2. D	22. B (Quadro 39)	42. A (Quadro 44)
3. B	23. C	43. C (Quadro 44)
4. C	24. A	44. B (Quadro 45)
5. B	25. C	45. C (Quadro 45)
6. D (Quadro 36)	26. A (Quadro 40)	46. D
7. A (Quadro 36)	27. B (Quadro 40)	47. B
8. C (Quadro 37)	28. A (Quadro 41)	48. C
9. B	29. A (Quadro 41)	49. A
10. B	30. C (Quadro 42)	50. D
11. C	31. C (Quadro 42)	51. A (Quadro 45)
12. B	32. A	52. C
13. A (Quadro 37)	33. D (Quadro 43)	53. B
14. C	34. A (Quadro 43)	54. C
15. B	35. B (Quadro 43)	55. C
16. D (Quadro 36)	36. C (Quadro 43)	56. C
17. C (Quadro 36)	37. A (Quadro 43)	57. A
18. C (Quadro 37)	38. A	58. A
19. B (Quadro 38)	39. A (Quadro 44)	59. D
20. B (Quadro 39)	40. B (Quadro 44)	60. A

Quadro 36 Óxido nitroso: propriedades físico-químicas.

- Gás incolor não irritante
- Não halogenado
- Odor adocicado
- Inorgânico
- Peso molecular: 44,01
- Não inflamável
- Não explosivo
- Gás inerte, logo não metabolizado
- Acima de 450°C decompõe-se em oxigênio e nitrogênio
- Obtido pelo aquecimento a 260 a 270°C do nitrato de amônio, obtendo-se também água
- Envasado em torpedos azuis-escuros

Quadro 37 Óxido nitroso: perfil farmacológico.

- Coeficiente de solubilidade sangue/gás = 0,47
- CAM = 188 no cão
- Rapidamente absorvido pelos alvéolos
- Não se associa com a hemoglobina
- Absorção e eliminação rápidas
- Ação anestésica fraca, não dá planos profundos
- Não pode ser usado isoladamente
- Isoladamente, causa anoxia
- Relação (%) $N_2O:O_2$ = 50:50 ou 70:30
- Não altera parâmetros cardíacos ou respiratórios
- Devem-se efetuar periodicamente lavados pulmonares

Quadro 38 Halotano: propriedades físico-químicas.

- Líquido pesado e não irritante
- Cheiro adocicado
- Incolor
- Odor semelhante ao do clorofórmio
- Não inflamável em qualquer concentração com O_2
- Não explosivo
- Peso molecular: 197,39
- Não reage com cal sodada
- Exposto à luz decompõe-se em: HCl, HBr, Cl livre, radicais bromo (evitados pelo timol) e fosfogênio
- Pressão de vapor: 241 mmHg a 20°C

Quadro 39 Halotano: perfil farmacológico.

- Coeficiente de solubilidade sangue/gás = 2,3
- Relativamente insolúvel no sangue
- Altas doses deprimem o miocárdio e os gânglios simpáticos
- Isoladamente, sensibiliza o miocárdio
- 4 vezes mais potente que o éter e 2 vezes mais potente que o clorofórmio
- Induções acima de 4 V% levam à parada respiratória (síncope respiratória)
- Em doses clínicas deprime os reflexos laríngeo e faríngeo
- Respiração profunda e regular
- Indicado para broncoconstrição
- Não apresenta efeito hepatotóxico específico
- Inibe a atividade gastrintestinal
- Indução até 4 V%
- Não causa secreções orofaríngeas
- Causa depressão corticomedular
- Diminui fluxo renal e débito cardíaco
- Reduz fluxo glomerular
- Libera hormônio antidiurético (ADH)
- Potencializa o efeito das catecolaminas
- Aumenta as possibilidades de arritmia

Quadro 40 Enfluorano.

Propriedades físico-químicas

- Estável
- Não inflamável
- Não explosivo
- Composto fluoretado
- Agente volátil potente
- Ponto de ebulição: 20 a 120°C
- Peso molecular: 184,5

Perfil farmacológico

- Coeficiente de solubilidade sangue/gás = 1,9
- Relativamente insolúvel no sangue
- Indução rápida e suave sem irritação da mucosa
- Estabilidade dos parâmetros cardiovasculares
- Não causa arritmia
- Bradicardia dose-dependente
- Bom miorrelaxamento
- Potencializa miorrelaxantes despolarizantes e não despolarizantes
- Boa amplitude respiratória
- 85,1% são expirados e 2,4% são metabólitos fluorados
- Baixa analgesia pós-anestésica
- Indução até 4 V%
- Recuperação rápida

(continua)

Quadro 40 (*Continuação*) Enfluorano.

Perfil farmacológico

- Seguro em animais idosos
- Aparecimento de *"twicchings"*
- Indicado em cesarianas

Quadro 41 Isofluorano: perfil farmacológico.

- Coeficiente de solubilidade sangue/gás = 1,40
- Relativamente insolúvel no sangue
- Indução rápida e suave sem irritação da mucosa
- Estabilidade dos parâmetros cardiovasculares
- Mantém um bom débito cardíaco se comparado com halotano e enfluorano
- Bom miorrelaxamento
- Boa amplitude respiratória
- 95% é expirado
- Recuperação rápida
- Seguro em animais idosos
- Não produz lesão hepática
- Diminui fluxo sanguíneo renal
- Seus fluoretos inorgânicos são insuficientes para causar nefrotoxicidade
- Indução até 4 V%
- Manutenção até 3V%

Quadro 42 Sevofluorano: perfil farmacológico.

- CAM no cão = 2,36; no gato = 2,58
- Coeficiente de solubilidade sangue/gás = 0,6
- Menor potência, quando comparada aos demais anestésicos halogenados
- Eliminação total pelos pulmões
- Diminuição da pressão arterial
- Não sensibiliza o miocárdio às catecolaminas
- Não irrita as vias respiratórias
- Depressão respiratória dose-dependente
- Aumenta a $PaCO_2$
- Apenas 5% é metabolizado pelo fígado
- Favorece a circulação hepática
- Não é nefrotóxico
- Efeito hipnótico semelhante ao do óxido nitroso

Quadro 43 Coeficientes de solubilidade sangue/gás.

Agente	Coeficiente sangue/gás
Éter	12,1
Metoxifluorano	12
Clorofórmio	8,4
Halotano	2,3
Enfluorano	1,9
Isofluorano	1,4
Óxido nitroso	0,47
Desfluorano	0,65
Sevofluorano	0,60

Quadro 44 Concentração alveolar mínima (CAM) nas diferentes espécies.

Agente	Homem	Cão	Gato	Rato
Metoxifluorano	0,16	0,25	0,23	0,22
Clorofórmio	–	0,77	–	0,8
Halotano	0,75	0,87	0,82	0,95
Isofluorano	1,15	1,5	1,63	–
Enfluorano	1,68	2,2	1,2	–
Éter	1,92	3,04	2,1	3,2
Óxido nitroso	105	188	–	150
Sevofluorano	2,05	2,36	2,58	–

Quadro 45 Desfluorano.

Propriedades físico-químicas

- Líquido incolor
- Odor pungente
- Não explosivo
- Peso molecular: 168
- Pressão de vapor equivalente a 664 mmHg, a 20°C
- Ponto de ebulição: 23°C

Propriedades farmacológicas

- Baixíssima solubilidade no sangue
- Coeficiente de solubilidade sangue/gás = 0,42
- CAM = 7,2 V% no cão e, em crianças, 9,4 V%
- Eliminação pelos pulmões
- Indução e recuperação rápidas

EQUILÍBRIO ÁCIDO-BASE

1. Um equino, que pesa 500 kg, com síndrome cólica, apresentou no exame clínico desidratação grave (10%), mucosas hipercongestas e tempo de preenchimento capilar maior que 4 s. A hemogasometria arterial revelou: pH = 7,38 (7,35 a 7,45), $PaCO_2$ = 23 mmHg (35 a 45), PaO_2 = 65 mmHg (80 a 100) e bicarbonato = 14 mEq/ℓ (20 a 26). Qual a alteração mais provável do equilíbrio ácido-base?
a) Acidose metabólica compensada.
b) Alcalose metabólica compensada.
c) Acidose respiratória compensada.
d) Alcalose respiratória compensada.

2. Um equino, que pesa 500 kg, com síndrome cólica, apresentou no exame clínico desidratação grave (10%), mucosas hipercongestas e tempo de preenchimento capilar maior do que 4 s. A hemogasometria arterial revelou: pH = 7,38 (7,35 a 7,45), $PaCO_2$ = 23 mmHg (35 a 45), PaO_2 = 65 mmHg (80 a 100) e bicarbonato = 14 mEq/ℓ (20 a 26). Qual o tratamento mais indicado para a correção do desequilíbrio ácido-base?
a) Solução fisiológica de NaCl a 0,9%.
b) Solução hipertônica de NaCl a 7,5%.
c) Soro glicofisiológico.
d) Bicarbonato de sódio.

3. Um cão foi atropelado há 2 h e encontra-se muito dispneico em decorrência de lesão no tórax. Os valores de hemogasometria revelam pH 7,45 (normal 7,35 a 7,45), PaO_2 = 65 mmHg (normal 100 mmHg), $PaCO_2$ = 18 mmHg (normal 30 a 40 mmHg) e bicarbonato 19 mEq/ℓ (normal 20

a 24 mEq/ℓ). Qual a alteração mais provável de equilíbrio ácido-base?
a) Acidose metabólica compensada.
b) Alcalose metabólica compensada.
c) Acidose respiratória compensada.
d) Alcalose respiratória compensada.

4. Um cão foi atropelado há 2 h e encontra-se muito dispneico em decorrência de lesão no tórax. Os valores de hemogasometria revelam pH 7,45 (normal 7,35 a 7,45), PaO$_2$ = 65 mmHg (normal 100 mmHg), PaO$_2$ = 18 mmHg (normal 30 a 40 mmHg) e bicarbonato 19 mEq/ℓ (normal 20 a 24 mEq/ℓ). Qual o tratamento mais indicado para a correção do quadro?
a) Bicarbonato.
b) Oxigenoterapia e analgésico.
c) Solução fisiológica.
d) Lactato de Ringer.

5. A hemoglobina não combinada com o oxigênio denomina-se:
a) Desoxi-hemoglobina.
b) Oxi-hemoglobina.
c) Metemoglobina.
d) Nenhuma das alternativas acima.

6. Um mol ou 32 g de oxigênio se combina com:
a) 16,7 g de hemoglobina.
b) 16,7 mg de hemoglobina.
c) 1,67 mg de hemoglobina.
d) 16,7 μg de hemoglobina.

7. Uma molécula de hemoglobina se combina com:
a) 1 molécula de oxigênio.
b) 2 moléculas de oxigênio.
c) 4 moléculas de oxigênio.
d) 8 moléculas de oxigênio.

8. Denomina-se acidemia quando:
a) pH < 7,4 e existe excesso de H$^+$ no sangue.
b) pH > 7,4 e existe excesso de OH$^+$ no sangue.
c) pH > 7,4 e existe excesso de H$^+$ no sangue.
d) pH = 7,4 e existe excesso de OH$^+$ no sangue.

9. Denomina-se alcalemia quando:
a) pH > 7,4 e existe excesso de OH$^+$ no sangue.
b) pH > 7,4 e existe excesso de H$^+$ no sangue.
c) pH < 7,4 e existe excesso de OH$^+$ no sangue.
d) pH = 7,4 e existe excesso de H$^+$ no sangue.

10. Denomina-se acidose respiratória quando:
a) PaCO$_2$ é alta e o organismo a compensa aumentando a excreção renal de H$^+$, acumulando bicarbonato plasmático.
b) PaCO$_2$ é baixa e o organismo a compensa diminuindo a excreção renal de H$^+$, acumulando bicarbonato plasmático.
c) PaCO$_2$ é baixa e o organismo a compensa aumentando a excreção renal de H$^+$, eliminando bicarbonato plasmático.
d) pH < 7,4 e existe excesso de OH$^+$ no sangue.

11. Denomina-se alcalose respiratória quando:
a) PaCO$_2$ é baixa e o organismo a compensa aumentando a excreção renal de bicarbonato.
b) PaCO$_2$ é alta e o organismo a compensa diminuindo a excreção renal de bicarbonato.
c) PaCO$_2$ é alta e o organismo a compensa aumentando a excreção renal de OH$^+$, eliminando o bicarbonato plasmático.
d) PaCO$_2$ é baixa e o organismo a compensa diminuindo a excreção renal de H$^+$, eliminando a proteína plasmática.

12. Denomina-se acidose metabólica quando:
a) Há um excesso de ácidos ou déficit de bases e a compensação orgânica aumenta a ventilação pulmonar para eliminar o CO_2 com aumento da excreção renal de H$^+$.
b) Há um déficit de ácidos ou excesso de bases e a compensação orgânica aumenta a ventilação pulmonar para eliminar o CO_2 com diminuição da excreção renal de H$^+$.
c) Há um déficit de ácidos e de bases e a compensação orgânica aumenta a ventilação pulmonar para eliminar o CO_2 com aumento da excreção renal de H$^+$.
d) PaCO$_2$ é alta e o organismo a compensa aumentando excreção renal de H$^+$, eliminando a proteína plasmática.

Respostas

1. A	5. A	9. A
2. D	6. A	10. A
3. C	7. C	11. A
4. B	8. A	12. A

PLANOS ANESTÉSICOS

1. Os estágios e planos anestésicos descritos por Guedel para o éter dividem-se em:
a) 4 estágios e 4 planos.
b) 4 estágios com 2 planos cada.
c) 4 estágios e 3 planos.
d) 3 estágios e 4 planos.

2. Midríase sem reflexo é indício de:
a) Choque bulbar.
b) Recuperação anestésica.
c) Superficialização de planos anestésicos.
d) Anestesia superficial.

3. Miose puntiforme é indício de anestesia por:
a) Barbitúricos.
b) Halogenados.
c) Anestésicos dissociativos.
d) Neuroleptanalgesia.

4. Miose durante o ato anestésico é indício de:
a) Primeiro plano do quarto estágio.
b) Primeiro plano do terceiro estágio.
c) Segundo plano do segundo estágio.
d) Segundo plano do terceiro estágio.

5. A elevação dos parâmetros ou atributos fisiológicos ocorre no:
a) Segundo plano do terceiro estágio.
b) Primeiro plano do terceiro estágio.
c) Segundo estágio.
d) Primeiro plano do quarto estágio.

6. A fase de excitação ou delírio ocorre no:
a) Segundo estágio.
b) Primeiro plano do terceiro estágio.
c) Segundo plano do terceiro estágio.
d) Primeiro plano do quarto estágio.

7. Centralização do globo ocular, miose, respiração abdominocostal, acidemia, redução da pressão arterial e ausência dos reflexos interdigital e laringotraqueal são indícios de:
a) Segundo plano do quarto estágio.
b) Primeiro plano do terceiro estágio.

c) Terceiro plano do terceiro estágio.
d) Primeiro plano do quarto estágio.

8. Respiração diafragmática, taquipneia, volume corrente reduzido, midríase sem reflexo, ventilação alveolar baixa, acidose respiratória acentuada e paralisia da musculatura intercostal são indícios de:
a) Primeiro plano do terceiro estágio.
b) Segundo plano do terceiro estágio.
c) Quarto plano do terceiro estágio.
d) Primeiro plano do quarto estágio.

9. A aplicação do esquema de Guedel é válida para:
a) Anestesia dissociativa.
b) Neuroleptanalgesia.
c) Anestesia geral barbitúrica, não barbitúrica e volátil.
d) Anestesia espinal.

10. Os reflexos palpebral e laringotraqueal nos felinos desaparecem no:
a) Primeiro plano do terceiro estágio.
b) Segundo plano do terceiro estágio.
c) Primeiro plano do quarto estágio.
d) Terceiro plano do terceiro estágio.

11. Considera-se plano cirúrgico, segundo os Estágios e Planos de Guedel, quando:
a) Há respiração ausente e relaxamento total.
b) Há alguns movimentos involuntários.
c) Desaparecem os reflexos interdigital e palpebral.
d) Desaparece o tônus mandibular.

Respostas

1. A (Figura 11)	5. C (Figura 14)	9. C
2. A (Figura 12)	6. A (Figura 14)	10. D (Figura 16)
3. A (Figura 13)	7. C (Figura 16)	11. C (Figura 17)
4. D (Figura 13)	8. C (Figura 15)	

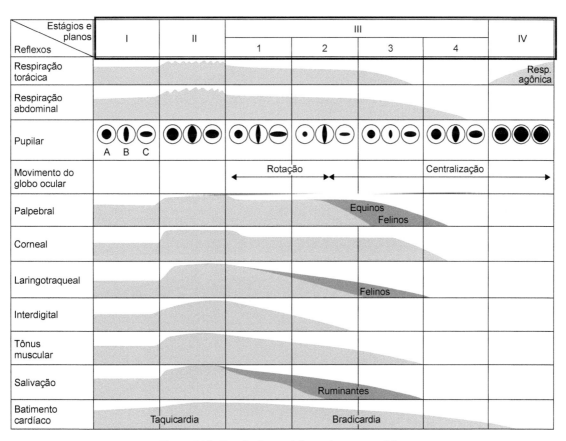

Figura 11 Indicação dos estágios e planos anestésicos.

248 Anestesiologia Veterinária | Farmacologia e Técnicas

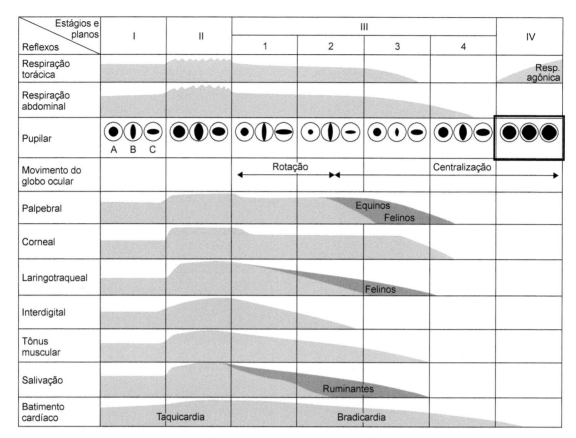

Figura 12 Estágios e planos anestésicos (pupila agônica).

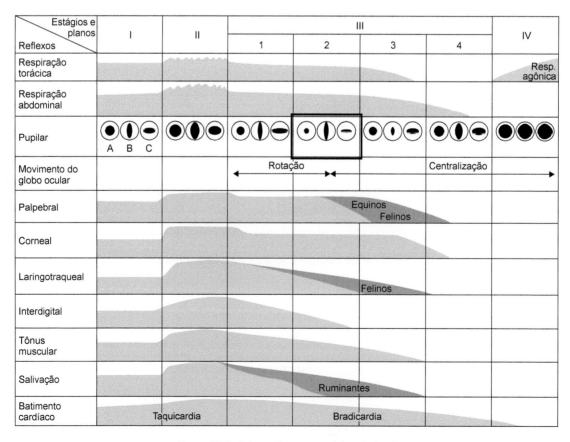

Figura 13 Estágios e planos anestésicos (miose).

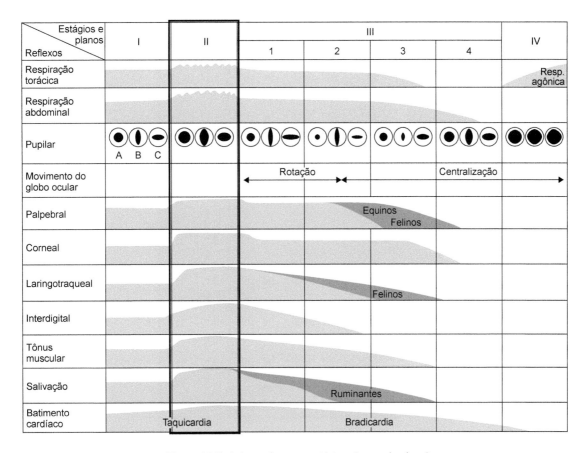

Figura 14 Estágios e planos anestésicos (segundo plano).

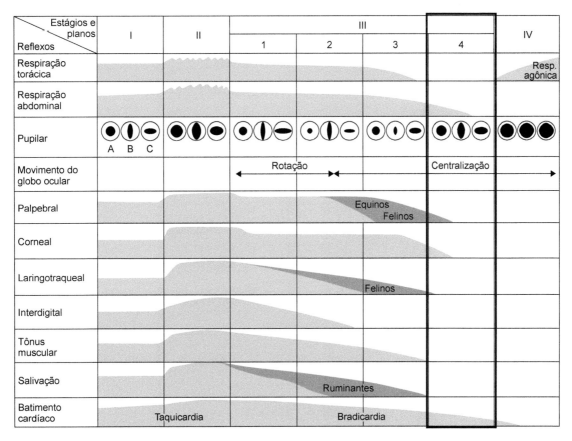

Figura 15 Estágios e planos anestésicos (terceiro plano, quarto estágio).

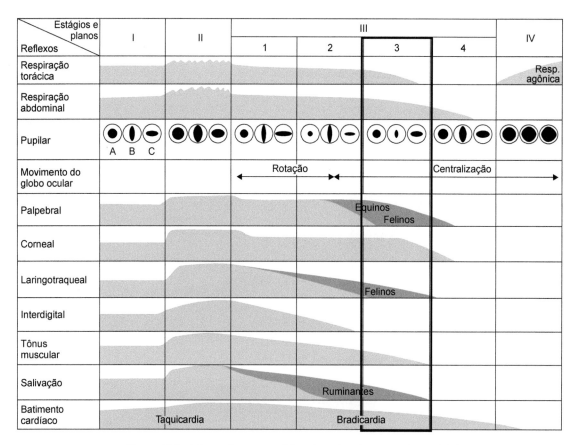

Figura 16 Estágios e planos anestésicos (terceiro plano, terceiro estágio).

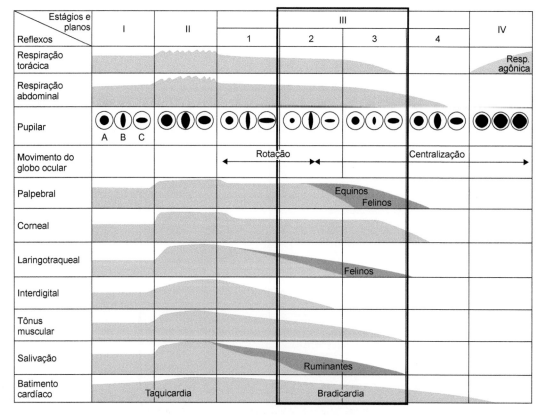

Figura 17 Estágios e planos anestésicos (plano anestésico ideal).

TÉCNICAS ANESTÉSICAS EM EQUINOS

1. As técnicas anestésicas locais comumente empregadas na cabeça de equinos são:
   a) Dos nervos supraorbitário, infraorbitário e mentoniano, e para trepanação e enucleação.
   b) Dos nervos supraorbitário, infraorbitário, radial e para trepanação e enucleação.
   c) Dos nervos supraorbitário e infraorbitário, perônio e para trepanação e enucleação.
   d) Dos nervos supraorbitário, infraorbitário e fibular e para trepanação e enucleação.

2. As técnicas anestésicas locais comumente empregadas no tronco de equinos são:
   a) Peridural intercoccígea, para orquiectomia, e do flanco e infraorbitária.
   b) Peridural intercoccígea, para orquiectomia, do nervo torácico lateral e do flanco.
   c) Peridural intercoccígea, para orquiectomia, dos nervos mentoniano e torácico lateral.
   d) Peridural intercoccígea, supraorbitária, do nervo torácico lateral e do flanco.

3. As técnicas anestésicas locais empregadas em membros de equinos são:
   a) Dos nervos fibular externo, tibial interno e mediano, para luxação da patela, dos nervos digital palmar e digital plantar.
   b) Dos nervos paramediano externo, tibial interno, para luxação da patela, dos nervos digitais palmar e plantar.
   c) Circular na base do chifre, do nervo cornual e para tenotomia, argolamento e enucleação.
   d) Dos nervos supraorbitário e infraorbitário, perônio e para trepanação e enucleação.

4. Em um equino com síndrome cólica pode-se utilizar:
   a) Halotano, já que é um agente de manutenção econômico e com mínimos efeitos colaterais.
   b) Cetamina, a qual estimulará o sistema cardiovascular de modo cronotrópico.
   c) Atropina, favorecendo o aumento na pressão arterial.
   d) Tionembutal, pois, nesse caso, o fígado não está comprometido.

5. Para um equino que pesa 500 kg, a quantidade em mℓ de acepromazina a 1% em dose de 0,1 mg/kg a ser aplicada pela via intravenosa é de:
   a) 5 mℓ.
   b) 7 mℓ.
   c) 8 mℓ.
   d) 10 mℓ.

6. Não é efeito farmacológico produzido pelo grupo de agentes sedativos fármacos agonistas alfa-2:
   a) Aumento do débito urinário.
   b) Decréscimo do débito e da frequência cardíacos.
   c) Hiperglicemia por inibição na liberação de insulina pelas células beta do pâncreas.
   d) Diminuição do tônus uterino e da pressão intrauterina em bovinos.

Respostas

1. A (Figura 18)	3. A (Figura 20)	5. A
2. B (Figura 19)	4. B	6. D

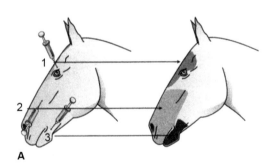
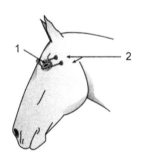
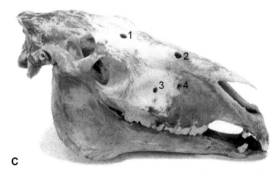

Figura 18 A. Técnicas anestésicas na cabeça de equino: 1 = anestesia local perineural do nervo supraorbitário; 2 = anestesia local perineural do nervo infraorbitário; 3 = anestesia local perineural do nervo mentoniano. **B.** Anestesia local para enucleação: 1 = anestesia dos nervos troclear, abducente e óptico; 2 = anestesia local infiltrativa subcutânea das pálpebras. **C.** Localização para trepanações em equinos. 1 = seio frontal; 2 = seio nasal; 3 = seio maxilar; 4 = forame infraorbitário.

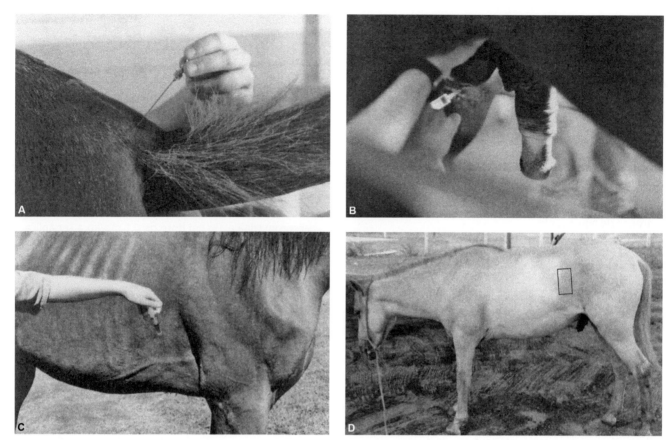

Figura 19 Técnicas anestésicas no tronco de equinos. **A.** Anestesia peridural intercoccígea. **B.** Anestesia para orquiectomia. **C.** Anestesia do nervo torácico lateral. **D.** Anestesia do flanco.

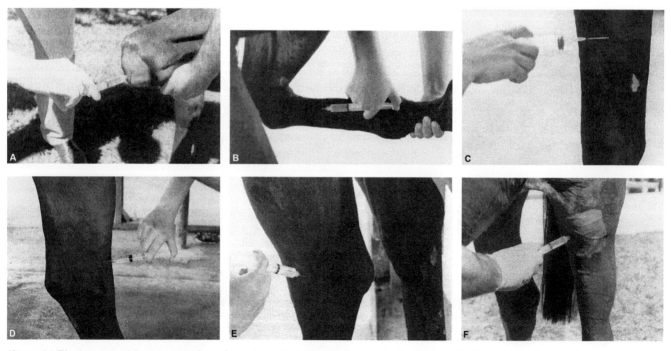

Figura 20 Técnicas anestésicas em membros de equinos. **A.** Anestesia da articulação do carpo. **B.** Anestesia perineural do nervo mediano. **C.** Anestesia perineural do nervo digital palmar. **D.** Anestesia perineural do nervo tibial. **E.** Anestesia perineural do nervo fibular lateral. **F.** Anestesia infiltrativa do ligamento medial para correção da luxação da patela.

TÉCNICAS ANESTÉSICAS EM BOVINOS

1. As técnicas anestésicas locais comumente empregadas na cabeça de bovinos são:
a) Circular na base do chifre, no nervo cornual e para trepanação, argolamento e enucleação.
b) Circular na base do chifre e para toracotomia, trepanação, argolamento e enucleação.
c) Circular na base do chifre, no nervo cornual e para tenotomia, argolamento e enucleação.
d) Nos nervos supraorbitário e infraorbitário, perônio e para trepanação e enucleação.

2. As técnicas anestésicas locais comumente empregadas no tronco de bovinos são:
a) Para orquiectomia, em "L" invertido, em retângulo, paravertebral, paramamária, de tetas, peridural e do nervo torácico lateral.
b) Para orquiectomia, em "L" invertido, circular na base do chifre, paramediana externa, paramamária e peridural.
c) Para orquiectomia, em "L" invertido, do nervo mentoniano, paravertebral, paramamária e subaracnoide.
d) Circular na base do chifre, para toracotomia, argolamento e enucleação.

3. As técnicas anestésicas locais empregadas em membros de bovinos são:
a) Dos nervos fibular externo e tibial interno, para luxação da patela, dos nervos digital palmar e paravertebral plantar, e paramamária.
b) Dos nervos paramediano externo e fibular interno, para luxação da patela, dos nervos digitais palmar e plantar.
c) Circular na base do chifre, do nervo cornual, para tenotomia, argolamento e enucleação.
d) De Bier, para luxação da patela, dos nervos digitais palmar e plantar, e entre garrotes.

4. Comparando-se as técnicas de anestesia em "L" invertido e paravertebral, a resposta correta é:
a) A anestesia paravertebral é mais adequada a bovinos musculosos.
b) A anestesia em "L" invertido proporciona menor gasto anestésico, quando comparada à paravertebral.
c) A anestesia paravertebral produz maior área de anestesia e menor gasto de anestésico, quando comparada à em "L" invertido.
d) A anestesia em "L" invertido produz maior período anestésico, quando comparada à paravertebral.

5. A técnica de anestesia paravertebral, utilizada para intervenções no flanco do bovino em posição quadrupedal, deverá ser realizada bloqueando as inervações nos seguintes espaços:
a) T12 – L1, L1 – L2, L2 – L3, L3 – L4 e L4 – L5.
b) T12 – T13, L1 – L2 e L2 – L3.
c) T13 – L1, L1 – L2 e L2 – L3.
d) T13 – L1 e L1 – L2.

6. Com relação à técnica de anestesia de Bier:
a) O anestésico local com vasoconstritor é mais indicado porque aumenta o período hábil do fármaco.
b) O uso de garrote é opcional, porém recomendável.
c) É contraindicada a bovinos com infecção de casco.
d) Caracteriza-se por uma técnica intravenosa com bloqueio regional.

7. Anestesia regional intravenosa consiste em injeção de anestésico local intravenoso em bovinos, frequentemente usada para cirurgias de extremidades distais dos membros, com aplicação de um torniquete, que poderá permanecer no membro sem provocar isquemia e necrose da pele até:
a) 10 min.
b) 3 h.
c) Até 1 h.
d) Não se usa anestésico local intravenoso.

8. Para sedar um bovino, produzir um pequeno nível de analgesia e relaxamento muscular, o grupo farmacológico ainda considerado o melhor é o de:
a) Fenotiazínicos.
b) Benzodiazepinas.
c) Agonistas alfa-2 adrenérgicos.
d) Derivados das butirofenonas.

9. Para sedar um bovino, empregando levomepromazina, a dose indicada pela via intravenosa é de:
a) 0,5 a 0,8 mg/kg.
b) 0,8 a 1 mg/kg.
c) 1 a 1,5 mg/kg.
d) 0,2 a 0,3 mg/kg.

10. Uma vaca em estágio final de gestação, com tenesmo retal, precisa receber uma anestesia para controlar tal fato. É correta a escolha da técnica:
a) Realizar sedação com fármaco agonista alfa-2.
b) Realizar anestesia epidural anterior.
c) Realizar anestesia epidural intercoccígea.
d) Realizar anestesia perineural paravertebral.

11. Entre as técnicas de anestesia regional utilizadas para intervenções no flanco de bovinos, a que tem custo elevado, pois necessita de grandes volumes para a efetivação do bloqueio, é:
a) Paravertebral.
b) Raquianestesia.
c) Epidural.
d) Em "L" invertido.

12. O esquema de jejum de meia ração até suspensão de água (3 a 4 dias), adotado para bovinos que devam ser submetidos ao miorrelaxamento de ação central pela xilazina, serve para:
a) Evitar a sialorreia e a dispneia.
b) Evitar a elevação da temperatura corpórea.
c) Evitar a regurgitação espontânea e o timpanismo.
d) Aumentar o período de tranquilização.

13. Na complementação anestésica para efetuar uma técnica de desvio lateral de pênis e prepúcio (rufião) em bovino, a anestesia local preconizada é:
a) Anestesia peridural lombossacra.
b) Anestesia local peridural intercoccígea.
c) Anestesia local bilateral dos nervos torácicos laterais.
d) Anestesia em "L" invertido.

14. Para efetuar uma cesariana em uma cabra em posição quadrupedal, a técnica de eleição é:
a) Anestesia peridural lombossacra.
b) Anestesia local peridural intercoccígea.
c) Anestesia local bilateral dos nervos torácicos laterais e em retângulo no flanco.
d) Tranquilização com xilazina e anestesia em "L" invertido.

15. Para efetuar uma técnica de desvio lateral de pênis e prepúcio (rufião) em caprino, a anestesia local preconizada é:
a) Anestesia peridural lombossacra.
b) Anestesia local peridural intercoccígea.
c) Anestesia local bilateral dos nervos torácicos laterais.
d) Anestesia em "L" invertido.

Respostas

1. A (Figura 21)	6. D	11. D
2. A (Figura 22)	7. C	12. C
3. D (Figura 23)	8. C	13. C
4. C	9. D	14. C
5. C	10. C	15. C

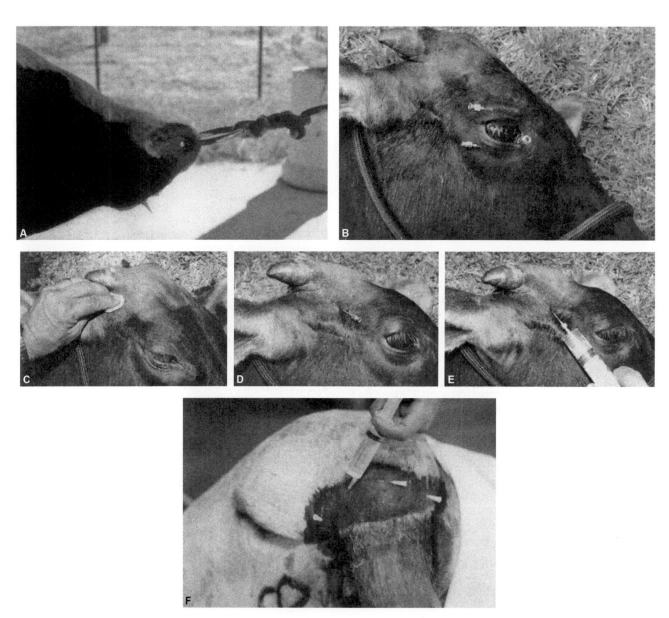

Figura 21 Técnicas anestésicas na cabeça de bovinos. **A.** Anestesia para argolamento. **B.** Anestesia para enucleação. **C** a **E.** Anestesia para descorna. **F.** Anestesia para descorna rotineiramente empregada.

Apêndice A • Perguntas e Respostas em Anestesiologia Veterinária 255

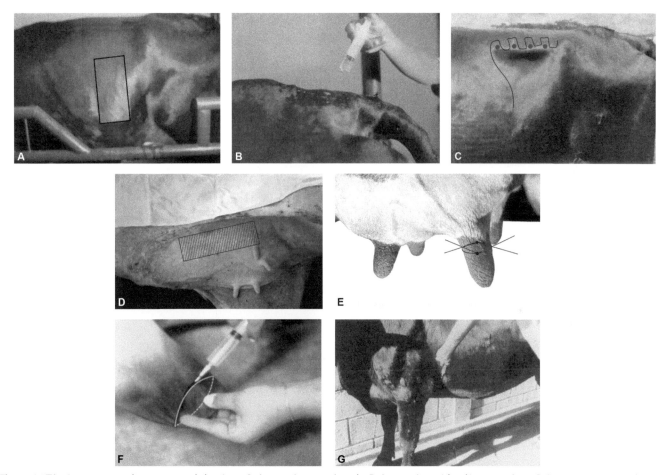

Figura 22 Técnicas empregadas no tronco de bovinos. **A.** Anestesia em retângulo. **B.** Anestesia peridural intercoccígea. **C.** Anestesia paravertebral. **D.** Anestesia paramamária. **E.** Anestesia de tetas. **F.** Anestesia para orquiectomia. **G.** Anestesia do nervo torácico lateral.

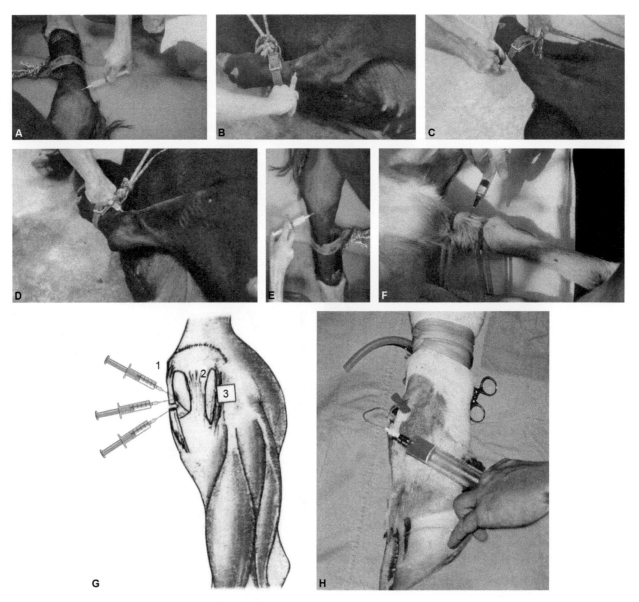

Figura 23 A a E. Anestesia local infiltrativa circular. F. Anestesia entre garrotes. G. Anestesia para desmotomia do ligamento patelar medial. H. Anestesia local intravenosa de Bier.

TÉCNICAS ANESTÉSICAS EM SUÍNOS

1. A tranquilização menos efetiva em suínos é aquela efetuada com:
   a) Acepromazina.
   b) Clorpromazina.
   c) Azaperona.
   d) Xilazina.

2. A técnica mais adequada para efetuar uma cesariana em porca é:
   a) Anestesia peridural lombossacra.
   b) Anestesia local infiltrativa em retângulo paramamária.
   c) Anestesia em "L" invertido.
   d) Anestesia local intercoccígea.

3. Para se efetuar uma orquiectomia em suíno de 250 kg de peso corporal, o correto é:
   a) Anestesia local pararrafe.
   b) Anestesia local intratesticular.
   c) Anestesia dissociativa.
   d) Tranquilização com azaperona.

4. Indique qual das técnicas anestésicas citadas a seguir está errada:
   a) Acepromazina + midazolam + cetamina.
   b) Azaperona + cetamina.
   c) Indução direta com halotano.
   d) Levomepromazina + diazepam + cetamina.

Respostas

1. D	3. C
2. B (Figura 24)	4. C

Pergunta 3

Nessa modalidade anestésica, o ideal é fazer uma anestesia dissociativa, pois o animal apresenta quietude e anestesia somática, permitindo a intervenção. As demais alternativas são insuficientes para tal intervenção.

Pergunta 4

O halotano sensibiliza o miocárdio e, se o animal for halotano-positivo, ocorre hipotermia maligna.

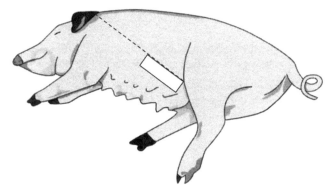

Figura 24 Anestesia paramamária em porca.

TÉCNICAS ANESTÉSICAS EM PEQUENOS ANIMAIS

1. Assinale o melhor protocolo anestésico para um cão em choque hipovolêmico.
   a) Levomepromazina e fentanila, cetamina, halotano.
   b) Acepromazina, cetamina e midazolam, isofluorano.
   c) Diazepam e butorfanol, cetamina, isofluorano.
   d) Xilazina e morfina, propofol, isofluorano.

2. Assinale a alternativa incorreta.
   a) Na técnica de anestesia epidural em cães, a agulha deve ser posicionada abaixo do ligamento flavo.
   b) Na técnica de anestesia raquidiana, a agulha deve ser posicionada abaixo da pia-máter.
   c) A deposição de anestésico, bem como de opioides e anestésicos dissociativos, no espaço entre L7–S1, caracteriza uma anestesia e/ou analgesia epidural em cães.
   d) A principal desvantagem da anestesia epidural é a possível apneia em decorrência da administração rápida do fármaco.

3. Técnicas anestésicas espinais (epidural e subaracnoide) em cães e gatos podem ser indicadas:
   a) Para manipulações obstétricas e em animais hipotensos e com estômago repleto.
   b) Nos estados de choque, em pacientes de alto risco e para procedimentos de alto estímulo doloroso.
   c) Para procedimentos cirúrgicos abdominais retroumbilicais, manipulações obstétricas e procedimentos ortopédicos nos membros posteriores.
   d) Em pacientes hipovolêmicos, para laparotomias exploratórias e em pacientes epilépticos.

4. No controle da dor, para amputação do membro anterior direito, o protocolo analgésico mais indicado seria:
   a) Medicação pré-anestésica (MPA) com neuroleptanalgesia, bloqueio do plexo braquial com bupivacaína, indução com associação de cetamina e midazolam, manutenção com anestesia inalatória associada à infusão contínua de opioide e, no pós-operatório, associação de anti-inflamatórios não esteroides com opioides de longa ação.
   b) MPA com fenotiazínicos, manutenção com anestesia inalatória isolada mais dipirona no pós-operatório.
   c) MPA com morfina por via subcutânea, anestesia com associação de cetamina com xilazina e, no pós-operatório, meperidina intravenosa.
   d) MPA com diazepam, indução com cetamina e midazolam, manutenção com propofol e pós-operatório com infiltração de corticoide local.

5. Um cão de 10 anos, sem raça definida (SRD), com histórico de convulsão, será submetido à osteossíntese de úmero. Com base nesses dados, quais são os fármacos indicados para compor o protocolo anestésico?
   a) Acepromazina, cetamina e enfluorano.
   b) Diazepam, tiopental sódico e isofluorano.
   c) Xilazina, cetamina e enfluorano.
   d) Tiletamina, zolazepam e butorfanol.

6. Sabendo que a dose máxima de lidocaína é de 9 mg/kg com vasoconstritor, qual a dose máxima em mililitros (mℓ) de lidocaína com vasoconstritor a 2% que poderá ser administrada na anestesia infiltrativa em um cão com 50 kg?
   a) 2,5 mℓ.
   b) 450 mℓ.

c) 225 mℓ.
d) 22,5 mℓ.

7. No bloqueio de plexo braquial em cães, é correto afirmar que:
a) Proporciona anestesia de toda porção distal à articulação escapuloumeral.
b) A porcentagem de êxito (efetividade do bloqueio) é acima de 99%.
c) Síndrome de Horner, hipotensão, pneumotórax e vômito são efeitos indesejáveis que podem acontecer no momento da administração do anestésico no plexo braquial.
d) O bloqueio sensorial antecede o bloqueio motor.

8. Anestesia epidural lombossacra em cães deve ser realizada utilizando a técnica descrita a seguir (assinale a alternativa correta):
a) Tranquilização, posição do paciente em esfinge, tricotomia e antissepsia da área, colocação do pano de campo, localização do espaço por meio da palpação com o polegar e o dedo médio nas cristas ilíacas e o indicador no espaço lombossacro, introdução da agulha até sentir ultrapassar o ligamento amarelo e o periósteo, aspiração negativa para sangue, prova de seringa de baixa resistência, aplicação do fármaco lentamente.
b) Tranquilização, posição em decúbito lateral com os membros anteriores e posteriores cruzados, tricotomia e antissepsia da área, pano de campo, localização do espaço por meio da palpação com o polegar e o dedo médio nas cristas ilíacas e o indicador no espaço lombossacro, introdução da agulha, sentindo ultrapassar o ligamento amarelo, o periósteo, até alcançar a aracnoide, aspiração negativa para sangue, prova de seringa de baixa resistência, aplicação do fármaco lentamente.
c) Tranquilização, indução, posição do paciente em esfinge, tricotomia e antissepsia da área, pano de campo, localização do espaço por meio da palpação com o polegar e o dedo médio nas cristas ilíacas e o indicador no espaço lombossacro, introdução da agulha, sentindo ultrapassar o ligamento supraespinhoso, aspiração negativa para sangue, prova de seringa de baixa resistência, aplicação do fármaco lentamente entre os ligamentos supraespinhoso e amarelo.
d) Posição do paciente em esfinge, localização do espaço por meio da palpação com o polegar e o dedo médio nas cristas isquiáticas e o indicador no espaço lombossacro, introdução da agulha até sentir um "roçar" da agulha, aplicação do fármaco lentamente.

Respostas

1. C	4. A	7. A
2. B	5. B	8. A
3. C	6. D	

NÔMINA ANESTESIOLÓGICA (ver Apêndice B)

1. Entende-se por acidemia:
a) Redução da concentração de íons H^+ no sangue e redução do pH sem alterar bicarbonato.
b) Redução da concentração de íons H^+ no sangue e aumento do pH no sangue e aumento do pH sem alterar bicarbonato.
c) Aumento da concentração de íons H^+ no sangue e redução do pH sem alterar bicarbonato.
d) Aumento da concentração de íons H^+ no sangue e aumento do pH sem alterar bicarbonato.

2. Entende-se por acidose:
a) Redução da concentração de íons H^+ e diminuição do pH sem alterar bicarbonato.
b) Redução da concentração de íons H^+ e aumento do pH sem alterar bicarbonato.
c) Aumento da concentração de íons H^+ e aumento do pH sem alterar bicarbonato.
d) Aumento da concentração de íons H^+ e diminuição do pH sem alterar bicarbonato.

3. Entende-se por acidose metabólica:
a) Redução de bases não voláteis no organismo.
b) Acúmulo de bases não voláteis no organismo.
c) Redução de ácidos não voláteis no organismo.
d) Acúmulo de ácidos não voláteis no organismo.

4. Entende-se por acidose respiratória:
a) Decorrência do aumento da ventilação alveolar com aumento da $PaCO_2$.
b) Decorrência da redução da ventilação alveolar com aumento da $PaCO_2$.
c) Decorrência do aumento da ventilação alveolar com redução PaO_2.
d) Decorrência da redução da ventilação alveolar com redução da PaO_2.

5. Entende-se por acmestesia:
a) Ausência de sensibilidade à picada de agulha.
b) Anestesia de condução.
c) Elevação do limiar de sensibilidade.
d) Sensibilidade à picada de uma agulha.

6. Entende-se por agonista:
a) Agente exógeno que atua sobre um receptor provocando uma resposta.
b) Agente endógeno que atua sobre um receptor provocando uma resposta.
c) Agente exógeno que atua sobre um receptor provocando um bloqueio.
d) Agente endógeno que atua sobre um receptor provocando uma agonia.

7. Entende-se por alaquestesia:
a) Condição em que a sensação se refere a um ponto onde o estímulo é aplicado.
b) Condição em que existe hiper-reflexia onde o estímulo é aplicado.
c) Condição em que não há sensação onde o estímulo é aplicado.
d) Condição em que uma sensação se refere a um ponto que não aquele onde o estímulo é aplicado.

8. Entende-se por alcalemia:
a) Redução da concentração de íons H^+ no sangue e aumento do pH sem alterar bicarbonato.
b) Redução da concentração de íons H^+ no sangue e diminuição do pH sem alterar bicarbonato.
c) Aumento da concentração de íons H^+ no sangue e diminuição do pH sem alterar bicarbonato.
d) Aumento da concentração de íons H^+ no sangue e aumento do pH sem alterar bicarbonato.

9. Entende-se por alcalose:
a) Distúrbio fisiopatológico caracterizado pela elevação de íons H⁺.
b) Distúrbio fisiopatológico caracterizado pela perda de íons H⁺.
c) Distúrbio hepático caracterizado pela perda de íons H⁺.
d) Distúrbio decorrente de caquexia caracterizado pela perda de íons H⁺.

10. Entende-se por alcalose metabólica:
a) Excesso de bases no plasma arterial (ingestão de excessos de material alcalino) com perda desmedida de ácido na urina ou vômitos persistentes. O excesso de bases e o nível de bicarbonato estarão elevados.
b) Redução de bases no plasma arterial (ingestão de excesso de material alcalino) com perda excessiva de ácido na urina ou vômitos persistentes. O excesso de bases e o nível de bicarbonato estarão baixos.
c) Excesso de bases no plasma arterial (ingestão de excesso de material ácido) com perda desmedida de ácido na urina ou vômitos persistentes. O excesso de bases e o nível de bicarbonato estarão elevados.
d) Redução de bases no plasma arterial (ingestão de excesso de material ácido) com perda excessiva de ácido na urina ou vômitos persistentes. O excesso de bases e o nível de bicarbonato estarão baixos.

11. Entende-se por alcalose respiratória:
a) É a perda de O_2 causada pela hiperventilação, com redução simultânea na concentração de bicarbonato do plasma arterial.
b) É a perda de O_2 causada pela hipoventilação, com aumento simultâneo na concentração de bicarbonato do plasma arterial.
c) É a perda de CO_2 causada pela hiperventilação, com aumento simultâneo na concentração de bicarbonato do plasma arterial.
d) É a perda de CO_2 causada pela hiperventilação, com redução simultânea na concentração de bicarbonato do plasma arterial.

12. Entende-se por alodínia:
a) Distúrbio resultante de estímulos sonoros.
b) Distúrbio resultante de estímulos visuais.
c) Distúrbio resultante de estímulos dolorosos.
d) Distúrbio resultante de estímulos elétricos.

13. Entende-se por anestesia associada:
a) Emprego voluntário de mais de um fármaco anestésico visando a um sinergismo ou a um antagonismo.
b) Emprego involuntário de mais de um fármaco anestésico visando a um sinergismo.
c) Emprego voluntário de mais de um fármaco anestésico visando a um estímulo vagal.
d) Emprego involuntário de mais de um fármaco anestésico visando a um antagonismo.

14. Entende-se por anoxemia:
a) Ausência parcial de CO_2 no sangue arterial.
b) Elevação parcial de CO_2 no sangue arterial.
c) Ausência total ou quase total de oxigênio no sangue arterial.
d) Ausência total ou quase total de oxigênio no sangue venoso.

15. Entende-se por anoxia:
a) Ausência parcial de CO_2 no sangue arterial.
b) Elevação parcial de CO_2 no sangue arterial.
c) Elevação total ou quase total de oxigênio no sangue arterial.
d) Ausência total ou quase total de oxigênio dos gases inspirados, sangue arterial e tecidos.

16. Entende-se por antagonismo:
a) Quando a interação de dois fármacos leva à anulação completa dos dois fármacos.
b) Quando a interação de dois fármacos leva à elevação completa de um deles.
c) Quando a interação de dois fármacos leva à elevação de um deles.
d) Quando a interação de dois fármacos leva à diminuição ou à anulação completas de um deles.

17. Entende-se por antagonismo competitivo:
a) Quando o antagonista não compete com o agonista pelos mesmos locais receptores, não formando com ele um complexo inativo.
b) Quando o antagonista compete com o agonista por diferentes locais receptores, formando com ele um complexo inativo.
c) Quando o antagonista não compete com o agonista pelos mesmos locais receptores, não formando com ele um complexo ativo.
d) Quando o antagonista compete com o agonista pelos mesmos locais receptores, formando com ele um complexo inativo.

18. Entende-se por apneia:
a) Parada respiratória voluntária em posição basal, ao final da expiração.
b) Parada respiratória involuntária em posição basal, ao final da expiração.
c) Parada respiratória involuntária em posição basal, ao final da inspiração.
d) Parada respiratória voluntária em posição basal, no início da inspiração.

19. Entende-se por apneuse:
a) Parada ventilatória na posição expiratória basal.
b) Estímulo ventilatório na posição inspiratória basal.
c) Estímulo ventilatório na posição expiratória basal.
d) Parada ventilatória na posição inspiratória basal.

20. Entende-se por alestesia:
a) Ausência de sensibilidade tátil.
b) Presença de sensibilidade tátil.
c) Sensação de estímulo em um membro se refletir no outro.
d) Ausência de sensibilidade nos dois membros.

21. Entende-se por atelectasia:
a) Presença parcial ou total de gases no pulmão, causada pela incapacidade de expansão ou reabsorção de gases dos alvéolos.
b) Ausência total de gases no pulmão, causada pela capacidade de expansão ou eliminação de gases dos alvéolos.
c) Presença parcial ou total de gases no pulmão, causada pela capacidade de expansão ou reabsorção de gases dos alvéolos.
d) Ausência, parcial ou total de gases no pulmão, causada pela incapacidade de expansão ou reabsorção de gases dos alvéolos.

22. Entende-se por barotrauma:
a) Lesão resultante do equilíbrio entre a pressão ambiente e o interior da cavidade afetada.
b) Lesão resultante do desequilíbrio entre a pressão externa e o interior da cavidade afetada.
c) Lesão resultante do desequilíbrio entre a pressão ambiente e o interior da cavidade afetada.
d) Lesão resultante do equilíbrio entre a pressão interna e o interior da cavidade afetada.

23. Entende-se por bloqueio vagal:
a) Atividade atribuída a fármacos que bloqueiam o sistema simpático, bloqueando, assim, o sistema parassimpático.
b) Atividade atribuída a fármacos que estimulam o sistema parassimpático, liberando, assim, o sistema simpático.
c) Atividade atribuída a fármacos que bloqueiam o sistema parassimpático, liberando, assim, o sistema simpático.
d) Atividade atribuída a fármacos que estimulam o sistema simpático, liberando, assim, o sistema parassimpático.

24. Entende-se por bradipneia:
a) Aumento significativo da frequência respiratória.
b) Redução significativa da frequência respiratória.
c) Alteração da frequência respiratória.
d) Batimento arrítmico do coração.

25. Entende-se por borborigmos:
a) Vocalização.
b) Ruídos produzidos por gases intestinais.
c) Som consciente ou inconsciente emitido através das cordas vocais.
d) Estertores pulmonares.

26. Entende-se por bradicardia:
a) Aumento significativo do intervalo QRST.
b) Redução significativa do número de batimentos cardíacos.
c) Alteração da contração cardíaca.
d) Batimento arrítmico do coração.

27. Entende-se por capacidade inspiratória (CI):
a) Soma do volume corrente e do volume-minuto.
b) Alteração do volume residual e do volume inspiratório de reserva.
c) Soma do volume corrente e do volume inspiratório de reserva.
d) Diferença entre volume corrente e volume expiratório de reserva.

28. Entende-se por capacidade residual funcional (CRF):
a) Volume que sai do pulmão ao término de uma expiração normal.
b) Volume que sai do pulmão ao término de uma inspiração normal.
c) Volume que permanece no pulmão ao término de uma expiração normal.
d) Volume que permanece no pulmão ao término de uma inspiração normal.

29. Entende-se por capacidade pulmonar total (CPT):
a) Quantidade de gás contida nos pulmões ao final de uma inspiração máxima.
b) Quantidade de gás contida nos pulmões ao início de uma inspiração máxima.
c) Quantidade de gás contida nos pulmões ao final de uma expiração máxima.
d) Volume mínimo de gás que pode ser inspirado ao final de uma expiração.

30. Entende-se por capacidade vital (CV) o somatório de:
a) Volume residual e volume corrente.
b) Volume corrente e capacidade inspiratória.
c) Volume residual, volume corrente e capacidade inspiratória.
d) Volume inspiratório de reserva, volume corrente e volume expiratório de reserva.

31. Entende-se por capnometria:
a) Ato de mensurar o teor de oxigênio do ar expirado.
b) Ato de mensurar o teor de dióxido de carbono do ar expirado.
c) Ato de mensurar o teor de dióxido de carbono do ar inspirado.
d) Ato de mensurar o teor de oxigênio do ar inspirado.

32. Entende-se por colinérgico:
a) Referente aos nervos parassimpáticos que liberam acetilcolina nas terminações nervosas.
b) Referente aos nervos parassimpáticos que liberam norepinefrina nas terminações nervosas.
c) Referente aos nervos simpáticos que liberam epinefrina nas terminações nervosas.
d) Referente aos nervos simpáticos que liberam acetilcolina nas terminações nervosas.

33. Entende-se por complacência pulmonar:
a) Um termo da física que relaciona a mudança no volume de um sistema fechado com a mudança na pressão que o distende.
b) Um termo da física que relaciona a mudança da pressão de um sistema fechado com a mudança no volume que o distende.
c) Um termo da física que relaciona o aumento do volume de um sistema fechado com a mudança no aumento da pressão que o distende.
d) Um termo da física que relaciona a redução no volume de um sistema fechado com a mudança na redução da pressão que o distende.

34. Entende-se por congestão sanguínea:
a) Presença anormal de sangue nos vasos ou nas passagens de uma parte dos órgãos.
b) Ausência anormal de sangue nos vasos e aumento dos órgãos.
c) Presença de uma quantidade reduzida de sangue somente nos órgãos.
d) Ausência anormal de sangue nos vasos ou nas passagens de uma parte dos órgãos.

35. O coletivo "manada" é atribuído a:
a) Boi, cavalo, burro e porco.
b) Boi, cabra, camelo e porco.
c) Boi, lobo, burro e camelo.
d) Boi, cavalo, burro e cão.

36. Entende-se por concentração alveolar mínima:
a) A concentração alveolar mínima de anestésico a uma atmosfera de pressão que produz imobilidade em 80% dos pacientes ou animais expostos a um estímulo nocivo.

b) A concentração alveolar mínima de anestésico a duas atmosferas de pressão que produz imobilidade em 50% dos pacientes ou animais expostos a um estímulo nocivo.
c) A concentração alveolar mínima de anestésico a uma atmosfera de pressão que produz imobilidade em 100% dos pacientes ou animais expostos a um estímulo nocivo.
d) A concentração alveolar mínima de anestésico a uma atmosfera de pressão que produz imobilidade em 50% dos pacientes ou animais expostos a um estímulo nocivo.

37. Entende-se por dispneia:
a) Dificuldade respiratória.
b) Pausa respiratória.
c) Alteração do número da frequência respiratória.
d) Ausência respiratória.

38. Entende-se por dose:
a) Quantidade de um fármaco em estado líquido.
b) Quantidade medida de um fármaco a ser retirado pela via oral ou parenteral.
c) Quantidade medida (massa ou volume) de um fármaco a ser aplicado VO ou parenteral.
d) Quantidade de produto químico aplicado em um ser biológico.

39. Entende-se por dosagem:
a) Quantidade medida de um fármaco a ser aplicado por via oral ou parenteral.
b) Quantidade medida (massa ou volume) de um fármaco retirado pela via oral ou parenteral.
c) Quantidade de um fármaco em estado líquido.
d) Quantidade de produto químico aplicado em um ser biológico.

40. Entende-se por dose maciça:
a) Aplicação rápida de um fármaco anestésico que permite uma recuperação rápida.
b) Aplicação lenta de um fármaco anestésico que permite uma recuperação lenta.
c) Aplicação rápida de um fármaco anestésico que permite uma recuperação lenta.
d) Aplicação lenta de um fármaco anestésico que permite uma recuperação rápida.

41. Entende-se por dose letal 50 (DL_{50}):
a) Dose que não produz óbito em 50% dos animais testados.
b) Dose que produz intoxicação em 50% dos animais testados.
c) Dose que produz óbito em 50% dos animais testados.
d) Dose que produz óbito em 50% dos animais machos testados.

42. Entende-se por elastância pulmonar:
a) O análogo matemático da complacência, portanto um pulmão com alta elastância é aquele fácil de se distender.
b) O inverso matemático da complacência, portanto um pulmão com alta elastância é aquele fácil de se distender.
c) O inverso matemático da complacência, portanto um pulmão com baixa elastância é aquele difícil de se distender.
d) O inverso matemático da complacência, portanto um pulmão com alta elastância é aquele difícil de se distender.

43. Entende-se por embrocação:
a) Aplicação por fricção em uma determinada região.
b) Introdução de um pino intramedular.
c) Esvaziamento de uma cavidade.
d) Perfuração de um segmento ósseo com uma broca.

44. Entende-se por enfisema pulmonar:
a) Colabamento bronquiolar por patologia ou presença anormal de gases nos alvéolos.
b) Distensão dos alvéolos pulmonares por patologia ou ausência de gases nos alvéolos.
c) Distensão excessiva dos alvéolos pulmonares por ausência de gases nos alvéolos.
d) Distensão dos alvéolos pulmonares por patologia ou presença anormal de gases nos alvéolos.

45. Entende-se por equilíbrio ácido-base:
a) Processo fisiopatológico pelo qual ácidos e bases se mantêm em equilíbrio por tampões pela respiração e eliminação, mantendo, assim, o pH do corpo constante.
b) Processo fisiológico pelo qual ácidos e bases se mantêm em equilíbrio por tampões pela respiração e eliminação, mantendo, assim, o pH do corpo constante.
c) Processo fisiológico pelo qual apenas as bases se mantêm em equilíbrio por tampões pela respiração e eliminação, mantendo, assim, o pH do corpo constante.
d) Processo fisiopatológico pelo qual ácidos e bases se mantêm em equilíbrio por tampões de bicarbonato, mantendo, assim, o pH do corpo constante.

46. Entende-se por espaço morto mecânico:
a) Volume de gás contido em qualquer aparelho de anestesia entre o paciente e o ponto do sistema onde não há reinalação de CO_2.
b) Volume dos gases inspirados, contido no aparelho respiratório, que é inspirado com alteração substancial do teor de gás carbônico.
c) Volume dos gases expirados, contido no sistema respiratório do paciente, que é reinspirado sem que haja uma alteração substancial do teor de gás carbônico.
d) Volume dos gases expirados contido no aparelho respiratório, que é expirado com alteração substancial do teor de gás carbônico.

47. Entende-se por espaço morto anatômico:
a) Volume contido nas vias respiratórias de condução do meio interno até o nível em que o gás inspirado troca oxigênio e o dióxido de carbono com o sangue capilar alveolar.
b) Volume contido nas vias respiratórias de condução do meio médio pulmonar até o nível em que o gás inspirado troca o oxigênio e o dióxido de carbono com o sangue capilar alveolar.
c) Volume contido nas vias respiratórias de condução do meio externo (nariz e boca) até a bifurcação bronquial.
d) Volume contido nas vias respiratórias de condução do meio externo (nariz e boca) até o nível em que o gás inspirado troca o oxigênio e o dióxido de carbono com o sangue capilar alveolar.

48. Entende-se por espaço morto fisiológico:
a) A soma do espaço morto fisiológico e do alveolar.
b) A soma do espaço morto anatômico e do alveolar.
c) A soma do espaço morto fisiológico e do volume corrente.
d) A soma do espaço morto anatômico e do volume corrente.

49. Entende-se por eupneia:
a) Ventilação anormal com ciclos rítmicos e repetidos de inspiração-expiração, sem pausa inspiratória ou expiratória, com inspiração e expiração ativas.

b) Ventilação normal com ciclos rítmicos e repetidos de inspiração-expiração, sem pausa inspiratória ou expiratória, com inspiração ativa e expiração passiva.
c) Ventilação atípica com ciclos arrítmicos e repetidos de inspiração-expiração, sem pausa inspiratória ou expiratória, com inspiração ativa e expiração passiva.
d) Ventilação anormal com ciclos rítmicos e repetidos de inspiração-expiração, sem pausa inspiratória ou expiratória, com inspiração passiva e expiração ativa.

50. Entende-se por fármaco:
a) Substância de estrutura química definida que, quando introduzida em um sistema biológico, modifica a função deste.
b) Matéria-prima de origem animal, vegetal ou mineral que contém um ou mais fármacos.
c) Produto de estrutura química desconhecida elaborada a partir de uma matéria-prima.
d) Produto químico empregado em seres biológicos.

51. Entende-se por frêmito:
a) Ruído ressonante ou vibratório transmitido ao coração.
b) Ruído causado por borborigmos.
c) Ruído ressonante ou vibratório sentido pela colocação da mão sobre o organismo.
d) Ruído causado pelo tremor da pele.

52. Entende-se por droga:
a) Substância de estrutura química definida que, quando introduzida em um sistema biológico, modifica a função deste.
b) Matéria-prima de origem animal, vegetal ou mineral que contém um ou mais fármacos.
c) Produto químico empregado em seres biológicos.
d) Produto de estrutura química desconhecida elaborado a partir de uma matéria-prima.

53. Entende-se por fármaco antagonista:
a) Substância que inibe ou neutraliza a ação de um fármaco quando aplicada antes, durante ou depois dele.
b) Substância que inibe a ação enzimática do fármaco, aplicada durante ou depois dele.
c) Produto de estrutura química conhecida que é agonista do fármaco residual.
d) Produto químico, empregado em seres biológicos, que neutraliza qualquer fármaco.

54. A hemogasometria arterial tem por finalidade mensurar:
a) Os gases diluídos no sangue venoso.
b) Os gases diluídos nas hemácias.
c) A pressão parcial do oxigênio e do dióxido de carbono no sangue arterial.
d) A dosagem de oxigênio e dióxido de carbono no sangue venoso.

55. Entende-se por hiperventilação:
a) Ventilação anormal com ciclos rítmicos e repetidos de inspiração-expiração, sem pausa inspiratória ou expiratória, com inspiração e expiração ativas.
b) Ventilação alveolar aumentada em relação à taxa metabólica, com redução da PCO_2.
c) Ventilação alveolar diminuída em relação à taxa metabólica, com redução da PCO_2.
d) Frequência ventilatória diminuída.

56. Entende-se por hipoventilação:
a) Ventilação anormal com ciclos rítmicos e repetidos de inspiração-expiração, sem pausa inspiratória ou expiratória, com inspiração e expiração ativas.
b) Ventilação alveolar aumentada em relação à taxa metabólica com elevação da PCO_2.
c) Ventilação alveolar diminuída em relação à taxa metabólica com elevação da PCO_2.
d) Frequência ventilatória diminuída.

57. Entende-se por hiperpneia:
a) Ventilação anormal com ciclos rítmicos e repetidos de inspiração-expiração, sem pausa inspiratória ou expiratória, com inspiração e expiração ativas.
b) Frequência ventilatória arrítmica.
c) Ventilação aumentada, maior expansão pulmonar, com aumento do volume corrente, geralmente voluntária.
d) Frequência ventilatória diminuída.

58. Entende-se por hiperpotassemia:
a) Concentração de sódio superior à normal no sangue circulante.
b) Concentração de potássio inferior à normal no sangue circulante.
c) Concentração de potássio superior à normal no sangue circulante.
d) Concentração de cloro superior à normal no sangue circulante.

59. Entende-se por hipercloruria:
a) Excreção aumentada de íons sódio na urina.
b) Excreção aumentada de íons cloreto na urina.
c) Excreção aumentada de íons cloreto na ureia.
d) Excreção aumentada de íons potássio na urina.

60. Entende-se por hipercitocromia:
a) Intensidade aumentada da coloração de uma célula, especialmente de células da série branca.
b) Intensidade aumentada da coloração de uma célula, especialmente de células sanguíneas.
c) Intensidade reduzida da coloração de uma célula, especialmente de células sanguíneas.
d) Intensidade aumentada de hemoglobina em órgãos hematopoéticos.

61. Entende-se por hipercapnia:
a) Tensão de dióxido de carbono elevada.
b) Tensão de oxigênio baixa.
c) Tensão de oxigênio elevada.
d) Tensão de dióxido de carbono baixa.

62. Entende-se por índice de depuração:
a) Mensuração de remoção de uma substância do encéfalo.
b) Mensuração de remoção de uma substância do fígado.
c) Mensuração de remoção de uma substância do rim.
d) Mensuração de remoção de uma substância do sangue.

63. Entende-se por midríase:
a) Constrição ou contração pupilar.
b) Relaxamento pupilar.
c) Constrição ou contração da íris.
d) Relaxamento da íris.

64. Entende-se por miose:
a) Constrição ou concentração pupilar.
b) Relaxamento pupilar.

c) Relaxamento da íris.
d) Constrição ou contração da íris.

65. Entende-se por ortotanásia:
a) Cessação deliberada de meios artificiais ou heroicos de manutenção da vida.
b) Cessação involuntária de meios artificiais ou heroicos de manutenção da vida.
c) Cessação consentida de meios artificiais ou heroicos de manutenção da vida.
d) Cessação obrigatória de meios artificiais ou heroicos de manutenção da vida.

66. Entende-se por oximetria de pulso (SatO$_2$):
a) Mensuração do oxigênio na hemácia.
b) Mensuração do oxigênio no sangue.
c) Mensuração do dióxido de carbono na hemácia.
d) Mensuração do dióxido de carbono no sangue.

67. Entende-se por parassimpatolítico um fármaco que:
a) Simula ou mimetiza os efeitos do sistema parassimpático.
b) Simula ou mimetiza os efeitos do sistema simpático.
c) Anula ou antagoniza os efeitos do sistema nervoso parassimpático.
d) Anula ou antagoniza os efeitos do sistema nervoso simpático.

68. Entende-se por polipneia ou taquipneia:
a) Ventilação anormal com ciclos rítmicos e repetidos de inspiração-expiração, sem pausa inspiratória ou expiratória, com inspiração e expiração ativas.
b) Frequência ventilatória arrítmica.
c) Frequência ventilatória aumentada.
d) Frequência ventilatória diminuída.

69. Entende-se por pressão arterial invasiva:
a) Mensuração da pressão arterial por esfigmomanômetro.
b) Mensuração da pressão arterial por cateterização.
c) Mensuração da pressão arterial com aplicação de manguito.
d) Mensuração da pressão arterial pelo sistema Doppler.

70. Entende-se por pressão arterial não invasiva:
a) Mensuração da pressão arterial por oxicapnometria.
b) Mensuração da pressão arterial pela cateterização.
c) Mensuração da pressão arterial com aplicação de manguito.
d) Mensuração da pressão arterial pela palpação.

71. Entende-se por ptialismo:
a) Boca seca por insuficiência de saliva (secura da boca).
b) Secreção excessiva de saliva.
c) Retenção salivar.
d) Boca amarga.

72. Entende-se por respiração apnêustica:
a) Apneuse interrompida periodicamente pela expiração.
b) Ventilação alveolar aumentada em relação à taxa metabólica com elevação da PCO$_2$.
c) Parada ventilatória na posição inspiratória basal.
d) Parada ventilatória na posição inspiratória.

73. Entende-se por *shunt* arteriovenoso:
a) Passagem de sangue diretamente das artérias para as veias, sem atravessar a rede capilar.
b) Passagem de sangue diretamente das veias para as artérias, atravessando a rede capilar.
c) Passagem de sangue indiretamente das artérias para as veias, atravessando a rede capilar.
d) Não passagem de sangue diretamente das artérias para as veias, sem atravessar a rede capilar.

74. Entende-se por sialorreia:
a) Boca seca por insuficiência de saliva (secura da boca).
b) Halitose.
c) Escoamento de saliva pela boca.
d) Cálculo salivar.

75. Entende-se por agente simpatomimético aquele que:
a) Simula os efeitos do sistema parassimpático.
b) Simula os efeitos do sistema simpático.
c) Inibe os efeitos do sistema simpático.
d) Inibe os efeitos do sistema parassimpático.

76. Entende-se por agente simpatolítico aquele que:
a) Simula os efeitos do sistema parassimpático.
b) Simula os efeitos do sistema simpático.
c) Inibe os efeitos do sistema parassimpático.
d) Inibe os efeitos do sistema simpático.

77. Entende-se por sinergismo positivo:
a) Efeito sinérgico desejável quando se associam dois ou mais fármacos.
b) Efeito sinérgico indesejável quando se associam dois ou mais fármacos.
c) Efeito sinérgico antagônico.
d) Produto químico, empregado em seres biológicos, que neutraliza qualquer fármaco.

78. Entende-se por sinergismo negativo:
a) Efeito sinérgico desejável quando se associam dois ou mais fármacos.
b) Efeito sinérgico indesejável quando se associam dois ou mais fármacos.
c) Produto químico, empregado em seres biológicos, que neutraliza qualquer fármaco.
d) Efeito sinérgico antagônico.

79. Entende-se por sinergismo por potencialização:
a) Efeito sinérgico obtido quando um animal é pré-tratado com um fármaco, havendo necessidade de se reduzir a dose de aplicação no próximo tratamento.
b) Efeito sinérgico obtido quando um animal não é pré-tratado com um fármaco, havendo necessidade de se aumentar a dose de aplicação no próximo tratamento.
c) Efeito sinérgico obtido quando um animal é sensível ao tratamento aplicado.
d) Efeito sinérgico obtido quando um animal é insensível ao tratamento aplicado.

80. Entende-se por taquipneia:
a) Aumento significativo da frequência respiratória.
b) Redução significativa da frequência respiratória.
c) Alteração do número da frequência respiratória.
d) Batimento arrítmico do coração.

81. O ventilômetro tem por finalidade mensurar:
a) Frequência respiratória.
b) Volume corrente.
c) Capacidade funcional residual.
d) Amplitude respiratória.

82. Entende-se por volume corrente (V$_T$):
a) Volume de gás inspirado durante cada ciclo respiratório.
b) Volume de gás expirado durante cada ciclo respiratório.
c) Volume de gás inspirado ou expirado durante cada ciclo respiratório.
d) Volume de gás total do pulmão.

83. Entende-se por volume expiratório de reserva:
a) Volume mínimo de gás que pode ser inspirado ao final de uma inspiração.
b) Volume máximo de gás que pode ser inspirado ao final de uma inspiração.
c) Volume máximo de gás que pode ser expirado ao final de uma expiração.
d) Volume mínimo de gás que pode ser inspirado ao final de uma expiração.

84. Entende-se por volume inspiratório de reserva:
a) Volume mínimo de gás que pode ser inspirado ao final de uma inspiração.
b) Volume máximo de gás que pode ser inspirado ao final de uma inspiração.
c) Volume máximo de gás que pode ser inspirado ao final de uma expiração.
d) Volume mínimo de gás que pode ser inspirado ao final de uma expiração.

85. Entende-se por volume residual (V_R):
a) Volume de gás eliminado pelos pulmões após uma expiração máxima.
b) Volume de gás que permanece nos pulmões após uma expiração máxima.
c) Volume de gás que permanece nos pulmões após uma inspiração máxima.
d) Volume mínimo de gás que pode ser inspirado ao final de uma expiração.

86. Entende-se por hipnalgia:
a) Dor que leva ao sono.
b) Dor que ocorre durante o sono.
c) Dor associada ao sono.
d) Dor que ocorre apenas em vigília.

87. Entende-se por hipnestesia:
a) Sonolência pré-anestésica.
b) Sensação de sonolência.
c) Sonolência aguda.
d) Sonolência crônica.

88. Entende-se por hipnoanalgesia:
a) Sensibilidade reduzida à dor.
b) Sensação de sonolência.
c) Hipnose com analgesia.
d) Analgesia crônica.

89. Entende-se por xerostomia:
a) Boca seca por insuficiência de saliva (secura da boca).
b) Produção excessiva de saliva.
c) Halitose.
d) Boca amarga.

Respostas

1. C	31. B	61. A
2. D	32. A	62. D
3. D	33. A	63. B
4. B	34. A	64. A
5. D	35. A	65. A
6. B	36. D	66. A
7. D	37. A	67. C
8. A	38. C	68. C
9. B	39. B	69. B
10. C	40. A	70. C
11. D	41. C	71. B
12. C	42. D	72. A
13. A	43. A	73. A
14. C	44. D	74. C
15. D	45. B	75. B
16. D	46. A	76. D
17. D	47. D	77. A
18. B	48. B	78. B
19. C	49. B	79. A
20. C	50. A	80. A
21. D	51. C	81. B
22. C	52. B	82. C
23. C	53. A	83. C
24. B	54. C	84. B
25. B	55. B	85. B
26. B	56. C	86. B
27. C (Quadro 46)	57. C	87. B
28. C (Quadro 46)	58. C	88. C
29. A (Quadro 46)	59. B	89. A
30. D (Quadro 46)	60. B	

> **Pergunta 20**
> Alestesia ou aloestesia é um tipo de aloquestesia na qual a sensação do estímulo em um membro se reflete no membro oposto.

Quadro 46 Volumes respiratórios: exemplo hipotético.

Volume residual (V_R = 1.200 mℓ).
- Gás que permanece nos pulmões ao término de uma expiração forçada

Volume expiratório de reserva (VRE = 1.100 mℓ):
- Gás residual ainda passível de ser expirado ao término de uma expiração

Volume corrente (V_T = 500 mℓ ou 6 a 8 mℓ/kg):
- Gás movimentado a cada respiração normal

Volume inspiratório de reserva (VRI = 3.000 mℓ):
- Volume máximo que pode ser inspirado após o término de uma respiração normal

Capacidade pulmonar total (CPT = 5.800 mℓ):
- Soma dos volumes contidos no pulmão ao término de uma inspiração forçada máxima

Capacidade vital (CV = 4.600 mℓ):
- Soma dos volumes de reserva inspiratório e expiratório e do volume corrente (60 a 70 mℓ/kg)

Capacidade inspiratória (CI = 3.500 mℓ):
- Soma do volume corrente e do volume inspiratório de reserva

Capacidade residual funcional (CRF = 2.300 mℓ):
- Volume que permanece no pulmão ao término de uma expiração normal (VRE + V_R)

PERGUNTAS DE MAIOR GRAU DE DIFICULDADE

Este item contém perguntas que requerem maior raciocínio, pois impõem associações de respostas dentro de cada uma. Para respondê-las, é necessária uma leitura mais cuidadosa, obedecendo ao seguinte critério:

Se estiverem corretas as assertivas 1, 2 e 3 = A; se 1 e 3 = B; se 2 e 4 = C; se apenas uma alternativa estiver correta = D, e, se todas estiverem erradas = E.

Períodos pré, trans e pós-anestésicos

1. Define-se período pré-anestésico como:
( ) O período compreendido entre a anestesia e o momento de terminá-la.
( ) O período compreendido entre a indicação anestésica e o momento de iniciá-la.
( ) O período compreendido entre o início da anestesia e o seu término.
( ) O período que antecede o início da cirurgia.

2. A classificação do período pré-anestésico é considerada pelas seguintes urgências:
( ) Sem, relativa e extrema urgências.
( ) Alguma, relativa e extrema urgências.
( ) Suposta, relativa e extrema urgências.
( ) Nenhuma das alternativas acima.

3. Os principais cuidados no período pré-anestésico são:
( ) Exame das grandes funções, jejum, acomodações, contenção, derrubamento e verificação dos aparelhos anestésicos.
( ) Exame da cicatriz, digestibilidade, acomodações, contenção, derrubamento e verificação dos aparelhos anestésicos.
( ) Exame das grandes funções, jejum, evolução cirúrgica, contenção, derrubamento e verificação dos aparelhos ancstćsicos.
( ) Exame das grandes funções, jejum, evolução cirúrgica, contenção, derrubamento e verificação do período cirúrgico acima.

4. Define-se período transanestésico como:
( ) O período compreendido durante o período transcirúrgico.
( ) O período compreendido entre o início da anestesia e o início da recuperação.
( ) O período compreendido entre o início da cirurgia e período do pós-cirúrgico mediato.
( ) O período compreendido entre o início da cirurgia e seu término.

5. Os principais cuidados durante o período transanestésico são:
( ) Anamnese, exame das grandes funções.
( ) Preparação da sala de recepção do paciente e exames laboratoriais.
( ) Cuidado do paciente e do aparelho de anestesia.
( ) Cuidado da sala cirúrgica e do material anestésico.

6. Define-se período pós-anestésico como:
( ) O período compreendido entre o início da recuperação e o restabelecimento total da consciência.
( ) O período compreendido entre a indicação anestésica e o momento de iniciá-la.
( ) O período que se inicia na recuperação e dura até a plenitude dos reflexos protetores.
( ) O período compreendido entre a indicação cirúrgica e o momento de iniciá-la.

7. As principais vias de administração parenteral de fármacos anestésicos são:
( ) Inalatória, intravenosa, subcutânea, espinal.
( ) Inalatória, intramuscular, intraespinhosa, intrapleural, tópica.
( ) Inalatória, intravenosa, subcutânea, tópica e intra-arterial.
( ) Oral, retal, inalatória, intramuscular, intravenosa, intradérmica, subcutânea, tópica e espinal.

Medicação pré-anestésica

8. Define-se mediação pré-anestésica como:
( ) Ato que induz o animal ao sono, sedando e suprimindo irritabilidade, agressividade e reações desejáveis causadas pelos anestésicos.
( ) Ato que sucede a anestesia preparando o animal para o sono artificial, sedando e suprimindo irritabilidade, agressividade e reações desejáveis causadas pelos anestésicos.
( ) Ato que, durante a anestesia, prepara o animal para o sono artificial, sedando e suprimindo irritabilidade, agressividade e reações desejáveis causadas pelos anestésicos.
( ) Ato que induz à anestesia, preparando o animal para a cirurgia, sedando e suprimindo irritabilidade, agressividade e reações desejáveis causadas pelos anestésicos.

9. Assinale a(s) alternativa(s) correta(s):
( ) A medicação pré-anestésica tem por finalidades reduzir o bloqueio vagal, adjuvante da anestesia local, reduzir o sinergismo com os barbitúricos, aumentar o metabolismo basal e elevar a temperatura.
( ) A medicação pré-anestésica tem por finalidades aumentar o bloqueio vagal, adjuvante da anestesia dissociativa, aumentar o metabolismo basal e o limiar da dor e do desconforto.
( ) A medicação pré-anestésica tem por finalidades reduzir o bloqueio vagal, adjuvante da ancstcsia local, o sinergismo por potenciação, aumentar o metabolismo basal e o limiar da dor e do desconforto.
( ) A medicação pré-anestésica tem por finalidades reduzir o bloqueio vagal, adjuvante da anestesia local, o sinergismo por potenciação, o metabolismo basal e a dor e o desconforto.

10. Os grupos farmacológicos empregados na MPA são:
( ) Anticolinérgicos, simpatolíticos, hipnoataráxicos analgésicos e hipnoanalgésicos.
( ) Anticolinérgicos, eméticos, ansiolíticos, hipnóticos e hipnoanalgésicos.
( ) Anticolinérgicos, coleréticos, ansiolíticos, hipnóticos e hipnoanalgésicos.
( ) Anticolinérgicos, tranquilizantes, ansiolíticos, hipnóticos e hipnoanalgésicos.

11. As ações básicas das fenotiazinas são:
( ) Ansiolítica, miorrelaxante, anticonvulsivante e amnésica.
( ) Tranquilizante, adrenolítica, antiespasmódica e antiemética.
( ) Tranquilizante, adrenérgica, sedante, miorrelaxante e histamínica.
( ) Antiflogística, adrenolítica, anti-histamínica, antiespasmódica e antiemética.

12. A atropina apresenta as seguintes características:
( ) Ação parassimpatolítica, discreta taquicardia, midriática e ação antissialagoga.
( ) Ação parassimpatomimética, discreta taquicardia, bradipneia, miótica e analgésica.

( ) Ação parassimpatolítica, midriática e não causa analgésica.
( ) Ação parassimpatomimética, bradicardia, bradipneia, midriática e analgésica.

13. O droperidol apresenta as seguintes características:
( ) Ação parassimpatolítica, discreta taquicardia, bradipneia, miótica e analgésica.
( ) Ação parassimpatolítica, discreta taquicardia, midriática e ação antissialagoga.
( ) Duração de 60 a 140 min, dose de 2 a 4 mg/kg, não antagoniza ação emética da apomorfina, potencializa os barbitúricos e ação adrenolítica.
( ) Ação parassimpatomimética, discreta bradicardia, bradipneia, miótica e analgésica.

14. Em um protocolo anestésico, a utilização da atropina deve-se a:
( ) Promover cronotropismo positivo.
( ) Induzir o paciente para a manutenção da anestesia inalatória.
( ) Promover analgesia no período transanestésico.
( ) Tranquilizar o paciente para a indução anestésica.

15. A dose preconizada de atropina pela via subcutânea é de:
( ) 4 µg/kg.
( ) 0,4 mg/kg.
( ) 4 mg/kg.
( ) 0,044 mg/kg.

16. A morfina, opiáceo natural proveniente da papoula, ainda é muito utilizada como terapia antálgica. O que não condiz com as características deste fármaco?
( ) Deve ser aplicado em pacientes com mastocitoma pois predispõe a liberação de grânulos de mastócitos.
( ) Não promove êmese, mesmo em doses um pouco elevadas.
( ) Seu antagonista, a naloxona, também age em todos os receptores, porém de modo agônico.
( ) Por ter um período curto de ação, é indicado para analgesia pós-operatória.

17. A despeito dos efeitos farmacológicos adversos dos opioides é incorreto dizer que:
( ) A depressão respiratória induzida pelos opioides resulta em decréscimo do volume-minuto e aumento da pressão arterial parcial de dióxido de carbono.
( ) Quando é utilizada morfina, pode haver liberação de histamina, originando vasodilatação periférica, bradicardia e aumento do hormônio antidiurético.
( ) A administração intramuscular ou intravenosa de fentanila produz taquicardia ventricular, porém interfere pouco no débito cardíaco e na pressão arterial sistêmica.
( ) Os efeitos depressores respiratórios do butorfanol são potencialmente menores, quando comparados aos efeitos depressores da morfina.

18. A dose preconizada de morfina no cão é de:
( ) 1 a 5 mg/kg.
( ) 5 a 10 mg/kg.
( ) 0,5 a 0,7 mg/kg.
( ) 0,1 a 0,5 mg/kg.

19. As principais ações da meperidina são:
( ) Hipnose discreta, libera histamina.
( ) Hipnose discreta, reduz a pressão venosa e a arterial.
( ) Hipnose discreta, libera histamina, taquicardia e hipotensão.
( ) Não causa hipnose, eleva a pressão venosa e a arterial, pouca depressão respiratória, libera histamina, taquicardia e hipotensão.

20. A dose preconizada de meperidina para o cão é de:
( ) 1 a 5 mg/kg.
( ) 5 a 10 mg/kg.
( ) 0,5 a 0,7 mg/kg.
( ) 0,05 a 0,07 mg/kg.

21. A dose preconizada de meperidina para um equino é de:
( ) 3 a 5 mg/kg.
( ) 5 a 10 mg/kg.
( ) 0,5 a 0,7 mg/kg.
( ) 0,1 a 0,2 mg/kg.

22. A dose preconizada de buprenorfina para o cão é de:
( ) 1 a 2 mg/kg.
( ) 3 a 6 mg/kg.
( ) 0,5 a 0,7 mg/kg.
( ) 1 a 2 mg/kg.

23. As principais ações da fentanila são:
( ) Pouca depressão respiratória, 10 vezes mais potente que a morfina, discreta ação analgésica e hipnótica, elevação da atividade motora.
( ) Pouca depressão respiratória, 100 vezes mais potente que a morfina, potente ação analgésica e hipnótica, causa elevação da atividade motora.
( ) Não causa depressão respiratória, 10 vezes mais potente que a morfina, potente ação analgésica e hipnótica, causa redução da atividade motora.
( ) Elevada depressão respiratória, 100 vezes mais potente que a morfina, fraca ação analgésica e hipnótica, causa redução da atividade motora.

24. A dose preconizada de fentanila para o cão é de:
( ) 3 a 5 mg/kg.
( ) 5 a 10 mg/kg.
( ) 1 a 2 mg/kg.
( ) 0,04 a 0,05 mg/kg.

25. O antagonista do fentanila é a:
( ) Buprenorfina.
( ) Dolantina.
( ) Meperidina.
( ) Nalorfina.

26. O butorfanol é classificado quanto ao seu modo de ação em:
( ) Opioide antagonista.
( ) Opioide antagonista parcial.
( ) Opioide antagonista puro.
( ) Opioide agonista-antagonista.

27. Qual grupo de fármacos a seguir apresenta como antagonista específico: flumazenil, ioimbina e naloxona e naloxona, flumazenil e ioimbina, respectivamente:
( ) Midazolam, xilazina, morfina.
( ) Tiopental, butorfanol, morfina.
( ) Morfina, midazolam, xilazina.
( ) Fentanila, atropina, xilazina.

28. Com relação aos anticolinérgicos, pode-se afirmar que:
( ) Produzem aumento das secreções brônquicas.
( ) Bloqueiam a acetilcolina nas terminações das fibras colinérgicas.

( ) Estimulam o vago.
( ) Bloqueiam as secreções salivares.

29. O hidrato de cloral é um:
( ) Sedativo.
( ) Hipnótico.
( ) Miorrelaxante de ação central.
( ) Narcótico.

Miorrelaxantes de ação central

30. As principais características da detomidina são:
( ) É um agonista alfa-2, não eleva inicialmente a pressão arterial e o batimento cardíaco, não causa piloereção, apresenta potente ação analgésica e sedativa e apresenta ação embriotóxica.
( ) Não é um agonista alfa-2, abaixa a pressão arterial e o batimento cardíaco, causa piloereção, apresenta baixa ação analgésica e sedativa, não possui ação embriotóxica.
( ) É um agonista alfa-2, eleva inicialmente a pressão arterial e o batimento cardíaco, causa piloereção, apresenta potente ação analgésica e sedativa e não possui ação embriotóxica.
( ) É um agonista beta-2, eleva inicialmente a pressão arterial e o batimento cardíaco, causa piloereção, apresenta potente ação analgésica e sedativa e possui ação embriotóxica.

31. Os agonistas alfa-2 em equinos caracterizam-se por apresentar:
( ) Ptose labial e palpebral, ação parassimpatomimética, piloereção e abaixamento da cabeça.
( ) Miorrelaxamento de ação central.
( ) Ptose labial e palpebral, abaixamento da cabeça e piloereção.
( ) Ptose apenas labial, ação simpatomimética, piloereção e abaixamento da cabeça.

32. Dos agonistas alfa-2 em equinos, o que causa menos e o que causa mais ataxia são, respectivamente:
( ) Xilazina.
( ) Romifidina.
( ) Xilidina.
( ) Detomidina.

33. Dos agonistas alfa-2, o que causa maior e o que causa menor analgesia dose-dependente são, respectivamente:
( ) Detomidina.
( ) Xilazina.
( ) Romifidina.
( ) Clonidina.

34. Dos agonistas alfa-2, o que causa maior risco de abortogênese é:
( ) Medetomidina.
( ) Detomidina.
( ) Romifidina.
( ) Dexmedetomidina.

35. As características farmacológicas do éter gliceril guaiacólico para equinos são:
( ) Miorrelaxamento de ação central, ponto de fusão = 120°C e baixo custo.
( ) Baixo custo.
( ) Miorrelaxamento de ação periférica, peso molecular 2.198,21 e causa hemólise.
( ) Miorrelaxamento de ação central, atuação na musculatura estriada, depressão seletiva.

36. As vantagens do éter gliceril guaiacólico são:
( ) Miorrelaxamento de ação central, veículo para induções e baixo custo.
( ) Miorrelaxamento de ação central, recuperação tardia e baixo custo.
( ) Aplicação exclusiva intravenosa e acima de 10% causa hemólise.
( ) Miorrelaxamento de ação periférica, veículo para induções e não causa hemólise.

37. As desvantagens do éter gliceril guaiacólico são:
( ) Miorrelaxamento de ação central, veículo para induções e causa convulsões.
( ) Miorrelaxamento de ação periférica, veículo para induções e alto custo.
( ) Aplicação simples, recuperação rápida, quando aplicado extravascularmente não causa necrose.
( ) Miorrelaxamento de ação periférica, veículo para induções e baixo custo.

38. O éter gliceril guaiacólico é solúvel em:
( ) Óleo, glicerol e propilenoglicol.
( ) Água, lugol, propilenoglicol.
( ) Água, éter e propilenoglicol.
( ) Água, glicerol e propilenoglicol.

39. Assinale a alternativa correta sobre o éter gliceril guaiacólico:
( ) É insolúvel em água.
( ) É insolúvel em propilenoglicol.
( ) É solúvel em óleo vegetal.
( ) É insolúvel em éter de petróleo.

Miorrelaxantes de ação periférica

40. O decametônio caracteriza-se por:
( ) Ser ligeiramente solúvel em clorofórmio, despolarizar a placa terminal e ser eliminado de 80 a 90% inalterado na urina.
( ) Ser ligeiramente solúvel em éter, repolarizar a placa terminal, ser eliminado de 50 a 60% inalterado na urina, liberar histamina e não atravessar a barreira placentária.
( ) Liberar histamina e não atravessar a barreira placentária.
( ) Ser ligeiramente insolúvel em éter, repolarizar a placa terminal, ser eliminado 100% inalterado na urina, liberar histamina e atravessar a barreira placentária.

41. A galamina caracteriza-se por:
( ) Ser compatível com a meperidina, não causar bloqueio vagal com taquicardia, ser indicada em nefropatas, ser 80% recuperada na urina, não liberar histamina e ser antagonizada pela neostigmina.
( ) Ser incompatível com a meperidina, causar bloqueio vagal com taquicardia, ser contraindicada em nefropatas e ser 80% recuperada na urina.
( ) Ser incompatível com a meperidina, causar bloqueio vagal com bradicardia, ser contraindicada em nefropatas, ser 100% recuperada na urina, liberar histamina e ser antagonizada pela neostigmina.
( ) Não liberar histamina e ser antagonizada pela neostigmina.

42. O fazadínio caracteriza-se por:
( ) Ser bloqueador não competitivo em cães, ter período hábil de bloqueio longo, não alterar a temperatura e a frequência cardíaca, alterar a pressão arterial, pressão venosa central e ser antagonizado pela neostigmina.
( ) Ser bloqueador competitivo em gatos, ter período hábil médio, alterar a temperatura, a frequência cardíaca, a

pressão arterial e a pressão venosa central e não ser antagonizado pela neostigmina.
( ) Ser bloqueador competitivo em equinos, ter período hábil de bloqueio curto, alterar a temperatura, a frequência cardíaca, a pressão arterial e a pressão venosa central e não ser antagonizado pela neostigmina.
( ) Ser bloqueador não competitivo em gatos, ter período hábil de bloqueio longo, alterar a temperatura, a frequência cardíaca, a pressão arterial e a pressão venosa central e não ser antagonizado pela neostigmina.

43. O atracúrio caracteriza-se por:
( ) Ser solúvel em éter, causar o bloqueio simpático, não liberar histamina, ter período hábil de 75 min e ser antagonizado pela neostigmina.
( ) Ser insolúvel em éter, causar o bloqueio simpático, liberar histamina, ter período hábil de 95 min e não ser antagonizado pela neostigmina.
( ) Ser insolúvel em éter, não causar o bloqueio simpático, não liberar histamina, ter período hábil de 35 min e não ser antagonizado pela neostigmina.
( ) Ser insolúvel em éter, causar o bloqueio simpático, liberar histamina, ter período hábil de 35 min e ser antagonizado pela neostigmina.

44. O pancurônio caracteriza-se por:
( ) 1 g dissolve-se em 20 partes de clorofórmio e 1 parte de água, não liberar histamina e ser desaconselhado em nefropatas.
( ) 5 g dissolvem-se em 20 partes de clorofórmio e 1 parte de água, não liberar histamina, ser desaconselhado em nefropatas, causar taquicardia sem alteração da pressão arterial e não ser antagonizado pela neostigmina.
( ) Causar taquicardia sem alteração da pressão arterial e ser antagonizado pela neostigmina.
( ) 20 g dissolvem-se em 20 partes de clorofórmio e 1 parte de água, liberar histamina, ser desaconselhado em nefropatas, não causar taquicardia sem alteração da pressão arterial e não ser antagonizado pela neostigmina.

45. A dose de pancurônio para cães e gatos é de:
( ) 0,05 a 0,08 mg/kg IM.
( ) 1 a 2 mg/kg IV.
( ) 1 a 2 mg/kg IM.
( ) 0,5 a 0,8 mg/kg IV.

46. A neostigmina antagoniza os seguintes miorrelaxantes de ação periférica:
( ) Galamina e succinilcolina.
( ) Galamina e pancurônio.
( ) Galamina e pancurônio, decametônio e atracúrio.
( ) Fazadínio e atracúrio.

47. A fasciculação pode ser observada aplicando-se:
( ) Galamina.
( ) Pancurônio.
( ) Atracúrio.
( ) Succinilcolina.

Anestesia local

48. Os anestésicos locais têm em sua estrutura química:
( ) Um grupo aromático, cadeia intermediária e um grupo fenil.
( ) Um grupo aromático, cadeia intermediária e um grupo benzila.
( ) Um grupo aromático, cadeia intermediária e um grupo fenilcaína.
( ) Um grupo aromático, cadeia intermediária e um grupo amina.

49. O resíduo aromático da cocaína é:
( ) PABA.
( ) Ácido linoleico.
( ) Quinoleína.
( ) Xilidina.

50. O resíduo aromático da tetracaína é:
( ) Xilidina.
( ) Ácido benzoico.
( ) Quinoleína.
( ) PABA.

51. Assinale a alternativa correta:
( ) A ropivacaína é 4 vezes menos potente que a lidocaína.
( ) A ropivacaína é um bom anestésico local tópico.
( ) A ropivacaína não é autoclavável.
( ) A ropivacaína é metabolizada por hidroxilação aromática.

52. Os sintomas de intoxicação por anestésicos locais são:
( ) Tremor, sudorese, rubor cutâneo e opistótono.
( ) Doses maiores causam apreensão, calafrio e náuseas.
( ) Ataxia com hiper-reflexia, calafrio, náuseas, vômito, tremor, miose, contratura e morte.
( ) Vômito, tremor, opistótono, contratura e morte.

53. A procaína caracteriza-se por:
( ) Potente ação local tópica, 10 vezes mais tóxica que a procaína, dose máxima permitida de 1 mg/kg.
( ) 3 a 4 vezes mais potente que a bupivacaína, não produzir vasodilatação, dose máxima permitida de 2 mg/kg.
( ) Curta duração, pouco poder de penetração, potencializar a succinilcolina, dose máxima permitida de 10 mg/kg.
( ) Longa duração, baixo poder de penetração, potencializar a succinilcolina, dose máxima permitida de 1 mg/kg.

54. Assinale a alternativa correta sobre a procaína:
( ) É autoclavável.
( ) É muito solúvel em lipídios.
( ) É instável.
( ) Não é autoclavável.

55. As características fundamentais da procaína são:
( ) Instável e pouco solúvel em lipídios.
( ) Estável, altamente solúvel em lipídios, não autoclavável e curta duração de ação.
( ) Não autoclavável e curta duração de ação.
( ) Estável, altamente solúvel em lipídios, autoclavável e longa duração de ação.

56. Assinale a alternativa correta sobre a tetracaína:
( ) Não é um bom anestésico local tópico.
( ) Não degrada mais rapidamente que a procaína.
( ) Tem baixa lipossolubilidade.
( ) É um bom anestésico local tópico.

57. As características fundamentais da lidocaína são:
( ) Instável, alta lipossolubilidade, autoclavável, potência e duração moderadas, pouca vasodilatação.
( ) Estável, moderada lipossolubilidade e autoclavável.
( ) Estável, moderada lipossolubilidade, não autoclavável e potência e duração altas.
( ) Potência e duração moderadas e pouca vasodilatação.

58. Assinale a alternativa correta sobre a lidocaína:
( ) É 10 vezes mais tóxica que a procaína.
( ) É um bom anestésico local tópico.
( ) Não tem alto poder de penetração.
( ) É 20 vezes mais potente que a bupivacaína.

59. As características fundamentais da prilocaína são:
( ) Estável, menos lipossolúvel que a lidocaína.
( ) Instável, mais lipossolúvel que a lidocaína, autoclavável, potência semelhante à da lidocaína e bom poder de penetração.
( ) Autoclavável, potência semelhante à da lidocaína e bom poder de penetração.
( ) Instável, menos lipossolúvel que a lidocaína, não autoclavável, potência semelhante à da lidocaína e bom poder de penetração.

60. Assinale a alternativa correta sobre a prilocaína:
( ) É extremamente tóxica.
( ) É um bom antiarrítmico.
( ) Não pode ser autoclavada.
( ) Apresenta um período hábil bem maior que o da lidocaína.

61. As características fundamentais da bupivacaína são:
( ) Menos lipossolúvel que a lidocaína, produz vasodilatação, não autoclavável, estável, bom poder de penetração e em altas doses produz metemoglobinemia.
( ) 3 a 4 vezes mais potente que a lidocaína e não produz vasodilatação.
( ) Menos lipossolúvel que a lidocaína, não autoclavável, estável, bom poder de penetração e em altas doses produz metemoglobinemia.
( ) Estável, altamente lipossolúvel, autoclavável.

62. Assinale a alternativa correta:
( ) A bupivacaína é uma solução instável.
( ) A lidocaína é 3 a 4 vezes menos potente que a bupivacaína.
( ) A bupivacaína não pode ser autoclavada.
( ) A bupivacaína é 3 a 4 vezes mais potente que a lidocaína.

63. As características fundamentais da ropivacaína são:
( ) Menos lipossolúvel que a lidocaína, produz vasodilatação, autoclavável, estável, bom poder de penetração e em altas doses produz metemoglobinemia.
( ) Estável, menos lipossolúvel que a lidocaína, autoclavável, potência semelhante à da lidocaína e bom poder de penetração.
( ) Concentração plasmática máxima proporcional à dose, depuração plasmática de 100 mℓ/min, 50% liga-se à proteína plasmática e 100% é excretada pela urina.
( ) Estável, altamente lipossolúvel, autoclavável, 3 a 4 vezes mais potente que a lidocaína e não produz vasodilatação.

Anestesia intravenosa

64. As vantagens da anestesia geral barbitúrica são:
( ) Obtenção de bons planos anestésicos e praticidade de aplicação.
( ) Não obtenção de bons planos anestésicos, praticidade de aplicação, tratamentos de intoxicações por benzodiazepínicos, não ser inflamável, custo viável.
( ) Tratamentos de intoxicações por anestésicos locais, não ser inflamável, custo viável.
( ) Obtenção de bons planos anestésicos, praticidade de aplicação, tratamentos de intoxicações por anestésicos locais, DL$_{50}$ alta, não ser inflamável, custo oneroso.

65. As desvantagens da anestesia geral barbitúrica são:
( ) Contraindicação a cardio, nefro ou hepatopatas e pacientes idosos, metabolização lenta e risco de excitação na indução.
( ) Indicação a cardio, nefro e hepatopatas e pacientes idosos, metabolização rápida, risco de excitação na indução, recuperação excitada e tardia, sem antagonistas específicos, intoxicações por anestésicos locais, não ser inflamável, custo viável.
( ) Recuperação excitada e tardia, sem antagonistas específicos, não ser inflamável e custo viável.
( ) Indicação a cardio, nefro e hepatopatas e pacientes idosos, metabolização lenta, ausência de excitação na indução, recuperação excitada e tardia, sem antagonistas específicos, intoxicações por anestésicos locais, não ser inflamável e custo viável.

66. Os barbitúricos, quanto ao tempo de duração, dividem-se em:
( ) De ultralonga, moderada e longa duração.
( ) De ultralonga, moderada e curta duração.
( ) De fugaz, moderada e média duração.
( ) De longa, média e curta duração.

67. Como exemplos de anestésicos de ultracurta duração, citam-se:
( ) Amobarbital, fenobarbital e tiopental.
( ) Oxibarbital, pentobarbital e hexital.
( ) Fenobarbital, pentobarbital e tiamilal.
( ) Tiopental, tiamilal e metoexital.

68. As características dos barbitúricos são:
( ) Cruzam rapidamente a barreira hematencefálica, não se conjugam com a albumina plasmática, têm tolerância aguda e não exercem o efeito cumulativo.
( ) Cruzam rapidamente a barreira hematencefálica e conjugam-se com a albumina plasmática.
( ) Não cruzam rapidamente a barreira hematencefálica, conjugam-se com a albumina plasmática, têm tolerância aguda e exercem o efeito cumulativo.
( ) Têm tolerância aguda e exercem o efeito cumulativo.

69. Os barbitúricos, em condições adversas de conservação, apresentam:
( ) Alteração do pH para alcalino.
( ) Alteração do pH para ácido.
( ) Aumento da potência anestésica.
( ) Floculação.

70. O tiopental, depois de preparado em água destilada e mantido em meio ambiente, permanece estável por:
( ) 24 h.
( ) 48 h.
( ) 72 dias.
( ) 60 dias.

71. A técnica correta de aplicação de um barbitúrico pela via intravenosa é:
( ) Aplicar lentamente todo o conteúdo da seringa.
( ) Aplicar um terço da dose rápido e o restante lentamente.
( ) Aplicar metade da dose rápido e a outra metade lentamente.
( ) Nenhuma dessas, aplicar o barbitúrico pela via intramuscular.

72. A concentração de uma solução de tiopental a 5% é obtida pela diluição de 1 g em:
( ) 10 mℓ de água destilada.
( ) 40 mℓ de água destilada.

( ) 80 mℓ de água destilada.
( ) 100 mℓ de água destilada.

73. A cetamina caracteriza-se por:
( ) Analgesia profunda com catalepsia, elevação da pressão arterial, vasoconstrição periférica.
( ) Analgesia discreta com miorrelaxamento, elevação da pressão arterial, vasoconstrição periférica, não alteração da filtração glomerular, desaconselhada em hipertensos.
( ) Não alteração da filtração glomerular, desaconselhada em hipertensos.
( ) Analgesia ligeira com catalepsia, elevação da pressão arterial, vasodilatação periférica, alteração da filtração glomerular, aconselhada em hipertensos.

74. A cetamina apresenta ação:
( ) Simpática, logo eleva a pressão arterial, causa taquicardia e vasodilatação periférica.
( ) Parassimpática, logo abaixa a pressão arterial, causa taquicardia e vasodilatação periférica.
( ) Simpática, logo causa bradicardia, hipotensão e arritmia.
( ) Parassimpática, logo eleva a pressão arterial, causa taquicardia e vasodilatação periférica.

75. A cetamina é administrada pela(s) vias(s):
( ) Exclusivamente intravenosa.
( ) Exclusivamente intramuscular.
( ) Exclusivamente subcutânea.
( ) Tanto IV como IM.

76. A tiletamina é um fármaco análogo à:
( ) Xilazina.
( ) Procaína.
( ) Cetamina.
( ) Romifidina.

77. Qual a finalidade de uma neuroleptanalgesia?
( ) Manter o paciente anestesiado por um período satisfatório para o procedimento cirúrgico a ser realizado.
( ) Promover sedação e miorrelaxamento, essenciais para a facilitação de intervenções cirúrgicas.
( ) Promover sedação e analgesia, possibilitando pequenas intervenções cirúrgicas.
( ) Promover sedação e miorrelaxamento, essenciais para a facilitação de intervenções cirúrgicas somáticas.

78. A anestesia geral injetável não barbitúrica em pequenos animais está representada basicamente pela utilização do propofol. São características farmacológicas deste:
( ) Não apresentar efeito acumulativo em doses repetidas; produzir recuperação isenta de excitação.
( ) Poder ser utilizado seguramente em pacientes com doença hepática; conferir analgesia; produzir depressão progressiva do SNC dose-dependente.
( ) Ser depressor respiratório; produzir hipotensão discreta em doses terapêuticas; produzir efeito alucinógeno com recuperações agitadas.
( ) Poder ser seguramente utilizado em pacientes nefropatas.

79. A neuroleptanalgesia é a associação de:
( ) Um opioide e um anticolinérgico.
( ) Um anticolinérgico e um tranquilizante.
( ) Um anticolinérgico e um benzodiazepínico.
( ) Um opioide e um tranquilizante.

80. Quais dos fármacos abaixo têm dificuldade para passar a barreira hematencefálica?
( ) Tiobarbituratos.
( ) Fenotiazínicos.
( ) Anestésicos locais.
( ) Halogenados.

81. As doses de cetamina IV são de:
( ) 0,1 a 0,2 mg/kg.
( ) 0,5 a 1 mg/kg.
( ) 10 a 15 mg/kg.
( ) 2 a 6 mg/kg.

Anestesia geral inalatória

82. A definição correta de anestesia inalatória é:
( ) A introdução de um produto ativo pela via respiratória para eliminação pulmonar, com passagem tardia para a corrente circulatória.
( ) A introdução de um produto inativo pela via respiratória para absorção pulmonar, com passagem mediata para a corrente circulatória.
( ) A introdução de um produto inativo pela via respiratória para absorção pulmonar, com passagem tardia para a corrente circulatória.
( ) A introdução de um produto inativo pela via respiratória para absorção pulmonar, sem passagem imediata para a corrente circulatória.

83. As vantagens da anestesia inalatória são:
( ) A via respiratória, idade limitante, rápida metabolização e eliminação, com boa MPA, requer sempre a indução barbitúrica, recuperação rápida.
( ) A via é a respiratória, idade não limitante, rápida metabolização e eliminação.
( ) A via é a respiratória, idade não é limitante, metabolização e eliminação pela via renal, com boa MPA, dispensa a indução barbitúrica, recuperação tardia.
( ) Com boa MPA, dispensa a indução barbitúrica, recuperação tardia.

84. As desvantagens da anestesia inalatória são:
( ) Requer aparelhamento específico, sem necessitar de pessoal habilitado para seu controle.
( ) Não requer aparelhamento específico e pessoal habilitado para seu controle.
( ) Requer aparelhamento específico e tem alto custo operacional.
( ) Requer pessoal habilitado para o controle do aparelho e tem alto custo operacional.

85. Não pode ser considerada característica de um agente anestésico inalatório ideal:
( ) Apresentar conservantes.
( ) Pouco metabolizável.
( ) Ter alta solubilidade sanguínea.
( ) Produzir bom relaxamento muscular.

86. Um anestésico de baixo coeficiente de solubilidade sangue/gás produz:
( ) Plano profundo de anestesia com baixo consumo de anestésico.
( ) Menor gasto de anestésico e indução tardia.
( ) Menor gasto de anestésico e recuperação tardia.
( ) Indução e recuperação rápidas.

87. O óxido nitroso é um anestésico:
( ) Gasoso, halogenado.
( ) Líquido volátil, halogenado.
( ) Inflamável, não halogenado.
( ) Líquido não volátil, não halogenado.

88. Como norma de comercialização internacional, os cilindros, chicotes e conexões para o óxido nitroso devem ser:
( ) Azuis com listras cinzas.
( ) Amarelos.
( ) Verdes.
( ) Azuis.

89. Quanto às características do óxido nitroso, pode-se afirmar que ele:
( ) Apresenta baixo coeficiente de solubilidade sangue/gás, não podendo ser usado isoladamente em indução rápida.
( ) Apresenta odor adocicado e é inorgânico.
( ) Apresenta CAM muito alta no cão, o que lhe confere potência anestésica baixa.
( ) É um gás incolor, inflamável e altamente explosivo.

90. A qual(is) das condições clínicas relacionadas a seguir o uso do óxido nitroso é estritamente contraindicado?
( ) Cardiomiopatia dilatada.
( ) Síndrome dilatação-torção gástrica.
( ) Insuficiência renal crônica.
( ) Cólica equina.

91. Sobre o sistema cardiovascular, o óxido nitroso provoca:
( ) Hipotensão e redução do débito cardíaco.
( ) Efeito betabloqueador com consequente diminuição da frequência cardíaca.
( ) Vasodilatação e depressão direta do miocárdio.
( ) Elevação da pressão arterial e da frequência cardíaca.

92. Quanto aos efeitos do óxido nitroso sobre diversos sistemas, é totalmente correto afirmar que ele:
( ) Produz depressão respiratória importante, com aumento da $PaCO_2$ e aumento grave dos volumes corrente e minuto.
( ) Sobre o SNC, diminui o fluxo sanguíneo cerebral, com consequente elevação da pressão intracraniana.
( ) Aumenta o fluxo sanguíneo renal como consequência da redução da resistência vascular renal.
( ) Diminui o fluxo hepático como consequência da redução da pressão arterial.

93. O sevofluorano caracteriza-se farmacologicamente por:
( ) Causar poucas alterações cardíacas.
( ) Não irritar as vias respiratórias e aumentar discretamente a $PaCO_2$.
( ) Favorecer a circulação hepática, não ser nefrotóxico e apresentar efeito hipnótico semelhante ao do óxido nitroso.
( ) Não causar alterações cardíacas, irritar as vias respiratórias, reduzir discretamente a $PaCO_2$, favorecer a circulação hepática, ser nefrotóxico e apresentar efeito hipnótico semelhante ao do hidrato de cloral.

94. A concentração alveolar mínima (CAM), segundo Eger (1976), é:
( ) A concentração alveolar média de anestésico a 21% de pressão capaz de produzir ausência de resposta em 100% dos animais submetidos ao estímulo nocivo.
( ) A concentração alveolar máxima de anestésico a três atmosferas de pressão capaz de produzir ausência de resposta em 100% dos animais submetidos ao estímulo nocivo.
( ) A concentração alveolar média de anestésico a 21% de pressão capaz de produzir ausência de resposta em 10% dos animais submetidos ao estímulo nocivo.
( ) A concentração alveolar mínima de anestésico a uma atmosfera de pressão capaz de produzir ausência de resposta em 50% dos animais submetidos ao estímulo nocivo.

95. Quanto à potência anestésica inerente ao desfluorano, é correto afirmar que:
( ) Trata-se do mais potente agente volátil em uso atualmente.
( ) Não difere dos demais agentes voláteis halogenados.
( ) É alta, mas exige concentrações elevadas para indução e manutenção.
( ) É baixa, o que exige altas concentrações para manutenção da anestesia.

Pergunta 2
A classificação do período pré-anestésico qualifica-se pela destituição de urgência (sem) ou pela urgência relativa quando permite algum tratamento, e pela urgência extrema quando o paciente deve ser anestesiado sem demora; logo, a resposta correta é sem, relativa e extrema urgências.

Pergunta 28
Hipnose e narcose são sinônimos.

Pergunta 49
O resíduo aromático da cocaína é o ácido para-aminobenzoico.

Pergunta 70
O tiopental, após seu preparo, em meio ambiente dura 7 dias e, a 4°C, 3 semanas.

Pergunta 82
Introdução de um produto ativo pela via respiratória para absorção pulmonar, com passagem imediata para a corrente sanguínea.

Pergunta 87
Óxido nitroso e gás incolor (volátil), não inflamável e não halogenado.

Respostas

1. C	17. D	33. B	49. E	65. B	81. D
2. D	18. D	34. E	50. D	66. E	82. D
3. D	19. A	35. C	51. D	67. D	83. C
4. C	20. D	36. B	52. C	68. C	84. E
5. C	21. E	37. E	53. E	69. D	85. A
6. B	22. E	38. D	54. D	70. E	86. D
7. C	23. E	39. D	55. B	71. D	87. E
8. E	24. D	40. B	56. D	72. E	88. D
9. D	25. D	41. C	57. C	73. B	89. A
10. D	26. D	42. E	58. E	74. E	90. C
11. C	27. B	43. D	59. B	75. D	91. D
12. B	28. C	44. B	60. E	76. D	92. E
13. E	29. C	45. E	61. C	77. D	93. A
14. D	30. D	46. C	62. D	78. C	94. D
15. D	31. A	47. D	63. E	79. D	95. D
16. E	32. C	48. D	64. B	80. E	

B Nômina Anestesiológica

Termo	Definição
A	
a	Atto = 10^{-18}
A	Gás alveolar ou Ampère
Abortamento	Ato de abortar
Aborto	Produto do abortamento, feto expulso em parto extemporâneo
Abre-boca	Instrumento autoestático empregado para manter a boca do paciente aberta
Absorção	Processo pelo qual agentes químicos atravessam membranas biológicas que separam o meio externo do meio interno
Acepromazina	Tranquilizante derivado da fenotiazina
ACh	Acetilcolina
Acidemia	Aumento na concentração de íons H⁺ no sangue e redução abaixo do normal no pH, apesar das alterações na concentração de bicarbonato
Acidose	Aumento na concentração de íons H⁺ e redução abaixo do normal no pH, apesar das alterações na concentração de bicarbonato
Acidose metabólica	Acúmulo de ácidos não voláteis no organismo (ácido láctico, acetoacético e α-cetoglutárico)
Acidose respiratória	Estado decorrente da redução da ventilação alveolar com aumento da $PaCO_2$
Acmestesia	Sensibilidade à picada de uma ponta aguda
ACTH	Hormônio adrenocorticotrófico
Ad	Epinefrina
Adaptador Intermediário	Conexão destinada a estabelecer a ligação funcional entre dois elementos de medidas diferentes e que, de outra maneira, não poderiam ligar-se entre si
ADH	Hormônio antidiurético
ADP	Adenosina difosfato
Adrenérgico	Indica estímulo do sistema nervoso simpático ou é relativo a células nervosas ou fibras do sistema nervoso autônomo que usam epinefrina e norepinefrina como neurotransmissores
Adrenolítico	Indica antagonismo ou inibição de epinefrina, norepinefrina e fármacos simpatomiméticos relacionados
Agonista	É todo agente endógeno que atua sobre um receptor provocando uma resposta
Agonista alfa-2	É todo agente agonista que atua especificamente nos receptores alfa-2 adrenérgicos
Agonista parcial	É todo agente que é incapaz de produzir uma resposta máxima de um tecido, mesmo quando todos os receptores estão ocupados
Agulha hipodérmica	Instrumento tubular, munido de bisel e canhão, para administrações parenterais
AINE	Anti-inflamatório não esteroide
Alaquestesia	Condição em que uma sensação se refere a um ponto que não aquele no qual o estímulo é aplicado
Alcalemia	Diminuição na concentração de íons H⁺ do sangue ou elevação do pH independente das alterações do bicarbonato
Alcalose	Distúrbio fisiopatológico caracterizado pela perda de íons H⁺
Alcalose metabólica	É o excesso de bases no plasma arterial, talvez por ingestão de excesso de material alcalino, perda excessiva de ácido na urina ou vômitos persistentes. O excesso de bases e bicarbonato estará elevado
Alcalose respiratória	É a perda de CO_2 causada pela hiperventilação com redução simultânea na concentração de bicarbonato do plasma arterial
Alestesia	Aloestesia. Modalidade de alaquestesia na qual a sensação do estímulo em um membro se reflete no membro oposto
Alfadolona	Esteroide outrora associado com a alfaxolona para produzir anestesia geral

(continua)

Termo	Definição
Alodínia	Distúrbio resultante de estímulos dolorosos
Ambos os sexos	Denominação atribuída a animais hermafroditas. Termo erroneamente empregado em metodologias científicas em vez de machos e/ou fêmeas
Ambu	Ressuscitador ou sigla do sistema balão-válvula-máscara/tubo
Amnésia	Distúrbio na memória da informação armazenada em longo prazo, em contraste com a memória em curto prazo manifestada pela incapacidade total ou parcial de relembrar as experiências do passado
Amobarbital	Barbitúrico de longa duração (3 a 4 h)
Amostra de fim de expiração	$ETCO_2$
Amputação	Extirpação total ou parcial, geralmente cirúrgica, de um membro ou órgão
Anafilaxia	Estado de maior sensibilidade (hipersensibilidade) obtida após a introdução de um antígeno no organismo animal
Analéptico	Estimulante do sistema nervoso central
Analgesia	Abolição da sensação da dor
Analgesia por acupuntura	Analgesia induzida e/ou mantida pela inserção e pelo estímulo de agulhas introduzidas em pontos selecionados do corpo
Analgésico	Composto capaz de produzir analgesia
Anasarca	Acúmulo de soro no tecido conjuntivo subcutâneo e nas cavidades serosas do organismo
Anemia	Condição em que o número de hemácias por mm^3, a quantidade de hemoglobina por decilitro de sangue e o volume dos glóbulos vermelhos concentrados em um decilitro (hematócrito) estão abaixo do normal
Aneroide	Manômetro com mostrador e ponteiro que gira movido por diafragma e tubo de Bourbon exposto à pressão. Dispositivo empregado para mensurar a pressão arterial em mmHg
Anestesia	Abolição de todos os tipos de sensação, podendo ser local, geral ou dissociativa
Anestesia associada	Emprego voluntário de mais de um fármaco anestésico visando a um sinergismo ou antagonismo
Anestesia balanceada	Equilibrada. Técnica de anestesia geral com base no conceito de que a associação de um ou mais fármacos anestésicos em menores quantidades reúne as vantagens, e não os inconvenientes, dos componentes individuais da associação
Anestesia de base	Basal. Administração parenteral de um ou mais sedativos para produzir um estado de consciência deprimida antes de uma anestesia geral
Anestesia de Bier	Anestesia local intravenosa com a aplicação de garrote usada em bovinos, pequenos ruminantes e caninos
Anestesia de condução	Ver *Anestesia local perineural*
Anestesia dissociativa	Anestesia capaz de dissociar o córtex cerebral de maneira seletiva, causando analgesia e "desligamento", sem perda, porém, dos reflexos protetores, caracterizada por catatonia, catalepsia e amnésia
Anestesia do nervo torácico lateral	Denominação dada à anestesia perineural do nervo torácico lateral em bovinos e equinos
Anestesia elétrica	Analgesia/anestesia induzida e/ou mantida pela passagem de corrente elétrica através de tecidos nervosos
Anestesia em circuito aberto	Ver *Circuito aberto*
Anestesia em circuito fechado	(A. fechada) Anestesia de inalação em que ocorre reinalação total de todos os gases exalados, exceto o CO_2 que é absorvido
Anestesia em circuito semiaberto	(A. fechada) Anestesia de inalação em que não ocorre reinalação dos gases exalados, dispondo de uma válvula unidirecional
Anestesia em circuito semifechado	(A. fechada) Anestesia de inalação em que ocorre reinalação parcial de todos os gases exalados, dispondo de válvula de excesso aberta ou semiaberta
Anestesia entre garrotes	Técnica anestésica local na qual o fármaco anestésico é injetado entre dois garrotes. Preferencialmente empregada em pequenos animais e equinos e bovinos neonatos
Anestesia epidural	Denominação dada à anestesia local espinal peridural em animais pela sua posição quadrupedal (Epi = acima)
Anestesia espinal hiperbárica	Anestesia espinal em que a expansão do anestésico local no espaço subaracnoide é controlada pela posição do paciente, depois que a densidade da solução anestésica local tornou-se maior que o líquido cefalorraquidiano pelo acréscimo da glicose
Anestesia extradural	Anestesia local dos nervos próximos ao canal espinal externo à dura-máter (paravertebral)
Anestesia geral	1. Perda reversível da consciência e de todas as formas de sensibilidade, produzida deliberadamente para fins terapêuticos, na qual as respostas reflexas estão diminuídas ou ausentes 2. Todo ato anestésico deliberado e caracterizado por perda da consciência (narcose ou hipnose), perda da sensibilidade (analgesia), proteção neurovegetativa, miorrelaxamento e ausência de resposta a estímulo cirúrgico

(continua)

Termo	Definição
Anestesia hiperbárica	Analgesia/anestesia induzida e/ou mantida em um paciente colocado em pressão ambiente maior que a pressão atmosférica
Anestesia inalatória	Analgesia/anestesia induzida ou mantida pela inalação de vapores e/ou gases anestésicos
Anestesia infiltrativa	Anestesia por infiltração
Anestesia intercoccígea	Analgesia/anestesia induzida e/ou mantida pela passagem de corrente elétrica através de tecidos nervosos
Anestesia intercostal	Anestesia local produzida pela aplicação de anestésico local próximo aos nervos intercostais
Anestesia intratecal	Analgesia/anestesia efetuada dentro de uma bainha, dentro no espaço subaracnoide ou subdural
Anestesia intravenosa	Analgesia/anestesia induzida ou mantida pela administração venosa ou flébica de um ou mais fármacos anestésicos
Anestesia local	Produção deliberada da perda total de sensibilidade e/ou motricidade em uma parte localizada
Anestesia local infiltrativa	Interrupção reversível da transmissão do impulso nervoso pela deposição de um agente apropriado em local determinado
Anestesia local infiltrativa circular	Técnica anestésica local empregada em anestesias de estruturas cilíndricas. Exemplos: membros e caudas
Anestesia local infiltrativa em "L" invertido	Técnica anestésica local em forma de L empregada preferencialmente em bovinos e pequenos ruminantes para laparotomias pelo flanco
Anestesia local infiltrativa em retângulo	Técnica anestésica local em forma de retângulo empregada preferencialmente em bovinos e pequenos ruminantes e equinos para laparotomias pelo flanco
Anestesia local intra-articular	Técnica anestésica local para fins diagnósticos efetuada em bolsas sinoviais
Anestesia local intradérmica	Técnica anestésica local efetuada na derme através de pequenos volumes (0,5 mℓ) para fins cirúrgicos ou ensaios biológicos de anestésicos locais
Anestesia local intravenosa	Anestesia de Bier
Anestesia local paravertebral	Técnica anestésica local perineural empregada preferencialmente em bovinos por meio do depósito de anestésico em T13, L1, L2 e L3 para se efetuarem laparotomias pelo flanco
Anestesia local perineural	Técnica anestésica local onde se deposita o anestésico local ao redor do perineuro
Anestesia local tópica	Ver *Anestesia tópica*
Anestesia lombossacra	Anestesia local perineural, peridural (espinal) efetuada na articulação lombossacra, preferencialmente em pequenos animais e pequenos ruminantes
Anestesia peridural	Interrupção reversível dos impulsos nervosos produzida pela introdução de agente apropriado no espaço peridural. Níveis: cervical, torácico ou lombar
Anestesia peridural contínua	Interrupção reversível dos impulsos nervosos produzidos pela introdução de agente apropriado no espaço peridural por meio da manutenção de agulha apropriada e cateter para aplicação de doses complementares de anestésico local
Anestesia por compressão	Perda da sensibilidade causada pela compressão sobre um nervo periférico
Anestesia por gotejamento aberto	Anestesia inalatória pela vaporização de um anestésico colocado gota a gota sobre uma máscara de gaze sobre o nariz e a boca
Anestesia por infiltração	Anestesia infiltrativa
Anestesia por insuflação	Técnica de analgesia/anestesia inalatória na qual se administra um fluxo contínuo de uma mistura anestésica diretamente nas vias respiratórias superiores
Anestesia por refrigeração	Crioanestesia
Anestesia por via endoflébica	Anestesia por via intravenosa
Anestesia por via intramuscular	Analgesia/anestesia provocada por um ou mais fármacos aplicados pela via intramuscular
Anestesia por via intravenosa	Anestesia por via endoflébica
Anestesia por via oral	Analgesia/anestesia provocada por um ou mais fármacos aplicados pela via oral. Exemplo: pentobarbital sódico em cápsulas
Anestesia por via pulmonar	Ver *Anestesia inalatória*
Anestesia por via retal	Analgesia/anestesia provocada por um ou mais fármacos aplicados pela via retal. Antigamente, essa modalidade anestésica era efetuada pelo éter, por via retal, em equinos
Anestesia raquidiana	Raquidianestesia
Anestesia subaracnóidea	Raquidianestesia
Anestesia tópica	Interrupção reversível da geração de um impulso ou de sua transmissão pela aplicação de um agente apropriado sobre uma superfície (mucosa)

(continua)

Termo	Definição
Anestesia traqueal	Analgesia/anestesia inalatória induzida ou mantida por meio de vapores ou gases anestésicos administrados por via traqueal através de tubo traqueal ou traqueostomia
Anestesia venosa	Ver *Anestesia por via intravenosa*
Anestesiar	Ato de efetuar uma anestesia
Anestésico	Fármaco que deprime reversivelmente a função neuronal produzindo perda da capacidade para perceber a dor e/ou outras sensações
Anestesiologia	Especialidade médica ou médica veterinária relacionada com a farmacologia, fisiologia e clínica da anestesia e campos relacionados, incluindo reanimação, assistência respiratória intensiva e dor
Anestesiologista	Médico ou médico veterinário especializado apenas em anestesiologia ou áreas relacionadas
Anestesista	Pessoa habilitada que administra um anestésico
Anorexia	Apetite diminuído ou aversão ao alimento
Anoxemia	Ausência total ou quase total de oxigênio no sangue arterial
Anoxia	Ausência total ou quase total de oxigênio dos gases inspirados, sangue arterial e tecidos
Anoxia cerebral	Ausência total ou quase total de oxigênio cerebral
Ansiolítico	Fármaco capaz de evitar a ansiedade. Grupo representado pelas benzodiazepinas que se caracterizam pela ação ansiolítica, miorrelaxante de ação central, anticonvulsivante e amnésica
Antagonismo	Quando a interação de dois fármacos leva a diminuição ou anulação completas de um deles
Antagonismo competitivo	É quando o antagonista compete com o agonista pelos mesmos locais receptores formando com ele um complexo inativo
Antagonismo farmacológico	É aquele que ocorre entre o agonista × antagonista, em que o último inibe ou reduz o efeito do primeiro. Exemplo: atropina × xilazina
Antagonismo fisiológico	Antagonismo observado entre dois agonistas com manifestação oposta em sistemas celulares diferentes. Exemplo: epinefrina × acetilcolina
Antagonismo funcional	Quando dois agonistas interagem em sistemas de receptores independentes, produzindo, porém, efeitos opostos que se anulam. Exemplo: histamina e isoprenalina no tecido muscular liso da árvore brônquica
Antagonismo não competitivo	É quando o antagonista bloqueia, em algum ponto, a cadeia de eventos que levaria a resposta desencadeada pelo agonista
Antagonismo químico	O antagonista interage quimicamente com o agonista, inativando-o
Antalgesia	Rebaixamento de uma elevação prévia no limiar da dor
Antálgico	Ver *Analgésico*
Anticolinérgico	Ver *Parassimpatolítico*
Anticolinesterásico	Ver *Colinérgico indireto*
Anticonvulsivante	Que impede ou inibe as convulsões. Exemplo: benzodiazepinas
Antidiurético	Agente que reduz o débito urinário
Antiemético	Que impede ou inibe o vômito. Exemplo: clorpromazina
Antiespasmódico	Que impede ou inibe espasmos. Exemplo: atropina
Antiflogístico	Que impede ou inibe as inflamações e a febre. Exemplo: fenotiazinas
Anti-histamínico	Que impede ou inibe a liberação de histamina
Anurese	Ver *Anúria*
Anúria	Supressão da excreção urinária
Apneia	Parada respiratória involuntária em posição basal, ao final da expiração
Apneuse	Parada ventilatória na posição expiratória basal
Ar medicinal	Ar obtido por meio de compressores e isentos de bactérias ou impurezas (partículas de óleo) e que será empregado como fluxo diluente ou propulsor de aparelhos de respiração mecânica
Aracnoide	Indica especificamente o revestimento aracnoide do cérebro e da medula espinal
Argolamento	Técnica cirúrgica empregada em bovinos machos e que consiste na colocação de uma argola traspassando logo abaixo do tabique nasal para poder conduzi-los
ASA	American Society of Anesthesiologists
Assistolia	Parada cardíaca ou ausência de contrações do coração

(continua)

Termo	Definição
Associação anestésica	Emprego voluntário de mais de um fármaco anestésico visando a um sinergismo ou antagonismo ou associações voluntárias de fármacos anestésicos
Ataráctico	Atarácico ou ataráctico que tem efeito calmante ou tranquilizante
Ataraxia	Calma e paz de espírito; tranquilidade
Ataráxico	Ver *Ataráctico*
Ataxia	Dissinergia. Incapacidade para coordenar os músculos na execução de movimentos voluntários
Atelectasia	Ausência de gases no pulmão, parcial ou total, pela incapacidade de expansão ou reabsorção de gases dos alvéolos
atm	Atmosfera
Atracúrio	Miorrelaxante adespolarizante de ação periférica
Atributo	Aquilo que é peculiar ou próprio de alguém ou de alguma coisa
Atropina	Fármaco anticolinérgico ou parassimpatolítico
Azaperona	Tranquilizante derivado da butirofenona
B	
Balão de anestesia	Equipamento de borracha e/ou látex (condutores ou não de eletricidade) destinado a acumular gases a serem inspirados e/ou expirados pelo paciente. M. q. *Bolsa respiratória*
Balão de ventilação	Bolsa-reservatório
Balido	Som emitido pelo carneiro
Balir	Som emitido pela ovelha
Balonete	Dispositivo insuflável, que pode estar na extremidade distal do tubo traqueal ou de traqueostomia, destinado a manter uma vedação efetiva entre o tubo e a traqueia
bar	Medida de pressão
Barbitúrico	Fármaco derivado pirimidínico da reação do ácido malônico e ureia e empregados na anestesia geral intravenosa
Barbotagem	Ato de injetar e aspirar pela via intravenosa, visando tanto à homogeneização do líquido na seringa como à aplicação total do fármaco. Frequentemente usada ao injetar fármacos no líquido cefalorraquidiano
Barotrauma	Lesão resultante do desequilíbrio entre a pressão ambiente e o interior da cavidade afetada (seios nasais, paranasais, ouvido médio e pulmão)
Barreira hematencefálica	(BBB) Mecanismo seletivo que se opõe à passagem da maioria dos íons e composto de grande peso molecular do sangue para o tecido cerebral, localizado em uma camada contínua de células endoteliais ligadas por junções firmes
Barreira hematotesticular	Permite ambiente adluminal onde se controla o metabolismo espermático. Protege contra o movimento dos espermatozoides dentro do interstício dos testículos
Barreira placentária	Tecidos que intervêm entre o sangue materno e o fetal da placenta e que evitam ou impedem a passagem de fármacos ou outros agentes da mãe para o feto
BE	Excesso de bases
Benzodiazepina	Grupo de fármacos GABAérgicos que atuam no sistema límbico e se caracterizam pelas ações ansiolíticas. Anticonvulsivante e miorrelaxante de ação central
BHE	Barreira hematencefálica
BIS	Índice biespectral (*bispectral index scale* – BIS) é a coleta de sinais de EEG que são digitalizados, filtrados e transformados pelos índices de Fourier
Bloqueador brônquico	Instrumento destinado a ser inserido através da traqueia, com o objetivo de bloquear seletivamente um brônquio
Bloqueador neuromuscular de ação central	Fármaco que causa miorrelaxamento, agindo no sistema nervoso central
Bloqueador neuromuscular de ação periférica	Fármaco que age na placa mioneural
Bloqueador neuromuscular despolarizante	Fármacos que atuam sobre receptores colinérgicos de maneira análoga a seu neurotransmissor, apresentando atividade intrínseca que garante a ocorrência da despolarização da membrana subsináptica. Exemplo: succinilcolina
Bloqueador neuromuscular não despolarizante (adespolarizante)	Fármaco adespolarizante ou competitivo que, embora exiba atividade pelos receptores colinérgicos, é destituído de atividade intrínseca, ou seja, não altera o equilíbrio iônico da membrana subsináptica. Exemplo: galamina
Bloqueio anestésico de campo	Anestesia por infiltração ou infiltrativa
Bloqueio de plexo	Interrupção da transmissão do impulso nervoso produzido pela injeção de um agente apropriado junto a um conjunto de nervos especificados anatomicamente como plexo

(*continua*)

Termo	Definição
Bloqueio do plexo braquial	Técnica anestésica de bloqueio do plexo braquial
Bloqueio vagal	Atividade atribuída a fármacos que bloqueiam o sistema parassimpático liberando, assim, o sistema simpático. Exemplo: atropina
Bolsa-reservatório	M. q. *Balão de ventilação*
Bolsa respiratória	Ver *Balão de anestesia*
Borborigmo	Ruído de gargarejo produzido pelo movimento de gases no canal alimentar audíveis a distância
Botão anestésico	Denominação dada à aplicação intradérmica ou subcutânea de pequena quantidade de anestésico local
BP	Barreira placentária
Bradiarritmia	Bradicardia acompanhada de arritmia
Bradicardia	Lentidão ou diminuição do batimento cardíaco
Braquicéfalo	Cabeça curta e achatada. Exemplo: pequinês
Bromazepam	Ansiolítico pertencente ao grupo da benzodiazepina
Broncoscopia	Ato de examinar os brônquios
Broncoscópio	Aparelho para examinar os brônquios por meio da inspeção
Bupivacaína	Anestésico local de longa duração
Bupivacaína com vasoconstritor	Anestésico local de longa duração com vasoconstritor
Buprenorfina	Opioide de longa duração (8 a 10 h)
Butirofenona	Grupo de fármacos com ação tranquilizante
Butorfanol	Opioide de moderada duração (3 a 5 h)
C	
C	Coulomb = medida de eletricidade
c	Centi = 10^{-2}
°C	Graus Celsius
C (a-v)O$_2$	Diferença arteriovenosa do oxigênio
CaO$_2$	Conteúdo arterial de oxigênio
Cabresto	Apetrecho feito de couro ou cordas vestindo a cabeça e que permite a contenção mecânica de equinos, bovinos e pequenos ruminantes
Cacarejo	Som emitido pela galinha
Cachimbo	Dispositivo composto de madeira e corda que, adaptado em forma de torniquete no lábio superior do equino, causa a sua subjugação pela dor
CAM	Concentração alveolar mínima
Caníster	Filtro de absorção de gás carbônico
Canto	Som emitido pelos pássaros canoros machos. Exemplo: galo
Cantoplastia	Cirurgia plástica para alongamento da fissura palpebral por meio de incisão no canto lateral
Capacidade inspiratória (CI)	Soma do volume corrente mais o volume de reserva inspiratório
Capacidade pulmonar total (CPT)	Soma dos volumes contidos no pulmão ao término de uma inspiração forçada
Capacidade residual funcional (CRF)	Volume que permanece no pulmão ao término de uma expiração normal
Capacidade vital (CV)	Soma dos volumes de reserva inspiratória e expiratória com o volume corrente
Capnógrafo	Instrumento pelo qual se obtém um gráfico contínuo do teor de dióxido de carbono do ar expirado
Capnograma	Registro contínuo do teor de dióxido de carbono do ar expirado
Capnometria	Ato de mensurar o teor de dióxido de carbono do ar expirado
Catalepsia	Condição mórbida caracterizada por rigidez cérea dos membros que podem ser colocados em diversas posições por algum período, falta de resposta a estímulos, pulsos e respiração lentos, podendo ocorrer palidez
Catatonia	Síndrome de distúrbios psicomotores, caracterizados por período de rigidez física, negativismo, excitação e estupor
Cateter	Instrumento tubular que permite a passagem de líquido para uma cavidade orgânica
Caudectomia	Amputação da cauda

(continua)

Termo	Definição
Celiotomia	Ver *Laparotomia*
Cesariana	Indica um corte cesariano que foi incluído sob a *lex cesarea* (lei romana) em 715 a.C.
Cetamina	Fármaco simpatomimético de ação analgésica potente derivada da fenciclidina
Choque anafilático	Reação orgânica de natureza grave traduzida por contração da musculatura lisa, dilatação capilar (anticorpos citotrópicos), edema de glote (fatal) causada pela reação antígeno-anticorpo, podendo ocorrer em anestesia na aplicação de um fármaco. Exemplo: éter gliceril guaiacólico
Choque anestésico	Choque produzido por administração de fármacos anestésicos, geralmente em doses excessivas
Choque hemorrágico	Situação resultante de hemorragia aguda caracterizada por hipotensão, taquicardia, pele pálida fria e úmida com oligúria
Choque neurogênico	Choque produzido pela dor intensa aguda ou crônica
Choque séptico	Situação causada por septicemia por bactérias Gram. M. q. Choque toxêmico
Cianose	Coloração azul-escura da pele ou mucosa provinda da má oxigenação do sangue (hemoglobina abaixo de 5 g/100 mℓ)
Cianótico	Que apresenta cianose
Ciclopropano	Gás incolor inflamável, odor ligeiramente adocicado, baixo poder analgésico
Cilindro	Torpedo, embalagem metálica sob alta pressão de gases
Circuito aberto	Sistema sem reabsorção de CO_2
Clonazepam	Ansiolítico do grupo das benzodiazepinas
Clorazepam	Ansiolítico do grupo das benzodiazepinas
Clordiazepóxido	Ansiolítico do grupo das benzodiazepinas
Clorpromazina	Tranquilizante do grupo das fenotiazinas
Cloxazolam	Ansiolítico do grupo das benzodiazepinas
cmH$_2$O	Centímetro por coluna de água
CO$_2$	Dióxido de carbono
Coeficiente de solubilidade de Bunsen	Ver *Coeficiente de solubilidade sangue/gás*
Coeficiente de solubilidade sangue/gás	(α) Volume de gás absorvido por unidade de volume de solvente à temperatura da experiência quando a pressão parcial do gás dissolvido é igual a 760 torr multiplicando o coeficiente de Otswald por 273°K
Coeficiente de Solubilidade sangue/gás de Otswald	(λ) é o volume de gás absorvido por unidade de volume de solvente à temperatura da experiência quando a pressão parcial do gás dissolvido é igual a 760 torr
Colchão térmico	Dispositivo empregado em anestesia colocada ao redor ou embaixo do paciente para mantê-lo em temperatura desejada
Colerético	Fármaco que ajuda o fígado a produzir a bile
Coleta	1. Quantia que se paga de imposto 2. Ato de coletar esmola, donativo 3. Óbulo
Coletivo de abelha	Enxame
Coletivo de ave	Bando
Coletivo de boi	Manada ou armento
Coletivo de burro	Tropa ou manada
Coletivo de cabra	Fato
Coletivo de camelo	Cáfila
Coletivo de cão	Matilha
Coletivo de cavalo	Manada
Coletivo de cobra	Serpentário
Coletivo de filhote	Ninhada
Coletivo de gato	Cambada
Coletivo de lobo	Alcateia ou caterva
Coletivo de ovelha	Rebanho
Coletivo de peixe	Cardume

(continua)

Termo	Definição
Coletivo de porco	Vara ou manada
Colheita	1. Ato de colher produtos agrícolas 2. O que se colhe ou ajunta. Termo empregado corretamente quando se reúnem os dados de uma pesquisa para serem analisados
Cólica	Dores espasmódicas no abdome
Colinérgico	Referente aos nervos parassimpáticos que liberam acetilcolina nas terminações nervosas
Colinérgico indireto	Fármacos que bloqueiam a ação da acetilcolinesterase sobre a acetilcolina, evitando a hidrólise deste neurotransmissor. M. q. *Anticolinesterásico*
Complacência pulmonar	Termo da física que relaciona a mudança no volume de um sistema fechado com a mudança na pressão que o distende
Compressor	Dispositivo que gera fluxo diluente (ar medicinal) isento de impurezas, bactérias ou partículas de óleo, destinado a emitir pressões controláveis para o fornecimento de ar em diferentes aparelhos ou circuitos
Concentração alveolar mínima	É a concentração alveolar mínima de anestésico a uma atmosfera de pressão que produz imobilidade em 50% dos pacientes ou animais expostos a um estímulo nocivo
Conchectomia	Cirurgia estética que envolve o corte de orelhas, preferencialmente em cães
Conclusões	Denominação dada ao capítulo de trabalho científico em que se descrevem, de maneira sucinta e objetiva, as conclusões do trabalho concluído (resposta à problemática do tema exposto)
Conexão de tubo traqueal	M. q. *Intermediário*
Conexão em "Y"	Dispositivo empregado para unir as traqueias corrugadas do ramo inspiratório e expiratório
Congestão sanguínea	Presença de uma quantidade anormal de sangue nos vasos ou nas passagens de uma parte dos órgãos
Contenção	Ato de conter, de maneira mecânica ou medicamentosa, um animal em posição quadrupedal
Contenção mecânica	Contenção física. Ato de conter um animal por meios mecânicos
Contenção medicamentosa	Contenção química
Contenção química	Contenção medicamentosa
Cort	Cortisol
CRF	Capacidade residual funcional
Crioanestesia	Anestesia por refrigeração
CV	Coeficiente de variação
D	
d	Deci = 10^{-1}
D	Capacidade de difusão ou Espaço morto (como símbolo secundário subscrito)
da	Deca = 10
DA	Dopamina
dal	Decalitro
DC	Débito cardíaco
Decametônio	Miorrelaxante despolarizante de ação periférica
Derrubamento	Ato mecânico ou medicamentoso de prostrar um animal
Descorna	Amputação cirúrgica dos chifres
Desfluorano	Anestésico inalatório halogenado
Desmamar	Fazer perder o hábito de mamar
Desmame	1. Ablactação 2. Ato de desmamar 3. Termo empregado em anestesiologia para indicar a retirada da respiração controlada a partir do início da respiração espontânea
Desmotomia do ligamento medial	Secção do ligamento como cirurgia corretiva da luxação da patela. Preferencialmente efetuada em equinos e bovinos
Detomidina	Derivado imidazólico alfa-2 agonista de alto poder analgésico
Diazepam	Ansiolítico do grupo das benzodiazepinas
Dietazina	Tranquilizante derivado das fenotiazinas

(*continua*)

Termo	Definição
Discussão	Denominação dada ao capítulo de trabalho científico; descreve a relação causa e efeito, dedução de generalidades, cotejamento de dados, contestações com comprovação científica, esclarecimentos de exceções, aplicações teóricas e práticas dos resultados obtidos
Dissertação	Trabalho científico recapitulativo de tema único, bem delimitado em sua extensão com o objetivo de reunir, analisar e interpretar informações, descrevendo-as de acordo com as normas vigentes e realizado por mestrando, sob a égide de um orientador
Distribuição de um fármaco	Fenômeno em que um fármaco, após ter chegado ao sangue (absorção), sai deste compartimento e vai para seu local de ação
dℓ	Decilitro
DO_2	Capacidade de difusão de oxigênio
Dolicocéfalo	Que tem a cabeça desproporcionalmente longa. Exemplo: galgo
Dosagem	Determinação da dose adequada de um composto ou agente. Exemplo: dosagem da glicose
Dose	Quantidade (massa) de um fármaco ou produto a ser tomado ou administrado de uma só vez ou fracionado em um período determinado. Exemplo: tiopental 12,5 mg/kg
Dose eficaz 50 (DE_{50})	Dose que produz o efeito desejado em 50% dos animais testados
Dose letal 50 (DL_{50})	Dose que produz o óbito em 50% dos animais testados
Dose maciça	Aplicação rápida de um fármaco anestésico que permite também uma recuperação rápida. Exemplo: tiopental
Doxapram	Agente analéptico que em dose-dependente estimula os pressorreceptores, SNC e região medular, melhorando a amplitude e a frequência respiratória
Droga	Matéria-prima de origem animal, vegetal ou mineral que contém um ou mais fármacos
Droperidol	Tranquilizante do grupo das butirofenonas
Dura-máter	Paquimeninge. Membrana fibrosa e firme que forma o invólucro externo do cérebro e da medula espinal
E	
E	Exa = 10^{18}
ECG	Eletrocardiograma
Ectrópio	Rotação total ou parcial externa de uma borda. Exemplo: pálpebra
EEG	Eletroencefalograma
EGG	Éter gliceril guaiacólico
EINA	Efeito inotrópico negativo de ativação
EIPA	Efeito inotrópico positivo de ativação
Elastância pulmonar	É o inverso matemático da complacência. Portanto, pulmão com alta elastância é aquele difícil de se distender
Eletrocardiografia	Método de registrar as correntes elétricas que atravessam o músculo cardíaco imediatamente antes de cada batimento cardíaco
Eletrocardiógrafo	Aparelho que registra a eletrocardiografia
Eletrocardiograma	Registro gráfico, parcial ou contínuo, efetuado pelo eletrocardiógrafo
Eletrocardioscópio	Aparelho que registra o eletrocardiograma permitindo a visualização em osciloscópio ou monitor
Eletroencefalografia	Soma dos potenciais elétricos neuronais obtidos pelo auxílio de um eletroencefalógrafo
Eletroencefalograma	Registro obtido a partir de um eletroencefalógrafo
Eletrofonocardiógrafo	Aparelho que registra as correntes elétricas que atravessam o músculo cardíaco imediatamente antes de cada batimento cardíaco e os sons cardíacos
Embrocação	Aplicação por fricção em uma determinada região
Êmese	Sinônimo de vômito
Endoflébica	Intravenosa
Endotoxemia	Presença no sangue de endotoxinas, pois quando advindas de Gram podem produzir choque endotoxêmico
Enfisema pulmonar	Distensão dos alvéolos pulmonares por patologia ou presença anormal de gases nos alvéolos
Enfluorano	Anestésico inalatório halogenado
Enforcador	Instrumento formado por tubo e corda, que, passado ao redor do pescoço, causa a imobilização do animal. Preferencialmente usado em pequenos animais
Entrópio	Inversão ou virada para dentro de uma parte. Exemplo: pálpebra

(continua)

Termo	Definição
Entubação	Ato ou efeito de entubar
Entubar	Dar feição de tubo
Enucleação	Remoção de uma estrutura completa sem ruptura. Exemplo: retirada do globo ocular
Enurese	Perda involuntária de urina
Epígrafe	Citação de um pensamento ou princípio filosófico que de certo modo embasou a gênese do trabalho
Equilíbrio ácido-base	Processo fisiológico pelo qual ácido e bases se mantêm em equilíbrio por tampões pela respiração e eliminação, mantendo em consequência o pH do corpo constante
Escopolamina	Fármaco anticolinérgico ou parassimpatolítico
Espaço morto anatômico	Volume das vias respiratórias de condução do meio externo (nariz e boca) até o nível em que o gás inspirado troca o oxigênio e dióxido de carbono com o sangue capilar alveolar
Espaço morto fisiológico	(VD) é a soma do espaço morto anatômico mais alveolar
Espaço morto mecânico	Volume dos gases expirados, contido no sistema respiratório do aparelho, que é reinspirado sem que haja uma alteração substancial do teor de gás carbônico
Estação	1. Estada ou paragem em um lugar 2. Lugar determinado onde param meios de transporte 3. Paragem de procissão para efetuar uma oração 4. Definição das quatro partes do ano entre o solstício e o equinócio (as estações do ano)
Estágios anestésicos	Em número de quatro, definidos por Guedel para determinar a profundidade anestésica e definido em números romanos. O terceiro estágio é dividido em quatro planos (números arábicos)
Estímulo nociceptivo	Estímulo capaz de avaliar e transmitir a dor. Exemplo: térmico, pressórico e elétrico
Estresse	Reações do corpo às forças de natureza prejudicial, infecções e vários estados anormais que tendem a perturbar seu equilíbrio fisiológico (homeostase)
$ETCO_2$	Concentração de CO_2 ao final da expiração
Éter dietílico puríssimo	Anestésico geral volátil empregado em induções e/ou manutenções anestésicas
Éter gliceril guaiacólico	Miorrelaxante de ação central empregado em equinos como veículo para induções anestésicas
Etomidato	Derivado imidazólico e agente indutor não barbitúrico empregado para anestesia geral
Etorfina	M99 – opiáceo mil vezes mais potente que a morfina empregada em grandes animais selvagens
Eupneia	Ventilação normal, ciclos rítmicos, repetida e sem pausa, inspiração ativa e expiração passiva, mecanismo automático e involuntário
Eutanásia	1. Morte indolor ou silenciosa 2. Morte intencional por meios artificiais
e.v.	Endoflébico (prefixo e sufixo gregos)
Excreção	Fenômeno que ocorre após aplicação, distribuição e metabolização, podendo ser excretado por rim, bile, urina, fezes, pele e saliva
Exoftalmia	Protrusão do globo ocular de sua órbita
Expansor plasmático	Solução de uma substância usada na transfusão na hemorragia e no choque como substitutivo do plasma. Exemplo: dextrana
Extensão	Dispositivo que conduz os gases (fluxos diluentes) em alta pressão da válvula redutora para o fluxômetro ou rotâmetro
Extubação	Remoção de um tubo de um órgão, estrutura ou orifício. Especificamente, remoção de um tubo após a intubação
Extubação precoce	Retirada da sonda endotraqueal antes da recuperação dos reflexos protetores ou retirada prematura
F	
f	Frequência respiratória
f	Femto = 10^{-15}
F	Fração da concentração de um gás em fase seca
Fármaco	Substância de estrutura definida que, em contato ou introduzida em um sistema biológico, modifica uma ou mais de suas funções
Fármaco antagonista	Ver *Antagonismo*
Farmacocinética	Estudo do caminho dos fármacos pelo organismo
Farmacodinâmica	Estudo do mecanismo de ação dos fármacos no organismo

(continua)

Termo	Definição
Fasciculação	Contrações involuntárias ou tremores de grupos (fascículos) de fibras musculares, uma forma mais grosseira de contração muscular do que a fibrilação
Fase de delírio	Fase evidenciada no II estágio de Guedel caracterizada pela alteração brusca de todos os parâmetros fisiológicos com nítida excitação
Fase de excitação	Ver *Fase de delírio*
Fase expiratória	Período que envolve toda a expiração
Fase inspiratória	Período que envolve toda a inspiração
Fazadínio	Miorrelaxante adespolarizante de ação periférica
FC	Frequência cardíaca
Fecaloma	Coproma, escatoma e estercoroma. Acúmulo de fezes concentradas e compactadas no cólon e no reto dando aspecto de tumor abdominal
Fenotiazina	Grupo de fármacos tranquilizantes empregados na medicação pré-anestésica
Fentanila	Opioide de curta duração
FGF	Fluxo de gás fresco
Fibrilação cardíaca	Contração muscular do miocárdio causada por excitação repetitiva não coordenada e que antecede a parada cardíaca
Ficha catalográfica	Conjunto de dados ordenados com descrição física e temática do trabalho, fornecendo ideia sumária do assunto tratado, contida em um retângulo de 7,5 × 12,5 cm
Filtro de absorção de gás carbônico	M. q. *Caníster*
FIO_2	Fração inspirada de oxigênio
Fístula do cordão espermático	Processo inflamatório crônico (fibromatoso) decorrente do insucesso de uma orquiectomia
Flanco	Região abdominal lateral
Floculação	Precipitação em forma de massas de flocosas. Exemplo: má conservação de barbitúricos
Flumazenil	Benzodiazepínico e fármaco antagonista dos mesmos
Flunitrazepam	Ansiolítico do grupo das benzodiazepinas
Flurazepam	Ansiolítico do grupo das benzodiazepinas
Fluxômetro	Qualquer dispositivo que indique o volume (escala simples ou expandida) por unidade de tempo, de um gás específico que por ele passe
Fole de ventilação	Dispositivo sanfonado que compõe o aparelho de respiração controlada e que propulsiona os gases para o paciente
Folha de rosto	Página que contém os elementos essenciais representativos do autor, título do trabalho, orientador, entidade, local e data
Frêmito	Ruído ressonante ou vibratório sentido pela colocação da mão sobre o organismo
Frequência	Número de recidivas regulares de um fenômeno em um período. Exemplo: frequência cardíaca
Frequência cardíaca (FC)	Número de recidivas regulares de batimentos cardíacos mensurados em batimentos cardíacos por minuto (bcm)
Frequência respiratória (f)	Número de recidivas regulares de movimentos respiratórios mensurados em movimentos respiratórios por minuto (mrm)
FSH	Hormônio foliculoestimulante
G	
g	Grama
G	Giga = 109
GABA	Ácido gama-aminobutírico
Galamina	Miorrelaxante adespolarizante de ação periférica
Ganido	Som emitido pelo cão em condição de desconforto
Garrote	Tubo de látex empregado para causar constrição nas aplicações intravenosas
GH	Hormônio de crescimento
Glicemia	Presença de glicose no sangue

(continua)

Termo	Definição
H	
H	Hora ou Hecto = 10^2
Halotano	Anestésico geral volátil, halogenado
Hb	hemoglobina
HCO_3	Bicarbonato
Hiperalgesia	M. q. *Hiperalgia* Sensibilidade extrema a estímulos dolorosos
Hiperalgia	Ver *Hiperalgesia*
Hipercalcemia	Níveis anormalmente altos de cálcio no sangue circulante
Hipercalemia	Concentração superior à normal de potássio no sangue circulante
Hipercapnia	Tensão de dióxido de carbono anormalmente elevada
Hipercarbia	Termo inadequado. Ver *Hipercapnia*
Hipercianose	Caracterizado pela cianose extrema
Hipercitemia	Presença de um número anormalmente elevado de hemácias no sangue
Hipercitocromia	Intensidade aumentada de coloração de uma célula, especialmente células sanguíneas
Hipercloremia	Elevações acima dos valores normais de íons de cloreto no sangue circulante
Hiperclorúria	Excreção aumentada de íons cloreto na urina
Hipercriestesia	Sensibilidade extrema ao frio
Hiperdipsia	Sede intensa, relativamente temporária
Hiperemético	Que se caracteriza por vômitos excessivos
Hiperemia	Presença de uma quantidade de sangue em uma parte ou órgão
Hiperemoglobinemia	Quantidade anormalmente elevada de hemoglobina no plasma sanguíneo circulante
Hiperestesia	Acuidade anormal tátil, dolorosa ou a outros estímulos sensoriais
Hiperglicemia	Concentração anormalmente elevada de glicose no sangue circulante
Hiperglicosúria	Excreção persistente de grandes quantidades de glicose na urina
Hipermagnesemia	Concentração superior à normal de magnésio no soro sanguíneo
Hiperóxia	Quantidade aumentada de oxigênio nos tecidos e órgãos
Hiperpirexia	Temperatura corporal significativamente acima do padrão normal da espécie
Hiperpotassemia	Níveis anormalmente altos de potássio no sangue circulante
Hiper-reflexia	Condição em que os reflexos estão exacerbados
Hipersalivação	Salivação aumentada
Hipersensibilidade	Resposta exagerada do organismo a um estímulo estranho
Hipertensão	Pressão sanguínea elevada
Hipertermia	Hiperpirexia induzida terapeuticamente
Hipertermia maligna	Elevação anormal e exagerada da temperatura corpórea motivada por patologia ou administração de algum fármaco. Exemplo: halotano em suínos halotano-positivos
Hipertonia	Tensão extrema dos músculos ou artérias
Hipertônico	Que tem uma pressão osmótica maior que uma solução de referência, habitualmente considerada como uma solução de referência, habitualmente considerada como plasma sanguíneo. Mais especificamente, refere-se a um líquido no qual as células se retraem ou líquido intersticial
Hiperventilação	Superventilação. Ventilação alveolar aumentada relativa à produção de dióxido de carbono metabólico, de modo que a pressão de dióxido de carbono alveolar diminui abaixo do normal
Hipervolemia	Volume anormalmente aumentado de sangue
Hipnalgia	Dor que ocorre durante o sono/sonho (ou dor do sono)
Hipnestesia	Sensação de sonolência
Hipnose	Sono artificial induzido por fármaco
Hipoanalgesia	Hipnose com analgesia
Hipocalcemia	Níveis anormalmente baixos de cálcio no sangue circulante

(continua)

Termo	Definição
Hipocalemia ou hipopotessemia	Concentração inferior à normal de potássio no sangue circulante. M. q. *Hipopotassemia*
Hipocapnia	Tensão arterial de dióxido de carbono anormalmente diminuída
Hipocarbia	Ver *Hipocapnia* (termo inadequado)
Hipocloremia	Diminuição aquém dos valores normais de íons de cloreto no sangue circulante
Hipocromia	Condição anêmica em que a porcentagem de hemoglobina nos eritrócitos está abaixo do normal
Hipoglicemia	Concentração anormalmente pequena de glicose no sangue circulante
Hipomagnesemia	Concentração inferior à normal de magnésio no soro sanguíneo
Hipopotassemia	Ver *Hipocalemia*
Hipotensão	Redução de pressão ou tensão de qualquer espécie
Hipotensão arterial	Redução de pressão ou tensão da pressão arterial
Hipotermia	Temperatura corporal significativamente abaixo do padrão normal da espécie
Hipoventilação	Redução da ventilação alveolar podendo ser de origem central, depressão dos centros respiratórios com alteração da frequência ou amplitude respiratória, geralmente involuntária
hl	Hectolitro
Ht	Hematócrito
Hz	Hertz = medida de frequência
I	
I	Tempo inspiratório
IC	Índice cardíaco
IDO_2	Índice da oferta de oxigênio
I:E	Relação inspiração e expiração
Índice biespectral	Ver *BIS*
Índice de depuração	Mensuração de remoção de uma substância do sangue. Exemplo: *clearance* urinário ou índice de depuração urinário
Indução da anestesia	Ato de induzir a anestesia permitindo a intubação e efetuada com fármacos que abolem o reflexo laringotraqueal
Instilação	Gotejamento de um fármaco em uma determinada estrutura. Exemplo: colírio anestésico
Intermediário	Ver *Conexão de tubo traqueal*
Intermediário a distância	Conexão com prolongamento empregado em anestesias que visa facilitar as manipulações cirúrgicas na cabeça
Introdução	Denominação dada ao capítulo de trabalho científico em que se descreve o prenúncio do trabalho científico, podendo constar a(s) justificativa(s) e o(s) objetivo(s)
Intubação	Inserção de um dispositivo tubular em um canal, órgão oco ou cavidade. Especificamente a passagem de um tubo oral, nasal ou traqueal para a anestesia ou controlar a ventilação pulmonar
Intubação traqueal	Inserção de um tubo apropriado na traqueia
Intubar	Tratar por intubação. Exemplo: intubar a traqueia
IRVP	Índice da resistência vascular pulmonar
IRVS	Índice da resistência vascular sistêmica
IS	Índice sistólico
Isofluorano	Anestésico geral volátil halogenado
IV	Intravenoso. Termo correto para identificar a aplicação de um fármaco dentro da veia. Prefixo e sufixo latinos
IVO_2	Índice de consumo de oxigênio
J	
J	Joule = medida de energia térmica
K	
K	Kelvin
K	Quilo = 10^3
kg	Quilograma

(continua)

Termo	Definição
kg/m	Quilograma por metro
km	Quilômetro
km/h	Quilômetro por hora

L

Termo	Definição
L	Abreviatura de litro. Pode-se empregar o símbolo "l", mas, por ser confundido com o número um, a fim de se evitar confusão, usa-se mais o "L" – Norma do Conselho Internacional de Pesos e Medidas (CIPM). Hoje, entretanto, aceita-se o emprego do ℓ
ℓ	Abreviatura de litro
Laparoscopia	Inspeção, geralmente com aparelhagem específica do abdome
Laparotomia	Incisão cirúrgica para abertura da cavidade abdominal. M. q. *Celiotomia*
Laringospasmo	Espasmo da laringe causado por patologias ou administração inadequada de fármacos. Exemplos: concentrações altas e rápidas de éter anestésico
Laringoscopia	Ato de inspecionar a laringe
Laringoscópio	Dispositivo destinado a visualizar a laringe
Latido	Som emitido pelo cão
LCR	Ver cefalorraquidiano
Levomepromazina	Fármaco tranquilizante derivado da fenotiazina
LH	Hormônio luteinizante
Lidocaína	Anestésico local de moderada duração
Lidocaína com vasoconstritor	Anestésico local de moderada duração com vasoconstritor
Líquido cefalorraquidiano (LCR)	Líquido em grande parte secretado pelo plexo coroide dos ventrículos cerebrais, que enche os ventrículos e as cavidades subaracnoides do cérebro e da medula espinal
Lista de abreviaturas	Listagem das abreviaturas empregadas em trabalho científico fundamentadas em normas técnicas nacionais e internacionais. Exemplo: INPM, ABNT, CONMETRO, SI, CIPM e ISSO
Lista de figuras ou tabelas	Listagem em números arábicos das figuras e tabelas expressas no trabalho
lm	Lúmen = medida de iluminamento
Lorazepam	Ansiolítico do grupo das benzodiazepinas
LPH	Hormônio lipotrópico
LTH	Hormônio luteotrópico
Luxação da patela	Perda da referência anatômica da patela
lx	Lux = Medida de iluminamento

M

Termo	Definição
m	Metro ou mili = 10^{-3}
M	Mega = 10^6
m/s	Metro por segundo
m^2	Metro quadrado
m^3	Metro cúbico
Manguito	Balonete inflável empregado em mensurações pressóricas ou adaptadas em sondas endotraqueais
Manômetro	Instrumento para medir a pressão ou a diferença de pressão de qualquer líquido ou gás
Manômetro aneroide	Manômetro com mostrador e ponteiro que gira movido por diafragma e tubo de Bourbon exposto à pressão. Dispositivo empregado para mensurar a pressão arterial em mmHg
Manotaço	Pancada desferida por um cavalo com um ou dois membros anteriores
Manutenção da anestesia	Ato de manter uma anestesia pela administração contínua de um fármaco anestésico
Máscara de anestesia	Dispositivo que cobre nariz e boca e tem por finalidade administrar fluxos diluentes (ar ou oxigênio) ou anestésicos inalatórios
Máscara laríngea	Dispositivo insuflável colocado na laringe permitindo a inspiração e expiração de anestésicos voláteis por uma via única

(continua)

Termo	Definição
Massagem cardíaca externa	Compressão manual rítmica dos ventrículos efetuada a céu fechado sobre o tórax
Massagem cardíaca interna	Compressão manual rítmica diretamente nos ventrículos com prévia toracotomia
Mastectomia	Ablação cirúrgica parcial ou total da mama
Material e método	Denominação dada ao capítulo de trabalho científico onde se descreve o material empregado (biológico ou não) e o procedimento experimental ou metodologia
mbar	Milibar = medida de pressão
Medazepam	Ansiolítico do grupo das benzodiazepinas
Medetomidina	Derivado imidazólico alfa-2 agonista de uso preferencial em pequenos animais
Medicação pré-anestésica	1. Ato de aplicar um fármaco antes da anestesia 2. Ato que antecede a anestesia preparando o animal para o sono artificial, dando-lhe a devida sedação, suprimindo-lhe a irritabilidade, agressividade e reações indesejáveis causadas pelos anestésicos
Mepazina	Tranquilizante do grupo das fenotiazinas
Meperidina	Opioide hipnoanalgésico
Mepivacaína	Anestésico local de moderada duração
Metabolismo basal	Utilização de oxigênio durante a atividade fisiológica mínima enquanto desperto, mensurando-se o consumo de oxigênio em jejum e repouso físico e mental a 20°C
Metadona	Narcótico sintético analgésico
Método berlinês	Método de derrubamento empregado em equinos também conhecido como método dos travões
Método circular	Sistema respiratório com absorvedor, no qual a direção do fluxo se faz separadamente nas vias inspiratória e expiratória pela interposição de válvulas unidirecionais
Método de absorção vaivém	Sistema respiratório sem válvulas, no qual o fluxo de gases se faz nos dois sentidos através de um absorvedor de gás carbônico colocado entre a bolsa e o paciente
Método de dupla argola	Método de derrubamento de bovinos de Almeida e Barros empregando-se uma corda descrevendo duas argolas cingindo o flanco e os membros pélvicos simultaneamente
Método de Rueff	Método de derrubamento empregado em animais com chifre. Desaconselhável em machos
Método dos travões	Método de derrubamento empregado em equinos; também conhecido como método berlinês
Método italiano	Método de derrubamento de bovinos machos ou fêmeas pelo cruzamento de cordas no dorso do animal
Método nacional	Método de derrubamento de equinos por meio de uma corda mantendo como ponto fixo o pescoço e dois cabos de tração
Metoexital	Anestésico geral barbitúrico intravenoso de ultracurta duração
Metopromazina	Tranquilizante derivado fenotiazínico
Metoxifluorano	Anestésico geral volátil halogenado abandonado por sua nefrotoxicidade
mg	Miligrama
mg/dℓ	Miligrama por decilitro
mg/kg	Miligrama por quilograma
Miado	Som emitido pelo gato
Micro	$\mu = 10^{-6}$
Midazolam	Ansiolítico do grupo das benzodiazepinas
Midríase	Dilatação pupilar
min	Minuto
Mioclonia	Espasmo clônico (contração e relaxamento) de um ou mais músculos
Miofibrilação	Fibrilação muscular
Miorrelaxante de ação central	Fármaco miorrelaxante que atua sobre o sistema nervoso central. Exemplo: xilazina
Miorrelaxante de ação periférica	Fármaco miorrelaxante que atua sobre a placa motora. Exemplo: pancurônio
Miose	Constrição pupilar
Miose puntiforme	Miose observada quando da aplicação de barbitúricos (terceiro plano do III estágio de Guedel)
Misturas carbogênicas	Misturas de $CO_2 + O_2$ ou $CO_2 + O_2 - N_2$ usadas em terapêutica de urgência em acidentes vasculares cerebrais isquêmicos

(continua)

Termo	Definição
ml/kg	Mililitros por quilograma
Mm	Milímetro
mmHg	Milímetro de mercúrio
mmol/l	Milimol por litro
mol	Quantidade de matéria
Monitor	Dispositivo que registra dados específicos de uma determinada série de acontecimentos, operações ou circunstâncias
Monitoramento	1. Função exercida por um monitor 2. Ato de registrar dados específicos de uma determinada série de acontecimentos, operações ou circunstâncias
Monitorar	Avaliar dados obtidos por aparelhagem técnica
Morfina	Opiáceo e potente analgésico empregado como valor-referência para os demais analgésicos
MPA	Medicação pré-anestésica
Mpm	Movimentos por minutos
Muflo	Região oral do focinho
Mugido	Som emitido pelos bovinos
N	
N	Newton
n	Nano = 10^{-9} ou representação de número de animais
N.m	Newton por metro – momento de uma força, Torque
N/m	Newton por metro – força por unidade de comprimento
N/m²	Newton por metro quadrado – rigidez à flexão
N_2O	Óxido nitroso ou protóxido de nitrogênio
NA	Norepinefrina
Naloxona	Antagonista de hipnóticos e endorfinas, desprovido de ação quando administrado sem hipnóticos
Narcose	Ver *Hipnose*
Narcose basal	Narcose produzida antes ou durante a realização de um procedimento médico, suficientemente profundo, de modo a necessitar de supervisão adequada e constante
NE	Norepinefrina
Nebulizador	Dispositivo destinado a adicionar água, sob forma de partículas, ao gás inspirado
Neurectomia	Secção de um nervo
Neuroléptico	Fármaco que administrado por via parenteral é capaz de produzir analgesia, tranquilização e sedação
Neuroleptoanalgesia (NLA)	Tratamento simultâneo por fármacos que têm características de neuroléptico e analgésico
Neurotomia	Incisão do nervo
Nistagmo	Movimento pendular (oscilatório) dos globos oculares
Nitrazepam	Ansiolítico derivado benzodiazepínico
nmol/l	Nanomol por litro
O	
O_2	Oxigênio
Ohm	Ω = medida de resistência elétrica
Oligúria	Diminuição da excreção de urina
Opiáceo	Qualquer preparação ou derivado do ópio
Opioide	Narcótico sintético, não derivado do ópio, mas que tem características semelhantes ao opiáceo
Opistótono	Espasmo tetânico em que a coluna dorsal e os membros curvam-se com convexidade para a frente
Orquiectomia	Ablação ou amputação dos testículos
Ortotanásia	Cessação deliberada de meios artificiais ou heroicos de manutenção da vida

(continua)

Termo	Definição
Ovariossalpingoisterectomia	Ablação do ovário, trompas e útero
Oxazepam	Ansiolítico derivado benzodiazepínico
Oxazolazepam	Ansiolítico derivado benzodiazepínico
Óxido nitroso	Protóxido de nitrogênio, gás inerte, incolor, ligeiramente adocicado com características anestésicas fracas, não podendo ser usado isoladamente
Oxi-hemoglobina (HbO$_2$)	Hemoglobina oxigenada no sangue arterial ou veia pulmonar e de cor vermelha rutilante
Oximetria	Mensuração do oxigênio sanguíneo
Oximioglobina	Mioglobina em sua forma oxigenada de estrutura análoga à da oxi-hemoglobina
P	
p	Nível de significância ou pico = 10^{-12}
P	Pressão do gás ou peta = 10^{-15}
P (A – a)O$_2$	Diferença de tensão de oxigênio alveolar e arterial
P (A – ET)CO$_2$	Diferença de tensão de dióxido de carbono alveolar e expirada
PA	Pressão arterial
Pa	Pascal – medida de pressão
Paciente	Sobre quem recai ou se exerce a ação de um agente. Termo rotineiramente empregado para uma pessoa ou animal que se submete pacientemente a um tratamento
PaCO$_2$	Pressão parcial de dióxido de carbono no sangue arterial
PAD	Pressão arterial diastólica
Palatite	Inflamação do palato frequentemente observada em equinos
Palato	Céu da boca
PAM	Pressão arterial média
Pancurônio	Miorrelaxante adespolarizante de ação periférica
PaO$_2$	Pressão parcial de oxigênio no sangue arterial
PAO$_2$	Pressão parcial alveolar de oxigênio
PAP	Pressão da artéria pulmonar
Parada respiratória	Ver *Apneia*
Parâmetro	Todo elemento cuja variação de valor altera a solução de um problema sem alterar sua natureza
Parâmetro fisiológico	Uma das muitas maneiras de medir ou descrever um comportamento fisiológico
Parassimpático	Referente ao sistema nervoso autônomo
Parassimpatolítico	Que se refere a um agente que anule ou antagonize os efeitos do sistema nervoso parassimpático. Exemplo: atropina
Parassimpatomimético	Que se refere a um agente que simula ou mimetiza os efeitos do sistema parassimpático. Exemplo: xilazina
PAS	Pressão arterial sistólica
PB	Pressão barométrica
PCO$_2$	Pressão parcial de dióxido de carbono
PEEP	Pressão positiva no final da expiração *(positive end-expiratory pressure)*
PEFP	Pressão expiratória final positiva corresponde à PEEP
Pentobarbital	Anestésico geral barbitúrico de moderada duração (1 a 2 h)
Período de latência	É o intervalo de tempo entre a aplicação de um fármaco e o início de sua atuação
Período de recuperação	É o intervalo de tempo que vai desde o início da consciência até a plenitude de seus reflexos
Período hábil anestésico	É o intervalo de tempo entre o início da atuação do fármaco até o início da recuperação
Período pós-anestésico	Período de tempo que transcorre desde o início da recuperação até o restabelecimento pleno da consciência e parâmetros fisiológicos do paciente
Período pré-anestésico	Período de tempo que ocorre antes do estabelecimento da anestesia
Período transanestésico	Período de tempo que transcorre durante a anestesia
Peritonite	Inflamação do peritônio

(continua)

Termo	Definição
Perspiração	Sudorese. Excreção de líquidos pelas glândulas sudoríparas da pele
pH	Símbolo para um logaritmo da recíproca da concentração de íons H
pH	Potencial hidrogeniônico do sangue arterial
PHA	Período hábil anestésico
PIC	Pressão intracraniana
Pinça tira-língua	Pinça empregada para afastar a língua de maneira atraumática para efetuar a intubação
Pincelamento	Método de passar um medicamento com algodão e porta-algodão
Pio	Som emitido por pássaros não canoros
PIO	Pressão intraocular
PL	Perío do de latência
Planos anestésicos	Em número de quatro e definidos por Guedel no terceiro estágio
Pneumotacógrafo	Instrumento para medir o fluxo instantâneo de gases respiratórios
PO_2	Pressão parcial de oxigênio
POAP	Pressão de oclusão da artéria pulmonar
Polipneia	Taquipneia
Poliúria	Emissão de grande quantidade de urina
Posição de esfinge	Postura do animal imitando a posição da Esfinge. Postura preferencialmente empregada em anestesias espinais
Posição ortostática	Posição ereta
Posição quadrupedal	Postura atribuída ao animal quadrúpede quando está de pé
PPCVA	Pressão positiva contínua nas vias respiratórias
ppm	Partes por milhão
PR	Período de Recuperação
Pré-medicação	Ato de aplicar um fármaco antes de uma medicação. Termo erroneamente adotado depois de aplicada a medicação pré-anestésica (MPA)
Pressão arterial	Tensão do sangue dentro das artérias mantida pela compressão do ventrículo esquerdo, resistência dos vasos e capilares, elasticidade das paredes arteriais, viscosidade e volume do sangue, expressa como relativa à pressão atmosférica ambiente
Pressão arterial diastólica (PAD)	Pressão arterial durante o relaxamento diastólico da câmara cardíaca mensurada em mmHg
Pressão arterial média (PAM)	Pressão arterial obtida
Pressão arterial sistólica (PAS)	Pressão arterial durante a contração sistólica de uma câmara cardía ca mensurada em mmHg no fim da sístole
Pressão atmosférica	Pressão absoluta da atmosfera ambiente, variando com a estação, altitude expressa em fisiologia respiratória em mmHg ou torr. No nível do mar, 1 atmosfera corresponde a 1.013,3 milibar, 760 mmHg ou 14,7 libras/pol
Pressão cerebrospinal (PC)	Pressão do líquido cefalorraquidiano mensurado em mmH_2O
Pressão intracraniana (PIC)	Pressão mensurada dentro da cavidade intracraniana e mensurada em mmHg
Pressão intraocular (PIO)	Pressão do líquido intraocular medida em mmHg
Pressão intratorácica (PIT)	Pressão mensurada dentro da cavidade torácica expressa em cmH_2O
Pressão retrógrada	Pressão exercida pelo retrocesso na circulação por obstrução do fluxo normal. Exemplo: congestão da circulação pulmonar
Pressão venosa central (PVC)	Pressão do sangue no sistema venoso na veia cava superior e inferior entre 4 e 10 cmH_2O
Prilocaína	Anestésico local de moderada duração
Prilocaína com vasoconstritor	Anestésico local de moderada duração, com vasoconstritor
Procaína	Anestésico local de curta duração não autoclavável
Proclorpromazina	Tranquilizante derivado fenotiazínico
Promazina	Tranquilizante derivado fenotiazínico
Prometazina	Tranquilizante derivado fenotiazínico
Propiopromazina	Tranquilizante derivado fenotiazínico
Propofol	Anestésico geral intravenoso de ultracurta duração

(continua)

Termo	Definição
Proprietário	Aquele que tem propriedade sobre alguma coisa; senhor de bens
Protóxido de nitrogênio	Ver *Óxido nitroso*
Protrusão	Estado de estar projetado para diante ou projetado
PTH	Paratormônio
Ptialismo	Ver *Sialismo*
Pulso filiforme	Atribuição semiológica dada ao pulso taquisfígmico e filiforme presente em animais com grave hemorragia
Pupila concêntrica	Pupila característica do homem, carnívoros, roedores, aves e suínos
Pupila longitudinal	Pupila característica de felinos
Pupila transversal	Pupila característica de ruminantes e herbívoros
PVC	Pressão venosa central
PvCO$_2$	Pressão parcial de dióxido de carbono no sangue venoso
PVO$_2$	Pressão parcial de oxigênio no sangue venoso
Q	
Q	Volume de sangue
R	
R	Relações das trocas respiratórias
Raquidianestesia	Anestesia subaracnóidea
Reanimação	Ato de ressuscitar ou reviver o paciente após a morte potencial ou aparente
Receptor	1. Estrutura específica na interação de uma substância química (neurotransmissor) com o componente celular 2. Termo de Sherrington para designar qualquer das várias terminações sensoriais da pele ou tecidos profundos, vísceras e órgãos do sentido
Recuperação anestésica	1. Ato de despertar após a administração de um fármaco anestésico definido pelo período de recuperação 2. Período pós-anestésico em que se observa a volta dos reflexos protetores e posturais do paciente até o restabelecimento total. Erroneamente denominado de retorno anestésico
Reflexo anal	Contração do esfíncter anal ao beliscamento
Reflexo corneal	Contração palpebral ao se tocar a córnea com pincel de pelo de camelo
Reflexo de endireitamento	Tônus postural normal adquirido pelo paciente quando forçado em posturas de decúbito
Reflexo interdigital	Retração dos membros quando se belisca a membrana interdigital em cães e gatos ou força-se a abertura dos cascos em bovinos
Reflexo laringotraqueal	Resposta protetora de fechamento da laringe e traqueia ao serem tocadas
Reflexo oculopalpebral	Resposta protetora de fechamento ao se tocar a pálpebra ou córnea
Reflexo protetor	Resposta protetora parcial ou total do organismo ao se emitir um estímulo sobre determinada estrutura
Reflexo pupilar	Resposta protetora de constrição ou relaxamento pupilar a um estímulo luminoso
Regurgitação	Fluxo retrógrado de alimento estomacal
Regurgitação espontânea	Fluxo retrógrado de alimento estomacal involuntário frequentemente observado em bovinos após aplicação de certos fármacos. Exemplo: xilazina
Reinalação	Inalação de parte ou de todos os gases previamente expirados
Relincho	Som emitido pelo equino
Respiração	Processo vital fundamental característico de vegetais e animais, em que o oxigênio é usado para oxidar moléculas de combustível orgânico, fornecendo uma fonte de energia e de dióxido de carbono e água. Sinônimo: ventilação
Respiração abdominocostal	Modalidade respiratória com predominância da ação da musculatura abdominal sobre a costal, observada em início da depressão respiratória
Respiração agônica	Respiração que ocorre de maneira intermitente durante a agonia, caracterizada pela abertura e fechamento da mandíbula e causada por estágios anestésicos profundos (Guedel IV) ou por anoxia
Respiração apnêustica	Apneuse interrompida periodicamente pela expiração
Respiração artificial	Ver *Ventilação artificial*
Respiração assistida	Ver *Ventilação assistida*
Respiração controlada	Ver *Ventilação controlada*
Respiração diafragmática	Modalidade respiratória observada na depressão respiratória intercostal e abdominal caracterizada pela taquipneia, queda do volume corrente e movimentação diafragmática

(continua)

Termo	Definição
Respiração espontânea	Ato cíclico, contínuo e involuntário de expansão pulmonar traduzido pela frequência respiratória
Respiração torácica	Efetuada pela ação dos músculos intercostais e outros que elevem as costelas, causando expansão do tórax
Respirador	Ventilador, aparelho para administrar respiração artificial, por diferentes períodos, em casos de apneia
Respirador automático	Ventilador automático
Respirômetro de Dräger	Ver *Ventilômetro de Dräger*
Respirômetro de Wright	Ver *Ventilômetro de Wright*
Ressuscitador (Reanimador)	Aparelho que força o gás (geralmente oxigênio) a fim de produzir ventilação artificial
Ressuscitar	Ato de levantar novamente, reviver, ou efetuar a reanimação
Resultados	Apresentação obtida a partir da coleta dos dados experimentais de maneira clara e concisa, expressa de forma redacional, ou gráficos, tabelas, esquemas, mapas, fotografias ou desenhos
Resumo	Denominação dada ao capítulo de trabalho científico em que se descreve resumidamente o trabalho como um todo
Revisão bibliográfica	Denominação dada ao capítulo de trabalho científico em que se descreve a manifestação de outros autores em trabalhos correlatos
Romifidina	Derivado imidazólico alfa-2 agonista usado em tranquilização preferencial em equinos
Ronronar	Ruído contínuo produzido pelo gato em descanso
Ropivacaína	Anestésico local de longa duração
Ropivacaína com vasoconstritor	Anestésico local de longa duração com vasoconstritor
Rotâmetro	Qualquer dispositivo que indique com precisão (em mℓ) o volume, por unidade de tempo, de um gás específico que por ele passe
rpm	Rotações por minuto
RPPNI	Respiração com pressão positiva-negativa intermitente
Rugido	Som emitido pelo leão
Ruminação	Processo fisiológico, em ruminantes, em que o alimento grosseiro, ingerido rapidamente, é regurgitado do rúmen, completamente remastigado, reduzindo-o a partículas mais finas, misturado à saliva, e novamente deglutido
Ruminocentese	Perfuração intencional do rúmen para fins terapêuticos ou diagnósticos
Ruminotomia	Incisão intencional (cirúrgica) do rúmen para efetuar esvaziamentos ou outras manipulações
S	
S	Siemens = medida de condutância
s	Segundo
S	Desvio-padrão
SatO$_2$	Saturação de oxigênio na hemoglobina
SatvO$_2$	Saturação de oxigênio no sangue venoso
SC	Subcutâneo
SE	Serotonina
Sedação	Ato de acalmar ou de administrar um sedativo
Sedativo	Fármaco responsável pela redução da excitação nervosa
Sevofluorano	Anestésico geral volátil halogenado
Shunt	Derivar ou desviar
Shunt arteriovenoso	Passagem de sangue diretamente das artérias para as veias, sem atravessar a rede capilar
Sialismo	Secreção excessiva de saliva
Sialorreia	Ver *Sialismo*
Sialosquese	Supressão da secreção salivar
Simpático	Ver *Adrenérgico*
Simpatolítico	Ver *Adrenolítico*
Simpatomimético	Que se refere a um agente que simula ou mimetiza os efeitos do sistema simpático. Exemplo: epinefrina exógena
Síncope branca	Parada cardíaca irreversível causada por agentes simpáticos sinérgicos. Exemplo: halotano e epinefrina
Sinergismo	Quando o efeito de dois fármacos ocorre na mesma direção

(continua)

Termo	Definição
Sinergismo negativo	Quando da associação de um ou mais fármacos resultam efeitos sinérgicos indesejáveis
Sinergismo por potenciação	Quando o efeito associado de dois ou mais fármacos é maior que a soma dos efeitos isolados
Sinergismo positivo	Quando da associação de um ou mais fármacos resultam efeitos sinérgicos desejáveis
Sistema sem reabsorção de CO_2	Circuito aberto
SL	Sublingual
SNC	Sistema nervoso central
Sobredosagem	Quantidades elevadas observadas na dosagem de um líquido biológico
Sobredose	Aplicação de uma dose (massa) excessiva
Solução coloidal	Solução dispersoide, emulsoide ou suspensoide
Solução cristaloide	Solução isotônica contendo solução salina e soluções eletrolíticas balanceadas. Exemplo: solução fisiológica e Lactato de Ringer
Solução hiperbárica	Solução mais densa que o diluente ou meio
Solução hipertônica	Solução que tem tensão osmótica superior à do soro sanguíneo. Exemplo: acima de 0,9 g de NaCl em cada 100 mℓ
Solução hipotônica	Solução que tem tensão osmótica inferior à do soro sanguíneo. Exemplo: menos de 0,9 g de NaCl em cada 100 mℓ
Solução isobárica	Solução que apresenta a mesma densidade ou tensão do diluente ou meio
Solução salina isotônica	Solução que tem tensão osmótica à do soro sanguíneo. Ex.: 0,9 g de NaCl em cada 100 mℓ
Solução saturada	Solução que contém o máximo de substância capaz de dissolver-se
Sonda de Magill	Ver *Sonda endotraqueal*
Sonda endotraqueal	Tubo destinado a ser introduzido na traqueia, por qualquer via que a ela cheguem, com o objetivo de conduzir os gases e vapores que a ela se dirigem ou que dela são procedentes
Sonda nasogástrica	Tubo destinado a ser introduzido no estômago através do nariz para introduzir medicamentos, diagnosticar conteúdos estomacais ou esvaziamentos do mesmo
Sonda orotraqueal	Ver *Tubo orotraqueal*
SPI	Suporte pressórico inspiratório
STH	Hormônio somatotrópico
Succinilcolina	Miorrelaxante despolarizante de ação periférica
Sumário	Denominação dada ao capítulo de trabalho científico que expressa em números arábicos a listagem das páginas contidas no trabalho
Suspiro (do ventilador)	Aumento deliberado do volume corrente, intermitente, durante um ou vários ciclos respiratórios
T	
T	Tonelada = medida de massa
T	Tempo ou tera = 10^{-2}
T °C	Temperatura
t½α	Meia-vida de distribuição inicial
t½β	Meia-vida de eliminação
Tamponamento cardíaco	Interferência na mecânica cardíaca causada por processos patológicos do pericárdio
Taquiarritmia	Taquicardia acompanhada de arritmia
Taquicardia	Elevação anormal de batimentos cardíacos
Taquipneia	Polipneia
Temperatura ambiente	Mensuração da temperatura ambiental geralmente controlada com a máxima e mínima
Temperatura cutânea	Temperatura obtida na pele
Temperatura esofágica	Temperatura obtida por meio de um sensor introduzido no esôfago
Temperatura retal	Temperatura obtida pelo termômetro ou sensor encostado na mucosa retal
Tempo de preenchimento capilar (TPC)	Período de tempo (fisiológico) suficiente para perfundir um capilar
Tempo de reperfusão capilar (TRC)	Período de tempo suficiente para reperfundir um capilar após uma obstrução mecânica voluntária. Exemplo: pressão de um dedo sobre uma gengiva

(continua)

Termo	Definição
Tenectomia	Ablação parcial ou total de um tendão
Tenorrafia	Sutura de um tendão
Tenotomia	Incisão intencional (cirúrgica) de um tendão
TEO$_2$	Taxa de extração de oxigênio
Tese	Trabalho científico inédito com tema específico e delimitado com o objetivo de reunir, analisar e interpretar informações, descrevendo-as de acordo com as normas vigentes visando o título de doutor sob a égide de um orientador ou visando o título de Livre-docente com auto-orientação
Tetracaína	Anestésico local empregado em anestesias tópicas oculares
Tiamilal	Anestésico geral barbitúrico intravenoso de ultracurta duração
Tiletamina	Anestésico dissociativo derivado fenciclidínico
Timpanismo	Distensão abdominal causada pelo acúmulo de gases intestinais
Tiobarbitúrico	Nome genérico dos barbituratos que têm um radical enxofre no C5
Tiopental	Anestésico geral barbitúrico intravenoso de ultracurta duração
Tônus postural	Posição do corpo e dos membros como um todo
Toracocentese	Perfuração terapêutica ou diagnóstica da cavidade torácica
Toracotomia	Incisão intencional (cirúrgica) da cavidade torácica
Torpedo	Ver *Cilindro*
Toxemia	Presença de toxinas no sangue
Tranquilizante	Fármaco que promove tranquilidade
Traqueostomia	Abertura de uma boca (*stoma* = boca) na traqueia
Traqueotomia	Incisão intencional (cirúrgica da traqueia)
Trepanação	Remoção de um fragmento circular ("botão") de crânio por um trépano
TRH	Hormônio liberador de tireotropina
Trisma	Fechamento firme da mandíbula por espasmos tônicos dos músculos da mastigação geralmente causados por patologias ou distúrbios nervosos. Exemplo: tétano
Tronco	1. Dispositivo adotado para conter animais de grande porte 2. Denominação anatômica dada ao conjunto tórax e abdome
TSH	Hormônio estimulante tireóideo
Tubo de traqueostomia	Tubo destinado a ser introduzido na traqueia, por meio de traqueostomia
Tubo nasotraqueal	Tubo traqueal destinado a ser introduzido na traqueia pelo nariz
Tubo orotraqueal	Tubo traqueal destinado a ser introduzido na traqueia pela boca
Tubo traqueal	Ver *Sonda endotraqueal*
Tutor	Aquele que escolheu a companhia de um tutelado e lhe proporciona cuidados e proteção de forma responsável. Exemplo: um cão
U	
Uivo	Som emitido pelo lobo
Umidificador	1. Dispositivo destinado a adicionar água, sob forma de vapor, ao gás inspirado 2. Dispositivo empregado em inalações que permite a passagem de oxigênio puro (100% e seco) pela água para depois ser oferecido ao paciente
V	
V	Volume gasoso ou Volts = medida de tensão elétrica
V	Volume gasoso em unidade de tempo
V/Q	Relação ventilação-perfusão
VAF	Ventilação de alta frequência
Válvula de alívio	Ver *Válvula de excesso*
Válvula de excesso	Válvula que limita o volume de gases no interior do sistema respiratório com consequente controle da pressão dentro do sistema e da pressão intrapulmonar
Válvula de regulagem de pressão	Ver *Válvula redutora*

(continua)

Apêndice B • Nômina Anestesiológica

Termo	Definição
Válvula de retenção	Ver *Válvula unidirecional*
Válvula de segurança	Válvula de limite de pressão que funciona a uma pressão predeterminada ou pré-ajustada e que protege o paciente contra excessos de pressão positiva (válvula de escapamento de excesso) ou a uma pressão subatmosférica permitindo a compensação de gás insuficientemente durante a inspiração
Válvula direcional	Válvula destinada a controlar o fluxo de um fluido em determinada direção
Válvula expiratória	Válvula que, quando aberta, deixa passar apenas os gases expirados pelo paciente
Válvula inspiratória	Válvula que, quando aberta, deixa passar apenas os gases inspirados pelo paciente
Válvula redutora	Válvula reguladora de pressão. Válvula usada em sistemas de pressão, que permite a regulagem da pressão de linha em sistemas centralizados ou antes do fluxômetro reduzindo-a a níveis satisfatórios para um suprimento constante e seguro
Válvula unidirecional	Válvula que só permite o fluxo em uma única direção. Exemplos: válvula inspiratória ou expiratória, válvula de Rubin
VAP	Ventilação de apoio pressórico
Vaporizador	Equipamento destinado a facilitar a mudança de estado físico do anestésico de líquido para o gasoso
Vaporizador universal	Vaporizador possível de utilizar-se com vários agentes voláteis, mas que não permite conhecer com precisão a concentração de saída comum de gases, nem mantém a concentração constante durante todo o tempo de uso
Vaporizador calibrado	Vaporizador que permite saber diretamente a concentração do agente anestésico na saída comum de gases, dentro de determinados limites de fluxo e temperatura, e sendo específica à calibração para somente um agente
Vaporizador termocompensado	Vaporizador concebido para diminuir as variações de concentração dos vapores anestésicos em função de alterações de temperatura que possam ocorrer durante seu uso normal
VD	Volume de espaço morto
Ventilação	Substituição de ar ou por outro gás em um espaço por ar ou outro gás fresco
Ventilação artificial	Aplicações de pressões geradas mecânica ou manualmente, em geral positivas, a gás, no interior ou ao redor das vias respiratórias como uma maneira de produzir troca gasosa entre os pulmões e a atmosfera circundante. Sinônimo: respiração artificial
Ventilação assistida	Aplicação de pressão gerada mecânica ou manualmente, em geral positivas, ao(s) gás(es), no interior ou ao redor das vias respiratórias durante a inalação como uma maneira de aumentar o movimento do(s) gás(es) para os pulmões
Ventilação controlada	Respiração controlada ou aplicação intermitente de pressão positiva, gerada de modo mecânico ou manual, ao(s) gás(es) no interior ou ao redor das vias respiratórias, como uma forma de forçar a entrada do(s) gás(es) no pulmão na ausência de movimentos respiratórios espontâneos
Ventilação espontânea	Ver *Respiração espontânea*
Ventilador	Ver *Respirador*
Ventilador automático	Respirador automático
Ventilar	Oxigenar o sangue nos capilares sanguíneos
Ventilometria	Ato de mensurar a ventilação
Ventilômetro	Dispositivo destinado a medir o volume gasoso
Ventilômetro de Dräger	Medidor inferencial para determinar o volume corrente e minuto do número de revoluções de uma ventoinha movida pela corrente de gás, quando esta passa através de dois rotores em forma de losango com pequeno peso
Ventilômetro de Wright	Medidor inferencial para determinar o volume corrente e minuto do número de revoluções de uma ventoinha movida pela corrente de gás, quando esta passa através de dez aberturas tangenciais em um anel estator cilíndrico para girar um rotor de duas lâminas planas
Via de administração	Tópica, intradérmica, subcutânea, intramuscular, intravenosa ou endoflébica, intra-articular, pulmonar, retal, intra-arterial
Via pérvia	Indica permeabilidade ou passagem livre de uma via
VM	Volume-minuto
Vocalização	Ato ou efeito de vocalizar
Vocalizar	1. Cantar sem pronunciar a letra do canto nem as notas da música, executando as modulações da voz sobre uma vogal 2. Transformar consoantes em vogais
Volume corrente (V_T)	Volume de gás expresso em mililitros inspirado ou expirado pelo paciente ou no simulador pulmonar durante a fase inspiratória ou expiratória
Volume expiratório de reserva	Gás residual ainda passível de ser expirado ao término de uma expiração normal
Volume-minuto (V_M)	1. Volume de gás, expresso em litros, que entra ou sai dos pulmões ou simulador respiratório durante 1 min 2. Resultante do produto da frequência respiratória pelo volume corrente ($V_M = f \times V_T$)
Volume residual	Gás que permanece nos pulmões ao término de uma expiração forçada

(continua)

Termo	Definição
VPI	Ventilação pulmonar independente
VPPI	Ventilação à pressão positiva intermitente
V_T	Volume corrente
Vulvoplastia	Cirurgia corretiva (plastia) da vulva
W	
W	Watt = medida de potência
X	
Xerostomia	Secura da boca
Xilazina	Derivado imidazólico-agonista alfa-2
Z	
Zolazepam	Ansiolítico do grupo das benzodiazepinas
Zurro	Som emitido pelo burro ou jumento

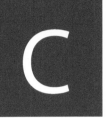

Símbolos Especiais

Símbolos especiais empregados em nomenclatura anestesiológica: gases.

Símbolos primários	Símbolos secundários
V = volume	I = gás inspirado
P = pressão	E = gás expirado
F = fração da concentração de gás (fase seca)	A = gás alveolar
f = frequência respiratória (mov/min)	T = gás corrente
D = capacidade de difusão	D = espaço morto
R = relação das trocas respiratórias	B = barométrico
– = o traço sobre a letra indica valor médio	M = min
· = o ponto sobre a letra indica derivação de tempo	–
Exemplos	

V_T = volume corrente

V_D = volume do espaço morto

$\bar{V}_T$ = volume corrente médio

$\dot{V}O_2$ = consumo de O_2 por minuto

PaO_2 = pressão de O_2 alveolar

Símbolos especiais empregados em nomenclatura anestesiológica: sangue.

Símbolos primários	Símbolos secundários
Q = volume de sangue	a = sangue arterial
C = concentração de gás	v = sangue venoso
S = % de saturação de hemoglobina com O_2 ou CO_2	c = sangue capilar
Exemplos	

$PaCO_2$ = pressão parcial de CO_2 no sangue arterial

PvO_2 = pressão parcial de O_2 no sangue venoso

CaO_2 = mℓ de O_2 em 100 mℓ de sangue arterial

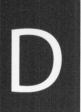

D Conversões Úteis

Unidades de comprimento.

Unidade	Correspondência
1 km	10.000 dm
0,0001 km	1 dm
1 m	10 dm
	100 cm
	1000 mm
	0,0001799856 légua náutica
	0,000621371192 milhas
	0,0005399568 milhas náuticas
	39,37 polegadas
	1,09 jardas
1 milha náutica	1.852,00 m
1 légua náutica	5.556,00 m

Unidades de área.

Unidade	Correspondência
1 Acre (A)	0,0040468564 km
1 km²	247,1053814738 Acres (A)
1 km²	1.195.990,0463 jardas quadradas (ja²)
1 m²	1.550,0031 polegadas quadradas (pol²)
	10,763910417 pés quadrados (ft²)
	0,0001 hectares
	0,001 decares
	0,01 are

Unidades de densidade.

Unidade	Correspondência
1 g/cm³	10.00.000,00 g/m³
	1.000 g/ℓ
	1.000,00 kg/m³
	0,05780366672 onça por polegada cúbica (pol³)
	998,84736919 onças por pé (ft³)
	0,036127292 libra por polegada (pol³)
	62,427960576 libras por pé (ft³)
	1,00118032458 água a 20°C

Unidades térmicas.

Unidade	Correspondência
1 kcal	1.000 cal
	3.085,96 pé lib
	0,0015585656 cavalo de força por hora (cf/h)
	4.183,99 jardas
	426,64 kg metros
	4,18 kilo jardas
	0,00116222222222 quilowatt-hora (kWh)
	3,96661370258777 termos

Unidades de taxas de fluxo.

Unidade	Correspondência
1 m³/s	60 m³/min
	3.600 m³/h
	1.000 ℓ/s
	60.000 ℓ/s
	3.600.000,00 ℓ/h
	35,3146667 pés cúbicos por segundo (ft³/s)
	2.118,88 pés cúbicos por minuto (ft³/min)
	127.132,80 pés cúbicos por hora (ft³/h)
	264,17 galões (US) por segundo (gal/s)
	15.850,32 galões (US) por minuto (gal/min)
	951.019,38 galões por hora (gal/h)
1 gota	1 gota equivale a 3 microgotas, então 20 gotas equivalem a 60 microgotas. Pode-se obter uma relação entre mililitros e microgotas. Portanto, 1 mℓ contém 60 microgotas
1 gota	0,05 mℓ
20 gotas	1 mℓ

Unidades de aceleração.

Unidade	Correspondência
1 m/s²	100 m/s²
	0,1019716 gravidade
	3,280839 ft/seg²
	39,37 pol/seg²
	100 galileos (gal)
	0,1 Leos

Unidades de força.

Unidade	Correspondência
1 gf	0,0098 Neutões
	980,66 dynes
	0,001 kgf
	9,80 Kn (Kiloneutões)
	0,035 onça força (ozf)
	0,0022 libra força (lbf)
	1e-006 tonelada força (métrico) tnf
	1,10 tnf (EU)

Unidades de pressão.

Unidade	Correspondência
1 mmHg (0°c)	13,59 kgf/m²
	0,0013 kgf/cm²
	133,32 N/m²
	0,013 N/cm²
	0,00013 N/mm²
	0,0013 bars (b)
	1,33 millibars (mb)
	133,32 Pascal (Pa)
	1,33 Hectopascal (hPa)
	0,00013 Megapascal (Mpa)
	0,0013 atm
	1,000056 Torrs
	0,039 polegadas de mercúrio (inHg)
	13,59 mmH$_2$O

Unidades de massa.

Unidade	Correspondência
1 kg	1.000 g
	35,27 onças (on)
	2,20 libras (lb)
	15.432,35 grain (gr)

Unidades de velocidade.

Unidade	Correspondência
1 km/h	0,016 km/min
	0,00027 km/s
	54,68 pés por minuto (ft/min)
	0,91 pé por segundo (ft/s)
	10,93 polegadas por segundo (pol/s)
	0,54 nós marítimos (nmph)
	16,66 metros por minuto (m/min)
	0,28 metro por segundo (m/s)
	0,62 milha por hora (mph)
	9.265666931111111e-0... velocidade da luz (c)
	0.000816297211 velocidade do som Mach

Unidades de temperatura.

Unidade	Correspondência
1°C	33,8 Fahrenheit °F
	274,15 Kelvin
	493,47 Rankine (°R)
	0,8 Réaumur (°Ré)

Unidades de energia.

Unidade	Correspondência
1 quilowatt	1.000 Watts
	1.000.000 milliwatts
	1,34 cavalo de força (cf)
	238,84 calorias por segundo (cal/s)
	14.330,75 calorias por minuto (cal/min)
	859.845,23 calorias por hora (cal/h)
	2.655.223,83 pés libras por hora (pelbf/h)
	60 decibéis (dBm)

E Pesos e Volumes

Pesos e volumes.

1 g
0,001 kg
0,01 hg
0,1 dg
10 dg
100 cg
1.000 mg
1.000.000 µg

1 ℓ
1.00 mℓ
100 cℓ
10 dℓ

1 mℓ
0,001 (1 mℓ = 1 cc = 1 cm³)
0,01 dℓ
0,1 cℓ
1.000 µℓ

Soluções.

1:1.000
0,1 g em 100 mℓ ou em 1 mg em 1 mℓ

1%
1 g em 99 mℓ de água destilada

Conversões.

1 libra por polegada
0,070 kg/cm²
51,7 mmHg
70,3 cm de água

1 mmHg
1,36 cm de água

1 cm de água
0,73 mmHg

1 atmosfera
760,00 mmHg
14,7 libras por polegada quadrada
1,03 kg/cm²

1 kg
0,453 libra

Medidas de pressão.

1 bar
100.000 Pa
0,9869 atmosfera
1,02 kgf/cm²
14,5 PSI
750 mmHg
10,22 m de coluna de água
1.022,0 cmH$_2$O

F Valores Paramétricos Normais

Valores paramétricos normais em diferentes espécies domésticas.

Espécie	Pulso arterial (pulsação/min)	Frequência respiratória (mov/min)	Temperatura (°C)	Movimentos do rúmen (mov. 5 min)
Equino	28 a 40	10 a 16	37,5 a 38,5	–
Potro				
• 1 a 2 dias	100 a 120	–	–	–
• 14 dias	80 a 90	–	–	–
• 3 a 6 meses	64 a 76	–	Até 39,3	–
• 6 a 12 meses	48 a 72	–	–	–
• 1 a 2 anos	40 a 56	–	–	–
Asininos e muares	42 a 52	10 a 20	37,5 a 39,5	–
Bovino	40 a 80	10 a 40	38,5 a 39,0	10 a 14
Bezerro				
• 2 a 12 meses	80 a 100	–	38,5 a 40,0	–
Ovinos e caprinos	70 a 80	12 a 20	38,5 a 40,0	7 a 15
Cordeiro	100 a 120	–	–	–
Suíno	60 a 80	8 a 18	38,0 a 40,0	–
Cão				
• Porte pequeno	80 a 120	–	–	–
• Porte médio	60 a 120	10 a 40	38,0 a 39,0	–
• Porte grande	66 a 88	–	–	–
Felino	110 a 130	20 a 40	38,5 a 39,5	–
Coelho	120 a 140	50 a 60	38,5 a 39,5	–
Cobaia	–	100 a 150	37,8 a 39,5	–

Para transformar graus Celsius em Fahrenheit: (0 °C × 9/5) + 32 = 32 °F.

Para transformar graus Fahrenheit em Celsius: (32 °F − 32) × 5/9 = 0 °C.

Valores Gasométricos Médios Normais

Valores gasométricos médios normais em equinos.

Unidade de medida	Susko, 1981	Deegen, 1984
pH	7,43	7,36 a 7,44
PaCO$_2$ (mmHg)	39,9	35 a 45
PaO$_2$ (mmHg)	95,1	95 a 105
HCO$_3$ (mEq/ℓ)	27,0	22 a 26
Excesso de base (mEq/ℓ)	2,7	−3 a 13

Valores gasométricos médios normais em cães.

Unidade de medida	Correspondência
pH	7,43 a 7,47
PaCO$_2$ (mmHg)	23 a 29
PaO$_2$ (mmHg)	81 a 86
HCO$_3$ (mEq/ℓ)	15 a 19
Excesso de base (mEq/ℓ)	−4 a −9

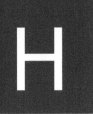

Valores Normais de Volume Corrente

Valores normais de volume corrente em diferentes espécies domésticas.

Espécies	V_T (ml)	f (frequência respiratória)	V_M (volume-minuto)
Cão:			
• 6 a 8 kg	102,7	22	2.221 (Massone, 1984)
• 8 a 10 kg	120,7	20	2.452
• 10 a 12 kg	156,6	19	2.974
Ovelha	150 a 260	–	–
Cabra	310	–	–
Vaca	4.000 a 6.000	–	–
Cavalo	5.000 a 7.000	–	–
Homem	500 a 600	–	–

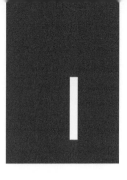

Escala de Sensibilidade

Escala de sensibilidade.

Regiões	Grau de sensibilidade			
	+	++	+++	++++
Pele	Partes córneas Partes calosas	Dorso Membros Pescoço	Extremidades, focinho, ventre	Dedos, lábios, nariz, genitais externos
Mucosas	Esôfago, intestino, estômago até reto	Vagina Útero Faringe	Boca Nariz Conjuntiva Bexiga	Reto, ânus, uretra, vestíbulo vaginal, partes da cavidade nasal
Tecidos conjuntivos fibrosos	Tendões Músculos	Tecidos subcutâneos	Aponevroses Tecido peritendinoso	Periósteo Pericôndrio
Esqueleto	Substâncias ósseas sem periósteo Cartilagens	Endósteo Medula Ligamentos	Periósteo e pericôndrio Cápsula articular	Cavidade alveolar
Vísceras	Parede do estômago e intestino, rim, fígado, pulmões, tireoide, útero e ovário	Epíplon Vesícula Cápsula renal	Vias biliares Pedículo esplênico, ligamento uterossacro, inserção do meson	Peritônio, pleura, diafragma, pedículo renal, testículo
Substâncias nervosas	Cérebro Medula espinal Dura-máter	Dura-máter da base Linfonodos	Nervo simpático, raízes espinais, plexos periarteriais	Nervos sensoriais Nervos mistos

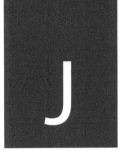

Número de Vértebras

Número de vértebras em diferentes espécies.

Espécie	Vértebras				
	Cervicais	Torácicas	Lombares	Sacras	Coccígeas
Equinos	7	18	6	6	17 a 20
Muares	7	18	5	5	17 a 21
Bovinos	7	13	6	5	18 a 20
Ovinos	7	13	6 a 7	4	16 a 24
Caprinos	7	13	6	4 a 5	11 a 13
Suínos	7	14 a 15	6 a 7	4	20 a 23
Caninos	7	13	7	3	20 a 22
Felinos	7	13	7	3	20 a 24
Leporinos	7	12	7	4	14 a 16

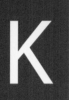

K Número de Dentes

Número de dentes de cada hemiarcada (inferior e superior) em diferentes espécies.

Animais		Incisivos	Caninos	Pré-molares	Molares	Número de dentes
Equinos						
1ª dentição	Superior	3	0	1	3	
	Inferior	3	0	1	3	Total: 28 dentes
2ª dentição	Superior	3	M = 1 F = 0	3	3	Machos = 40 dentes
	Inferior	3	M = 1 F = 0	3	3	Fêmeas = 38 dentes
Bovinos						
1ª dentição	Superior	0	0	0	3	
	Inferior	4	0	0	3	20 dentes
2ª dentição	Superior	0	0	3	3	
	Inferior	4	0	3	3	32 dentes
Suínos						
1ª dentição	Superior	3	1	0	4	
	Inferior	3	1	0	4	32 dentes
2ª dentição	Superior	3	1	*1 + 3	3	
	Inferior	3	1	*1 + 3	3	44 dentes
Caninos						
1ª dentição	Superior	3	1	0	4	
	Inferior	3	1	0	4	32 dentes
2ª dentição	Superior	3	1	1 + 3	3	
	Inferior	3	1	1 + 3	3	42 dentes
Felinos						
1ª dentição	Superior	3	1	0	3	
	Inferior	3	1	0	2	26 dentes
2ª dentição	Superior	3	1	3	1	
	Inferior	3	1	2	1	30 dentes
Leporinos adultos						
Superiores		2	0	3	3	
Inferiores		1	0	2	3	28 dentes

*Dente temporâneo não substituído.

L Produtos Farmacológicos Nacionais

Produtos farmacológicos nacionais utilizados em anestesia.

Nome do produto	Nome comercial®	Laboratório	Relação MAPA	Apresentação
Bupivacaína	Neocaína	Cristália	–	0,50% 10 frascos-ampola de 20 mℓ
Bupivacaína	Neocaína	Cristália	–	0,75% 10 frascos-ampola de 20 mℓ em estojo esterilizado
Bupivacaína	Neocaína	Cristália	–	Solução injetável com epinefrina 1:200.000: 0,25% a 10 frascos-ampola de 20 mℓ em estojo esterilizado
Bupivacaína	Neocaína	Cristália	–	0,50% 10 frascos-ampola de 20 mℓ em estojo esterilizado
Bupivacaína	Neocaína	Cristália	–	0,75% 10 frascos-ampola de 20 mℓ em estojo esterilizado
Buprenorfina	Bupaq	Richter Pharma AG	A1	Frasco-ampola 10 mℓ 0,3 mg/mℓ
Buprenorfina	Temgesic	Shering-Splough	A1	1 mℓ ampola 0,3 mg
Bupivacaína	Neocaína	Cristália	–	0,25% a 10 frascos-ampola de 20 mℓ
Butorfanol (Tartarato)	Torbugesic	Zoetis	A1	Frasco-ampola de 10 mℓ – 10 mg/mℓ
Cetamina	Quetamina Injetável	Vetnil	C1	Frasco-ampola de 10 mℓ – 100 mg/mℓ
Cetamina	Cetamina Agener 10%	Agener União	C1	Frasco-ampola de 50 mℓ – 100 mg/mℓ
Cetamina	Dopalen 10%	CEVA	C1	Frasco-ampola de 10 mℓ – 100 mg/mℓ
Cetamina	Cetamina 10%	Syntec	C1	Frasco-ampola de 50 mℓ – 100 mg/mℓ
Clorpromazina	Longactil	Cristália	C1	Ampola de 5 mℓ – 5 mg/mℓ
Desfluorano	Sevocris	Cristália	C1	Frascos de 100 e 240 mℓ
Detomidina	Dormiun V	Agener União	C1	Frasco-ampola 5 mℓ – 10 mg/mℓ
Detomidina	Eqdomin	Ourofino	C1	Frasco-ampola 5 mℓ – 10 mg/mℓ
Detomidina	Detomidina	EquinosVet Saúde Animal	C1	Frasco-ampola 10 mℓ – 10 mg/mℓ
Dexmedetomidina	Dexdomitor	Zoetis	C1	Frasco-ampola 10 mℓ – 0,5 mg/mℓ
Dextrocetamina	Ketamin	Cristália	C1	Frasco-ampola de 10 mℓ – 50 mg/mℓ
Diazepam	Compaz	Cristália	B	Ampola de 2 mℓ – 5 mg/mℓ
Dopamina	Dopacris	Cristália	–	Ampola de 10 mℓ – 5 mg/mℓ
Droperidol	Droperdal	Cristália	C1	Ampola de 1 mℓ – 2,5 mg/mℓ
Efedrina (Sulfato)	Efedrina	Cristália	–	Ampola de 1 mℓ – 50 mg/mℓ
Enfluorano	Enfluran	Cristália	C1	Frascos de 100 e 240 mℓ
Etomidato	Hypnomidate	Jassen-Cilag Farmacêutica	C1	Ampola de 10 mℓ – 2 mg/mℓ
Fenilefrina	Fenilefrina	Cristália	–	Ampola de 1 mℓ – 10 mg/mℓ
Fenobarbital	Fenocris	Cristália	B	Ampola 2 mℓ – 100 mg/mℓ
Fentanila	Fentanest	Cristália	A1	Sem conservante: Ampolas de 2 e 5 mℓ – 0,05 mg/mℓ Com conservante: Frasco-ampola de 10 mℓ – 0,05 mg/mℓ
Fentanila adesivo	Fentanest Adesivo Transdérmico	Cristália	A1	2,5 mg (10 cm²) e 7,5 mg (30 cm²) de fentanila, com 10 adesivos

(continua)

(*Continuação*) **Produtos farmacológicos nacionais utilizados em anestesia.**

Nome do produto	Nome comercial®	Laboratório	Relação MAPA	Apresentação
Flumazenil	Flumazil	Cristália	C1	0,1 mg/mℓ caixa com 5 ampolas de 5 mℓ
Isofluorano	Isoforine	Cristália	C1	Frascos de 100 e 250 mℓ
Levobivacína	Novabupi Isobárica	Cristália	–	Cx com 30 amp 4 mℓ
Levomepromazina	Levozine	Cristália	C1	25 mg ou 100 mg: com 200 comprimidos
Lidocaína 2% c/ vasoc.	Xylestesin® 2%	Cristália	–	Cx com 50 carpules
Lidocaína geleia	Cloridrato de Lidocaína Geleia	Cristália	–	20 mg/g em embalagem com 1 bisnaga de 30 g
Mepivacaína s/ vasoc.	Mepicain® 3%	Cristália	–	Cx com 50 carpules de 1,8 mℓ
Metadona	Mytedon Solução Injetável	Cristália	A1	Ampola de 1 mℓ – 10 mg/mℓ
Midazolam	Dormire	Cristália	B	Ampola de 5 mℓ – 1 mg/mℓ Ampolas de 3 e 10 mℓ – 5 mg/mℓ
Morfina	Dimorf	Cristália	A1	Ampola de 1 mℓ – 0,1 mg/mℓ Ampola de 1 mℓ – 0,2 mg/mℓ
Nalbufina	Nubain	Cristália	A2	Ampola de 1 mℓ – 10 mg/mℓ
Naloxona	Narcan	Cristália	C1	Ampola de 1 mℓ – 0,4 mg/mℓ
Pancurônio (Brometo)	Pancuron	Cristália	–	Ampola de 2 mℓ – 2 mg/mℓ
Petidina	Dolosal	Cristália	A1	Ampola de 2 mℓ – 50 mg/mℓ
Prilocaína	Citocaina® 3%	Cristália	–	Cx com 40 carpules de 1,8 mℓ
Propofol	Propovan	Cristália	C1	Frasco-ampola de 20 mℓ – 10 mg/mℓ Ampola de 10 mℓ – 10 mg/mℓ
Remifentanila	Remifas	Cristália	A1	Frascos-ampola com liofilizado contendo: 2 e 5 mg de cloridrato de remifentanila
Rocurônio (Brometo)	Rocuron	Cristália	–	Frasco-ampola de 5 mℓ – 10 mg/mℓ
Ropivacaína	Ropi	Cristália	–	1 mℓ contém 2 mg, 7,5 mg ou 10 mg/mℓ em 5 frascos-ampola de 20 mℓ
Sevofluorano	Sevocris	Cristália	C1	Frascos de 100 e 250 mℓ
Tiletamina	Telazol	Zoetis	C1	Frasco-ampola com liofilizado contendo: Zolazepam (cloridrato) 250 mg e Tiletamina (cloridrato) 250 mg + Frasco-ampola contendo diluente (água destilada) 5 mℓ
Tiletamina/Zolazepam	Zoletil 50	Virbac Saúde Animal	C1	Frasco-ampola com liofilizado contendo: Zolazepam (cloridrato) 125 mg e Tiletamina (cloridrato) 125 mg + Frasco-ampola contendo diluente (água destilada) 5 mℓ
Tiletamina/Zolazepam	Zoletil 100	Virbac Saúde Animal	C1	Frasco-ampola com liofilizado contendo: Zolazepam (cloridrato) 250 mg e Tiletamina (cloridrato) 250 mg + Frasco-ampola contendo diluente (água destilada) 5 mℓ
Tiopental	Thiopentax	Cristália	B	Frasco-ampola com liofilizado contendo: Tiopental sódico 1 g
Tramadol	Cronidor injetável	Agener União	A2	Frasco-ampola de 20 mℓ – 20 mg/mℓ
Tramadol	Tramal 50	Pfizer	A2	Ampola de 1 mℓ – 50 mg/mℓ
Tramadol	Tramal 100	Pfizer	A2	Ampola de 2 mℓ – 50 mg/mℓ
Vecurônio	Vecuron	Cristália	–	Frascos-ampola com liofilizado contendo: Vecurônio (brometo) 4 e 10 mg
Xilazina	Sedanew 2%	Vetnil	C1	Frascos-ampola de 10 e 50 mℓ – 20 mg/mℓ
Xilazina	Calmiun	Agener União	C1	Frascos-ampola de 10 mℓ – 20 mg/mℓ
Xilazina	Rompun	Bayer	C1	Frasco-ampola de 10 mℓ – 20 mg/mℓ
Xilazina	Sedomin	König	C1	Frasco-ampola de 20 mℓ – 100 mg/mℓ
Xilazina	Equisedan	J.A. Saúde Animal	C1	Frascos-ampola de 20 e 50 mℓ – 100 mg/mℓ
Xilazina	Xilazina 10%	Venco Saúde Animal	C1	Frasco-ampola de 20 mℓ – 100 mg/mℓ
Zolazepam	Telazol	Zoetis	B	Frasco-ampola com liofilizado contendo: Zolazepam (cloridrato) 250 mg e Tiletamina (cloridrato) 250 mg + Frasco-ampola contendo diluente (água destilada) 5 mℓ

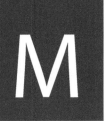

Tranquilizantes, Anestésicos e Analgésicos

Fármacos utilizados em mamíferos selvagens.

Espécie	Fármaco/Associação	Dose (mg/kg), via	Observação
Ordem Carnívora			
Felidae			
Felinos em geral	Acepromazina	0,5 a 2, IM	Tranquilizante
	Diazepam	0,25 a 1, VO	Tranquilizante
	Diazepam	0,3 a 0,5, IV	Anticonvulsivante
	Midazolam	0,1, VO	Leão em vida livre, para facilitar aplicação por dardos
Gato-do-mato-pequeno	Cetamina + xilazina	10 a 12 + 1 a 2, IM	–
	Tiletamina + zolazepam	4 a 7, IM	–
	Cetamina + midazolam	12 + 0,5 a 1, IM	–
Jaguatirica	Cetamina + xilazina	12 + 1, IM	–
	Tiletamina + zolazepam	4 a 7, IM	–
	Cetamina + midazolam	10 + 0,5 a 1, IM	–
Suçuarana	Cetamina + xilazina	8 a 10 + 0,5 a 1, IM 4 a 6 + 0,8 a 1, IM	Atenção aos efeitos adversos
	Tiletamina + zolazepam	4 a 7, IM 8 a 10, IM	Doses relativas à profundidade anestésica
	Cetamina + midazolam	8 a 10 + 0,5 a 1, IM 4 a 6 + 0,8 a 1, IM	–
	Cetamina + midazolam + xilazina	8 + 0,5 + 0,1 a 1, IM	Boa sedação e relaxamento
	Cetamina + midazolam + butorfanol	8 + 0,5 + 0,1 a 0,5, IM	Boa sedação e relaxamento
Onça-pintada	Cetamina + xilazina	10 + 1, IM	–
	Tiletamina + zolazepam	4 a 7, IM	–
	Cetamina + midazolam	8 a 10 + 0,5 a 1, IM 4 a 6 + 0,8 a 1, IM	–
	Cetamina + midazolam + xilazina	8 + 0,5 + 0,1 a 1, IM	Boa sedação e relaxamento
	Cetamina + midazolam + butorfanol	8 + 0,5 + 0,1 a 0,5, IM	Boa sedação e relaxamento
Leão	Cetamina + xilazina	7 a 8 + 0,5 a 1, IM 4,5 + 1, IM	Atenção aos efeitos adversos
	Tiletamina + zolazepam	5, IM	–
	Cetamina + midazolam	8 a 10 + 0,5 a 1, IM 4 a 6 + 0,8 a 1, IM	–
	Cetamina + midazolam + xilazina	8 + 0,5 + 0,1 a 1, IM	Boa sedação e relaxamento
	Cetamina + midazolam + butorfanol	8 + 0,5 + 0,1 a 0,5, IM	Boa sedação e relaxamento
	Propofol	1 a 3, IV	Para intubação e infusão contínua
Tigre	Cetamina + xilazina	6 + 0,6 a 0,8, IM	–
	Tiletamina + zolazepam	4 a 7, IM	Possível recuperação prolongada e riscos neurológicos
	Cetamina + midazolam	10 + 0,5 a 1, IM	–
	Cetamina + midazolam + xilazina	8 + 0,5 + 0,1 a 1, IM	Boa sedação e relaxamento
	Cetamina + midazolam + butorfanol	8 + 0,5 + 0,1 a 0,5, IM	Boa sedação e relaxamento
	Propofol	0,5 a 2, IV	Para intubação e infusão contínua

(continua)

(*Continuação*) **Fármacos utilizados em mamíferos selvagens.**

Espécie	Fármaco/Associação	Dose (mg/kg), via	Observação
Canidae			
Cachorro-do-mato	Cetamina + xilazina	3 a 10 + 0,5 a 1, IM	–
	Tiletamina + zolazepam	3 a 5, IM	–
	Cetamina + midazolam	7 a 10 + 0,3 a 0,5, IM	–
	Cetamina + midazolam + butorfanol	7 a 10 + 0,3 a 0,5 + 0,2, IM	–
Lobo-guará	Cetamina + xilazina	3 a 10 + 0,5 a 1, IM	–
	Tiletamina + zolazepam	3 a 5, IM	–
	Cetamina + midazolam	7 a 10 + 0,3 a 0,5, IM	–
	Cetamina + midazolam + butorfanol	7 a 10 + 0,3 a 0,5 + 0,2, IM	–
Procionidae			
Quati e mão-pelada	Cetamina + xilazin	10 + 1 a 2, IM	–
	Tiletamina + zolazepam	7 a 10, IM	–
	Cetamina + midazolam	7 + 0,5 a 1, IM	–
	Cetamina + dexmedetomidina	10 + 12, IM	–
Didelphidae			
Gambás	Cetamina + xilazina	15 a 30 + 1 a 5, IM	–
	Cetamina + midazolam	20 + 0,2, IM	–
	Tiletamina + zolazepam	3 a 14, IM	–
	Midazolam	0,5 a 1, IM	–
Mustelidae			
Lontra e ariranha	Cetamina + midazolam	10 + 0,25 a 0,5, IM	A recuperação pode ser prolongada
	Cetamina + xilazina	8 a 10 + 1 a 2, IM	A recuperação pode ser prolongada
	Tiletamina + zolazepam	2, IM	Leve sedação
	Tiletamina + zolazepam + xilazina	2 a 4 + 0,5 a 1, IM	Recuperação pode ser prolongada
Furão	Cetamina + xilazina	10 a 20 + 1 a 2, IM	–
	Tiletamina + zolazepam	10 a 25, IM	Sedação até anestesia
	Cetamina + diazepam	20 a 30 + 2 a 3, IM	–
	Midazolam + cetamina	0,25 + 5 a 10, IM	Midazolam como tranquilizante inicial seguido pela cetamina
Ursidae			
Urso-de-óculos	Tiletamina + zolazepam	4 a 8, IM	–
	Cetamina + Xilazina	1,5 a 4 + 2, IM	Pode haver recuperação repentina
	Cetamina + midazolam	5 + 0,2 a 0,5, IM	Pode haver recuperação repentina
Urso polar	Cetamina + medetomidina	3 + 116, IM	–
	Medetomidina + tiletamina + zolazepam	60 + 2, IM	–
Ordem Artiodactyla			
Camelidae			
Camelo	Xilazina	0,4 a 0,9, IM	–
	Cetamina + xilazina	5 + 0,25 a 0,5, IM	–
	Doxapram	0,05 a 0,13, IV (em neonatos, SL)	Em caso de depressão respiratória
	Ioimbina	0,1 a 0,3, IM/IV	–
Lhama	Xilazina Diazepam + cetamina	0,5 a 1, IM 0,2 + 2, IV	Tranquilização IM seguida por indução IV
	Propofol ou cetamina + xilazina	3,5 ou 2,5, IV 0,25 IV	Para castração
	Cetamina + xilazina	2 a 5, IV/IM 0,1 a 0,5, IV/IM	–

(*continua*)

(*Continuação*) **Fármacos utilizados em mamíferos selvagens.**

Espécie	Fármaco/Associação	Dose (mg/kg), via	Observação
Lhama	Tiletamina + zolazepam	4,75 a 6, IM	Exame clínico e coleta de sangue
	Cetamina + midazolam + xilazina	4 a 5 + 0,1 a 0,4 + 0,5 a 1,5, IM	Bom resultado
	Midazolam	0,2, IV	Facilita indução inalatória
	Propofol	2, IV 0,2 a 0,4 kg/min, IV	Indução + infusão contínua
Bovidae			
Bisão	Cetamina + xilazina	4 a 5 + 0,5 a 1, IM	–
Aoudad	Cetamina + xilazina	12 + 3, IM	–
Cervidae			
Veado-catingueiro	Tiletamina + zolazepam	4 a 15, IV	–
	Tiletamina + zolazepam +xilazina	3 a 10 + 0,25 a 1, IM	–
	Cetamina + xilazina	5 a 10 + 0,5 a 1,5, IM	–
Cervo-do-pantanal	Cetamina + midazolam + xilazina	8 + 0,5 + 0,5, IV	Recuperação tranquila
	Cetamina + midazolam + acepromazina	5 + 0,5 + 0,05, IV	Recuperação muito tranquila
	Cetamina + xilazina	7 + 1, IM	Imobilização consistente
	Azaperona + xilazina	1 + 0,5, IM	Ideal para transporte e procedimentos pouco invasivos
Cervo-dama	Xilazina	1 a 2, IM 5 a 8, IM	Sedação Imobilização
Tayassuidae			
Cateto, queixada e javali	Tiletamina + zolazepam	2 a 20, IM	–
	Tiletamina + zolazepam + xilazina	4,35 + 4,35, IM	–
	Cetamina + xilazina	6 a 8 + 1 a 2, IM	–
	Azaperona	2 a 14, IM	–
	Xilazina + butorfanol + midazolam	2 a 3 + 0,3 a 0,4 + 0,3 a 0,4, IM	–

Ordem Perissodatyla

Tapiridae

Anta	Tiletamina + zolazepam	5 a 6, IM	–
	Xilazina ou detomidina + butorfanol	0,3 ou 0,05 + 0,15, IM	–
	Butorfanol + azaperone	0,12 + 0,5, IM	Sedação profunda e recuperação excelente sem antagonista
	Detomidina ou xilazina	0,05 ou 1, IM	Para leve a moderada sedação
	Cetamina + midazolam	2 + 0,1, IV	Indução para anestesia
	Detomidina + cetamina	0,05, IM 5, IV	Pobre imobilização

Equidae

Zebra	Detomidina	0,03 a 0,06, IM	Para transporte e manejo
	Tiletamina + zolazepam + xilazina	0,46 + 0,43, IM	–
	Azaperona	0,8, IM	Para transporte e manejo

Ordem Rodentia

Dasyproctidae e hydrochoeridae

Capivara	Cetamina + xilazina	15 + 1, IM	Maior tempo útil
	Cetamina + midazolam	15 + 0,5, IM	Curta duração
	Cetamina + Midazolam + acepromazina	15 + 0,5 + 0,1, IM	Bom relaxamento
	Tiletamina + zolazepam	4 a 6, IM	–

(*continua*)

(*Continuação*) **Fármacos utilizados em mamíferos selvagens.**

Espécie	Fármaco/Associação	Dose (mg/kg), via	Observação
Ordem Pilosa			
Myrmecophagidae			
Tamanduá-bandeira	Cetamina + xilazina	10 a 20 + 0,5 a 1,5, IM	Bom relaxamento muscular
	Cetamina + midazolam	5 a 10 + 0,5, IM	Bom relaxamento muscular
	Tiletamina + zolazepam	8,5, IM	–
Bicho-preguiça de dois dedos	Cetamina + acepromazina	10 + 0,1, IM	–
	Cetamina + xilazina	10 + 1, IM	–
	Tiletamina + zolazepam	10, IM	–
	Cetamina + medetomidina	3 + 0,04, IM	–
Ordem Primatas			
Cebidae			
Macaco-prego	Cetamina + xilazina	10 + 0,5, IM	–
	Cetamina + diazepam	15 + 1, IM	–
	Cetamina + midazolam	12 a 15 + 0,2 a 0,5, IM	–
	Tiletamina + zolazepam	2 a 6, IM	Plano superficial
	Tiletamina + zolazepam	8 a 15, IM	Plano profundo
Macaco-aranha	Cetamina + midazolam	10 a 15 + 0,2 a 0,5, IM	–
Callitrichidae			
Saguis em geral	Cetamina + midazolam	10 a 20 + 0,3 a 0,5, IM	–
	Tiletamina + zolazepam	15 a 20, IM	–
Cercopithecidae			
Mandril	Cetamina + xilazina	10 a 15 + 0,5 a 1, IM	–
	Tiletamina + zolazepam	3 a 3,5, IM	–
Babuíno	Cetamina + xilazina	8 + 0,5 a 1, IM	–
	Tiletamina + zolazepam	3 a 4, IM	–
Pongidae			
Chimpanzé	Cetamina + xilazina	8 a 13 + 0,5 a 1,6, IM	–
	Tiletamina + zolazepam	3 a 7, IM	–
	Propofol	10, IV	–

IM: intramuscular; IV: intravenoso; SL: sublingual; VO: via oral.

Fármacos utilizados em aves.

Espécie	Fármaco/Associação	Dose, via	Observação
Variadas	Bupivacaína	2 mg/kg, SC	–
	Lidocaína	1 a 4 mg/kg, SC, perineural	Anestesia local e bloqueio do plexo braquial. Diluir em até 1:10
	Flunixino meglumina	1 a 10 mg/kg, IM, IV, IO	–
	Meloxicam	0,5 a 1 mg/kg, VO, IM, SID	–
	Midazolam	0,2 a 2 mg/kg, IM	Sedação ou pré-medicação
	Diazepam	0,2 a 0,5 mg/kg, IM	Pré-anestesia
	Cetamina + midazolam	10 a 40 mg/kg + 1 a 4 mg/kg, SC, IM	–
	Isofluorano	3 a 5% (indução), 1,5 a 2,5% (manutenção)	–
	Sevofuorano	3 a 7% (indução), 1,5 a 2,5% (manutenção)	–
	Propofol	1 a 5 mg/kg, IV, IO	Infusão lenta para indução
	Propofol	0,2 a 0,55 mg/kg/min, IV, IO	Infusão contínua para manutenção
	Atipamezol	0,25 a 0,5 mg/kg, IM	Antagonista alfa-2 agonista
	Flumazenil	0,02 a 0,1 mg/kg, IM, IV, IO	Antagonista de benzodiazepínicos
	Ioimbina	0,1 a 0,2 mg/kg, IM, IV, IO	Antagonista alfa-2 agonista
	Atropina	0,04 a 0,1 mg/kg, IM, IV, IO, IT	Bradicardia
	Doxapram	5 mg/kg, IM, IV, IO	–
	Epinefrina	0,02 a 0,2 mg/kg, IM, IV, IO	–
Psitacídeos	Butorfanol	1 a 4 mg/kg, IM	–
	Piroxicam	0,5 mg/kg, VO, BID	–
	Cetamina + xilazina	10 a 30 mg/kg + 2 a 6 mg/kg, IM	Aves < 250 g requerem doses mais elevadas. Frequente depressão cardíaca
	Butorfanol + midazolam	1 mg/kg, IM, + 0,5 mg/kg, IM	Pré-anestesia
Psitacídeos, pombos	Midazolam	1 a 5 mg/kg, IN	Sedação em estação para procedimentos clínicos (exame físico e radiografia)
Rapinantes, pombos, galos	Tramadol	5 mg/kg, VO, IM, IV, IO	–
Rapinantes	Fentanil	20 µg (bolus) + 0,2 a 0,5 µg/kg/min, IV	Infusão contínua
	Cetoprofeno	1 a 5 mg/kg, IM, BID	–
	Dexmedetomidina	0,075 mg/kg, IM	Contenção química com estabilidade de parâmetros e antagonizável pelo atipamezol
Canários	Midazolam	12 a 15 mg/kg, IN	Sedação profunda
Avestruz (jovem)	Midazolam	0,4 mg/kg, IN	Sedação em estação moderada
Urubu	Dexmedetomidina	0,025 mg/kg, IM	Contenção química com estabilidade de parâmetros e antagonizável pelo atipamezol
Pombos	Dexmedetomidina + midazolam	0,08 mg/kg + 5 mg/kg, IN	Contenção química com estabilidade de parâmetros e antagonizável por atipamezol e flumazenil
	Dexmedetomidia + cetamina + butorfanol	0,4 mg/kg + 30 mg/kg + 1mg/kg, IM	Plano profundo com recuperação prolongada. Não recomendado para procedimentos minimamente invasivos
Ratitas	Diazepam	0,1 a 0,3 mg/kg, IV	Tranquilização com recuperação suave
Avestruz	Diazepam	0,8 mg/kg, IN	Moderado grau de sedação em pé e efeito rápido

IM: intramuscular; IN: intranasal; IT: intratraqueal; IO: intraóssea; IV: intravenoso; VO: via oral; SC: subcutâneo; SID: 1 vez/dia; BID: 2 vezes/dia.

Fármacos utilizados em répteis.

Espécie	Fármaco/associação	Dose, via	Observação
Anestésicos locais			
Variadas	Bupivacaína	1 a 2 mg/kg, SC	–
	Lidocaína	2 a 5 mg/kg, SC	–
Analgésicos			
Variadas	Butorfanol	0,5 a 2 mg/kg, IM	–
	Carprofeno	2 a 4 mg/kg, IM, a cada 24 a 72 h	–
	Cetoprofeno	2 mg/kg, IM, a cada 24 a 48 h	–
	Flunixino meglumina	0,2 a 2 mg/kg, VO, IM, a cada 24 a 48 h	Por no máximo 3 dias
	Tramadol	5 a 10 mg/kg, VO, IM, a cada 48 a 72 h	–
Quelônios	Morfina	1,5 a 6 mg/kg, IM	–
Crocodilianos	Morfina	10 mg/kg, IM	–
	Meloxicam	0,2 a 0,5 mg/kg, VO, IM, a cada 24 h	–
Tranquilização, contenção química e anestesia			
Variadas	Cetamina + midazolam	10 a 40 mg/kg + 1 a 2 mg/kg, IM	–
	Isofluorano	3 a 5% (indução) + 1 a 3 % (manutenção)	–
	Sevofuorano	7 a 8% (indução) + 2,5 a 4,5% (manutenção)	–
	Tiletamina + zolazepam	4 a 5 mg/kg, IM	Sedação leve para procedimentos não invasivos
	Tiletamina + zolazepam	5 a 10 mg/kg, IM	Sedação para procedimentos mais invasivos
	Propofol	3 a 5 mg/kg, IV, IO	Sedação leve a moderada para procedimentos pouco invasivos
	Propofol	5 a 10 mg/kg, IV, IO	Indução. Administrar lentamente
	Propofol	0,3 a 0,5 mg/kg/min, IV, IO	Infusão contínua (manutenção)
	Butorfanol + midazolam	0,4 + 2 mg/kg, IM	Sedação leve. Pré-anestesia
	Midazolam	1 a 2 mg/kg, IM	Frequentemente associado a opioide
Antagonistas			
Variadas	Atipamezol	0,2 a 0,5 mg/kg, IM	–
	Flumazenil	0,05 a 0,1 mg/kg, IM, IV, IO	–
	Naloxona	0,01 a 0,04 mg/kg, IV, IO	–
	Ioimbina	0,1 a 0,3 mg/kg, IM	
Fármacos de emergência			
Variadas	Atropina	0,01 a 0,2 mg/kg, IM, IV, IO	–
	Doxapram	0,5 mg/kg, IM, IV	–
	Epinefrina	0,5 a 1 mg/kg, IV, IO	–

IM: intramuscular; IO: intraóssea; IV: intravenoso; VO: via oral; SC: subcutâneo.

Índice Alfabético

A
Abre-boca, 124
Acessórios, 9, 124
Ácido, 171
Acidose
- láctica, 176
- metabólica, 175
-- hiperclorêmica, 177
-- normoclorêmica, 176
-- resposta respiratória à, 176
-- tratamento da, 177
- respiratória, 178
-- aguda, 180
-- causas de, 179
-- crônica, 180
-- tratamento da, 180
- urêmica, 177
Acomodações no período pré-
    anestésico, 4, 13
Acupuntura, modalidades da, 115
Administração de fármacos a distância, 169
Agente anestésico, 3
Agonistas
- alfa-2, 119
- dos receptores
-- alfa-2-adrenérgicos, 58
-- do GABA, 58
Águia, 154
AH-8165, 118
Albumina, 142
Alcalose
- metabólica, 178
-- hipoclorêmica, 178
-- resposta respiratória à, 178
- respiratória, 181
-- aguda, resposta à, 181
-- causas de, 181
-- crônica, resposta à, 182
-- tratamento da, 182
Alfaxolona, 42
Alpaca, 163
Ametocaína, 29
Analgesia, 1, 15
- em répteis, 160
- por acupuntura, 115
Analgésicos inalatórios, 51
Analisadores de perfil respiratório, 137
Anamnese, 11
Anestacon, 29
Anestesia, 1
- barbitúrica
-- cobaias, 71
-- coelhos, 72
-- em felinos, 73
- cães, entre garrotes, 85
- de Bier

-- bovinos, 111
-- cães, 84
-- equinos, 97
- dissociativa, 1, 53
-- bovinos, 112
-- cães, 78
-- equinos, 98
-- felinos, 75
-- ovinos e caprinos, 91
-- suínos, 87
- e contenção
-- águia, 154
-- alpaca, 163
-- anta, 166
-- antílope, 164
-- araçari, 154
-- aracuã, 154
-- arara, 154
-- ariranha, 163
-- atobá, 155
-- aves, 153
-- avestruz, 154
-- azulona, 155
-- babuíno, 168
-- bicho-preguiça, 167
-- bisão, 164
-- bugio, 168
-- cabeça-seca, 154
-- cachorro-do-mato, 162
-- cães selvagens, 162
-- camelo, 163
-- canário, 154
-- capivara, 167
-- cateto, 166
-- cervo, 165
-- chimpanzé, 168
-- cisne, 154
-- coati, 162
-- colhereiro, 154
-- coruja, 154
-- crocodilos, 158
-- curicaca, 154
-- cutia, 167
-- dromedário, 163
-- em sanhaço, 154
-- ema, 154
-- faisão, 154
-- falcão, 154
-- *ferret*, 163
-- flamingo, 154
-- fragata, 155
-- frango-d'água, 155
-- furão, 163
-- galinhas ornamentais, 154
-- gambás, 162
-- ganso, 154

-- garça, 154
-- gato-do-mato, 160
-- gavião, 154
-- grou, 155
-- guanaco, 163
-- guaxinim, 162
-- jaburu, 154
-- jacarés, 158
-- jacu, 154
-- jaguatirica, 160
-- joão-grande, 154
-- lagartos, 158
-- lhama, 163
-- lobo-guará, 162
-- lontra, 163
-- macaco-aranha, 168
-- macaco-barrigudo, 168
-- macaco-prego, 168
-- macuco, 154, 155
-- mamíferos selvagens, 160
-- mandril, 168
-- mão-pelada, 162
-- marreco, 154
-- mico, 168
-- mutum, 154
-- onça-pintada, 160
-- paca, 167
-- papagaio, 154
-- pavão, 154
-- pelicano, 155
-- perdigão, 155
-- periquito, 154
-- pinguim, 154
-- queixada, 166
-- quelônios, 158
-- répteis, 157
-- rhesus, 168
-- sabiá, 154
-- sagui, 168
-- seriema, 155
-- tachã, 154
-- tamanduá, 167
-- tatu, 167
-- teiús, 158
-- tucano, 154
-- urso, 163
-- urubu, 154
-- veado, 165
-- vicunha, 163
-- zabelê, 155
-- zebra, 167
- espinais, 33
- geral, 1
-- bovinos, 112
-- cães, 78
-- equinos, 100

-- ovinos e caprinos, 91
-- suínos, 87
- inalatória em muares, 105
- inalatória, 47, 162
-- aspectos vantajosos, 47
-- aves, 157
-- limitações, 47
-- mamíferos selvagens, 164
-- répteis, 159
- infiltrativa
-- cães, 82
-- equinos, 97
-- suínos, 86
- infiltrativas, 31
- intra-articulares, 35
- intravenosa, 34, 37
-- total, 43
- local, 1, 27
-- aves, 156
-- bovinos, 105
--- espinal peridural, 109
--- infiltrativa
---- circular, 111
---- do flanco, 108
--- intravenosa, 111
--- mama, 108
--- nervo
---- alveolomandibular, 107
---- infraorbitário, 107
---- mentoniano, 107
---- pudendo, 109
---- supraorbitário, 107
--- para argolamento, 106
--- para descorna, 105
--- para entrópio e ectrópio, 106
--- para enucleação, 106
--- para orquiectomia (castração), 108
--- para trepanações, 107
--- paravertebral, 107
--- perineural dos nervos digitais plantares e palmares, 109
-- cães, 82
--- cabeça, 82
--- forame infraorbitário, 82
--- tronco, 82
-- coelhos, 73
-- entre garrotes, 32
-- equinos, 94
--- espinal peridural (intercoccígea), 97
--- forame
---- infraorbitário, 94
---- mentoniano, 94
---- supraorbitário, 94
--- intra-articulares, 96
--- intravenosa, 97
--- nervo(s)
---- digitais palmares e plantares, 95
---- fibular lateral (perônio), 96
---- frontal ou supraorbitário, 94
---- infraorbitário, 94
---- mandibular, 94
---- mediano, 95
---- mentoniano, 94
---- tibial, 96
--- para a desmotomia do ligamento medial, 96
--- para enucleação, 94
-- felinos, 75
-- infiltrativa

--- circular, 32
--- intradérmica, 31
--- profunda, 32
--- subcutânea, 31
-- intravenosa em cães, 84
-- muares, 105
-- ovinos e caprinos, 90
--- infiltrativa dos membros anteriores e posteriores, 91
--- intravenosa, 91
--- para descorna, 90
--- para laparotomias, 90
--- para orquiectomia, 90
--- peridural lombossacra e sacrococcígea, 90
-- peridural lombossacra em suínos, 87
-- répteis, 159
-- suínos, 86
- para cesarianas, 63
-- de suínos, 66
- para orquiectomia em equinos, 97
- peridural (epidural), 33
-- cães, 82
-- efeitos
--- cardiovasculares, 33
--- neurológicos, 33
--- respiratórios, 33
-- lombossacra, 64
- perineurais, 32
-- em suínos, 86
- por bloqueio do plexo braquial, 84
- subaracnoide, 34
-- cães, 84
- tópicas, 30
- volátil, 47
-- cobaias, 72
-- coelho, 73
-- felinos, 74
Anestésico(s)
- local, 29
-- ação do, 28
-- concentração do, 28
- barbitúricos, 37
- dissociativos, 59
- inalatórios
-- biotransformação, 49
-- características físico-químicas, 47
-- farmacocinética, 49
- voláteis, 48
Anestesiologia veterinária, 1
- divisão, 2
- ética e moral em, 191
-- na pesquisa, 193
-- nas atividades de extensão, 194
-- no ensino, 192
- legislação em, 197
Anestil, 29
Ânion *gap*, 174
- aumentado, 176
- normal, 177
Anta, 166
Antagonismo anestésico, 169
Anticolinérgicos, 15, 162
Antílope, 164
Aparelhos anestésicos, 124
- para respiração espontânea, 124
Apneia, 148, 157
Araçari, 154
Aracuã, 154
Arara, 154

Ariranha, 163
Arritmias cardíacas, 149
Aspirações de conteúdo gástrico, 64
Assistolia ventricular, 150
Associação(ões) anestésicas
- cetamina e xilazina, 75
- cobaias, 71
- coelhos, 72
- ovinos e caprinos, 91
- répteis, 159
- tiletamina e zolazepam (Zoletil®, Telazol®), 75
Atobá, 155
Atracúrio, 118
Atracurium®, 118
Atribuições e condutas do anestesista, 2
Atropina, 156
Auscultatório, 133
Avaliação pré-anestésica, 9
Aves, 153
- anestesia
-- inalatória, 157
-- local ou regional, 156
- circulação porta-renal, 155
- estresse, 156
- fisiologia sistema respiratório, 155
- medicação pré-anestésica, 156
- metabolismo, 156
- técnicas anestésicas, 156
- termorregulação, 156
- tranquilização, 156
Avestruz, 154
Azulona, 155

B

Babuíno, 168
Barreira placentária fármacos e, 63
Base, 171
BAY Va-1470, 119
Beneficência, 193
Benzodiazepínicos, 16, 119
Bicho-preguiça, 167
Bisão, 164
Bloqueadores neuromusculares, 117
- adespolarizantes ou competitivos, 118
- despolarizantes, 117
Bloqueio
- anestésico, 28
- intratecal em répteis, 159
Bovinos, anestesia
- complicações de âmbito anestésico, 151
- de Bier, 111
- dissociativa, 112
- eutanásia, 190
- geral, 112
- local, 105
-- espinal peridural, 109
-- infiltrativa
--- circular, 111
---- para tetos, 108
--- do flanco, 108
-- intravenosa, 111
-- mama, 108
-- nervo
--- alveolomandibular, 107
--- infraorbitário, 107
--- mentoniano, 107
--- pudendo, 109

Índice Alfabético

--- supraorbitário, 107
-- para argolamento, 106
-- para descorna, 105
-- para entrópio e ectrópio, 106
-- para enucleação, 106
-- para orquiectomia (castração), 108
-- para trepanações, 107
-- paravertebral, 107
-- perineural dos nervos digitais plantares e palmares, 109
- técnicas anestésicas, 67, 105
- tranquilização, 105
-- com miorrelaxamento e analgesia, 105
-- para derrubamento, 105
-- para simples manipulação, 105
Bradicardia, 149
Bradipneia, 148
Bugio, 168
Bupivacaína, 30
Buprenorfina, 19
Butirofenonas, 17
Butorfanol, 20, 156, 161
BW-33A, 118

C

C-10, 118
Cabeça-seca, 154
Cabra-montanhesa, 164
Cachorro-do-mato, 162
Cadeia intermediária, 27
Cães, anestesia
- complicações de âmbito anestésico, 151
- de Bier em, 84
- entre garrotes, 85
- eutanásia, 189
- geral e dissociativa, 78
- infiltrativa, 82
- local, 82
-- cabeça, 82
-- forame infraorbitário, 82
-- intravenosa, 84
-- tronco, 82
- medicação pré-anestésica, 76
- peridural ou epidural, 82
- por bloqueio do plexo braquial, 84
- selvagens, 162
- subaracnoide em, 84
- técnicas anestésicas, 64, 76
- tranquilização, 76
-- ação antissialogoga, 76
-- coadjuvante da anestesia local, 76
-- exames clínicos, radiológicos e manipulações ortopédicas, 76
-- indução anestésica, 76
-- viagens longas, 76
Camelo, 163
Camundongos
- eutanásia, 189
- técnicas anestésicas, 71
Canais de cálcio, 49
Canário, 154
Capivara, 167
Capnógrafos, 135
Carbostesin®, 30
Cateto, 166
Cervo, 165
Cetamina, 53, 59, 159, 161
- associada

-- à acepromazina, 156
-- à xilazina, 156, 161, 166
-- ao diazepam ou midazolam, 156
-- com midazolam e acepromazina, 166
-- com midazolam e xilazina, 166
-- com romifidina, 166
- benzodiazepínicos, 161
- efeitos
-- adversos, 57
-- analgésicos, 56
-- cardiovasculares, 56
-- no sistema nervoso central, 55
-- respiratórios, 56
Cetoacidose diabética, 177
Chimpanzé, 168
Choque, 148, 150, 183
- cardiogênico, 185
- classificação, 184
- conceitos, 183
- evolução clínica do, 186
- fisiopatologia, 183
- hipovolêmico, 150, 184
- neurogênico, 150
- séptico, 150
- tratamento, 186
- vasculogênico
-- distributivo, 185
-- obstrutivo, 185
Cianose, 149
Cilindros, 124
Circuito(s)
- anestésicos, 126
- com válvula não reinalatória, 127
- de Bain, 126
- vaivém de Waters, 127
Cisne, 154
Citanest®, 30
Coati, 162
Cobaias, anestesia
- barbitúrica em, 71
- eutanásia, 189
- medicação pré-anestésica, 71
- técnicas anestésicas, 71
- volátil, 72
Coelhos, anestesia
- barbitúrica em, 72
- eutanásia, 189
- locais em, 73
- medicação pré-anestésica, 72
- volátil, 73
Colhereiro, 154
Coloides, 141
Complicações de âmbito anestésico, 150
- bovinos, ovinos e caprinos, 151
- caninos e felinos, 151
- equinos, 152
- suínos, 151
Compressão nervosa dos nervos digitais, 151
Compressores, 124
Concentração alveolar mínima, 22, 48
Contenção, 4
- física, 153, 157
- mecânica, 13
Coruja, 154
Cristaloides, 140
Crocodilos, 158
Cuidados no período pré-anestésico, 13
Curicaca, 154
Custo operacional, 3
Cutia, 167

D

Decametônio, 118
Decicaína, 29
Depressão respiratória, 157
Derrubamento, 5, 14
Descompressão rápida, 64
Desfluorano, 51
Detomidina, 120
Dexmedetomidina, 120, 156
Dextrana, 142
Diabetes melito, 147
Diarreia, 147, 177
Diazepam, 16, 156
Dispneia, 148
Distúrbios do equilíbrio ácido-base, 173
Doenças endócrinas, 147
Domitor®, 121
Domosedan®, 120
Doppler, 134
Dor, 12
- crônica e acupontos, 116
Droga, 1
Dromedário, 163

E

Eletroacupuntura, 115
Eletrocardiógrafos analógicos, 130
Eletrocardiógrafos digitais, 131
Ema, 154
Emergência(s), 148
- cardiocirculatórias, 149
- respiratórias, 148
Enfluorano, 50
Epinefrina, 28
Equilíbrio ácido-base e eletrolítico, 171
Equinos, anestesia
- complicações de âmbito anestésico, 152
- de Bier em, 97
- dissociativa, 98
- éguas, anestesia em, 68
- eutanásia, 190
- geral, 100
- infiltrativa, 97
- local, 94
-- espinal peridural (intercoccígea), 97
-- forame
--- infraorbitário, 94
--- mentoniano, 94
--- supraorbitário, 94
-- intra-articulares, 96
-- intravenosa, 97
-- nervo(s)
--- digitais palmares e plantares, 95
--- fibular lateral (perônio), 96
--- frontal ou supraorbitário, 94
--- infraorbitário, 94
--- mandibular, 94
--- mediano, 95
--- mentoniano, 94
--- tibial, 96
-- para a desmotomia do ligamento medial, 96
-- para enucleação, 94
-- para orquiectomia, 97
- medicação pré-anestésica, 92
- técnicas anestésicas, 67, 97
- tranquilização
-- para emprego de anestesias locais, 93
-- para exames clínicos, 93

-- para induções anestésicas, 93
Equipamentos anestésicos, 9
Escolha dos fluidos, 139
Estado do paciente, 2, 21
Estágios anestésicos, características dos, 23
Estetoscópios, 129
Estresse, 12
Éter glicerilguaiacólico, 119
Ética e moral, 191
- no ensino, 192
Etocaína, 29
Etomidato, 41
Eutanásia, 189
- bovinos, 190
- camundongos, 189
- caninos, 189
- caprinos, 190
- cobaias, 189
- coelhos, 189
- equinos, 190
- felinos, 189
- ovinos, 190
- ratos, 189
- suínos, 190
Exame físico, 11
Extensões, 124
Extubação precoce, 152

F

Facilitação do manejo do paciente, 15
Faisão, 154
Falcão, 154
Família
- Bovidae, 164
- Bradypodidae, 167
- Callitrichidae, 168
- Camelidae, 163
- Canidae, 162
- Cebidae, 168
- Cercopithecidae, 168
- Cervidae, 165
- Dasypodidae, 167
- Dasyproctidae, 167
- Didelphidae, 162
- Equidae, 167
- Felidae, 160
- Hydrochoeridae, 167
- Mustelidae, 163
- Myrmecophagidae, 167
- Pongidae, 168
- Procionidae, 162
- Tapiridae, 166
- Tayassuidae, 166
- Ursidae, 163
Farmacocinética, 28
Fármacos, 21
- barreira placentária, 63
Fazadínio, 118
Fazadon®, 118
Felinos, anestesia
- barbitúrica em, 73
- complicações de âmbito anestésico, 151
- dissociativa, 75
- eutanásia, 189
- local, 75
- medicação pré-anestésica, 73
- técnicas anestésicas, 64, 73
- volátil, 74
Fenotiazínicos, 17, 58
Fentanila, 19
Ferret, 163

Fibrilação ventricular, 149
Filtro circular, 125
Fisiologia respiratória, 179
Flamingo, 154
Flaxedil®, 118
Fluidoterapia e anestesia, 143
- alterações da coagulação, 145
- doença(s)
-- cardiovascular, 145
-- do trato gastrintestinal, 147
-- hepática, 146
-- pancreática, 146
-- renais, 145
Flumazenil, 17
Fluxo diluente, 124
Fluxômetro, 125
Fosfatos, 172
Fotopletismográfico, 133
Fragata, 155
Frango-d'água, 155
Fratura da coluna dorsal, 152
Frequência
- cardíaca, 157
- respiratória, 157
Furão, 163

G

Galamina, 118
Galinhas ornamentais, 154
Gambás, 162
Ganso, 154
Garça, 154
Garrotes, 32
Gato do mato, 160
Gavião, 154
Gecolate®, 119
Gelatinas, 142
Grou, 155
Grupo
- amina, 27
- aromático, 27
Guaifenesina®, 119
Guanaco, 163
Guaxinim, 162

H

Halogenados, 49
Halotano, 49, 157
Hemogasometria, 174
- do sangue, 174
Hemogasômetros, 137
Hidroxietilamido, 142
Hiperadrenocorticismo, 147
Hipercapnia, 179
- efeitos fisiológicos da, 180
Hipertermia maligna, 89
Hipertiroidismo, 147
Hipoadrenocorticismo, 147
Hipocapnia, 181
Hipotensão, 64, 149
Hipotiroidismo, 147
Hipoventilação, 148, 179
Hipovolemia, 64
Hipoxemia, 179

I

Iguanas contenção e anestesia, 158
Indução(ões)

- anestésicas em cães, 77
- suave à anestesia geral, 15
Infusão contínua, 43
Insuficiência hepática, 146
Intermediários à distância, 124
Interpretação da hemogasometria, 175
Intervenção
- duração, 3
- localização e extensão, 3
Intoxicação por salicilato, 177
Intubação orotraqueal em répteis, 159
Isofluorano, 50, 157

J

Jaburu, 154
Jacarés, 158
Jacu, 154
Jaguatirica, 160
Jejum, 3, 13
João-grande, 154
Justiça, 193

L

Lagartos, 158
Lanterna, 123
Laringoscópio, 123
Legislação, 197
Lesão do parênquima renal, 145
Lhama, 163
Lidocaína, 29
Liquocaína, 29
Lobo-guará, 162
Lontra, 163

M

Macaco-aranha, 168
Macaco-barrigudo, 168
Macaco-prego, 168
Macuco, 154, 155
Mamíferos selvagens, 160
- anestesia inalatória, 164
- tranquilização, 164
Mandril, 168
Manutenção(ões)
- do equilíbrio ácido-base, 172
- em rotina anestésica em cães, 78
Mão-pelada, 162
Marcaína®, 30
Marreco, 154
Máscaras, 124
Medetomidina, 121
Medicação pré-anestésica, 15
- aves, 156
- cães, 76
- cobaias, 71
- coelhos, 72
- equinos, 92
- felinos, 73
- finalidades da, 15
- muares, 104
- répteis, 159
Meperidina, 19
Metadona, 19
Mensuração da temperatura corporal, 129
Mico, 168
Midarine®, 117

Midazolam, 16, 156
Miopatia pós-anestésica, 152
Miorrelaxamento, 15
- bovinos, 112
Miorrelaxantes, 59, 117
- de ação central, 119
- de ação periférica, 117
Monitor de índice biespectral, 138
Monitoramento, 128
- da fluidoterapia, 144
- da função respiratória, 134
- da pressão
-- arterial, 132
--- método direto ou invasivo, 132
--- método indireto ou não invasivo, 133
-- venosa central, 131
--- método analógico, 131
--- método digital, 132
- da profundidade da anestesia, 138
- da temperatura corporal, 128
- do coração, 129
- dos gases anestésicos e diluentes, 138
- em répteis, 160
Monitores cardíacos simples, 130
Morfina, 19, 161
Muares, anestesia
- geral inalatória, 105
- local, 105
- medicação pré-anestésica, 104
- técnicas anestésicas, 92, 103
Mutum, 154
MY 301, 119
Myoblock®, 119

N

Naloxona, 20
Narcose por frio ou hipotermia em répteis, 160
Naropin®, 30
Neocaína®, 30
Neuroleptoanalgesia, 1
Novocaína, 29

O

Obstrução
- sonda endotraqueal, 157
- vias respiratórias, 157
Onça-pintada, 160
Opioides, 18, 58
Ordem
- Anseriformes, 154
- Artiodactyla, 163
- Carnivora, 160
- Ciconiformes/Threskiornithiformes, 154
- Edentata, 167
- Galliformes, 154
- Gruiformes, 155
- Marsupialia, 162
- Passeriformes, 154
- Pelicaniformes, 155
- Perissodactyla, 166
- Phoenicopteriformes, 154
- Piciformes, 154
- Primatas, 168
- Psittaciformes, 154
- Rheiformes/Struthioniformes, 154
- Rodentia, 167
- Sphenisciformes, 154
- Strigiformes/Falconiformes, 154
- Tinamiformes, 155
Oscilométrico, 133
Ovinos e caprinos, anestesia
- complicações de âmbito anestésico, 151
- dissociativa, 91
- eutanásia, 190
- geral, 91
- locais, 90
-- infiltrativa dos membros anteriores e posteriores, 91
-- intravenosa, 91
-- para descorna, 90
-- para laparotomias, 90
-- para orquiectomia, 90
-- peridural lombossacra e sacrococcígea, 90
-- técnicas anestésicas, 66, 89
-- cuidados pré-anestésicos, 89
-- jejum, 89
-- posição do animal durante o ato cirúrgico, 89
-- tranquilização, 90
Óxido nitroso, 49
Oxímetros, 134

P

Paca, 167
Pancreatite aguda, 146
Pancurônio, 119
Pantocaína, 29
Papagaio, 154
Parada cardíaca, 149, 157
Paralisia do nervo
- facial, 152
- fibular lateral (peroneal), 152
- radial, 151, 152
Pavão, 154
Pavulon®, 119
Peça em "T" de Ayres, 126
Pelicano, 155
Perdigão, 155
Período
- pós-anestésico, 7
- pré-anestésico, 3
- transanestésico, 6
Periquito, 154
Petidina/meperidina, 161
Pinça tira-língua, 124
Pinguim, 154
Planos anestésicos, 21
Polipneia, 148
Poluição ambiental, 51
Ponto de ebulição, 48
Potencial hidrogeniônico, 171
Precedex®, 120
Preparo do paciente, 13
Pressão de vapor, 47
Prilocaína, 30
Procaína, 29
Propofol, 40, 44, 157, 161
Proteínas, 172
Protóxido de nitrogênio, 49

Q

Queixada, 166
Quelicin®, 117
Quelônios, 158

R

Raquianestesia em cães, 84
Ratos
- eutanásia, 189
- técnicas anestésicas, 71
Receptores
- muscarínicos centrais, 49
- N-metil-D-aspartato, 49
- nicotínicos neuronais, 49
Recuperação anestésica, 160
Redução da resposta autonômica reflexa, 15
Reflexo
- anal, 23
- avaliados em anestesia, 22
- cardíacos, 22, 23
- corneano, 22, 157
- digitais, 22
- interdigital, 22
- laringotraqueal, 22
- oculopalpebrais, 22
- palpebral, 22, 157
- pupilar, 22
- respiratórios, 22, 23
Regulação
- pulmonar do equilíbrio ácido-base, 173
- renal do equilíbrio ácido-base, 173
Regurgitação, 151
- de conteúdo estomacal, 178
Relaxan®, 118
Reposição volêmica, 139, 186
Répteis, anestesia, 157
- analgesia em, 160
- anatomia e fisiologia, 158
-- sistema
--- circulatório, 158
--- porta-renal, 159
--- respiratório, 158
-- temperatura, 158
- inalatória, 159
- local, 159
- medicação pré-anestésica, 159
- narcose por frio ou hipotermia em, 160
- tranquilização, 159
Respeito, 193
Respiração controlada ciclada
- à pressão, 128
- a volume, 127
Respiradores, 125
Responsividade a fluidos, 144
Retensin®, 118
Rhesus, 168
Risco anestésico-cirúrgico, 12
Romifidina, 120, 121
Rompum®, 119
Ropivacaína, 30
Rotâmetro, 125
RP-369, 118

S

Sabiá, 154
Sagui, 168
Sangue arterial e venoso, 174

Índice Alfabético

Sanhaço, 154
Saxotoxina, 27
Scoline®, 117
Scurocaína, 29
Sedação em suínos para cesariana, 66
Sedanil®, 121
Sedivet®, 120
Seriema, 155
Serpentes contenção e anestesia, 157
Sevofluorano, 50, 157
Síndrome
- do choque, 183
- supina, 64
Sistema(s)
- circular, 127
- tampões, 172
- valvular, 127
Solubilidade dos anestésicos, 48
Solução(ões)
- coloides, 187
- cristaloides, 186
- salina hipertônica, 141
Sondas endotraqueais, 123
Substâncias tampões, 172
Succicuran®, 117
Succinilcolina, 117
Suínos, anestesia
- complicações de âmbito anestésico, 151
- dissociativa, 87
- eutanásia, 190
- geral, 87
- infiltrativa, 86
- local, 86
-- peridural lombossacra, 87
- para cesariana de, 66
- perineural, 86
- sedação para cesariana, 66
- técnicas anestésicas, 65, 85
- tranquilização, 85
-- para induções, 86
-- para manipulação incruenta de rotina, 85
-- para viagens, 85
Suscetibilidade do paciente ao fármaco, 21
Syncurine®, 118

T

Tachã, 154
Tamanduá, 167
Taquicardia, 149
Taquipneia, 148
Tatu, 167
Técnicas anestésicas, 64, 71
- animais de laboratório, 71
- aves, 156
- bovinos, 67, 105
- cães, 76
- camundongos, 71
- caninos, 64
- cobaias, 71
- de Bier, 34
- equinos, 67, 92
- felinos, 64, 73
- locais, 30
- muares, 92, 103
- ovinos e caprinos, 66, 89
-- cuidados pré-anestésicos, 89
-- jejum, 89
-- posição do animal durante o ato cirúrgico, 89
- ratos, 71
- suínos, 65, 85
Teiús, 158
Termômetros
- clínicos, 129
- de uso interno, 129
- infravermelhos, 129
Teste do halotano, 88
Tetracaína, 29
Tetradoxina, 27
Tiletamina, 161
Tiletamina-zolazepam, 57, 59, 156, 159
Timpanismo, 151
Tracrium™, 118
Tramadol, 20
Tranquilização
- aves, 156
- bovinos, 105
-- com miorrelaxamento e analgesia, 105
-- para derrubamento, 105
-- para simples manipulação, 105
- cães, 76
-- ação antissialogoga, 76
-- coadjuvante da anestesia local, 76
-- exames clínicos, radiológicos e manipulações ortopédicas, 76
-- indução anestésica, 76
-- viagens longas, 76
- equinos
-- para emprego de anestesias locais, 93
-- para exames clínicos, 93
-- para induções anestésicas, 93
- mamíferos selvagens, 164
- ovinos e caprinos, 90
- répteis, 159
- suínos, 85
-- para induções, 86
-- para manipulação incruenta de rotina, 85
-- para viagens, 85
Tranquilizantes de ação longa, 161
Tucano, 154

U

Urso, 163
Urubu, 154

V

Válvulas redutoras, 124
Vaporizadores, 125
Veado, 165
Ventiladores, 125
Ventilômetros, 135
Vias de administração, 8, 156
- endoflébica, 8
- espinal, 8
- imediato, 7
- inalatória, 8
- intramuscular, 8, 156
- intraóssea, 156
- intravenosa, 8, 156
- mediato ou tardio, 8
- oral, 8
- subcutânea, 8, 156
- tópica, 8
Vicunha, 163
Vômitos, 64, 147, 151, 178

X

Xilazina, 119, 156, 159
Xilocaína, 29
Xylonest®, 30

Z

Zabelê, 155
Zebra, 167

Atlas Colorido de Anestesiologia Veterinária

APLICAÇÕES PARENTERAIS

Via intradérmica

A aplicação da anestesia local intradérmica geralmente é feita com seringa tipo carpule ou com seringa de 1 mℓ com agulhas 10 × 5 ou 10 × 6.

O volume do agente anestésico local a ser aplicado varia de 0,5 mℓ até no máximo (nem sempre é necessário) 1 mℓ (Figura 1).

A característica pós-aplicação é que se forma um nódulo persistente (botão intradérmico; Figura 2), cuja absorção será lenta, e o período hábil anestésico variará de acordo com a concentração do anestésico; e, se nele se acrescentar um agente vasoconstritor, o período hábil anestésico poderá prolongar-se, considerando-se sua localização anatômica (Figura 3).

Via subcutânea

As anestesias infiltrativas ou subcutâneas são de grande valor, pois com o animal apenas tranquilizado com uma medicação pré-anestésica (MPA) consegue-se fazer uma cirurgia ambulatorial ou mesmo uma cirurgia a campo com o animal em posição quadrupedal, como é o caso da ruminotomia em bovino, evitando, assim, o custo operacional de um centro cirúrgico.

Essa técnica anestésica é válida para:

- Pequenos animais
    - Suturas de pele, lesões, pequenas excisões tumorais, retirada de corpos estranhos
- Médios animais
    - Descornas, ruminotomias, excisões tumorais e suturas de pele
- Grandes animais
    - Ruminotomias, descornas, suturas de pele, excisões tumorais, curetagens cutâneas.

A técnica consiste em infiltrar o anestésico local sob a derme, ou seja, no tecido celular subcutâneo (Figura 4) ou até níveis mais profundos (Figura 5), não confundindo com a aplicação estritamente intramuscular, e nela descrevendo uma série de figuras geométricas planas (Figura 6 A), mais empregadas em suturas ou anaplastias, ou geométricas tridimensionais (Figura 6 B) usadas nas enucleações (excisões tumorais ou até em curetagens profundas).

Esses períodos podem ser observados na Figura 7.

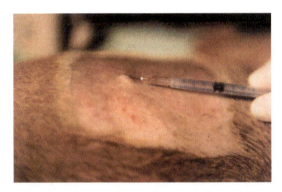

Figura 1 Aplicação de um botão anestésico intradérmico.

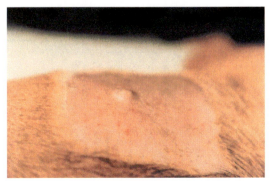

Figura 2 Botão intradérmico. Observar a persistência globosa do botão.

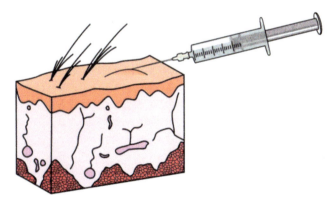

Figura 3 Corte esquemático da pele, mostrando a localização do botão intradérmico.

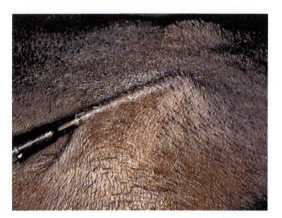

Figura 4 Anestesia local infiltrativa subcutânea.

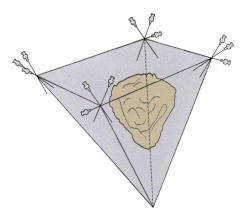

Figura 5 Anestesia local infiltrativa profunda.

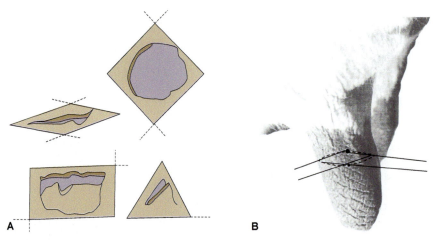

Figura 6 A. Anestesia local infiltrativa subcutânea, descrevendo figuras geométricas planas. **B.** Anestesia local infiltrativa circular (teto bovino).

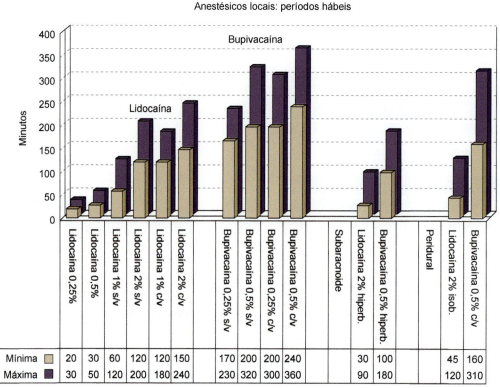

Figura 7 Períodos hábeis anestésicos (lidocaína e bupivacaína) em diferentes concentrações.

Comentário

Nas anestesias locais infiltrativas de outra modalidade, sempre devem-se respeitar:

- Período de latência: desde a aplicação até o início do efeito
- Período hábil anestésico: desde o início do efeito até o início da recuperação
- Período de recuperação: desde a volta da sensibilidade até seu restabelecimento completo.

Via intramuscular

As injeções intramusculares são de grande valia em animais; em anestesia, quando, por qualquer motivo (caquexia, agressividade e hipovolemia), não se consegue abordar a veia, a via intramuscular (IM) é a preferencial.

Em pequenos animais, preferencialmente, opta-se pela aplicação de anestésicos compatíveis pela via intramuscular na região glútea, mais especificamente, no músculo semitendinoso, administrando volumes compatíveis com a massa muscular e que variam de 5 a 10 mℓ, dependendo do talhe, com agulhas que variam de 30 × 7 a 30 × 8.

O grande cuidado a ser tomado é em relação à direção da agulha, que deve ser longitudinal ao músculo, deixando-se a ponta do bisel no epicentro do músculo (Figura 8).

É errôneo aplicar o fármaco entre os músculos por dois motivos: a absorção é menor e a aplicação seria intermuscular, e não intramuscular.

Essa atenção se deve ao fato de que, ao se posicionar a agulha em direção transversal, corre-se o risco de lesar o nervo isquiático (ciático), às vezes de maneira irreversível (Figura 9).

Via intravenosa

A via intravenosa (IV) ou endoflébica é comumente empregada em anestesia para:

- Coleta de sangue
- Aplicação de medicamentos
- Aplicação de anestésicos
- Mensuração da pressão venosa
- Infusão de líquidos em terapias intensivas em distúrbios hidreletrolíticos.

As veias preferenciais em pequenos animais são: marginal da orelha em coelhos (Figura 10), cefálica e safena em cães (Figuras 11 e 12) e jugular em casos extremos.

Em médios animais: suínos na veia marginal da orelha (Figura 13) e ovinos na veia radial ou safena (Figura 14 A), ou até na veia jugular (Figura 14 B) em caprinos (Figura 14 B, C e D).

Em grandes animais: jugular em equino (Figura 15).

Técnica

1. Tricotomia quando necessária.
2. Antissepsia.
3. Colocação do garrote.
4. Perfuração da pele pelo bisel.
5. Perfuração da veia (observar a posição correta do bisel no esquema da Figura 16).

Normalmente, usa-se uma agulha 10 × 5 para coelhos (agulha de insulina), 30 × 7 nas veias cefálicas e safena, 30 × 8 na veia femoral, e 30 × 9 até 30 × 12 na veia jugular, isso na dependência do talhe do animal. Atualmente, utilizam-se até agulhas 30 × 7 em equinos, pois se nota a ausência de reação ao se introduzir a agulha, facilitando, assim, a administração de fármacos.

Quando a utilização do vaso sanguíneo é prolongada, sugere-se, para se evitar a formação de flebite ou hematomas, o emprego de cateter (G-24, G-22, G-20 e G-18), evitando assim a dilaceração desnecessária da veia (Figura 12).

Convém, na aplicação da injeção intravenosa, efetuar a venopunção em até duas tentativas sem movimentação de lateralidade da seringa. Quando não se consegue o feito, deve-se retirar a agulha e fazer outra tentativa. Dessa maneira, o animal aceita melhor a subjugação, não se debelando como o faria ao sofrer várias "agulhadas".

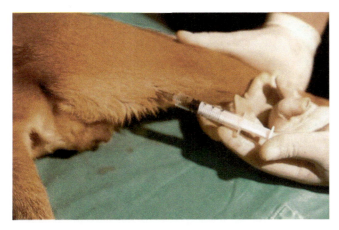

Figura 8 Direção correta da introdução da agulha na injeção intramuscular.

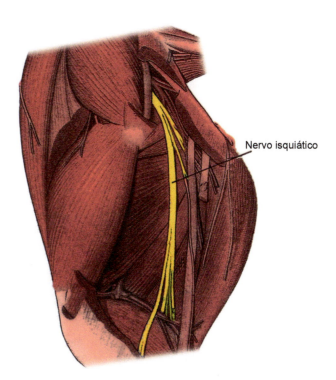

Figura 9 Anatomia da região glútea.

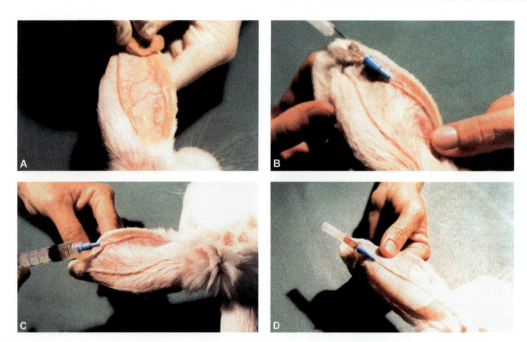

Figura 10 A. Coleta de material ou aplicação de fármacos na veia marginal da orelha em coelho: antissepsia. **B.** Coleta de material ou aplicação de fármacos na veia marginal da orelha em coelho: introdução do cateter. **C.** Coleta de material ou aplicação de fármacos na veia marginal da orelha em coelho: injeção de fármaco ou coleta de sangue. **D.** Coleta de sangue arterial em coelho.

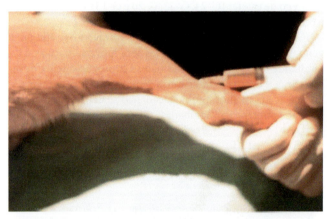

Figura 11 Aplicação de fármaco anestésico pela via safena em cão.

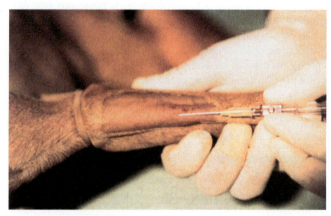

Figura 12 Aplicação de fármaco anestésico pela veia cefálica em cão com introdução de cateter.

Via intra-arterial

Em geral, essa via é a escolha para as seguintes finalidades:

- Coleta de sangue arterial
- Mensuração da pressão arterial de maneira invasiva.

Técnica para pequenos animais

1. Tricotomia.
2. Colocação do cateter posicionado em 30 a 40º (Figura 17).
3. Perfuração arterial e aparecimento do sangue no canhão da agulha.
4. Introdução do cateter por deslizamento.

Aconselha-se o uso dessa via apenas para as duas finalidades anteriormente descritas, pois qualquer fármaco injetado pela via intra-arterial, além do desconforto causado ao animal, provoca o arterioespasmo. As artérias geralmente usadas em pequenos animais são a femoral e a carotídea, e, em grandes animais, usam-se as temporais, submaxilares ou facial, a metacarpiana e a metatarsiana e a carotídea.

Em coelhos, a coleta é simples desde que o animal permaneça bem contido ou até tranquilizado.

Técnica para grandes animais

1. Antissepsia.
2. Introdução do cateter na artéria auricular.
3. Retirada do sangue.

Já em equinos, necessita-se coletar sangue arterial, optando-se preferencialmente por sangue da artéria carótida (agulha 40 × 8) ou da artéria facial no seu ramo submandibular (Figura 18 A) quando o animal estiver em vigília; ou das artérias temporais, metacarpiana ou metatarsiana, quando o animal estiver anestesiado (Figura 18 C); ou ainda da artéria temporal (Figura 18 B).

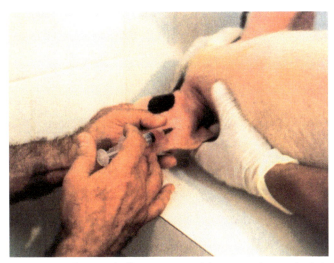

Figura 13 Aplicação de fármacos anestésicos em veia marginal da orelha em suíno.

Via peridural

Essa via tem por finalidade a aplicação de fármacos anestésicos em que se induzem anestésicos locais ou medicamentos com a finalidade de obter uma analgesia retroumbilical duradoura, sendo aplicada preferencialmente no espaço lombossacro, em pequenos animais, e no espaço intercoccígeo, em grandes animais (bovinos e equinos).

Técnica

1. Tricotomia e antissepsia rigorosa.
2. Introduzir a agulha com mandril (80 × 7), palpando-se previamente as tuberosidades do íleo.
3. Introduzir a agulha com mandril.
4. Retirar mandril.
5. Colocar uma gota do anestésico local no canhão da agulha para certificar-se de que o bisel está no espaço peridural (técnica esta aconselhada em grandes animais).
6. Injetar lentamente (Figura 19).

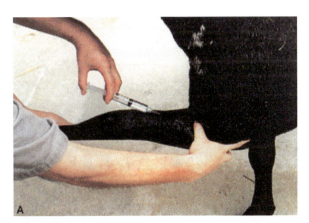
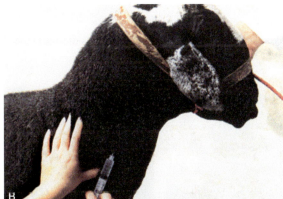
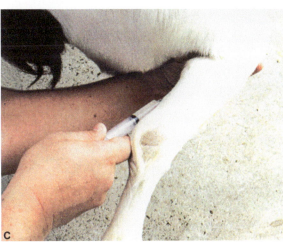
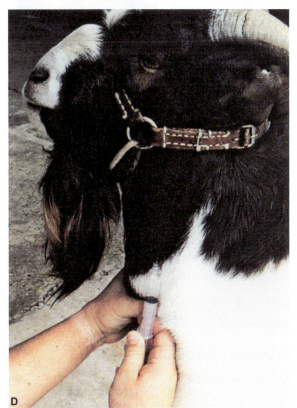

Figura 14 A. Aplicação de fármaco na veia radial em ovino. **B.** Aplicação de fármaco na veia jugular (terço médio) em ovino. **C.** Aplicação de fármaco na veia radial em caprino. **D.** Coleta de sangue venoso (veia jugular) em caprino.

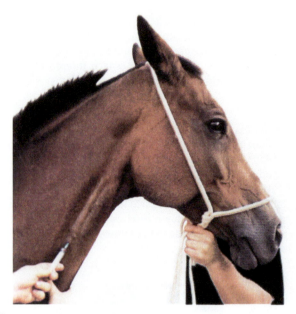

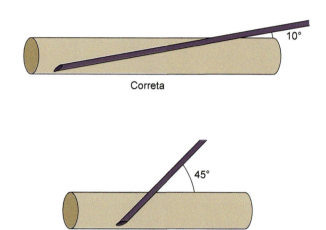

Figura 15 Aplicação de fármaco anestésico através da veia jugular em equino.

Figura 16 Posições correta e incorreta do bisel dentro do vaso.

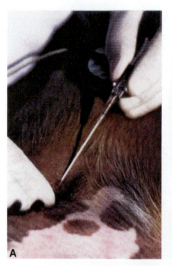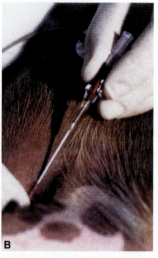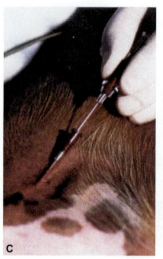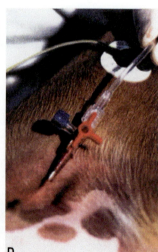

Figura 17 Introdução sequencial do cateter na artéria femoral de cão.

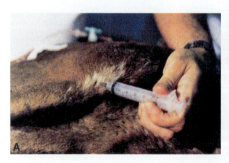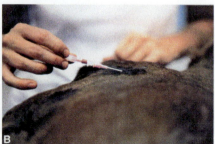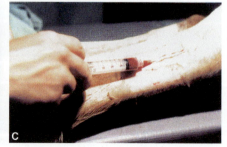

Figura 18 A. Coleta de sangue arterial da artéria facial em equino. **B.** Coleta de sangue arterial da artéria transversa da face em equino. **C.** Coleta de sangue arterial da artéria metatarsiana em equino.

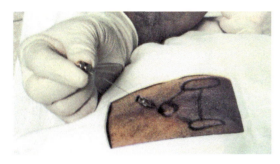

Figura 19 Aplicação de uma anestesia local espinal peridural em cão.

Trata-se de uma técnica de fácil execução. Entretanto, sugere-se desde a tranquilização do animal (pequenos animais) até a boa contenção (médios e grandes animais), a fim de evitar movimentações bruscas causadas pela introdução da agulha.

Via subaracnoide

Essa via é pouco usada, sendo empregada apenas em pequenos animais em ensaios biológicos com anestésicos locais (soluções hiperbáricas a 5%) ou em pacientes de alto risco em que se requeira um bom relaxamento muscular nos membros pélvicos.

Técnica

1. Tricotomia.
2. Antissepsia rigorosa.
3. Anestesia barbitúrica deixando presente o reflexo interdigital.
4. Introduzir a agulha entre L3-L4, L4-L5 ou L5-L6.
5. Observar o aparecimento do líquido cefalorraquidiano (Figura 20).

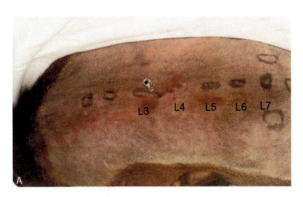

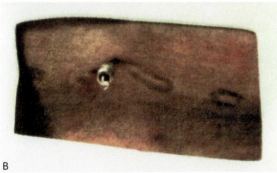

Figura 20 A. Anestesia local espinal subaracnoide. **B.** Observar a gota pendente (líquido cefalorraquidiano).

O espaço subaracnoide em pequenos animais varia de 2 a 3 mm; ao se perfurar a dura-máter, se observará uma reação do animal, que delatará a posição correta da agulha.

Via traqueopulmonar

Considerada a via eletiva para as anestesias gerais voláteis em todas as espécies animais. A grande vantagem dessa via é que ela é usada também para manter animais em respiração controlada em terapias intensivas.

Empregam-se, para tal fim, as sondas endotraqueais de vários calibres e formas, respeitando-se assim a anatomia da orofaringe, bem como o talhe do animal (Figura 21).

CABEÇA

Anestesias locais na cabeça de pequenos animais

As anestesias locais na cabeça de pequenos animais são praticadas com maior frequência em felinos e caninos, raramente em animais de laboratório (ratos, cobaias e coelhos).

Felinos

As anestesias locais na cabeça de felinos são frequentes, pois o gato é uma espécie ágil e que se debela facilmente, geralmente escapando energicamente às sujeições.

No dia a dia, pode ocorrer que, em pacientes de alto risco, desejem-se efetuar:

- Enucleações
- Blefaroplastias
- Extrações dentárias.

Por essa razão, o profissional é levado a um procedimento anestésico diferenciado.

Enucleação

Nessa condição, aconselha-se proceder da seguinte maneira:

- Aplicar na mesma seringa 0,1 mg/kg de acepromazina ou 0,5 mg/kg de levomepromazina ou clorpromazina + 0,2 mg/kg de diazepam ou midazolam + 3 a 4 mg/kg de cetamina (5%), tudo na mesma seringa e IV
- Aplicar 0,5 a 1 mℓ de lidocaína a 1% com vasoconstritor em cada pálpebra com seringa, de preferência, tipo carpule

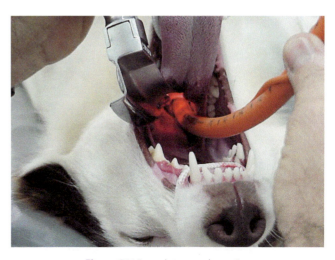

Figura 21 Via endotraqueal em cão.

- Aplicar 2 mℓ de lidocaína a 1% com vasoconstritor introduzindo a agulha (30 × 7) rente ao tabique ósseo (comissura nasal) até a região retrobulbar.

A vantagem dessa técnica é que ela permite prostar o animal e, em seguida, completar o período cirúrgico com a anestesia local (Figuras 22 a 24) sem precisar prorrogar a anestesia dissociativa.

Anatomia

A agulha, ao ser colocada na comissura nasal rente ao tabique ósseo, irá seguramente atingir os forames onde passam os nervos troclear, abducente e oculomotor (Figura 25).

As áreas correspondentes às referidas inervações são:

- Nervo troclear: nervo motor do músculo oblíquo superior do bulbo ocular
- Nervo abducente: nervo motor dos músculos reto lateral e reto posterior do bulbo ocular
- Nervo oculomotor: nervo motor dos músculos retos superiores, medial inferior e oblíquo inferior e para o músculo elevador da pálpebra superior, e efetor vegetativo para os músculos constritores ciliar e pupilar.

Pode-se efetuar também a anestesia peribulbar, ou seja, ao redor do globo ocular.

Essa técnica permite a parada total do globo, pois atuará tanto na parte sensorial como na motora, permitindo, assim, uma melhor quietude da área a ser manipulada.

Blefaroplastias

Nessas intervenções, normalmente emprega-se a anestesia geral ou dissociativa para manter a quietude do animal. Entretanto, se houver a necessidade de se optar pela anestesia local, faz-se a anestesia local infiltrativa subpalpebral, injetando-se 1 a 2 mℓ de lidocaína a 1%, em quantidade suficiente para evitar o movimento palpebral.

O grande cuidado que se deve ter é massagear bem a região para evitar o "intumescimento", o que dificultaria a blefaroplastia (Figura 23). Aconselha-se o uso da seringa tipo carpule, porque facilita a aplicação do anestésico.

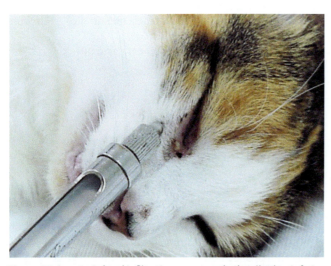

Figura 22 Anestesia local infiltrativa com carpule da pálpebra inferior em felino.

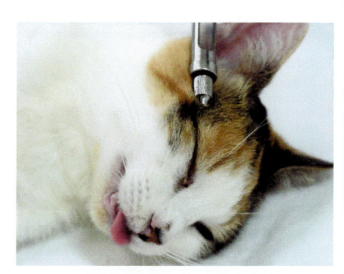

Figura 23 Anestesia local infiltrativa com carpule da pálpebra superior em felino, para enucleação.

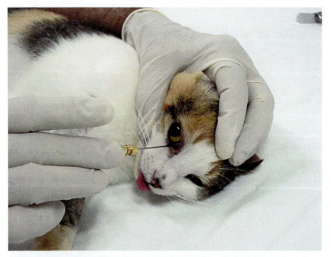

Figura 24 Introdução da agulha na comissura nasal em direção aos nervos troclear, abducente e oculomotor em felino.

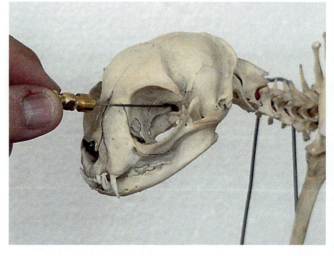

Figura 25 Localização anatômica retrobulbar da emergência dos nervos abducente, troclear e oculomotor em felino.

Extração dentária

Rotineiramente, as extrações dentárias em felinos são realizadas sob a anestesia geral. Entretanto, em pacientes de alto risco ou em felinos cujo tratamento dentário é prolongado, emprega-se a anestesia geral ou a mesma anestesia dissociativa citada na enucleação e aplica-se 0,5 mℓ de lidocaína a 1% com vasoconstritor no forame infraorbitário (Figura 26) ou no mandibular inferior (denominada anestesia troncular).

Anatomia

Ao se introduzir a agulha no forame infraorbitário, o nervo infraorbitário (ramo do facial) é bloqueado, anestesiando a hemiarcada superior, atingindo incisivos, caninos e pré-molares (Figura 27).

Cão

As principais cirurgias na cabeça de um cão são:

- Enucleação
- Blefaroplastias
- Extração dentária
- Conchoplastias
- Conchectomias
- Feridas e tumores.

Enucleação

Sugere-se, sempre, efetuar uma enucleação, sem empregar a anestesia geral, e tranquilizar o animal com uma MPA simples ou composta (Tabela 1).

Caso o animal ainda se debele, acrescentar 10 a 15 mg/kg de cetamina IM. Essa via é recomendada, pois aumenta o período hábil cirúrgico (30 a 40 min), permanecendo o efeito da anestesia local, o que permite uma manipulação cirúrgica de até 1 h.

Técnica

- 1 mℓ de lidocaína a 1% com vasoconstritor em cada pálpebra
- 2 mℓ de lidocaína a 2%, introduzindo a agulha (40 × 7) pela comissura nasal rente ao tabique ósseo até a região retrobulbar.

A vantagem dessa técnica é que ela permite prostrar o animal e, em seguida, completar o período cirúrgico com anestesia local (Figura 28) sem precisar prorrogar a anestesia dissociativa.

Pode-se ainda efetuar a anestesia peribulbar, que também oferece suas vantagens, pois atuará nas áreas sensorial e motora, proporcionando a quietude da área a ser operada.

Anatomia

A exemplo dos felinos, a anestesia retrobulbar atinge as mesmas inervações observadas na Figura 25, conforme mostra a Figura 29.

Blefaroplastias

As blefaroplastias são geralmente efetuadas em casos de entrópio ou ectrópio ou ainda em casos de reparações palpebrais, no caso de dilacerações que ocorrem em razão de mordeduras ou traumas (corpos estranhos ou anzóis).

A técnica anestésica sugere sempre que se tranquilize o animal de maneira que fique contido e com boa quietude, pois, caso isso não aconteça, deverá se recorrer à anestesia dissociativa ou à geral.

Técnica

- Injetar 0,5 mℓ de lidocaína a 1 ou 2% ou bupivacaína a 0,25% na pálpebra (na região subpalpebral) com o auxílio de um carpule (Figura 30)
- Massagear bem a região para difundir o anestésico e não mascarar a região a ser operada. O "intumescimento" causado pelo anestésico difunde-se rapidamente, não interferindo na perda das relações anatômicas.

Extração dentária

A extração dentária em cães geralmente é laboriosa, necessitando de anestesia geral ou dissociativa. Frequentemente ocorrem extrações que são mais tranquilas, permitindo que, por meio de tranquilização e anestesia local, se consiga efetuá-las, pois a região perialveolar está comprometida, o que permite a mobilidade do dente ou quando o paciente é de alto risco e não há outra modalidade anestésica possível.

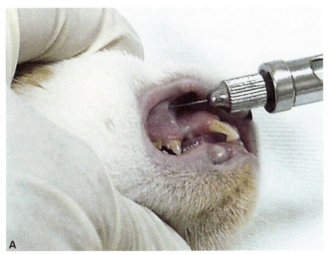
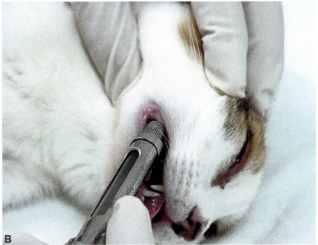

Figura 26 Anestesia local perineural no forame infraorbitário em felino.

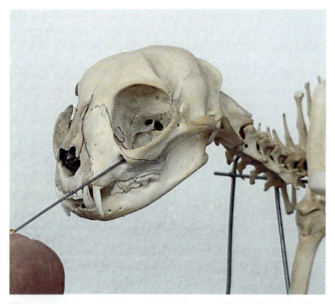

Figura 27 Anatomia da inervação do forame infraorbitário em felino. Observar que esse forame fica bem próximo da órbita.

Técnica

- 0,5 a 1 mℓ de lidocaína a 1 a 2% em tubete montado em carpule e aplicado no forame infraorbitário (Figura 31) ou mentoniano (Figura 32 A), caso queira atingir a hemiarcada superior (caninos e incisivos), e no nervo mandibular inferior (Figura 32 B).

Anatomia

- Nervo mandibular: ramifica-se em vários: bucal, auriculotemporal, lingual, alveolar inferior, mentoniano e incisivo. O alveolar inferior, que corre dentro da mandíbula, inerva todos os dentes da mandíbula, gengiva, mucosa alveolar parte da pele dos lábios, além de parte da língua e assoalho da boca (Figura 33)

- Nervo maxilar: ramifica-se em ramos menores: nervo zigomático, ramos posteriores, nervo infraorbitário. No nervo infraorbitário, usa-se a técnica intrabucal. Com agulha longa injeta-se o anestésico antes de o nervo entrar no canal infraorbitário. Assim se anestesiam todos os dentes desse lado, gengiva, mucosa alveolar e pele do lábio

Tabela 1 Fármacos, associações e doses, com as respectivas espécies, empregados em MPA simples e composta.

MPA	Fármaco(s)	Dose (mg/kg)	Espécie
Simples	Acepromazina	0,1	Cão
	Levomepromazina	1,0	Cão
	Clorpromazina	1,0	Cão
	Acepromazina	0,05	Felino
	Levomepromazina	0,50	Felino
	Clorpromazina	0,50	Felino
Composta	Acepromazina + midazolam	0,1 + 0,2	Cão
	Levomepromazina + midazolam	1,0 + 0,2	Cão
	Clorpromazina + midazolam	1,0 + 0,2	Cão
	Acepromazina + midazolam	0,05 + 0,1	Felino
	Levomepromazina + midazolam	0,50 + 0,1	Felino
	Clorpromazina + midazolam	0,50 + 0,1	Felino
	Acepromazina + midazolam + buprenorfina	0,1 + 0,2 + 3*	Cão
	Levomepromazina + midazolam + buprenorfina	1,0 + 0,2 + 3*	Cão
	Clorpromazina + midazolam + buprenorfina	1,0 + 0,2 + 3*	Cão
	Acepromazina + midazolam + buprenorfina	0,050 + 2*	Felino
	Levomepromazina + midazolam + buprenorfina	0,50 + 0,1 + 2*	Felino
	Clorpromazina + midazolam + buprenorfina	0,50 + 0,1 + 2*	Felino
	Acepromazina + midazolam + butorfanol	0,1 + 0,2 + 0,1	Cão
	Levomepromazina + midazolam + butorfanol	1,0 + 0,2 + 0,1	Cão
	Clorpromazina + midazolam + butorfanol	1,0 + 0,2 + 0,1	Cão
	Acepromazina + midazolam + butorfanol	0,050 + 2 + 0,1	Felino
	Levomepromazina + midazolam + butorfanol	0,50 + 0,1 + 0,1	Felino
	Clorpromazina + midazolam + butorfanol	0,50 + 0,1 + 0,1	Felino

*Atenção: a buprenorfina é aplicada em μg/kg.

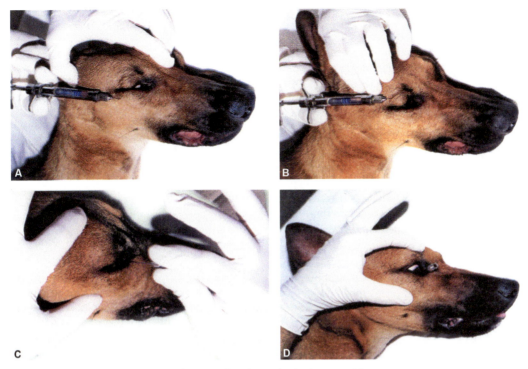

Figura 28 Sequência da técnica anestésica.

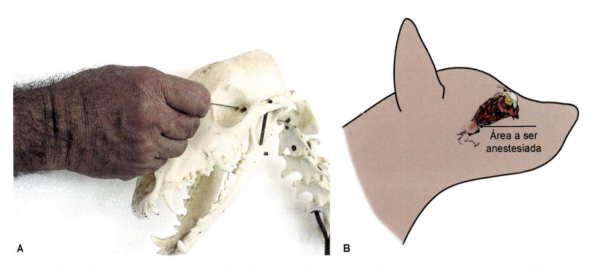

Figura 29 A. Localização anatômica das inervações do olho em cão. **B.** Nervo oculomotor, nervo troclear e nervo abducente.

- Nervo mentoniano: gengiva vestibular dos caninos e incisivos, pele e mucosa do lábio inferior na região rostral, e dentes incisivos
- Nervo infraorbitário: asa do nariz, focinho, incisivos, canino e pré-molares.

Conchoplastia

A anestesia nessa intervenção cirúrgica geralmente é requerida em casos de dilacerações da orelha causadas por brigas ou insucessos na conchectomia efetuada por leigos em que se notam necroses ou exposição cartilagínea.

No primeiro caso, há situações em que a simples tranquilização permite a anestesia local, efetuada com lidocaína sem vasoconstritor (tubete), através de agulhas finas adaptadas em seringas carpule, conforme Figura 34.

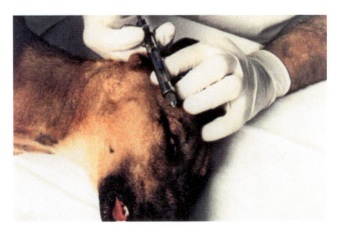

Figura 30 Anestesia local infiltrativa subpalpebral para blefaroplastia em cão.

Conchectomia

Essa modalidade cirúrgica pertence a um grupo de cirurgias que requerem anestesia geral, pois qualquer desconforto traduzido por movimentos bruscos de lateralidade da cabeça dificulta o ato cirúrgico, sendo desaconselháveis até associações anestésicas (anestesia dissociativa) que não deem um plano profundo adequado, pois existe uma resolução federal que proíbe esta modalidade para fins estéticos.

Feridas e tumores

A maioria das feridas na cabeça de cães ocorre em consequência de mordeduras, predominando as feridas perfuroincisas e, nessas condições, convém salientar que, pelo fato de o cão ser carnívoro (região massetérica desenvolvida), deve-se tomar um grande cuidado ao injetar o anestésico local na região massetérica, por ser bem vascularizada. Isso predispõe o anestesista a limitar a dose e o local da anestesia, pois se consegue facilmente níveis séricos altos de anestésicos locais ao se infringir essa norma.

No caso específico de tumores, existe a possibilidade de serem extraídos com anestesia local, desde que se tranquilize bem o animal e que a condição do tumor seja a de um tumor bem pedunculado, o que não seria possível caso fosse um tumor séssil.

Sugere-se, nessas intervenções, aplicar a lidocaína a 1 ou 2% com vasoconstritor ao redor da ferida, conforme Figura 35.

Anestesias locais na cabeça de animais médios

Caprinos e ovinos

Enucleação

A técnica da enucleação em ovinos e caprinos segue a mesma preconizada em caninos, entretanto a tranquilização é feita com jejum prévio (alimentar e hídrico clássicos), aplicando-se um agonista alfa-2 com romifidina 20 a 30 μg/kg ou xilazina 0,2 mg/kg, IM. A agulha a ser empregada é de 50 × 10, a ser introduzida na comissura nasal rente ao tabique ósseo, e agulha 30 × 7 para a anestesia palpebral, conforme a Figura 36.

Anatomia

Seguindo o prescrito na técnica anestésica, a anestesia retrobulbar atingirá os nervos abducente, troclear e oculomotor, conforme Figura 37.

Descorna

A descorna nessas espécies normalmente é feita até os primeiros 15 dias de vida por meio da cauterização ou em animais adultos quando por motivos estéticos; para evitar lesões em combates, procura-se fazer a descorna cosmética.

Na primeira situação, quando os animais estão nos primeiros dias de vida, não é necessária anestesia, pois a mielinização incompleta permite essa intervenção, desde que seja rápida e fugaz.

A técnica anestésica sugerida para descorna é a tradicional descrita na maioria dos livros e se baseia na anestesia

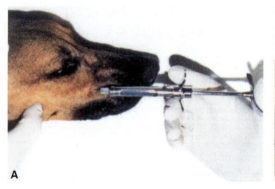
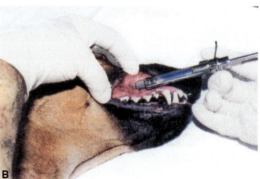

Figura 31 Anestesia local perineural do forame infraorbitário pela pele em cão.

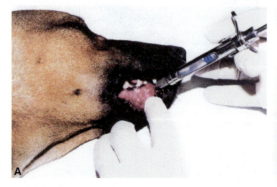
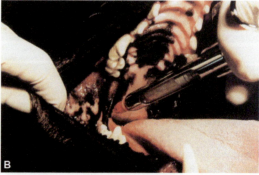

Figura 32 A. Anestesia local perineural do forame mentoniano pela mucosa em cão. **B.** Anestesia local perineural do nervo mandibular inferior em cão.

local perineural do nervo cornual, como consta na Figura 38. Entretanto, sugere-se efetuar uma anestesia local infiltrativa subcutânea circular, 1 a 3 cm abaixo da transição ceratocórnea, o que permitirá, além da simples descorna, a utilização da descorna cosmética se assim aprouver (Figura 39). Observar que, nessa última técnica, as inervações abrangidas serão, além do nervo cornual, a do nervo auriculopalpebral.

Atualmente, sabe-se que apenas a anestesia local perineural do nervo cornual não é suficiente, pois existem outras inervações (ramo auriculopalpebral) que devem ser bloqueadas, podendo a técnica ser facilmente executada por meio da anestesia local infiltrativa circular, conforme observado na Figura 39.

Técnica
- Antissepsia rigorosa da região
- Introduzir uma agulha 50 × 82 situando-a 3 cm abaixo da transição ceratocórnea, a cada 4 a 5 cm, de forma radial
- Injetar 4 a 5 mℓ de lidocaína a 1% com vasoconstritor.

Após a tranquilização do animal com 0,2 mg/kg (1 mℓ/100 kg) de xilazina pela via intramuscular, sugere-se, nessa técnica, efetuar inicialmente a antissepsia do local e, em seguida, a anestesia de ambos os chifres para depois iniciar tricotomia e cirurgia. Essa sequência, quando não obedecida, fará o animal reagir, levando a crer que o anestésico não atuou, quando na verdade o que foi desobedecido foi o período de latência do anestésico local.

Sugere-se ainda que, depois de efetuada a anestesia, o local seja friccionado com algodão e álcool iodado, a fim de espargir o anestésico local, permitindo melhor difusão.

Anestesias locais na cabeça de grandes animais
Bovinos

As técnicas cirúrgicas mais frequentes na cabeça de bovinos resumem-se em:

- Descorna
- Enucleação
- Argolamento
- Entrópio
- Ectrópio.

Descorna

A descorna no bovino obedece ao mesmo esquema dos caprinos e ovinos, levando-se apenas em consideração que ela pode ser efetuada em bezerros com até 1 mês de idade em uma criação que tenha um número alto de nascimentos, ou aos 90 dias, em casos isolados, dispensando até a infiltração de anestésico local.

Aconselha-se a anestesia local infiltrativa circular, obedecendo à mesma técnica anestésica sequencial, respeitadas as proporções das empregadas em caprinos.

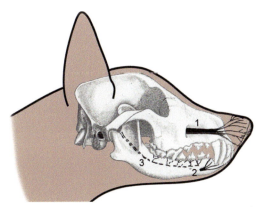

Figura 33 Anatomia topográfica das inervações dos forames infraorbitários (1) e mentoniano (2) e do nervo alveolar inferior (3).

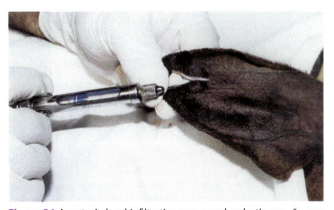

Figura 34 Anestesia local infiltrativa para conchoplastia em cão que sofreu uma mordedura após contenda com outro cão.

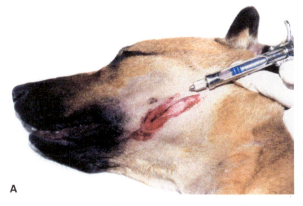

A

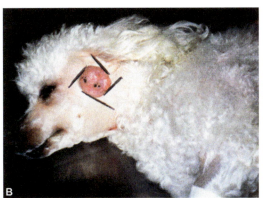

B

Figura 35 A. Anestesia local infiltrativa para tratamento de ferida perfuroincisa após mordedura por outro cão. **B.** Anestesia local infiltrativa circular para excisão de neoplasia pedunculada na cabeça de cão. Notam-se as linhas de anestesia infiltrativa a serem feitas viabilizando a cirurgia.

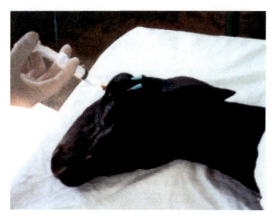

Figura 36 Anestesia local infiltrativa (subpalpebral) e perineural (nervos: troclear, óptico, abducente e oculomotor) para enucleação em ovino.

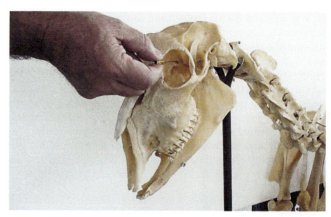

Figura 37 Posição correta da agulha para atingir os nervos troclear, abducente e oculomotor em caprino.

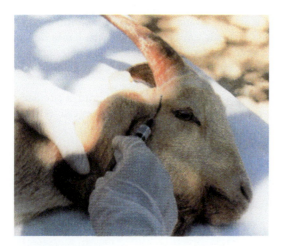

Figura 38 Anestesia local perineural do nervo cornual em caprinos.

Primeira técnica

A primeira técnica anestésica empregada, cujos resultados não são muito satisfatórios, é executada da seguinte maneira:

- Antissepsia da região do nervo cornual
- Introduzir uma agulha 30 × 10 no local próximo à inervação (nervo cornual; Figura 40)
- Aplicar de 5 a 10 mℓ de lidocaína a 1% com vasoconstritor
- Tricotomia bilateral
- Iniciar a cirurgia.

Segunda técnica

A segunda técnica é a mais preconizada e consiste em:

- Antissepsia da região do nervo cornual
- Introduzir uma agulha 30 × 10 em disposição radial 2 a 3 cm (ou mais quando for descorna cosmética) abaixo da transição ceratocórnea
- Aplicar 5 mℓ de lidocaína a 1% com vasoconstritor em cada ponto (Figura 41)
- Tricotomia bilateral
- Iniciar a cirurgia.

O que se tem notado a campo é que toda vez que se tem invertido essa sequência lógica, o animal se debate desnecessariamente.

Aconselha-se ainda que, toda vez que se efetuar uma descorna, evite-se ao máximo o "tempo parasita", ou seja, o tempo perdido de maneira desnecessária por preparo de materiais cirúrgicos, falta de fios de sutura ou hemostasias prolongadas. Os animais adultos ("erados"), quando passam muito tempo deitados e sem jejum adequado, apresentam rapidamente um timpanismo com desfechos às vezes fatais.

Anatomia

A inervação dos chifres é feita pelo nervo cornual e pelo ramo auriculopalpebral, conforme Figura 42.

Enucleação

A enucleação em bovino pode ser requerida e dificilmente o animal é conduzido para um centro cirúrgico, pelas dificuldades de locomoção, pela distância e mesmo pela oneração dessa modalidade de intervenção.

Normalmente, essa cirurgia pode ser efetuada com uma aplicação de xilazina na dose de 0,2 mg/kg, respeitando-se jejum prévio executado da seguinte maneira:

- 1º dia: meia ração
- 2º dia: meia ração
- 3º dia: jejum alimentar
- 4º dia: jejum hídrico.

Essa tranquilização é necessária, pois a cirurgia traz um desconforto pela manipulação, e que não é abolido pela simples anestesia local, mesmo que bem-sucedida.

Técnica

- Anestesia local infiltrativa subpalpebral (inferior e superior) com agulha 80 × 10 injetando-se lidocaína a 1% com vasoconstritor
- Introdução de uma agulha 100 × 10 na comissura nasal rente ao tabique ósseo até atingir a região retrobulbar injetando-se 5 a 10 mℓ de lidocaína a 2% (Figura 43).

Sugere-se aguardar de 15 a 30 min para o início da cirurgia, respeitando o período de latência do anestésico local bem como acolchoar adequadamente a cabeça para evitar movimentos bruscos durante a intervenção.

Anatomia

Localização anatômica das principais inervações bloqueadas na enucleação bovina (Figura 44).

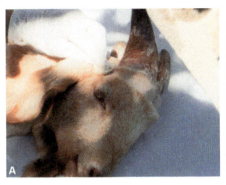 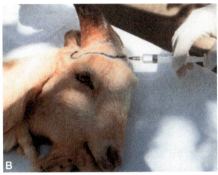 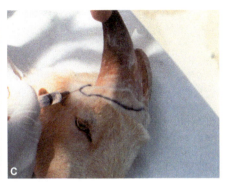

Figura 39 Técnica correta da execução da anestesia local infiltrativa circular para descorna cosmética em caprino.

Argolamento

A anestesia para efetuar o argolamento em bovinos é relativamente fácil, pois pode ser executada com o animal em posição quadrupedal, contido, porém em tronco.

Caso o animal seja de índole bravia, sugere-se previamente a aplicação de xilazina na dose de 0,2 mg/kg, IV.

Em ambas as situações, aplicar entre o muflo e a cartilagem do septo nasal (tecido mole) lidocaína aerossol (*spray*) a 10% de ambos os lados, e perfurar de maneira rápida ou com a própria argola ou com um vazador.

Lembrar-se de que, na segunda situação, o animal só poderá ser tracionado quando o efeito da xilazina passar, pois se tem notado que alguns animais rompem o tecido nasal ao serem tracionados com a analgesia remanescente (Figura 45).

Equinos

As cirurgias em cabeça de equinos são frequentes e, na maioria das vezes, são executadas a campo, não sendo encaminhadas, portanto, para os centros cirúrgicos convencionais.

Hoje, por praticidade e segurança, empregam-se as anestesias dissociativas para manobras cruentas, desde que não envolvam pleura ou peritônio.

Na prática de campo, pode ocorrer a demora na intervenção cirúrgica; para tanto, sugere-se a anestesia local, porque esta associada à anestesia dissociativa permite uma continuidade do ato operatório.

As anestesias locais mais comumente empregadas em equinos são:

- Palatites (travagem)
- Extrações dentárias (caninos, incisivos, pré-molares e molares)
- Enucleação
- Trepanação de seios (nasais, frontais e maxilares)
- Blefaroplastias.

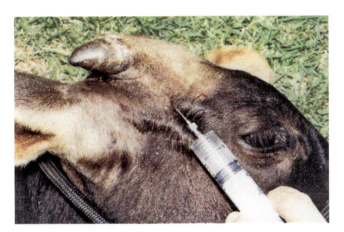

Figura 40 Anestesia local perineural do nervo cornual em bovino.

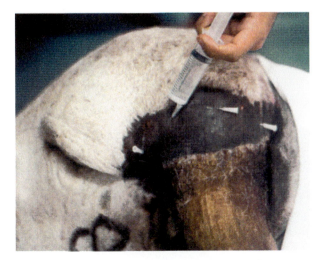

Figura 41 Localização das agulhas para anestesia infiltrativa local circular para descorna em bovino (aplicar 5 mℓ de lidocaína em cada ponto).

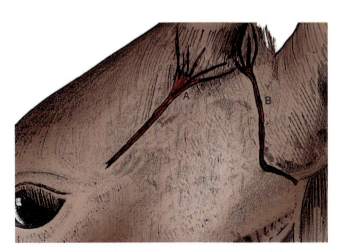

Figura 42 Representação esquemática. **A.** Nervo cornual. **B.** Ramo do nervo auriculopalpebral..

Palatite

Técnica

- Antissepsia do local
- Introduzir a agulha no forame infraorbitário, cobrindo o olho do animal do lado correspondente, para evitar reações bruscas que impedirão o uso da técnica
- Injetar 5 mℓ de lidocaína a 2% em cada forame empregando-se uma agulha 30 × 7, conforme Figura 46.

Essa técnica é prática para essa intervenção ou até para extrações dentárias (incisivos, caninos e pré-molares superiores), requerendo ou não, de acordo com a índole do animal, a tranquilização, pois é uma cirurgia que normalmente pode ser executada com o animal em posição quadrupedal e bem contido. Caso o animal seja indócil, deve-se tranquilizá-lo e prostrá-lo em decúbito lateral.

Anatomia

Localização do forame infraorbitário responsável pela passagem do nervo de mesmo nome, que é ramo do facial e que inerva a hemiarcada superior, anestesiando a região dos incisivos, canino (macho) e pré-molar (Figura 47).

Extrações dentárias

Nas extrações dentárias, hoje se recorre às anestesias gerais de ultracurta duração cuja recuperação é desconfortável, ou até às anestesias dissociativas cuja recuperação é mais rápida.

Ambas as anestesias são necessárias, pois a extração dentária sempre requer, além da quietude do animal, o uso da percussão violenta para a retirada do dente, o que causaria no animal consciente um desconforto considerável.

Nas extrações dentárias, leva-se sempre em consideração a inervação, porque se pode usar a técnica anterior (forame infraorbitário) para extração de molares e pré-molares superiores ou no forame mentoniano sobre incisivos inferiores (Figura 48). A técnica da anestesia do nervo mentoniano permitirá a extração do canino inferior e incisivos, conforme Figura 49.

O emprego de agulhas grossas para se efetuarem essas anestesias já caiu em desuso, pois a prática tem mostrado que o mais

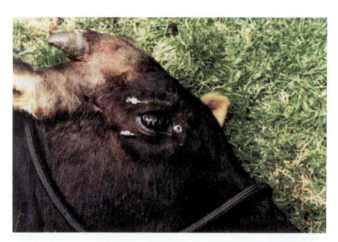

Figura 43 Anestesia local infiltrativa subcutânea das pálpebras e anestesia local perineural retrobulbar para efetuar enucleação em bovino.

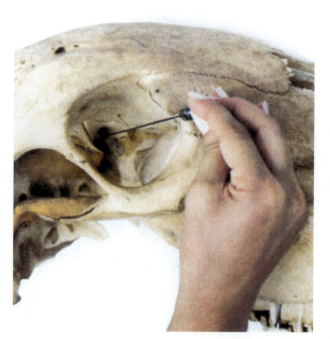

Figura 44 Localização anatômica da agulha para enucleação em bovino.

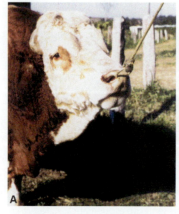

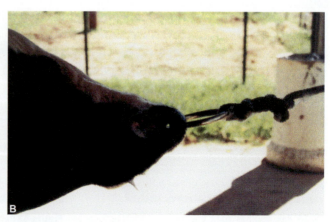

Figura 45 A. Bovino argolado. Observar o local e o talhe do animal contido apenas por uma corda. **B.** Argolamento em bovino. Observa-se a perfuração próxima ao septo.

importante é conseguir a anestesia com o mínimo desconforto possível para o animal. Para tanto, muitas vezes consegue-se o intento até com agulha e seringa odontológica (carpule) ou como o sugerido por meio de agulhas 30 × 7 ou 40 × 7.

Outro conceito a ser abordado é a quantidade de anestésico a ser injetada. Ressalte-se que a quantidade ideal é aquela que atinge seu objetivo, ou seja, a quantidade suficiente para envolver a região perineural, daí seu nome de anestesia local perineural, causando uma anestesia segura e eficaz.

Caso o profissional requeira um período hábil anestésico mais prolongado, ele pode empregar a lidocaína a 2% com vasoconstritor ou usar a bupivacaína a 0,25% ou a 0,5%, o que lhe dará um período cirúrgico mais que o necessário.

Enucleação

As enucleações em equinos são pouco frequentes, pois se for um animal de esporte ou tração, a perda da visão impossibilitará o animal para o trabalho, tornando-se animal descarte, ou seja, não apto para o trabalho.

Uma intervenção dessa requer, caso não use a anestesia geral ou dissociativa, uma tranquilização composta e com o animal em decúbito lateral para evitar o desconforto da manipulação.

Técnica

- Introduzir agulha 100 × 8 em ambas as pálpebras, injetando 5 a 10 mℓ de lidocaína a 2% com vasoconstritor
- Introduzir agulha 150 × 12 com mandril na comissura nasal, rente ao tabique ósseo até atingir a região retrobulbar (Figura 50), injetando 5 a 10 mℓ de lidocaína a 2% com vasoconstritor, conforme Figura 51.

Essa anestesia aparentemente fácil requer o bom senso do profissional para que, impossibilitado de levar o animal a um centro cirúrgico, possa efetuar essa intervenção a campo. Vale lembrar da necessidade de quietude do animal, o que requer uma anestesia dissociativa. A anestesia local ajuda a prolongar o período hábil cirúrgico, pois as estruturas envolvidas na enucleação requerem o conhecimento da anatomia do olho, além da técnica a ser empregada, se radical ou preservadora.

Pode ainda se complementar essa anestesia com a anestesia do nervo supraorbitário, conforme Figura 52.

Trepanações

As trepanações são práticas cirúrgicas que remontam a milênios e hoje são praticadas com certa simplicidade.

Técnica

- Anestesia infiltrativa na pele descrevendo um triângulo com lidocaína a 2%
- Ao se levantar o *flap*, embebe-se a parte óssea (periósteo) com lidocaína a 10%, adaptando-se em seguida o trépano com movimentos de vaivém, o que permitirá a retirada do tampão ósseo.

Elas são executadas nos seios frontais, nasais e maxilares (Figura 53).

Feridas

O tratamento das feridas na cabeça de equinos é facilmente exequível desde que se tranquilize bem o animal (com agonistas alfa-2) e se faça boa cobertura anestésica local. A vantagem de se aplicar o agonista alfa-2 é de que o animal abaixa a cabeça, permitindo facilitar a sutura (Figura 54).

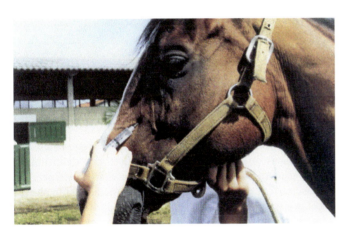

Figura 46 Introdução da agulha 30 × 7 no forame infraorbitário em equino.

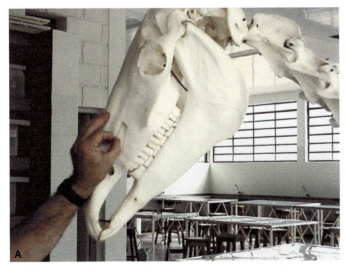
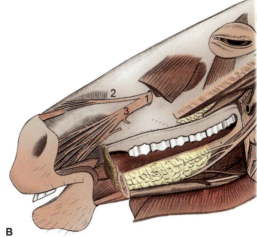

Figura 47 Localização anatômica do forame infraorbitário esquerdo com as respectivas inervações no equino. 1 = nervo infraorbitário; 2 = ramos nasais externos; 3 = ramo labial superior.

Técnica

- Tricotomia adequada
- Lavagem e antissepsia
- Infiltração com agulha 50 × 10 empregando lidocaína a 1% com vasoconstritor, ou seringa carpule.

Caso a ferida seja pequena, pode-se usar o carpule, pois o animal pouco sentirá a introdução da agulha.

TRONCO

Anestesias locais no tronco de pequenos animais

As anestesias locais efetuadas no tronco são mais requeridas em grandes animais e com menor frequência em médios (suínos, caprinos e ovinos) e pequenos animais (cães, gatos e leporinos).

Isso se deve ao fato de que, em grandes animais, são necessárias anestesias que permitam que o animal permaneça em posição quadrupedal, permitindo a realização de laparotomias pelo flanco (bovinos, caprinos, ovinos e equinos), considerando-se o grande volume gastrentérico ou ainda a necessidade de manter o animal em posição quadrupedal para a realização de cirurgias corretivas do tipo vulvoplastias ou intervenções retovaginais, que requerem a simetria transcicúrgica.

Deve-se levar em conta também que, em bovinos e equinos, na maioria das cirurgias se requer a posição quadrupedal, considerando-se o sistema arco e corda em que a corda seria representada pela coluna dorsal e o arco pelo tórax e abdome sustentado por quatro colunas que seriam os membros torácicos e pélvicos (Figura 55).

Pelas características anatômicas, o decúbito lateral não é recomendado para bovinos nem para equinos (tórax rígido em bovinos ou pressão intra-abdominal nos equinos), pois ocorreria, nos primeiros, a dificuldade respiratória, e, nos segundos, a acentuação do prolapso.

Em pequenos animais, as cirurgias realizadas no tronco geralmente resultam em anestesias dissociativas se forem somáticas ou gerais, quando se requer a laparotomia.

Em pacientes de alto risco ou prenhes, normalmente emprega-se uma anestesia peridural ou subaracnoide, ambas de grande eficiência, desde que se respeitem os metâmeros atingidos pela anestesia local.

Rato

Anestesia local peridural lombossacra

Nessa espécie, a anestesia sempre é precedida de uma tranquilização.

Técnica

- Tranquilizar o animal
- Tricotomia da área lombossacra
- Antissepsia rigorosa
- Introduzir no espaço lombossacro uma agulha de tuberculina 10 × 5 ou agulha tipo carpule (Figura 56)
- Injetar lentamente 0,1 mℓ de lidocaína a 1% com vasoconstritor, e repetir até notar o abaixamento da cauda.

Essa técnica é requerida para intervenções retroumbilicais (ortopédicas ou experimentais) nas quais, por delineamento experimental, não se possa empregar a anestesia geral. É preciso ter em mente que o rato, por ter metabolismo alto ao receber essa anestesia, não terá um período hábil anestésico semelhante ao dos cães (1 a 2 h), mas, sim, terá um período hábil de 30 min, o que vale dizer que dependerá da destreza cirúrgica do experimentador, pois concentrações maiores ou anestésicos locais mais potentes, como a bupivacaína, podem ser fatais, devendo-se complementar a anestesia com as mesmas concentrações preconizadas.

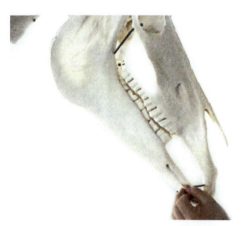

Figura 48 Localização anatômica do nervo mentoniano.

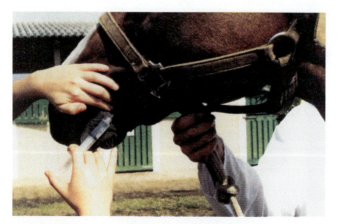

Figura 49 Técnica de aplicação da anestesia local perineural do nervo mentoniano.

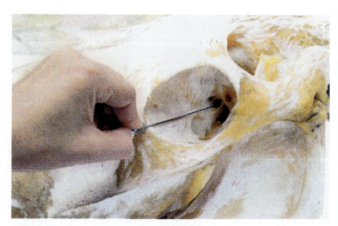

Figura 50 Anatomia topográfica para anestesia local retrobulbar em equinos.

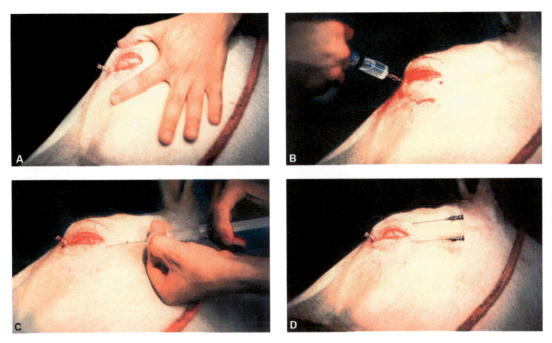

Figura 51 Introdução das agulhas para efetuar uma anestesia local infiltrativa subpalpebral e uma anestesia perineural retrobulbar por enucleação em equinos. **A** e **B.** Introdução da agulha na comissura nasal para anestesia retrobulbar. **C** e **D.** Anestesia local infiltrativa subpalpebral.

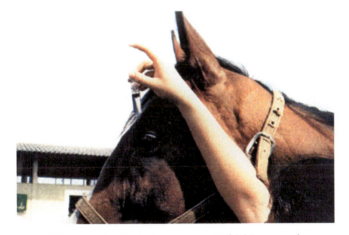

Figura 52 Anestesia do nervo supraorbitário no cavalo.

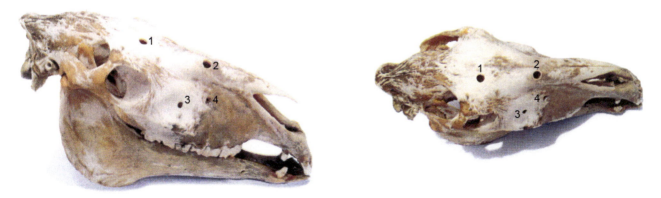

Figura 53 Localização anatômica das trepanações em cabeça de equino. 1 = seio frontal; 2 = seio nasal; 3 = seio maxilar; 4 = forame infraorbitário.

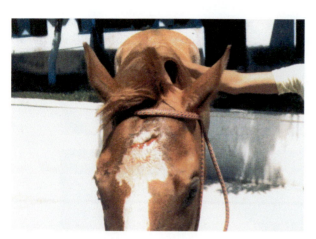

Figura 54 Animal pré-tratado com agonista alfa-2 (romifidina) e tratado com anestesia local infiltrativa subcutânea com lidocaína a 1% com vasoconstritor.

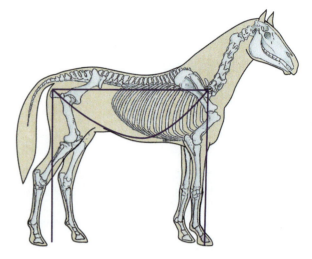

Figura 55 Apresentação esquemática do sistema arco e corda em bovino e equino. Observam-se a corda (coluna dorsal) e o arco (cavidades torácica e abdominal) sustentados pelas quatro colunas (membros).

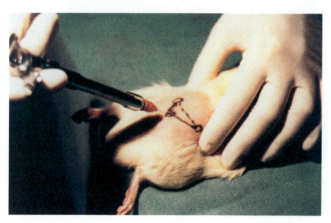

Figura 56 Anestesia local perineural espinal lombossacra em rato.

Orquiectomia

Técnica

- Tranquilizar o animal
- Antissepsia do local
- Infiltrar subcutaneamente 0,1 mℓ de lidocaína a 1% sem vasoconstritor na linha pararrafe bilateral (Figura 57 A)
- Infiltrar com a mesma quantidade de anestésico no cordão espermático (Figura 57 B).

Pode-se injetar a mesma quantidade de anestésico local no epicentro testicular, efetuando-se a orquiectomia sem maiores problemas.

Coelho

Anestesia local peridural lombossacra

O coelho, por motivos econômicos, é empregado como modelo biológico para cirurgias experimentais ortopédicas; portanto, toda e qualquer anestesia local sempre deve ser precedida de boa tranquilização para evitar o desconforto da anestesia local.

Técnica

- Tranquilizar o animal
- Tricotomia da área lombossacra
- Colocar o animal em posição de esfinge
- Antissepsia rigorosa
- Manter o animal em posição de esfinge
- Introduzir no espaço lombossacro uma agulha 25 × 5 em 45% (Figura 58)
- Injetar lentamente 0,2 mℓ de lidocaína a 1% com vasoconstritor, e repetir até notar o abaixamento da cauda.

Essa técnica é requerida para intervenções na região retroumbilical ou cirurgias ortopédicas experimentais em que, por exigência do delineamento experimental, não se possa empregar a anestesia geral. Nos coelhos, a exemplo dos ratos, por terem também metabolismo alto, não terão um período hábil anestésico semelhante ao dos cães (1 a 2 h), mas, sim, um período hábil de 30 min, o que vale dizer que dependerá do período hábil cirúrgico e da destreza do cirurgião, sendo sugerida a repetição da dose, mas não em concentrações maiores, pois anestésicos locais mais potentes, como a bupivacaína, podem levar a acidentes fatais. Para tanto, é permitida a repetição da dose inicial ou empregar a anestesia peridural contínua.

Orquiectomia

Técnica

- Tranquilizar o animal
- Tricotomia da região
- Antissepsia do local
- Colocar o animal em posição supina
- Infiltrar subcutaneamente 0,1 mℓ de lidocaína a 1% sem vasoconstritor na linha pararrafe bilateral (Figura 59 A)
- Infiltrar com a mesma quantidade de anestésico no cordão espermático (Figura 59 B).

Nessa espécie, pode-se aplicar o anestésico local no epicentro testicular, a exemplo do rato.

Felino

As cirurgias mais frequentes que ocorrem no tronco de felinos e que requerem anestesia local são:

- Intervenções na cauda
- Prolapsos
- Correções retais ou vaginais
- Partos distócicos

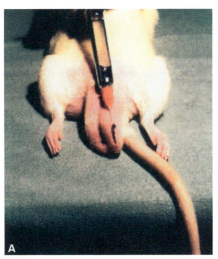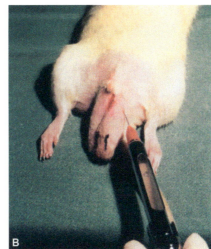

Figura 57 Anestesia local infiltrativa para orquiectomia em rato.

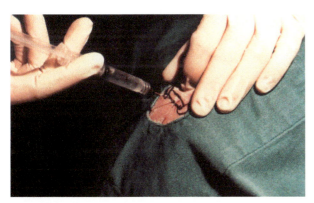

Figura 58 Anestesia local epidural lombossacra em coelho.

- Orquiectomias
- Deferectomias
- Osteossínteses (pinos intramedulares em membros posteriores)
- Feridas por mordeduras.

Anestesia local peridural lombossacra

Em razão de seu temperamento, os felinos necessitam, em todas as modalidades de anestesias locais, boa contenção precedida de contenção farmacológica simples ou composta e, em extremo, até de anestesia dissociativa.

Essa modalidade anestésica é empregada com frequência, todas as vezes que se requeiram intervenções retroumbilicais, o que vale dizer intervenções em membros pélvicos, cauda ou retais e vaginais.

Técnica

- Tranquilizar o felino
- Efetuar a tricotomia da região
- Antissepsia adequada
- Posicionar o animal na mesa (Figura 60)
- Fazer um botão anestésico (Figura 61)
- Colocar pano de campo fenestrado
- Localizar as tuberosidades ilíacas e o forame lombossacro
- Introduzir agulha com mandril 40 × 8 ou 50 × 8 em uma inclinação de 45° (Figura 62)
  - Retirar o mandril
- Colocar uma gota de anestésico para notar a aspiração, comprovando a posição correta
- Injetar lentamente a lidocaína a 1 ou 2% com ou sem vasoconstritor dependendo do período hábil anestésico requerido.

Caso o animal seja muito irascível, sugere-se até uma anestesia dissociativa leve, que não faça desaparecer o reflexo interdigital, pois este será o principal reflexo a ser testado para saber se a anestesia peridural efetivou-se. Ao se injetar o anestésico, se notará o abaixamento da cauda e o relaxamento esfinctérico. Quando isso ocorrer, é aconselhável manter o animal ainda em posição de esfinge por mais 5 min para que haja a distribuição bilateral do anestésico pelo hemiespaço peridural, permitindo uma boa embebição regional, melhorando assim a qualidade da anestesia.

Convém lembrar que, ao se injetar o anestésico, deve-se começar com pressão de injeção leve, pois pressões maiores levam o anestésico a metâmeros indesejados, ou seja, mais craniais.

Por outro lado, essa modalidade anestésica permitiria até a laparotomia mediana, contanto que não se faça, em fêmeas, a tração uterina, pois estaria se estirando o ligamento lieno-ovárico, que não estaria sob a égide de uma anestesia lombossacra.

Orquiectomia

Técnica

- Tranquilizar o animal
- Colocar o animal em posição supina
- Tricotomia da região da bolsa escrotal
- Antissepsia do local
- Infiltração subcutânea com 1 mℓ de lidocaína a 1% sem vasoconstritor na linha pararrafe bilateral (Figura 63)
- Infiltração com a mesma quantidade de anestésico no cordão espermático ou intramuscular (Figura 64)
- Aguardar 5 a 10 min antes da intervenção cirúrgica.

A exemplo dos ratos e coelhos, nessa espécie, pode-se depositar o anestésico em vez do cordão espermático, no epicentro testicular bilateral. Espera-se 2 min como período de latência e efetua-se a orquiectomia.

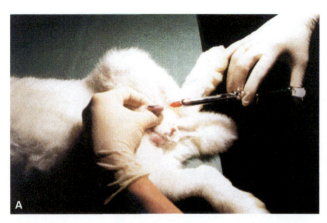
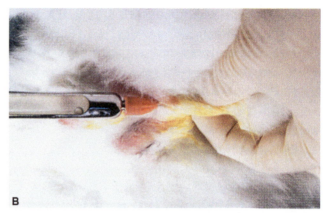

Figura 59 A. Anestesia local infiltrativa para orquiectomia em coelho. **B.** Anestesia local infiltrativa do cordão espermático em coelho.

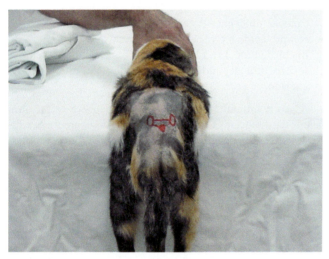

Figura 60 Posicionamento de um felino para anestesia local peridural lombossacra.

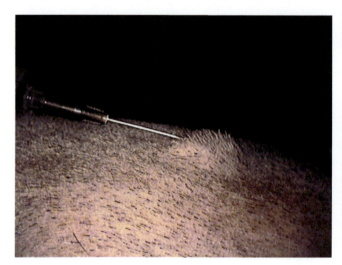

Figura 61 Botão intradérmico.

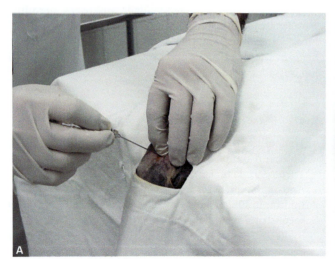
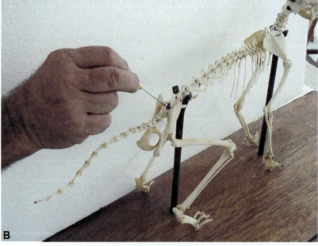

Figura 62 Introdução da agulha com mandril no espaço lombossacro de felino, com a sua referência anatômica.

Feridas

Nessa espécie, são frequentes feridas por mordedura, causadas especialmente nos acasalamentos, ou de maior extensão quando causadas por agressões de animais maiores (cães, por exemplo).

O cuidado a ser tomado, nessas situações, é com a quantidade de anestésico local a ser depositada nos locais, especialmente na região torácica, pois, por ser bem vascularizada, apresenta absorção rápida do anestésico, levando a níveis séricos altos e causando a intoxicação do animal pelo próprio anestésico local.

A conduta a ser tomada é a de se respeitar a dose máxima permitida ou massa (em mg/kg) de cada anestésico com ou sem vasoconstritor (Tabela 2).

O volume e a concentração devem ser modulados de acordo com a área lesada e o período cirúrgico requerido, pois a partir do momento da existência de risco de intoxicação anestésica, recorre-se à anestesia dissociativa ou até à anestesia geral.

Técnica

- Tranquilizar o animal
- Efetuar a tricotomia das bordas da ferida
- Colocar o animal em decúbito lateral
- Infiltrar o anestésico local descrevendo figuras geométricas que cubram a extensão da ferida com lidocaína a 1% com vasoconstritor (ver Figura 6)
- Massagear o local (apenas pele íntegra) para que ocorra uma boa difusão anestésica, aguardando 5 a 10 min antes de efetuar a síntese.

É sempre recomendado aguardar um período de 15 a 20 min antes de efetuar a sutura, respeitando, assim, o período de latência de cada anestésico local. Esse período permite ao cirurgião estudar qual a melhor abordagem da síntese e ao mesmo tempo observar outros inconvenientes, como: presença de pelos na ferida ou ampliações da tricotomia.

Cão

As cirurgias previstas para os cães e que necessitam de anestesia local são semelhantes às que ocorrem com os felinos, descritas anteriormente.

Anestesia local peridural lombossacra

Técnica anestésica

Essa técnica anestésica é amplamente empregada no dia a dia, ao se considerar animais nas seguintes condições:

- Debilitados
- Em alto risco
- Prenhes
- Idosos.

A técnica consiste em:

- Tranquilizar o animal
- Efetuar a tricotomia e antissepsia adequada
- Fazer um botão intradérmico (Figura 65)
- Em algumas circunstâncias, aplicar uma anestesia dissociativa ou geral barbitúrica ou não barbitúrica leve, o que vale dizer que permaneça o reflexo interdigital
- Colocar o animal em posição de esfinge (Figura 66) ou com os membros para fora da mesa (Figura 67)
- Colocar o pano de campo fenestrado
- Localizar as tuberosidades ilíacas e o espaço lombossacro (Figura 68)
- Introduzir a agulha com mandril 70 × 8 com inclinação de 45% (Figura 69)
- Retirar o mandril (Figura 70)
- Colocar uma gota do anestésico em cima do canhão da agulha para comprovar o espaço negativo
- Injetar sem mover a agulha, lenta e gradativamente, o anestésico, lidocaína a 1 a 2%, dependendo do período cirúrgico requerido (Figura 71).

A dose e a quantidade de anestésico a serem injetadas devem ser moduladas pelo anestesista, pois não existem fórmulas em razão do tamanho de coluna e da disparidade anatômica entre as diferentes raças de cães.

O correto é aplicar lentamente o anestésico, acompanhando os sintomas que ocorrem pós-anestesia, quais sejam (Figura 72):

- Relaxamento muscular e paresia dos membros pélvicos
- Abaixamento da cauda
- Relaxamento esfinctérico.

Outro cuidado a ser tomado é nunca mover a seringa nem para o lado nem para a frente ou para trás, pois corre-se o risco de se lesar fibras nervosas, levando a consequências indesejáveis.

A posição do animal ao ser anestesiado é a de esfinge (Figura 66) ou com os membros fora da mesa (Figura 67) e, após o estabelecimento da anestesia, nota-se a paresia dos membros posteriores conforme a Figura 72 B.

Tabela 2 Dose máxima (mg/kg) permitida para o anestésico local em infiltrações no tronco de felinos.

Anestésico	Sem vasoconstritor	Com vasoconstritor
Lidocaína	7	9
Bupivacaína	2	3

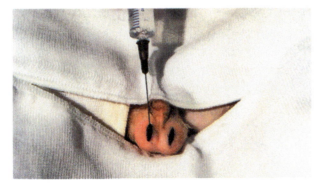

Figura 63 Anestesia local infiltrativa pararrafe em testículo de gato.

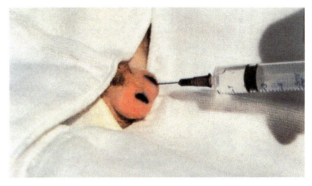

Figura 64 Anestesia local intratesticular no gato.

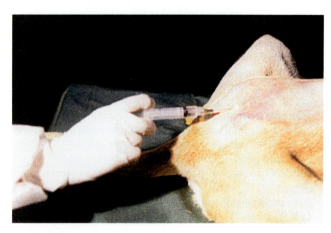

Figura 65 Botão intradérmico para introdução da agulha no espaço lombossacro em cão.

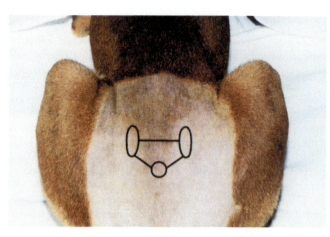

Figura 66 Cão em posição de esfinge para anestesia local peridural lombossacra.

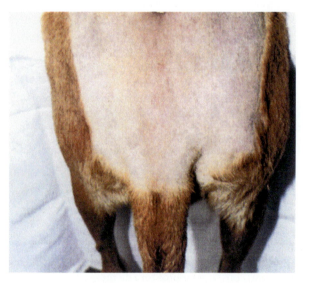

Figura 67 Cão em posição com os membros posteriores para baixo da mesa para anestesia local peridural lombossacra.

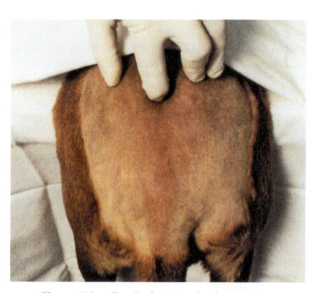

Figura 68 Localização do espaço lombossacro.

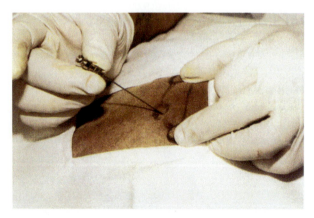

Figura 69 Introdução da agulha com mandril.

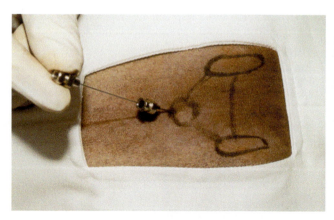

Figura 70 Retirada do mandril.

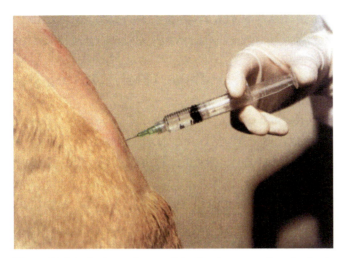

Figura 71 Injeção lenta do anestésico local sem movimentação da seringa (movimento de lateralidade).

Convém salientar que, após a aplicação do anestésico, deve-se deixar o animal na mesma posição durante 5 a 10 min, para que a difusão anestésica se dê da melhor maneira possível, pois assim se consegue otimizar mais essa modalidade anestésica.

O cuidado a ser tomado é que, ao se aplicar mais anestésico que o necessário, estará incorrendo no fenômeno denominado efeito "mata-borrão" (Figura 72 A), ou seja, embebição perineural cada vez mais cranial, pois o "halo anestésico" se tornará maior, causando amplo relaxamento esfinctérico (Figura 72 C).

Anatomia

A introdução da agulha é feita entre a última vértebra lombar (L7) e a primeira vértebra sacra (S1), conforme a Figura 73.

Anestesia local espinal subaracnoide (raquianestesia)

Essa via é pouco usada, sendo apenas empregada em pequenos animais em ensaios biológicos com anestésicos locais (soluções hiperbáricas a 5%) ou em pacientes de alto risco em que se requeira um bom relaxamento muscular nos membros pélvicos.

Técnica

- Tricotomia
- Antissepsia rigorosa
- Anestesia barbitúrica, deixando o animal apresentar apenas o reflexo interdigital
- Colocar o animal com as patas anteriores dentro das posteriores ou em posição de esfinge (ver Figuras 66 e 74 A)
- Introduzir a agulha entre a terceira, quarta, quinta ou sexta vértebras lombares (Figura 74 B)
  - Observar o aparecimento do líquido cefalorraquidiano (Figura 74 C)
- Relaxamento esfinctérico.

O espaço subaracnoide em pequenos animais varia de 2 a 3 mm e, ao perfurar a dura-máter, observa-se uma reação brusca do animal que delatará a posição correta da agulha. A comprovação do espaço subaracnoide se dará com a saída do líquido cefalorraquidiano que ocupa um espaço milimétrico entre a aracnoide e a medula, como pode ser observado na radiografia em que se injetou um contraste no espaço subaracnoide (Figura 74 D).

Orquiectomia

Técnica

- Tranquilizar o animal e colocá-lo em posição supina
- Tricotomia da região da bolsa escrotal
- Antissepsia do local
- Infiltrar subcutaneamente 1 a 2 mℓ de lidocaína a 1% sem vasoconstritor na linha pararrafe bilateral (Figura 75 A)
- Infiltrar com a mesma quantidade de anestésico em cada cordão espermático (Figura 75 B)
  - Aguardar 5 a 10 min antes da intervenção cirúrgica.

A orquiectomia no cão não difere muito daquela aplicada no felino, havendo apenas algumas modificações anatômicas, pois os testículos nessa espécie são mais pendulosos, o que facilita a intervenção. Em geral, apenas com uma boa tranquilização, acompanhada de anestesia local, consegue-se o intento. Essa técnica é relativamente simples, mas o animal deve ser tranquilizado, pois ele reage mais pelo desconforto que pela dor. Raramente complementa-se com outra anestesia, sendo essa conduta mais frequente em felinos.

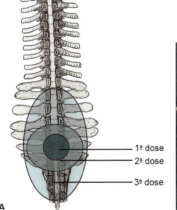
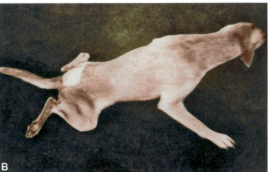
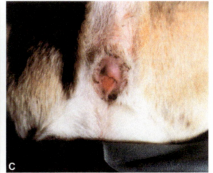

Figura 72 A. Efeito "mata-borrão" causado pela aplicação consecutiva de anestésico local na região peridural. **B.** Posição típica de um cão durante a anestesia local peridural lombossacra. **C.** Relaxamento esfinctérico após anestesia local peridural lombossacra.

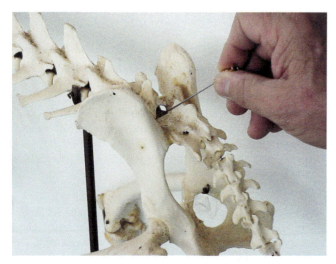

Figura 73 Espaço lombossacro em cão, mostrando a direção da agulha na anestesia peridural.

Existe também uma técnica em que se faz apenas um cordão anestésico, por onde se retiram os dois testículos (Figura 75 C), que seria a mesma técnica para se efetuar a deferentectomia em cães.

Para agilizar a cirurgia, 1 min antes podem-se aplicar 2 a 3 mℓ de lidocaína no epicentro testicular (em cada testículo), conforme a Figura 75 D.

Feridas

Em cães, são muito frequentes feridas causadas por brigas na época do cio (época do acasalamento) ou por mordeduras causadas em contendas, nas quais as raças de menor talhe geralmente são as mais prejudicadas.

Comumente, as feridas são perfuroincisas e requerem cuidados urgentes, pois na maioria das vezes ocorrem na região costal, que é bem vascularizada.

O cuidado a ser tomado nessas situações é com a quantidade de anestésico local a ser depositada nessas regiões, especialmente na região torácica, pois, por ser bem vascularizada, ela apresenta uma absorção rápida de anestésico, levando rapidamente a níveis séricos, o que exige certas precauções, fato já alertado nas feridas na região intercostal nos felinos.

A conduta é respeitar a dose máxima permitida.

Técnica

- Tranquilizar o animal
- Efetuar a tricotomia das bordas da ferida
- Colocar o animal em decúbito lateral
- Infiltrar o anestésico local descrevendo figuras geométricas que cubram a extensão da ferida com lidocaína a 1% com vasoconstritor (Figura 76)
- Massagear o local (apenas pele íntegra) para que ocorra uma boa difusão anestésica aguardando 5 a 10 min antes de efetuar a síntese.

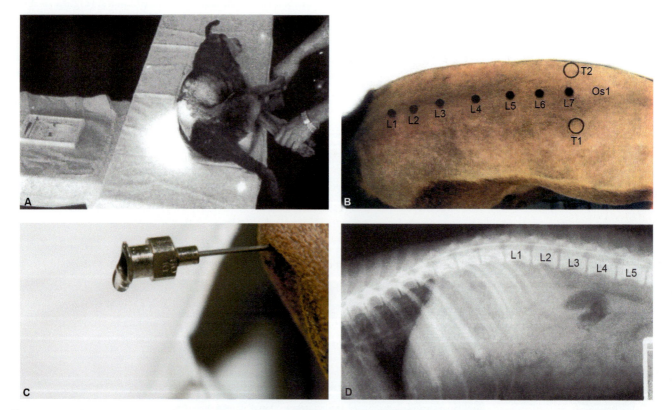

Figura 74 Localização anatômica do espaço lombossacro em cão. **A.** Posição correta do animal a ser submetido à anestesia subaracnoide. **B.** Localização anatômica das apófises espinhosas em cão. Tuberosidades ilíacas (T1 e T2) e primeira vértebra sacra (S1). **C.** Comprovação da localização da agulha no espaço subaracnoide. **D.** Imagem radiográfica e espaço subaracnoide. Observam-se as linhas brancas que indicam o espaço subaracnoide.

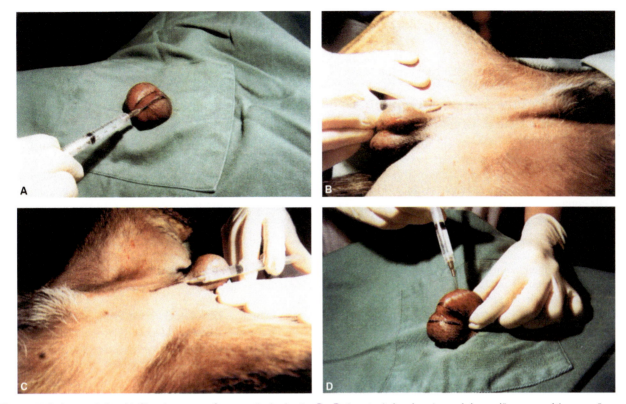

Figura 75 A. Anestesia local infiltrativa pararrafe no testículo de cão. **B** a **D.** Anestesia local perineural do cordão espermático em cão.

É sempre recomendado aguardar antes de efetuar a síntese, respeitando o período de latência de cada anestésico local. Esse intervalo permite ao cirurgião estudar qual é a melhor abordagem da síntese e ao mesmo tempo observar se existe a presença de pelos.

Anestesias locais no tronco de médios animais

Suíno

As cirurgias mais frequentes no tronco de suínos são:

- Anestesia local peridural lombossacra
- Orquiectomias
- Cesariana na região paramamária
- Hérnias umbilicais.

Prolapsos

Na maioria das vezes, os prolapsos são reduzidos manualmente, entretanto, quando essa manipulação não resulta em sucesso, opta-se pela anestesia lombossacra.

Essa modalidade anestésica tem limitações porque, dependendo do estado nutricional do animal ou do seu talhe, essa anestesia será inviável, pois há necessidade de ter à mão uma agulha de 20 a 30 cm de comprimento com mandril, o que de antemão pode ser descartado. Nessas situações, opta-se com mais eficiência por uma anestesia dissociativa associada às fenotiazinas e benzodiazepinas.

Técnica

- Tranquilizar o animal
- Fazer uma antissepsia adequada
- Conter o animal por um ponto fixo

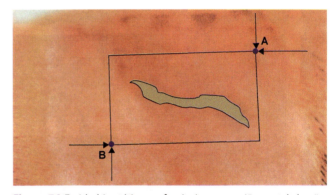

Figura 76 Ferida hipotética perfuroincisa em região costal de cão. Observa-se que A e B são os dois únicos pontos cruentos para o redirecionamento das agulhas.

- Palpar as tuberosidades ilíacas localizando o espaço lombossacro
- Introduzir a agulha com mandril que variará de 60 × 7 até 150 × 7 (Figura 77)
- Respeitar a inclinação que varia em torno de 30 a 40°
- Retirar o mandril e injetar lentamente o anestésico (lidocaína a 2%)
- Observar a conduta do animal, pois progressivamente ele entra em decúbito apenas dos membros pélvicos.

Ao se estabelecer a anestesia nota-se que ocorre o relaxamento da cauda e do reflexo esfinctérico com a prostração dos membros posteriores (decúbito), o que requer certo cuidado, pois o animal pode se debater com os membros anteriores pela falta de apoio. Convém imobilizá-lo com auxílio de cordas para que possa se iniciar a intervenção.

Orquiectomia

Técnica

- Tranquilizar o animal
- Manter o animal preso por corda atrás dos caninos superiores em um ponto fixo
- Fazer a antissepsia
- Introduzir a agulha 70 × 8 na região paralela à rafe da bolsa escrotal
- Injetar 5 a 10 mℓ de lidocaína a 1% em ambos os segmentos testiculares isoladamente (Figura 78)
- Injetar 5 a 10 mℓ em cada cordão espermático ou injetar o mesmo volume no epicentro testicular (Figura 79) 2 a 3 min antes de começar a intervenção
- Massagear bem a região e aguardar 5 a 10 min.

Essa intervenção, se não for bem dirigida, causa um desconforto não só para o animal como também para o profissional, pois o suíno tem como característica, além de grunhir quando contido, gritar de modo tão estridente que se ouve a distância. Essa situação constrangedora traz instabilidade no local de trabalho, o que deve ser evitado.

Essa técnica é viável em animais que pesem até 50 a 60 kg. A partir de pesos maiores, ela começará a se tornar mais difícil, requerendo, para tanto, recorrer às associações anestésicas.

Cesariana

Técnica

- Tranquilizar o animal
- Lavar bem a região paramamária
- Colocar o animal em decúbito lateral
- Fazer uma boa antissepsia
- Traçar uma linha imaginária desde a base da orelha esquerda até a patela (Figura 80)
- Descrever um retângulo que cubra a linha de incisão pelo qual será exteriorizado o corno uterino (Figura 81 A)
- Utilizar dois a quatro pontos de entrada da agulha (pontos cruentos) conforme Figura 81 B
- Massagear bem a região e aguardar 5 a 10 min antes de fazer a incisão cirúrgica.

É frequente ser sugerido fazer apenas um cordão anestésico, o que não é recomendável, pois, além da incisão cirúrgica, recorre-se à divulsão no tecido celular subcutâneo e na massa muscular, o que causa dor. A vantagem de se fazer a anestesia em retângulo é que a área será manipulada sob o efeito anestésico, o que evitará movimentações excessivas do animal durante a intervenção pela dor e desconforto.

Pela grande quantidade de bácoros a serem retirados em uma cirurgia desse tipo (8 a 12), é necessária a quietude do animal para que a intervenção seja tranquila.

Hérnias umbilicais

Técnica

- Higienizar o animal
- Colocar o animal em decúbito e fazer a antissepsia
- Aplicar através de uma agulha 100 × 10 por meio de dois pontos cruentos, 3 a 5 mℓ em cada vértice do losango, lidocaína a 1% com vasoconstritor (Figura 82).

Geralmente, essas intervenções são realizadas em animais que oscilam entre 10 e 15 kg e requerem, obrigatoriamente, a tranquilização acompanhada de anestesia local, o que torna a cirurgia mais tranquila pela quietude do animal.

Ovino e caprino

As cirurgias mais frequentes no tronco de ovinos e caprinos e que podem ser resolvidas com a anestesia local são:

- Caudectomia (anestesia local epidural lombossacra)
- Orquiectomia (anestesia local infiltrativa e perineural)
- Deferentectomia (anestesia local infiltrativa)

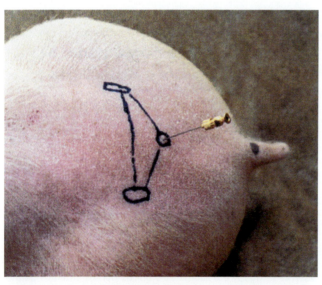

Figura 77 Anestesia local perineural espinal lombossacra em suíno.

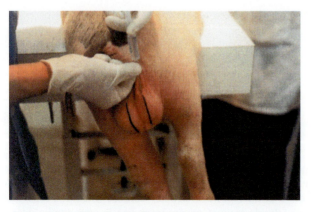

Figura 78 Anestesia local infiltrativa subcutânea pararrafe.

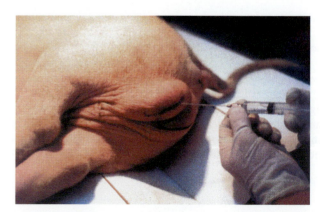

Figura 79 Anestesia local infiltrativa profunda intratesticular em suíno.

- Feridas (anestesia local infiltrativa)
- Ruminotomia (anestesia local infiltrativa)
- Desvio de pênis (anestesia local infiltrativa)
- Prolapsos (anestesia local peridural lombossacra)
- Cesariana (anestesia local infiltrativa)
- Fístula do canal galactóforo (anestesia local infiltrativa)
- Lesão de tetos (anestesia local infiltrativa)
- Partos distócicos (anestesia local peridural lombossacra)
- Osteossínteses (anestesia local epidural lombossacra).

Anestesia local peridural lombossacra

Essa técnica anestésica é amplamente empregada em toda atividade cirúrgica que envolva membros posteriores ou caudectomias em animais adultos, partos distócicos quando não ocorrer mais a fase expulsiva e requeira tração, e osteossíntese em membros posteriores.

Técnica

- Tranquilizar o animal
- Efetuar a tricotomia e antissepsia adequadas
- Fazer um botão intradérmico
- Localizar o espaço lombossacro (Figura 83)
- Introduzir a agulha com mandril 70 × 8 com inclinação de 45°
- Retirar o mandril
- Colocar uma gota do anestésico sobre o canhão da agulha para comprovar o espaço negativo
- Injetar lenta e gradativamente o anestésico, lidocaína a 1 a 2% dependendo do período cirúrgico requerido.

O sucesso dessa intervenção depende muito da boa contenção e tranquilização do animal porque, caso não se faça o botão intradérmico ou a tranquilização, os animais têm reações rápidas, violentas e inesperadas, o que poderá causar sérios prejuízos se a agulha já estiver implantada no espaço peridural e o manipulador estiver segurando a agulha fixa.

Nessas circunstâncias solta-se imediatamente a agulha para evitar possíveis lesões nervosas (ação mecânica) e irreversíveis.

Para o bom sucesso dessa anestesia é necessário efetuá-la em um lugar isento de barulhos (trator, gritos, sons excessivos). Ao manipular a agulha, deve-se lembrar que ela pode ser aprofundada, mas não pode de maneira alguma ter movimento de lateralidade, podendo lesar fibras nervosas.

Anatomia

A introdução da agulha é feita entre a última vértebra sacra e a primeira coccígea em caprino (Figura 84).

Anestesia local peridural intercoccígea

Técnica

- Tranquilizar o animal
- Efetuar a tricotomia e antissepsia adequada
- Fazer um botão intradérmico na região a ser anestesiada
- Levantar e abaixar a cauda simulando a "retirada de água do poço" (Figura 85 A)
- Introduzir a agulha com mandril 70 × 8 com inclinação de 45° entre a 1ª e a 2ª vértebra
- Retirar o mandril
- Colocar uma gota do anestésico sobre o canhão da agulha para comprovar o espaço negativo
- Injetar lenta e gradativamente o anestésico, lidocaína a 1 a 2%, dependendo do período cirúrgico requerido (Figura 85 B).

Essa técnica é útil em casos de caudectomias, vulvoplastias, prolapsos retais ou vaginais, permitindo, de acordo com o volume injetado, deixar o animal em posição quadrupedal, o que facilita a restituição visceral em casos de prolapsos, além de permitir, em casos de vulvoplastias, manter a simetria tão desejada.

Convém lembrar que, em animais dessa espécie, o decúbito lateral não é desejado por dois motivos: o aumento da pressão intra-abdominal, que dificultaria na redução do prolapso, e o timpanismo causado pela fermentação do conteúdo ruminal.

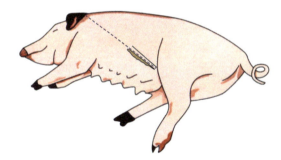

Figura 80 Localização da incisão para cesariana em porca.

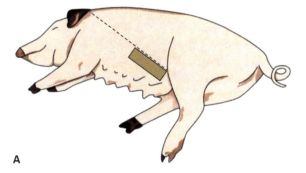

A

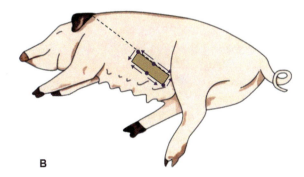

B

Figura 81 A. Anestesia local infiltrativa para cesariana em porca. **B.** Pontos de entrada das agulhas, evitando um número elevado de introduções de agulha (pontos cruentos).

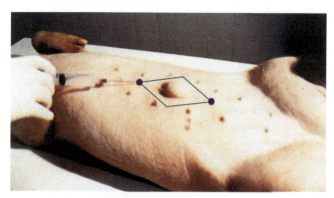

Figura 82 Anestesia local infiltrativa em losango para cirurgia de hérnia umbilical em suíno.

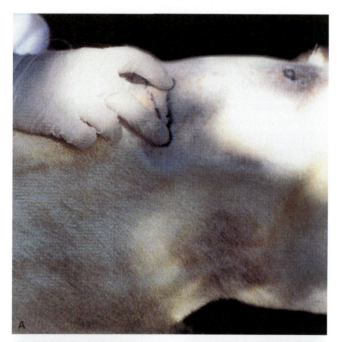

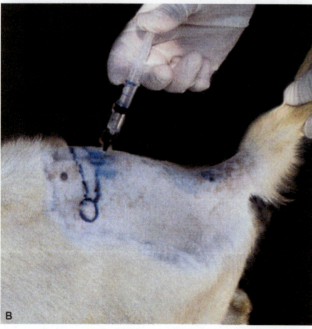

Figura 83 A e **B.** Localização do espaço lombossacro em ovelha.

Anatomia

A introdução da agulha é entre a 1ª vértebra coccígea e a 2ª (C_1–C_2), conforme a Figura 85 B.

Orquiectomia

Técnica

- Tranquilizar o animal, mantendo-o em pé
- Tricotomia e antissepsia da região distal da bolsa escrotal
- Anestesia infiltrativa circular da região distal da bolsa escrotal (Figura 86)
- Anestesia local perineural dos dois cordões espermáticos (Figura 87) com 2 a 5 mℓ de lidocaína a 1% ou injetar 5 mℓ de lidocaína a 1% no epicentro testicular (Figura 88) 2 a 3 min antes de efetuar a orquiectomia.

Se essa técnica anestésica for feita com cautela, existe a permissividade de se manter o animal em posição quadrupedal. Caso o animal sinta muito desconforto de manipulação, deve-se prostrá-lo fisicamente.

O cuidado a se tomar nessas intervenções em ovinos consiste em retirar a lã suja que existe nesse local; logo, convém fazer uma boa tosquia para se evitarem infecções secundárias.

Deferentectomia

Técnica

- Tranquilizar o animal
- Tricotomia da área próxima aos cordões espermáticos
- Antissepsia
- Fazer um botão anestésico (anestesia infiltrativa) com 2 a 3 mℓ de lidocaína a 1% sobre cada cordão (Figura 87).

Essa intervenção pode ser feita com o animal em posição quadrupedal, bem contido e de preferência em uma área silenciosa.

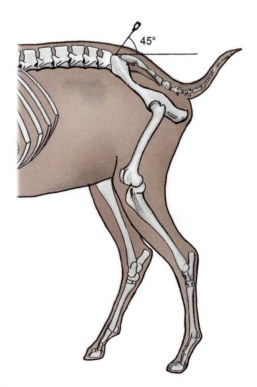

Figura 84 Angulação e localização anatômica do espaço lombossacro em caprino.

Atlas Colorido de Anestesiologia Veterinária   351

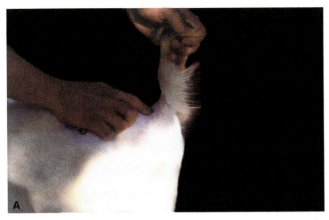 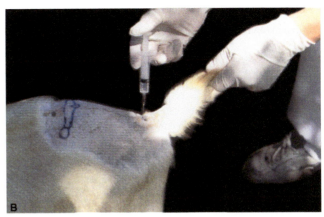

Figura 85 A. Levantamento e abaixamento da cauda para inserção de agulha no espaço intercoccígeo em caprino. **B.** Localização anatômica da anestesia local espinal peridural intercoccígea (C_1–C_2) em caprino.

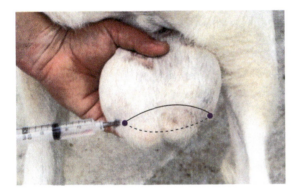

Figura 86 Anestesia local infiltrativa circular na bolsa escrotal de caprinos.

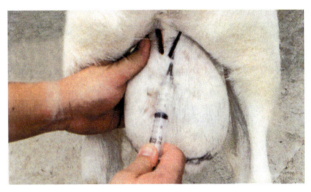

Figura 87 Anestesia local perineural do cordão espermático em caprino.

Ruminotomia

Técnica

- Efetuar uma boa antissepsia do local (observar que o algodão com álcool iodado não saia sujo)
- Efetuar a anestesia em retângulo que abranja toda incisão cirúrgica (em "espinha de peixe"), empregando lidocaína a 1% com vasoconstritor de 20 a 40 mℓ (Figura 89)
- Após a anestesia efetuar a tricotomia.

Sugere-se o uso da lidocaína a 1% com vasoconstritor, pois fornece um período hábil anestésico suficiente para efetuar a intervenção. O fato de fazer anestesia antes e posteriormente à tricotomia é justamente para dar espaço de tempo para o período de latência da lidocaína.

Quanto às entradas das agulhas, buscar sempre o menor número de pontos cruentos, ou seja, consegue-se essa anestesia apenas com dois pontos cruentos.

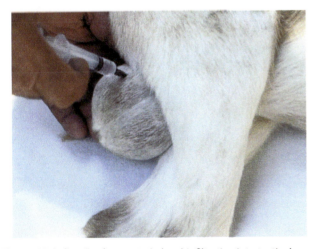

Figura 88 Aplicação de anestesia local infiltrativa intratesticular em caprino.

Feridas

A técnica local para feridas em ovinos e caprinos obedece três requisitos básicos:

1. Descrever a melhor figura geométrica para efetuar a sutura empregando agulhas finas (30 × 7).
2. Respeitar as doses máximas permitidas para evitar intoxicações.
3. Aguardar o período de latência do anestésico local.

Desvio lateral do pênis

Técnica

- Lavagem e antissepsia do local
- Anestesia da área a ser manipulada dando de preferência 3 a 4 cm de cada incisão (Figura 90)
- Tricotomia da região e nova antissepsia.

Existem várias técnicas para fazer "rufiões", e a anestesia deve sempre seguir a técnica preconizada, pois áreas não anestesiadas e manipuladas cirurgicamente causam dor, desconforto e, obviamente, a insubmissão do paciente.

Anestesia dos tetos

A intervenção cirúrgica em tetos de caprinos ou ovinos é relativamente laboriosa, pois requer dois ou até três planos de sutura. O sucesso dessa intervenção está diretamente ligado à técnica anestésica empregada e à quietude do animal.

Essa técnica não pode ser executada com o animal em posição quadrupedal porque a área de intervenção é extremamente sensível.

Técnica

- Tranquilizar o animal
- Lavagem e antissepsia adequadas
- Colocar o animal em decúbito lateral
- Colocar o garrote acima da intervenção (manutenção máxima de 1 h)
- Introduzir as agulhas apenas em dois pontos cardeais
- Injetar lidocaína a 1% sem vasoconstritor
- Massagear e aguardar 5 a 10 min para intervir.

O garrote é colocado para evitar sangramentos e o anestésico empregado é sempre sem vasoconstritor, pois se trata de parte terminal, e isso evitaria as necroses de ponta.

São escolhidos apenas dois pontos cardeais para a anestesia do teto a fim de evitar as quatro introduções de agulha para fazer a anestesia local infiltrativa circular, o que seria desconfortável para o animal.

Anestesias locais no tronco de grandes animais
Bovino

Em bovinos, existem algumas modalidades de anestesias locais, seja espinais, perineurais, seja infiltrativas que cobrem a maioria das cirurgias efetuadas no tronco, que são descritas a seguir.

Anestesia local espinal peridural intercoccígea

- Cirurgias retovaginais
- Caudectomia
- Parto distócico
- Prolapsos
- Fetotomia.

Anestesia local infiltrativa

- Laparotomia pelo flanco
- Cesariana paramamária
- Preparo de rufião
- Hérnias umbilicais
- Tetos
- Feridas.

Anestesia local perineural

- Anestesia do nervo torácico lateral.

Anestesia local mista (infiltrativa e perineural)

- Orquiectomia.

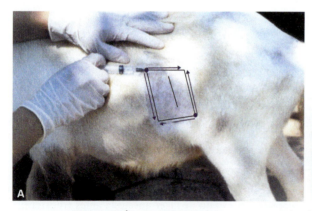 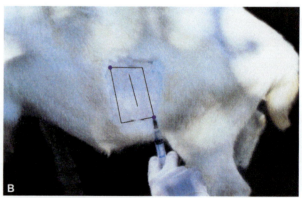

Figura 89 Área a ser anestesiada por anestesia local infiltrativa para ruminotomia em caprino.

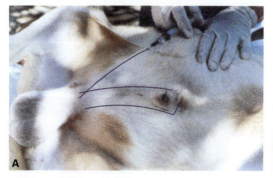 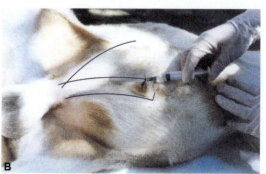

Figura 90 Desenho esquemático na pele de caprino para efetuar anestesia local infiltrativa subcutânea para o desvio lateral do pênis.

Anestesia local espinal peridural intercoccígea

A primeira vértebra coccígea em bovino não é fundida à última sacra, como ocorre nos equinos, mas é fortemente articulada por meio dos ligamentos e musculatura da cauda, motivo pelo qual, ao levantar a cauda, nota-se que a C_1 permanece fixa e a C_2 eleva-se.

Técnica

- Antissepsia adequada
- Localizar o espaço intercoccígeo levantando e abaixando a cauda em um movimento de "tirar água do poço" que definirá exatamente o espaço entre a primeira e a segunda vértebras intercoccígeas (C_1 e C_2)
- Introduzir a agulha com mandril 70 × 8 com inclinação de 45° e retirar o mandril (Figura 91)
- Colocar uma gota do anestésico sobre o canhão da agulha para comprovar o espaço negativo (Figura 92)
- Injetar, sem mover a agulha, lenta e gradativamente o anestésico, lidocaína a 1 a 2% dependendo do período cirúrgico requerido (Figura 93)
- Pesquisar reflexos ou efetuar a acmestesia conforme a Figura 94, ao redor do ânus (machos) e ânus e vulva (fêmeas).

A dose e a quantidade de anestésico a serem injetadas devem ser moduladas pelo anestesista ao se observar como primeiro sintoma o abaixamento da cauda (Figura 95), pois esse é o primeiro indício de que a anestesia está se instalando.

Quanto à extensão da anestesia, é bom lembrar do efeito "mata-borrão" para evitar que doses maiores levem o animal a decúbito, o que traria desconforto tanto para o animal como para o cirurgião, que gostaria de trabalhar com o animal em posição quadrupedal para aproveitar duas condições precípuas, ou seja, a gravidade considerando as vísceras e a simetria tão desejada nessas intervenções corretivas e estéticas, empregadas na patologia da reprodução.

Há de se convir que nessa anestesia duas condições fundamentais devem ser respeitadas:

1. Quantidades maiores (em volume) levam o animal à prostração dos membros posteriores (acima de 10 mℓ).
2. Não se deve colocar algodão embebido em álcool ou álcool iodado sobre o canhão da agulha para "evitar moscas", pois o álcool é um neurolítico energético, o que poderá causar lesão nervosa sensível.

Para que a difusão anestésica ocorra da melhor maneira possível, aconselha-se aguardar 5 a 10 min, porque nessa anestesia busca-se também com o mínimo conseguir o máximo: evitar ultrapassar 8 a 10 mℓ de volume, não importando a concentração injetada no espaço epidural, pois a concentração estaria aumentando apenas o período cirúrgico.

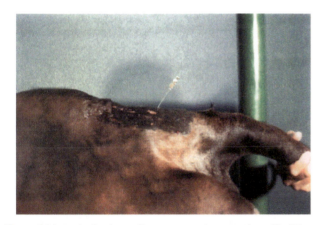

Figura 91 Introdução da agulha no espaço intercoccígeo (C_1–C_2).

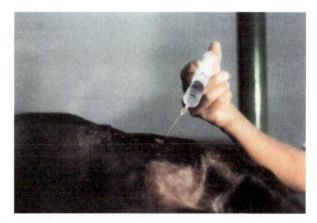

Figura 92 Confirmação do espaço peridural pela aplicação da gota de anestésico (espaço negativo).

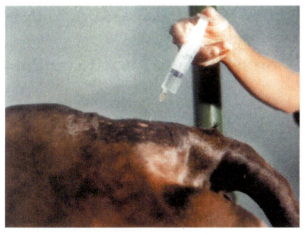

Figura 93 Aplicação lenta do anestésico.

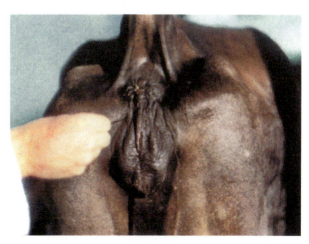

Figura 94 Teste de sensibilidade do local anestesiado.

Outro fator importante nessa técnica anestésica é não mover a agulha em lateralidade, pois com essa imperícia podem ocorrer lesões de cauda equina conforme mostra a Figura 96.

Anatomia

A laparotomia pelo flanco em bovinos é uma técnica consagrada e de uma praticidade a ser considerada. Respeitando o sistema arco e corda, tem-se um conforto operatório, pois, além de estar em posição quadrupedal, o animal poderá ser contido simplesmente em um tronco, sem necessidade de tranquilizações, o que permitirá explorações abdominais, ruminotomia, cesarianas, colocações de fístulas ruminais experimentais.

A conduta anestésica para intervenção pelo flanco é simples de ser tomada e leva em consideração:

- A raça
- O estado nutricional
- A distribuição da inervação.

Existem raças que apresentam a fossa paralombar estreita, o que leva a mudar a técnica anestésica de anestesia local infiltrativa em retângulo para anestesia local perineural paravertebral.

O estado nutricional ou a musculatura desenvolvida na região lombar faz com que se opte, em vez de uma anestesia local perineural paravertebral, por uma anestesia local infiltrativa em retângulo.

Frequentemente usam-se métodos complementares anestésicos, ou seja, a anestesia local infiltrativa em retângulo associada a uma anestesia local perineural no nervo torácico lateral (Figura 97), o que dará uma quietude maior ao animal. Aliás, a quietude do animal pode também ser obtida ao se afugentarem as moscas tão frequentes em cirurgias em ambientes abertos e que causam desconforto ao animal e ao cirurgião.

Anestesia em "L" invertido

Técnica

- Lavar intensamente a região paralombar esquerda
- Enxugar e fazer antissepsia
- Introduzir em único ponto cruento uma agulha 20 × 20 (agulha-guia) ou uma agulha descartável 40 × 16 (agulha-guia), introduzindo dentro dela uma agulha 100 × 8 (Figura 98)
- Injetar a lidocaína a 1% com vasoconstritor
- Ao se injetar o anestésico, simultaneamente retirar a agulha
- Atingir planos mais profundos em "espinha de peixe" (Figura 99)
- Massagear bem a região
- Fazer a tricotomia, para respeitar o período de latência do anestésico
- Fazer novamente a antissepsia.

A quantidade de anestésico em volume varia de acordo com a prática do anestesista. Existe a sincronia entre o injetar e o retirar a agulha, devendo ser realizada suavemente – injetando e retirando simultaneamente.

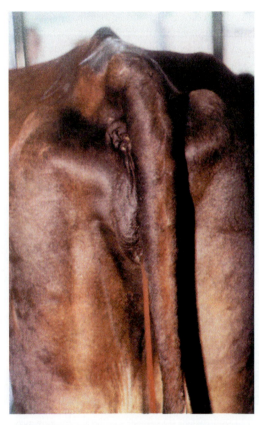

Figura 95 Abaixamento da cauda após a anestesia.

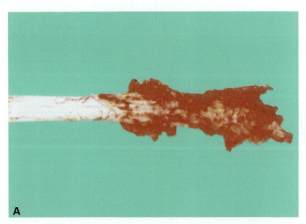
A

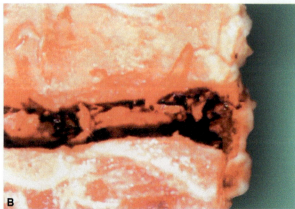
B

Figura 96 Lesão medular (*filum terminale*) em medula isolada de bovino por imperícia em anestesia local espinal peridural intercoccígea (C_1–C_2).

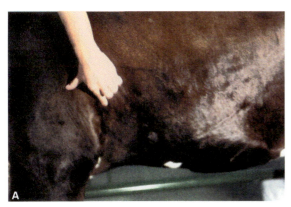 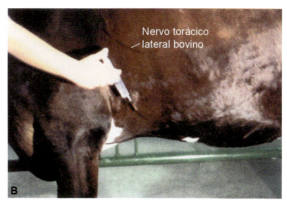

Figura 97 Anestesia local perineural do nervo torácico lateral em bovino.

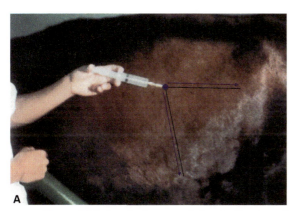 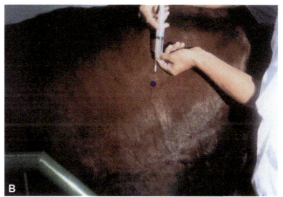

Figura 98 Aplicação de anestesia local infiltrativa subcutânea em "L" invertido para laparotomia em bovinos.

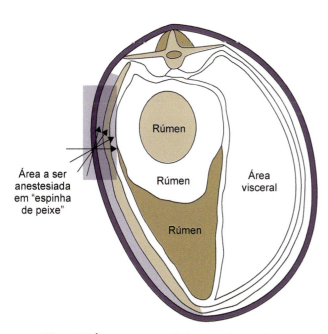

Figura 99 Área a ser anestesiada na ruminotomia.

Essa técnica está sendo gradativamente abolida. A experiência tem mostrado que na região distal existe ainda certa sensibilidade, e isso se deve provavelmente a inervações que advenham de regiões caudais, pois a pele é ricamente inervada, o que pode ser evitado por meio da anestesia local perineural do nervo torácico lateral.

A anestesia local infiltrativa em "L" invertido baseia-se na interrupção da sensibilidade por meio das inervações emergentes da coluna dorsal e responsável pela inervação cutânea.

O fato de se sugerir a anestesia em "espinha de peixe" é porque a anestesia subcutânea não é suficiente. Convém lembrar que abaixo da pele temos o tecido celular subcutâneo, musculatura abdominal (músculo oblíquo abdominal interno e externo e músculo transverso do abdome) e o peritônio.

O que se observa, muitas vezes, ao se praticar essa anestesia, é um descontentamento. Além de a anestesia complementar (nervo torácico lateral), o animal ainda reage na região mais distal da incisão cirúrgica. O fato se deve porque o cirurgião faz todo o preparo pré-cirúrgico (lavagem, tricotomia e antissepsia) para depois fazer a anestesia local.

Tem se observado que, ao fazer a anestesia antes da tricotomia, respeita-se mais o período de latência do anestésico, resultando em sucesso, com menos desconforto para o paciente.

Anestesia local infiltrativa em retângulo

Técnica

- Lavar intensivamente a região paralombar esquerda
- Enxugar e fazer a antissepsia
- Introduzir em dois pontos cruentos uma agulha 20 × 20 (agulha-guia) ou uma agulha descartável 40 × 16 (agulha-guia) introduzindo dentro dela uma agulha 100 × 8 (Figura 100 A)
- Injetar a lidocaína a 1% com vasoconstritor
- Ao se injetar o anestésico, simultaneamente retirar a agulha (Figura 100 B e C)
- Atingir planos mais profundos em "espinha de peixe"
- Massagear bem a região

- Fazer a tricotomia
- Fazer novamente a antissepsia.

A quantidade de anestésico em volume varia de acordo com a prática do anestesista, pois existe a sincronia entre o injetar e o retirar a agulha, o que deve ser realizado suavemente – injetando e retirando simultaneamente.

Nessa modalidade anestésica, a exemplo da anterior, deve-se aplicar a anestesia em "espinha de peixe". Convém lembrar que abaixo da pele está o tecido celular subcutâneo, musculatura abdominal (como já descrita) e o peritônio.

Essa técnica é a mais comumente empregada, dispensando até a anestesia local perineural do nervo torácico lateral.

A diferença entre essa técnica e a anterior é que nessa empregam-se dois pontos cruentos para fechar os lados do retângulo.

Anestesia local perineural paravertebral

Técnica

- Lavar intensivamente a região paralombar esquerda
- Enxugar e fazer a antissepsia
- Introduzir uma agulha 40 × 10 na altura do último nervo torácico entre T13 e L1 ligeiramente cranial ao primeiro processo transverso esquerdo 5 a 8 cm (dependendo do talhe do animal) da linha dorsal introduzir a agulha entre L1-L2 e L2-L3 e L3-L4, ligeiramente cranial aos respectivos processos transversos (Figura 100 D)
- Injetar a lidocaína a 1% com vasoconstritor. Ao injetar o anestésico, simultaneamente retirar a agulha
- Fazer a tricotomia
- Fazer novamente a antissepsia.

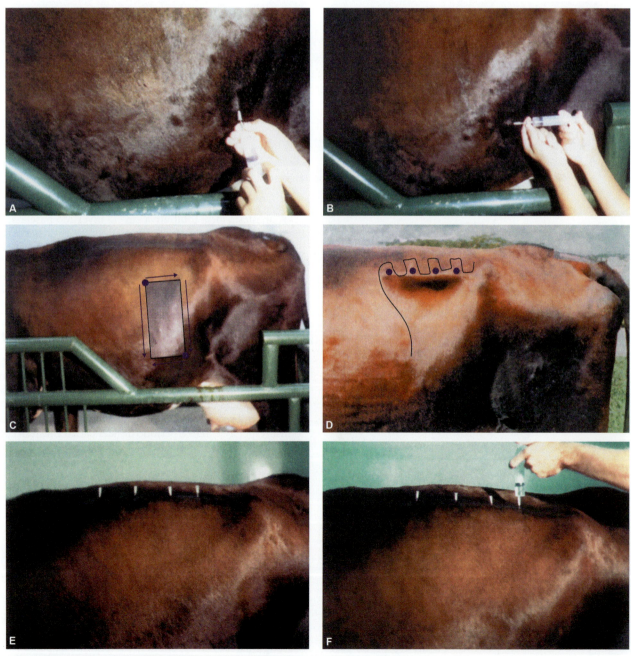

Figura 100 A a **C.** Esquema da anestesia local infiltrativa em retângulo em flanco de bovinos. **D** a **F.** Paravertebral.

Essa técnica anestésica é mais fácil de ser praticada em animais magros ou de talhe pequeno (Jersey), não sendo possível em animais de grande porte ou musculosos (Aberdeen, Charolês ou Holandês).

Aparentemente, parece se tratar de uma técnica anestésica de difícil execução, quando, na realidade, é extremamente fácil, pois, ao se localizar anatomicamente a 13ª costela e as apófises transversas (L1, L2, L3 e L4), tudo se torna mais fácil (ver Figura 100 E e F).

A exemplo da técnica anterior, convém fazer a tricotomia após a anestesia, o que permitirá uma embebição perineural anestésica, facilitando melhor a manipulação.

Caso se necessite, pode-se complementar essa técnica com uma anestesia local perineural do nervo torácico lateral (esquerdo).

Cesariana pela região paramamária
Técnica

- Posicionar o animal em decúbito lateral direito
- Lavar intensivamente a região paramamária, enxugar e fazer a antissepsia
- Introduzir em dois pontos cruentos uma agulha 20 × 20 (agulha-guia) ou uma agulha descartável 20 × 20 (agulha-guia) introduzindo dentro dela uma agulha 100 × 8 (Figura 101)
- Injetar a lidocaína a 1% com vasoconstritor
- Ao se injetar o anestésico, simultaneamente retirar a agulha
- Atingir planos mais profundos em "espinha de peixe"
- Massagear bem a região
- Fazer tricotomia
- Fazer novamente a antissepsia.

A quantidade de anestésico em volume varia de acordo com a prática do anestesista. Existe a sincronia entre o injetar e o retirar a agulha, o que deve ser realizado suavemente – injetando e retirando simultaneamente.

Nessa modalidade anestésica, a exemplo da anterior, deve-se aplicar a anestesia em "espinha de peixe". Convém lembrar que abaixo da pele está o tecido celular subcutâneo, musculatura abdominal e o peritônio.

Essa técnica é a mais comumente empregada em fêmeas que, ao não conseguirem expulsar o feto da maneira tradicional (em posição quadrupedal), cansadas e exaustas, venham a decúbito lateral, motivo pelo qual se opta por essa técnica, que facilita a retirada do feto e permite a sutura dos planos.

Preparo de rufião
Técnica

- Tranquilizar o animal
- Lavar e secar a área na qual se efetuará a diérese
- Antissepsia adequada do local
- Desenhar a área a ser incisada (Figura 102 A e B)
- Efetuar a anestesia local infiltrativa subcutânea em cordões com lidocaína a 1% com vasoconstritor ou a 2% sem vasoconstritor, abordando a área requerida (Figura 102 C e D)
- Massagear bem o local
- Fazer a tricotomia
- Refazer a antissepsia.

As técnicas de preparo de rufiões são as mais diferentes possíveis e variam de acordo com o tipo de desvio do pênis.

Deve-se ressaltar é que sempre se busca fazer o cordão anestésico na linha de incisão, pois não existe praticamente divulsão em grandes áreas, mas, sim, deslizamentos de retalhos e a área a ser incisada estará coberta pela difusão do anestésico depositado nos cordões.

Nessas intervenções sugere-se reduzir ao máximo possível o "tempo parasita", pois por se tratar de cirurgias extensas, convém lembrar que o jejum prévio do animal é importante, além do que o decúbito prolongado, mesmo que supino, como é o caso, causa timpanismo, dificultando a respiração por compressão diafragmática, podendo levar o animal a óbito.

Tetos
Técnica

- Tranquilizar o animal e colocá-lo em decúbito lateral
- Lavar bem a área e enxugá-la
- Fazer a antissepsia e retirar os pelos da base, se houver
- Colocar um garrote acima do local da intervenção
- Introduzir uma agulha 40 × 7, empregando a técnica dos dois pontos cardeais
- Injetar 2 mℓ de cada lado em ambos os pontos cardeais, lidocaína a 2% sem vasoconstritor (Figura 103)
- Massagear bem durante 3 min a área
- Refazer a antissepsia.

O fato de tranquilizar o animal e colocá-lo em decúbito lateral é para lhe dar a quietude necessária, pois com o animal em posição quadrupedal, apesar de não sentir dor, sentirá o fastio da manipulação. Ele tentará alcançar o local com os membros posteriores.

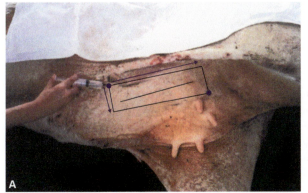 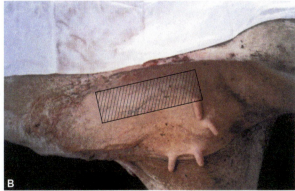

Figura 101 Infiltração anestésica subcutânea para efetuar cesariana paramamária em vaca.

A colocação do garrote é para evitar sangramentos, pois é uma área bem vascularizada (lembrar que o período máximo de permanência do garrote é de 1 h para evitar necrose tissular).

A posição de decúbito é requerida, pois o teto representa uma estrutura de grande sensibilidade para o animal, merecendo todos esses cuidados.

A introdução do anestésico deve ser sempre acima da área a ser incisada, e o fato de se usarem dois pontos cruentos apenas é porque, pela anatomia do teto, é possível redirecionar a agulha evitando novos desconfortos para o animal.

Outro fato importante é de que em hipótese alguma se deve usar vasoconstritor no anestésico local, pois se trata de uma estrutura terminal. Caso use o vasoconstritor, poderá ocorrer a necrose de ponta.

Ferida

Técnica

- Lavar bem a ferida com água e sabão, retirando os pelos soltos remanescentes
- Fazer a antissepsia acurada
- Cobrir a área lesada com a figura geométrica mais conveniente injetando-se a lidocaína a 1% com vasoconstritor (Figura 104)
- Efetuar a tricotomia circundando bem as bordas da ferida
- Higienizar as bordas com água e sabão novamente
- Refazer a antissepsia.

A tricotomia é feita depois da anestesia a fim de dar tempo suficiente para respeitar o período de latência.

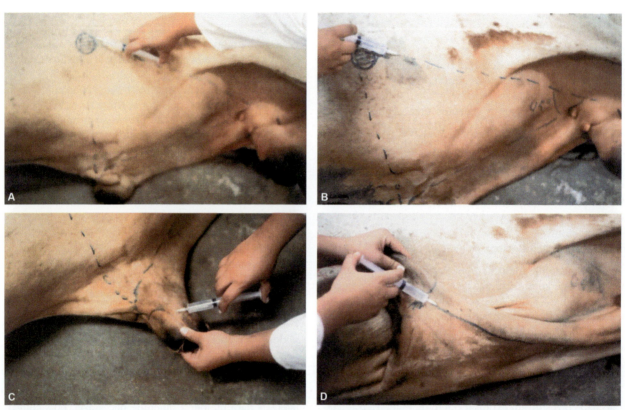

Figura 102 A e B. Desenho esquemático na pele para efetuar anestesia local infiltrativa para desvio de pênis em bovino. **C e D.** Anestesia local infiltrativa subcutânea.

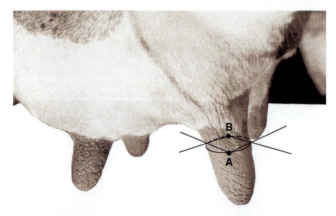

Figura 103 Anestesia infiltrativa em teto de bovino, obedecendo a técnica de dois pontos cardeais.

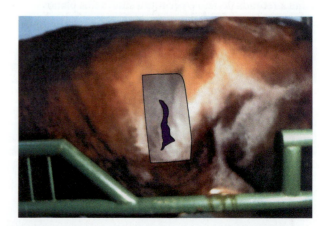

Figura 104 Anestesia local infiltrativa para feridas hipotéticas em tronco de bovinos.

Evitar, se possível, o uso de vasoconstritor no anestésico local em região intercostal, pois, pela rápida reabsorção, pode causar uma discreta taquicardia no animal.

Anestesia local infiltrativa
Anestesia do nervo torácico lateral
- Fazer a antissepsia do local
- Sentir na ponta do dedo o deslizamento do nervo
- Introduzir uma agulha 30 × 7 acima da estrutura nervosa
- Injetar 5 a 10 mℓ de lidocaína a 1% com ou sem vasoconstritor, dependendo do período cirúrgico requerido (ver Figura 97 A)
- Massagear bem o local para difundir melhor o anestésico.

Essa modalidade anestésica serve de apoio a outras anestesias, como visto anteriormente. Trata-se de uma anestesia de fácil execução, pelo fato de se tratar de uma estrutura superficial (subcutânea), pois está na região subcutânea costal.

Anestesia local mista (infiltrativa e perineural)
Orquiectomia
- Lavar bem a região com água e sabão
- Fazer a antissepsia
- Introduzir uma agulha 50 × 7 na região distal da bolsa escrotal em uma linha imaginária que descreva uma calota (Figura 105), injetando lidocaína a 1% com ou sem vasoconstritor
- Introduzir uma agulha no cordão espermático, acima da linha de incisão, depositando 3 a 5 mℓ de anestésico local, efetuando a mesma conduta no outro cordão
- Aguardar 5 min antes de intervir cirurgicamente.

Em animais jovens, na maioria dos casos, a intervenção é tão rápida que alguns nem fazem anestesia local. Isso não é aconselhado, pois se diz que o animal não sente dor, o que é uma inverdade. O recém-nascido, pela mielinização incompleta, é que não sente tanta dor, e neste dificilmente se faz a orquiectomia.

Outra alternativa de anestesia testicular é a de injetar o anestésico no epicentro testicular 2 min antes de emasculá-lo, manobra essa bem mais simples e rápida e copiada da já conhecida "castração russa" em que se injetavam produtos químicos visando à destruição do tecido germinativo.

Deferentectomia
- Manter o animal em tronco com proteção traseira
- Palpar bem a região testicular, subindo gradativamente até atingir o cordão espermático
- Introduzir a agulha tangencialmente à estrutura do cordão depositando 2 a 3 mℓ de anestésico local (Figura 105 B)
- Massagear bem o local.

Quando o animal for indócil, deverá ser tranquilizado, contido, derrubado e colocado em posição de decúbito lateral. Apesar de se tratar de uma intervenção simples, devem-se evitar riscos para o profissional, pois o bovino geralmente tem coices rápidos e certeiros.

Equino
Em equinos, existem algumas modalidades semelhantes às dos bovinos, ou seja, anestesias locais, quer espinais, perineurais ou infiltrativas, que cobrem a maioria das cirurgias efetuadas no tronco.

Anestesia local espinal peridural intercoccígea
- Cirurgias retovaginais
- Caudectomia
- Parto distócico
- Prolapsos
- Fetotomia.

Anestesia local infiltrativa
- Laparotomia pelo flanco
- Hérnia umbilical
- Ferida.

Anestesia local perineural
- Anestesia do nervo torácico lateral.

Anestesia local mista (infiltrativa e perineural)
- Orquiectomia
- Deferentectomia.

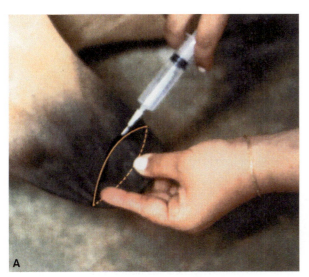
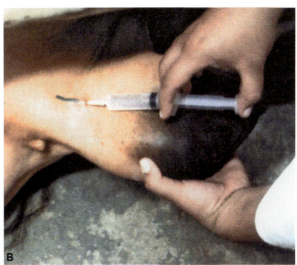

Figura 105 Anestesia local infiltrativa da bolsa escrotal e do cordão espermático para orquiectomia em bovino.

Técnica de anestesia local espinal peridural intercoccígea (Figura 106)

- Efetuar a tricotomia e antissepsia adequadas
- Localizar o espaço intercoccígeo levantando e abaixando a cauda em um movimento de "tirar água do poço", que definirá exatamente o espaço entre a 1ª e a 2ª vértebra intercoccígea (C_1 e C_2; Figura 107 A)
- Introduzir a agulha com mandril 70 × 8 com inclinação de 45° (Figura 107 B e C)
- Retirar o mandril
- Colocar uma gota do anestésico sobre o canhão da agulha para comprovar o espaço negativo

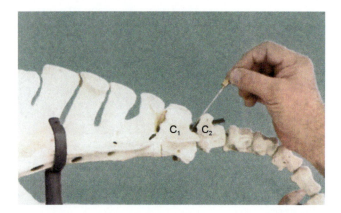

Figura 106 Localização anatômica do espaço epidural intercoccígeo (C_1–C_2). Nota-se que a 1ª vértebra coccígea é soldada à última vértebra sacra.

- Injetar, sem mover a agulha, lenta e gradativamente, o anestésico, lidocaína a 1 a 2%, dependendo do período cirúrgico requerido
- Pesquisar reflexos (Figura 107 D) ao redor do ânus (machos) e ânus e vulva (fêmeas) ou efetuar a acmestesia (sensibilidade à picada de uma ponta aguda).

A dose e a quantidade de anestésico a serem injetadas devem ser moduladas pelo anestesista ao se observar como primeiro sintoma o abaixamento da cauda (Figura 107 E), pois este é o primeiro indício de que a anestesia está se instalando.

Quanto à extensão da anestesia, é bom lembrar do efeito "mata-borrão" para se evitar que doses maiores levem o animal a decúbito, o que traria desconforto tanto para este como para o cirurgião, que gostaria de trabalhar com o animal em posição quadrupedal para aproveitar duas condições precípuas, ou seja, a força da gravidade visceral e a simetria tão desejada nessas intervenções corretivas e estéticas.

Há de se convir que nessa anestesia duas condições fundamentais devem ser respeitadas:

1. Quantidades maiores (em volume) levam o animal à prostração dos membros posteriores (acima de 10 mℓ) e em equinos esse problema é mais sério que nos bovinos, pois o equino, não aceitando a situação, golpeia com manotaços e de maneira violenta até surgirem fraturas dos membros anteriores. Diante dessa situação, a primeira conduta é a de aplicar uma anestesia geral intravenosa ou até uma anestesia dissociativa.
2. Não se deve colocar algodão embebido em álcool ou álcool iodado em cima do canhão da agulha para "evitar moscas",

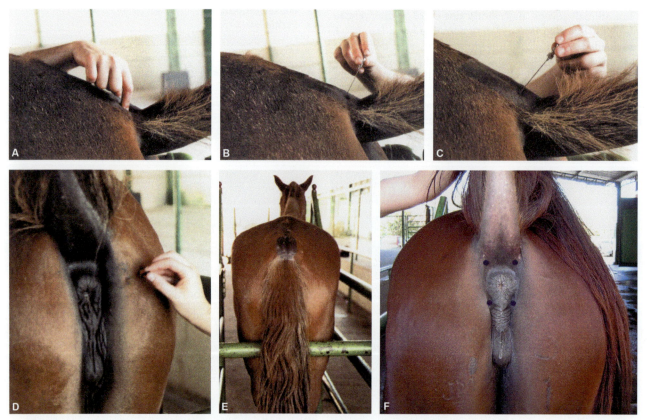

Figura 107 A. Localização do espaço intercoccígeo. **B.** Introdução da agulha com mandril. **C.** Retirada do mandril. **D.** Pesquisa de reflexo. **E.** Abaixamento da cauda. **F.** Anestesia complementar em quatro pontos.

pois o álcool é um neutrolítico enérgico, que poderá causar lesão nervosa irreversível.

Para que a difusão anestésica ocorra da melhor maneira possível, aconselha-se aguardar 5 a 10 min, pois nessa anestesia busca-se também com o mínimo conseguir o máximo, o que vale dizer ultrapassar 5 a 8 mℓ de volume, não importando a concentração injetada no espaço epidural, pois a maior concentração estaria aumentando o período cirúrgico.

Caso se requeira um relaxamento maior retovaginal, sugere-se empregar a técnica de complementação anestésica que consiste em se injetar anestésico local em quatro pontos (dois acima do reto e dois acima da vulva) através de uma agulha 100 × 10, inserindo-se 5 a 10 mℓ em cada ponto com lidocaína a 1% com vasoconstritor conforme a Figura 107 F.

Laparotomia pelo flanco

A laparotomia pelo flanco em equinos é uma técnica consagrada e de uma praticidade a ser considerada. Respeitando o sistema arco-corda, a exemplo dos bovinos, tem-se um conforto operatório, pois, além de estar em posição quadrupedal, o animal poderá ser contido simplesmente em um tronco, com o uso de tranquilizante, o que permitirá explorações abdominais.

A conduta anestésica para intervenção pelo flanco é simples de ser tomada e leva em consideração: a raça e o estado nutricional.

Em equinos, existem raças que apresentam a fossa paralombar estreita, o que leva a reavaliar se essa é a melhor técnica ou deve-se buscar uma técnica alternativa.

Frequentemente usam-se métodos complementares anestésicos, ou seja, a anestesia infiltrativa local perineural do nervo torácico lateral (Figura 108), o que dará uma quietude maior ao animal. Aliás, a quietude do animal pode também ser obtida ao se afugentarem as moscas tão frequentes em cirurgias equinas em ambientes abertos e que causam desconforto ao animal e ao cirurgião.

Além dos produtos repelentes empregados, existe um método antigo que consiste em elaborar um espanador com a cauda do equino e com ele abanar constantemente as patas traseiras, pois a cauda verdadeira do animal, após anestesiada, perderá sua função.

Anestesia em retângulo

Técnica

- Lavar intensivamente a região paralombar esquerda
- Enxugar e fazer a antissepsia
- Introduzir em dois pontos cruentos uma agulha 20 × 20 (agulha-guia) ou uma agulha descartável 40 × 16 (agulha-guia), introduzindo dentro dela uma agulha 100 × 8 (Figura 109)
- Injetar a lidocaína a 1% com vasoconstritor
- Ao se injetar o anestésico, simultaneamente retirar a agulha
- Atingir planos mais profundos em "espinha de peixe" (tecido subcutâneo, músculo oblíquo abdominal externo e interno e músculo transverso do abdome)
- Massagear bem a região
- Fazer tricotomia
- Fazer novamente a antissepsia.

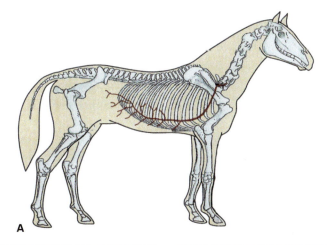

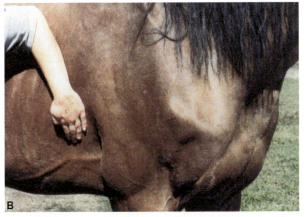

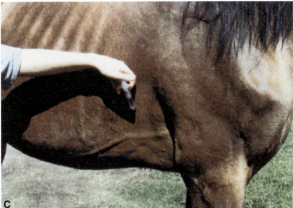

Figura 108 A. Anatomia do nervo torácico lateral. **B** e **C.** Localização e infiltração do nervo torácico lateral em equino.

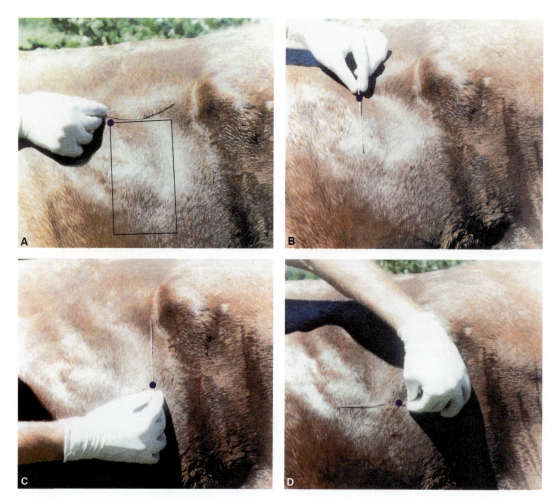

Figura 109 Sequência de colocação das agulhas para anestesia em retângulo em flanco de equino.

A quantidade de anestésico em volume varia de acordo com a prática do anestesista, pois existe a sincronia entre o injetar e o retirar a agulha, o que deve ser realizado suavemente – injetando e retirando simultaneamente.

Nessa modalidade anestésica, deve-se aplicar a anestesia em "espinha de peixe". Convém lembrar que abaixo da pele está o tecido celular subcutâneo, a musculatura abdominal e o peritônio.

Essa técnica é a mais comumente empregada, dispensando, às vezes, a anestesia local perineural do nervo torácico lateral.

Anestesia local infiltrativa

Ferida

- Lavar bem a ferida com água e sabão, retirando os pelos soltos remanescentes
- Fazer a antissepsia acurada
- Cobrir a área lesada com a figura geométrica mais conveniente, injetando-se a lidocaína a 1% com vasoconstritor (Figura 110)
- Efetuar a tricotomia circulando bem as bordas da ferida
- Higienizar as bordas com água e sabão novamente
- Refazer a antissepsia.

A tricotomia depois da anestesia a fim de dar tempo suficiente para respeitar o período de latência.

Evitar, se possível, o uso de vasoconstritor no anestésico local em região intercostal, pois, pela reabsorção rápida, pode causar uma taquicardia discreta no animal.

Hérnia umbilical

- Tranquilizar o animal
- Conter o animal e derrubá-lo
- Colocar o animal em posição supina (decúbito dorsal)
- Lavar bem o local herniado com água e sabão
- Fazer a antissepsia acurada
- Cobrir a área lesada com a figura geométrica mais conveniente, injetando-se a lidocaína a 1% com vasoconstritor com dois pontos cruentos A e B (Figura 111)

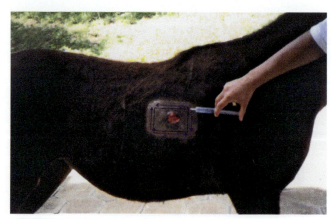

Figura 110 Ferida circular em região torácica de equino.

- Efetuar a tricotomia, circundando bem as bordas da ferida
- Higienizar as bordas com água e sabão novamente
- Refazer a antissepsia.

A tricotomia é feita depois da anestesia a fim de dar tempo suficiente para respeitar o período de latência anestésica.

Nessas intervenções, se o animal for de boa índole, a tranquilização será suficiente para se efetuar a cirurgia.

Caso o animal seja indócil, sugere-se complementar com uma anestesia dissociativa. A vantagem dessa associação é que o animal ficará prostrado, pois a anestesia local se superporá à anestesia dissociativa, possibilitando um período cirúrgico maior.

Anestesia local perineural

Anestesia do nervo torácico lateral

- Fazer a antissepsia do local
- Sentir na ponta do dedo o deslizamento do nervo
- Introduzir uma agulha 30 × 7 acima da estrutura nervosa
- Injetar 5 a 10 mℓ de lidocaína a 1% com ou sem vasoconstritor, dependendo do período cirúrgico requerido (ver Figura 108 C)
- Massagear bem o local para difundir melhor o anestésico.

Essa modalidade anestésica serve de apoio a outras anestesias, como visto anteriormente. Trata-se de uma anestesia de fácil execução, pelo fato de se tratar de uma estrutura que aflora à superfície corpórea, pois está na região subcutânea costal.

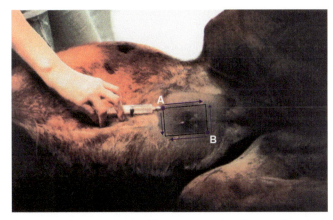

Figura 111 Anestesia local infiltrativa em retângulo para cirurgia de hérnia umbilical em equino. Observar os dois pontos de introdução da agulha (A e B) e a direção das setas.

Anestesia local mista (infiltrativa e perineural)

Orquiectomia

- Às vezes, é aconselhável tranquilizar ou até efetuar uma anestesia dissociativa
- Conter e derrubar o animal
- Lavar bem a região com água e sabão
- Antissepsia
- Introduzir uma agulha 50 × 7 na região pararrafe da bolsa escrotal bilateral com lidocaína a 1% com ou sem vasoconstritor (Figura 112 A)
- Introduzir uma agulha no cordão espermático acima da linha de incisão depositando 3 a 5 mℓ de anestésico local e efetuando a mesma conduta no outro cordão (Figura 112 B)
- Aguardar 5 min antes de intervir cirurgicamente.

Outra alternativa de anestesia testicular é injetar o anestésico no epicentro testicular (Figura 112 C), 5 a 10 mℓ de lidocaína, com ou sem vasoconstritor, 2 min antes de emasculá-lo; manobra esta bem mais simples e rápida, copiada da já conhecida "castração russa", na qual se injetavam produtos químicos visando à destruição do tecido germinativo.

Orquiectomia com o animal em posição quadrupedal

- Tranquilizar o animal com acepromazina, 0,5 mg/kg IV
- Decorridos 10 min aplicar 80 mg/kg (0,8 mℓ/100 kg) de romifidina IV
- Lavar bem a região e fazer a antissepsia
- Efetuar a anestesia pararrafe bilateral testicular com lidocaína a 1% com agulha 30 × 7 (Figura 113)
- Introduzir a agulha 30 × 7 no epicentro testicular e injetar 5 a 10 mℓ de lidocaína a 1% (Figuras 113 e 114)
- Aguardar 5 min e efetuar a orquiectomia.

Deferentectomia ou caudectomia do epidídimo

- Manter o animal em tronco com proteção traseira. Às vezes, faz-se necessária a contenção e o derrubamento com o auxílio de anestesia dissociativa
- Palpar bem a região testicular, subindo gradativamente até atingir o cordão espermático
- Introduzir a agulha tangencialmente à estrutura da cauda do epidídimo, depositando 3 a 5 mℓ de anestésico local (Figura 115)
- Massagear bem o local.

Quando o animal for indócil, deverá ser tranquilizado, contido e derrubado e colocado em posição de decúbito lateral, com tração de um dos membros posteriores presos com corda que circunde o pescoço; técnica semelhante à

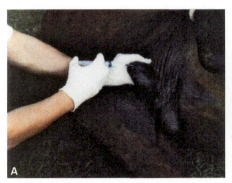 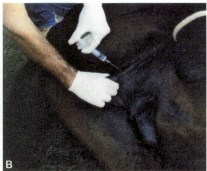 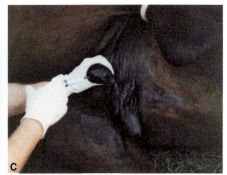

Figura 112 A. Anestesia local infiltrativa pararrafe para orquiectomia em equino. **B.** Anestesia local perineural do cordão espermático para orquiectomia. **C.** Anestesia local infiltrativa intratesticular em orquiectomia.

empregada na castração. Apesar de se tratar de uma intervenção simples, devem-se evitar riscos para o profissional, pois o equino, se não for bem tranquilizado, desfere coices violentos.

MEMBROS

Anestesias locais em membros de pequenos animais

A prática da anestesia local em membros de animais domésticos constitui rotina do profissional, tanto para pequenos e médios quanto para grandes animais.

Entre os pequenos animais essa prática restringe-se apenas aos cães e gatos; em médios animais, mais nos pequenos ruminantes (ovinos e caprinos). Já em grandes animais (equinos e bovinos) ela é praticada no dia a dia. Nestes, nem sempre há a necessidade de levar o animal a um centro cirúrgico, pois em virtude da superficialidade das inervações, consegue-se efetuar cirurgias com o animal em pé e a campo, pré-tratado, quando necessário, com uma tranquilização.

Nesses últimos, a recomendação é apenas de que, além da anestesia local, devem-se tomar precauções de segurança, pois mesmo que se estabeleça a anestesia local, o animal pode não sentir a dor da intervenção, mas sente o desconforto da manipulação; e, como nem sempre existe a privação motora, o animal reage de maneira violenta e rápida. O que vale dizer: conter de maneira técnica o animal (cabrestos, troncos adequados e até de forma medicamentosa).

As técnicas de anestesia local em membros de animais domésticos estão ligadas a vários fatores que redundam em sucesso, quais sejam:

- Contenção adequada
- Quietude do ambiente
- Conhecimento anatômico da região
- Período hábil cirúrgico
- Extensão da região da intervenção.

Para toda e qualquer intervenção em felinos ou caninos nos membros anteriores (torácicos) ou posteriores (pélvicos), as técnicas mais preconizadas são:

- Anestesia entre garrotes
- Anestesia infiltrativa circular
- Anestesia do plexo braquial (músculos torácicos)
- Anestesia intravenosa (Bier)
- Anestesia infiltrativa (feridas ou tumores).

Anestesia entre garrotes

Técnica

- Tranquilizar o animal
- Higienizar o local
- Colocar o animal em decúbito lateral

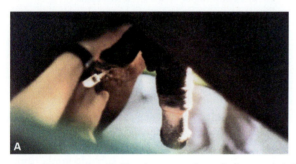
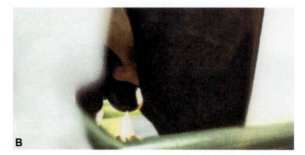

Figura 113 A. Anestesia local infiltrativa pararrafe em bolsa escrotal de equino para orquiectomia em posição quadrupedal. **B.** Anestesia local infiltrativa profunda no epicentro testicular para orquiectomia em equino em posição quadrupedal.

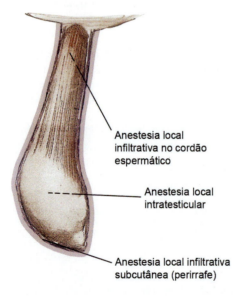

Figura 114 Desenho esquemático visualizando testículo e cordão espermático.

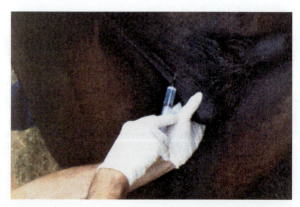

Figura 115 Anestesia local infiltrativa na cabeça do epidídimo para deferentectomia em equino.

- Colocar os dois garrotes com espaçamento de 3 a 5 cm
- Efetuar a antissepsia
- Introduzir uma agulha 30 × 7 nas faces lateral e medial
- Injetar 2 a 3 mℓ de lidocaína ou bupivacaína de acordo com o período hábil cirúrgico requerido (Figura 116)
- Massagear bem a região
- Retirar os garrotes decorridos 5 a 10 min da aplicação
- Efetuar a tricotomia da área a ser empregada
- Refazer a antissepsia.

Essa modalidade anestésica geralmente é empregada em animais novos, pois a quantidade anestésica deve ser respeitada, ou em pacientes gestantes ou de alto risco, em que a anestesia geral é contraindicada.

Outro fator importante a ser esclarecido é que os garrotes podem ser retirados após a infiltração, pois essa anestesia não é intravascular, mas atua por embebição tissular. Daí justificar o emprego múltiplo entre lidocaína e bupivacaína com as respectivas concentrações.

Essa técnica permite desde pequenas intervenções até cirurgias mais complexas nos membros anestesiados, podendo superar 1 h.

Anestesia local infiltrativa circular

Técnica

- Tranquilizar o animal
- Colocá-lo em decúbito lateral
- Fazer a antissepsia do local
- Introduzir a agulha 30 × 7 injetando em direção radial 0,5 a 1 mℓ de anestésico, em pontos equidistantes (Figura 117), com lidocaína ou bupivacaína a 1 a 2% ou 0,25 a 0,50%, respectivamente
- Massagear bem o local
- Fazer a tricotomia e a antissepsia.

Essas técnicas geralmente são preconizadas em casos nos quais, por causa da inflamação do processo, a anestesia local não pode ser efetuada *in loco*, pois a anestesia não atuará. Esta se fará acima do processo, permitindo, assim, com pequenas doses, efetuar com segurança qualquer cirurgia no membro afetado abaixo da infiltração, mesmo em animais prenhes ou de alto risco.

Outra vantagem dessa técnica é que ela pode ser praticada em animais adultos acima do processo cirúrgico sem sofrer interferência do pH baixo da área inflamada, permitindo assim a intervenção.

Anestesia local perineural do plexo braquial (membro torácico)

- Tranquilizar o animal
- Colocá-lo em decúbito lateral
- Localizar o plexo e injetar 2 a 3 mℓ de lidocaína com ou sem vasoconstritor (Figura 118)
- Fazer a tricotomia
- Fazer a antissepsia.

O cuidado a ser tomado com esse animal é que, além da perda da sensibilidade, ele não terá motricidade (Figura 119), o que vale dizer que na prova do recuo o animal não terá condições de apoiar o membro. Logo, o cuidado principal será evitar sua locomoção após a intervenção até que haja a reversão da sensibilidade e motricidade (recuperação).

Anestesia intravenosa (Bier)

- Tranquilizar o animal
- Colocá-lo em decúbito lateral
- Colocar o garrote
- Fazer a antissepsia
- Introduzir uma agulha tipo *scalp* ou *butterfly* na veia
- Deixar fluir o sangue venoso (Figura 120)
- Injetar lentamente 3 a 5 mℓ de lidocaína a 1% sem vasoconstritor (Figura 121)
- Massagear bem o local
- Fazer tricotomia e antissepsia.

A anestesia local IV atua por embebição tissular via retrógrada, pois vai da via venosa para o tecido (direção centrípeta), e não tangencial, como iria o sangue arterial.

O fato de se retirar sangue do local é importante, pois introduzir um conteúdo (lidocaína) em um continente (veia) já repleto causaria a dor da distensão venosa que é insuportável, daí a retirada do sangue.

Em hipótese alguma usa-se vasoconstritor no anestésico injetado, a fim de evitar necroses da microcirculação, não

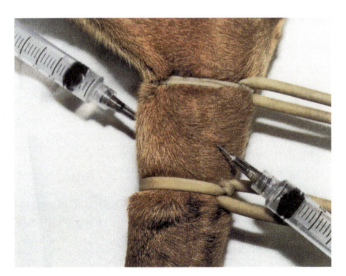

Figura 116 Anestesia infiltrativa entre garrotes.

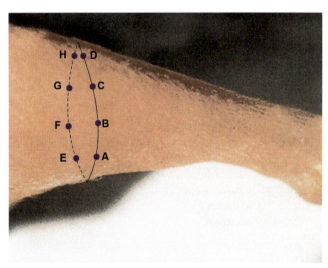

Figura 117 Anestesia local infiltrativa circular em membro pélvico de cão.

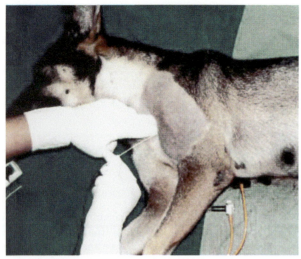

Figura 118 Localização do plexo braquial em cão. Imagem cedida pelo Dr. Fábio Futema.

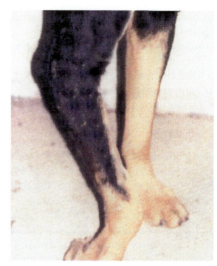

Figura 119 Postura característica pela perda de sensibilidade e motricidade após a anestesia local do plexo braquial em cão. Imagem cedida pelo Dr. Fábio Futema.

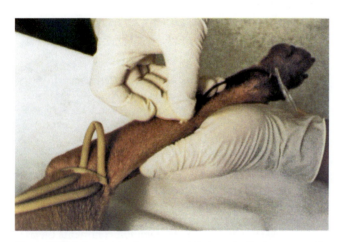

Figura 120 Escoamento de sangue após introdução de uma agulha pela via intravenosa em cão para efetuar anestesia de Bier.

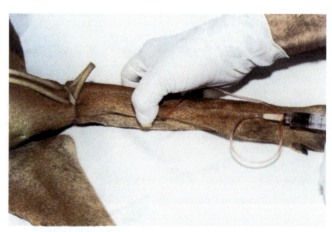

Figura 121 Aplicação intravenosa de anestesia local (anestesia de Bier) em cão.

devendo retirar o garrote, em caso de desistência, antes de 20 min, pois o anestésico fluindo para a corrente circulatória causaria até o óbito do animal.

Não manter o garrote por mais de 1 h.

Anestesia infiltrativa (feridas ou tumores)

- Tranquilizar o animal
- Colocá-lo em decúbito lateral
- Lavar bem o local com água e sabão
- Descrever figuras geométricas planas (feridas; ver Figura 6 A) ou tridimensionais (tumores; ver Figura 5), infiltrar o anestésico local de acordo com a extensão da ferida e em relação ao tempo de manipulação cirúrgica
- Efetuar a tricotomia
- Efetuar a antissepsia.

A escolha do anestésico apropriado deve ser bem avaliada, pois não faria sentido injetar lidocaína a 2% com vasoconstritor em uma sutura que demoraria 15 min para ser feita. Da mesma maneira, em casos de suturas mais demoradas, o vasoconstritor é indicado desde que não seja aplicado próximo dos artelhos (dedos) ou na região intercostal.

Anestesias locais em membros de médios animais

Para toda e qualquer intervenção em médios animais nos membros anteriores (torácicos) ou posteriores (pélvicos) as técnicas mais preconizadas são:

- Anestesia entre garrotes
- Anestesia infiltrativa circular
- Anestesia intravenosa (Bier)
- Anestesia infiltrativa (feridas ou tumores).

Anestesia entre garrotes

- Tranquilizar o animal
- Higienizar o local
- Colocar o animal em decúbito lateral
- Colocar os dois garrotes com espaçamento de 3 a 5 cm
- Efetuar a antissepsia
- Introduzir uma agulha 30 × 7 nas faces lateral e medial

- Injetar 2 a 3 mℓ de lidocaína ou bupivacaína de acordo com o período hábil cirúrgico requerido (Figura 122)
- Massagear bem a região
- Retirar os garrotes decorridos 5 a 10 min da aplicação
- Efetuar a tricotomia da área a ser empregada
- Refazer a antissepsia.

Essa modalidade anestésica é empregada em animais novos, pois permite a redução da quantidade do anestésico e serve geralmente para casos de cirurgias em animais recém-nascidos e que apresentam contratura de flexores.

Essa técnica é mais praticada em ovinos e caprinos e raramente em suínos.

Anestesia local infiltrativa circular

- Tranquilizar o animal
- Colocá-lo em decúbito lateral
- Fazer a antissepsia do local
- Introduzir a agulha 30 × 7 injetando em direção radial 0,5 a 1 mℓ de anestésico local com lidocaína ou bupivacaína a 1 a 2% ou 0,25 a 0,50%, respectivamente
- Massagear bem o local
- Fazer a tricotomia e a antissepsia.

Essas técnicas geralmente são preconizadas em casos em que, por causa da inflamação do processo (e nos ovinos e caprinos são frequentes por causa das lesões de cascos), a anestesia local não pode ser efetuada *in loco*, em virtude do pH baixo causado pela inflamação, permitindo assim, com pequenas doses, efetuar com segurança qualquer cirurgia no membro afetado abaixo da infiltração, mesmo em animais prenhes ou de alto risco.

Anestesia intravenosa (Bier)

- Tranquilizar o animal
- Colocá-lo em decúbito lateral
- Colocar o garrote
- Fazer a antissepsia
- Introduzir uma agulha tipo *scalp* ou *butterfly* na veia
- Deixar fluir o sangue venoso
- Injetar lentamente, 5 a 10 mℓ de lidocaína a 1% sem vasoconstritor
- Massagear bem o local
- Efetuar a tricotomia e antissepsia.

A anestesia local intravenosa atua por embebição tissular via retrógrada, pois vai da via venosa para o tecido (direção centrípeta), e não tangencial, como iria o sangue arterial.

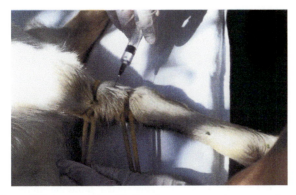

Figura 122 Anestesia local infiltrativa entre garrotes em caprino.

O fato de se retirar sangue do local é importante, pois introduzir um conteúdo (lidocaína) em um continente (veia) já repleto causaria a dor da distensão venosa, que é insuportável; daí a retirada do sangue.

Em hipótese alguma se usa vasoconstritor no anestésico injetado, isso para evitar necroses da microcirculação, não devendo retirar o garrote em caso de desistência antes de 20 min, pois o anestésico fluindo para a corrente circulatória causaria até o óbito do animal.

A grande vantagem dessas anestesias nessas espécies é que, finda a cirurgia, o animal consegue se locomover sem muitas alterações na marcha.

O único inconveniente dessa modalidade anestésica é que ela é difícil de ser praticada no suíno, tendo em vista não só sua anatomia, mas as características da espécie, pois os vasos não são facilmente individualizados, além do que, geralmente, e mais nos animais adultos, a própria gordura impossibilita a localização venosa.

Anestesia infiltrativa (feridas ou tumores)

- Tranquilizar o animal
- Colocá-lo em decúbito lateral
- Lavar bem o local com água e sabão
- Descrever figuras geométricas planas (feridas) ou tridimensionais (tumores)
- Infiltrar o anestésico local de acordo com a extensão da ferida e em relação ao tempo de manipulação cirúrgica
- Efetuar a tricotomia
- Efetuar a antissepsia.

Essa anestesia, em ovinos e caprinos, é amplamente empregada, tendo em vista os frequentes ataques que esses animais sofrem, especialmente pelos cães. Geralmente, são feridas perfuroincisas e extensas, merecendo todo cuidado, pois o animal deve ser tranquilizado, higienizado e depois anestesiado e submetido à sutura.

Os tumores cutâneos nessas espécies são raros, mas se ocorrerem, se seguirá a mesma técnica preconizada na anestesia local infiltrativa profunda descrevendo figuras geométricas tridimensionais.

Anestesias locais em membros de grandes animais

Para toda e qualquer intervenção em grandes animais nos membros anteriores (torácicos) ou posteriores (pélvicos), as técnicas mais preconizadas são:

- Anestesia entregarrotes
- Anestesia infiltrativa circular
- Anestesia intravenosa em bovinos (Bier)
- Anestesia infiltrativa local para desmotomia (luxação patelar)
- Anestesia infiltrativa (feridas ou tumores)
- Anestesias locais perineurais em equinos
- Anestesias locais intra-articulares em equinos.

Existem algumas variações dessas técnicas em grandes animais, pois, por exemplo, o bovino aceita mais a anestesia local intravenosa que o equino, que reage de maneira violenta, mesmo que tranquilizado.

Por outro lado, existem técnicas preconizadas em equinos que não são válidas para o bovino por causa das diferenças anatômicas.

Em bovinos, em qualquer atividade anestésica local de membros, o animal deve ser sumariamente tranquilizado e derrubado, pois em nenhuma hipótese trabalha-se com o animal em pé (posição quadrupedal), porque a reação de defesa do animal é violenta e rápida, causando lesões ou até acidentes fatais.

Já para equinos existem modalidades anestésicas, como as anestesias locais perineurais – tanto em membros anteriores (torácicos) ou posteriores (pélvicos) –, que podem ser efetuadas com o animal em posição quadrupedal, desde que tranquilizado e bem contido, pois fazem parte das anestesias diagnósticas empregadas nas avaliações das claudicações nessa espécie.

Anestesia entre garrotes

- Tranquilizar o animal
- Higienizar o local
- Colocar o animal em decúbito lateral
- Colocar os dois garrotes com espaçamento de 3 a 5 cm
- Efetuar a antissepsia
- Introduzir uma agulha 30 × 7 nas faces lateral e medial
- Injetar 2 a 3 mℓ de lidocaína ou bupivacaína de acordo com o período hábil cirúrgico requerido
- Massagear bem a região
- Retirar os garrotes decorridos 5 a 10 min da aplicação
- Efetuar a tricotomia da área a ser empregada
- Refazer a antissepsia.

Essa modalidade anestésica é empregada em animais recém-nascidos e portadores de contratura dos flexores, mais frequente em bovinos, e em menor incidência em equinos. Ela é extremamente prática e rápida, requerendo apenas uma boa contenção com derrubamento dos animais que poderão ser colocados em cima de uma mesa para facilitar o ato cirúrgico.

Anestesia local infiltrativa circular (equino e bovino)

- Tranquilizar o animal
- Colocá-lo em decúbito lateral ou em posição quadrupedal (equino)
- Fazer a antissepsia do local e conter a pata do animal com segurança
- Introduzir a agulha 50 × 8 injetando em direção radial 3 a 5 mℓ de anestésico local com lidocaína ou bupivacaína a 1 a 2% ou 0,25 a 0,5%, respectivamente em cada aplicação nos pontos A, B, C e D e demais (Figura 123)
- Massagear bem o local
- Fazer a tricotomia e a antissepsia.

Essas técnicas são preconizadas, com frequência, em bovinos leiteiros e, em especial, em lesões do casco. A anestesia local não pode ser efetuada no local da lesão em virtude do pH baixo causado pela inflamação, permitindo assim, com pequenas doses, efetuar com segurança qualquer cirurgia no membro afetado abaixo da infiltração, mesmo em animais prenhes ou de alto risco (Figura 124).

Apesar de praticada com maior intensidade em bovinos, essa anestesia pode ser exequível em equinos, desde que o animal seja tranquilizado, bem contido e derrubado, pois os equinos, mesmo não sentindo a dor pelo fato de serem subjugados, sentem esse desconforto e têm reações extremamente ágeis e violentas.

Anestesia intravenosa (Bier)

- Tranquilizar o animal
- Colocá-lo em decúbito lateral
- Colocar o garrote localizando o ramo dorsal da veia digital (Figura 125 A)
- Fazer a antissepsia
- Introduzir uma agulha tipo *scalp* ou *butterfly* na veia
- Deixar fluir o sangue venoso (Figura 125 B)
- Injetar lentamente 20 a 30 mℓ de lidocaína a 1% sem vasoconstritor (Figura 125 C)
- Tratar a sensibilidade (Figura 125 D)
- Massagear bem o local
- Efetuar a tricotomia e a antissepsia.

Essa modalidade anestésica é mais empregada em bovinos e de preferência com pele não muito espessa, pois esta última mascara a visualização do ramo dorsal da veia digital. Ela se caracteriza por uma anestesia distal (Figura 126), que permite qualquer intervenção cruenta em cascos e problemas interdigitais (tiloma). Em equinos, essa técnica tem se mostrado inviável, pelo fato de o equino reagir de maneira diferente da do bovino quando submetido ao decúbito lateral, acrescido do fato de o animal, ao se introduzir a agulha em sua veia, reagir de maneira violenta e rápida. Por outro lado, a espécie equina na maioria das intervenções cirúrgicas nos membros (tenotomias, desmotomias) requer uma quietude em decorrência do requinte cirúrgico requerido.

Retirar sangue do local é importante, pois introduzir um conteúdo (lidocaína) em um continente (veia) já repleto causaria a dor da distensão venosa, que é insuportável; daí a retirada do sangue.

Em hipótese alguma se usa vasoconstritor no anestésico injetado, a fim de evitar necroses da microcirculação, não devendo retirar o garrote em caso de desistência antes de 20 min, pois o anestésico fluindo para a corrente circulatória causaria até o óbito do animal.

A grande vantagem dessa anestesia nessas espécies é que, finda a cirurgia, o animal consegue se locomover sem muitas alterações na marcha.

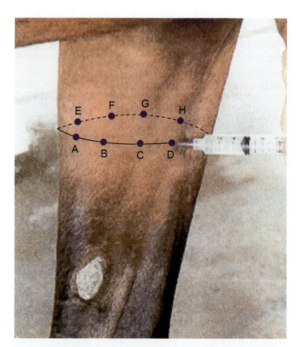

Figura 123 Anestesia local infiltrativa circular profunda em membro torácico em equino.

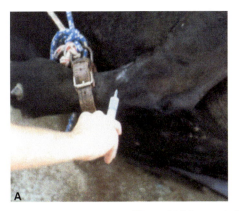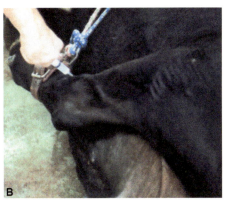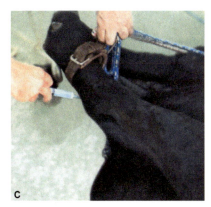

Figura 124 Anestesia local infiltrativa circular em membro pélvico em bovino.

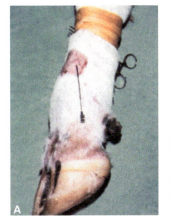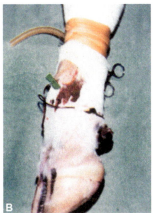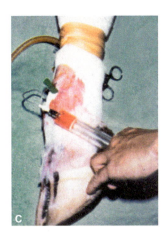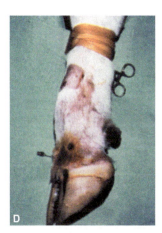

Figura 125 A. Localização de veia dorsal digital em membro de bovino. **B.** Introdução da agulha para escoamento do sangue venoso em membro de bovino. **C.** Aplicação de anestésico local para efetuar anestesia de Bier em bovino. **D.** Teste de sensibilidade para verificação da eficácia da anestesia de Bier em bovino. Imagens cedidas pelo Dr. Armen Thomassian.

Aconselha-se, ao se colocar o garrote, não apertá-lo em demasia, pois o problema posterior será o esmagamento de tendões e ligamentos, além da musculatura, aconselhando-se a constrição suficiente para não passar o fluxo sanguíneo.

Em caso de desistência, manter o garrote por no mínimo 20 min e ao soltá-lo, repetir a ação, observando a pupila, porque em casos de intoxicação anestésica ocorrerá a midríase.

Anestesia infiltrativa local para desmotomia (luxação patelar medial em bovinos e equinos)

- Tranquilizar o animal
- Higienizar o local com água e sabão
- Efetuar a antissepsia
- Palpar o ligamento patelar medial em bovino (Figura 127) ou no equino (Figura 126)
- Infiltrar lidocaína a 2% em uma linha de incisão longitudinal (Figura 128)
- Infiltrar em "espinha de peixe" lidocaína a 2% sobre o ligamento e arredores (Figura 129).

Essa cirurgia pode ser executada em equinos em posição quadrupedal, desde que se contenha o animal devidamente tranquilizado e com um pé-de-amigo duplo, tomando os devidos cuidados de segurança. Caso o animal colabore e permaneça em posição quadrupedal, a cirurgia torna-se bem mais fácil, do contrário o animal deverá ser derrubado e a cirurgia seguirá com ele em decúbito lateral e bem contido.

É muito importante respeitar a condição anatômica do equino, pois a desmotomia do ligamento errado, além de desaconselhado, inutiliza o animal na sua marcha (Figura 130).

Em bovinos, essa cirurgia será feita exclusivamente com o animal tranquilizado, derrubado e devidamente contido, pois a força nos membros posteriores dos bovinos deve ser respeitada e dominada.

Quanto à técnica anestésica no bovino, é a mesma descrita para os equinos, respeitando apenas a anatomia que lhe é peculiar, conforme a Figura 127.

Anestesia infiltrativa (feridas ou tumores)

- Tranquilizar o animal
- Mantê-lo contido (brete ou tronco)
- Lavar bem o local com água e sabão e fazer antissepsia
- Descrever figuras geométricas planas (feridas) ou tridimensionais (tumores)
- Infiltrar o anestésico local de acordo com a extensão da ferida ou do tumor e em relação ao tempo de manipulação cirúrgica (Figuras 130 e 131)
- Efetuar a tricotomia
- Efetuar a antissepsia.

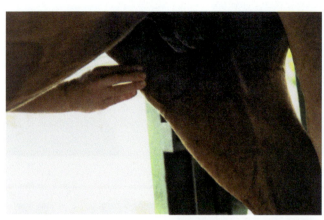

Figura 126 Localização anatômica do ligamento patelar medial em equino.

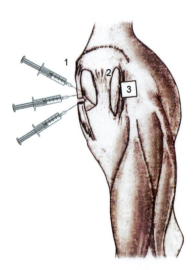

Figura 127 Anatomia e direção das agulhas para desmotomia em bovino. 1= ligamento patelar medial; 2 = ligamento patelar médio; 3 = ligamento patelar lateral.

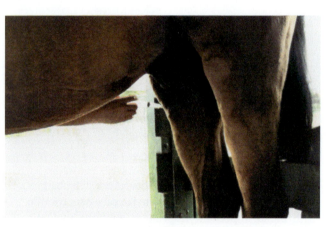

Figura 128 Anestesia local infiltrativa para desmotomia em equino.

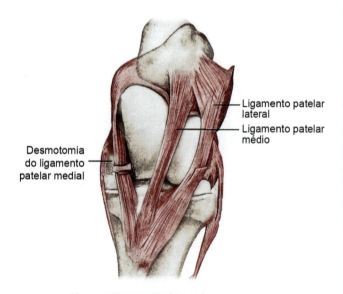

Figura 129 Luxação de patela em equino.

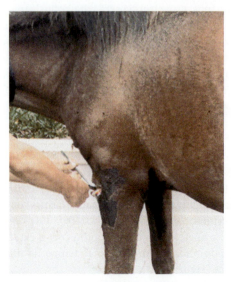

Figura 130 Sutura de pele (ferida incisa) em membro torácico de equino com prévia anestesia local infiltrativa subcutânea.

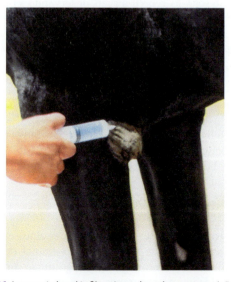

Figura 131 Anestesia local infiltrativa subcutânea em excisão tumoral em membro torácico em equino.

Essa anestesia em equinos é amplamente empregada, tendo em vista os traslados dos animais, ou mordeduras que ocorrem em casos de brigas entre garanhões, sendo geralmente feridas incisas e extensas, merecendo todo cuidado, pois o animal deve ser tranquilizado, higienizado e, depois, anestesiado e suturado.

Os tumores cutâneos são mais frequentes em equinos, merecendo atenção quanto à cobertura anestésica; além disso, devem-se respeitar as linhas de tração da pele para evitar rupturas após a locomoção do animal.

Anestesias locais perineurais em equinos

As anestesias locais perineurais em equinos são amplamente empregadas, especialmente com a finalidade diagnóstica, levando-se em consideração que nessas espécies as claudicações são frequentes ao se considerar as modalidades de serviço dessa espécie (tiro, salto, esporte e corrida). As principais anestesias perineurais em membros de equinos são apresentadas a seguir.

Anestesia local perineural do nervo mediano

- Tranquilizar o animal e contê-lo adequadamente
- Efetuar a tricotomia do local
- Efetuar a antissepsia
- Palpar com a ponta do dedo, deslizando a inervação sobre a parte óssea na face medial do rádio (Figura 132)
- Introduzir uma agulha 30 × 7 próxima à inervação
- Acoplar lentamente a seringa e injetar 5 mℓ de lidocaína a 25% com ou sem vasoconstritor (Figura 133).

Essa anestesia é fácil de ser executada e permite anestesiar toda a face medial do membro anterior. É conveniente se precaver de reações bruscas do animal, pois o equino reage facilmente à introdução da agulha. Por isso, sugere-se inicialmente a introdução da agulha separadamente. Outra alternativa é empregar a seringa tipo carpule (odontológica), pois o animal não sentirá a introdução da agulha, que é extremamente fina.

Anestesia local perineural do nervo digital palmar

- Efetuar a tricotomia do local
- Efetuar a antissepsia
- Palpar com a ponta do dedo, deslizando a inervação sobre a parte tendínea posterior (tendão flexor superficial; Figura 134)
- Introduzir uma agulha 30 × 7 próxima à inervação do nervo digital palmar lateral e medial
- Acoplar lentamente a seringa e injetar 5 mℓ de lidocaína a 25% com ou sem vasoconstritor em cada lado, ou seja, dos digitais palmares medial (Figura 135) e lateral, acima da anastomose.

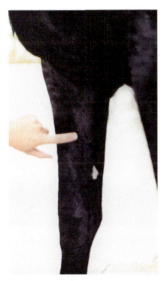

Figura 132 Localização do nervo mediano em membro torácico em equino.

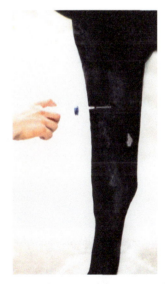

Figura 133 Anestesia local perineural do nervo mediano em equino.

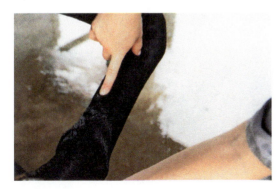

Figura 134 Localização da anastomose de nervo digital palmar em equino.

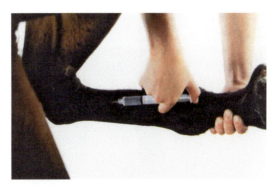

Figura 135 Anestesia local perineural do nervo digital palmar em equino.

Nessa anestesia, pode-se empregar até uma seringa de carpule (odontológica) aplicando um tubete (1,8 mℓ) em cada ramo. Essa técnica fará com que o animal não sinta a introdução da agulha, tornando-se mais cooperativo na técnica anestésica aplicada.

Anestesia local perineural do nervo digital plantar
- Efetuar a tricotomia do local
- Efetuar a antissepsia
- Palpar com a ponta do dedo, deslizando a inervação lateralmente ao tendão flexor superficial
- Introduzir uma agulha 30 × 7 próxima à inervação
- Acoplar lentamente a seringa e injetar 5 mℓ de lidocaína a 25% com ou sem vasoconstritor em cada lado, ou seja, dos digitais plantares medial e lateral.

Nessa anestesia, da mesma maneira que na técnica anterior, pode-se empregar até uma seringa de carpule (odontológica) aplicando um tubete (1,8 mℓ) em cada ramo. Essa técnica fará com que o animal não sinta a introdução da agulha, tornando-o mais cooperativo na técnica anestésica aplicada.

A diferença entre esta técnica e a anterior é que nesta não se sente o deslizamento da anastomose entre os nervos digitais plantares (medial e lateral).

Anestesia local perineural do nervo tibial interno
- Tranquilizar o animal
- Efetuar a tricotomia do local
- Efetuar a antissepsia
- Palpar com a ponta do dedo, deslizando a inervação sobre a superfície óssea nas faces medial e distal da tíbia (Figura 136)
- Introduzir uma agulha 30 × 7 próxima à inervação
- Acoplar lentamente a seringa e injetar 5 mℓ de lidocaína a 25% com ou sem vasoconstritor em cada lado, ou seja, dos digitais plantares medial e lateral (Figura 137).

É aconselhável, ao se fazer essa anestesia, tranquilizar o animal e aplicar um pé-de-amigo, pois ao sentir o desconforto da agulha e da manipulação, o animal pode reagir de maneira rápida e violenta.

Anestesia local perineural do nervo fibular superficial ou externo
- Tranquilizar o animal
- Efetuar a tricotomia do local
- Efetuar a antissepsia
- Palpar com a ponta do dedo, deslizando a inervação sobre a superfície óssea na face lateral distal da fíbula (Figura 138)
- Introduzir uma agulha 30 × 7 próxima à inervação
- Acoplar lentamente a seringa e injetar 5 mℓ de lidocaína a 25% com ou sem vasoconstritor em cada lado, ou seja, do digital plantar medial e lateral (Figura 139).

É aconselhável, ao fazer essa anestesia, tranquilizar o animal e aplicar até um duplo pé-de-amigo, pois ao sentir o desconforto da agulha e da manipulação, o animal pode reagir de maneira rápida e violenta.

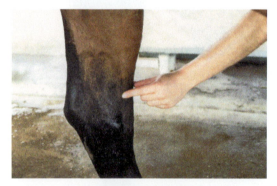

Figura 136 Localização do nervo tibial interno.

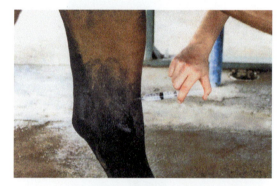

Figura 137 Anestesia perineural do nervo tibial.

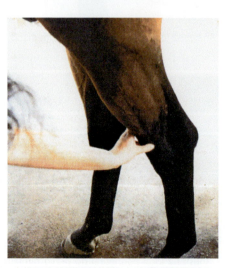

Figura 138 Localização do nervo fibular externo.

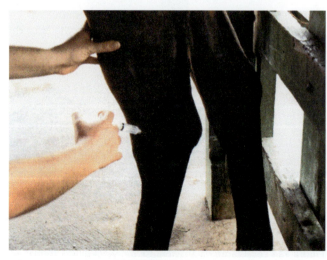

Figura 139 Anestesia local perineural do nervo fibular externo.

Atlas Colorido de Anestesiologia Veterinária 373

Anestesia local infiltrativa intra-articular

Essas anestesias têm por finalidade o diagnóstico das claudicações em equinos e se baseiam, exclusivamente, em artrocenteses certificadas pela saída do líquido sinovial. A mesma via que se emprega para injetar o anestésico, muitas vezes, é a via de aplicação de fármacos terapêuticos, o que vale dizer que, toda vez que se introduz uma agulha nesses locais, obrigatórios se fazem a tricotomia, a rigorosa antissepsia e o cuidado em se injetar quantidades plausíveis de anestésico local para não causar a distensão da bainha sinovial, que causa um certo desconforto ao animal.

Anestesia local infiltrativa intra-articular interfalangeana

- Tranquilizar o animal e contê-lo
- Efetuar a tricotomia do local, ou seja, 2 a 3 cm acima da região coronária do casco
- Efetuar a antissepsia
- Introduzir uma agulha 30 × 7 no local
- Acoplar lentamente a seringa e injetar 3 a 5 mℓ de lidocaína a 2% sem vasoconstritor (Figura 140).

A introdução da agulha se fará entre a falange intermedial e a distal e eliminar as claudicações baixas que ocorrem no "aguamento" ou nas rotações da falange distal em processos crônicos de pododermatites em equinos, conforme Figura 140 A.

Anestesia local infiltrativa intra-articular metacarposesamoidal

- Tranquilizar o animal e contê-lo
- Efetuar a tricotomia do local, ou seja, na face lateral do terço distal do metacarpo
- Efetuar a antissepsia
- Introduzir uma agulha 100 × 10 no local em direção ao ligamento suspensor do boleto
- Acoplar lentamente a seringa e injetar 3 a 5 mℓ de lidocaína a 2% sem vasoconstritor (Figura 141).

Para efetuar essa técnica é necessário que se flita o membro anterior do animal, permitindo assim a abertura articular (Figura 142).

Anestesia local infiltrativa intra-articular cárpica

- Tranquilizar o animal e contê-lo com o membro anterior fletido
- Fazer tricotomia do local na região semelhante ao "joelho"
- Efetuar a antissepsia
- Introduzir uma agulha 30 × 8 no local, superior ou inferior
- Acoplar lentamente a seringa e injetar 5 a 10 mℓ de lidocaína a 2% sem vasoconstritor (Figura 143).

Para efetuar essa técnica é necessário que se flita o membro anterior do animal, permitindo a abertura cárpica. A introdução da agulha deve ser feita na parte mole da articulação,

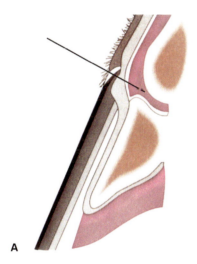
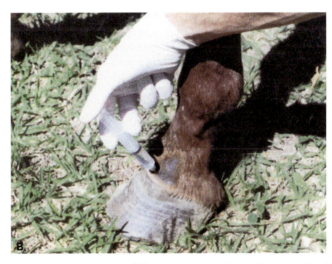

Figura 140 A. Representação anatômica da introdução da agulha no espaço interfalangeano em equino. **B.** Anestesia local intra-articular, interfalangeana (falanges intermedial e distal) em equino.

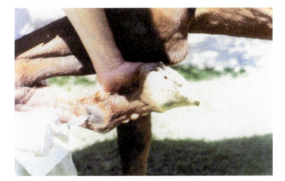

Figura 141 Anestesia local intra-articular metacarposesamoidal em equino.

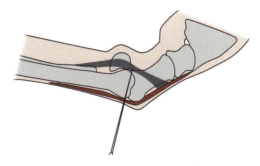

Figura 142 Anatomia esquemática da anestesia local intra-articular.

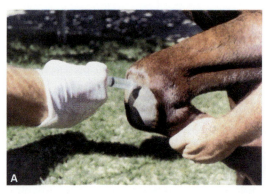 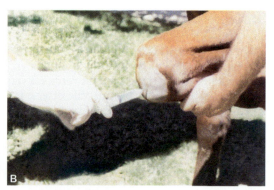

Figura 143 Anestesia local infiltrativa intra-articular cárpica superior (A) e inferior (B).

que, ao ser puncionada, permitirá a visualização imediata do líquido sinovial (Figura 144).

Anestesia local infiltrativa intra-articular escapuloumeral

- Tranquilizar o animal
- Efetuar a tricotomia do local na região da articulação escapuloumeral
- Efetuar a antissepsia
- Introduzir uma agulha 150 × 12 no local
- Acoplar lentamente a seringa e injetar 5 a 10 mℓ de lidocaína a 2% sem vasoconstritor (Figura 145)
- Observar a referência anatômica (Figura 146).

Essa técnica com o animal devidamente tranquilizado é fácil de ser executada, pois o espaço articular é grande. Mesmo assim, sugere-se elevar o membro anterior oposto para evitar que o animal desfira um manotaço.

Anestesia local infiltrativa intra-articular tibiotársica

- Tranquilizar o animal e contê-lo com o membro anterior fletido
- Efetuar a tricotomia do local na região dorsomedial da articulação tibiotársica
- Efetuar a antissepsia rigorosa
- Introduzir uma agulha 30 × 8 no local
- Acoplar lentamente a seringa e injetar 5 a 10 mℓ de lidocaína a 2% sem vasoconstritor (Figura 147 A)
- Observar a referência anatômica (Figura 147 B).

Para efetuar essa técnica é necessário que se deflita o membro anterior do animal, permitindo maior segurança para manipular o membro posterior. Caso o animal seja arredio, não existe outra solução a não ser prostrá-lo e imobilizá-lo, pois qualquer movimento brusco na introdução da agulha pode lesar a cápsula articular. Não há a necessidade de injetar grandes volumes de anestésico, pois aconselha-se retirar um pouco de líquido sinovial para evitar a distensão por excesso de líquido (líquido sinovial + anestésico), o que causará desconforto ao animal.

Anestesia local infiltrativa intra-articular intertársica proximal

- Tranquilizar o animal e contê-lo em posição quadrupedal. Efetuar a tricotomia do local na face medial da articulação tibiotársica
- Efetuar a antissepsia
- Introduzir uma agulha 30 × 8 no local
- Acoplar lentamente a seringa e injetar 5 a 10 mℓ de lidocaína a 2% sem vasoconstritor (Figura 148 A), com a sua respectiva localização anatômica (Figura 148 B).

Por sua complexidade, essa técnica deverá ser feita, de preferência, com o animal em posição quadrupedal, pois permite a localização exata dos ligamentos lateral e medial, permitindo assim a introdução da agulha. Caso não haja cooperação do equino, sugere-se seu derrubamento, facilitado pela tranquilização anteriormente feita.

Anestesia local infiltrativa intra-articular tarsometatársica

- Tranquilizar o animal e contê-lo com o membro anterior fletido
- Efetuar a tricotomia do local na face medial do tarso central e tarsos I e II (fundidos) e tarso III
- Efetuar a antissepsia
- Introduzir uma agulha 30 × 8 no local
- Acoplar lentamente a seringa e injetar 5 a 10 mℓ de lidocaína a 2% sem vasoconstritor
- Observar a posição anatômica (Figura 149).

Anestesia local infiltrativa intra-articular femorotibiopatelar

- Tranquilizar o animal e contê-lo com o membro anterior fletido

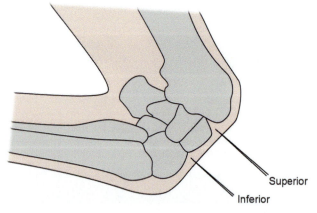

Figura 144 Região anatômica da introdução da agulha na anestesia local intra-articular (superior e inferior) cárpica em equino.

- Efetuar a tricotomia do local na face medial da articulação femorotibiorrotuliana, ou seja, no mesmo local empregado para a anestesia da luxação patelar
- Efetuar a antissepsia
- Introduzir uma agulha 30 × 8 no local (Figura 150)
- Acoplar lentamente a seringa e injetar 5 a 10 mℓ de lidocaína a 2% sem vasoconstritor.

Por sua complexidade, essa técnica deverá ser feita, de preferência, com o animal em posição quadrupedal, pois permite a localização exata dos ligamentos lateral e medial, permitindo assim a introdução da agulha. Caso não haja cooperação do equino, sugere-se seu derrubamento, facilitado pela tranquilização anteriormente feita.

Anestesia local infiltrativa intra-articular coxofemoral

- Tranquilizar o animal
- Efetuar a tricotomia do local na região da articulação coxofemoral
- Efetuar a antissepsia
- Introduzir uma agulha 50 × 12 no local
- Acoplar lentamente a seringa e injetar 5 a 10 mℓ de lidocaína a 2% sem vasoconstritor (Figura 151).

Por sua complexidade, essa técnica deverá ser feita, de preferência, com o animal em posição quadrupedal, pois permite a localização exata da articulação coxofemoral. É preciso

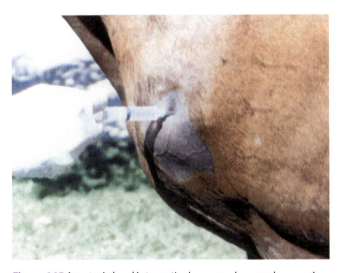

Figura 145 Anestesia local intra-articular escapuloumeral em equino.

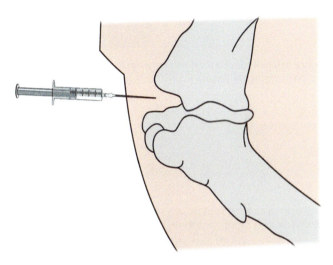

Figura 146 Anatomia esquemática da anestesia intra-articular escapuloumeral em equino: introdução da agulha.

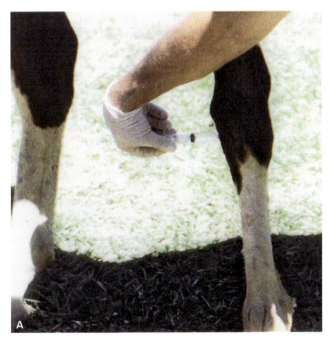

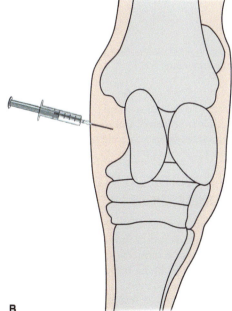

Figura 147 A. Anestesia local intra-articular tibiotársica em equino. Observação: essas infiltrações devem ser praticadas tranquilizando o animal, mantendo-o em posição quadrupedal. **B.** Anatomia esquemática da articulação tibiotársica em equino: introdução da agulha.

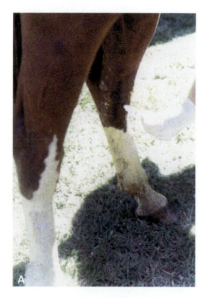
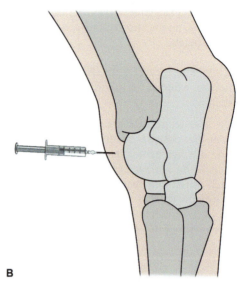

Figura 148 A. Anestesia local intra-articular intertársica proximal em equino. **B.** Anatomia esquemática da articulação intertársica proximal em equino: introdução da agulha.

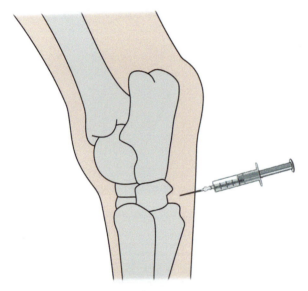

Figura 149 Localização anatômica da agulha para anestesia local intra-articular tarsometatársica.

lembrar que, caso o animal se mexa por desconforto, a agulha poderá se tornar inutilizável, necessitando-se então derrubá-lo e proceder à intervenção com ele posicionado em decúbito lateral (Figura 152).

INTUBAÇÃO NAS DIFERENTES ESPÉCIES DOMÉSTICAS

Apesar de se empregar corretamente o termo extubação traqueal, ou seja, o ato de retirar uma sonda endotraqueal de um paciente, emprega-se o termo *intubação endotraqueal*, o que vale dizer inserir um tubo na traqueia e não intubar, que tem o sentido de dar feição de tubo.

Da mesma maneira, o termo empregado sonda endotraqueal é correto, pois significa a introdução de uma sonda na traqueia, não importando a via. Exceção feita às sondas que são introduzidas pelo nariz, que serão denominadas nasotraqueais, ou pela boca, orotraqueais, denominações estas específicas, portanto, dando-se o nome genérico às sondas de Magill de sondas endotraqueais.

A intubação é um ato que antecede a cirurgia e deve ser praticada com muita cautela, pois, ao lidar com estruturas extremamente delicadas (glote, epiglote, faringe e boca), existe uma reação pós-anestésica que vai desde o desconforto até a necrose traqueal.

Intubação endotraqueal em pequenos animais

Coelhos

A intubação endotraqueal em coelhos é uma das mais complexas de serem realizadas. Há quem intube essa espécie de maneira cruenta, o que não é indicado, salvo em experimentos agudos, em que no fim do experimento o animal é sacrificado.

Prima-se hoje por conseguir métodos práticos na intubação difícil que vençam as estruturas anatômicas, que, por apresentarem pouca abertura para a introdução do laringoscópio, tornam a intubação laboriosa.

Técnica

- Lubrificar a sonda e preparar o material para intubação
- Anestesiar o animal abolindo o reflexo laringotraqueal
- Colocar o animal em decúbito supino ou dorsal
- Introduzir um tubo para otoscopia longo ou um objeto que permita visualizar a glote, podendo-se empregar luz fria para melhor visualização
- Introduzir uma sonda endotraqueal números 2 a 3.

A intubação endotraqueal em coelho requer treinamento e habilidade e com material apropriado permite uma intubação tranquila e segura. Convém salientar que a exemplo das demais espécies, não se deve fazer várias tentativas em um mesmo animal, pois isso provocaria uma irritação da glote e epiglote, levando facilmente a um edema com complicações posteriores.

Gatos

A intubação endotraqueal em gato é um tanto diferente daquela empregada no cão, pois o gato é braquicéfalo e qualquer

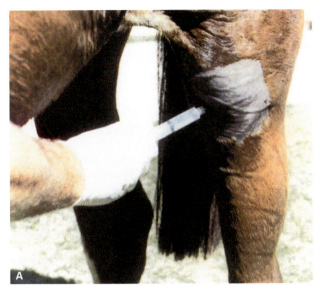
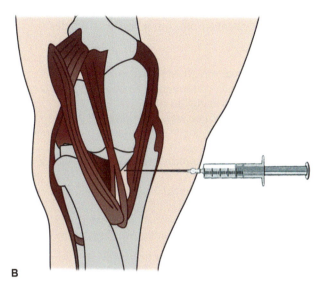

Figura 150 A. Anestesia local intra-articular femorotibiopatelar em equino. **B.** Anatomia esquemática para introdução da agulha na anestesia local intra-articular femorotibiopatelar em equino: introdução da agulha.

postura inadequada em anestesia geral pode levar a óbito, se não se respeitarem certas posturas.

O animal deve ser sempre mantido em posição de conforto para permitir que a via respiratória fique pérvia. Além disso, existe uma técnica fácil e prática que permite o desaparecimento do reflexo laringotraqueal que no felino é tardio, ou seja, a da aplicação de pulverização com lidocaína a 10%; apenas uma aplicação antes de intubar o animal.

Técnica

- Untar a luva com um gel de lidocaína a 2%
- Lubrificar a sonda endotraqueal de cima para baixo envolvendo também o manguito *cuff* (Figura 153)
- Tracionar a mandíbula com um barbante colocado atrás dos dentes caninos
- Tracionar a língua e identificar glote e epiglote
- Aplicar lidocaína a 10% (única; Figura 154 A)
- Empunhar o laringoscópio e introduzi-lo na cavidade bucal
- Simultaneamente, empunhar a sonda e introduzi-la entre as cordas vocais, com suavidade (Figura 154 B)
- Inflar o manguito ou balonete até começar a fazer resistência (30 a 50 mmHg aproximadamente; Figura 154 C).

A facilidade na intubação endotraqueal no gato reside no preparo prévio do material para intubação na postura adequada, conforme alertado anteriormente, ou seja, posição de conforto sem dobrar a cabeça em direção ao tronco, pois obviamente reduzirá a passagem do ar.

Cães

A intubação endotraqueal no cão é fácil, tendo em vista que é realizada com o auxílio de laringoscópio. O grande problema nessa intubação é exatamente a posição do animal, pois apesar de haver demonstrações de intubações com o animal em decúbito esternal, o ideal e mais cômodo, tanto para o animal como para o anestesista, é mantê-lo em uma calha cirúrgica em decúbito supino (dorsal).

Essa posição permite ao anestesista o deslumbramento de toda a cavidade bucal e com um simples movimento delicado

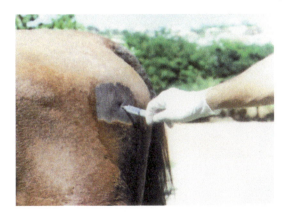

Figura 151 Anestesia local intra-articular coxofemoral em equino.

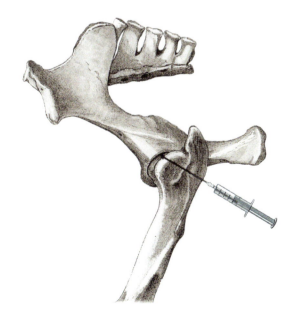

Figura 152 Anatomia da região coxofemoral para introdução de agulha em equino.

do levantamento do laringoscópio conseguirá observar a glote e a epiglote, efetuando o ato com segurança e rapidez.

Técnica

- Untar a luva com um gel de lidocaína a 2%
- Lubrificar a sonda endotraqueal de cima para baixo envolvendo também o manguito *cuff*
- Colocar o abre-boca no animal (Figura 155 A)
- Colocar a pinça tira-língua ou tracionar a língua com uma gaze
- Empunhar o laringoscópio e introduzi-lo na cavidade bucal (Figura 155 B)
- Simultaneamente, empunhar a sonda e introduzi-la entre as cordas vocais, com suavidade (Figura 155 C)
- Inflar o manguito ou balonete até começar a fazer resistência (30 a 50 mmHg aproximadamente; Figura 155 D).

A facilidade na intubação endotraqueal em cão reside no preparo prévio do material para intubação (sonda, gaze, abre-boca, pinça tira-língua) e na postura adequada como indicada na Figura 155 E.

Convém lembrar que essa região (glote, epiglote e traqueia) é extremamente sensível e a repercussão normalmente ocorre no período pós-operatório.

Intubação endotraqueal em animais médios

Suínos

A intubação endotraqueal em suínos é de fácil execução, requerendo apenas boa medicação pré-anestésica acompanhada de boa indução.

Normalmente as falhas que ocorrem são causadas por:

- Falta de material adequado para a intubação
- Falta de fármacos adequados para a tranquilização e indução
- Induções insuficientes ou inadequadas
- Má avaliação do peso corporal.

Técnica

- Conter adequadamente o animal
- Tranquilizá-lo e induzi-lo ou aplicar associações anestésicas que permitam a prostração imediata do animal, o que é mais conveniente
- Untar a sonda e espargir o anestésico
- Colocá-lo em decúbito supino (Figura 156 A)
- Abrir bem a boca do animal com auxílio de mordaças
- Tracionar bem a língua
- Introduzir o laringoscópio e a sonda endotraqueal variando dos números 6 a 9 (Figura 156 B)
- Inflar o balonete controle até sentir uma pequena resistência (Figura 156 C).

A grande dificuldade na intubação endotraqueal no suíno é o "estardalhaço" que essa espécie faz ao ser contido. Esse problema pode ser contornado ao se induzi-lo diretamente, aplicando-se na veia marginal da orelha, desde que bem contido, uma associação de uma fenotiazina, benzodiazepina e cetamina, o que reduzirá bem o reflexo laringotraqueal permitindo a intubação.

Desaconselha-se o uso de pentobarbital sódico, pois em várias práticas para treinamento de cirurgias, nas quais o suíno é usado como material biológico, o grande causador de óbitos reside nas anoxias, abuso nas contenções físicas e na ausência de avaliações do peso real do animal.

Caprinos e ovinos

A intubação endotraqueal em pequenos ruminantes raramente é realizada, pois na maioria das vezes trabalha-se com o animal em posição quadrupedal.

Quando cirurgias exigem anestesia geral, como é o caso de mastectomias, ou quando o modelo biológico requerido é o ovino ou caprino, deve-se levar em conta os seguintes fatores:

- Material adequado para intubação
- Uso obrigatório de anestesia volátil ou infusão contínua balanceada
- Avaliação real do peso corporal, pois 50 a 52% do peso corporal é conteúdo gastrentérico.

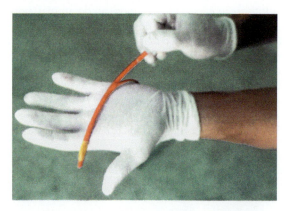

Figura 153 Lubrificação da sonda endotraqueal em felino.

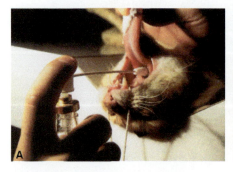 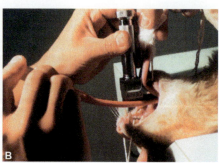 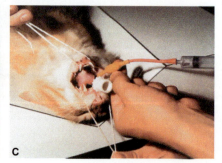

Figura 154 A. Abertura da boca do felino, atomização por lidocaína e atomização da glote e epiglote. **B.** Introdução da sonda endotraqueal. **C.** Insuflação do manguito com seringa.

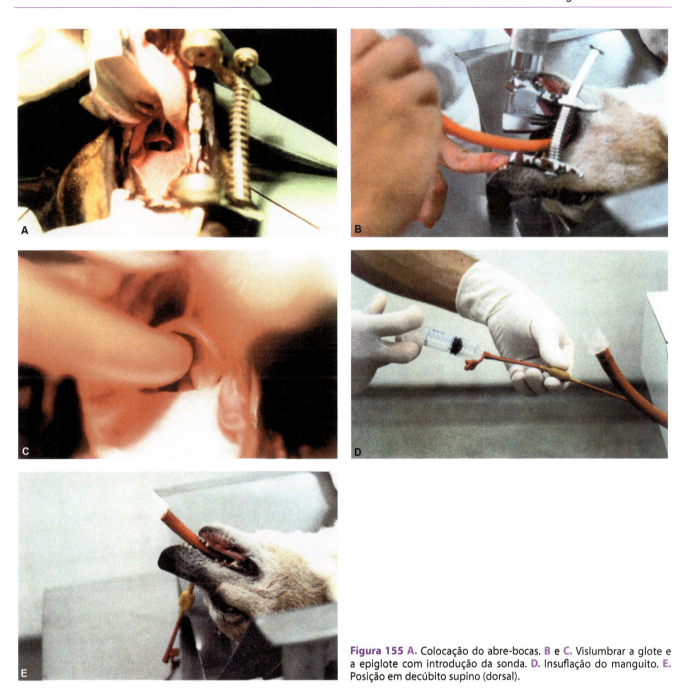

Figura 155 A. Colocação do abre-bocas. **B** e **C.** Vislumbrar a glote e a epiglote com introdução da sonda. **D.** Insuflação do manguito. **E.** Posição em decúbito supino (dorsal).

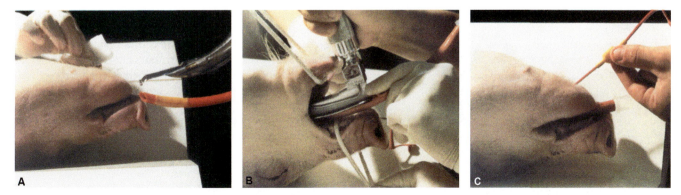

Figura 156 A. Decúbito supino do suíno. **B.** Introdução de sonda endotraqueal e laringoscópio. **C.** Insuflação do manguito.

Técnica

- Efetuar um jejum prévio adequado por se tratar de ruminante
- Tranquilizar o animal
- Lubrificar a sonda
- Induzir o animal e colocá-lo em decúbito supino
- Abrir bem a boca tracionando a língua para um dos lados
- Introduzir o laringoscópio e a sonda que varia entre os números 5 a 8 (Figura 157).

Essas anestesias, apesar de raras, são de fácil execução, devendo-se tomar sempre o cuidado de vigiar as regurgitações espontâneas que ocorrem com frequência nessas espécies. Convém vigiar periodicamente a cavidade bucal e efetuar a limpeza, caso necessária.

Intubação endotraqueal em grandes animais

Equinos

A intubação endotraqueal em equinos é fácil, tendo em vista a anatomia nessa espécie, que é peculiar. Pelo fato de o animal apresentar cabeça longa, já não permite o uso do laringoscópio, logo, essa intubação será uma "intubação cega", o que vale dizer que é realizada sem auxílio de instrumentos, permitindo o ato.

Técnica

- Untar a luva com um gel de lidocaína a 2%
- Lubrificar a sonda endotraqueal de cima para baixo envolvendo também o manguito-controle ou *cuff* (Figura 158 A)
- Colocar o abre-boca no animal (Figura 158 B)
- Elevar o mento (queixo) do animal e exteriorizar a língua, introduzindo a sonda (auscultando) os movimentos respiratórios. Ao se ouvir a inspiração, introduzir a sonda, em um gesto rápido (Figura 158 C)
- Inflar o manguito ou balonete até começar a fazer resistência (30 a 50 mmHg aproximadamente)
- Colocação final da sonda com manguito inflado (Figura 158 D).

A grande facilidade na intubação endotraqueal no equino se baseia na sua anatomia, pois, mantendo o animal em decúbito dorsal e com a cabeça descrevendo 120°, é mais fácil introduzir sonda. Essa manobra deve ser feita de maneira rápida, como qualquer intubação, a fim de evitar perda de tempo durante a indução, evitando assim uma recuperação precoce dentro do centro cirúrgico, o que seria extremamente desagradável e arriscado.

A intubação correta no equino se faz por intubação cega, não no fim da expiração (Figura 159 A), mas, sim, no início da inspiração com glote aberta (Figura 159 B).

Quanto à pressão exercida no manguito, que seria a mesma do balonete-controle, aconselha-se injetar o ar com uma seringa até sentir ligeira resistência, pois ao passar desse limite há risco de causar necroses na parede traqueal que será observada no período pós-operatório mediato.

A preocupação maior é após a extubação, que deve ser feita retirando a sonda e acompanhando a anatomia bucal, para evitar que o manguito tenha atrito com a mesa dentária.

Outra preocupação é com a manutenção do animal com a cabeça contida sem colocar o joelho do responsável pela recuperação sobre a região facial (Figura 158 D). Isso levaria à paralisia do nervo radial, porque o correto é manter a cabeça do animal fixa ao solo sem empregar o joelho como apoio (Figura 158 E).

Bovinos

A exemplo dos pequenos ruminantes, a intubação em bovinos é pouco utilizada, acrescida dos seguintes fatos:

1. Existem poucas patologias que requerem anestesia geral.
2. A laparotomia de bovinos pode ser efetuada pelo flanco com o animal em posição quadrupedal, empregando-se a anestesia local.
3. Exige-se para o emprego da anestesia geral um centro cirúrgico.
4. Necessita-se de aparelhos adequados e pessoal habilitado.

Técnica

- Preparar uma sonda endotraqueal apropriada e que varie entre os números 30 a 50
- Lubrificar bem a sonda verificando se o manguito não está furado (Figura 160 A)
- Induzir adequadamente o animal
- Manter a boca do animal aberta, tracionando bem a língua para um dos lados, empunhando a sonda e introduzindo-a na boca do animal, passando por cima do toro lingual. Sentir na ponta dos dedos a epiglote que será levada para cima com o dedo médio. Introduzir a sonda no início da inspiração, fazendo-a deslizar suavemente (Figura 160 B)
- Inflar o manguito com seringa de 20 ou 50 mℓ até sentir ligeira pressão no balonete controle.

A indução em bovinos não permite falhas, pois pelo tipo de mastigação do bovino (selenodonte) com seus movimentos da lateralidade, seguramente com a língua levará a mão do anestesista com a sonda para a mesa dentária, para efetuar a mastigação, provocando assim acidentes desagradáveis. Ao primeiro movimento, o anestesista deve retirar a mão rapidamente da boca do animal, sem fazer qualquer tentativa de introdução da sonda, pois ela será sempre infrutífera. Nestes casos se deverá repetir a indução.

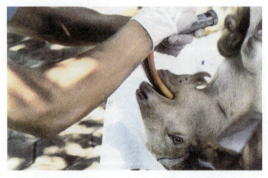

Figura 157 Intubação endotraqueal em caprino.

Atlas Colorido de Anestesiologia Veterinária 381

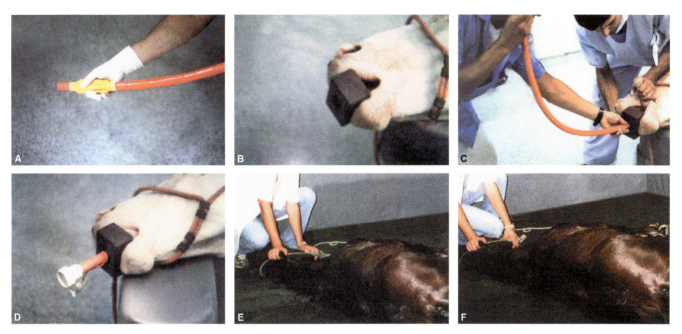

Figura 158 A. Lubrificação da sonda. **B.** Colocação do abre-boca. **C.** Introdução da sonda. **D.** Colocação final da sonda e manguito inflado. **E.** Posição correta para conter o animal durante sua recuperação. **F.** Posição incorreta.

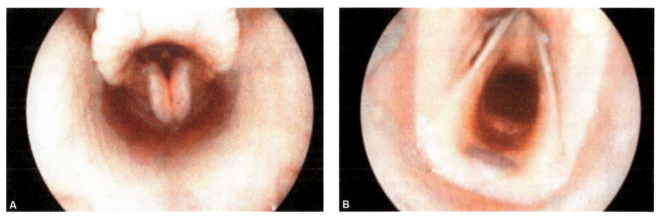

Figura 159 A. Glote fechada. **B.** Glote aberta no início da inspiração.

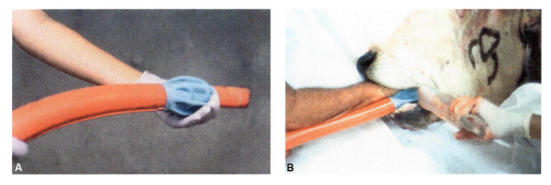

Figura 160 A. Verificação e lubrificação da sonda. **B.** Introdução da sonda conforme técnica especificada no capítulo.